ANESTHESIA AND COMFORT CARE

# 麻醉与舒适医疗

## （第 2 版）

主　编　杨承祥　王汉兵
副主编　梁　桦　周　俊

北京大学医学出版社

**MAZUI YU SHUSHI YILIAO（DI 2 BAN）**

**图书在版编目（CIP）数据**

麻醉与舒适医疗/杨承祥，王汉兵主编. —2 版. —北京：北京大学医学出版社，2021.5

ISBN 978-7-5659-2371-5

Ⅰ. ①麻…　Ⅱ. ①杨…　②王…　Ⅲ. ①疗法　Ⅳ. ①R45

中国版本图书馆 CIP 数据核字（2021）第 033905 号

**麻醉与舒适医疗（第 2 版）**

**主　　编**：杨承祥　王汉兵

**出版发行**：北京大学医学出版社

**地　　址**：(100191）北京市海淀区学院路 38 号　北京大学医学部院内

**电　　话**：发行部 010-82802230；图书邮购 010-82802495

**网　　址**：http://www.pumpress.com.cn

**E - mail**：booksale@bjmu.edu.cn

**印　　刷**：中煤（北京）印务有限公司

**经　　销**：新华书店

**责任编辑**：王智敏　**责任校对**：靳新强　**责任印制**：李　啸

**开　　本**：787 mm×1092 mm　1/16　**印张**：30.5　**字数**：770 千字

**版　　次**：2021 年 5 月第 2 版　2021 年 5 月第 1 次印刷

**书　　号**：ISBN 978-7-5659-2371-5

**定　　价**：150.00 元

# 主编简介

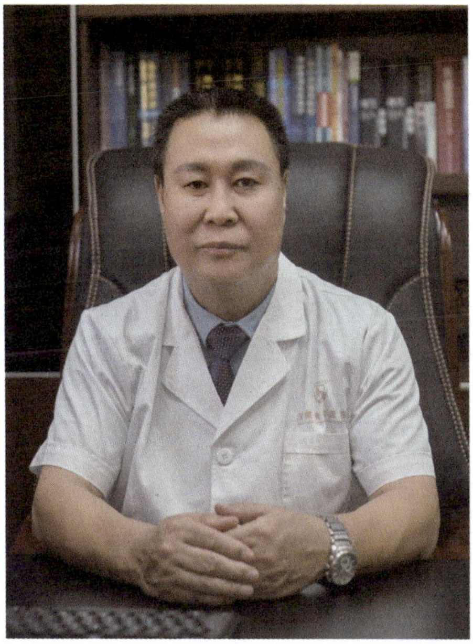

**杨承祥**，内蒙古乌兰察布人，医学硕士，主任医师，硕士研究生导师。现任佛山汉德骨科医院院长，佛山市医学会麻醉学分会名誉主任委员。曾任中国医师协会麻醉科医师分会全国常委，广东省医学会疼痛学分会主任委员，中华医学会疼痛学分会全国委员，广东省医师协会麻醉科医师分会副主任委员，广东省医学会麻醉学分会副主任委员，《中华麻醉学杂志》疼痛学组副组长和常务编委，《中国疼痛医学杂志》编委，《国际麻醉学与复苏杂志》编委，《临床麻醉学杂志》编委。在舒适医疗实施与管理、心血管手术麻醉、重大脏器移植手术麻醉、危急重症患者麻醉方面有较深的造诣。

1994 年毕业于中国协和医科大学并获硕士学位，1997 年作为学科带头人引进到佛山市第一人民医院，1999 年任麻醉科主任。在国内率先致力于无痛医院的建设，所创建的无痛内镜中心模式吸引了全国二十多个省份以及亚太地区多家医院的麻醉同行前来参观交流。在科室管理和建设方面有独到见解，实现了麻醉科工作的规范化、标准化、制度化、有序化和特色化管理。先后发表论文 200 余篇，其中 SCI 收录 20 篇、《中华麻醉学杂志》论文 40 篇。开展新技术 30 余项，主编《麻醉与舒适医疗》、主译《中度与深度镇静的临床应用》、副主编《麻醉护理学》。参与指导国家自然科学基金 2 项，主持广东省自然科学基金，广东省卫生厅、佛山市科委立项课题 5 项。三项研究成果分获佛山市科技进步一、二等奖。培养硕士研究生 28 名。

# 主编简介

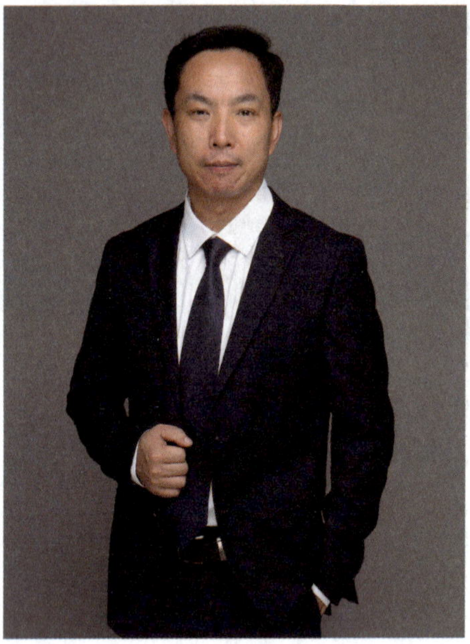

**王汉兵**，湖北黄冈人，医学博士，主任医师，硕士研究生导师，博士后合作导师，佛山市第一人民医院麻醉科主任、麻醉与围术期转化医学研究所主任。

毕业于武汉大学医学院，2011—2012 年在俄亥俄州立大学医学中心担任访问学者。现兼任中国妇幼保健协会麻醉专业委员会常委，广东省医院协会麻醉科管理分会副主任委员，广东省精准医学应用学会精准麻醉分会副主任委员，广东省医学会麻醉学分会日间手术麻醉学组组长，广东省医学会麻醉学分会常委，佛山市医学会麻醉学分会主任委员，《中华麻醉学杂志》编委，《中华创伤杂志》《临床麻醉学杂志》《中国疼痛医学杂志》通讯编委。

擅长心肺转流心血管麻醉、超声引导下神经阻滞和慢性疼痛的诊疗。主持国家自然科学基金面上项目 1 项、广东省自然科学基金 2 项、佛山市登峰计划重大项目 2 项；以第一作者或通讯作者身份在 SCI 收录期刊发表文章 10 篇，在《中华麻醉学杂志》和《中华医学杂志》发表论文 20 篇。

# 副主编简介

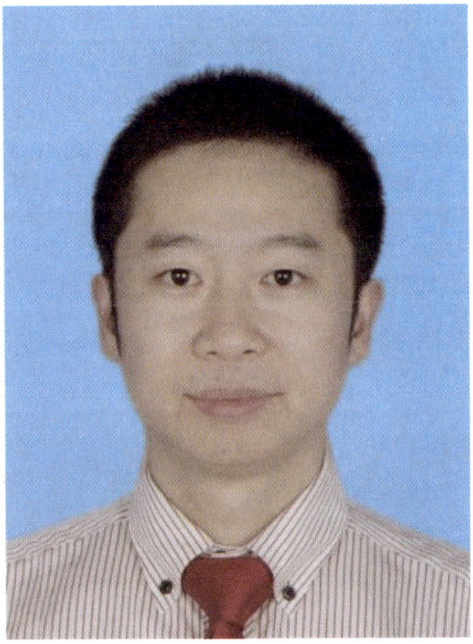

**梁桦**，江西萍乡人，主任医师，医学博士，美国 Baylor College of Medicine 博士后，硕士生导师，博士后合作导师，广东省杰出青年医学人才，佛山市杰出青年医学人才。现任佛山市第一人民医院麻醉科副主任，佛山市医学会麻醉学分会副主任委员。从事临床麻醉和科研教学工作近 20 年，擅长心胸外科、肝移植麻醉和各种疑难、重症患者麻醉处理。长期从事围术期重要脏器功能保护研究。主持国家自然科学基金面上项目 1 项，广东省自然科学基金、广东省科技计划项目、广东省医学科研基金多项。以第一作者或通讯作者身份发表 SCI 收录论文多篇，其中一篇发表于国际知名期刊《Kidney Int》论文 IF＝8.42。获佛山市科学技术奖一等奖 1 项，佛山市科学技术奖二等奖 2 项。任《中华麻醉学杂志》《实用医学杂志》《广东医学》审稿专家，国家自然科学基金函审专家。

# 副主编简介

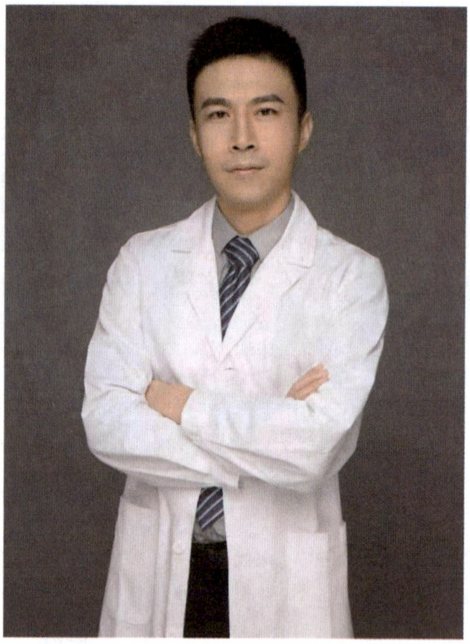

**周俊**，湖北十堰人，医学博士，美国 Baylor College of Medicine 博士后，主任医师，博士研究生导师，博士后合作导师，广东省杰出青年医学人才。现任南方医科大学第三附属医院麻醉科主任，广州市脊髓水平神经病理性疼痛机制研究重点实验室主任。学术任职：中国心胸血管麻醉学会器官保护分会常务委员，中国心胸血管麻醉学会创新与推广分会委员，中国医疗器械行业协会麻醉与围术期医学分会委员，广东省医学会疼痛学分会常务委员，广东省医师协会麻醉科医师分会常务委员，广东省医学会麻醉学分会委员。国家自然科学基金评审专家；*Anesth & Analg*、*PAIN* 和 *ANESTHESIOLOGY* 等 SCI 杂志审稿人。工作至今发表论文 50 余篇，其中 SCI 收录论文 28 篇，IF 合计近 130 分；主持 2 项国家自然科学基金、4 项广东省自然科学基金面上项目、1 项广东省科技厅课题及 1 项广东省卫生厅课题；获得国家发明专利 10 项。

# 编者名单


**主　编**　杨承祥　王汉兵

**副主编**　梁　桦　周　俊

**编　者**　(按姓氏汉语拼音排序)

陈　佳　戴　鹏　冯嘉愉　何万友　何鑫敏　贺　俭
李渭敏　梁幸甜　廖美娟　林　森　刘洪珍　欧伟明
王　红　熊青明　熊艳峰　叶　丽　喻文强　张博智
张创强　张　磊　赵伟成　郑雪琴　仲吉英　周桥灵

**单　位**　佛山市第一人民医院

# 2 版序

不忘初心，方得始终。党的十九大报告中明确指出，人民群众对美好生活的向往是我们的奋斗目标。作为新时代的医务工作者，我们更应该坚定不移地自始至终秉持着满足患者医疗需求的目标，解除患者就医诊治过程中身心的痛苦，开展舒适化医疗，建设无痛医院，全心全意为患者服务。

我院 2004 年开始整合医疗资源，建立内镜中心，2007 年将内镜中心归属麻醉科管理，充分发挥麻醉医师在急慢性疼痛诊疗中的专业优势，成为国内最早、系统性地实施舒适医疗和建设无痛医院的领先者之一。迄今，我们完成了近 60 万例各种无痛内镜检查和治疗，同时积极开展分娩镇痛、术后镇痛、有创介入治疗镇痛和晚期癌痛的治疗。2011 年我们编写出版了《麻醉与舒适医疗》，该书是我院麻醉科全体骨干多年来开展舒适医疗技术和管理理念的智慧结晶，受到业界的广泛欢迎，成为国内开展舒适化医疗重要参考书目。人民群众健康需求不断提升，医学在飞速进步，紧跟时代发展步伐，我们在第 1 版的基础上进行了修订和扩充，第 2 版融入了当今开展舒适医疗的新技术和新理念，可以为全国有志开展舒适医疗服务的同道们提供良好借鉴。

相信《麻醉与舒适医疗》第 2 版问世，承载更多人文关怀信念，传递更多医学新知，持“醉”中之志，必将推动舒适医疗事业的新发展。

**陈国强**
佛山市第一人民医院
2020 年 5 月 9 日

# 2 版前言

党的十九大把实施健康中国战略作为提高保障和改善民生水平，加强和创新社会治理的重要组成部分。医务工作者必须精准对接新时代人民群众日益增长的多样化医疗卫生健康需求，全方位全周期维护人民群众健康。在诊疗过程中享受各种舒适医疗服务是患者的基本权利。在此背景下，舒适医疗已在我国各医疗单位蓬勃发展。

随着医学技术的飞速发展，越来越多可视化技术和新管理理念在舒适医疗中得到充分应用，应用在舒适医疗中的麻醉学技术早已突破了安全性挑战。《麻醉与舒适医疗》第 2 版由佛山市第一人民医院麻醉科的全体同仁共同编写，该书除延续第 1 版介绍舒适医疗相关的各种麻醉学技术之外，还重点关注了开展舒适医疗过程中的新管理理念、临床思维以及医学人文精神。《麻醉与舒适医疗》（第 2 版）反映了当前我院的临床实践。在保留先前版本必要内容的同时，第 2 版删除了冗余的内容，添加了舒适医疗的一些前沿性新知识，包括舒适医疗的规范化开展、安全管理、疼痛发生的新机制、可视化神经阻滞技术、新型镇痛镇静药物在舒适医疗中的应用，以适应舒适医疗领域的发展变化。

本书在修订编写过程中，承蒙北京大学医学出版社的指导、支持以及参与编写的各位作者鼎力合作。参与编写第 2 版的人员结合自身临床经验，参考大量文献，撰写此书。由于编写时间有限，参加写作人员较多，书中难免有不足之处，欢迎同道批评指正，以达到相互交流学习的目的。

**杨承祥　王汉兵**

2020 年 6 月 21 日

# 1 版序

改革开放三十多年，中国经济发展取得了令世人瞩目的成就。随着人民生活水平的不断提高和社会文明的发展，人民群众对医疗保健提出了更高的要求，他们不仅要求在医院就医过程中避免各种检查和治疗时导致的急性疼痛，而且要求消除慢性疼痛的困扰。如何使患者在愉快、无痛、舒适的环境下完成就医过程，无疑对广大医务工作者提出了新的挑战。舒适医疗的概念正是在此背景下应运而生，实施舒适医疗是医学发展的必然趋势，是人类文明进程不可阻挡的潮流。

现代麻醉学的发展已历经 160 余年，麻醉临床工作已拓展至手术室外，深入到众多领域，如：危重医学、急救复苏、疼痛治疗及围术期对机体病理生理的监测和调控等。中华医学会麻醉学分会也已明确提出要将麻醉科建设成为："推动舒适化医疗的主导学科，保障医疗安全的关键学科，提高医院工作效率的枢纽学科，协调各科关系的中心学科，为社会所熟知和认可的重点学科"。麻醉科医师在实施舒适医疗中具备许多先天的优势，他们熟悉各种急、慢性疼痛的生理及病理知识，精通各种监测技术和方法，擅长各种临床镇痛技术，能够为危急重症和发生麻醉意外的患者提供及时有效的生命支持。开展舒适医疗，麻醉科医师可以充分利用自己的核心技术和专业知识为患者服务，进一步拓展业务领域，对提高学科地位具有重要意义。因此，麻醉科医师应勇于担当时代赋予的神圣而光荣的职责，责无旁贷地成为实施舒适医疗的主力军。

佛山市第一人民医院是全国最早大规模、系统化、全方位实施舒适医疗，推进无痛医院建设的单位之一。其舒适医疗的范围涉及术后镇痛、分娩镇痛、各种无痛内镜检查和治疗、无痛烧伤换药、无痛牙科、慢性疼痛以及无痛介入治疗等领域，迄今已积累了近三十万例患者的临床经验，难能可贵的是未发生一例与麻醉相关的严重并发症。杨承祥教授组织本科业务骨干编写《麻醉与舒适医疗》，将他们多年来实施舒适医疗的探索历程、临床经验和管理理念进行概括和总结，并提出了许多独到的观点和见解，可以说是凝结了全科的智慧和心血。

现代医学的快速发展已使实施舒适医疗无技术壁垒，但在医院范围内全方位实施舒适医疗涉及的领域广阔，沟通合作的科室众多，如何进行高效、有序、科学、艺术化的管理是开展舒适医疗工作的难点，也是麻醉科成为"协调各科关系的中心学科"价值所在。《麻醉与舒适医疗》编写章节条理清晰，基础结合临床，理论联系实际，全面、系统、深入地阐述了实施各种舒适医疗技术，尤其是详细介绍了实施舒适医疗的管理经验和各种规章制度，这是本书的一个鲜明特点；另外，该书详细介绍了实施无痛纤维支气管镜检查和无痛逆行胰胆管造影检查的靶控输注技术，并附有临床病例报告和分析，体现出了很强的新颖性、科学性和实用性。

相信《麻醉与舒适医疗》的问世，必然会全面推动舒适医疗事业的快速发展。

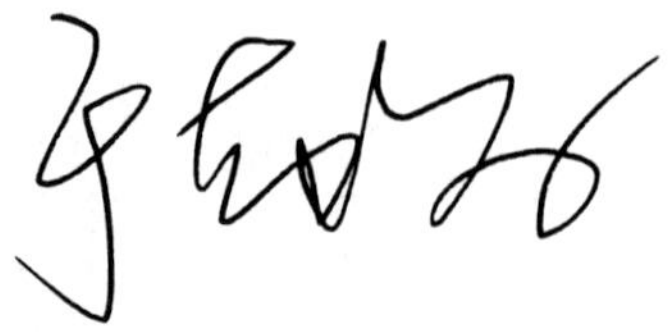

# 1版前言

舒适医疗已离我们很近!

无论是创建无痛医院或者是实施舒适医疗，都是近几年提出来的新的医学名词，它不仅是医院提供给病人的新型服务理念和服务模式，也是社会进步和麻醉学科发展的必然结果。

随着社会的发展和人民生活水平的不断提高，人民群众对医务工作者提出新的要求，他们希望能解决在就医过程中遭遇的各种痛苦，这些痛苦包括诊断和治疗时的躯体疼痛和心理恐惧。2010年“两会”期间，温家宝总理在政府工作报告中明确提出：“要让人民生活得更加幸福、更有尊严。”这是总理代表政府对中国亿万人民庄严的承诺。剧烈的疼痛可以使人丧失尊严，使患者在舒适、轻松、无痛的环境下完成就医过程是医务人员的神圣职责。顺应时代潮流，实施舒适医疗，是社会发展的必然趋势，也是广大人民群众生活得更幸福、更有尊严的有力保证。

麻醉学科的发展是舒适医疗实施和开展的前提和条件。试想，在硫喷妥钠和氯胺酮作为主要静脉麻醉药的年代，在门诊的一些检查项目中实行无痛检查或舒适医疗是不可能的，因为门诊病人需要更快的麻醉和清醒时间，需要更好的麻醉苏醒质量，需要尽快能离开医院且离院后不影响生活和工作。显然，硫喷妥钠或者氯胺酮都是不可能做到的。丙泊酚、依托咪酯和瑞芬太尼等都是近十几年来用于临床的新型静脉麻醉药，它们的共同特点是诱导和清醒很快且体内少有蓄积。它们的问世，是静脉麻醉的一次革命，是麻醉学科取得里程碑式进步的标志，舒适医疗的实现也因此成为可能。

麻醉学科的发展促进了舒适医疗实施的另外一个原因是：麻醉学科的发展需要不断拓宽业务范围。麻醉医师不能只是拘囿于手术室内，仅仅辅助外科医生保障患者的生命安危和手术无痛。我们要走出手术室，既负责术中无痛，又要为患者提供完善的术后和术前的无痛服务。术后的无痛是指手术后对病人切口或手术刺激所致疼痛的镇痛，术前的无痛是解决病人在术前做一些检查时的疼痛。由于受客观条件和传统观念的限制，一直以来，人们在做这些检查时都是忍受着痛苦，而这些痛苦甚至是导致一些病人拒绝就医的原因。作为一名麻醉医学工作者，无论从我们的工作性质还是从我们的学科发展的要求出发，都应该责无旁贷地承担起这项神圣职责。我们的工作性质就是为病人“除痛”，为病人术前、术中、术后除痛，解除疼痛是我们的核心技术。麻醉学科拓展任何新的业务都必须紧紧依靠我们的核心技术，否则，业务发展或学科建设就会事倍功半，甚至是“短命”的。利用我们的核心技术，在实施舒适医疗或创建无痛医院的进程中，发挥我们学科的优势和作用，真正使我们麻醉学科成为实施舒适医疗或创建无痛医院的主力军，麻醉学科的地位就一定会提高。

佛山市第一人民医院近十年来陆续开展了各种无痛诊疗项目，建立了无痛内镜中心和慢性疼痛诊疗中心，在开展舒适医疗的进程中积累了大量的宝贵经验。这些无痛诊疗项目，尤其是无痛胃镜检查、无痛肠镜检查、无痛纤维支气管镜检查和无痛逆行胰胆管造影技术，造福了数以万计的患者。也促进了我院不断向建设无痛医院的方向发展。为了与广大同行分享经验、促进舒适医疗和无痛医院理念的传播，我们组织科内业务骨干在查阅大量文献资料的基础上充分结合实施舒适医疗的临床经验，编写《麻醉与舒适医疗》一书，详细介绍了舒适医疗实施的过程、规范化管理制度及各种无痛诊疗技术等内容。希望此书能起到抛砖引玉的作用，为祖国舒适医疗的开展和无痛医院建设事业略尽绵薄之力。

由于时间仓促和条件与水平所限，由于我们没有邀请院外其他学者参与，更由于医学发展日新月异，在此书编写过程中，我们虽然付出了大量心血，翻阅了浩瀚文献，但难免挂一漏万。书中有不尽完善甚或错漏之处，敬请各位专家及同行不吝指正。

特别感谢中华医学会麻醉学分会主委、上海瑞金医院麻醉科主任于布为教授为本书作序！感谢佛山市第一人民医院院长王跃建教授为本书题词！

楊承祥

# 目 录

# 第一章　舒适医疗在当代医学中的地位

（梁桦　贺俭　刘洪珍）

## 第一节　疼痛认识及舒适医疗的发展史

人类自诞生那一刻起就伴随着疼痛。疼痛是医学与社会、文化因素的结合体，它在不同的时代或不同的文化中有着不同的意义，并且一直都是人们关注的问题。人类对疼痛的认识在一定程度上受到宗教、迷信、哲学以及生活经验的影响，忍受疼痛的能力也会因社会背景或所处环境的不同而存在差异。考察疼痛认识的历史，人们得到的启示是：疼痛被认识的历史就是医学和宗教边界逐渐厘清的历史、是现代医学体系逐渐建立的历史、是患者个人意志逐渐得到彰显的历史。

### 一、古代对疼痛的认识

古代医学在揭示人体知识方面起了很大作用，但是古代的人们对医学的“作用”却没有明确结论，这显然不能阻止人们把医学从宗教或神学中完全分开。古埃及由于受到宗教、迷信和神学的负面影响，古埃及人对疼痛的认识很大程度上与其早期社会的信仰有关。古埃及人认为，疼痛与创伤不同，它是上帝驱使恶灵和其他黑暗力量降临，并通过人体的孔隙（鼻孔、耳朵）进入体内，破坏正常功能，从而引起疼痛。古埃及人还认为，赛克美特神和塞斯神是主管疼痛的神。

实用性的医术和丰富多样的医疗手段被当时享誉最高的医生 Susruta 发挥到了极限。Susruta 生活在公元前 600 年，那个时代对于疾病已经有了解剖学和生理学方面的认识，这些认识有助于正确诊断疾病。虽然人们对神经系统也有了一些模糊的认识，但他们仍然认为心脏是神经系统的中枢，它发出血管支配所有的感觉器官和可兴奋性组织。Susruta 对痛觉传导通路也有描述，他认为该通路与心脏相联系，并且以心脏为核心。直到公元 100 年印度著名医学家查雷卡也都认为，所有快乐和疼痛都是心脏的体验，心脏是意识存在的部位。

古希腊将止痛的药物和方法编入希腊神话和荷马诗史之中，而古希腊的医学也正是从这些神话中发展起来的，并且为其他国家医学的兴起奠定了基础。公元前 5 世纪希腊人已经把疼痛作为日常生活中的一部分来看待，所以英雄也绝不会因为疼痛而感到耻辱。在当时的希腊社会，舞台剧是各个阶层的人都狂热痴迷的东西，人们通过悲剧的宣泄方式来揭示疼痛的实质内容和残酷情形，并且相信疼痛像吃饭、穿衣一样不可或缺。

公元前400年，古希腊著名哲学家、经验主义者德谟克利特（公元前460—公元前362年）主张所有事物都是由水、火、土、气四种元素组成，并且处在不断变化之中。德谟克利特用该理论解释感觉和疼痛。他认为感觉是一种灵魂觉醒状态，是由元素粒子进入身体的孔道和管腔形成，粒子的大小、形状和运动情况决定了人体产生何种感觉。疼痛是由于情绪的波动破坏了灵魂原子的平静状态，随后尖钩形粒子乘虚而入，导致疼痛。

古希腊著名医生希波克拉底（公元前460—公元前370年）大部分作品写于公元前430—公元前380年间，很多作品对疼痛都有一定的描述和认识。《论医术》（*Of Art*）这部作品界定了医师的职责，并指出了“缓解疼痛是医师的职责”。希波克拉底认为疼痛是健康机体自然状态失衡的一种表现，他一直积极寻找治疗疼痛的有效方法。为了获得术中镇痛，他甚至通过压迫颈动脉来造成患者意识消失。希波克拉底认为疼痛并不是一种孤立的症状，而是患者全身状况的部分体现。他还发现，当机体有两处部位疼痛时，其中更为剧烈的疼痛会掩盖住另外一处疼痛。希波克拉底时期的人们都认为疼痛无法避免，不管是患者还是健康人都会把疼痛看做是生活中的一部分。

柏拉图（公元前427—公元前347年）提出了一种大脑和思维的模型，即能够感知事物的灵魂分散于体内的各个器官，凡人的肉体与不朽灵魂的结合会引起灵魂粒子和元素的复杂运动，但四种元素侵入体内的时候，就会被侵入部位的灵魂所感知，形成疼痛，然后悄悄地渗透到身体各处。

亚里士多德（公元前384—公元前322年）认为：心脏主管思维、情绪和感觉，大脑是温度调节器，它可以使心脏降温，防止心脏过热；心脏内血液的热量决定了机体对疼痛的敏感性；肉体是器官的终末部分，器官受到伤害后，通过血管传达给心脏，然后形成疼痛，心脏活动对疼痛具有调节作用。亚里士多德将心脏和大脑的功能混为一谈，并创造了“sensorium commune”（感觉中枢）一词。亚里士多德对疼痛发生的部位和机制的认识过于简单化，他的理论影响了罗马人，包括名医盖伦（Galen）以及中世纪信奉宗教的哲学家们。

公元1世纪提比略时代的瑟尔苏（公元？—100年）提出的科学观点与《希波克拉底全集》中的观点非常接近，他将疼痛视为诊断疾病的重要线索，而且还详述了各种可能的治疗手段。他认为，疼痛的作用不仅对疾病的过程有意义，它还能更加准确地预示病情的发展。例如，手脚疼痛是痛风的早期标志，分娩后剧痛预示可能会出现感染或鼻出血。瑟尔苏还认为：对疼痛要采取适当的措施，医生从来都不会认为自己对疼痛无能为力。十分剧烈的疼痛可以进行放血，手脚痛风可以通过运动和冷敷来治疗。此外，这个时期的阿勒特奥斯传世作品《论急性病和慢性病的起因和征兆》对某些疼痛进行了很详尽的描述和分类。阿勒特奥斯认为疼痛不是体液因素的结果，而是人体内部出现反常现象的结果。

古罗马医学史上著名的医生盖伦（公元129—199年）在他的著作中强调了疼痛的重要性，认为疼痛不仅要作为一种症状来分析，还要从感觉和功能上来分析。盖伦在脊髓和周围神经方面的实验性研究为理解感觉和运动的形成提供了新的思路。他指出，疼痛是意识知觉的最低级形式，其原因在于组织结构的破坏（如切伤、烧伤、对中空脏器的过度牵拉等）和心理因素的突然波动（如紧张和应激等）。他根据自己大量的解剖经验认为：每种感觉都有其对应的“软神经”，感觉传输需要“软神经”，因为感觉需要借助外物才能传送出去，“软神经”倾向于感觉，“硬神经”倾向于运动。他认为疼痛只是一种触觉，当外部感应或刺激不强烈时，触觉主要表现为触感和热感，当外部感应或刺激非常强烈时，触觉就表现为痛感，即“最强烈的疼痛源自触觉”。他还认为疼痛的起因有两种：一种与个人“气质”有关。气质不同，人体对冷、热、干、湿的平衡调和作用也不同；另一种起因就是牵拉、切割。盖伦对“疼痛”一词的定义被后人沿用了几个世纪。

中国医学典藏——《黄帝内经》中记述了人们维持阴、阳平衡的办法。在自然界有五种元素——金、木、水、火、土，对应着身体的五种器官——心、肝、脾、肺、肾，以及动脉内的五风。大自然的法则在调节宇宙万物的同时也调节着人体的生理功能，并通过“阴”和“阳”来反映。中医还认为，人体包含365个组成部分，每一部分各有一个穴位，穴位是针灸治疗的有效靶点，选择一个或多个穴位进行针刺治疗可纠正阴阳不平衡的状态，从而起到治疗疾病或消除疼痛的作用。中医认为，痛觉的产生没有特殊的中枢，其原因在于阴和阳的平衡被破坏，冷、热失调，通常与心血管功能有关。

## 二、中世纪时代对疼痛的认识

中世纪（约公元476—1453年），是欧洲历史上的一个时代，西罗马帝国灭亡数百年后，在世界范围内，封建制度占统治地位的时期。基督教关于疼痛的信仰在中世纪时期统治了整个西方社会，其影响极其深远。君士坦丁堡从330年建立到1453年沦陷，其间它成为了希腊和东罗马帝国在文化发展和文明进步方面相联系的纽带，这个时期基督教对于疼痛的认识取代了西方的观点。经历了野蛮部落入侵、饥荒、瘟疫和经济混乱的时期之后，西欧人开始相信耶稣基督的力量。基督教教义禁止开展生理学实验，因为他们不允许提出质疑和反驳。基督教认为疼痛是净化灵魂和赎罪的方式，基督徒视遭受痛苦的时刻为正在接受上帝的抚摸。基督教还认为：疼痛是神赐予人类的礼物，是一种使忠实信徒能更接近救世主的献祭品，也是赎罪的一种方式。然而，除了这些解释，现代人并不知道中世纪的人们在遭受痛苦时的所作所为。

在12世纪之前，也就是宗教地位发生改变之前，很少有关于人类如何应对疼痛的记载。后来，人们才逐渐关注耶稣在十字架上的痛苦，开始关注肉体痛苦。在禁欲形式被取缔之前，基督教通过宗教信仰及祈祷把自己描述成一个能够进行超度和治疗的宗教。基督教认为，无论疼痛何时来临，它终究会消失。此外，在起源于12世纪的“炼狱”中，有忍受肉体疼痛的象征性场景，人们可以从中看到极大痛苦的存在，彩色玻璃画窗上也描绘了圣徒们遭受痛苦时那种自我满足的状态。

阿尔瑞兹（公元860—932年）撰写了大量介绍古代医学思想的书籍，给世人以新的启迪。阿维森那是这个时期非常有声望的医生，他的医学著作*Canon*对此后几个世纪的医疗实践都产生了相当大的指导作用。阿维森那根据希波克拉底、亚里士多德、盖伦和尼美赛斯等人的理论，对疼痛进行了解释。他总结了15种因体液变化破坏了人体的自然状态而导致的疼痛。他认为盖伦关于大脑是感觉中枢的说法过于含糊，更推崇海希罗非勒斯的第四脑室理论。阿维森那发展了第四脑室理论，认为感觉中枢分布于包括脑室在内的更广泛的范围，这与尼美赛斯的观点相一致。从阿拉伯世界众多的药物书籍中，阿维森那总结出三类用于镇痛的药物：对因治疗的药物、镇静类药物、麻醉药。

中世纪的欧洲医学处于较为落后的黑暗时期，而当时的中国医学正处于唐、宋、元、明时代，是中国医学辉煌、普及、发展的时期，其医学水平远远领先于世界医学。这个时期的中国医学有大量关于疼痛治疗的记载。

## 三、文艺复兴时期对疼痛的认识

文艺复兴时期起始于 14 世纪，在 16 世纪中叶达到鼎盛阶段。这段时期是西方文明发展的关键期，其标志是文学和艺术呈现出一派繁荣景象。

里昂那多·达芬奇（Leonardo da Vinci，1452—1519 年）在解剖学领域和生理学方面做了大量研究，他认为疼痛只是一种强度较大的特殊触觉而已。他根据动物实验的研究结果推测，疼痛是一种保护重要生命结构的选择性保护行为。安德烈·维萨里（Andreas van Wesel，1514—1564 年）根据自己所做的大量人体解剖结果，对早期盖伦的动物实验结果提出了质疑，纠正了其中一些较为荒谬的理论。1543 年，维萨里在巴塞尔完成了的伟大著作《人体的构造》（*De Humani Corporis Fabrica*）。在这部伟大的著作中，维萨里冲破了以盖仑为代表的旧权威们臆测的解剖学理论，以大量、丰富的人体解剖实践资料，对人体的结构进行了精确的描述。

1628 年，英国著名医生威廉·哈维（William Harvey，1578—1657 年）出版了他的著作《心与血液的运动》（*De Motu Cordis*）。《心与血液的运动》是一本重要的生理学著作，在该书中，他首次发现了人体的血液循环，并提供了形态学、动物实验以及数学方面的证据。该书对生理科学也产生了极大的推动作用，人们开始有了动态科学的概念。然而，哈维的推理天赋并不意味着他总是能得出正确的结论，当他试图解释感觉形成机制的时候，不幸受到了亚里士多德哲学思想的误导，他认为血液循环是灵魂的基石，心脏是感觉和运动中枢。

中世纪的一些荒谬理论一直牵绊着科学的发展，长达一个多世纪。期间主张化学疗法的人对生理学做出了一定的贡献，加深了人们对于疼痛的理解。但同时他们也引入了一些令人费解的理论，例如精神力量对人体功能的控制等。Von Helmont 对胃的结构和功能非常感兴趣。他认为胃是人体最重要的器官，是灵魂所在的部位，掌管着人的意识、情绪以及痛觉。

托马斯·威利斯（Thomas Willis，1621—1675 年），于 1664 年发表了《脑解剖》（*Cerebri Anatomy*），奠定了人类中枢神经与周围神经系统结构的基础，使人类对大脑的认识提升到一个崭新的高度，证实了疼痛有着物质基础。威利斯使疼痛的观点摆脱了宗教神学的束缚，使人们开始认识到疼痛机制的解剖学基础。他在研究反射运动时谈到了疼痛问题，认为疼痛能警告机体处在危险之中，进而会做出反应，让人体免遭伤害，最终起到了保护人体的作用。他认为神经系统的起源部分决定了有意识大脑活动与无意识小脑活动之间的关系。疼痛的感受就是这两种“系统”互动的例子：不舒服的感觉达到人脑中的纹状体后，小脑会做出反应，调整脉搏、呼吸以及内脏的运动等。

西德纳姆（Thomas Sydenham，1624—1689 年）被人誉为英国的希波克拉底。17 世纪 60 年代，他制作了一种酒精鸦片制剂，并广为流传。西德纳姆对医疗实践做出了重要贡献，主要著作有《热病治疗法》《痛风浮肿论集》等。西德纳姆对痛风发作时的疼痛做了非常经典的描述，他认为疼痛是因为紊乱的动物精气进入人体而产生的。西德纳姆指出："与医生最有直接关系的既不是解剖学的实习，也不是生理学实验。而是遭受疾病痛苦的患者。医生的首要任务是要查明疼痛的原因，也就是应多观察同样病种患者的情况，然后再研究解剖、生理等知识，以得出对疾病的解释和治疗方法。"

## 四、启蒙时代对疼痛的认识

在 18 世纪，特别是其后期，人们对疼痛的认识和定义逐渐明朗起来。与此相应，随着社会的非基督化、思想领域的世俗化以及科学与玄学分离，人们的思维方式也发生了变化。

启蒙时代人们对疼痛价值和作用有了新的认识。无论疼痛是疾病的症状还是结果，医生们面对的主要问题是：当一种特定的疼痛出现时，是否可以据此来判断身体的某一部分受到侵害，和（或）这个人已患上了某种疾病。在疼痛做出分类以前，疼痛已被看做是一种警示信号，是自我存在的一种表达，提醒人们注意自己的身体可能存在危险。疼痛作为一种有益和有意义的警示，使人们远离不良生活方式，提醒人们防备疾病入侵的途径，警示人们要进行应对，以免为时过晚。当时的医学文献中反复出现了关于疼痛有益的观点：疼痛是一种第六感，是内在的警觉，有时甚至能告诉医生下一步治疗该怎么做；疼痛是人类真诚的朋友，它带来创伤是因为它在为人类效力；疼痛是自然本能的声音，是一种"危机"的体现；疼痛扮演了一种"预防性"的角色。在启蒙时代之前，有很多医生会去刻意模仿和制造出类似的疼痛。他们错误地认为：手术过程越痛苦，手术成功的概率越高；孕妇分娩时，强烈的疼痛绝对必要，人们不但不应该去试图缓解这种疼痛，而且在这种疼痛不够强烈时，要去激发它，必须让它们爆发出来；大多数的手术结束后都会有疼痛的感觉，这反映了一种本能的过程，疼痛本身也是一种疗伤的手段。直至 1805 年，还有人认同上述这种古老的医学思想观点。然而到了启蒙时代，很多人认为这是一个落后和有很大争议的观点。

霍夫曼（E. T. A Hoffmann）认为：一个人如果患病，就要公开地表达出来，否则憋闷太久会加重病情。他认为，为表达出不舒适感觉，应采用呼叫或呻吟的方式。启蒙时代的大多数医生建议人们注意对疼痛的报告，特别是在当时，大部分人只有在疼痛使他们无法工作时才上床休息或就医。18 世纪末 19 世纪初，医生的职业道德可以用瓦伦奈（Voulonne）的话来概括，"人类需要增强对疼痛重要性的认识，因为疼痛是致病因素存在的一个表现。不要让我们的同类为了免受暂时的痛苦而死去"。

启蒙时代的医学家们对疼痛做了一些分类，主要有四个类型：①张力痛，是一种伴随着纤维拉伸的疼痛，例如受绞刑的罪犯或脱臼的人所感受到的疼痛；②重力痛，典型的感觉是感受到重量，这种疼痛发生在当体腔中的液体异常增加（例如水肿），或有异物存在时；③搏动痛，有一种与动脉跳动有对应节奏的疼痛，神经分布丰富的区域发生炎症时，通常会产生此类疼痛（当疼痛的搏动给人的感觉是好像受患部位要破裂时，则会变成刺痛）；④刺痛，伴随着由坚硬锋利的物体产生的感觉，仿佛穿透了受损伤的部位（例如锥子刺破皮肤、尖锐物割伤皮肤）。针扎的痛和痒痛没有被单独分类，只是作为刺痛的另一种形式。那时候有人就提出，无论是司空见惯的痒痛，还是无法忍受的刺痛，疼痛程度是可以测量的。疼痛的这四种分类法不断经历着变化和改进，构成了对疼痛描述的体系，对医生的诊断带来很大帮助。

## 五、19世纪至20世纪对疼痛的认识

19世纪至20世纪，人们对疼痛的认识有了越来越多的突破。这个时期，未知的领域如同隐藏在人们视野之外的梯田，一级又一级地显露了出来。在此时期人们开始研究疼痛的解剖和分子机制。

早在19世纪早期，苏格兰解剖学家Charles Bell（1774—1842年）和法国生理学家Francois Magendie（1783—1855年）就证实，脊神经后根与感觉传导有关，而前根与运动反应有关。Charles Bell在1811年提出感觉神经元与运动神经元功能不同的理论。Francois Magendie在1822年也提出了类似的理论。两人的理论合在一起，即成为生理学上的贝尔-马让迪定律（Bell-Magendie law）。贝尔-马让迪定律的基本内容是，负责传导神经冲动的神经元，按其不同性质分为两种：一种是感觉神经元，其功能是负责将感觉器官接受外界刺激时所引起的神经冲动，传至中枢神经系中的脊髓背根，脊髓背根就是中枢神经中首先接受感觉神经传来神经冲动的神经组织；另一种神经元是运动神经元，其功能是负责肌肉或腺体的活动反应，控制运动神经元的神经组织是脊髓腹根。

1874年，尔伯继痛觉特异性理论之后，提出了另一个观点——加强（总和）理论。他认为，任何一种感觉刺激只要达到足够的强度，都能够导致疼痛。这一理论得到很多人支持，其中就包括Goldsheider。Goldsheider最初支持痛觉特异性理论，后来到了1894年，他开始认为刺激强度和中枢总和是疼痛产生的决定因素。当外界的非伤害性（温度的、触觉的）刺激过强，造成细胞的总传出活动达到临界水平时，或在病理条件下神经系统对正常非伤害刺激产生的冲动总和增强时，就会产生疼痛。

疼痛的外周机制理论无法用于解释病理性疼痛的状态，这提示病理性疼痛的发生很可能与中枢神经系统有关。利文斯顿是第一个用中枢机制来解释神经病理性疼痛的人。他提出，当外周神经受到损伤时，刺激受损的感觉神经会导致脊髓相应的神经环路产生回旋活动。在这种情况下，非伤害刺激可以触发神经的异常活动，使得中枢产生爆发性神经冲动，从而导致持久疼痛。

1949年，Hebb提出了中枢总和机制，即疼痛信号的形成在于皮质-丘脑神经环路的同步放电。感觉神经元的同步活动因丧失了控制而引起大脑神经细胞的过度放电，因此影响了正常的感知和认知模式，造成疼痛。1951年，Gerard提出了另外一种机制，即外周神经损伤会导致脊髓感觉控制神经元的电活动短暂丧失，致使神经元的同步放电增强，产生大范围的电场，从而牵连更多的神经元一起放电。

1965年，Melzack和Wall提出了闸门控制理论，该理论是对疼痛传导通路的特异性、中枢总和效应、传入信号调制以及心理因素影响的综合体现。脊髓背角存在一个门控机制，它调节着神经冲动由外周向脊髓投射神经元的传入。粗纤维的活动能够抑制信息上传而关闭闸门，细纤维则使闸门开放。存在一个中枢控制开关，它能够激活特异的认知通路，该通路通过上行纤维影响脊髓的门控机制。该控制系统能够准确、快速地传递信息，因此不仅影响皮质神经元对传入冲动的感受特性，而且能够通过下行纤维影响脊髓不同节段以及其他中枢水平的感觉传入。信息的快速上传使得大脑能够在运动系统被激活之前对感觉信息做出准确的编码。当脊髓投射神经元的传出信息过多时，运动系统便被激活了。

运动系统对疼痛感觉做出的行为反应具有复杂的循序性。

## 六、现代对疼痛的认识

随着医学分子生物学发展、高科技诊疗设备的出现，现代医学对疼痛机制及其有效治疗手段的认识已经达到了前所未有的高度，有关疼痛学领域的研究论文浩如烟海。令人倍感欣慰的是，越来越多的人认识到疼痛的意义不仅局限于医学层面，更是一个关乎人类和社会发展的问题。

1979 年国际疼痛学会专业名词委员会主席 Merskey 写道："疼痛是一种不愉快的感觉和情绪体验，它与组织损伤同时发生，但有时实际上并无组织损伤，而是用组织损伤加以描述"。1994 年国际疼痛研究学会对疼痛作出定义："疼痛是一种与组织损伤或潜在组织损伤相关的不愉快的主观感觉和情感体验"。该定义总结和指导了 20 世纪的疼痛研究工作。21 世纪以来，随着医学进一步发展，人们对疼痛有了更深层次的认识，关于疼痛的定义仍在完善之中。近年来，人们通过应用先进的科技手段进行的疼痛基础和临床研究，取得了很大的成果。在此基础上，有学者提出：疼痛是一种与组织损伤或潜在组织损伤相关的不愉快的主观感觉和情感体验以及保护性或病理性反应。

总的来说，疼痛有三大生物学意义：①疼痛可使人或动物躲避伤害、远离危险，避免遭受更大程度的伤害；②反复的、长时间和剧烈的疼痛，常常是某种疾病的症状，或者本身就是一种疾病，即疼痛是一种警告，提醒人们及时就医，或采取措施解除疼痛的原因，使机体康复；③疼痛的表达也是一种社会信号，警示同类不要步其后尘。

## 七、舒适医疗发展史

中国的麻醉镇痛已有三千多年的历史。三千多年前，《列子·汤问》有记载："鲁公扈、赵齐婴二人有疾，同请扁鹊求治……扁鹊遂饮二人毒酒，迷死三日，剖胸探心，易而置之，投以神药，既悟同初，二人辞归"。虽不知毒酒具体成分，但我们可以得知：扁鹊使用了"毒酒"作为麻醉止痛药物，为扈婴二人进行剖胸换心手术，术后用解药使二人"既悟如初"。公元前 2 世纪的《五十二病方》有明确记载："入温酒一杯中而饮之……至不痛而止""醇酒盈一衷杯，入药中……已饮之……有顷不痛。复痛，饮药如数"。其中，止痛还使用了有麻醉作用的药物——乌头。这是医学书籍用酒及乌头止痛的最早记载。公元 2 世纪，后汉名医华佗发明了一种全身麻醉药——麻沸散。《后汉书》中有记载，"酒服麻沸散，即醉无所觉，因刳腹破背，抽割积聚""断肠湔洗，缝腹膏摩，四五日创痊，一月之间皆平复"。麻沸散虽已失传，但在外科麻醉学上是一次突破，说明此时已有中药麻醉方。在公元 1—2 世纪，《神龙本草经》记载的药物有 365 种，其中镇痛药就有不少，如大麻、乌头、附子、莨菪子、椒等。公元 652 年孙思邈的著作《备急千金要方》和公元 752 年王焘的著作《外台秘要》都记载了大麻镇痛的方法。1337 年，元代危亦林的著作《世医得效方》中有草乌散镇痛的记载。1381 年，明代朱棣在其著作《普济方》也记载了草乌散的制法和用法。1578 年，李时珍在《本草纲目》中介绍了曼陀罗花的麻醉作用："用热酒调服三，少顷昏昏欲醉，割疮炙火，宜先服此则不苦也。"1642 年，明代张景岳《资蒙医经》记有蒙汗药，用闹羊花、川乌、草乌、乳香、没药等磨制成极细的粉末，用热酒调服。1662年，王肯堂的《证治准绳》、1743年清代祁坤的《外科大成》及赵学敏所著的《串雅内编》介绍了由草乌、川乌、天南星、蟾蜍、番木鳖等组成的开刀药方。

印度最古老的宗教书籍*Rig-Veda*，号称记载了远至公元前4000年的内容，其中涉及数百种止痛的药方，这些药物分别取材于植物、动物、矿物质等，有些药物至今仍广为沿用。古罗马人把曼得拉草、天仙子和罂粟混合调制成麻醉剂，对一些疼痛进行处理。此外，这个时期的人们还会用冷敷和热敷的方法来治疗关节疼痛。文艺复兴时期外科医生通常采用药棉或纱布蘸取麻醉剂来缓解手术带来的疼痛，内科医生则会用阿片类麻醉药来实施止痛。但是这些行为在当时都被认为是反宗教的，是冒险的举动。因为宗教认为疼痛是上帝的意志，行医者要时刻提防被冠以邪恶或异端的头衔。尽管如此，有人仍然在坚持用颈动脉压迫的方法实施麻醉，或者利用雪块或其他冷的物品进行局部镇痛。另外，有一小部分反抗宗教的人士仿效帕拉塞尔苏斯（Paracelsus，1493—1541年，医药化学运动的始祖）的做法，用阿托品、莨菪碱、曼德拉草以及其他一些有类似效能的药物进行止痛。

到了19世纪，人们将艾扎成一小捧或一小束，放置在离患处尽可能近的皮肤点燃，这种“燃烧艾”成为镇痛的重要方法。牙医霍勒斯·维尔斯（Horace Wells，1815—1848年）从演示中得到启示，成功地将氧化亚氮应用于拔牙。1806年，德国化学家泽尔蒂纳（Friedrich Serturner，1783—1841年）首次从鸦片中分离出吗啡。他用分离得到的白色粉末吗啡在狗和自己身上进行实验，结果狗食用后很快昏昏睡去，用强刺激也无法使其苏醒。他本人食用这些粉末后也久睡不醒。因此，他用希腊神话中的睡眠之神吗啡斯（Morpheus）的名字将这些物质命名为“吗啡”。随着药物提纯技术的提高，人们学会了从天然混合物中提取纯的药物晶体，并于1832年分离出了可待因。1852年，格哈德（C. F Gerhardt）合成了阿司匹林（主要成分是乙酰水杨酸），但他的研究成果却没有得到拿破仑三世的宠儿——化学家迪马的认可。1874年，伦敦圣玛丽医院的英国化学家怀特（C. R Wright）在吗啡中加入醋酸，制成了海洛因。德国拜耳公司的化学家费利克斯·霍夫曼（Felix Hoffmann）发现海洛因镇痛作用远强于吗啡，而且服用后会产生强烈的迷幻极乐感。1898年，在没有经过彻底的临床检验的情况下，拜尔公司将它作为非上瘾性吗啡大批量生产投入市场，目的是为了治疗吗啡成瘾者，并且作为强度麻醉剂推销。1897年，霍夫曼在柳树皮和牧草中提取出一种稳定的化合物，命名为乙酰水杨酸，于1899年投入到市场，为无数人解除或减轻了疼痛。

具有划时代意义的乙醚麻醉在这个年代产生了。乙醚由硫黄酸和酒精混合制成，长期以来一直作为镇静剂用于治疗肺结核、哮喘、百日咳等疾病，也用于缓解牙痛。乙醚最初是在1540年由普鲁士植物学家Valerius Cordus制成的，但直到1842年Crawford W Long和William E Clark分别将其用于患者，乙醚才作为麻醉药在人类使用，但当时他们没有公开这一发现。美国波士顿麻省总医院的牙科医生莫顿（William T. G. Morton，1819—1868年）于1846年用乙醚麻醉患者进行手术，成为世界上第一个在临床和外科手术中使用乙醚作为麻醉剂的人。乙醚在美国得到第一次公开演示使用之后，迅速传到英国。被公认为麻醉学之父的John Snow成为第一位专门研究这一新型麻醉药的医生，并且为此设计了一个乙醚吸入器。他是对乙醚和全身麻醉生理学进行科学研究的第一人。1847年，

Snow 出版了第一部关于全身麻醉的专著——《乙醚吸入麻醉》。乙醚开创了现代麻醉学的新纪元，为无数手术患者解除了痛苦。

苏格兰爱丁堡医院妇产科医生辛普森（J. Y Simpson，1811—1870 年）发现，用氯仿进行麻醉效果好，安全性也相对更高。他于 1847 年 11 月 8 日第一次用氯仿接生了一个婴儿，接下来氯仿麻醉在爱丁堡的各个医院展开，在不到 1 年的时间里，辛普森用氯仿麻醉为 150 多个产妇接生。1853 年和 1857 年，维多利亚女王在氯仿麻醉下先后产下了利奥波德王子和比阿特丽斯公主，从此，这一麻醉方式在社会上流阶层变得非常普及。19 世纪 50 年代，法国外科医生普拉瓦斯·查尔斯·加布里埃尔（1791—1853 年）和爱丁堡医院的伍德·亚历山大（1817—1884 年）分别独立发明了注射器，从此开始了用吗啡注射来进行局部镇痛。

19 世纪至 20 世纪合成化学有了很大进展，使得全身性镇痛药物的合成取得了很大进步。对乙酰氨基酚、非那西汀、对氨基苯酚、氨基比林等各种非甾体类抗炎镇痛药都在这个时期合成。而麻醉性镇痛药，氢吗啡酮、氧吗啡酮、哌替啶也相继合成。人们也开始尝试着将不同类型或不同作用机制的镇痛药物联合使用，发现较单独使用某一种药物效果更佳，副作用更少。

这个时期各种局麻药物和神经阻滞方法也层出不穷，并且逐步完善。1860 年 Nieman 发现了可卡因。1885 年，Halstead 开始将可卡因用于下颌神经阻滞，这是神经阻滞的开端。同年 Corning 用狗进行了脊椎麻醉的实验，在未抽出脑脊液的情况下，注射可卡因，意外地产生了下肢麻痹的现象，这成为了硬膜外阻滞麻醉的开端。1891 年英国 Wynter 和德国 Quincke 介绍了腰椎穿刺术。1898 年 Bier 在动物及人做蛛网膜下腔阻滞成功。1901 年 Sicard 和 Cathelin 分别成功地进行了骶管阻滞，并于 1903 年报告了 80 例可卡因硬膜外阻滞的经验。1905 年 Einhorn 合成普鲁卡因，次年 Braum 将其应用于临床。1924 年 Buluhebckuu 使用肾周围阻滞封闭，为封闭阻滞的开端。1928 年 Firsleb 合成了丁卡因。1932 年 Cleland 首先经硬膜外腔插入细导管行连续硬膜外阻滞。1943 年 Lofgren 和 Lundguist 合成了利多卡因，1948 年用于临床。由于新的局麻药不断涌现，使用方法不断改进，局部和神经阻滞麻醉，包括椎管内阻滞，成为临床上应用较多的外科手术麻醉方法或治疗急、慢性疼痛的方法。

近年来，随着对疼痛认识的提高和社会经济水平的发展，人们已不再满足手术过程的无痛，而要求整个围术期和进行相关检查时都要无痛、舒适。多数人不再默默忍受疼痛，而是主动要求消除疼痛。社会各个阶层、各方面的有识之士都认识到，疼痛不仅是关系个人健康的问题，更是关系到国民经济建设和社会发展的问题。在此背景下，整个社会对疼痛的诊治有了更高要求，“舒适医疗”和“无痛医院”也应运而生。随着疼痛科的建立、各疼痛有关学科和麻醉学科的不断发展，以及广大医务工作者对疼痛认识程度的提高，各种慢性疼痛和急性疼痛将会得到更为合理的诊治，这也为“舒适医疗”的广泛开展奠定了坚实的物质基础。在不久的将来，随着“舒适医疗”的普及，人们在医院的诊疗过程将是一个轻松、愉快和享受“无痛舒适”的过程。开展“舒适医疗”也将为人类和社会的发展做出新贡献。

## 第二节 我国舒适医疗发展现状

随着疼痛医学的发展，自 20 世纪 90 年代起，人们逐渐认识到疼痛不仅仅是一种症状。很多疼痛，尤其是慢性疼痛，本质上就是疾病，这已经成为国际疼痛医学界的共识。疼痛已被当今医学列为继呼吸、脉搏、血压、体温之后的第五大生命体征。疼痛给个体带来很大的危害和负面影响，可导致不同程度的恐惧、惊慌、焦虑和悲伤等不良情绪，进而引起机体各个系统功能失调，诱发各种并发症。著名疼痛学家韩济生院士曾表示，疼痛已经成为危害人类健康的主要杀手之一，也是降低人们劳动能力和减少工作日的最普通、最直接的因素，给家庭、社会带来巨大的经济负担和损失。

国际疼痛研究协会（IASP）决定从 2004 年开始，将每年的 10 月 11 日定为“世界镇痛日”。2005 年世界镇痛日，IASP 提出的主题是：“免除疼痛——患者的基本权利，医生的神圣职责”。为了响应 IASP 号召，更好地为人民服务，我国疼痛学者团结一致，多方呼吁，得到了吴阶平院士和韩启德院士在内的 18 位院士亲笔签名支持。卫生部经过近 3 年的缜密调研，于 2007 年 7 月发布了《医卫发 2007 年 227 号》文件，确定在《医疗机构诊疗科目名录》中增加一级诊疗科目“疼痛科”，将在我国二级以上医院开展“疼痛科”诊疗服务。疼痛科的建立彰显我国医学发展以人为本。无论如何，从关心广大疼痛患者的人权上来说，中国已经明显走在世界前列。

疼痛是患者就医时最常见的不舒适症状。在整个医疗诊断和治疗过程中，很多诊断和治疗方法都不可避免地会引发机体产生不同程度的疼痛和不适。20 世纪 90 年代后期，国内一些三甲医院或专科医院，逐渐开展了某些无痛舒适项目，如无痛人流、无痛分娩、术后镇痛等。最近几年来，一些医院提出了“舒适医疗”或“无痛医院”的概念。舒适医疗就是要“以患者为中心”，让患者在安全及舒适的状态下就诊、检查及治疗，使就医成为一个愉快和舒适的过程。舒适医疗主要包括生理和心理两个方面，生理上除了无痛，还应避免恶心呕吐和瘙痒等不适，心理上要减少患者的焦虑、紧张、恐惧等。舒适医疗是医院提供给患者全新的管理理念和服务模式。开展舒适医疗，既要对以疼痛来就诊的患者进行疼痛治疗，而且还要免除那些不是以疼痛来就诊的患者在诊疗过程中的疼痛以及焦虑、紧张、恐惧等不适，为患者提供无痛、舒适的诊疗过程，同时还要为围术期患者提供良好的术后镇痛，促进围术期患者的康复。

进入 21 世纪以来，医学技术日新月异、经济高速发展，我国人民生活水平日益提高。与此相应，人们对医院提供的诊疗服务提出了更高的要求，越来越多患者要求整个诊疗过程中舒适无痛。近年来，无痛牙科、无痛胃肠镜、无痛分娩、无痛人流、无痛支气管镜、术后镇痛、重症监护治疗病房（ICU）镇静治疗等多种镇静、无痛技术在各级医院如同雨后春笋生机盎然，几乎遍及大多数临床科室，这就是舒适医疗的主要组成部分。坚持“以患者为中心”，真正把患者的要求放在首位并为其提供舒适化的医疗服务，将成为今后医疗服务的重要宗旨。

目前，我国的疼痛治疗现状不容乐观，各种急、慢性痛的发病率很高，给家庭和社会带来沉重的负担。仍有很多人的传统观念认为疼痛与生俱来、诊疗带来的疼痛是天经地义和不可避免的，导致很多患者还在默默忍受着疼痛。另外，很多人因为对诊断、治疗的恐惧而逃避就医，仍然在遭受着疼痛。沈曲等随机抽取北京地区 5 家综合性三级甲等医院，采用休斯敦疼痛情况量表及疼痛治疗指数评估表，对 304 例手术后第 2 天的住院患者进行调查发现：疼痛治疗指数显示有 60.19％的患者存在疼痛治疗不足，对疼痛控制教育的满意程度评分较低。

近年来，随着新型镇痛药物及镇痛技术的应用，术后疼痛治疗得到了迅速发展。然而，仍有相当一部分患者术后疼痛没有得到有效缓解。国外的研究表明，有 86％的患者术后曾经历疼痛，且 35％的患者曾经发生中到重度疼痛。在北京 40 所大型医院中，统计 1131 例骨科手术的患者，约 86.5％的患者术后发生中重度疼痛。2016 年，广东的 12 家大型三甲医院术后镇痛调查结果显示，术后第一天，即使已经使用了术后镇痛手段，仍然有 33.6％的患者存在中重度的疼痛。因此，即使近年来医疗技术、设备和药物有了较快发展，但是术后疼痛的情况并没有相应的好转。

患者遭受的疼痛现状与广大医护人员对疼痛的认知度不足有很大关系。有学者对 90 名来自浙江省内外各医学院校本科实习护生进行疼痛管理知识及培训状况的调查发现，本科实习护生对疼痛管理知识的认知存在错误，其中在对镇痛药物知识和相信患者疼痛主诉上尤为明显。本科实习护生存在着对镇痛药物成瘾性的过度担心。研究认为，目前国内学校对疼痛管理教育还缺乏系统规范的课程设置，建议学校改进规范疼痛管理知识的课程学习，同时对毕业后的护士需要设计有效的疼痛培训项目来提高护士对疼痛管理的认知水平。张春华等采用护士疼痛知识与态度调查问卷及疼痛管理现状调查表对 411 名护士进行了调查，结果显示：66.91％护士没有接受过有关疼痛知识的培训，73.97％护士未进行疼痛评估。作者认为医护人员缺乏疼痛知识、过度担心镇痛药物的不良反应、医疗体系不重视是有效疼痛管理的主要障碍因素。

医护人员对疼痛的认知度不足与现阶段的学校医学教育和毕业后的后续教育密切相关。由于大部分从事医学教育的人士对急性疼痛、慢性痛、癌痛等疼痛缺乏认识和关注，目前本科在校生和住院医师规范化培训的计划课程中以及研究生继续教育课程中，关于疼痛知识技能方面的教育极度匮乏。目前，我国的医学教材缺乏疼痛学教育方面的内容。要提高医护人员对疼痛的认知度，改善疼痛的治疗现状，必须开展无痛舒适医疗。通过塑造舒适医疗的品牌文化，加强对医护人员毕业后的疼痛知识后续教育、唤起医务人员对疼痛等不适的关注，使医护人员担负起为患者消除疼痛的职责。

随着人们对疼痛所产生的危害认识程度增高，在国际疼痛学会的倡导下，中华医学会疼痛学分会提出了“免除疼痛，是患者的基本权利”的口号，开展无痛医疗、舒适医疗已经势在必行。开展舒适医疗是我国医学发展的一大进步，是顺应时代发展的产物。大力开展舒适医疗、塑造舒适医疗品牌文化将为我国广大的人民群众提供更优质的服务，对我国卫生事业和社会发展有着十分积极的意义。

## 第三节 开展舒适医疗的必要性和意义

疼痛对机体和社会可造成很多的不利影响，而当前医务人员对疼痛的认识程度普遍不足，疼痛治疗的现状也极不乐观。随着越来越多的患者要求在就医过程中无痛舒适，各国医学组织号召开展舒适医疗，以及法律法规的介入，开展舒适医疗已十分必要。2018 年 8 月 8 日，国家卫生健康委员会和国家发展改革委等 7 个部委，联合发表了《关于加强和完善麻醉医疗服务的意见》。文件提出在保障手术麻醉的基础上，医疗机构要积极开展手术室外的麻醉与镇痛，不断满足人民群众对舒适诊疗的新需求。这是第一次在国家层面上提出要实施和推广舒适医疗。

## 一、开展舒适医疗的必要性

### （一）疼痛对机体和社会的不利影响

舒适医疗的基础是无痛治疗。疼痛是患者就医时最常见的症状。在整个医疗诊断和治疗过程中，很多检查和治疗方法都不可避免地会导致机体产生不同程度的疼痛。疼痛是机体受到伤害性刺激时产生的一种复杂感觉，并且伴有情绪反应，常引起机体的心理和全身各个器官系统的病理生理改变，主要表现为以下几个方面：①疼痛刺激引起交感神经末梢和肾上腺髓质释放儿茶酚胺，使心率增快，外周血管阻力增加，血压升高，增加心脏负荷和心肌耗氧量，导致心肌缺血。这些变化对于正常人可能无危险，但对于有心脑血管方面基础疾病的患者可能产生严重的后果，如心肌梗死、卒中。疼痛刺激还可导致血管加压素分泌增加，促进肾对水的重吸收，增加血容量和前负荷，甚至由此导致充血性心力衰竭。②疼痛可使呼吸变浅、变快，呼吸肌僵硬，通气量减少，常延缓术后呼吸功能的恢复。疼痛限制患者的咳嗽，使呼吸道分泌物的排出受限，增加肺部感染和肺不张发生的风险。③疼痛对患者的精神和心理状态产生不良影响，可使患者心情烦躁、忧虑、情绪低落，长期慢性疼痛还可致患者精神抑郁、情绪过度紧张和烦躁，后者又可加重疼痛，导致恶性循环。疼痛所导致的应激反应，可引起一系列神经-内分泌激素释放，如儿茶酚胺、皮质醇、血管紧张素Ⅱ、抗利尿激素、肾上腺皮质激素、促肾上腺皮质激素、生长激素和胰高血糖素等的释放。④疼痛时交感神经兴奋，反射性抑制内脏平滑肌与胃肠道功能，使平滑肌张力降低，肠蠕动减慢，而胃肠道功能的恢复延迟可明显延长住院日，浪费医疗资源。⑤疼痛可致网状内皮细胞处于抑制状态以及单核细胞的活性下降，从而抑制细胞及体液免疫功能，增加感染的概率。术后疼痛可引起血清免疫抑制性激素增高，免疫增强性激素、淋巴细胞、CD3、CD4 减少。⑥疼痛应激激素的分泌，使机体处于高凝状态，凝血酶原、纤维蛋白原增高，血小板的黏附和聚集功能增强，纤溶功能降低，这可能导致深静脉血栓形成或肺栓塞，甚至危及生命。

疼痛引起的各个器官和系统改变对机体的自身保护有着一定意义，但持续剧烈的疼痛会对患者的生活质量和工作能力产生严重不利影响和伤害，导致残障发生率和死亡率增高。由此造成工人旷工和工作效率下降，医疗费用增加，家庭内部生产力缺失，以及产生工人劳保和福利待遇问题等。据不完全统计，目前世界疼痛的发病率大约为 35%～45%。美国每年有超过 5 千万人由于慢性疼痛变为部分或严重的功能障碍，导致数以千万计的人无法正常工作，未缓解的慢性疼痛每年耗费超过 500 亿美元。因慢性疼痛每年损失的工作日超过 5.5 亿，每年由于慢性疼痛导致的生产总值损失为 650 亿美元。美国的调查显示：偏头痛的患者数由 1989 年的 2360 万人上升为 2001 年的 2800 万人，90%以上的人经历过至少1次头痛，头痛延误的工作时间约1亿5千万日，直接和间接经济损失达170亿美元。来自澳大利亚的一份研究显示：每年因慢性痛造成的旷工达990万天，相当于每年损失14亿澳元。慢性痛还可导致工作效率低下，相当于每年损失3650万个工作日，造成的经济损失达51亿澳元。类似的情况也发生在欧洲，Breivik等对15个欧洲国家人们疼痛状况的研究表明，有19%人口遭受着中、重度慢性痛，严重影响了人们的工作和生活，给家庭和社会带来巨大的经济损失。国内情况严重程度不亚于国外，据估计，中国至少有一亿以上的疼痛患者。在对中国六大城市的慢性疼痛调查中发现：成人慢性疼痛的发病率为40%，就诊率为35%，老年人慢性疼痛的发病率为65%～80%。这对我国经济建设造成的不利影响不容忽视。

### （二）各国医学组织倡导“舒适医疗”

1992年，加拿大蒙特利尔的St. Luc医院率先开展了营造无痛医疗或舒适医疗的医院环境，并推出一项改善医院患者疼痛控制的计划（“Toward a Pain Free Hospital”），此计划在WHO泛太平洋分支机构的官方支持和国际镇痛协会的协调下向全球其他国家不断拓展。1995年美国疼痛学会首先提出了“疼痛：第五大生命体征”的概念，希望借此提高医护工作者对疼痛治疗的认知度。美国疼痛学会主席James Campbell博士指出：“如果将疼痛与其他的生命体征提高到同等的位置，它将会有更多的机会得到合适的治疗。我们需要培训医师和护士将其作为生命体征进行治疗。”1997年4月国际镇痛协会在瑞士日内瓦创建。该协会旨在缓解患者疼痛，改善患者生活质量，鼓励各个国家和地区的疼痛缓解运动，积极交流，广泛宣传和推广这些运动。该协会还鼓励，通过有效的培训提高医务人员的认知和业务水平，提高患者及其家属对缓解疼痛的认知度，并积极评估这些运动的有效性。

2001年在悉尼召开的第二届亚太地区疼痛控制学术研讨会提出：消除疼痛是基本的人权。2003年，欧洲各国疼痛学会联盟发起“欧洲镇痛周”，旨在提高人民对及时防治疼痛之必要性的科学意识。这一活动受到IASP的高度评价，决定在全球推广。2004年，IASP将2004年10月11日定为首个“世界镇痛日”，主题为“缓解疼痛是人的一项权利”，并建议根据各国情况，可以把10月中旬的一周定为“镇痛周”。中华疼痛学会积极响应IASP号召，将2004年10月11日至17日（10月的第3周）定为第一个“中国镇痛周”，并在“世界镇痛日”提出了“免除疼痛，是患者的基本权利”的宣传主题，以唤起人们对疼痛的关注。2005年世界镇痛日提出的主题是：“免除疼痛——患者的基本权利，医生的神圣职责”，而2008年世界镇痛日则提出消除疼痛是基本人权，再次提升了疼痛治疗重要性。与此同时，各国舒适医疗的开展、无痛医院的建设也在进行之中。2011年，我国首次把疼痛治疗列入三级综合医院评审标准。2015年中华医学会麻醉学分会提出愿景，麻醉学科应成为开展舒适化医疗的主导学科。

### （三）越来越多患者要求舒适医疗

以往很多老百姓由于对一些会引起疼痛或不舒适的诊疗（如胃肠镜、纤维支气管镜检查）存在极大的恐惧心理，或者害怕外科手术后的剧烈疼痛而拒绝手术，疾病往往得不到及时的诊断和治疗。自改革开放以来，中国发生了翻天覆地的变化。人民的生活实现了由贫穷到温饱，再到整体小康的跨越式转变。近年来，在人们生活水平整体提高的基础上，老百姓的就医观念已经发生了很大的变化。很多患者不仅仅要求“看好病”，还希望在疾病的治疗过程中得到更为人性化或高质量的医疗服务，人们对诊疗过程中的无痛舒适要求也越来越普遍。虽然舒适医疗在我国取得一定的发展，但是与发达国家相比仍有很大的差距，且各地区差异非常大。中国大陆地区目前每年消化道内镜检查术约5000万例，其中无痛检查率仅为10%左右，而欧美、日本及我国香港地区无痛检查率近100%。但是佛山市第一人民医院自从2003年开展无痛内镜检查治疗以来，无痛内镜的比例接近发达国家水平，见表1-1。

表1-1 佛山市第一人民医院无痛舒适内镜检查比例（%）

| | 2015年 | 2016年 | 2017年 | 2018年 |
|---|---|---|---|---|
| 胃镜肠镜 | 90.3 | 91.5 | 93.8 | 95.7 |
| 宫腔镜 | 96.7 | 96.1 | 97.2 | 97.3 |
| 支气管镜 | 95.7 | 95.3 | 97.2 | 97.7 |
| ERCP | 99.1 | 99.5 | 99.5 | 99.7 |

ERCP，内镜下逆行胰胆管造影术

近年来，现代医学特别是疼痛学和麻醉学的发展有了长足的进步，有关疼痛机制的新发现、新的镇痛与麻醉药物、新的疼痛治疗方法如雨后春笋般出现，给开展舒适医疗创造了良好的条件。例如，丙泊酚麻醉诱导迅速、苏醒快以及苏醒后无明显不良反应的特点，使门诊患者接受各种无痛内镜检查后能够及时离院；罗哌卡因的运动、感觉阻滞分离的药理学特点，使“可行走的术后镇痛”成为可能，使无痛分娩开展更为广泛；右美托咪定可以有效镇静、镇痛、抑制交感神经活性、稳定血流动力学，延长局麻药的作用时间，同时还可以减少其他麻醉药物用量，减轻呼吸抑制；随着靶控输注技术的应用，麻醉用药更为精确，麻醉深度的调控更为客观，使舒适医疗技术的安全性得到进一步提高，为更多舒适医疗技术的开展创造了良好的条件；在高科技影像学的帮助下，疼痛的介入治疗更为微创和有效，为很多疼痛（如慢性顽固性疼痛，神经源性疼痛，癌痛）患者缓解或消除了痛苦。除此以外，近年来兴起的可视化麻醉技术、虚拟现实辅助麻醉等也可以提升患者的舒适化体验。医学上的进步、经济的发展为舒适医疗的开展提供了可行性、奠定了坚实的物质基础。舒适医疗除了需要硬件的提升，更需要软性医疗服务。比如，良好的术前沟通可以有效地降低患者紧张、焦虑和恐惧感。发展无痛、舒适医疗是民心所向，是广大人民群众的迫切需求和社会发展的必然趋势。

### （四）免除疼痛已上升到法律层次

在国外，患者要求减轻或消除疼痛已成为一项法律权利。医务人员应向患者提供合理的镇痛治疗。违反合理的镇痛治疗原则包括：①没有充分采集疼痛病史；②没有充分合理地治疗疼痛；③医务人员在不能控制疼痛的情况下，没有请疼痛专家会诊。如果医务人员不能合理地为患者提供镇痛治疗将构成渎职罪。在美国，因患者疼痛没有得到合理治疗而将医院或医务人员诉诸法律已有数个案例，因此而导致的经济赔偿高达数百万美元。美国最高法院在Washington对Glucksburg案（1996）和Vacco对Quill案（1997）中，认为公民有权接受足够的缓解性治疗和疼痛治疗，并建议将这项权利列入宪法。法院还认为，各个州不应该对从事姑息医疗单位的疼痛治疗措施实施限制。欧洲 IASP 宪章联盟（EFIC）已经向欧洲议会提出一项宣言：免除疼痛是患者的自身权利，应该受到法律保护。1994 年，澳大利亚首都辖区的医疗救治法案（Medical Treatment Act）规定，免除疼痛是公民的法定权利。1995 年，在南部澳大利亚依据“医疗救治和缓解性治疗法案（Medical Treatment and Palliative Care Act）”，为濒死患者提供疼痛治疗的医生免于受到起诉。2000 年 10 月，第 106 届美国议会通过了“HR3 244”案，并被签署进入法律，题名Ⅵ，Sec. 1603，规定从 2001 年 1 月开始进入“疼痛控制和研究十年”。这个“十年”是在“脑研究十年”之后，第二次由议会宣布，与医学有关的十年。

疼痛在美国已经被认定为国家级公共健康问题。2001 年 1 月 1 日执行疼痛管理的新标准，对患者在诊治过程中的疼痛控制提高到人权的高度。新标准规定，所有医疗保健机构，包括康复中心、门诊患者手术中心、医院和疗养院，必须承认患者接受疼痛评估和治疗的权利。患者就医过程中有以下权力：①获得有关疼痛和止痛手段的信息；②由熟练医护人员预防和控制疼痛；③患者有疼痛主述时，医护人员应相信患者的疼痛主述，迅速采取措施；④接受疼痛管理专家的治疗。已有几个州的医疗委员会也为医生提供保护：医生在治疗顽固性疼痛的时候，对麻醉性镇痛药品的使用不受法律限制。为了鼓励医生更积极地治疗疼痛，消除不必要的顾虑，最近有了更详细的规定。还有一些法令涵盖内容更为广泛，在最近颁布的加州法令和 2004 年纽约州立法机关的新法令中，对医学本科生和疼痛治疗相关的医学继续教育也提出了新的要求。

总之，正在形成的共识认为，未能适当地解除患者的疼痛和不适是一种不合格医疗，可能造成患者预后不良，而且违反职业道德，应当受到法律和职业规则的制裁。为此，IASP 和 EFIC 共同发起一个号召：“免除疼痛是全人类的权力”。

## 二、开展舒适医疗的意义

努力满足人民群众不断增长的医疗卫生服务需求，着力提高医疗水平，改善医疗服务，是广大医务人员的奋斗目标。开展舒适医疗，以优质的无痛舒适技术解决人们在就医过程中的各种疼痛与不适，这对改善患者的生活质量及提高患者的满意度、节约资源、构建和谐的医患关系、塑造舒适医疗品牌文化、拓展麻醉学科建设有着积极的意义，也体现了社会文明程度的进步。

### （一）开展舒适医疗有利于提高患者满意度

患者在接受医疗服务的过程中会形成各种不同的感知，或是满意，或是不满意。患者的满意程度与医院所提供的服务水平有很大的关系，还与医疗患者的个体特征等其他因素相关。满意，原意是消费心理学中的一个普通术语，是对需求是否满足的一种界定尺度。当患者需求被满足时，患者便体验到的一种积极的情绪反应。否则，患者会体验到一种消极的情绪反应，称之为不满意。

医疗患者对医疗质量和医疗服务是否满意，是医院能否长期发展的决定性因素，而在医疗服务市场上需求的最佳层次是满意，医疗患者的满意就是医院产生效益的源泉。因而医院在强调“以医疗为中心”的同时，也应该同样树立“以患者满意为中心”的管理理念。

**1. 提高患者满意度是医疗服务的目的**

满意医疗服务是医院先进的服务理念、丰富科学的医学知识、良好的服务技能、高尚的医德等服务要素在医疗服务活动中的客观反映和综合体现。医疗过程中的服务满意包括了医疗技术的服务满意与生活服务满意，也就是一般所说的精神享受满意、医疗服务满意和物质生活服务满意。

（1）精神层次的满意：在医疗服务过程中，精神享受的满意体现在服务活动中的医患之间人格的对等和情感的互融及经济利益的互惠，使医疗服务患者对整个医疗服务活动过程感受到一种自然的亲情和人性的关爱。作为一种特殊的心理、生理体验，就医过程是人在精神、情绪和生理、体能最脆弱时的一段人生经历。同时，从经济学观点出发，就医疗服务这一消费过程而言，医疗服务患者在追求医疗服务的有效、便捷、安全的同时，也将追求服务的安逸、舒适、欢乐与畅快以及服务消费价格的合理性。在医疗活动中，医院强调以患者为中心，同时医疗服务患者也希望医疗活动及整个服务过程能充分满足自己的医疗需求，能享受到个性化的医疗服务，服务更具人性、人伦和人情。换而言之，患者在医疗服务过程中的精神满意包括了对医疗服务的内涵和外延的满意。如对医疗服务的环境、服务的方法、态度、程序、范围、医疗技术等方面产生的满意以及在享受医疗服务过程中与医务人员的接触和情感交流等方面的满意。

（2）医疗服务的满意：随着医疗技术服务中科技含量越来越高，对医务人员的知识要求也越来越高。不仅要求具备较深的专业技术造诣，而且还必须掌握相关学科的知识，诸如：法律学、医学哲学、医学心理学、医学伦理学、逻辑学、医学人文知识和一定的语言交谈艺术、与人相处的艺术等相关的知识。可以这样讲，医疗服务本质就是知识服务，医疗服务的满意，就是医疗服务患者对在医疗服务过程中所涉及的服务的文化内涵和外延、医疗服务技术技艺的科学性、服务的层次和文化品位等等，以及在整个医疗服务活动中所表现出来的特定的维护社会整体利益和个体利益的道德价值、生态价值和经济价值的满意。医疗服务满意是对医院提供的在医疗服务的具体的服务过程、内容、方法、手段、程序、态度、水平和解决医疗问题的能力以及相应的服务细节的满意，是对医院综合医疗服务能力的整体满意。

**2. 减轻或消除疼痛能提高患者就医满意度**

疼痛引起患者的不适是影响患者就医满意度的主要因素之一。当前医务人员对疼痛的认知普遍不足，除某些专科外，很多医务人员缺乏一定的疼痛学知识，经常忽略了患者就诊和治疗过程中的躯体疼痛、焦虑、恐惧等不适。这也反映了我们传统医学教育和社会文化方面的错误认识态度（认为疼痛总是在所难免）。因此，给广大医务人员普及疼痛学知识和进行舒适医疗技术的宣传十分重要。

疼痛是很多患者就医的首要原因，而在整个诊断和治疗过程中疼痛、焦虑、恐惧几乎无处不在。本身的疼痛和医疗附加的疼痛不断恶化、折磨着患者的心境。此时，患者对精神和情感的满足比任何其他时间更加迫切和敏感，依赖性也更强。但很多医务人员认为患者在诊疗过程中所经受的疼痛是天经地义和理所当然。有很多患者常常是“闻镜色变”，惧怕内镜检查，从而延误疾病诊断。国内有研究显示：首次在清醒状态下接受过胃镜、肠镜检查的患者，愿意再次检查者仅分别为8%、18%。而美国、英国、法国等国家的内镜检查中普遍使用镇静/镇痛药物以减轻内镜操作带给患者的痛苦和恐惧感，因此患者满意度普遍较高，复诊率也相应大幅度增加。加拿大学者 Singh 对近二十余年的文献进行的分析报告显示，在结肠镜检查中，对于一般状况健康的受检者，采用丙泊酚行“舒适医疗”可缩短受检者的恢复时间和出院时间，安全性也较好。该报告发表在《科克伦系统综述数据库》上。Singh 等搜索了 1980 年 1 月到 2007 年 7 月期间的 Medline、EMBASE 等七大数据库以及 Cochrane 对照试验注册库，还搜索了 1990—2007 年间的美国消化病周、欧洲消化疾病周和美国胃肠病学学会年会的文摘。共 20 项随机对照试验研究符合纳入标准，分析结果显示，与传统镇静剂相比，使用丙泊酚“舒适医疗”可显著缩短患者的恢复时间和出院时间，提高患者满意度。

20 世纪 80 年代美国学者奥利弗提出了满意度模型（图 1-1）。从满意度模型可以看出，患者对医院的评价是患者到医院所接受服务与患者到医院之前期望得到的服务，二者之差，也就是满意度。如果患者到医院之前的期望值越高，实际得到的服务离期望值越远，出现不满意的可能性就越大；而如果患者之前没有抱太大期望，却在医院得到超出想象的优质服务，就会给患者带来意外的惊喜，使患者满意度明显增加。例如，甲和乙的职业和教育背景相同，年龄相仿，性别相同。两人因结肠息肉到不同的医院接受结肠镜下息肉切除，手术都取得成功，痊愈出院。甲是在“舒适医疗”下完成的诊疗，而乙在手术过程中经历了疼痛。虽然两者结果相同，但就医过程中的不同的体验，会导致甲、乙对医院的评价不同。显然，甲的满意度明显高于乙。

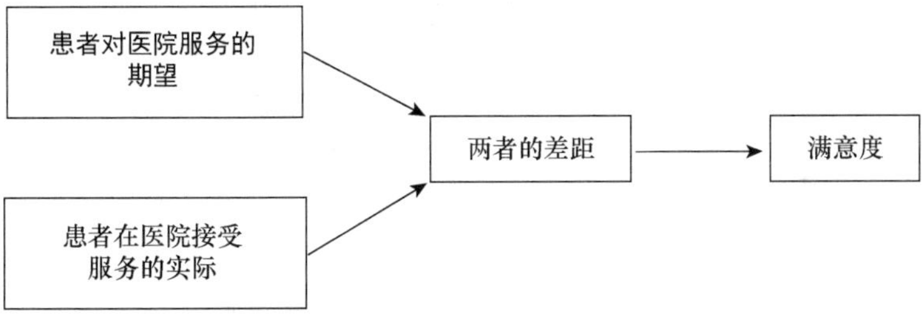


**图 1-1　奥利弗的满意度模型**

患者在诊疗过程中最关心的问题之一仍是疼痛能否得到有效处理。医务人员应倡导人道主义精神，努力消除和减轻患者的疼痛，提高患者就医满意度。这也是患者的基本权利，是一项基本人权认识。大部分患者认为医生对控制诊疗过程中的疼痛起着主导作用，影响其对疼痛控制总体评价的关键因素仍然聚焦在医疗层面。有研究发现有 47%的患者认为应该由医务人员负责处理诊疗过程中的疼痛。另有研究证实医护人员对患者的疼痛经历有很大的影响：通过与患者的互动交流，相信患者疼痛的主诉，运用专业知识和技术来控制疼痛，反应及时，关心体贴患者的疼痛感受，患者就会感觉满意。但在临床中，医护人员更注重疾病的治疗和康复，对诊疗过程中产生的疼痛没有引起足够的重视。患者也不了解就医过程的疼痛控制知识，不知道疼痛可以减轻到什么程度。医护人员对于疼痛的处理常限于在患者主诉疼痛或患者要求使用镇痛药时才给予处理，甚至不做处理。如果医护人员向患者解释他们会尽量帮助患者控制疼痛，他们觉得医护人员在全心全意处理他们的疼痛，患者也会满意。因此，考虑到医护人员在疼痛处理中非常重要的地位，很有必要对临床医生和护士进行相关疼痛处理知识的培训，加强各学科之间的合作，才能有效改善或消除患者疼痛，提高患者在就医过程中的满意度。

总之，开展舒适医疗体现了人文关怀，能使患者在就医过程中因疼痛导致的不适在最大程度上得到缓解或消除，在心理和精神层次上获得巨大满足，明显提高患者的就医满意度。

（二）开展舒适医疗有利于节约资源

**1. 减少社会劳动力资源的浪费**

众所周知，不管是急、慢性痛还是癌痛，都会对患者的身体、心理产生严重不良影响。未得到有效控制的疼痛会严重影响患者的劳动能力，甚至可造成残障和死亡。疼痛已被认为是一个不容忽视的全球性公共健康问题，给社会和经济带来无法估量的损失，导致了极大的社会劳动力资源浪费。开展无痛舒适医疗能促进疼痛的诊断和治疗水平，提高各种急、慢性疼痛的治愈率，降低疼痛导致的残障率和死亡率。这对广大遭受各种急、慢性疼痛的患者是极大的福音，对减少社会劳动力资源浪费而导致的经济损失有十分积极的意义。

**2. 减少医疗卫生资源浪费**

长期以来，我国住院难现象一直没有得到有效解决，平均住院日过长是其主要原因之一。医院在保证医疗质量的前提下，缩短平均住院日，加快病床周转次数，可有效地利用卫生资源，提高医院效益。有关资料表明，1991 年我国县以上医院入院人数为 3218 万人次，如果每个患者缩短一天住院时间，则可多收治 210 万人次，相当于年收治 1 万人次的 210 所大型医院所收治的患者。即在不增加投入的情况下，通过缩短住院床日，相当于增加了 210 所医院，为国家节省床位投资费 2.4 亿元。住院日一般分为高效住院日、低效住院日和无效住院日。高效住院日是患者入院后检查诊断、治疗的集中时间，其时间为入院后的 1～10 天。患者的住院费用多发生在这一时间段，因为这一阶段为患者的有效诊断、治疗时间，这个时期医院收费高、消耗低；而低效住院日和无效住院日期间则是费用少、消耗高。所以，缩短平均住院日可降低医院的运作成本，降低患者的住院费用，使卫生资源得到合理利用。卫生经济学分析也证明，缩短住院天数，增加床位周转次数，所产生的经济效益大于延长住院天数所得到的经济效益。医院在不增加任何投入的情况下，可多收治患者，其社会效益是显而易见的。缩短住院天数、减少总的住院日还可减少患者经费总额，大大减轻患者经济负担；同时也可减少患者的心理负担。

有研究表明采用外周神经阻滞有效地控制术后疼痛能缩短住院时间，降低阿片类药物的使用，减少术后并发症的发生。近年来，随着超声技术的提高，神经阻滞得到了快速的发展，从对传统神经阻滞的优化（如颈丛阻滞、臂丛阻滞、腰丛阻滞、坐骨神经阻滞、股神经阻滞、阴部神经阻滞和椎旁阻滞等），到一些新的筋膜间阻滞的产生（如竖脊肌阻滞、腰方肌阻滞、腹横肌平面阻滞、胸横肌平面阻滞、前锯肌平面阻滞等的产生），神经阻滞几乎能够应用于所有手术的术后镇痛。有研究表明，术后胃肠道功能恢复延迟是住院日增加的重要原因，术后镇痛能促进胃肠道功能的恢复，减少住院日。因此，开展无痛舒适医疗，广泛实施术后镇痛技术，有利于缩短住院时间，充分有效利用医疗资源，避免浪费。

### （三）开展舒适医疗有利于构建和谐医患关系

和谐的医患关系是和谐社会的重要组成部分，开展舒适医疗有利于构建和谐医患关系。

**1. 和谐的医患关系是和谐社会的重要组成部分**

医疗卫生工作与人民的身体健康和生命安全密切相关。构建和谐的医患关系，也是构建和谐社会的重要组成部分。近年来，随着经济的高速发展，人们的物质生活水平有了很大提高，对医疗服务有了更高的要求。融洽的医患关系会造就良好的心理气氛和情绪反应，关系到社会的和谐。和谐融洽的医患关系本身是一种治疗的手段，它不仅可以促进病人的康复，而且也有利于医务人员的心理健康。人是和谐社会组成的基本元素，健康是人的基本权利，建设和谐社会，必须以人民群众的身心健康为重要前提。和谐融洽的医患关系在发展和谐社会的过程中，扮演着非常重要的角色，是构建和发展和谐社会的一个重要组成部分。

**2. 开展舒适医疗有利于构建和谐医患关系**

和谐医患关系与医疗质量水平、医务人员的职业道德以及正确的社会舆论导向密切相关。开展舒适医疗能提高诊疗水平、医务人员职业道德以及引导好的社会舆论，在构建和谐的医患关系、促进和谐社会的发展中有着积极意义。

（1）开展舒适医疗能提高诊疗水平：诊疗水平的高低很大程度上决定了医疗质量的优劣，而医疗质量的优劣是决定是否引发医患纠纷的重要原因。出于对疼痛的恐惧，很多患者拒绝接受各种有创性检查，这在一定程度上造成了诊断的困难，甚至导致漏诊。建设无痛医院，广泛实施舒适医疗技术，消除患者对诊疗疼痛的恐惧心理，使患者“乐于”接受那些有可能带来疼痛和不适的诊疗，能明显提高诊断率，降低漏诊率。再者，麻醉科医师的监测与急救复苏能力，在为患者实施无痛舒适医疗技术的同时，也为很多有危险性的诊疗检查提供了安全保障。另外，在诊疗过程中患者享受的“无痛与舒适”，能明显提高患者满意度。总之，开展舒适医疗在一定程度上可提高对疾病的诊疗水平，对保障医疗安全、提高患者满意度有着积极意义。

（2）开展舒适医疗有利于医德建设：医务人员的职业道德是其立身、立业之本。开展舒适医疗体现了医疗观念的改变，即变“以病为中心”为“以人为中心”；体现了医疗活动中把人的价值放在了第一位和以人为本的人道主义；体现了医务人员的良好职业道德，有利于营造和谐的医患关系。

（3）开展舒适医疗能引导良好的社会舆论：新闻媒体是医院与社会沟通的桥梁和平台。媒体在正确引导医患关系向健康方向发展方面以及引导社会舆论方面有着举足轻重的作用。开展舒适医疗，打造“舒适医疗文化”品牌，可引起良好的社会舆论。佛山市第一人民医院打造舒适医疗品牌以来取得了良好的社会效应，不仅吸引了众多患者前来就诊，还引起了新闻媒体的关注。通过新闻媒体报道开展舒适医疗和建设无痛医院所取得的成果，产生了良好的社会效应，对构建和谐融洽的医患关系起了一定作用。

### （四）开展舒适医疗有利于麻醉学科建设

**1. 麻醉科医师是开展舒适医疗的主力军**

麻醉起源于对手术无痛的需要，作为对疼痛具有独特认识和调控能力的麻醉科医师已经在多项疼痛诊疗领域发挥了作用并取得了积极的成果。因此，开展舒适医疗，麻醉科责无旁贷。麻醉科医师在开展舒适医疗过程中有着三大优势：①麻醉科医师的专业技术擅长处理手术引起的急性痛和各种慢性痛，精通于各种神经阻滞。与影像学引导技术结合，可以在较短时间内熟练掌握和运用各种疼痛介入治疗技术。这对治疗各种急、慢性疼痛，特别是慢性疼痛有着十分重要的意义；②无痛、舒适医疗技术常伴随一定风险。很多舒适医疗技术必须应用麻醉镇痛、镇静药物和局麻药，这类药物不可避免地会对患者的循环、呼吸功能产生一定抑制作用，严重时可导致呼吸、心搏骤停。麻醉科医师每天都与各种镇痛、镇静药物打交道，对它们的药理特性十分熟悉。麻醉科医师熟练掌握监测、气道管理和急救复苏技术，能从容应对患者在接受各种舒适医疗技术时发生的“险情”，为生命保驾护航。例如，麻醉科医师可以应用气管插管、喉罩、面罩通气等气道管理技术解决丙泊酚或瑞芬太尼产生的呼吸抑制问题。实施三叉神经半月节毁损术时，当射频针进入半月节和卵圆孔，患者可因强烈疼痛刺激发生心搏骤停。但有麻醉科医师的监测和急救复苏技术可使患者转危为安；③麻醉科医师长期在手术室内工作，与骨科、神经外科等科室团结协作、关系良好，更容易向其他科室学习有关的疼痛专业知识。

上述优势使麻醉科医师成为开展舒适医疗中义不容辞的主力军，这对麻醉学科建设和麻醉学发展有着十分重要和积极的意义。

**2. 开展舒适医疗对麻醉科发展的意义**

2015 年，中华医学会麻醉学分会确立了麻醉学科发展的 5 个愿景，其中之一就是麻醉科要成为舒适医疗的主导学科，明确指出了麻醉学科在舒适医疗中要发挥主导作用。麻醉学科成为舒适医疗的主导学科不仅能够更好地推进舒适医疗的发展，也能促进麻醉学科自身的发展。

（1）拓宽麻醉科医师知识面：麻醉科医师在成为开展舒适医疗的中坚力量过程中，必须放弃过去单独在熟悉的手术室麻醉的单调模式，必须适应新的挑战。开展舒适医疗对麻醉科医师有着更高的要求。麻醉科医师必须熟悉和掌握各种慢性痛治疗、癌痛治疗、分娩镇痛、术后镇痛、“快通道麻醉”、门诊腔镜诊疗麻醉、靶控输注、超声引导下各种神经阻滞和动静脉穿刺技术等各方面的医学知识。这些都将促使麻醉科医师不断学习，调整原有的知识结构。因此开展舒适医疗有利于拓宽麻醉科医师知识和技能。

（2）拓宽麻醉科业务范畴：我国麻醉科医师地位普遍偏低。首先，这和麻醉科的历史发展不无关系。在中国大多数医院，麻醉科从大外科分离出来成为独立科室也就三十年左右的历史。最早它只被当做一个辅助科室，而当时从事具体麻醉工作的很多是低学历的医生、护士或其他技术工种人员，麻醉科医师“亦医、亦护、亦工”，学历和专业技能的欠缺直接影响了他们在医院当中的地位。据资料统计，2005 年国家麻醉学主治医师考试中，3032 名考生中本科学历约占 36.3%，大专学历约占 43.8%，中专学历约占 19.6%，硕士以上学历仅占 0.03%，目前在三级医院中符合二级学科内涵的麻醉科只占 20%。其次，麻醉科医师常年局限于手术室内工作，与患者关系松散或疏远。至今在不少人眼中，麻醉科医师就是给患者注射一针麻醉剂后，让患者睡去，然后交给主刀医生手术。不但患者存在这种误解很多年，即便在医院内部，很多医务人员直到今天也并不了解麻醉科医师的工作内容和重要性。

麻醉科的业务范畴是决定麻醉科地位的关键因素之一，要提高麻醉科地位必须拓宽麻醉科的业务范围。开展舒适医疗能拓宽麻醉科业务范围，提高麻醉科地位。开展舒适医疗要求麻醉科医师辐射到医院各个部门、门诊各个诊疗科室。开展舒适医疗，麻醉科医师为患者解除痛苦的同时，也是麻醉科医师主动宣传自己的过程，主要集中在以下几个方面：①患者与麻醉科医师之间畅通的交流；②麻醉科医师用适当的方式提供高质量的舒适医疗服务的信息；③舒适医疗服务是可以负担得起的；④舒适医疗的服务公平，即不受地理、文化、贫富和性别的影响；⑤麻醉科医师具有较高的技术资质，所实施的舒适医疗技术有充分的安全保障；⑥让患者了解麻醉不仅仅是“一针麻倒”。这些都有利于增进患者和社会对麻醉科医师的了解。

麻醉科医师在为患者提供舒适医疗服务时与患者直接交流、关系密切，能较为主动地完成整个疾病治疗过程，直接为患者解除痛苦，提高患者生活质量，工作成果易于被患者和其他科室医师接受。例如，患者常常因为惧怕消化内镜或纤维支气管镜检查带来的痛苦而逃避就医，而无痛、舒适技术的开展给广大患者带来了福音，麻醉科医师也因此经常受到患者的由衷感谢。又如，胃镜检查的患者剧烈呛咳和呕吐给诊疗医师的操作带来一定难度。强烈的应激对合并心血管疾患的患者还带来一定安全隐患。麻醉科医师为患者实施无痛技术后，减轻患者过度的咽喉反射，降低应激反应，给临床医师提供一个安静、安全和平稳的诊疗过程。因此临床医师也乐于麻醉科医师为患者实施各种无痛技术，从内心认可麻醉科医师的工作。

### （五）开展舒适医疗体现了社会文明程度的进步性

长期以来，社会和文化方面的态度导致人们对疼痛的认识存在误区。因为世俗观点，人们总是认为疼痛在所难免；人们经常延误报告自己的疼痛状况，一直被动等待直到疼痛加重至难以忍受；希望自己做一个“听话”的患者等。这些认识都是横跨多种社会文化。人们对疼痛的主流认识以及疼痛对于个人和社会的意义会影响疼痛治疗的社会态度。在较早期的社会中，疼痛与体内邪恶的灵魂或魔鬼联系在一起。古代流行了几个世纪的禁欲主义要求人们对待的疼痛要忍耐到底，即“咬紧牙关，无动于衷”，认为疼痛不是罪恶。这种对疼痛默默忍受或漠视疼痛的态度在西方中世纪时期大为盛行。享乐主义则认为：有时候忍受某些痛苦是为了避免遭受更多的痛苦。基督教在中世纪时期十分盛行。基督教徒认为疼痛是一种神的惩罚形式。在禁欲主义被取缔之前，基督教通过宗教信仰及祈祷把自己描述成一个能够进行超度和治疗的宗教。它认为疼痛总会自动消失，疼痛是神赐予人类的礼物，是一种是忠实信徒更接近救世主的献祭品，是赎罪的一种方式。12 世纪的“炼狱”中有忍受肉体疼痛的场景，圣徒们在忍受极大痛苦的同时也要表现出自我满足的状态。甚至在今天的一些社会文化形态意识中，疼痛依然被理解为是对个人的惩罚，并且一些社会或其成员经常轻视或嘲笑疼痛患者。

人们对疼痛的态度和认识正确与否体现社会文明和道德的进步程度。在希伯克拉底誓言（“我将使他们远离伤害”）和《日内瓦宣言》中都有明确记载：治疗疼痛是一个道德问题，提供疼痛治疗是医生的责任。越来越多的医学组织对于治疗疼痛发布道德方面的声明，例如美国医学会发布的“医生有义务为患者解除伤痛和痛苦”。疼痛学专家 Carr 认为，医务人员在条件允许时，却未能给患者提供镇痛治疗是一种遗弃行为。在较极端的例子中，这可以被认为是“医务人员对疼痛的疏忽给患者造成的苦难”。正如 Somerville 所言，“Many persons would rather be dead than unloved，abandoned and，too often，left in pain”。解除疼痛也是慈善事业中生物伦理方面的原则，未得到缓解的剧烈疼痛可能会导致进一步伤害。疼痛如果不能被及时控制，将会破坏个体正常思考或社交的能力，违背患者自我决定医疗救治的权利，使其自主性受到破坏。司法中的生物伦理原则将免除疼痛列为人道主义问题和作为社会中的高级优先权。社会主义的道德规范也应当将免除疼痛作为社会优先权。但由于目前尚未将这些原则有效地用于疼痛治疗中，致使当前医疗活动的伦理基础存在着严重问题。

开展无痛、舒适医疗意味着医务人员对患者的人文关怀提高到了一个新的层次，是对医学伦理学的补充，是整个社会道德和医务人员职业道德的升华，体现了社会文明程度的进步性。

## 参考文献


[1] Brennan F，Carr DB，Cousins M. Pain management：a fundamental human right. Anesth Analg，2007，105（1）：205-221.

[2] Breivik H，Collett B，Ventafridda V，et al. Survey of chronic pain in Europe：prevalence，impact on daily life，and treatment. Eur J Pain，2006，10（4）：287-333.

[3] Gerbershagen K，Gerbershagen HJ，Lutz J，et al. Pain prevalence and risk distribution among inpatients in a German teaching hospital. Clin J Pain，2009，25（5）：431-437.

[4] Sawyer J，Haslam L，Robinson S，et al. Pain prevalence study in a large Canadian teaching hospital. Pain Manag Nurs，2008，9（3）：104-112.

[5] Salomon L，Tcherny-Lessenot S，Collin E，et al. Pain prevalence in a French teaching hospital. J Pain Symptom Manage，2002，24（6）：586-592.

[6] Cousins MJ，Brennan F，Carr DB. Pain relief：a universal human right. Pain，2004，112（1-2）：1-4.

[7] Shen Q，Sherwood GD，McNeill JA，et al. Postoperative pain management outcome in Chinese inpatients. West J Nurs Res，2008，30（8）：975-990.

[8] Deyo RA，Mirza SK，Martin BI. Back pain prevalence and visit rates：estimates from U. S. national surveys，2002. Spine（Phila Pa 1976），2006，31（23）：2724-2727.

[9] Van Leeuwen MT，Blyth FM，March LM，et al. Chronic pain and reduced work effectiveness：the hidden cost to Australian employers. Eur J Pain，2006，2（2）：161-166.

[10] 何志成，郑南南. 满意医疗服务的基本原则. 中华医院管理杂志，2003，19（12）：709-712.

[11] 朱士俊，刘翔. 医院品牌建设理论与实践. 中华医院管理杂志，2006，22（1）：11-13.

[12] 陈素娟，冯金娥. 本科实习护生疼痛管理知识认知现状调查. 护理学报，2009，16（12）：16-18.

[13] 沈曲，李峥. 手术后病人疼痛控制状况的调查研究. 护理研究，2006，20（11）：2245-2848.

[14] 张春华，徐丽华，邹碧荣. 临床护士疼痛管理现状调查. 护理学杂志，2006，21（10）：6-9.

[15] Strassels SA，Chen C，Carr DB. Postoperative analgesia：economics，resource use，and patient satisfaction in an urban teaching hospital. Anesth Analg，2002，94（1）：130-137.

[16] Gan T J，Habib A S，Miller T E，et al. Incidence，patient satisfaction，and perceptions of post-surgical pain：results from a US national survey. Current Medical Research & Opinion，2014，30（1）：149.

[17] Mwaka G，Thikra S，Mung'ayi V . The prevalence of postoperative pain in the first 48 hours follow-

ing day surgery at a tertiary hospital in Nairobi. African Health Sciences，2013，13（3）：12-19.

[18] 陈宇，熊利泽. 努力成为舒适化医疗的主导学科. 中华麻醉学杂志，2018，38（4）：385-386.

[19] 金菊英，彭丽桦，闵苏，等. 重庆地区部分医院住院患者手术后疼痛现状的横断面调查与分析. 重庆医科大学学报，2019：44（3）340-346.

[20] Parikh RP，Sharma K，Guffey R，et al. Preoperative paravertebral block improves postoperative pain control and reduces hospital length of stay in patients undergoing autologous breast reconstruction after mastectomy for breast cancer. Annals of Surgical Oncology，2016，23（13）：4262-4269.

[21] Mark J. Lenart，Kam Wong，Rajnish K. Gupta，et al. The impact of peripheral nerve techniques on hospital stay following major orthopedic surgery. Pain Medicine，2012，13（6）：828-834.

[22] Neuman MD，Rosenbaum PR，Ludwig JM，et al. Anesthesia technique，mortality，and length of stay after hip fracture surgery. JAMA，2014，311（24）：2508-2517.

# 第二章　舒适医疗相关不愉快躯体感觉的发生机制

（杨承祥　何万友　喻文强　王云花）

## 第一节　疼痛的发生机制

心理学家 Melzack 和生理学家 Wall 曾指出“解决疼痛是头等重要的事情，几乎没有比解除疼痛更值得人们去奋斗的事情了”。疼痛是一种自身保护机制，但过度的痛反应能使机体产生一系列生理病理反应，重者甚至导致休克、死亡。人类对疼痛机制的探索已有漫长的历史，它涉及神经生物、生理、生化、病理学、药理学、骨科学、神经科学、心理学、伦理学等基础和临床学科。

根据疼痛的持续时间分为急性疼痛和慢性疼痛。

急性疼痛指近期产生且持续时间较短的疼痛，一般来说，急性疼痛的时间不超过 3～6 个月。常见的急性疼痛主要包括术后痛、分娩痛、外伤痛或运动伤痛、烧伤痛、烫伤痛、急性神经痛等。手术或创伤等组织损伤导致炎性介质释放，从而激活外周伤害感受器，伤害性信号经脊髓上行传导束传导至丘脑和大脑皮质，这些信号在中枢进行整合后使人产生疼痛感觉。急性疼痛发生的机制主要包括外周神经机制和中枢神经机制两个方面：①局部组织损伤和炎症导致细胞炎性介质大量产生和聚集，可导致疼痛阈值降低和对阈上刺激反应增强（痛觉过敏）。②在组织损伤和炎症反应时，脊髓神经元敏感性也增高，表现为兴奋性感受野扩大，使脊髓神经元对伤害性区域之外的刺激发生反应；对阈上刺激反应增强，持续时间延长；神经元兴奋阈值降低，致使正常时无伤害性刺激激活传递伤害性信息的神经元。

慢性疼痛是指疼痛持续超过 1 个月，超过急性病的一般进程或者超过原发损伤愈合所需的正常时间，或与引起持续性疼痛的慢性病程有关，或者经数月至数年的间隔时间疼痛复发。

慢性痛按其起因又分为癌痛、炎性痛、神经病理性痛和精神（心理）性疼痛。它们在躯体和内脏组织均可产生。炎性痛是由创伤、细菌或病毒感染以及外科手术等引起的外周组织损伤导致的炎症引起的疼痛，表现为局部红、肿、灼热感和功能障碍，在损伤区域有“原发痛”和“自发痛”，损伤区周围有继发痛。神经病理性痛是由创伤、感染或代谢病引起的神经损伤所造成的，也伴有自发痛。近年来的神经生物学研究表明，长期存在的疼痛刺激可直接损伤神经系统，形成慢性神经源性疼痛，这是慢性疼痛性疾病的主要发病机制。

20 世纪 60 年代以来，疼痛研究有了蓬勃发展，但大都围绕着疼痛感觉的传递及其机制进行研究，包括神经通路、化学递质等。随着系统神经生物学、行为分析学、分子遗传学、细胞分子生物技术的迅猛发展，人们对各种理化因素所致的疼痛产生的分子机制有了深入了解，一方面从细胞分子水平相继鉴定出许多新的介导相关疼痛的特异性受体和离子通道，初步了解了一些伤害刺激如何引发特异性受体发生构型改变，信息如何在多个相关蛋白分子间进行信号转导，最终产生痛觉信息；另一方面从整个中枢神经系统和个体在不同环境下的行为这个角度对痛觉调控和相关行为进行分析，得出了中枢内源性疼痛调控机制的形成是个体适应环境的进化结果；另外，应用动态功能影像技术对疼痛状态下大脑活动（包括皮质和皮质下诸结构的活动）进行研究，直接地揭示了疼痛与意识的关系。对于痛觉情绪的研究进展比较缓慢，主要原因是情绪反应属于主观体验，在动物实验中较难研究，而在人体上观察又缺乏客观方法。近年来不断出现的新技术，如无创的脑影像技术，多通道的电、磁、光记录技术，以及与大量数据的采集和加工有关的计算机技术等等，使得从感觉分辨研究向着情绪反应研究、甚至认知水平的研究进行战略转移成为可能。从疼痛的感知功能研究发展到疼痛的情绪反应研究，正如从一般的神经科学研究发展到认知科学研究，都是历史的必然。从方法学而论，将细胞和分子水平的分析性研究，与整体的影像学以致行为学等综合性研究互相结合，也是今后的必然趋势。这样的结合有相当大的难度，但也只有这样，疼痛医学才能得到突破性的发展。

新的研究手段和技术应用尤其是分子生物学、细胞生物学技术的应用，使得有关疼痛的基础研究的数量和水平迅速增长。随着人类基因组研究的不断突破，疼痛医学中许多以前未知领域通过科学的途径也将逐渐明朗化，疼痛机制研究将为疼痛临床实践提供必需的理论基础，不仅可以为困扰临床很久的神经损伤后神经病理性疼痛的治疗提供新思路，而且可以帮助我们设计出更优化的药物和基因治疗靶点来治疗各种急慢性疼痛，推动舒适化医疗的建设。

## 一、疼痛的形成

### （一）伤害性感受器及其换能

伤害性刺激（nociception）是对正常组织有害的刺激，当机械、电、温度或化学的刺激强度增加到一定程度时，都会刺激伤害性感受器引起疼痛。伤害性感受器是伤害性感觉神经元的游离末梢，是伤害性刺激信号的换能装置，广泛分布于机体的皮肤、肌肉、关节和内脏等不同组织。不同的伤害性感受器传导不同性质的伤害性信息，可分为 Aδ 和 C 类两大类，其胞体均位于背根神经节。Aδ 纤维为细的有髓鞘的神经纤维，传导速度快，传导快痛（如锐痛、刺痛），对机械的、化学的、温度的刺激起反应。此外，还对许多致痛物质敏感，如乙酰胆碱、缓激肽、组胺、钾离子、辣椒素和强酸等。C 类纤维为无髓鞘的神经纤维，传导速度慢，传导慢痛（如钝痛、内脏痛），对许多伤害性刺激起反应，又被称为“多觉性伤害性感受器（polymodal nociceptive fiber）”。Aδ 型和 C 型伤害性感受器的特征对比见表 2-1。

表 2-1　Aδ 型和 C 型伤害性感受器的特征对比

| | Aδ 型伤害性感受器 | C 型伤害性感受器 |
|---|---|---|
| 感受器 | A-机械热伤害性感受器 | C-多觉性伤害性感受器 |
| 大小 | 较粗大（有髓），直径<5 μm | 较细（无髓），直径<1.5 μm |
| 数量 | 较少 | 多 |
| 传递速度 | 较快（<30 m/s） | 较慢（<2 m/s） |
| 内含物 | 神经肽+/− | 神经肽+++ |
| 功能 | 尖锐、针刺样快痛，定位清楚 | 钝痛、烧灼样慢痛，模糊不清 |

Mendell 将伤害性感受器按功能分为广动力范围型（wide dynamic range，WDR）神经元、高阈伤害特异性（high threshold，HT）神经元和低阈伤害特异性（low threshold，LT）神经元。WDR 神经元感受外周有害及无害刺激；HT 神经元仅能感受有害刺激；LT 神经元仅能感受无害刺激。

不同组织的伤害性感受器在结构上没有明显的不同，但反应特性迥异，如皮肤“机械伤害性感受器”仅对机械刺激发生反应，而“多觉伤害性感受器”则对多种不同性质的伤害性刺激（化学、机械、灼热等）产生反应。由于伤害性感受器细胞的游离末梢无特化结构，且过于细小，目前尚无理想的方法在感受器水平直接研究感受器如何将刺激转换成电能。从已有的资料来看，伤害性感受器的换能，是将不同理化性质的伤害性刺激转换成神经冲动，其机制涉及离子的跨膜转运，例如热伤害性刺激是引起细胞内 $Ca^{2+}$ 水平升高而激活非选择性阳离子通道，机械伤害性刺激通过细胞骨架变形而激活机械门控的特异性离子通道。

当伤害性感受器感受到短暂强烈的刺激，仅有少许组织损伤，这种疼痛被视为机体的生理性预警。当伤害性感受器感受到有害刺激，并伴有组织损伤、炎症或感染，在局部形成伤害性反应，损伤组织向细胞外液中释放一些能引起疼痛的内源性化学物质，直接兴奋伤害性感受器，还能通过改变局部生化微环境，间接地提高伤害性感受器的兴奋性，降低其兴奋阈值，使伤害性感受器敏感化。损伤组织释放的致痛物质也能改变毛细血管的舒缩状态，提高其通透性，影响疼痛的产生和发展。机体对外周伤害性信号的处理，会导致疼痛强度增加和时间延长，并影响中枢神经系统对疼痛信号的处理。

最近研究报道，在大鼠、猫和猴的皮肤、肌肉、关节和内脏中普遍存在一类伤害性感受器，在通常情况下对机械伤害性或温度伤害性刺激不引起反应，但在炎症状态时能出现明显的放电反应，称为“寂静伤害性感受器”或“睡眠伤害性感受器”（silent or sleeping nociceptors），该类感受器约占 C 类传入纤维总数的 1/3。炎症灶中释放的致痛物质能激活寂静伤害性感受器，产生更多的“空间总和”，这种不断产生的新冲动可能参与促进脊髓痛敏神经元的可塑性变化。

### （二）伤害性信息的传递

痛觉传递系统包括三个主要部分：外周感觉神经、脊髓到脑干和丘脑的神经元网络以及丘脑和大脑皮质的相互联系。

背根神经节（dorsal root ganglion，DRG）细胞是初级感觉传入神经元，是感觉传入的第一级神经元，属于假单极初级感觉神经元，其胞体位于背根神经节内，发出单个轴突在节内延伸一段长度后分为两支：一支为外周神经轴突，伸向外周组织，接受感觉信息；另一支为中枢轴突，终止在脊髓背角。这些初级传入末梢与背角伤害性感受神经元形成突触联系，通过释放 P 物质（substance P，SP）和谷氨酸等兴奋性氨基酸（excitatory amino acid，EAA），作用于突触后受体（如 NK-1、NMDA 受体等），激活脊髓神经元，将外周传入信息送至脊髓背角，传递痛觉冲动，完成痛信号进入中枢的第一级信息传递。背根神经节作为痛觉传入的第一级神经元在痛觉的外周机制中起着极为重要的作用。

脊髓背角按其细胞结构不同可分为 10 层。特异性伤害性感受神经元主要位于第Ⅰ层；非特异性伤害性感受神经元主要位于第Ⅴ层。伤害性感受器感受到伤害性刺激后产生神经冲动，经 Aδ 和 C 纤维传入脊髓背角，在同侧与脊髓背角投射神经元（二级神经元）发生突触联系，然后交叉到对侧，组成前外侧系统上行。另外，部分脊髓背角投射神经元不形成交叉，而在同侧脊髓束中上行。脊髓丘脑束、脊网束和脊中脑束是主要的痛觉传导通路，将躯体的伤害性信息传至大脑（图 2-1）。

脊髓丘脑束中的外侧部分在人类特别发达，远比灵长类和其他哺乳动物发达，称为新脊髓丘脑束（neospinothalamic tract）。组成新脊髓丘脑束的神经元胞体位于脊髓背角Ⅰ层和Ⅴ层，其发出有髓鞘的轴突向头端行走，直到丘脑腹后外侧核（VPL）。在这里，这些轴突和三级神经元发生突触联系，后者再投射到大脑皮质的躯体感觉区，感知疼痛的有无及部位。脊髓丘脑束中的内侧部分在种族进化上比较古老，称为旧脊髓丘脑束（paleospinothalamic tract），与脊髓网状束和脊髓中脑束一起，称为旁中央上行系统（paracentral ascending system）。它起源于背角的深层，发出的纤维较细，有长有短，投射到网状结构、导水管周围灰质、下丘脑、丘脑的内侧和髓板内核群，经过多突触传递，最后弥散地投射到大脑边缘系统以及大脑皮质的许多部位，引起对疼痛刺激的情绪反应及自主神经系统的反应。

脊髓网状束（spinoreticular tract）起源于后角灰质Ⅳ、Ⅴ、Ⅵ板层，为多突的短纤维，从各脊节的腹侧上行，多数纤维进入脑干的同侧网状结构，少数纤维向对侧穿行，达丘脑以前又分为两条行径，一条沿腹侧走向边缘脑与下丘脑联系，一条则进入丘脑髓板的束旁核。脊髓伤害性传入通过延脑网状结构转换神经元传至丘脑非特异核群。

脊髓中脑束（spinomesencephalic tract）是指脊髓伤害性神经元传入在脊髓交叉至对侧，通过中脑网状结构核团转换神经元传至丘脑非特异核群。

三叉神经系统具有相似的解剖学和生理学特点：新三叉丘脑束投射到丘脑的腹后内侧核（VPM），旧三叉丘脑束和三叉网状中脑束投射到丘脑内侧和髓板内核群，同样也弥散地投射到大脑边缘系统和大脑皮质的其他部位。

以上这些上行通路除了传递伤害性信息以外，还传递其他感觉信息（如冷觉和热觉）。反过来，那些传递其他感觉信息的通路，如背柱束、背柱突触后系统、脊髓颈核束（简称：脊颈束）和脊髓旁臂下丘脑束（简称：脊臂旁束）也在伤害性感受中起一定的作用。所有传递痛觉的上行通路可归结为两大系统：外侧丘系和内侧非丘系。

外侧的丘系系统包括新脊髓丘脑束、新三叉丘脑束、背柱束、背柱突触后系统和脊颈束（图 2-1A）。这些通路的纤维较长、较粗，传导速度较快，有比较明确的躯体定位，它们直接与腹侧基底丘脑相联系，从而投射到躯体感觉皮质。外侧系统能对伤害性刺激的开始、部位、强度以及持续时间进行分辨。一般认为，这些快速的伤害性通路传递机体状态的时相性（phasic）信息，并能很快地引起防御反应，以避免组织进一步受损。

内侧的非丘系系统（图 2-1）包括传递躯干四肢伤害性信息的旧脊髓丘脑束、脊髓网状束、脊髓中脑束和传递头面部伤害性信息的旧三叉丘脑束和三叉网状中脑束。由于此系统的纤维较细，传导速度较慢，而且是多突触的，又缺乏躯体定位等原因，传递信息较慢，到达大脑皮质也迟。一般认为，这些通路向大脑皮质传递的是机体状态的紧张性（tonic）信息，例如关于外周损伤和创口的病理状态。其功能意义可能在于引起机体的行为改变，去保护受损部位，从而加速愈合和康复过程。

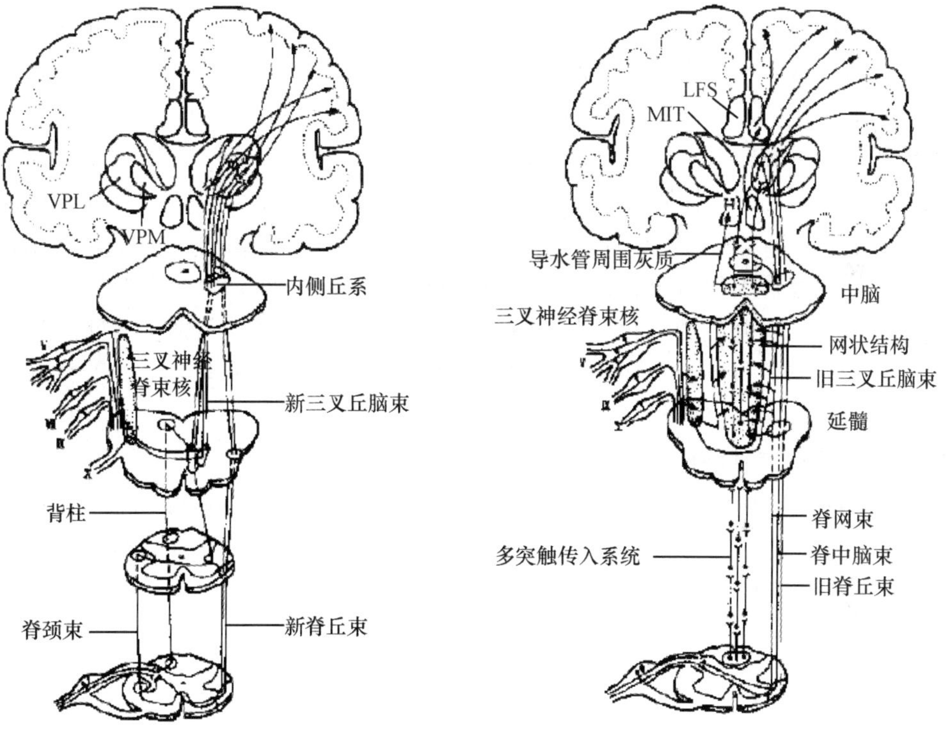


A　　B

**图 2-1　痛觉的上行传导通路**

**A**，外侧的丘系系统；**B**，内侧的非丘系系统

VPL，腹后外侧核；VPM，腹后内侧核；MIT，丘脑内侧和髓板内核群；LFS，边缘前脑结构；H，下丘脑

（三）伤害性信息的整合

**1. 背根神经节的整合作用**

痛觉信息在背根神经节（DRG）神经元的神经纤维末梢形成，经过 DRG 神经元胞体向上级神经元传递。DRG 神经元胞体上分布着多种离子通道和多种受体，包括电压门控的离子通道、配体门控的离子通道、G 蛋白偶联受体、辣椒素受体（VR-1）和酸敏感离子通道等。DRG 神经元胞体不仅是痛觉信息的中继站，同时对痛觉信息也有某种程度的加工作用。各种伤害性刺激引起 $Na^+$ 及 $Ca^{2+}$ 通道的开放、$K^+$ 通道的关闭和受体的激活，使神经纤维膜去极化，达到阈值产生传入冲动。神经冲动的发放依赖电压门控离子通道的

性质，而离子通道的主要氨基酸残基的磷酸化对神经冲动的发放起着主要的调节作用。神经递质和炎症介质不仅引起 DRG 纤维的去极化，而且通过调节电压门控的 $Na^+$、$K^+$ 通道影响外周神经冲动的产生。

损伤 DRG 胞体或轴突改变其细胞膜的物理及电化学特性，使 DRG 细胞异常兴奋。异常兴奋的神经元不断地向上一级中枢——脊髓背角神经元发出冲动。另外，异常的神经冲动导致背根神经节内的胶质细胞、肥大细胞等合成释放新的神经递质或对现存递质，如降钙素基因相关肽（CGRP）、P 物质（SP）、血管活性肠肽（VIP）、神经肽 Y（NPY）等进行调制，从而对神经信息在脊髓背角的整合产生重要影响。

**2. 脊髓的整合作用**

脊髓对伤害性传入信息的整合作用主要集中在脊髓背角，以Ⅰ～Ⅶ板层最突出，是机体对于伤害性信息进行自身调制或整合的最重要位点之一。脊髓背角是伤害性信息向中枢传递的第一个中继站，脊髓背角不仅接受和传递伤害性传入信息，而且还对伤害性信息进行加工处理，疼痛信号在进入高位中枢以前已在脊髓受到调控，即对疼痛信息的量、性质和时速进行调节、转换或控制。脊髓背角由初级感觉传入末梢、脊髓背角局部中间神经元、来自脑干和大脑皮质的下行投射纤维和脊髓结构上的下行纤维组成，构成复杂的神经网络，是感觉信息传入的门户和整合的初级中枢。此外，脊髓背角含有非常丰富的生物活性物质。这些结构基础和生化成分将多方面来的信息通过兴奋和抑制之间的汇聚、综合，对伤害性信息进行整合。伤害性信息在脊髓背角神经元初步整合后，上行进入中枢的高级部位。

**3. 脊髓以上的痛觉整合中枢**

痛觉是一种多维性体验，具有感觉类型、强度、时间和空间的特征，还有动机和情感以及认知方面的表现。这些复杂的表现，是脊髓以上的高位中枢，包括大脑皮质将多方面获得的信息进行整合的结果（图 2-2）。

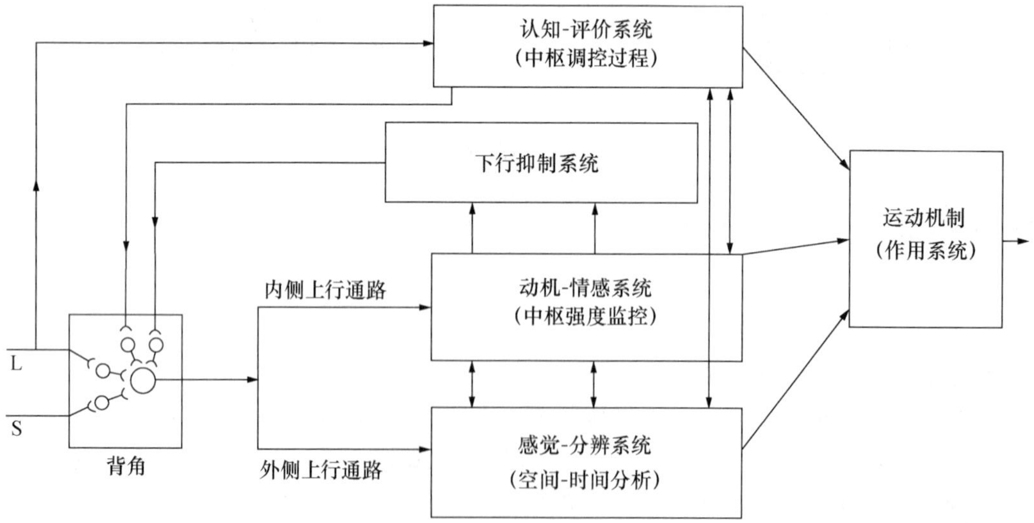


**图 2-2 疼痛感觉、情感和认知的调控**

L，粗纤维；S，细纤维

感觉-分辨维度（sensory-discriminative dimension）是由痛觉传导通路中的外侧丘系系统来实现的。由于这条通路与外周保持着躯体定位关系，着重对疼痛的性质、强度、时间和空间进行精细的调节。

动机-情感维度（motivational-affective dimension）是由内侧的非丘系系统来实现的。有实验表明，刺激脑干网状结构的某些区域（如中脑中央灰质的背侧）能引出明显的厌恶反应和疼痛所伴有的行为；刺激髓板内核群可激起动物的恐惧样反应，并伴随有逃跑行为；大脑边缘系统更与情绪有密切的关系。因此，这些结构是强大的行为内驱力和不愉快情绪的基础。

认知-评价维度（cognitive-evaluative dimension）临床资料表明，相关的文化价值、经验的记忆以及注意、暗示等认知活动，对复杂的疼痛体验发生深刻的影响。痛觉传入的鉴别和定位也涉及以往的经验。认知功能还能选择性地作用于痛觉的分辨系统和动机系统。

上述感觉、情绪和认知三个维度的相互作用、经过整合机制，作用于运动系统和自主神经系统，决定了疼痛的一系列病理生理反应。

### （四）疼痛的调制

痛觉调制通路主要指各级中枢行使对痛觉信息的选择性抑制的神经网络系统。来自外界的信息经初级感觉传入神经进入中枢神经系统以后，从脊髓到大脑各个水平会受到各级中枢的调节。神经系统中不仅有痛觉的传导系统，在中枢神经系统不同水平上也存在着调制痛觉的神经机构，痛信号传导与疼痛调控系统之间的平衡被打破了则产生疼痛。

调制系统较痛觉传递通路更为复杂，也不像痛觉上行传导通路那样有明确的命名，主要指以脑干的中脑导水管周围灰质、蓝斑复合体和中缝核群为中心，形成一个对脊髓背角神经元的复杂的下行控制的神经网络。

**1. 传出途径对痛觉信息的调控**

20 世纪初，Sherrington 提出了脑在处理传入感觉信息过程中兴奋性和抑制性神经元交互作用的重要性。目前认为，传出途径也对传入的痛觉信息有调控作用：①皮质脊髓束起于运动皮质区，在Ⅲ、Ⅳ板层换神经元；②下丘脑传出纤维起于丘脑下部，在中脑、脑桥、延髓及Ⅰ板层换神经元；③中脑水管边缘灰质、延髓中缝大核发出的传出纤维至脊髓后角。传出途径也可通过在外周或脊髓后角释放神经递质或激活抑制途径而调控痛觉信息传导：①脊髓后角释放的去甲肾上腺素、5-羟色胺（5-HT）、类阿片物质（内啡肽）在脑干抑制通路中起作用；②γ-氨基丁酸和氨基乙酸是作用于脊髓后角的两种重要的抑制性神经递质，阻断脊髓 γ-氨基丁酸或氨基乙酸可消除对 NMDA 受体的抑制，导致痛觉过敏。

**2. 内源性痛觉调制系统**

20 世纪 60 年代末，Basbaum 和 Fields 提出的内源性痛觉调制系统的概念，是本世纪痛觉研究领域的主要发现之一。从中脑导水管周围灰质发出一个下行通路到达脊髓，抑制脊髓后角的伤害感受，这个下行抑制系统被称为“内源性痛觉调制系统”。它们的主要结构基础是脊髓后角、延脑中缝核群、中脑导水管周围灰质以及边缘系统的某些区域。内源性阿片肽、5-HT、去甲肾上腺素是下行抑制系统中的抗伤害感受的递质。现已分离出数种具有吗啡样性质的内源性阿片肽。已知的阿片肽分为五大类，与不同的受体选择性地亲和，见表 2-2。

表 2-2 不同阿片肽与受体的亲和力

| 阿片肽 | β 内啡肽 (β-endorphin) | 强啡肽 (dynorphin) | 孤啡肽 (orphanin) | 内吗啡肽 (endomorphin) |
|---|---|---|---|---|
| 发现时间 | 1976（Choh） | 1979（Goldstein） | 1994（Meunier） | 1997（Zadina） |
| μ | ++ | +++ | +++ | +++ |
| δ | +++ | ++ | ++ | 0 |
| κ | 0 | 0 | +++ | 0 |

（五）高位中枢对痛觉信息的调控

**1. 大脑皮质的调控**

皮质的感觉区可选择性抑制伤害性刺激的投射效应，在慢性疼痛中尤为显著。大脑皮质的第一躯体感觉区（SⅠ）、第二躯体感觉区（SⅡ）对皮质下中枢的痛神经元活动有抑制作用，亦可经皮质脊髓束的下行调控而改变疼痛的认知过程。边缘系统（古皮质和旧皮质）在痛反应机制中也有调制信息传入的功能，并通过其下行传导经隔区—海马—中缝核—脊髓后角呈现下行抑制效应。

**2. 间脑的调控**

位于皮质下的许多核团对疼痛有着显著的调制作用。有研究表明，刺激下丘脑的前部、中部和后部，可提高痛阈，刺激视上核的效应更显著。丘脑的中央中核通过抑制大脑皮质而减弱束旁核的紧张性兴奋作用，也可通过对尾核和对束旁核的调控而产生抑制疼痛的作用。

**3. 脑干的调控**

中脑的中央灰质核、延脑的中缝大核被认为是特异的抑制疼痛系统。该系统既接受来自高位中枢的下行冲动，也接受来自脊髓的上行冲动，因此，它既可选择性地抑制痛冲动向上传导，也受高位中枢的镇痛调控，其下行的痛调制纤维主要是中央灰质、中缝大核的纤维和网状巨细胞核的纤维，这些纤维至脊髓背角参与脊髓的痛调控。

## 二、疼痛的外周机制

外周神经损伤可引起神经功能、生化和形态学特性的变化，常见的病理生理变化包括异位放电、离子通道表达改变、初级传入末梢长芽、交感神经长入背根神经节，以及前炎症介质对伤害性感受器的敏化。

（一）异位放电（ectopic discharge）

外周神经损伤后，多种离子通道在损伤区及胞体膜大量聚集造成膜重塑，引起初级传入神经元电活性和（或）表型的变化，神经损伤区及相应的感觉神经元胞体产生大量的自发性放电，导致神经元兴奋性增高。这些来自损伤区的自发性放电与来自正常感觉神经末梢的具有编码刺激作用的放电不同，不能反映外周的刺激性质和强度，这些自发电活动被称为异位放电。异位放电无序的、持续的、无编码性质的传入活动长期刺激脊髓背角神经元，引起脊髓水平的中枢神经系统兴奋性增高及感觉功能异常，进而导致局部致痛神经递质及调质的释放增加，引起自发性疼痛（spontaneous pain）、痛觉过敏（hyperalgesia）及痛性感觉异常（allodynia）等慢性神经痛症状。局部麻醉药阻断异位放电或背根切断阻断异位放电传入中枢可减轻慢性痛表现。重复的额外放电也是损伤纤维的放电特征，正常的神经轴突在受到单脉冲电刺激时通常只诱发出一个单脉冲放电。神经轴突损伤改变神经轴突处的兴奋性，表现为对单刺激产生额外多个反复放电，这种带有多脉冲的后放电性质是神经元的兴奋性增高的表现，有髓纤维的这种重复的后放电与感觉异常有密切的联系，来自 C 类纤维的后放电导致痛觉过敏。

**1. 损伤的初级感觉神经元轴突、胞体异位放电**

正常初级感觉神经元不产生自发电活动，神经元受到损伤后，该神经纤维的生理功能就会发生明显的改变，表现为兴奋性过高，机体内微小的物理或化学变化都可诱发神经纤维损伤区或神经纤维胞体产生大量的传入放电，损伤的轴突或胞体成为异位电活动的起搏点。初级传入神经元异位放电的产生，它不仅引起临床上持续的神经病理性疼痛症状，而且引起与痛觉过敏和痛性感觉异常密切相关的中枢敏化。该异位放电在神经损伤后 1～3 天迅速产生，而在随后的几周内缓慢衰减。Liu 等观察到这种异位放电与触诱发痛（tactial allodynia）症状的发生时间极为吻合，且发现它主要由 DRG 细胞胞体产生，而外周轴突只占这种异位放电的 25%。

在正常状态下，DRG 胞体对感觉轴突提供营养而不直接传递电活动，更不直接产生自发电活动。从不同类型的外周神经损伤模型中发现，除了轴突损伤区产生异位放电外，相关的 DRG 胞体也产生大量的自发放电。神经损伤诱发 DRG 神经元产生急剧的功能改变，DRG 神经元的重复性放电是 DRG 神经元修复自身和功能代偿的应激表现。CCI 模型大鼠在术后的第 2～3 天 DRG 便出现大量的 Aβ 神经元自发电活动，早于轴突损伤区产生的异位放电，神经损伤引起的 DRG 神经元自发电活动在慢性痛中具有更重要、更持久的作用。用阻断剂阻断神经的损伤残端可轻度减少异位放电，只有在 DRG 处的阻断才能完全消除电活动，说明 DRG 在轴突损伤后的痛觉过敏及感觉异常中产生更重要的作用。正常的 Aβ 纤维的传入通过闸门机制能够抑制 C 类纤维对痛觉投射神经元的兴奋作用，但如果损伤 Aβ 有髓纤维，其传递的触觉传入冲动则诱发疼痛，说明损伤神经的非编码传入（异位放电）干扰了正常的中枢活动，从而也改变了中枢的感觉功能特性，初级感觉神经元的异位传入电活动最终诱发中枢神经系统感觉活动的异常（图 2-3）。

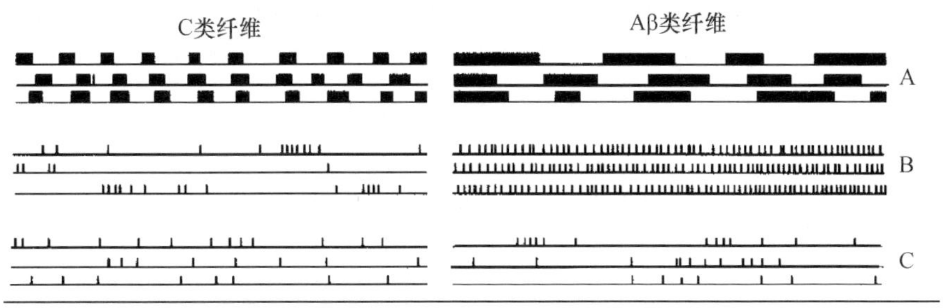


**图 2-3　神经损伤诱发 A/C 类纤维不同形式的自发放电活动**

**A**，有规则安静间隙期的高频簇状放电，在正常的 C 类纤维从没有见到类似的电活动；**B**，无规则的单次放电并偶尔带有簇状放电；**C**，单次的无规则自发放电

**2. 神经元交互混传（cross-talk）诱发的异位放电**

在神经损伤区及 DRG 内还存在交互应答现象，从神经电生理学的角度来说，cross-talk 可以定义为神经元之间的电活动发生“混传”现象。神经元的交互混传是指一个神经元的电活动，通过非突触的相互作用影响邻近神经元的电活动。正常生理状态下，神经轴突髓鞘有良好的绝缘作用，神经纤维之间的电活动并不相互影响，神经传入能准确地投射到高级中枢。神经损伤后，轴突受到损伤而脱髓鞘或形成神经瘤，神经纤维之间的绝缘作用减弱。当某一纤维被激活时，去极化电位便扩散到邻近静息的神经纤维，诱发其放电，形成反复发放的神经环路，从而激活静息的神经纤维。除电位性的扩散诱发“混传”现象外，细胞外离子浓度的改变也可引起神经元的“混传”现象。某些神经元反复放电，增加细胞外的 $K^+$ 浓度，$K^+$ 扩散到邻近的神经元导致邻近的神经元去极化，形成细胞之间的混传现象。通过神经元交互混传，参与放电神经元的数目和发放的频率在神经损伤区和 DRG 之间被放大，形成痛觉过敏、感觉异常。这种混传现象可发生在不同种类的神经纤维之间，也可发生在不同种类的 DRG 胞体之间（如低阈值的 Aβ 纤维激活高阈值的 C 纤维，低阈值的 DRG 的大细胞激活高阈值的 DRG 的小细胞）。在一些患幻肢痛的患者，在神经瘤局部给予麻醉剂，不能完全缓解幻肢痛，与 DRG 细胞之间存在这种异位电活动的传入有关。

**3. 阈下膜电位震荡**

神经损伤后阈下膜电位的震荡在异位放电的产生中起重要作用。Study 等最先报道神经损伤后 DRG 神经细胞膜产生电位震荡，其后 Amir 等在胞内记录 DRG 膜电位时也发现，重复的异位放电并不遵循经典的 Hodgkin-Huxley 的重复放电机制，即持续性的去极化使膜电位达阈电位水平，而是 DRG 中某些神经元的膜电位存在一定频率的阈下震荡，当去极相的震荡幅度达到阈电位时即爆发重复的异位放电（单个不规则的或簇状的）。只有具有膜震荡的神经元才会产生异位自发放电，无震荡电位的神经元不产生异位放电，神经损伤后具有膜震荡神经元的数量增加，相应的异位自发放电也增加，因而提出，阈下膜电位震荡为慢性痛症状产生的原因。

### （二）离子通道和受体表达的改变

异位电活动是离子通道和受体异位堆积的结果。DRG 神经元细胞膜上存在多种离子通道，它们对感觉信号起放大和微调作用。在神经病理性疼痛中神经元细胞膜上离子通道表达和（或）分布发生变化，离子通道的电流也表现出不同的变化，这种改变是 DRG 异位放电的电化学基础。随着分子生物学与电生理，尤其是膜片钳技术的发展，已有报道初级感觉神经元背根神经节神经元钠通道、钙通道与慢性疼痛的发生、发展密切相关，有关钾通道在慢性疼痛中的改变亦有学者在近年做了研究。

多数神经纤维都有电压依赖性的 $Na^+$ 通道，它们可被炎性介质所调节。研究表明神经生长因子（NGF）能促进 PN 型钠通道（仅见于外周传入神经和交感神经）的基因表达，从而增强传入兴奋性和痛觉过敏。感觉神经上还存在钙激活的钾通道蛋白，它可被某些炎性介质所阻滞，从而使感觉神经兴奋性增强，引起痛觉过敏。电压依赖性 T 型、N 型和 L 型钙通道可增强感觉神经元的兴奋性。

**1. 电压门控 $Na^+$ 离子通道**

DRG 神经元是痛感觉传入的初级神经元，是痛感觉信号产生传导的重要部位。在疼痛信号刺激下，背根神经节上的伤害感受器能够将各种伤害性热、机械、化学信号转化成电信号传递至中枢神经系统。成年大鼠背根神经节上至少表达五种不同的电压门控性钠通道，包括对TTX敏感的Nav1.1、Nav1.6和Nav1.7钠通道，以及对TTX不敏感的Nav1.8和Nav1.9钠通道。Nav1.7，Nav1.8和Nav1.9钠通道均主要分布在小直径的DRG神经元，与疼痛的发生关系最为密切。Nav1.7通道突变会导致遗传性红斑肢痛病、阵发性极度疼痛障碍、先天性痛觉缺失等疾病，Nav1.8基因的功能获得性突变可能与疼痛性周围神经病变有关，Nav1.9通道突变也会导致家族性发作型疼痛综合征。

**2. $Ca^{2+}$离子通道的表达改变**

近年来，研究表明$Ca^{2+}$离子通道（Cav）的表达改变在外周敏化的发生中也发挥着重要作用。其中N型、P/Q型以及T型Cav与疼痛的产生有密切关系。N型和T型Cav主要表达于C纤维并且在炎症或病理情况下表达上调，参与疼痛信号的传导。N型Cav缺失的大鼠对机械性刺激和热刺激的反应性降低。鞘内注射N型Cav特异性阻断剂（如齐考诺肽），也被用来缓解顽固性癌痛。另一方面，DRG神经元中研究发现，辣椒素敏感型神经元表达N型Cav，而辣椒素不敏感型表达P型Cav，研究表明P/Q型和N型Cav的分布互为补充，参与疼痛信号的传导与调节。

**3. 瞬时受体电位（TRP）通道表达水平和活性的改变**

TRP通道是非选择性阳离子通道，其表达水平和活性的改变在外周敏化的形成中具有重要作用。参与外周敏化的TRP通道主要包括TRPV1、TRPM8和TRPA1。TRPV1表达于Aδ纤维和C纤维，对伤害性热刺激敏感，神经损伤后TRPV1表达水平和活性上调，参与形成外周敏化。TRPV1容易受炎症因子的影响，当DRG细胞暴露在炎症因子中时，TRPV1对温度刺激反应的阈值明显下降。辣椒素选择性激活TRPV1，产生烧灼样疼痛，高浓度的辣椒素在临床上被用于治疗局灶性疼痛，其机制就在于诱导TRPV1脱敏达到减轻痛觉过敏的目的。TRPM8在冷刺激信号的产生和传导过程中发挥重要作用，电生理和冷板检测表明TRPM8缺失的大鼠不能对冷刺激做出有效反应。TRPA1在寒冷或负荷刺激下也被激活，参与冷刺激信号的产生和传导，尤其是温度较低（15℃左右）的刺激。神经损伤后TRPM8和TRPA1表达增加，参与形成外周敏化。

（三）解剖重构

初级感觉神经元外周感受器的功能特性、轴突大小、有无髓鞘及其中枢末梢在脊髓背角内的分布等是相对高度有序的。例如，无髓鞘C类传入纤维多是多觉伤害性感受器，其中枢末梢终止于背角Ⅱ层。细的有髓鞘Aδ纤维主要是高阈值机械感受器和机械-热感受器，其末梢分布在背角第Ⅰ、Ⅴ和Ⅹ层。粗的有髓鞘Aβ纤维主要传递非伤害性信息，其末梢分布于Ⅲ～Ⅴ层。Aβ和Aδ的中枢末梢均不到第Ⅱ层。Woolf等提出外周神经损伤触发了一系列和突触重塑密切相关的变化，包括低阈值的Aβ末梢异常地进入背角第Ⅱ层并和该层原本与C纤维构成突触的神经元建立突触联系，激活原本只对高阈值C纤维传入反应的神经元，从而改变了背角神经元对感觉信息的传递和整合。然而，随后有研究表明Aβ末梢仅少量地进入背角第Ⅱ层腹侧，并未如早期研究的那样进入脊髓浅层，但是在脊髓中异常分布的Aβ纤维大量表达神经肽Y（NPY），且投射到脊髓第Ⅱ层含丰富Y1受体区域，因此，其数量虽少但仍不能排除其在神经病理性疼痛中发挥作用。另外，有大量研究表明P物质（SP）、降钙素基因相关肽（CGRP）和神经肽Y（NPY）等异常地表达在Aβ类纤维中。

**1. Aβ神经元的可塑性变化**

正常情况下，低阈值的Aβ纤维投射到脊髓的Ⅲ、Ⅳ板层，与非伤害性感受神经元和抑制性中间神经元发生突触联系，在传递非伤害性感受（如触觉）和抑制伤害感受中起着重要作用。外周神经损伤后，Aβ纤维向脊髓背角浅层（特别是Ⅱ板层的内层）长芽，并且Aβ纤维的细胞表型发生改变，原本不含SP的Aβ神经元转变为合成兴奋性神经递质SP、VIP、和EAAs的神经元。有学者认为，位于脊髓背角浅层受损伤的TRKA（酪氨酸激酶受体）阳性C纤维释放GDNF，吸引TRKB阳性的Aβ神经纤维长入脊髓背角浅层。Aβ纤维占据C纤维的突触部位和原本与C纤维构成突触的神经元发生新的突触联系，这样正常接收高阈值感觉传入的神经元，开始接收来自于Aβ纤维低阈值受体传来的感觉传入，从而导致痛觉过敏和异常性疼痛。

**2. 交感神经可塑性变化及其介质在诱发慢性痛中的作用（交感神经在痛觉调制中的作用）**

临床上早已发现，慢性痛的出现或加剧与生理状态有关，情绪激动、缺氧等与交感活动增加有关的因素都易诱发疼痛的产生。过去二十余年，通过对CPRS患者的系统性研究和实验性疼痛模型的研究已经确认了交感神经系统在疼痛产生中的作用。

外周神经损伤后，交感去甲肾上腺素能神经元可能在若干方面影响传入神经。从在体复制的动物模型的神经损伤表明，交感-初级传入神经元的偶联可能在神经损伤区及其附近，也可能在远离损伤区的地方出现。交感神经在疼痛的发生上不起作用，但交感神经纤维的活化可导致伤害感受器敏感，从而加重疼痛和产生痛性感觉异常。这种病理交互作用是通过交感神经末梢释放的去甲肾上腺素选择性作用于肾上腺素$\alpha_2$受体实现的。近年来应用药物阻断肾上腺素$\alpha_2$受体或使用交感神经阻滞术（包括腰交感神经射频）均可达到缓解疼痛的作用。应用手术或化学性的交感神经切除术来缓解一些顽固的慢性痛，特别是烧灼痛，已获得明显的治疗效果。在脊神经结扎（SNL）、部分坐骨神经损伤（PNI）、坐骨神经压迫性损伤（CCI）和坐骨神经全结扎的神经瘤等多种疼痛模型上，化学损毁或切除交感神经可明显减轻疼痛，提示神经损伤引起的交感传出和感觉传入之间有密切的功能关系。

（1）交感-感觉偶联（芽生）

正常情况下，DRG内有少量沿血管走行的交感神经节后纤维，起着控制血流的作用，但不传入DRG神经元的簇集区，沿着交感纤维的长轴有串珠状的曲张体。交感神经节后神经元和外周传入感觉神经元之间没有功能上的联系。因此，从躯体组织到脊髓的传入途径和从脊髓到外周组织的交感神经传出途径在功能上是相互独立的。结扎大鼠脊神经后，其DRG内交感神经节后纤维的数量增加，显示脊神经结扎后，其DRG内有交感神经节后纤维的发芽。光镜下可见，发芽的交感神经节后纤维侵入DRG神经元簇集区，一些DRG神经元特别是大细胞，被数层交感神经节后纤维所包绕，形成所谓交感神经节后纤维包绕神经元的酪氨酸羟化酶免疫阳性的篮状结构。随时间的延长，被交感纤维包绕的大DRG神经元逐渐增多。新生交感神经节后纤维沿其长轴具有串珠状的曲张体，曲张体内有囊泡颗粒，称之为突触性囊泡。多种疼痛模型的研究均表明，神经损伤性的慢性痛的发生及持续均与 DRG 的交感芽生有密切的关系，篮状结构可能是交感依赖性疼痛 DRG 水平的解剖学基础。

（2）交感神经系统与疼痛感受系统偶联的受体机制

交感节后神经元支配对于神经损伤后的痛觉过敏、感觉异常及异位电活动的形成具有启动作用已获得越来越多的实验证明，提示损伤神经胞体或轴突上参与 NE 兴奋作用受体的表达与节后交感神经支配有关。

神经生理学研究证明，刺激交感神经节或在神经轴突损伤处，末梢或 DRG 等处局部应用交感节后神经元的介质 NE，都可诱发损伤的 A/C 纤维强烈放电。如果在外周神经损伤前 7 天摘除相应的交感节后神经纤维的支配，则神经损伤后不再出现痛觉过敏和其他感觉异常。从这种无交感神经支配的损伤神经干或背根上也很少记录到自发的异位放电，而在神经损伤区应用 NE 的兴奋效应也明显减弱或完全没有反应，说明此处也缺少相应的受体。

α肾上腺素受体分 $\alpha_1$ 和 $\alpha_2$ 两种亚型，$\alpha_2$ 受体又可再分为 $\alpha_{2A}$、$\alpha_{2B}$ 和 $\alpha_{2C}$ 三种亚型。DRG 神经元细胞膜上具有 $\alpha_1$ 和 $\alpha_2$ 两种受体亚型，$\alpha_1$ 受体激活使细胞膜去极化，$\alpha_2$ 受体激活使细胞膜超极化。结扎大鼠脊神经后，其 DRG 内 $\alpha_{2A}$ 受体亚型的 mRNA 上调，$\alpha_{2C}$ 的 mRNA 下调。这表明，外周神经损伤后，其 DRG 内肾上腺素 $\alpha_2$ 受体亚型又进一步发生了可塑性变化。另有报道，松结扎大鼠坐骨神经，可使部分被损伤的 Aβ、Aδ 和 C 类纤维产生自发性放电。作用于 DRG 或神经损伤处的 NE，可使少数 Aβ、半数 Aδ 和大部分 C 纤维的自发性放电增加。全身或局部应用酚妥拉明可以阻断自发或 NE 诱发的放电，同时抑制痛觉过敏，但应用肾上腺素 $\alpha_1$ 受体选择性拮抗剂哌唑嗪不能拮抗神经损伤性及 NE 诱发的 A/C 类纤维异位电活动，而 NE 对 A/C 纤维的这种作用，可被 $\alpha_2$ 受体选择性拮抗剂育亨宾（yohimbine）所拮抗，说明交感神经活动及其介质对神经损伤的兴奋作用是选择性通过肾上腺素 $\alpha_2$ 受体介导的。但 NE 对 Aβ、Aδ 纤维发挥作用的受体和 NE 对非自发性放电纤维的可能作用及其发挥作用的受体尚不清楚。

研究发现 $K^+$ 通道的产生和异位分布与交感节后神经支配有直接的关系，去交感节后神经支配的神经损伤不但对 NE 没有反应，而且对轴突损伤区局部使用 TEA 也没有反应的，若事先应用 NE 局部浸泡神经损伤区 30 min 后，则 TEA 可使原来静息的纤维强烈放电，提示交感节后神经支配的介质 NE 可能与离子通道功能活动形成有关。尽管交感节后的神经元的刺激或应用 NE 在诱发慢性痛中具有重大的作用，但它们都需要较长的潜伏期，故认为交感节后神经元或 NE 的作用可能是一个间接的因素，应用皮质类固醇（一种花生四烯酸释放及代谢物形成的抑制剂）可减弱神经瘤的自发活动，而 NE 引起的痛觉过敏可被交感切除或应用环加氧酶所抑制，因此交感节后神经元是通过 $\alpha_2$ 肾上腺素受体的介导产生痛觉过敏性的前列腺素（PGE2 及 PGI2）的结果。

上述的研究结果说明，当神经损伤后，交感节后神经元在诱发损伤处及它们的 DRG 细胞产生机械敏感通道，在 $Na^+$、$K^+$、$Ca^{2+}$ 等通道及受体中发挥主要的调控作用。但是，NE 是通过什么途径诱导 DRG 细胞内基因表达上述的离子通道物质及受体的，目前仍不完全清楚。

### （四）初级感觉神经元兴奋性异常增强的细胞和分子机制

神经损伤触发细胞内信号传导从而引起神经元过度兴奋。这一过程可分为 4 个时相并有相应的电或化学信号介导。

**神经损伤引起神经元兴奋的不同时程**

（1）第1时相：损伤后几秒至几分钟。神经轴突损伤后抵达胞体的最初信号是源自损伤部位的损伤性放电，一种高频发放的神经冲动即动作电位。胞体上的电压依赖性钙通道被激活，大量钙离子内流，从而直接激活钙敏感的蛋白激酶如钙调蛋白激酶Ⅱ和Ⅳ等，并可间接激活蛋白激酶A（PKA）、蛋白激酶C（PKC）等。

（2）第2时相：损伤后数小时到数天。轴突损伤阻止负性信号（起自靶组织抑制再生转录机制）从靶组织到细胞核的转运，因而对效应转录机制产生去抑制作用。另外，正性信号（源于损伤部位包括损伤直接激活的内源性大分子信号和来自胶质细胞和其他支持细胞的外源性因素激活的信号）被逆向运输到靶细胞胞体，在神经损伤再生过程的一系列重要环节中发挥重要作用。控制损伤再生所必需的蛋白质合成转录因子如c-Jun、NF-κB等都可能是相关的正性信号。

（3）第3时相：损伤后数天到数周。受损神经轴突吸引炎症细胞至损伤部位。这些炎症细胞释放细胞因子、生长因子等化学物质加速损伤细胞和组织的清除和新生细胞的生长，并增强损伤部位的敏感性，即痛过敏。肥大细胞释放细胞白介素-1参与调节损伤细胞的再生过程。

（4）第4时相：当受损轴突和其胞体完成连接后，损伤相关蛋白质的合成和表达即告终止。不同的信号在不同的时期通过不同的途径最终激活相关的转移因子而促成细胞核合成新的基因或改变基因表达，进而调节损伤细胞膜及膜上的离子通道如钠、钙通道等，从而引起细胞的兴奋性增强，突触可塑性增强等。

## 三、疼痛的中枢机制

损伤神经的异位放电，在神经源性痛的发生和维持中起着很重要的作用。但是外周机制只能解释自发性疼痛和对伤害性刺激的痛觉过敏，不能很好地解释痛觉超敏和牵涉痛。事实上，神经损伤后，外周异位冲动长期持续地兴奋脊髓及其上位中枢，使中枢神经系统发生可塑性变化。临床上有些神经源性痛，在外周异位冲动消失后仍然存在，与调制和传递伤害性感受通路神经元的形态学和表型改变有关。

### （一）胶质细胞在疼痛中的作用

神经病理性疼痛的病因可以简单归为损伤点同侧神经元的过度兴奋和异常动作电位的发放。经典模型为痛觉产生的机制提供了一个很好的框架，但由于对侧及损伤点附近健康的神经元并没有异常的活动，因此还是存在许多该模型无法解释的问题：①在传染性疾病中，很多伴随疾病的慢性疼痛找不到病源；②在损伤点和其周围健康的组织中都有疼痛感觉；③区域外痛；④镜像痛。胶质细胞参与疼痛产生传递的模型对上述现象的发生可给予合理的解释：激活的小胶质细胞产生的促炎症细胞因子通过旁分泌的方式激活远处的神经元，造成疼痛向周边以及对侧的扩布反应；星型胶质细胞间通过间隙连接形成钙离子流的网络参与镜像痛的产生。虽然这些假说还有待于进一步验证，但其合理性已经被逐渐公认。胶质细胞通过对神经信息产生、传递过程的调节，对痛信号的产生和维持发挥至关重要的作用。随着研究工作的进一步深入，研究者们发现越来越多的由小胶质细胞释放的化学因子、促炎症细胞因子等介质以及与之相作用的受体参与神经痛的发生和发展，并作为胶质细胞之间以及胶质细胞与神经元之间双向交流的崭新“语言”。

### （二）脊髓在疼痛中的作用

痛觉传递从外周到大脑是一个动态过程，痛觉信号可以被抑制，也可以被放大，还可以保持不变。脊髓是疼痛信息传递和整合的初级中枢，脊髓在疼痛信号进入高位神经中枢以前即对疼痛信息的量、性质和时速进行调节、转换或控制。脊髓背角是痛觉通路中第一个突触所在部位，痛觉调节功能主要发生在脊髓背角。致痛信息经脊髓、脑干和丘脑的传递和调制，最后在大脑皮质产生痛觉。其中一个很重要的环节就是在 DRG 和脊髓背角换元，同时使疼痛信号放大。近年来，随着生理学、药理学、分子生物学及疼痛学临床技术的迅速发展，神经病理性疼痛脊髓机制的研究已取得很大进展。

**1. 脊髓背角的 Rexed 分层及感觉传入神经元在脊髓背角的分布**

根据细胞构筑的不同，Rexed 将脊髓背角分成六层（图 2-4）。传导触、压觉的 Aδ/β 粗纤维终止于Ⅲ～Ⅵ层；传导伤害性信息的 Aδ 细纤维终止于Ⅰ、Ⅱ和Ⅴ层；传导多觉型伤害性信息的 C 细纤维终止于Ⅱ层；来自内脏的 C 纤维影响范围较广，不仅终止于Ⅱ层，在Ⅰ、Ⅳ和Ⅴ层中通过某些神经元的轴突，将伤害性信息传递到对侧和高位中枢。第Ⅱ层又称胶状质（substantia gelatinosa），由许多排列紧密的中间神经元和复杂的纤维组成。其外层（Ⅱ0）中的柄细胞（stalked cell）多数是兴奋性中间神经元，内层（Ⅱ1）中的岛细胞（islet cell）是抑制性中间神经元。在电子显微镜下可见，在Ⅰ～Ⅵ层，特别是在Ⅱ层有一种特殊的突触球状结构，它是由初级传入末梢和包围在四周的许多树突和轴突组成，相互构成轴突-轴突型、轴突-树突型和树突-轴突型突触联系。这种突触球状结构在感觉信息的加工整合中起着重要的作用。进入脊髓背角的伤害性初级传入纤维，与两类神

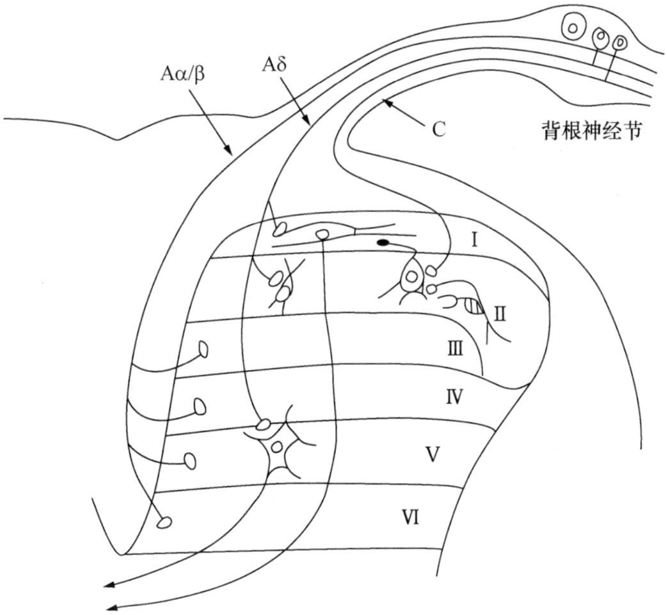


**图 2-4 脊髓背角的 Rexed 分层和初级感觉传入末梢的分布**

[引自 Yoshimura M. Adv Nurool Sci，1998，4（3）：407]

经元发生突触联系。一类是中间神经元，包括兴奋性神经元和抑制性神经元。这些神经元相互联系组成局部回路，对伤害性传入信息进行加工处理，并有纤维投射到腹角，以实现一些躯体-运动性防御反应。另一类是投射神经元，将伤害性信息上行传递到脑内的高位中枢，最终到达大脑皮质。

**2. 脊髓背角的神经递质和调质**

（1）脊髓背角初级感觉神经元的神经递质：在背角初级感觉神经元中含有近20种生物活性物质。兴奋性氨基酸如P物质、降钙素基因相关肽（CGRP）、天冬氨酸、谷氨酰胺等；抑制性氨基酸如内源性γ-氨基丁酸（GABA）、甘氨酸、生长抑素、$\alpha_2$肾上腺素受体激动剂。CGRP与P物质一起释放，可增加神经兴奋性。P物质还可诱导兴奋性氨基酸（如天冬氨酸、谷氨酰胺）的生成，并作用于α-氨基-3-羟基-5-甲基异噁唑-4-丙酸（AMPA）、N-甲基-D-天冬氨酸（NMDA）受体，增强突触间传递及脊髓后角神经元对谷氨酰胺和NMDA的反应。脊髓背角存在两个传递痛觉的系统，一个是短时程反应系统，由兴奋性氨基酸及其非NMDA受体介导；另一个是长时程反应系统，由P物质和兴奋性氨基酸共同参与，分别由NK-1受体和NMDA受体介导。通过这两个反应系统的相互作用，传递不同性质和不同时程的疼痛。

（2）脊髓背角中间神经元的化学物质：背角中间神经元含有的活性物质也有20种以上。在Ⅱ层中的岛细胞有GABA能、甘氨酸能和脑啡肽能的活性物质。这些脑啡肽能神经元与周围的投射神经元和其他神经元发生突触联系组成局部回路，对伤害性信息的传递发挥抑制性调节作用。而柄细胞则含有兴奋性氨基酸（谷氨酸），在神经回路中进行兴奋性调节。

（3）脊髓背角下行投射纤维的化学物质：主要的有5-羟色胺（5-HT）和去甲肾上腺素（NE）。背角Ⅱ层柄细胞和岛细胞均接受5-HT能下行纤维的支配，脊髓丘脑束神经元也接受下行控制，刺激中缝大核可引起脊髓丘脑束神经元的抑制。内侧脑桥的NE能纤维也投射到背角，抑制神经元的活动。除了这些主要递质以外，尚还有参与下行调控的其他一些化学活性物质。接受头面部伤害性传入的延髓三叉神经尾侧亚核的形态结构和生化组成，与脊髓背角的十分相似，都存在着局部神经元回路和来自脑干的下行投射，对伤害性传入信息进行调节。经过整合调节以后，某些伤害性信息通过中间神经元，引起防御性运动反射和自主性反应。另一些伤害性信息则沿着痛觉传导通路上行到脑干、间脑和大脑皮质。

**3. 脊髓背角神经元的敏化**

一些研究发现在组织受到损伤或炎症时，对正常的无害性刺激反应增强（异常疼痛），不仅对来自损伤区的机械和热刺激反应过强（原发性痛觉过敏），而且对来自损伤区周围的机械刺激发生过强的反应（继发性痛觉过敏），这种现象提示在疼痛发生时，中枢神经系统（CNS）不是固定不变的，而是呈可塑性变化，脊髓背角神经元呈现“上发条”效应。中枢敏感化（central sensitization）是指伤害性刺激传入过程中，中枢神经系统呈可塑性改变，中枢伤害性感觉神经元处于兴奋性增高、兴奋阈值降低的一种状态。炎症或组织损伤等激活伤害性感受器（nociceptor），使脊髓背角神经元呈超兴奋状态，出现突触功能持续去极化、神经元自发性放电，感受区域扩大以及对阈下刺激也产生兴奋等变化。主要表现为：①痛觉过敏（hyperalgesia）：兴奋性感受野扩大，脊髓背角神经元对伤害区域之外的刺激也发生反应或对阈上刺激反应增强，持续时间延长；②痛觉超敏（allodynia）：

神经元兴奋阈值降低，非伤害性刺激也可引起伤害性反应；③自发痛（spontaneous pain）：神经元自发性放电，无可见的刺激条件下出现疼痛。持续的伤害性刺激由传入神经 Aδ 纤维和 C 纤维输入产生慢突触电位，使脊髓伤害型感受器的轴突末梢释放 Glu、神经肽（SP、神经激肽 A）等神经递质增加，启动脊髓背角神经元发生病理生理改变。再次传入某种强度的刺激，则能够感受到大于实际刺激强度的疼痛，即发生了中枢敏感化，表现为长时程兴奋性增强效应（LTP），即短暂的非伤害性刺激导致长时间的突触后膜兴奋。在疼痛研究中，早已发现伤害性刺激与痛觉之间并非是简单的应答关系，刺激强度和疼痛强度也不尽一致，而且疼痛尚可源于非伤害性刺激。这些现象表明感知疼痛的中枢持续处于一种高敏状态。Frederie 等的临床研究提示，重复性的伤害性刺激持续存在可引起实验对象对疼痛感觉处于激惹状态，给予低于阈值的非伤害性刺激时，也可导致疼痛。

EAAs 可以激活突触前膜上的 NMDA 受体，进一步促进 EAAs 的释放，或者通过 NMDA 受体/NO 介导的兴奋效应提高突触前 NMDA 受体的兴奋性。突触后和突触前的协同兴奋作用使神经元的兴奋作用放大，导致神经元的敏化。EAAs、P 物质和其他的兴奋性递质能引起脊髓背角神经元发生快速的长时程的敏化。这种敏化是通过多种细胞内信号转导机制实现的，其中细胞内 $Ca^{2+}$ 浓度的升高和 PKs 的激活起着关键性的作用。胞内 $Ca^{2+}$ 浓度升高可产生以下几种生理效应：①激活多种蛋白激酶（PKA、PKG、PKC、钙调素依赖的 PKⅡ）；②激活 NOS；③调节即刻早期基因（IEG）的表达和基因转录，合成新的蛋白质，参与 LTP 的形成和维持。

**4. 脊髓的闸门调控**

脊髓背角是对伤害性传入信息进行整合的初级中枢，它不仅接受伤害性信息的传入，还接受非伤害性信息的传入。这里有许多兴奋性和抑制性中间神经元组成的局部神经元回路，此外，来自脊髓以上结构的下行纤维也投射到这个部位。

早期的电生理研究表明，刺激低阈值的粗传入纤维能减弱脊髓背角神经元的伤害性反应；相反，阻断这种粗纤维的传入能增强脊髓背角神经元的伤害性反应。人们也都有抚摸炎症灶周围皮肤（兴奋粗纤维）缓解局部疼痛的生活经验。因此，脊髓背角神经元的伤害性反应并不是简单地直接决定于细纤维传入的信息量，而是细纤维传入信息和粗纤维传入信息之间的一种动态平衡。基于这一基本概念以及其他一些实验资料，Melzack 和 Wall（1965 年）提出了闸门控制学说（gate control theory）。

闸门控制学说的提出，不仅为一些传统古老的止痛方法（抚摸、按摩等）和对疼痛的复杂心理影响提供了科学解释，而且还促进了镇痛方法的发展。同时，闸门控制学说还促进了对脊髓背角的研究。已经发现，在脊髓背角胶状质存在有大量的中间神经元，其中有的含兴奋性递质谷氨酸，有的含抑制性递质 GABA，并有相应的受体。因此，神经胶质细胞完全有可能对伤害性信息的传递进行调制。研究还发现，在背角神经胶质有大量的阿片肽能（包括脑啡肽和强啡肽）中间神经元及各类阿片受体的存在。许多资料表明，这些阿片肽能神经元调制细纤维传入末梢递质 P 物质的释放，并参与高位中枢的下行抑制性调节。根据这些新的实验结果，张天赐对旧的闸门控制模式图作了三点修改和补充：①神经胶质细胞的多样性，既有抑制性细胞，又有兴奋性细胞；②神经胶质细胞对传递神经元的作用，既有抑制作用，又有兴奋作用；抑制作用既有突触前，又有突触后；③对脊髓闸门有起自脑干的下行抑制性控制（图 2-5）。

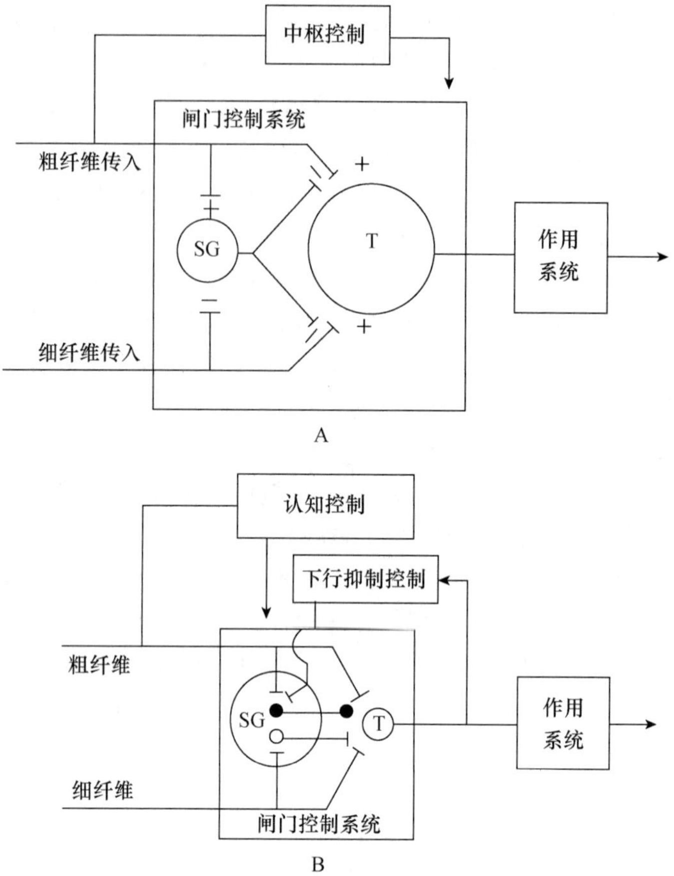


**图 2-5 闸门控制学说模式图**

**A**，最初的示意图；**B**，修改后的示意图。

+，表示兴奋；−，表示突触前抑制；SG，胶状质，其中实心圆表示抑制性细胞，空心圆表示兴奋性细胞；T，传递细胞

**5. 中枢抑制性神经元的功能下降及脊髓中枢去抑制作用**

在正常情况下，抑制性中间神经元抑制 C 纤维中枢端释放神经递质，抑制脊髓 WDR 神经元和投射神经元的兴奋性，起着抑制伤害性信息传递的作用。神经损伤引起中枢抑制性中间神经元发生形态改变。神经损伤后，脊髓背角浅层（Ⅰ～Ⅱ）抑制性的中间神经元出现跨突触的兴奋毒性改变，引起抑制性中间神经元的死亡，出现“黑色神经元（Dark neurons)”。

神经损伤不仅诱发神经元的凋亡，同时激活蛋白激酶，加强 GABA 能神经元 NMDA 受体和非 NMDA 受体介导的电活动，出现长时程兴奋性减弱效应（LTD)。GABA 能抑制系统由超极化抑制转变成为去极化激活现象，背角神经元细胞表面钾-氯运载体（KCC）下调，氯离子内流减少，产生去极化；神经细胞内碳酸酐酶活性升高能够增加胞内 HCO-3 浓度，HCO-3 通过 GABA 受体外流，同样产生去极化效应，从而导致抑制性中间神经元对伤害性信息传递的抑制作用减弱，中枢神经网络的兴奋性提高，表现为中枢敏化现象。

**6. 脊髓阿片系统的下调和抗阿片系统（强啡肽）的上调**

神经损伤后，初级传入神经元末端和脊髓背角神经元抑制性受体表达下调。正常情况

下，脊髓浅层中间神经元释放的阿片肽能抑制兴奋性神经递质的释放，以抑制神经元的过度兴奋。外周神经损伤后，脊髓神经元内的阿片受体抑制系统功能下降，同时，阿片受体的结合力也降低；另一方面，NMDA 受体活化后介导的磷酸化作用改变了阿片受体与 G 蛋白的偶合能力或改变了阿片受体依赖的离子通道的活性。此外，细胞内 $Ca^{2+}$ 过度增高和 PKC 蛋白的激活通过 JNK 和细胞凋亡调节因子 bcl-2 家族蛋白介导的细胞凋亡导致阿片肽能神经元的死亡也是造成中枢敏化的一个重要因素。过去认为强啡肽是内源性 κ 阿片受体激动剂，具有镇痛的作用，近年的研究证实在神经病理性疼痛的状态下脊髓强啡肽及其片段具有伤害作用。在外周神经损伤慢性疼痛加剧的状态下，脊髓中强啡肽的异常水平在复杂的神经重塑过程中具有重要的作用。

### （三）脊髓以上中枢在疼痛中的作用

脊髓以上脑结构的疼痛调控机制在痛敏的产生和维持中发挥重要作用，直接或间接地削弱疼痛下行抑制系统，可易化背角神经元的敏感化状态。脊髓以上的疼痛抑制系统和兴奋系统共同控制着脊髓疼痛的传递过程。延髓头端腹内侧区是下行易化系统的上位中枢，外周神经损伤后，延髓头端腹内侧区的下行易化系统对脊髓背角神经元的作用增强。

**1. 内源性痛觉调制系统**

内源性痛觉调制系统（endogenous pain modulating system）是指脑内存在的对痛觉起调制作用的结构和活性物质，共同组成一个调节系统。当初主要是指起镇痛作用的结构和有关化学物质，所以称为内源性镇痛系统（endogenous analgesia system）。

早在 20 世纪 60 年代早期，我国科学工作者邹冈在研究吗啡镇痛的作用部位时，发现只有将微量吗啡注射到家兔第三脑室周围灰质和中央导水管周围灰质（periaqueductal gray，PAG）时动物才出现明显的镇痛作用。这种镇痛作用能被阿片拮抗剂对抗。注射吗啡到大脑皮质下其他部位（如丘脑的核团、中脑网状结构、海马、隔区等）都没有镇痛作用。将吗啡贴敷在大脑皮质上也不出现镇痛作用。这样首次提出了第三脑室周围灰质和 PAG 是吗啡镇痛的作用部位。

有人用电刺激清醒大鼠的 PAG 发现有镇痛作用，其镇痛强度甚至达到可以不用麻醉进行剖腹探查，而动物不出现挣扎。这种镇痛称为脑刺激镇痛，或简称为刺激镇痛（stimulation-produced analgesia，SPA）。引人注目的一点是，具有镇痛作用的 PAG 也就是吗啡镇痛的作用部位之一，是脑内的一个镇痛结构。随后的实验发现，脑内具有镇痛作用的结构，不仅有 PAG，上到间脑的室周区、尾核、弓状核，下到脑干的中缝背核、中缝大核、蓝斑等也都是脑内具有镇痛作用的结构。同时还发现，不仅大鼠，其他哺乳动物（如猫、猴等）包括人都能产生 SPA。所以，SPA 很快被成功地用于临床治疗疼痛病例。

20 世纪 70 年代便有人提出了“内源性痛觉调制系统”的概念，其包括脑内具有镇痛作用的结构和相关的化学物质所形成神经网络。但研究得最多、了解得较为清楚的是以 PAG 为主，联结延髓头端腹内侧区（rostral ventromedial medulla，RVM），通过下行抑制通路，阻断脊髓背角伤害性初级传入信息的传递，通常称之为下行抑制系统（descending inhibitory system）（图 2-6）。PAG 在下行抑制系统中处于关键地位，不仅是因为刺激其本身会产生镇痛作用，而且其还处于承上启下的位置。实验证明，凡是激活高级中枢所产生的镇痛效应，大都要通过 PAG 才得以实现。例如，电刺激间脑和边缘系统一些核团

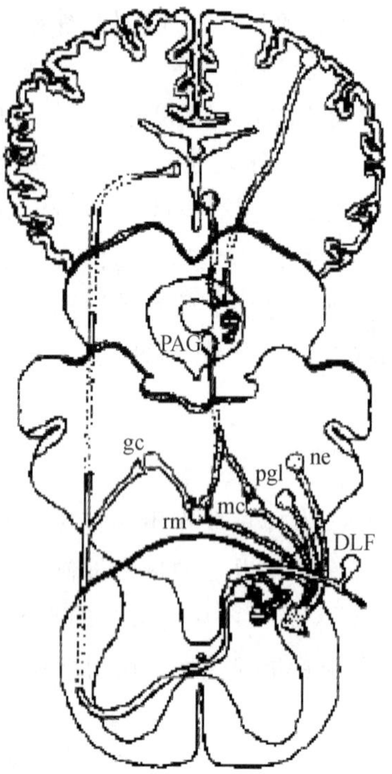


**图 2-6 内源性痛觉调制系统的下行抑制系统**

PAG，中脑中央导水管周围灰质；rm，中缝大核；mc，大细胞网状核；pgl，旁巨细胞外侧网状核；ne，去甲肾上腺素能核团；DLF，背外侧索；gc，巨细胞网状核

（尾核、下丘脑弓状核、伏隔核等）所产生的镇痛效应都能被损毁 PAG 或在 PAG 内注射阿片受体拮抗剂纳洛酮而阻断或部分阻断。而由 PAG 发出下行抑制性影响又需经 RVM 中继，这是因为由 PAG 发出的纤维投射到 RVM，而且兴奋 PAG 对脊髓背角神经元伤害性反应的抑制，能被损毁 RVM 或向 RVM 内注射局麻药所阻断。RVM 包括含有 5-HT 能神经元的中缝大核（nucleus raphe magnus，RM）和腹侧网状结构中含有 NE 能神经元的一些核团（如旁巨细胞外侧网状核和大细胞网状核等）。从这些核团发出的 5-HT 能纤维和 NE 能纤维，沿着背外侧索下行到脊髓背角，与局部的阿片能神经元发生联系，从而对伤害性信息进行调制。

必须指出，内源性痛觉调制系统不是单一的。脑内有许多结构，包括脑干的中缝背核和蓝斑，下丘脑的室旁核、视上核和弓状核，边缘系统的海马、隔区和杏仁等都有镇痛作用。具有镇痛作用的物质，除了阿片肽以外，还有 5-HT、NE、Ach、加压素等，它们都是内源性痛觉调制的基础。目前认为，有一些镇痛措施（如脑刺激镇痛、针刺镇痛和应激镇痛等）都是以这样或那样的方式，直接或间接激活内源性镇痛系统的结果。通常用阿片受体拮抗剂纳洛酮能否阻断某一镇痛效应为指标，把内源性镇痛系统分成两大类。凡是能被纳洛酮阻断的称为阿片性镇痛系统；凡是不能被阻断的则称为非阿片性镇痛系统。例如，应激引起的镇痛，都是通过激活内源性镇痛系统而产生的，其中长时程应激引起的镇痛，能被纳洛酮翻转，因而是由阿片肽介导的；而短时程应激引起的镇痛，纳洛酮不能翻转，因而是通过非阿片机制的。

**2. 下行易化系统在疼痛中的作用**

（1）下行易化系统的发现

中枢内痛觉下行调制系统包括下行抑制和下行易化系统两大部分。邹冈（1962）首次发现，将吗啡注射于家兔第三脑室和中脑导水管周围灰质（periaqueductal gray matter，PAG）可产生强烈的镇痛作用。从此，掀起了寻找脑内镇痛结构的热潮。

四十多年来，科学家们的研究重心大都集中在以 PAG 和延脑头端腹内侧核群（rostral ventromedial medulla，RVM）为核心的内源性下行抑制系统。在研究中也偶然发现，电刺激 PAG 和 RVM 某些核团对脊髓背角神经元和甩尾反射产生兴奋（易化）作用。20 世纪 90 年代以来，卓敏等对下行抑制和易化进行了系列研究，并提出：“下行易化系统是一个不同于下行抑制系统而独立存在的机能机构”。但是，这两大系统在解剖上并不是完全独立的（图 2-7）。

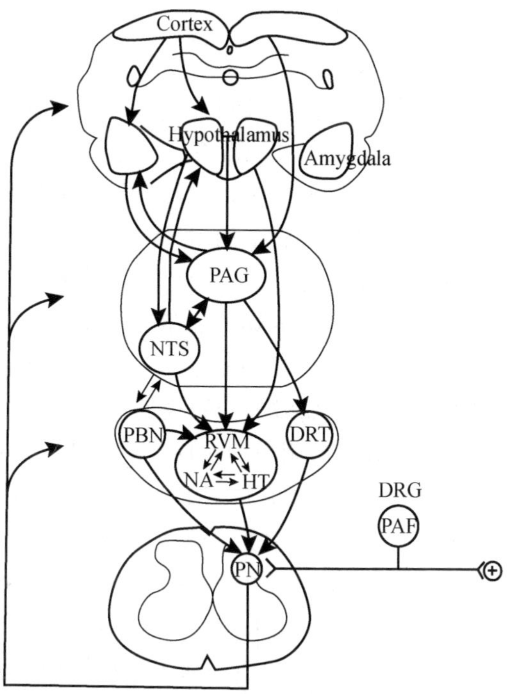


**图 2-7 参与痛觉下行控制的脑内结构示意图**

Cortex，皮质；Hypothalamus，下丘脑；Amygdala，杏仁核；PAG，中脑导水管周围灰质；NTS，孤束核；PBN，臂旁核；RVM，延脑头端腹内侧核群；DRT，背侧网状核；DRG，背根神经节；PN，投射神经元；PAF，初级传入纤维

（2）RVM 是下行易化系统的主要核团

近三十年的研究表明，下行易化系统包括前扣带回、下丘脑、杏仁核、PAG、RVM、孤束核和背侧网状核等结构。RVM 是下行易化系统的一个重要核团，目前对其研究比较全面和清楚。RVM 由中缝大核和位于网状巨细胞核腹侧的邻近网状结构组成。它接受前额叶皮质、下丘脑、PAG 和臂旁核（parabrachial nucleus，PBN）等结构的传入，其传出纤维主要经过脊髓背外侧束（dorsolateral funiculus，DLF）和腹外侧束（ventrolateral funiculus，VLF）下行到达延髓和脊髓背角。RVM 内 50%左右的神经元为 5-羟色胺（5-hydroxytryptamine，5-HT）能。Fields 实验室将 RVM 神经元分为三类：“停止”神经元（OFF-cells）、“启动”神经元（ON-cells）和中性神经元（neutral-cells）。以伤害性刺激引起大鼠甩尾反射，并同时记录 RVM 内神经元放电反应，发现 OFF-cells 一般在甩尾反射发生前 250～400 ms 左右自发放电骤然减少或完全停止；ON-cells 一般在甩尾反射发生前骤然出现放电或放电骤然增加；Neutral-cells 在甩尾反射发生前后，放电活动没有明显变化。OFF-cells 和 ON-cells 两类调制神经元形态不同，作用相反。OFF-cells 阻抑伤害性信息的传递而出现镇痛作用，ON-cells 增强伤害性信息的传递而出现易化效应。Urban 等（1999）证明，RVM 内给予低强度的电刺激、低浓度的谷氨酸或神经降压素，可激活下行易化系统，引起大鼠甩尾潜伏期缩短和脊髓背角神经元反应增强；RVM 内给予高强度的电刺激、高浓度的谷氨酸或神经降压素可激活下行抑制系统。将 N-甲基-D-天冬氨酸（N-methyl-D-aspartic acid，NMDA）注射到 RVM 可易化甩尾反射，此易化作用可被

NMDA受体阻断剂所阻断。如果将利多卡因（lidocaine）注射到RVM或者局部损毁RVM，可以减轻疼痛。因此，RVM是内源性下行易化系统的一个重要组成结构。

（3）下行易化系统参与痛觉敏化的发病机制

痛觉敏化即包括外周及脊髓的结构和功能改变，也包括高位中枢的变化，其中下行易化系统发生了重要而持久的变化。痛觉敏化时，下行易化系统到底处于何种状态，是否参与其的发生？为了回答这一问题，科学家们采用RVM核团内微量给药的方法，研究背角神经元电活动和动物行为学的变化。在正常和脊神经结扎（spinal nerve ligation，SNL）动物，将利诺卡因（lignocaine）注射到RVM以阻断RVM的功能，可以抑制64%和81%的脊髓背角广动力范围（wide dynamic range，WDR）神经元对外周刺激的反应。除了数量上的差别以外，对不同形式外周刺激的抑制程度也有差别。在正常动物，仅仅抑制WDR神经元对外周伤害性电、机械和热刺激的反应；在SNL动物，扩展到抑制WDR神经元对外周非伤害性刺激的反应。由此看来，SNL后下行易化系统的激活更加明显。大量实验研究表明，痛觉敏化的产生，尤其是触诱发痛的产生，有赖于下行易化系统的激活。Pertovaara等（1996）报道，将利多卡因注射到SNL模型的PAG腹后外侧部或RVM可以缓解触诱发痛，同时降低刺激PAG对伤害性热刺激引起的WDR神经元反应的抑制作用，但对热甩尾反应无影响。由此看来，利多卡因阻断RVM可以缓解痛觉过敏。众所周知，胆囊收缩素（cholecystokinin，CCK）可以拮抗吗啡的镇痛作用。Kovelowski等将CCKB受体的拮抗剂L365260注射到双侧的RVM，可以减弱SNL模型大鼠的触诱发痛和热痛敏现象，但对假手术组无影响。与此相反，将CCK-8注射到双侧RVM，可易化触诱发痛和热痛敏。这些实验表明，由于CCK紧张性激活下行易化系统，从而引起慢性神经病理痛的发生。在临床上，神经病理痛属于慢性疾病，持续时间长，甚至持续终生。目前，实验用的痛觉敏化动物模型，痛行为能够维持2～6个月的时间。下行易化系统在痛觉敏化的起始阶段起作用，还是对晚期疼痛的维持具有重要意义？RVM内注射利多卡因、预先选择性破坏RVM内表达$\mu$受体的ON-cells，或者预先切断脊髓背外侧束（DLF），可以翻转动物的触诱发痛和热痛敏行为，但这种翻转有时间限制。以上操作不能翻转SNL术后3天的痛行为，但可以翻转SNL 6天以后的痛行为。提示下行易化系统可能在SNL大鼠疼痛发生的早期不起主要作用，但对于后期疼痛的维持则有重要意义。

（4）下行易化系统在脊髓的作用靶点（5-HT）

内源性痛觉下行调制系统在脊髓背角内释放5-HT作为主要神经递质而发挥下行调节作用。5-HT对伤害性信息的调节具有抑制、易化双相作用。产生双相作用的原因包括：①不同5-HT受体亚型的作用不同。$5\text{-}HT_1$和$5\text{-}HT_5$受体直接抑制神经元活动，$5\text{-}HT_2$、$5\text{-}HT_3$、$5\text{-}HT_4$、$5\text{-}HT_6$和$5\text{-}HT_7$受体直接兴奋神经元活动；②5-HT受体分布的位置不同。5-HT受体位于初级传入纤维、兴奋性中间神经元和投射神经元，也可以位于抑制性中间神经元，因此会产生不同的作用。近年来的研究发现，神经损伤后，引起RVM等下行易化系统的激活，下行易化系统可以释放5-HT，主要作用于脊髓背角浅层A$\delta$和少部分C传入纤维末梢上的$5\text{-}HT_3$受体，增加末梢递质的释放，从而引起神经病理痛。行为学实验证明，脊髓损伤（spinal cord injury，SCI）的动物，鞘内给予$5\text{-}HT_3$受体激动剂m-CPBG可以易化触诱发痛；相反，给予$5\text{-}HT_3$受体拮抗剂昂丹司琼可以减轻触诱发痛。如果预先鞘内给予5,7-二羟色胺（5,7-DHT）耗竭内源性的5-HT，可以取消昂丹司琼的抗触诱发痛作用。进一步的实验又证明，预先鞘内给予5,7-DHT耗竭内源性的5-HT，不能翻转SNL术后前5天的触诱发痛和冷诱发痛，但可以翻转SNL 6天以后的痛行为。进一步证明神经损伤后，激活的下行易化系统通过作用于脊髓背角的$5\text{-}HT_3$受体，来维持后期的神经病理痛。电生理学实验也佐证了行为学的结果。在SNL和对照组动物，脊髓背表面给予$5\text{-}HT_3$受体拮抗剂昂丹司琼不影响WDR神经元对外周电刺激的反应，但是可以抑制WDR神经元对外周自然（机械和热）刺激的反应。进一步的对比发现，SNL后，昂丹司琼抑制外周热刺激的能力不变，但是其抑制外周机械刺激的能力增强。这也可以解释，慢性神经病理痛的产生，尤其是触诱发痛，有赖于RVM等下行易化系统的激活。

（四）高位中枢的敏化

外周神经损伤不仅引起脊髓部位突触连接发生变化，也引起脊髓以上的高位中枢的功能发生改变。研究表明，坐骨神经结扎后，丘脑和大脑皮质躯体感觉Ⅰ区神经元对机械和冷热刺激的反应都增加，并且躯体传入在躯体感觉Ⅰ区发生重新分布，隐神经的传入增加。TSeng等研究证明，在外周神经损伤后，皮质脊髓神经元发生了结构和功能性的改变。多数学者认为，脑干内源性下行抑制系统主要由中脑导水管周围灰质（PAG）、延髓头端腹内侧核群中缝大核（NRM）和临近的网状结构（RVM）及一部分脑桥背外侧网状结构（蓝斑核群和KF核）、间脑、中脑室周灰质（PVG）组成，经脊髓背外侧束（DLF）下行对延髓和脊髓背角痛觉感受性信息的传入产生抑制性调制。将利多卡因微量注射于头端腹侧延脑（RVM）和中脑导水管周围灰质（PAG），能阻断$L_5/L_6$脊神经结扎所引起的痛觉超敏，说明脊髓上中枢RVM和PAG的敏化参与了痛觉超敏。Bian等发现，在胸髓水平将脊髓切断，能阻断痛觉超敏，减轻热痛觉过敏，进一步证明脊髓上中枢环路参与神经源性痛的形成。目前关于脊髓上中枢（丘脑、皮质和其他脊髓上结构）敏化的机制尚不完全清楚，在持续性外周伤害性冲动传入的情况下，脊髓上中枢GABA能神经元传递功能的下降和NMDA受体功能的上调，可能在其中起重要的作用。也有学者认为，正常情况下，伤害性刺激的上传受到下行抑制系统的调制，而神经损伤后下行抑制系统中5-羟色胺和去甲肾上腺素能通路的功能缺失，导致下行调制系统功能改变，即中枢去抑制作用，使得脊髓神经元敏感性增强，引起脊髓敏化。实验研究显示神经病理性疼痛中使用阻断5-羟色胺和去甲肾上腺素重摄取的抗抑郁药可有一定的镇痛作用。

## 参考文献

[1] Salzer I，Gantumur E，Yousuf A，et al. Control of sensory neuron excitability by serotonin involves 5HT2C receptors and Ca（2＋）-activated chloride channels. Neuropharmacology，2016，110（Pt A）：277-286.

[2] Xie W，Strong JA，Zhang JM. Local knockdown of the NaV1. 6 sodium channel reduces pain behaviors，sensory neuron excitability，and sympathetic sprouting in rat models of neuropathic pain. Neuroscience，2015，291：317-330.

[3] Bennett DL，Clark AJ，Huang J，et al. The Role of Voltage-Gated Sodium Channels in Pain Signaling. Physiol Rev，2019，99（2）：1079-1151.

[4] Royal P，Andres-Bilbe A，ávalos Prado P，et al. Migraine-Associated TRESK Mutations Increase Neuronal Excitability through Alternative Translation Initiation and Inhibition of TREK. Neuron，

2019，101（2）：232-245.

［5］Zemel BM，Muqeem T，Brown EV，et al. Calcineurin Dysregulation Underlies Spinal Cord Injury-Induced $K^+$ Channel Dysfunction in DRG Neurons. J Neurosci，2017，37（34）：8256-8272.

［6］Payne CE，Brown AR，Theile JW，et al. A novel selective and orally bioavailable Nav 1.8 channel blocker，PF-01247324，attenuates nociception and sensory neuron excitability. Br J Pharmacol，2015，172（10）：2654-2670.

［7］Ma J，Tang J. A review for dynamics in neuron and neuronal network. Nonlinear Dynamics，2017，89（3）：1569-1578.

［8］Mihály Petkó，Miklós Antal. Propriospinal pathways in the dorsal horn（laminae I-IV）of the rat lumbar spinal cord. Brain Research Bulletin，2012，89（1-2）：41-49.

［9］Zhang ZJ，Jiang BC，Gao YJ. Chemokines in neuron-glial cell interaction and pathogenesis of neuropathic pain. Cell Mol Life Sci，2017，74（18）：3275-3291.

［10］Corder Gregory，Castro Daniel C，Bruchas Michael R，et al. Endogenous and Exogenous Opioids in Pain. Annual review of neuroscience，2018，41：453-473.

［11］Teather LA，Afonso VM，Wurtman RJ. Inhibition of platelet-activating factor receptors in hippocampal plasma membranes attenuates the inflammatory nociceptive response in rats. Brain Res，2006，1097（1）：230.

［12］Bhangoo SK，Ren D，Miller RJ，et al. CXCR4 chemokine receptor signaling mediates pain hypersensitivity in association with antiretroviral toxic neuropathy. Brain Behav Immun，2007（21）：581-591.

［13］Sun JH，Yang B，Donnelly DF，et al. MCP-1 enhances excitability of nociceptive neurons in chronically compressed dorsal root ganglia. J Neurophysiol，2006（96）：2189-2199.

［14］White FA，Bhangoo SK，Miller RJ. Chemokines：integrators of pain and inflammation. Nat Rev Drug Discov，2005，4（10）：834-844.

［15］White FA，Sun J，Waters SM，et al. Excitatory monocyte chemoattractant protein-1 signaling is upregulated in sensory neurons after chronic compression of the dorsal root ganglion. Proc Natl Acad Sci USA，2005，102（39）：14092-14097.

［16］Ohnishi T，Matsumura S，Ito S. Translocation of neuronal nitric oxide synthase to the plasma membrane by ATP is mediated by P2X and P2Y receptors. Mol Pain，2009，5：40.

［17］Bradbury EJ，McMahon SB. Spinal cord repair strategies：why do they work? Nat Rev Neurosci，2006（7）：644-653.

［18］Sandkuhler J. Learning and memory in pain pathways. Pain，2000，88（2）：113-118.

［19］Wu LJ，Xu H，Ren M，et al. Genetic and pharmacological studies of GluR5 modulation of inhibitory synaptic transmission in the anterior cingulate cortex of adult mice. Dev Neurobiol，2007，67（2）：146-157.

［20］Calabrese V，Mancuso C，Calvani M，et al. Nitric oxide in the central nervous system：neuroprotection versus neurotoxicity. Nat Rev Neurosci，2007，8（10）：766-775.

［21］Guan Y，Yaster M，Raja SN，et al. Genetic knockout and pharmacologic inhibition of neuronal nitric oxide synthase attenuate nerve injury-induced mechanical hypersensitivity in mice. Mol Pain，2007，3：29.

［22］Charalampos Labrakakis，Chi-Kun Tong，Tamily Weissman，et al. Localization and function of ATP and GABAA receptors expressed by nociceptors and other postnatal sensory neurons in rat. J Physiol，2003，549（1）：131-142.

［23］Kazuhide Inoue. P2 receptors and chronic pain. Purinergic Signal，2007，3（1-2）：135-144.

［24］Guang-Yin Xu，Li-Yen Mae Huang. Peripheral Inflammation Sensitizes P2X Receptor-Mediated Responses in Rat Dorsal Root Ganglion Neurons. The Journal of Neuroscience，2002，22（1）：93-102.

[25] Rita Bardoni, Carole Torsney, Chi-Kun Tong, et al. Presynaptic NMDA receptors modulate glutamate release from primary sensory neurons in rat spinal cord dorsal horn. The Journal of Neuroscience, 2004, 24 (11): 2774-2781.
[26] Moalem G, Tracey DJ. Immune and inflammatory mechanisms in neuropathic pain. Brain Res Rev, 2006, 51 (2): 240-264.

# 第二节 术后恶心呕吐

## 一、定义及现状

术后恶心呕吐（post operative nausea and vomitting，PONV）是指术后 24 h 内发生的恶心、呕吐，是仅次于疼痛的最常见的术后并发症及导致患者不舒适的原因之一。随着新的麻醉技术及止吐药物的应用，PONV 的发生率有所下降，但在未预防性应用止吐药物的患者中，PONV 的发生率约为 30%，而对一些有高危因素的患者，发生率高达 80%。PONV 不但影响患者的舒适度和满意度，还影响患者进食、进饮及口服药物；剧烈干呕和呕吐可致切口出血、裂开（后期导致切口疝）；部分患者发生吸入性肺炎、水电解质和酸碱平衡紊乱及诱发心肺反射等，延长住院时间，增加医疗费用。

## 二、目前 PONV 的发病机制尚未完全明确，可能由多种因素共同导致

PONV 的发生机制目前主要有两方面：一是 PONV 的神经传导通路；另一个是与其相关的各种神经递质及受体。临床诊疗过程中大部分治疗 PONV 的药物也是通过作用于其受体发挥疗效的（图 2-8）。

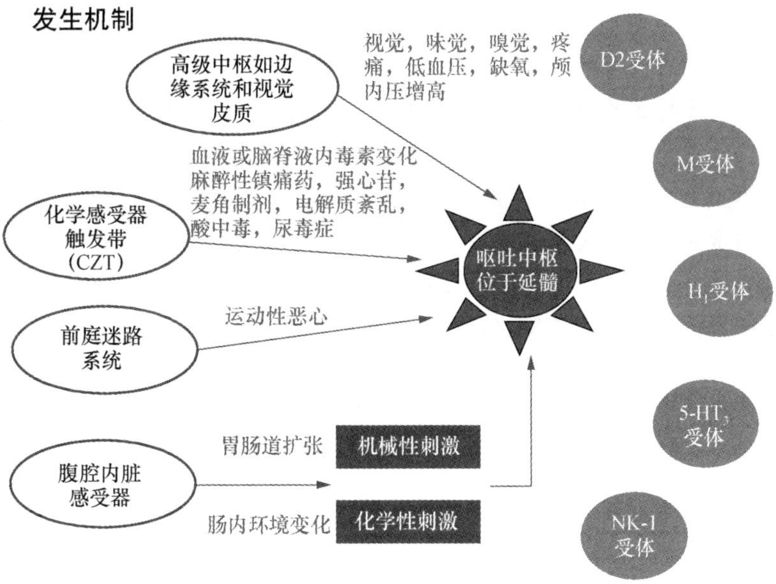


图 2-8 PONV 的发生机制示意图

### （一）PONV的神经传导通路

目前关于恶心呕吐的机制阐述并不特别明确，对恶心的发生机制的阐述相对更少。呕吐反射路径主要有3个部分：感受器传入、中枢整合和运动传出。

**1. 化学感受器触发带（chemoreceptor trigger zone，CTZ）**

位于延髓背侧面、第四脑室底闩部水平，孤束联合核的背侧，该结构血液供应丰富，且缺乏血脑屏障和脑脊液-脑屏障，对很多不能进入其他脑组织的大分子蛋白和多肽都有通透性。CTZ与迷走神经背核邻近，化学物质经血液循环刺激CTZ引起呕吐。血液或脑脊液内毒素变化，麻醉性镇痛药，强心苷，麦角制剂，电解质紊乱，酸中毒，尿毒症等均可刺激CRZ引起恶心呕吐。另外体内某些多肽物质如甲状腺激素释放激素、P物质、血管紧张素、胃泌素等均可作用于CTZ引起恶心、呕吐。但是直接对CTZ的电刺激并不能导致呕吐。

**2. 腹腔内脏感受器及传入**

腹腔内脏感受器主要分为两种：

机械性刺激感受器：主要位于胃、空肠、回肠壁的肌层，胃肠受牵拉时，其张力变化比较敏感。但是这些感受器在肠壁内的确切位置以及何种机械刺激是最适刺激尚不明了。

化学性刺激感受器：主要位于消化道黏膜内，感受消化道内环境的变化（如黏膜损伤、酸碱度变化、高张溶液、温度变化），也可感受到各种有害试剂（如硫酸铜）的刺激等，其结构尚不清楚，可能类似味蕾和颈动脉窦具有“检测细胞”，受刺激后释放神经递质，比如5-羟色胺，使传入末梢放电。而且舌根、咽喉、胆总管、腹膜以及泌尿生殖器等处受到机械或化学刺激，亦可兴奋相应的感受器，而后迷走和交感神经传入纤维将冲动传至延髓外侧网状结构背外侧缘的呕吐中枢，引起呕吐反射。

**3. 前庭感受器及传入**

前庭迷路系统是运动刺激引起呕吐的基础。现在认为：当前庭器官内的感受器受到异常刺激时（如头部位置改变超过了正常经验的程度或机体处在微重力环境时），感受器传入冲动在中枢内与多种感觉发生“冲突”，这一“冲突”信号作用到CTZ而引起恶心、呕吐，但从前庭核到CTZ的具体神经传导通路至今尚未确定。

**4. 来自中枢神经系统的直接刺激引发呕吐**

某些精神因素通过大脑皮质作用于呕吐中枢，引起恶心呕吐；或者电刺激大脑皮质、下丘脑和丘脑的特定区域也能引起呕吐反射；低血压、疼痛、颅内压增高、颅脑损伤和脑膜炎等都可以通过大脑皮质的不同区域下行刺激呕吐反应区。

**5. 中枢整合**

呕吐中枢是脑干内控制呕吐的所有神经核团的总称，位于延髓外侧网状结构的背外侧缘，主要包括最后区（area postrema，AP）、孤束核、迷走神经背核，以及从孤束核到腹外侧区的网状结构。其中最后区、孤束核和迷走神经背核被看做是一个功能单位。它是运动病与化学药物等诱发恶心、呕吐的主要作用区域。还包括支配消化道和心脏迷走运动神经元的疑核，调节膈神经及呼吸作用的背侧、腹侧呼吸核群以及延髓外侧网状核。传入信息在这些核团经过整合后进行输出。

**6. 运动传出**

呕吐中枢发出冲动经迷走神经、膈神经等作用于呕吐效应器就会出现典型的呕吐。

## （二）PONV 相关的各种神经递质及受体

发生 PONV 的相关受体是：5-羟色胺 3（5-hydroxyl tryptamine，5-$HT_3$）受体、组胺-1 受体、多巴胺-2 受体、毒蕈碱-1 受体和神经激肽-1 受体；与 PONV 相关的神经递质主要有：5-$HT_3$、P 物质、$H_1$ 组胺、乙酰胆碱、阿片类物质、NK-1 以及多巴胺。5-$HT_3$ 是 PONV 中最重要的递质，在迷走神经传入纤维、化学感受器触发带（CTZ）和孤束核中都大量分布。P 物质属于激肽家族的调节多肽，能结合神经激活 NK-1 受体，其作用位点位于血脑屏障之内的呕吐中枢，在急性和延迟性呕吐中发挥重要作用。

## （三）危险因素

**1. 患者因素**

（1）性别：成年女性发生率明显高于男性，以往认为月经期和肥胖是 PONV 的高发因素，现已排除在 PONV 的风险因素之外。但 50 岁以后两者的无明显差异性，可能与促性腺激素或其他激素相关。

（2）年龄：PONV 发生率与年龄密切相关，在青春期时最高，小于 50 岁是一个重要的风险因素。老年人比中青年发生率低，这可能与老年人反射活动减弱有关。儿童 PONV 发生率还不清楚。12 岁以下发生率是成人的两倍。3 岁以下为 20%～30%，3 岁～12 岁为 42%～51%。

（3）吸烟：非吸烟患者发生率高，机制尚不明确，可能是吸烟可通过诱导细胞色素 P450 酶系统从而影响麻醉药的代谢和多巴胺受体激活。

（4）PONV 史和（或）晕动史：其恶心呕吐阈值低，所以 PONV 发生率高。

（5）其他：患者术前饱胃、焦虑及合并胃排空延迟，PONV 发生率明显增高。

**2. 麻醉因素**

吸入性麻醉药、阿片类药物及肌松药的使用显著增加患 PONV 的发生率。

单独使用七氟烷吸入麻醉药比单独使用丙泊酚静脉麻醉药或联合使用七氟烷-丙泊酚更易发生 PONV。丙泊酚除镇静催眠作用外，亚催眠剂量［1 mg/(kg·h)］的丙泊酚可产生止吐作用。在腹腔镜胆囊切除术中，连续输注亚催眠剂量的丙泊酚能有效预防 PONV 的发生。但由于丙泊酚的作用时间较短，不能成为治疗 PONV 的临床一线用药。

吗啡等阿片类药物直接作用于化学感受区的 $\mu$ 受体，可反射性兴奋呕吐中枢。目前认为阿片类药物是 PONV 的高风险因素，但 PONV 的国际指南指出，术中应用阿片类药物与 PONV 的发生呈弱相关，并且与所使用的阿片类药物种类无关。

非去极化神经肌肉阻滞剂是全身麻醉药物的重要组成部分。大部分医院对全麻术后残留的肌松进行拮抗，其中使用最广泛的胆碱酯酶抑制剂为新斯的明。但是新斯的明对胃肠道的毒蕈碱作用可能会导致 PONV。meta 分析表明高剂量新斯的明（$>$2.5 mg）与 PONV 增加相关，降低剂量可降低 PONV 风险。

另外咪达唑仑是一种短效苯二氮䓬类药物，具有抗焦虑及顺行遗忘作用，常被用作全身麻醉的诱导剂。在全身麻醉前预防性应用咪达唑仑，可以降低患者 PONV 的发生率。这可能是由于其缓解了患者术前紧张焦虑的状态，抑制了胃酸分泌，延缓了胃排空。近期发现术前应用普瑞巴林能够减轻术后的急性疼痛及降低 PONV 的发生率。

**3. 手术因素**

PONV 发生率较高的手术：耳鼻喉手术、口腔外科手术、妇科手术、腔镜手术、乳腺外科手术等。尤其是甲状腺切除术，PONV 的发生率可达 63%～84%，不仅引起患者不适，而且会增加术后出血，形成颈部血肿而造成气道梗阻。另外，手术时间每延长 30 min，PONV 发生率就会增加 60%；尤其是持续 3 h 以上的手术，这可能与致吐性麻醉药的大量积累有关。

**4. 其他因素**

噪音、早期活动、强烈的光线会诱发或加重恶心和呕吐的症状。缺氧、疼痛、低容量、鼻导管刺激、术后进食过早、胃肠功能紊乱等，其 PONV 发生率都会升高。许多 PONV 的患者术后呕吐是由于过早饮水，但研究表明，4 岁以下 FLACC 评分（婴儿和儿童疼痛评估量表法）≥4 分的儿童患者在术后早期口服液体可以减少阿片类药物的用量和 PONV 发生率，且不会增加任何不良事件。

（四）PONV 风险评估

有学者认为，女性、有 PONV 史或晕动症史、非吸烟者及使用阿片类镇痛药是成人 PONV 相关的四大高危因素。并进一步总结了成人预期发生 PONV 的简单计分方法：无以上 4 种高危因素发生率为 10%，具备以上 1、2、3 或 4 种情况者，PONV 发生率分别为 21%、39%、61%、79%。但这个风险评估不适用于儿童，Bourdaud 等创建了儿童的简化评分，将儿童 PONV 的特定危险因素定为年龄、PONV 易感性、麻醉持续时间、高危手术和阿片类药物剂量。

## 参考文献

[1] 徐建国. 手术后恶心呕吐的防治. 临床麻醉学杂志，2006，22（7）：556-558.

[2] Lang IM. Noxious stimulation of emesis. Dig Dis Sci，1999，44（8）：58-63.

[3] Noriaki T，Masahio M，Horii A，et al. Neural mechanisms of motion sickness. J Med Invest，2001，48（1-2）：44-59.

[4] Golembiewski J，Tokumaru S. Pharmacological prophylaxis and management of adult postoperative/postdischarge nausea and vomiting. J Perianesth Nurs，2006，21（6）；385-397.

[5] Gan TJ. Risk factors for postoperative nausea and vomiting. Anesth Analg，2006，102（6）：1884-1898.

[6] Gan TJ，Diemunsch P，Habib AS，et al. Consensus guidelines for the management of postoperative nausea and vomiting. Anesth Analg，2014，118（1）：85-113.

[7] Whalen F，Sprung J，Burkle CM，et al. Recent smoking behavior and postoperative nausea and vomiting. Anesth Analg，2006，103（1）：70-75.

[8] Golembiewski J，Chernin E，Chopra T. Prevention and treatment of postoperative nausea and vomiting. Am J Health Syst Pharm，2005，62（12），1247-1260.

[9] Apfel CC，Heidrich FM，Jukar-Rao S，et al. Evidence-based analysis of risk factors for postoperative nausea and vomiting. British journal of anaesthesia，2012，109：742-753.

[10] Celik M，Dostbil A，Aksoy M，et al. Is infusion of subhypnotic propofol as effective as dexamethasone in prevention of postoperative nausea and vomiting related to laparoscopic cholecystectomy? A

randomized controlled trial. Biomed Res Int，2015，6：349 806.

[11] Ho KM，Ismail H，Lee KC，et al. Use of intrathecal neostigmine as an adjunct to other spinal medications in perioperative andperipartumanalgesia：ameta-analysis. Anaesth Intensive Care，2005，33（1）：41-53.

[12] Ahn EJ，Kang H，Choi GJ，et al. The Effectiveness of Midazolam for Preventing Postoperative Nausea and Vomiting：A Systematic Review and Meta-Analysis. Anesth Analg，2015，60（4）：163-164.

[13] Grant MC，Lee H，Page AJ，et al. The Effect of Preoperative Gabapentin on Postoperative Nausea and Vomiting：A Meta-Analysis. Anesth Analg，2016，122（4）：1100-1107.

[14] Chauvin C，Schalber-Geyer AS，Lefebvre F，et al. Early postoperative oral fluid intake in paediatric day case surgery influences the need for opioids and postoperative vomiting：a controlled randomized trial. Br J Anaesth，2017，118（3）：407-414.

[15] Apfel CC，Roewer N，Korttila K. How to study postoperative nausea and vomiting. Acta Anaesthesiol Scand，2002，46（8）：921-928.

# 第三节 术后瘙痒

## 一、定义及现状

瘙痒是一种令人不舒服的日常经历，常常唤起了人们抓挠的欲望。近年来，越来越多的学者将瘙痒视为一种躯体感觉系统内独特的感觉方式（还有其他的感觉如疼痛、温度、触觉和本体感觉）。而术后瘙痒是我们麻醉医师关注的重点，也是经常要面对的医学难题，其诱因主要有以下三方面：其一是患者本身疾病所致，如胆汁淤积症、尿毒症、特应性皮炎等；其二是阿片类药物全身以及椎管内应用；其三是椎管内麻醉作用消退过程中发生的介于麻木和疼痛之间的似痒非痛的感觉，个体差异较大。术后瘙痒大多属于组胺非依赖性瘙痒，在一些情况下相当严重，严重影响患者术后康复。

## 二、瘙痒机制研究进展

瘙痒作为一种独特的感官体验，由遗传学上周围神经系统（PNS）和中枢神经系统（CNS）中不同的神经元编码，并在实验动物和人类都引起了特征性的行为反应（抓挠）。瘙痒在多个位置与其他感觉方式发生交互作用，从特定的皮肤感觉部位到最终被传递感知到大脑为止。近年来，瘙痒的外周与中枢机制是神经科学重要的研究方向，但其具体机制未完全阐明，可能包括以下几方面：$\mu$ 阿片受体激活、5-羟色胺 3 受体激活、中枢神经系统痒觉中心的激活、痛和痒的相互作用等。

### （一）$\mu$ 阿片受体与 $\kappa$ 阿片受体之间的动态平衡

脊髓背角浅层存在大量 $\mu$ 阿片受体（mu-opioid receptor，MOR），既介导镇痛效应又参与瘙痒/搔抓反应。临床发现，广泛使用的鞘内注射 MOR 激动剂能够有效治疗疼痛，却可引发典型的节段性瘙痒，这表明没有初级传入神经元的激活仍可引发瘙痒。动物实验表明：选择性的中枢MOR拮抗剂可以抑制椎管内吗啡所引起瘙痒，而κ阿片受体（kappa-opioid receptor KOR）或δ阿片受体（delta-opioid receptor）拮抗剂及外周MOR拮抗剂则不具有抑制作用，提示中枢MOR同时介导椎管内吗啡的镇痛作用及瘙痒反应。在人类基因研究发现，μ阿片受体基因*OPRMI*的A118G位点基因型与瘙痒发生相关，隐性纯合子GG型患者严重瘙痒的发生率显著低于显性基因型AA+AG型患者。该研究进一步说明μ受体的激活参与了中枢性瘙痒的发生和发展。

另一项动物研究发现，选择使用一种高选择性KOR拮抗剂5′-guamdinonahrindole（GNTI）后，抓挠行为明显增多，说明KOR激动剂在中枢神经系统具有抗瘙痒活性。在正常情况下，中枢神经系统内源性μ阿片能系统和κ阿片能系统在生理水平处于动态平衡，经μ受体激动剂吗啡处理后，μ阿片能系统被过度兴奋，打破了内源性阿片能系统的平衡，抑制了κ阿片能系统的功能，导致瘙痒的发生；而使用κ受体激动剂则能够改善μ阿片受体激动剂所导致的μ与κ阿片能系统失衡，抑制瘙痒。由此可见，中枢神经系统内源性μ阿片能系统和κ阿片能系统的动态失衡参与了瘙痒的形成。

### （二）中枢神经系统5-羟色胺3受体的激活

脊髓背角及三叉神经脊髓束中存在丰富5-羟色胺3受体（5-hydroxytryptamine subtype3 receptor，$5\text{-}HT_3$ receptor），常与阿片受体共同表达，调节痛觉传导及胃肠道运动。吗啡可通过激活$5\text{-}HT_3$受体，引起皮肤瘙痒。部分临床试验及系统性回顾研究表明，$5\text{-}HT_3$拮抗剂昂丹司琼，可以预防及减轻术后瘙痒症状，进一步支持$5\text{-}HT_3$受体激活在瘙痒发生中的作用，但其具体机制和信号通路的传导并不明确。

### （三）中枢神经系统痒觉中心的激活

最初，瘙痒被认为是疼痛的分支，在较弱的伤害性刺激下，诱发瘙痒，而较强的伤害性刺激则诱导痛觉产生。随着对瘙痒的研究不断深入，提出选择性学说和特异性学说。选择性学说认为瘙痒是疼痛的微弱表现形式，疼痛抑制后出现瘙痒，痛觉刺激、机械刺激和化学刺激等可以抑制痒觉；特异性学说认为瘙痒是一种独立感受，是机体内一类特殊的痒觉相关神经元，接受痒刺激，引起机体产生痒觉。目前关于痒觉传导的具体机制尚不清楚，但越来越多的证据表明痒觉存在特定的传导通路。

瘙痒刺激激活至少两种不同类型的瘙痒信号神经纤维（图2-9）。组胺能瘙痒通过$H_1/H_4$受体通过瞬时受体电位阳离子通道$V_1$（TRPV1）激活C-纤维，而非组胺能瘙痒通过TRPA1激活多模式伤害感受器。TRP类离子通道参与瘙痒信息的传递，同时允许小分子局部麻醉剂QX-314进入瘙痒性传入纤维，从而阻断瘙痒传播。

瘙痒感受器的中央分支终止于脊髓和延髓背角的浅层，瘙痒感受器中央末端释放的神经递质包括谷氨酸和神经肽胃泌素释放肽（GRP）、P物质和脑利钠肽（BNP）（图2-9）。BNP对于组胺能和非组胺能痒觉的产生都是必需的。表达Mrgpr（Mas相关的G蛋白偶联受体）A3的感受器末端直接接触表达GRP受体的脊髓神经元，提示GRP可能是感受器释放出来的神经肽，GRP也可以由兴奋性脊髓神经神经元释放。P物质可以通过作用于神经元神经激肽1（NK1）受体产生瘙痒，几乎所有投射于丘脑和臂旁核的脊髓神经都表达NK1受体。BNP从痒觉感受器释放出来，首先激活GRP阳性中间神经元，然后释放P物质，再激活NK1受体阳性神经元，将瘙痒信号传递给大脑。NK1、GRP和谷氨酸受体

（AMPA）拮抗剂三者联合完全抑制了氯喹（MrgprA3 激动剂）所引起的背角神经元的激活和瘙痒行为，而单一或两者联合应用时效果较差。以上研究提示多种脊髓神经肽与谷氨酸共同介导了非组胺能瘙痒，而谷氨酸可能是组胺介导的瘙痒的主要的神经递质。

瘙痒信号传递的神经元沿上行轴突将信号传送到对侧腹侧基底丘脑（脊髓丘脑束）和双侧臂旁核旁束（PBN）（图 2-9）。丘脑是嗅觉以外所有感官的中继站。视觉、味觉、听觉和躯体感觉均投射到丘脑，然后传递到相应的大脑感觉皮质。功能磁共振成像显示，受试者在经历瘙痒刺激后，与刺激相对应的初级躯体感觉皮质区（S1）处于激活状态，表明 S1 可能代表了大脑皮质瘙痒的感知位置。此外，瘙痒刺激引发包括次级躯体感觉皮质（S2）在内的大脑区域一系列特征性活动，涉及情绪处理区域、奖赏区域（包括扣带回、前额叶皮质、杏仁核和边缘系统等）、评估和自我意识区域（孤岛皮质）、运动前区、运动区和辅助运动区（可能参与抓挠行为的发生）。瘙痒刺激所引起的脑区活动模式在患有慢性瘙痒症的患者中发生了显著改变。瘙痒在大脑中与疼痛、触觉和其他感官相联系的表现方式，以及这些神经回路在发育过程中如何建立信号通路连接是神经科学领域尚待解决的重大问题。

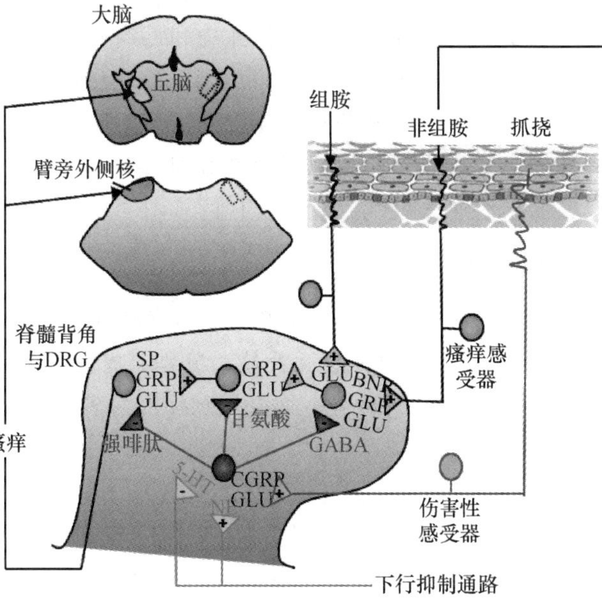


| 介质 | 受体 |
|---|---|
| cowhage | PAR2/4 |
| 5-HT | 5-HT 2A,3 |
| Endothelin-1 | $ET_A$ |
| IL-31 | IL-31EA/OSMFR |
| Chloroquine | MrgprA3 |
| BAM8-31 | MrgprC11 |
| β-Alanine | MrgprD |
| Bile acide | TGR5 |
| Oxid, Stress | TRPA1 |
| Lmiqumod | TLR7 |
| PAF4 | PAFR |
| LTB4 | LTB4(BLT2)R |

**图 2-9 瘙痒的神经通路的示意图**

5-HT＝5-羟基色胺（血清素）；CGRP＝降钙素基因相关肽；ETA＝内皮素 A 受体；GLU＝谷氨酸；IL＝白细胞介素；LTB 4＝白三烯 B4；Mrgpr＝Mas 相关的 G 蛋白偶联受体；NE＝去甲肾上腺素；OSMR＝制瘤素 M 受体；Oxid＝氧化应激；PAF＝血小板活化因子；PAR＝蛋白酶激活受体；PAFR＝血小板活化因子受体；SP＝P 物质；TGR5＝G 蛋白偶联的胆汁酸受体；TLR＝Toll 样受体

最近研究发现 PBN 是瘙痒处理的关键核团。PBN 神经元与胃泌素释放肽受体（$GRPR^+$）神经元形成投射双突触连接，这些 PBN 神经元对组胺和氯喹反应强烈，敲除 VGLUT2 谷氨酸转运蛋白基因减少了对组胺的急性抓挠反应，缓解了变应性接触性皮炎引发的慢性瘙痒，而不影响对机械和热刺激的反应。目前，尚有待研究进一步区分瘙痒 PBN 神经元与其他 PBN 神经元，并鉴定分离与 PBN 瘙痒神经元存在直接突触联系的脊髓神经元以及更高级的投射脑区。

另外，有研究者发现一种奇怪的现象——传染性瘙痒，人们在观看他人抓挠过程可引起观看者自身的瘙痒感。功能磁共振成像研究表明，观察抓挠行为可以激活多个与瘙痒相关的脑区，包括丘脑、初级体感皮质、运动前皮质等，这些是在没有真正的皮肤瘙痒刺激的情况下发生的一种心理性瘙痒。最近有一个新的发现，不仅人类存在传染性瘙痒，小鼠同样表现出类似行为，通过下丘脑的视交叉上核（SCN）介导视听刺激诱导出条件性抓挠行为。该研究显示，视交叉上核神经元在传染性瘙痒过程中被强烈激活，并通过局部 GRP-GRPR 信号传导介导抓挠行为，选择性抑制 SCN 中 GRP 或 GRPR 活性消除了瘙痒行为，而 SCN 中 GRP+神经元的光遗传激活可触发抓挠行为。鉴于 GRP 和 GRPR 在介导瘙痒和抓挠行为中的重要性，仍需要研究进一步确认这种现象是否仅限于 SCN，而不需要脑区 GRPR 神经元的参与。

脊髓中瘙痒相关神经元也接受大脑中枢从上到下递减的神经调节。脑干中缝大核内 5-HT 能神经元向脊髓发出递减的瘙痒信号投映，并通过激活 5 羟色胺受体 1A（HTR1A）和 GRPR 来刺激 $GRPR^{+}$ 神经元增强瘙痒，抑制脊髓中的 5-HT 信号可有效减少干燥皮肤介导的慢性瘙痒。尽管疼痛信号传递可覆盖瘙痒感觉，但抓挠和疼痛刺激会增加中枢神经系统的脊髓 5-HT 的释放，因此，慢性瘙痒经常因抓挠而加剧，治疗急性疼痛时，患者极易出现瘙痒症状。另外，已有研究表明，脊髓背角也可能受到蓝斑去甲肾上腺素能神经元的强直性抑制，拮抗脊髓背角中α-肾上腺素受体可以显著增强对 5-HT 或蚊子叮咬引起的瘙痒行为反应，可能是通过减少抑制性神经元的活动来实现的（图 2-9）。

### （四）其他与瘙痒相关神经递质

人体有多种神经递质参与脊髓及三叉神经对痒觉的传导，P 物质（substance P，SP）、谷氨酸（glutamate）由外周感觉神经元及中间神经元释放，分别与脊髓背角 NK-1 受体、GRPR、AMPA/kinase 受体结合，介导痒觉的传导。而外周致痒因素多由肥大细胞、T 细胞及角质受刺激，释放组胺、蛋白酶、白介素等。

## 参考文献

[1] Ko MC. Roles of Central Opioid Receptor Subtypes in Regulating Itch Sensation. In：Carstens E，Akiyama T，editors. Itch：Mechanisms and Treatment. Boca Raton（FL）：CRC Press/Taylor & Francis，2014.

[2] Tsai FF，Fan SZ，Yang YM，et al. Human opioid mu-receptor A118G polymorphism may protect against central pruritus by epidural morphine for post-cesarean analgesia. Acta Anaesthesiol Scand，2010，54（10）：1265-1269.

[3] To TH，Clark K，Lam L，et al. The role of ondansetron in the management of cholestatic or uremic pruritus-a systematic review. J Pain Symptom Manage，2012，44（5）：725-730.

[4] O'Donohue JW，Pereira SP，Ashdown AC，et al. A controlled trial of ondansetron in the pruritus of cholestasis. Aliment Pharmacol Ther，2005，21（8）：1041-1045.

[5] Desroches，J.，et al. Involvement of cannabinoid receptors in peripheral and spinal morphine analgesia. Neuroscience，2014，261：23-42.

[6] Kleyn, C. E. , et a1. A temporal analysis of the central neural processing of itch. Br J Dermatol, 2012, 166 (5): 994-1001.

[7] Moser H. R. , G. J. Giesler, Jr. Itch and analgesia resulting from intrathecal application of morphine: contrasting effects on different populations of trigeminothalamic tract neurons. J Neurosci, 2013, 33 (14): 6093-6101.

[8] Schmelz M, Schmidt R, Bickel A, et al. Specific C-receptors for itch in human skin. J Neurosci, 1997, 17: 8003-8008.

[9] Namer B, Carr R, Johanek LM, et al. Separate peripheral pathways for pruritus in man. J Neurophysiol, 2008, 100: 2062-2069.

[10] Shim WS, Tak MH, Lee MH, et al. TRPV1 mediates histamine-induced itching via the activation of phospholipase A2 and 12-lipoxygenase. J Neurosci, 2007; 27: 2331-2337.

[11] Wilson SR, Gerhold KA, Bifolck-Fisher A, et al. TRPA1 is required for histamine-independent, Mas-related G protein-coupled receptor-mediated itch. Nat Neurosci, 2011, 14: 595-602.

[12] Johanek LM, Meyer RA, Friedman RM, et al. A role for polymodal C-fiber afferents in nonhistaminergic itch. J Neurosci, 2008, 28: 7659-7669.

[13] Ringkamp M, Schepers RJ, Shimada SG, et al. A role for nociceptive, myelinated nerve fibers in itch sensation. J Neurosci, 2011, 31: 14841-14849.

[14] Roberson DP, Gudes S, Sprague JM, et al. Activity-dependent silencing reveals functionally distinct itch-generating sensory neurons. Nat Neurosci, 2013, 16: 910-918.

[15] Akiyama T, Tominaga M, Takamori K, et al. Roles of glutamate, substance P, and gastrin-releasing peptide as spinal neurotransmitters of histaminergic and nonhistaminergic itch. Pain, 2014, 155: 80-92.

[16] Sun YG, Chen ZF. A gastrin-releasing peptide receptor mediates the itch sensation in the spinal cord. Nature, 2007, 448: 700-703.

[17] Sun YG, Zhao ZQ, Meng XL, et al. Cellular basis of itch sensation. Science, 2009, 325: 1531-1534.

[18] Carstens EE, Carstens MI, Simons CT, et al. Dorsal horn neurons expressing NK-1 receptors mediate scratching in rats. Neuroreport, 2010, 21: 303-308.

[19] Mishra SK, Hoon MA. The cells and circuitry for itch responses in mice. Science, 2013, 340: 968-971.

[20] Han L, Ma C, Liu Q, Weng HJ, et al. A subpopulation of nociceptors specifically linked to itch. Nat Neurosci, 2013, 16: 174-182.

[21] Al-Khater KM, Todd AJ. Collateral projections of neurons in laminae I, III, and IV of rat spinal cord to thalamus, periaqueductal gray matter, and lateral parabrachial area. J Comp Neurol, 2009, 515: 629-646.

[22] Davidson S, Zhang X, Khasabov SG, et al. Pruriceptive spinothalamic tract neurons: physiological properties and projection targets in the primate. J Neurophysiol, 2012, 108: 1711-1723.

[23] Johanek LM, Meyer RA, Hartke T, Hobelmann JG, et al. Psychophysical and physiological evidence for parallel afferent pathways mediating the sensation of itch. J Neurosci, 2007, 27: 7490-7497.

[24] Moser HR, Giesler GJ Jr. Characterization of pruriceptive trigeminothalamic tract neurons in rats. J Neurophysiol, 2014, 111: 1574-1589.

[25] Jansen NA, Giesler GJ Jr. Response characteristics of pruriceptive and nociceptive trigeminoparabra-

chial tract neurons in the rat. J Neurophysiol, 2014; 113: 58-70.

[26] Akiyama T, Curtis E, Nguyen T, et al. Anatomical evidence of pruriceptive trigeminothalamic and trigeminoparabrachial projection neurons in mice. J Comp Neurol, 2015, 524: 244-256.

[27] Gotoh Y, Andoh T, Kuraishi Y. Noradrenergic regulation of itch transmission in the spinal cord mediated by alpha-adrenoceptors. Neuropharmacology, 2011, 61: 825-831.

[28] Zhao ZQ, Liu XY, Jeffry J, et al. Descending control of itch transmission by the serotonergic system via 5-HT1A-facilitated GRP-GRPR signaling. Neuron, 2014, 84: 821-834.

[29] Mochizuki H, Kakigi R. Central mechanisms of itch. Clin Neurophysiol, 2015, 126: 1650-1660.

# 第三章 舒适医疗的实施及规范化管理

（杨承祥 王汉兵 林 森）

随着社会经济的发展以及医疗技术的进步，患者就医的需求呈现多元化的特点，患者从原本解除病痛的基本需求，转变为追求舒适化医疗的更高层次需求，其更加注重精神满足、诊疗环境和人文关怀。由此，凯瑟琳·库克巴（Katharine Kolcaba）于 1992 年提出舒适化医疗的理论，其指患者在就诊过程中享受的生理和心理的双重舒适，帮助患者消除不适和疼痛，减少并发症，给予患者安慰、缓解焦虑，为患者提供相关知识、传播希望。

当今的舒适化医疗为了满足患者在生理、精神心理、社会文化和环境四个方面更舒适的需求，总共包含了三个层次的内容。第一个层次即消除疾病本身带来的疼痛、不适；第二个层次为减少或消除诊疗过程中的次生不适；第三个层次是人文或心理的安慰和舒适，缓解患者的恐惧、忧虑或绝望。舒适化医疗同时也强调医护人员的舒适，提高医护人员的工作热情和积极性，从而利于患者的康复。舒适化医疗的应用领域非常广泛，如患者的护理、临终关怀、无痛诊疗、围术期舒适管理和疼痛管理等。

随着舒适医疗和无痛医院概念的提出，不同规模的医院都在逐渐开展一些无痛诊疗的项目，如无痛流产，分娩镇痛，术后镇痛和无痛胃肠镜、支气管镜、膀胱镜、宫腔镜、ERCP 等，但距离全方位实施舒适医疗和建立真正意义上的无痛医院还较远。医院作为实施舒适医疗的主体，为患者提供人性化的医疗服务是医疗机构义不容辞的责任，同时各种镇痛技术和新型镇痛药物的出现为创建无痛医院提供了技术和物质支持。无痛医院的建立是一个循序渐进的系统工程，并不是一朝一夕的事情，不可能一蹴而就，它需要在观念上更新，要有院级领导的重视，要有相关科室的密切合作，更要有规范化的管理措施和实施方法。

## 第一节 实施舒适医疗的基本步骤

### 一、树立实施舒适医疗及创建无痛医院的战略目标

#### （一）医院决策者和管理部门高度重视，塑造舒适医疗和无痛医院品牌

在医疗卫生事业的改革中，医院能否塑造良好的品牌形象，提高医院在公众中的知名

度和美誉度，从而达到提升社会效益和经济效益的双重功效，是当前医院管理的一个重要课题。由于现代医疗技术的日趋成熟和普及，同级别的医院在技术、设备、价格等方面都很类似，医院要在激烈的竞争中取得胜利，必须依赖医院的品牌优势，加强医院核心竞争力。

医院作为医疗市场的竞争主体，最具决定性的因素是核心竞争力，这是医院不可被模仿的独特的优势，是提高医院综合实力最具有长远和决定影响的内在因素。医院核心竞争力是医院长期形成的蕴涵于医院内质中的、医院独具的、支撑医院过去、现在和未来的竞争优势，并使医院在竞争环境中能够长时间取得主动的能力。医院品牌对患者具有很强的引导力，打造医院品牌是医院获取和保持竞争优势的关键，是形成医院核心竞争力的平台。医院品牌提升医院核心竞争力主要表现在：①患者对医院足够的信任；②增强医院的凝聚力；③使医院建设及发展的基本战略和管理理念深入人心。医院只有走品牌化道路，实施品牌战略，始终拥有鲜明的医院自身特色，不断增强医院核心竞争力，才能在医疗市场竞争中保持可持续发展的良好势头。

医院品牌是医院对患者在医疗质量和服务质量方面的长期承诺，是多因素的相互组合，主要包括技术品牌、服务品牌和文化品牌等。创建无痛医院不仅需要为患者提供先进的医疗技术，而且体现了医院良好的为患者服务意识，也是医院文化建设的一部分，凸显了医院对患者的人文主义关怀，因此，创建无痛医院是一个全方位的品牌塑造过程，具有极大的发展潜力和良好的发展前景，是全面提升医院核心竞争力的有效途径。

#### （二）明确麻醉科在实施舒适医疗及创建无痛医院中的地位和作用

实施舒适医疗，创建无痛医院，需要许多科室和部门的参与，它们的职责和作用大小不同，首先要明确创建无痛医院的主体科室。麻醉科医师熟知各种镇痛药物的药理学，是“外科领域里的内科医师”，熟悉所给药物的近期和远期疗效及药物的副作用，精通急慢性疼痛的神经生理及病理知识，擅长各种神经阻滞技术，熟悉临床各种镇痛方法，能够为各种急慢性疼痛和顽固性神经病理性疼痛提供满意的镇痛效果，能够为危急重症和发生麻醉意外的患者提供及时有效的生命支持。麻醉科医师在创建无痛医院进程中具有独特的优势，因此，医院决策者应确定麻醉科在创建无痛医院中的排头兵和主力军地位。

2018 年国家卫生健康委员会、国家发展改革委、教育部、财政部、人力资源社会保障部、国家中医药管理局、国家医疗保障局七个部委联合发布《关于印发加强和完善麻醉医疗服务意见的通知》中指出，麻醉学是临床医学的重要组成部分，麻醉科是体现医疗机构综合能力的重要临床专科。加强和完善麻醉医疗服务，是健康中国建设和卫生事业发展的重要内容，对于提升医疗服务能力，适应不断增长的医疗服务需求，满足人民日益增长的美好生活需要具有重要意义。

全方位实施舒适医疗，拓展业务范围广，开展新项目多，麻醉科和各科室之间的联系更加紧密。如何有序、安全、高质量地开展各种无痛项目，是对麻醉科尤其是麻醉科主任提出的挑战，要求麻醉科主任需要具备强大的魄力和决心、高超的管理技巧、良好的沟通协调能力以及勇于创新的科学精神。

### 二、实施舒适医疗的专业性宣教

疼痛（Pain）一词来源于拉丁语 Poena 和希腊语 Poine，意指处罚或惩罚。1979 年国际疼痛研究协会（IASP）对疼痛定义为：疼痛是一种令人不快的感觉和情绪上的感受，伴随着现有的或潜在的组织损伤。疼痛的定义告诉我们，疼痛是与生俱来的，这使得人们对疼痛习以为常，许多患者甚至部分医护人员认为，手术后的疼痛、分娩疼痛、晚期癌痛和各种检查、治疗过程中伴随的疼痛等是不可避免和必须默默忍受的。据统计，多数患者就医过程中的疼痛被忽视或低估。西班牙 15 家医院 1675 例患者的调查显示：疼痛患者的比例为 48.5％，而住院期间患者的疼痛比例高达 62％；意大利 20 家医院 4523 例患者的调查结果表明：疼痛患者比例竟然高达 91.2％，其中无痛的患者占 8.8％，轻度疼痛的患者占 21.7％，中度疼痛的患者占 46.7％；德国一家教学医院 561 例患者调查显示：疼痛患者比例为 50％，其中 85％为中度疼痛。中国广东省 12 家三甲医院于 2010 年对 5245 份术后患者的镇痛情况、术后镇痛不全发生率进行多中心调查，报告显示，术后第一天及第二天患者中度疼痛的发生率分别为 56.19％和 29.73％，中度疼痛发生率分别为 18.56％和 4.43％，而目前临床上疼痛治疗出现的困惑和瓶颈，需要设法正确解决。

疼痛得不到有效治疗的原因是多方面的，患者以及医护人员对疼痛存在认识误区是其中一个重要原因。调查显示，许多患者不愿如实报告疼痛，担心镇痛药成瘾，担心镇痛药影响伤口愈合，担心分散医生治疗原发病的注意力，担心被认为不是“好”患者；而医护人员也普遍存在对疼痛给患者所造成的痛苦认识不足，担心镇痛药的副作用，疼痛评估和疼痛治疗知识缺乏等。因此，创建无痛医院首先应对患者及家属进行有关疼痛知识的普及和教育，加强医护人员的专业培训，改变公众的传统观念，更新医护人员的疼痛医学知识。

随着社会的进步和医学的发展，提高疼痛控制水平越来越受到人们重视。自 1995 年，美国疼痛学会首先提出“疼痛为第五大生命体征”的概念，每年由 IASP 发布抗痛年主题已经成为全球医学界最令人瞩目的大事，IASP 公布 2016—2017“世界抗痛年”主题为“术后镇痛”；2017—2018 年主题为“卓越疼痛教育传播年”；2018—2019 年主题是“全球抗击老年幼年精神神经性疾病引起的疼痛”。把缓解疼痛提高到人权高度，这是人类文明和医学发展的必然结果，而我国也将 10 月中旬的一周定为“镇痛周”。另外，长期的慢性疼痛也不再仅仅被认为是一个症状，而被认为是一种疾病，我们医务人员有责任和义务使患者免除疾病本身的疼痛折磨和诊治疾病时带来的疼痛折磨。

实施舒适医疗，创建无痛医院的专业性宣教应做好两点，一是重视对患者及家属有关疼痛知识的普及和宣传，通过建立医院网站，利用广播、电视、报纸等新闻媒体，开展大型公益活动和健康讲座等形式，使“解除疼痛是患者基本权利”的观念深入人心；二是坚持不懈地对医护人员进行有关疼痛治疗的继续教育，通过举办学习班，组织业务骨干外出交流学习，邀请专家进行专题讲座，使医务人员疼痛治疗的意识和水平不断提高，使每一个医务工作者认识到“为患者解除疼痛是医生的神圣职责”。2018 年七部委《关于印发加强和完善麻醉医疗服务意见的通知》也指出：各地区、各有关部门要高度重视加强和改善麻醉医疗服务工作的宣传，充分运用多种宣传方式加强政策解读，加强麻醉相关健康宣教，为落实各项政策措施营造良好社会氛围。国家卫生健康委员会要相关部门建立重点工作跟踪和定期督导制度，强化政策指导和督促检查，及时总结经验并定期通报工作进展。

## 三、开展影响力大的无痛和镇痛项目

实施舒适医疗，建设无痛医院是一个系统工程，需要管理者理清关系，抓住重点，循序渐进，首先选择开展一些技术成熟、安全性高、病源广泛、能够产生良好社会效益的无痛和镇痛项目。手术后的疼痛、分娩疼痛、内镜检查疼痛是医院中普遍存在的现象，不仅增加患者痛苦，而且增加患者就医过程中的并发症，关于这些项目镇痛技术的有效性和安全性已经得到广泛认同，开展这些项目的镇痛技术，易于为人民群众所接受，可以为全方位实施舒适医疗奠定良好的基础。

随着人口老龄化趋势的加快，恶性肿瘤发生率逐渐增加。据统计，70%中、晚期癌症患者被剧烈的疼痛所折磨，如何有效减轻癌症患者的疼痛，提高生存质量，已经成为全世界共同关注的问题。世界卫生组织倡导的“三阶梯镇痛方案”可以为大多数癌症患者解除或缓解疼痛。近年来，随着疼痛医学的进步，涌现出了许多治疗晚期癌痛的新型镇痛药物和技术，如吗啡控释片、缓释片和芬太尼透皮贴剂的问世，椎管内吗啡泵输注系统和射频热凝靶点神经毁损技术的临床应用，使许多顽固性晚期癌痛患者减轻了痛苦。重视癌症患者的镇痛治疗，是无痛医院建设进程的重要内容。

## 四、疼痛专科的建设

实施舒适医疗，创建无痛医院，我们不仅要积极处理急性疼痛，而且要重视慢性疼痛的诊疗。据统计，我国慢性疼痛发病率中年人约20%，老年人约50%，人群患病率高于恶性肿瘤、高血压、糖尿病等威胁人类健康的常见疾病，如何有效处理此类疼痛，是创建无痛医院的重要课题。

### （一）开展疼痛专科的必要性

**1. 慢性疼痛是一种常见疾病** 急性疼痛多为某些疾病或创伤的伴随症状，而慢性疼痛尤其是神经病理性疼痛本身是一种疾病。过去人们对疼痛认识有很大的误区，错误地认为“疼痛是一种症状，而不是病，病好了自然就不痛”。实际上多数慢性疼痛不仅仅是一种症状，其本身就是一种疾病。如原发性三叉神经痛除了疼痛症状外，并无其他表现，是一种典型疼痛性疾病，治好了疼痛，就治好了疾病；又如带状疱疹后神经痛也是疼痛性疾病，因为其疼痛剧烈而顽固，有的患者持续疼痛达数十年，患者自杀事件时有发生。症状与疾病的区别是相对的，当一种慢性临床症状长期、严重威胁患者的生活和工作时，就应确认其为疾病。

**2. 慢性疼痛需要专科化治疗** 疼痛治疗有着巨大社会需求，由于缺乏规范的疼痛科，目前游医假药泛滥。只有建立了规范的疼痛科，才能真正实现“免除疼痛是患者的基本权利”的要求。

疼痛专科在现代疼痛学理论的指导下，对疼痛性疾病及临床医学中遇到的疑难疼痛问题，进行全新模式的综合分析判断及治疗。使很多难以控制的疼痛性疾病得到完善治疗。从面部疼痛、颈椎病、肩周炎、腰背部及下肢疼痛等常见的慢性疼痛性疾病，到带状疱疹及其后遗痛、三叉神经痛、幻肢痛、烧灼样痛等难治性神经病理性疼痛，以及癌性疼痛等都可以得到更好的治疗。另外，应用专业疼痛治疗的独特手段，对某些非疼痛性疾病如慢性鼻炎、突发性耳聋、视网膜病变、失眠、顽固性呃逆、痛经、慢性疲劳综合征等进行辅助治疗，也可取得较为满意的疗效。疼痛专科医生将全部精力用于疼痛诊疗，使疼痛性疾病的诊疗和研究更加专业化和科学化，有利于疼痛的早期诊断、病因病理学分析以及科学治疗和长期预防，也利于诊疗技术的进步和疼痛事业的发展。

慢性疼痛的诊疗在过去相当长的时间里被等同急性疼痛分散在临床各个学科，包括神经内科、神经外科、骨科、肿瘤科、康复科、风湿免疫科等，这些学科只是从不同的角度对疼痛和疼痛性疾病进行常规的诊疗，而且各科医生均有其繁重的本职临床工作，精力有限，兼职或轮转负责疼痛治疗很难达到患者要求，结果出现“轻痛科科看，重痛无人管”状况，许多顽固性疼痛患者得不到及时、有效治疗，给患者造成极大痛苦。据统计30%的慢性疼痛患者查不出明确的病因，辗转于各科室之间求治，面对这些慢性疼痛，必须依靠专业的理论知识进行诊断，依靠专业的技能去处理，才能取得较好的疗效。有鉴于此，国际上的疼痛医学先驱们在1976年发起成立了IASP，提倡把多个学科的专业技术人员联合起来，共同攻克慢性疼痛。我国卫生部于2007年7月发出了《医卫发2007年227号》文件，确定在《医疗机构诊疗科目名录》中增加一级诊疗科目“疼痛科”，在我国二级以上医院开展“疼痛科”诊疗服务。因此，要创建无痛医院，建立疼痛专科势在必行。

### （二）疼痛专科诊疗范围

卫健委2007年227号文件规定，疼痛学科的主要业务范围是慢性疼痛疾病的诊疗，疼痛科业务诊疗范围主要包括以下几个方面：

1. 全身软组织损害所致的慢性疼痛。
2. 需要介入毁损治疗的神经病理性疼痛。
3. 药物镇痛无效需要微创治疗的癌痛。
4. 不明原因的疼痛。
5. 与神经相关的非疼痛性疾病。

以下临床综合分类疾病在相关学科治疗后基础疾病已基本治愈，但患者仍然不能缓解疼痛的，可到疼痛科就诊治疗。

1. 头痛：颈源性头痛，紧张性头痛，偏头痛，丛集性头痛，血管源性头痛，外伤后头痛。
2. 颌面部痛：三叉神经及其分支痛，舌咽神经痛，蝶腭神经痛，面部器官源性疼痛。
3. 项枕部疼痛：枕神经痛，乳突痛，颈项部肌筋膜痛。
4. 颈肩痛：颈椎关节病，颈肩综合征，寰枕畸形，颈肋，肩周炎。
5. 上肢痛：上肢血管性疼痛，肱骨外上髁炎、腱鞘炎，前斜角肌综合征，胸廓出口综合征。
6. 胸部痛：肋间神经痛，带状疱疹后神经痛，胸部手术后肋间神经痛，肋软骨炎，胸内脏器疾患侵犯胸壁神经痛。
7. 腹痛：腹壁神经痛，腹壁静脉炎，手术后切口痛。
8. 腰腿痛：神经损伤后疼痛，幻肢痛，残肢痛，复杂的局部疼痛综合征，脊椎手术失败综合征，风湿类风湿疼痛，强直性脊柱炎腰背痛，纤维肌痛症，红斑肢痛症，痛风性关节炎，下肢缺血性疼痛，末梢神经炎，跟痛症。
9. 中枢性疼痛：由脊髓、脑干、丘脑、大脑皮层发出的刺激而引起的疼痛。
10. 心理性疼痛：无明确的病变和组织损害而患者感到有顽固性疼痛。
11. 癌性疼痛。

12. 非疼痛性疾病：顽固性呃逆，面神经麻痹，面肌痉挛，不定陈述综合征。

（三）在麻醉科领导下建立疼痛门诊，并逐步开设疼痛病房

疼痛专科的筹建应循序渐进，在二级或刚刚起步的三级医院可以先设立疼痛门诊，由经过规范化培训的医生进行疼痛诊疗工作，疼痛门诊应全天开诊，门诊医生相对固定，初始配备1～2名疼痛专科护士，门诊应具备疼痛治疗的部分仪器和理疗设施。据统计，目前我国的疼痛专科医生主要来源于麻醉科医生，94%疼痛门诊由麻醉科建立，其余由康复科和其他科室建立。无痛医院的目的是使所有患者，包括为急性和慢性痛患者在诊疗和护理过程中减轻或免除疼痛，医院决策者树立了以麻醉科为主体的创建无痛医院的战略目标，因此，在创建无痛医院背景下，疼痛门诊应由麻醉科牵头筹建。

经过一个阶段的发展和准备，疼痛门诊的医生逐步在诊断、鉴别诊断、疼痛治疗方法有一定累积和提高，疼痛门诊患者数量和疾病种类逐渐增加，产生一定的社会效应后可开始筹建疼痛专科病房，科室建制应该有学科带头人及医生3～7名、护士6～10名、专用病区10～30张床位。

疼痛专科应该具备多种治疗技术，例如神经阻滞、微创介入治疗、物理治疗、中西医结合治疗和心理治疗等，这些技术的训练应该从简单到复杂逐步开展，并形成以微创介入技术为主导的专科治疗特色，有条件的医院还应开展有关慢性疼痛的基础和临床研究工作。

## 五、建立多学科院内疼痛会诊制度

一些患者饱受各种慢性疼痛的折磨，如癌性疼痛、带状疱疹后神经痛、骨关节疾病的相关疼痛、糖尿病神经痛、血栓性脉管炎肢体疼痛等，这些疼痛的病因诊断已很清楚，但临床各科医生缺乏疼痛治疗的专科经验，面对复杂情况他们常常束手无策，患者只能忍受疼痛的煎熬。建立和完善院内疼痛会诊制度，发挥医院整体资源优势，对于相对疑难的有镇痛需求的患者，只要由病房主管医生发出申请，麻醉科总值班和科内镇痛专家随时出诊，及时进行镇痛治疗，并定期随访。

事实上，疼痛病因复杂，多个学科的医生都会面临疼痛的诊断和鉴别诊断的困惑。诊断明确以后为患者进行合理的、个体化的治疗是医生的职责。遇到诊断不明确的疑难病例，由医务科召集相关科室专家共同解决，组织院内多学科会诊，由麻醉科、康复科、神经内科、风湿科和骨科一名副主任医师及其以上职称的专家共同出诊，同时会诊一个疑难疼痛患者，明确诊断后制订出一套适合患者的治疗方案。每个星期安排一次会诊时间，每次会诊8～10个患者。

多学科会诊有利于疼痛的尽早诊断和有效治疗，使遭受疼痛困扰的患者能够及时得到最专业的治疗，不仅提高了患者住院期间的满意度，也最大限度地体现了医院对患者的人文关怀。

## 六、常规进行疼痛的评估及逐步完善护理工作中的镇痛项目

疼痛与生俱来，一个人丧失了对疼痛的反应，生命也就处于危险的边缘，而持久而剧烈的疼痛对人体呼吸、循环、免疫等多个系统产生不利的影响。创建无痛医院的目的是减

少或避免患者因疾病本身以及诊治疾病过程中出现的伤害性疼痛的不良刺激，首先应对患者疼痛程度进行准确的评估和记录。因此，树立了实施舒适医疗或创建无痛医院的目标，随之应建立完善的疼痛评估制度，并将该项制度的落实情况纳入医疗质量控制管理体系。其具体要求如下：

1. 护士每天对入院患者至少进行一次常规进行疼痛评估，不仅要求记录患者休息时疼痛评分，而且也要记录活动时，如呼吸、咳嗽、翻身、起床时的疼痛评分。对手术后患者或存在持续剧烈疼痛的患者应按医嘱增加疼痛评估的次数。

2. 对护士进行系统培训，提高疼痛评估的准确性。护士应熟悉 VAS 疼痛评分、口述疼痛评分、儿童脸谱疼痛评分等多种疼痛评分方法，根据患者病情、年龄及理解能力的不同选择合适的评估方式。

3. 明确各种评估方式中度疼痛的界限，患者静息时中度以上疼痛应采取相应措施并立即向主管医生报告。

4. 医院管理部门将各科室疼痛评估情况纳入医疗质量控制管理体系，设定质量控制标准，定期进行督察。

护士不仅是患者病情的直接观察者，而且是医疗行为的执行者，护士在无痛医院的创建过程中扮演着重要角色。许多护理操作如静脉注射、导尿、胃管置入、术后体位的更换等可引起患者明显的疼痛和不适，而认真细致的疼痛评估、良好的心理疏导、娴熟的护理技巧和积极开展多科联合治疗，可以解除护理工作中的许多疼痛。逐渐完善护理工作中的无痛和镇痛项目是建设无痛医院对护士提出的要求和挑战。

### 七、全方位开展各临床科室门诊和住院患者的镇痛治疗

疼痛是医院各个科室的患者都普遍存在的现象，由于不同来源的疼痛存在明显的差异性，不同种类的疼痛其程度不一、持续的时间不同，导致患者经历的许多疼痛现象，尤其是一过性、短暂的疼痛常常被医院管理者和医务人员忽略，而这些疼痛对患者造成的生理和心理影响却是客观存在的。建立真正意义上的无痛医院，树立无痛医院的战略品牌，需重视患者因疾病本身以及医疗操作和患者就医过程中出现的所有疼痛现象，全方位开展各临床科室门诊和住院患者的镇痛治疗，如无痛康复治疗、无痛牙科、无痛烧伤换药、急慢性疾病伴随疼痛的治疗、创伤患者手术前的无痛治疗、无痛肿瘤射频消融、无痛放射介入治疗等无痛和镇痛项目，使无痛技术和舒适医疗理念涵盖医院每一个角落。

## 第二节 术后镇痛规范化管理

术后疼痛可能是患者一生中经历的最为严重的疼痛之一。近年来，随着新型镇痛药物及镇痛技术的临床应用，术后疼痛治疗得到迅速发展，国内开展术后患者自控镇痛（patient-controlled analgesia，PCA）已经走过了十余个年头，并取得了显著进步，然而，调查结果显示仍有相当多的患者术后疼痛没有得到足够的缓解。造成众多患者术后镇痛不足的因素是多方面的，欠缺有效的术后镇痛规范化管理是最主要的原因。

## 一、影响术后镇痛质量的因素

### （一）患者因素

**1. 患者年龄** 目前，没有研究资料对术后镇痛的适应证从年龄角度加以限制，临床上4～90岁都有使用患者自控镇痛的报道。小儿和老年人对镇痛药的需求量、耐受性等不同于青壮年，因此，用药剂量应适当减少，老年人行PCA镇痛时，应减小单次剂量（bolus），也有人提出可以不设背景剂量。小儿和认知功能异常的老年人（术前痴呆，术后认知功能障碍）使用PCA泵术后镇痛，由于存在对PCA镇痛技术认识的障碍和偏差，易导致术后镇痛效果减弱。

**2. 心理学特征** 疼痛是主观感觉，其经验受多种因素干扰。心理不稳定，易紧张、忧郁、焦虑人格的患者对疼痛敏感，镇痛要求偏高，也易导致镇痛失败，如不恰当地增加用药，可使术后镇痛相关并发症增多。

**3. 伴发疾病** 术后镇痛必须考虑患者全身功能状态，考虑有无伴随器官功能的损害。肾功能损害可降低阿片类药物、镇静和局麻药的排泄，增加呼吸抑制风险；低血容量患者对阿片类药物和局麻药敏感性增加，镇痛药需求减少；病理性肥胖和阻塞性睡眠呼吸暂停综合征患者，术后镇痛应用不当可引起致死性呼吸抑制，研究表明，不设背景剂量的PCA可提高该类患者的安全性，而且使用中一定要加强生命体征的监测。

**4. 药物滥用史** 经常使用阿片类药物或阿片类药成瘾的患者，对阿片类有一定的耐药性，可导致术后镇痛失败。研究表明，该类患者术后镇痛所需的阿片类药物总剂量是常人的2～3倍，但镇痛效果未必满意，而镇静作用相当明显，这种过度镇静往往与呼吸抑制相关，对这类患者增加阿片类药物用量时，一定要观察镇静水平和呼吸状况，并准确计算背景剂量和追加剂量。对有药物滥用史的患者进行镇痛评估也不同于常人，该类患者经常谎报疼痛评分，抱怨镇痛效果不佳，因此，可以改用功能评估，如咳嗽、步行能力以确定镇痛水平，从而排除患者自身报告的偏差。

**5. 术后镇痛的认知水平** 许多患者和家属认为术后应用麻醉镇痛药可能延缓切口愈合，这是患者拒绝镇痛的一个重要原因，他们宁愿忍受疼痛也不愿如实向医护人员报告疼痛的情况，另外，患者对麻醉药品的恐惧，担心镇痛药物成瘾也是影响术后镇痛治疗的主要障碍。医务人员在术前而不是术后向患者详细介绍术后镇痛的益处和PCA泵的性能、使用方法以及注意事项，增加患者对镇痛药物和镇痛方法的认知度，可以明显提高术后的镇痛质量。

### （二）仪器因素

**1. 一次性PCA泵** PCA泵机械装置依靠输注管路的口径限制药液的输出，不同的产品有不同的输出速度，使用前应详细了解其性能，以便计算药物浓度和剂量。自控按键利用挤压增加药液输出量，储液囊经过一定时间才能充满，这个时间就是按压有效的间隔时间。由于虹吸作用，PCA泵的位置对输出药量也有一定影响，正常应将PCA泵放于心脏水平，目前大多数一次性PCA泵已加用防虹吸、抗反流的瓣膜装置。另外，不明显的PCA泵损坏可改变PCA泵性能，造成镇痛失败或意外。

**2. 电子泵** 电子泵的结构复杂，其硬件和软件的许多装置和程序，任何环节出现偏差都将影响镇痛效果和安全性，所以电子泵的不可靠和不安全因素较机械泵增加。主电源中断再连接后，电子泵原程序和参数可能改变，应重新设置，磁共振成像和高电压机房产生的强电磁场也可影响电子泵性能。

（三）知识欠缺

术后急性疼痛的治疗由麻醉科医师、麻醉护士、病房医生和病房护士共同完成，医护人员之间以及医护人员与患者缺乏有效沟通，易导致患者镇痛不足或缺失。医护人员对术后疼痛的认知错误也是导致患者镇痛不足的因素，调查发现：病房护士经常混淆麻醉药品的成瘾性和耐药性的概念，把临床上患者因疼痛加剧需要增加药物用量或者因疼痛需继续应用止痛药物的情况当作了药物成瘾，因此，尽管术后医生下达必要时给予阿片类药物的医嘱，但护士往往在患者有镇痛需求时也让患者尽量忍受，影响了患者术后康复。另外，病房许多医护人员对术后疼痛存在认知错误，术前或多或少诱导患者不用或少用术后镇痛。

因工作人员操作失误，如镇痛处方配制、一次性追加剂量、按键间隔时间限定、背景输注量、药物浓度、非指令输注错误等，均可导致术后镇痛效果不理想，或引发过度镇静、呼吸抑制等并发症。

（四）镇痛方法不足

常用术后镇痛方法包括：口服镇痛药物、单次肌注或者单次静脉注射镇痛、患者自控静脉镇痛（PCIA）、患者自控硬膜外镇痛（PCEA）、连续或单次椎旁神经阻滞、连续或单次外周神经阻滞、单次伤口局麻药浸润、经皮神经电刺激镇痛（TENS）等。不同的手术种类术后镇痛所适用的方法不同，选用镇痛方法不当可导致术后镇痛失败或镇痛效果欠佳。未采用多模式镇痛或镇痛方案没有规范化均会影响术后镇痛质量。

（五）其他因素

医疗组织对术后疼痛控制重视不够，缺少有关疼痛管理制度和资源。如未将疼痛控制水平纳入医疗质量控制体系，现行的医保政策和单病种质控制度都不利于术后镇痛的广泛开展和普及。由于术中镇痛不足或者术后镇痛不充分，术后急性痛也可转变成慢性疼痛，这些都可影响镇痛质量。

总之，影响术后镇痛质量的因素是多方面、多环节的，而所有导致术后镇痛不足的因素或多或少都与镇痛管理的不足和缺失有关，只有加强和规范术后镇痛的管理，制订程序化和规范化疼痛管理策略，许多影响术后镇痛质量的原因就能避免，或一旦发生能及时发现并予纠正，最终提高术后镇痛的质量。

## 二、术后急性疼痛服务机构

术后疼痛是一种伤害性刺激，可引起恶心、呕吐、肠蠕动减慢、肌肉痉挛、血栓栓塞等一系列病理生理改变，从而延长患者的住院时间，增加患者的医疗费用。尽管近年来患者自控镇痛技术已广泛开展，术后镇痛质量有了显著改善，但是，仍然有相当数量的患者术后疼痛得不到有效缓解。Rawal 等认为，要解决术后镇痛不完善的问题，关键在于建立一种有效的术后疼痛管理模式而不是只关注镇痛技术本身。因此，国外许多专业团体如全美保健机构评审联合委员会（AHCPR）、IASP、美国麻醉科医师协会（ASA）提出所有的医院都需要建立一个完善的急性疼痛服务（acute pain service，APS）组织体系，其目的是对术后疼痛进行规范化管理。

（一）APS组织产生的背景

**1. 疼痛控制的效果差** 疼痛控制（pain control）是指将患者的疼痛减轻到可接受的程度，现已发展为症状管理专用术语之一。尽管疼痛控制一直是医学的研究问题之一，新的镇痛药物和镇痛技术不断问世并应用于临床，但大量的研究表明，疼痛控制的效果仍不令人满意，要彻底控制患者的疼痛，除使用高效的镇痛药物和镇痛技术外，还应着手制定有关的规章制度和工作指南，经济合理地减轻患者的疼痛。

**2. 急性疼痛控制指南的制定** 美国疼痛学会于1985年最先公布了疼痛控制指南，并制定了以预防、诊断、治疗、监测、最终消除患者疼痛为目的的管理策略，随后疼痛在其他国家和地区也受到重视，相继公布了疼痛控制指南和实施策略。制定急性疼痛控制指南的目的主要是保证急性疼痛控制的效果与安全，降低副作用发生率，维持患者的正常生理和心理功能以及提高疼痛患者生活质量四个方面，指南的制定可帮助临床医务人员和患者对疼痛控制做出正确的决策。

APS组织是伴随着急性疼痛控制指南的实施而产生的，是一种由多个学科专业人员合作减轻患者疼痛的服务方式及以患者为中心的服务体系。APS组织的目的是使与疼痛控制相关的人力、物力、技术、信息、时间等要素有机结合并最佳运转，以提高疼痛控制的效果和工作效率。

（二）APS组织形式

**1. 基本原则** APS作为一种提供高质量疼痛控制的组织，具备三个基本原则：①以患者为中心。以患者为中心的服务体系首先体现在各种医疗护理措施必须以解除患者疼痛，提高患者舒适度为中心；其次，相信患者的主观感受，将患者报告的疼痛作为评估疼痛的金标准；另外，为患者提供必要的信息，对知识缺乏和疼痛控制期望值低的患者或家属进行教育，让他们积极主动地参与到疼痛控制的过程中。②多学科合作。疼痛涉及康复医学、麻醉学、神经病学、心理学、护理学、药理学等多个学科，多专业合作是解除患者痛苦的关键途径。③以专业知识为基础。随着医学科学的发展，有关疼痛的病因学、病理生理学、药理学都在不断地发展，医务人员也要不断地更新知识和观念，掌握疼痛治疗新技术。因此，医护人员的继续教育是提高医学专业知识的基本要求，是APS不断发展和进步的保证。

**2. APS工作模式** 目前APS比较成熟的工作模式有两种：以麻醉科医师为基础的模式和以护士为基础麻醉科医师督导的模式。

（1）以麻醉科医师为基础的模式：麻醉科医师在镇痛领域有着丰富的经验和特有的技术，如患者自控镇痛（PCA）技术，包括硬膜外途径、静脉途径和皮下途径等，建立以麻醉科医师为基础的APS组织，可以为患者提供一种高质量的镇痛服务。但是，大多数医院麻醉科医师人员紧缺，手术室内的麻醉工作任务繁重，因此，尽管国内外有医院实行过以麻醉科医师为基础的疼痛控制模式，只有少部分患者能受益于此种模式。

（2）以护士为基础麻醉科医师督导的模式：护士在麻醉科医师的督导下实施疼痛控制

措施。该模式最早由 Rawal 和 Berg-gren 于 1994 年提出，他们认为护士在急性疼痛控制中有以下独特的作用：首先，护士是诊疗队伍中与患者联系最密切、最了解患者各种不适的医务人员，患者出现中度以上的疼痛或镇痛泵出现故障报警时，护士可以及时通知麻醉科医师处理；其次，护士除了执行医嘱按时给予镇痛药物外，还可在自己权限范围内为患者使用非药物的止痛措施，如改变体位、指导患者深呼吸等；最后，护士负责患者及其家属的健康宣教，使那些不愿意报告疼痛、害怕镇痛药成瘾、担心出现难以治疗的副作用的患者解除疑虑和担忧，保证疼痛干预的有效性。因此这种模式能充分发挥护士在疼痛控制中的作用，被认为是最佳且最经济的疼痛控制模式。鉴于护士在疼痛控制过程中的这种优越性，目前，在一些欧美国家疼痛控制组织的组成人员正在从以麻醉科医师为主体的模式转向以护士为主体的模式，护士在疼痛控制中独特的作用日益显现出来。

**3. 组织成员** APS 组织是一个不同专业技能的医务人员组成的多学科的组织，其组织成员目前还没有统一的规定。由于麻醉科医师在镇痛领域有着丰富的经验和特有的技术，因此其在疼痛控制组织中的领导角色已得到广泛的认可。麻醉护士除了能在麻醉科医师指导下实施新的镇痛技术如 PCA，协助麻醉科医师术后镇痛查房，为病房护士提供信息支持和技术指导等工作外，还在组织中扮演着联系和桥梁的角色，促进麻醉科医师、外科医生、心理医生和病房护士等之间的联系与交流，因此麻醉护士是 APS 组织的重要成员之一。国外不同医疗机构 APS 成员一般包括麻醉科医师、麻醉护士、药剂师、心理治疗师、理疗师、病区医生和病区护士等不同学科专业的人员，目前国内 APS 成员一般由麻醉科医师、麻醉护士、病房医生和病房护士组成，大多数专家建议护士应占 APS 组织成员的绝大部分。

**4. 组织的任务与成员的职责** APS 组织的主要任务是明确各类医务人员在疼痛控制中的职责，研究制定疼痛控制的标准，将疼痛控制的专业知识列入各级各类相关人员的教育培训范围内。成员的职责包括：疼痛评估、疼痛知识教育、疼痛干预、镇痛效果观察、风险管理等五个方面。同时，小组成员之间的有效合作和交流是该组织发挥作用的最基本要求，APS 成员应定期进行研讨，讨论疼痛控制的效果，发现实践中的问题并找到解决问题的方法，以便能更好地减轻患者的疼痛。

## 三、APS 模式的实施和宣教

疼痛不仅是患者的主观表现，还对机体各器官系统造成不利的影响。患者处于中度以上疼痛（VAS 评分在 5 分以上）时，应视为与低血压、发热、心动过速等同的异常情况，需要及时处理。麻醉科医师在提供围术期镇痛的同时，还应与相关人员（如麻醉护士）承担对全院医护人员的培训，包括对急性疼痛患者的评估、PCA 和各种神经阻滞治疗技术的应用等。患者术后情况和镇痛效果首先依赖于病房医生、护士的观察记录，因此对相关手术科室病房和 ICU 医护人员的培训尤为重要。APS 在客观上扩大了麻醉学的业务范围，为患者解除了术后痛苦，也在一定程度上提高了相关科室医护人员对术后患者的管理水平。

**1. APS 查房制度** APS 组织制定术后镇痛标准化流程，不同的手术种类应选择不同的镇痛方式，每日对术后镇痛患者进行查房是 APS 的主要工作形式。建立麻醉科医师和麻醉护士每日两次查房制度，术后镇痛应有标准化的医嘱和记录，包括镇痛方案和副作用的预防等内容。医护人员在 APS 查房时，应采用标准化的评估手段（如 VAS 评分），进行规范评估并记录疼痛状态、治疗效果及相关副作用。

**2. 充分发挥病区医护人员作用** ①APS在病区成立疼痛小组，成员包括责任医师和责任护士，由麻醉科医师对其进行疼痛管理指导和有关疼痛知识的培训，使所有成员特别是责任护士非常熟悉疼痛管理知识，尤其是术后镇痛的新观点、新方法等。②术前责任护士需对患者进行疼痛认知与态度的评估并进行疼痛知识的健康教育。③病区护士进行持续的镇痛质量评估，术后24 h内每4 h、48～72 h内每8 h进行1次VAS疼痛评估，并作为第五生命体征记录。只要静息时VAS评分＞3分必须给予相应的镇痛措施，如按压镇痛泵追加镇痛药，必要时报告病区或麻醉科医师。

**3. 麻醉科医师24 h指导负责制** APS遇到问题时可随时联系相应的麻醉科医师，得到业务上的指导，这对于完善术后镇痛的有效性和安全性、及时调整治疗方案、处理并发症非常重要。

**4. 重视患者的术前评估和宣教** 患者及家属对镇痛治疗的理解与合作有助于提高术后镇痛质量。麻醉科医师和麻醉护士应与相关科室医护人员合作，在术前对患者及其家属进行镇痛治疗的知识普及，讲解现有的镇痛方式及使用方法、术后镇痛的优势及其可能存在的副反应，消除患者及其家属可能的顾虑（如担心药物成瘾、影响伤口愈合等），帮助患者选择个体化的镇痛方式。

佛山市第一人民医院大规模开展术后镇痛已经二十多年，为近15万例患者实施了各种方式的术后镇痛，早期由于只是重视镇痛方式及镇痛药物的选择，过于依赖和仿效文献报道的镇痛方法，导致部分患者镇痛效果不尽如人意。近年来，随着实施舒适医疗和建设无痛医院目标的确立，麻醉科不断加强和完善术后镇痛管理，在系统地观察了该院开展的各种手术术后镇痛的效果的基础上，制订了适合于不同手术的术后镇痛方式，规范了术后镇痛流程，充分发挥麻醉护士和病房护士在术后镇痛中的作用，重视麻醉科医师与患者的直接交流，如：麻醉科医师术前向患者介绍术后镇痛的方式及注意事项；主麻医师根据患者具体情况以及术中对麻醉药反应的个体差异性，增减术后镇痛泵的药量；术后发放使用术后镇痛泵注意事项宣传单，告知患者与麻醉科医师联系的方式；麻醉科医师在24小时内随时可以为患者处理镇痛不足或与镇痛相关的副作用。早交班和质量控制制度的实施使术后镇痛质量明显提高，目前患者对术后镇痛满意率达到93%以上。

## 第三节 疼痛专科的规范化管理

疼痛专科是进行慢性疼痛性疾病诊治和有关慢性疼痛医学科研、教学的医疗单元，在目前医疗环境下，其组织形式和人员组成具有多元化特点，尚未形成一个公认的、固定的发展模式。无论疼痛专科选择何种模式，加强学科建设、规范学科管理，是提高慢性疼痛控制质量，塑造无痛医院品牌的基本要求。2019年中华医学会疼痛学分会为进一步推动各省（自治区、直辖市）二级以上医院疼痛科工作制定了《三级医院疼痛科设置标准》《二级医院疼痛科设置标准》等文件，为全国各地区医院疼痛科建设提供了建科标准和规范指南。按照疼痛学分会的“夯实基层疼痛科医疗、全面推进疼痛科建设”的整体规划在全国范围内建立了多种形式的疼痛专科联盟和医联体，全方位地推动了各个层面疼痛科的快速发展，加快了医院的优质医疗资源下沉，通过实地帮扶、建立远程会诊等方式，提升了基层疼痛科诊疗水平，进一步提高了基层医院疼痛科医护人员的服务能力。

## 一、建设适合本医院具体情况的疼痛专科

### （一）疼痛专科人员构成

参照国内国际的经验，疼痛专科建立，大多采取两种方式。一是以麻醉科医师为主的创建组织结构相对单纯的疼痛科，此种模式优点在于可以顺利完成疼痛诊疗业务从麻醉科的分离，过程简单，人员来源便利，可以保持工作的连续性。但劣势也很明显，因为疼痛性疾病几乎都涉及多学科问题，麻醉科医师在疼痛性疾病诊断方面与其他临床学科比较仍存在一定的差距，必须不断学习、加强交流才能提高诊断水平。另一种方式是创建“疼痛诊疗中心”或者“疼痛临床中心”，目前国内仅有少数医院采用此方式，即以麻醉科医师为主，整合康复医学科、中医科、针灸推拿科等，部分甚至有骨科医师加盟，一起组成疼痛诊疗单元；国外则主要由包括麻醉科、神经科、骨科、风湿科、心理咨询科等相关学科医师组成疼痛诊疗中心。此种模式可充分发挥多学科协作的优势，对每一个疼痛患者都可以及时会诊，明确诊断，减少就医环节，使疼痛患者能迅速获得多方面的平衡镇痛或多模式镇痛。在国内能否如此整合，既需要医院领导的远见卓识，也需要麻醉科医师的争取，毕竟疼痛专科作为新兴学科，各方面力量还很薄弱，还缺少话语权，无论兼并抑或联合都非易事。近年来，涉及慢性疼痛的治疗方法越来越丰富，单纯神经阻滞已经不能满足慢性疼痛患者的需求和对新的医疗模式改变的适应，多学科联合治疗慢性疼痛已经成为疼痛医学的重要任务，因此，整合多学科的力量一起创建与发展疼痛专科，是疼痛医学发展的大趋势。

### （二）疼痛专科能否独立成科

疼痛医学在欧美国家并不是独立的医学二级临床学科，而是三级的亚临床专业，包括麻醉学科下的疼痛治疗亚专业、物理医学和康复医学下的疼痛治疗亚专业及精神-神经科学下的疼痛治疗亚专业。2007 年卫健委文件把疼痛诊疗学定位为一级诊疗科目、二级临床学科，鼓励有条件的医院可以独立成立疼痛科，这种有中国特色的全新现代疼痛学诊疗体系，将会面临一系列机遇和挑战。

疼痛专科独立成科将为慢性疼痛医学的发展带来新的机遇。第一，有利于专门从事疼痛治疗工作的医生的职称晋升，随着疼痛医学的发展，一个致命的内部矛盾逐渐显现，由于从事疼痛专业的医生要拿出主要精力钻研疼痛业务，难免对原来的（麻醉科、康复科等）业务有所疏远，而晋升职务时仍然要考核原有专业的水平，以致晋级发生困难。疼痛科的建立，使从业医生有独立的疼痛医学考核体系，有利于职称晋升。第二，建立独立的疼痛科，有利于科技项目申报等需本专业专家评审的各项工作的开展，由于我国目前没有疼痛学科的建制，所以疼痛科医生在遇到申报科研课题等问题时经常会面临尴尬的局面，申报课题成功率很低。第三，疼痛科的建立可以避免患者找不到合适科室就诊而过度检查，从而节约了社会资源。

疼痛科独立成科也面临一些问题和挑战。第一，如何解决目前疼痛患者的诊疗问题。卫健委文件已明确规定疼痛科为临床二级学科，与麻醉科有着同等地位，疼痛科独立成科

成为一种趋势，许多医院麻醉科放弃了发展疼痛亚专业的计划，已经成立的疼痛专科也逐渐萎缩。由麻醉科开展的疼痛门诊若“不合法”而关闭，或从事疼痛治疗的麻醉科医师因不愿放弃临床麻醉不再开展疼痛治疗，那么必然会使疼痛患者缺失有效治疗。第二，如何解决人才培养的途径。目前的疼痛治疗技术大多以麻醉技术为基础，疼痛科医生首先要经过麻醉的培训，然后才能成为一个专业的疼痛医生，如果独立之后，疼痛科医生就会失去这种培训的空间。第三，疼痛科独立成科后，科室能否在经济上“养活”自己也是疼痛专科面临的严重问题。

总之，各医院要根据自己的实际情况，在疼痛专科的人员构成和组织形式的选择上，权衡利弊，理顺关系，充分考虑创建无痛医院的背景，建设适合自身发展模式的疼痛专科。

## 二、疼痛专科基本建制要求

建立一个建制合理、制度健全、管理规范的疼痛学科，是安全有效开展工作的基础，无论选择何种模式的疼痛专科，其基本建制必须达到以下要求：

### （一）门诊

**1. 场地** 具备候诊区、诊室、普通治疗室、无菌治疗室。

**2. 人员** 医师1～2人，护士2人。

### （二）病房

**1. 病床** 视医院和科室的实际情况设置，原则上二级医院要求5张以上，三级医院10张以上。20张以上可设置独立护理单元。

**2. 病房应该具备必要的功能单元与设备**

（1）无菌治疗室：1间，内设治疗台，治疗车1辆，急救柜1台，药品橱1台，治疗包橱1台，摆药桌1张，多功能监护仪1部，麻醉机1部，吸引器1个。

（2）更衣室：7～10 $m^2$，与治疗室隔门相通，内设衣橱和鞋架。

（3）护士治疗室：12～15 $m^2$，内设药橱2台，摆药桌（或台）1张。

（4）物理理疗室：18～20 $m^2$，内置常用理疗设备。

（5）医生办公室：有条件可设置高级医生办公室与教室。

（6）值班休息室。

（7）仓库：1间。

### （三）科室基本配置与设备

1. 门诊与病房基本配备与其他临床学科相同。如急救设备与药品，生命监护仪等设备。

2. 与开展诊疗科目相应的必要设备：经皮神经电刺激系统、神经射频治疗系统、激光治疗系统、臭氧治疗系统以及其他疼痛治疗设备。

3. 病床单元设备与同等医院其他临床科室相同。

## 三、积极培养疼痛专科人才

### （一）人才队伍的稳定是疼痛学科建设的前提

疼痛学科的建设要以人为本，而目前我国疼痛学科高素质的专业人才比较匮乏，更为忧虑的是人才队伍很不稳定，这是不利于学科建设和发展的。虽然，近年来我国许多医院都设立了疼痛专科或疼痛门诊，但从业人员大多是兼职，或轮换过频，门诊时开时停，病房不能形成三级医生查房管理制度，科室难以形成规模。要建立规范化的疼痛专科，必须有一批接受疼痛诊疗专业化培训的热爱疼痛事业的专科医生参与。

（二）疼痛专科人才的培养是学科发展的源泉

我国的疼痛医学尽管近年来发展比较快，但与先进国家比较还有差距，尤其是专业人员的专业素质还亟待提高，所以，加速培养合格的疼痛专业人才仍是本学科建设的重要课题。疼痛专科人才可以参照目前的住院医师规范化培训与考核机制来进行，新毕业医师如果有意从事疼痛诊疗业务，应当依次到麻醉科、放射科、骨科、神经科等相关学科进行轮转，并且实施出科考核，时间至少应定为两年，每个学科轮转不少于 3 个月，第三年则回到疼痛科继续轮转，专业学习疼痛诊疗业务。如此，历经三年左右的严格培训，完全可以造就一名初步具有多学科诊疗知识与熟悉各种治疗技术的疼痛医师。目前疼痛科医师来自临床许多科室，准入制度的缺失造成疼痛科医师水平参差不齐，医疗质量和医疗安全难以保证。可学习美国专科医师管理办法，建立疼痛科医师准入制度，对疼痛科医师定期进行考核，以 5 年为一个周期，规定一个周期内医师必须完成的临床工作量、参加培训的时间及必要的教学和科研工作量，以此作为换取疼痛医师执业证的必要条件。中华医学会疼痛学分会已经在全国指定了一些在疼痛业务方面开展较好并且具备一定教学与科研能力的医院作为“全国疼痛诊疗医师专业培训基地”，今后要从事疼痛诊疗业务都必须经受培训基地的培训与考核，合格并取得上岗证以后方可从事疼痛诊疗业务。这些举措提高了从事疼痛诊疗业务的门槛，为今后疼痛科顺利发展提供了坚实基础。

## 四、重视科研教学

（一）科研是促进学科发展的基础

科研就是创新，没有创新，一个学科的发展就将缺乏生机。疼痛科管理者不仅要重视提高疼痛医生为患者解除疼痛的临床技能，还应重视学术、科研工作的管理力度，逐渐增强医务人员的学术、科研意识，提倡在临床工作中逐步发现科研素材，撰写论文，同时鼓励大家选题，申请科研立项，进行前瞻性的科学研究。

（二）教学是科室管理的重要工作

一个科室的教学工作成功与否，与科室的人才培养和学科发展的后劲息息相关。科室教学工作主要从三方面入手：①科室内在岗人员的再教育工作；②做好本科生的带教工作；③妥善安排进修生培训，根据进修生原单位的级别及实际水平，制订培训计划，按计划认真带教，努力达到预期目标。

## 五、协调与其他相关科室的关系

由于疼痛学的复杂性，很多种疼痛在各个学科之间无法进行清楚的界定，难免造成相关科室的分工不明，这样必将产生资源浪费现象。如椎间盘突出症引起的慢性疼痛患者，可在骨科、康复科、中医科、理疗科和疼痛科接受诊疗，如果不能很好地界定各科室的收住和治疗指征，各科互相抢患者，必将引起相关科室间的矛盾，最终损害患者的利益，不利于疼痛专科的发展。医院管理者应建立规范的慢性疼痛疾病的临床路径和诊治流程，使临床各科医生达成共识。疼痛科应注重与其他相关科室的联系，定期进行学术交流，对疑难疼痛患者建立多科联合会诊制度。

## 六、建立完善的临床医疗质量控制体系

医疗质量是疼痛科建设发展之本，高的医疗质量必然产生良好的社会效益和经济效益。建立全程医疗质量控制体系，对于疼痛学科创新技术特色，发挥人才优势，确保医疗安全，实施标准化、规范化管理起到重要作用。

### （一）疼痛临床质量控制的理念和意义

1. 从疼痛患者就医到完成治疗离院，建立包括门诊、病区医疗和部分院外医疗活动的全程质量控制流程和全程质量管理体系。

2. 明确管控内容并纳入医疗管理部门日常工作，实施动态监控，保证质控措施落实。不断修订、强化、执行各项医疗规章制度和完善技术操作常规，如首诊负责制度、三级医师查房会诊制度和疑难危重病例讨论制度等，将医护人员个人医疗行为引导到正确的诊疗方案之中。

3. 医疗质量控制小组对多因素影响与多项诊疗活动产生的质量问题，进行专门调研，并制定全面的干预措施。

### （二）疼痛质量控制管理体系

全程医疗质量控制管理系统人员组成可分为医院医疗质量管理委员会、疼痛科室医疗质量控制小组和各级医务人员自我管理三级管理体系。

**1. 医院医疗质量管理委员会**

医院医疗质量管理委员会由院领导和专家组成。院长任主任，院长是医疗质量管理工作的第一责任者。医疗质量控制办公室为日常办事机构。

（1）医疗质量管理委员会职责

①教育各级医务人员树立一切为了患者的思想，改进医疗作风，改善服务态度，增强质量意识，保证医疗安全，严防差错事故。

②审校医院内医疗、护理方面的规章制度，并制定各项质量评审要求和奖惩制度。

③掌握各科室诊断、治疗、护理等医疗质量情况。及时制定、改进医疗措施，不断提高医疗护理质量。

④对重大医疗、护理质量问题进行鉴定，对医疗护理质量中存在的问题，提出整改要求。

⑤定期向全院通报重大医疗、护理质量情况和处理决定。

⑥对院内有关医疗管理的体制变动，质量标准的修订进行讨论，提出建议，提交院长办公会审议。

（2）医疗质量控制办公室职责

①医疗质量控制办公室接受主管院长和医疗质量管理委员会的领导，对医院全程医疗质量进行监控。

②定期组织会议收集疼痛科室主任和质控小组反映的医疗质量问题，协调各科室质量控制过程中存在的问题和矛盾。

③抽查科室住院环节的质量，提出干预措施并向主管院长或医院医疗质量管理委员会汇报。

④收集门诊和病案质控组反馈的各科室终末医疗质量统计结果，分析确认后，通报相应科室人员并提出整改意见。

⑤每季度向医院提出全程医疗质量量化考核结果，以便与绩效工资挂钩。

⑥定期编辑医疗质量简报和不良医疗文件公示栏。

**2. 疼痛科室医疗质量控制小组职责**

科室是医疗质量管理体系的重要组成部分，科主任是科室医疗质量的第一责任者，科室质控小组职责如下：

（1）疼痛科医疗质量控制小组由科主任或副主任、护士长和相关人员 3～5 人组成。

（2）结合疼痛专业特点及发展趋势，制定及修订本科室慢性疼痛疾病诊疗常规、药物使用规范并组织实施，责任落实到个人。

（3）定期组织各级人员学习医疗护理常规、疼痛临床诊疗指南和疼痛临床技术操作规范，强化质量意识，提高临床诊疗技术水平。

（4）参加医疗质控办公室的会议，反映、收集与本科室有关的问题，提出整改措施。

**3. 疼痛科医务人员自我管理**

在医疗活动过程中，医务人员的个人行为具有较大的独立性，其个人素质、医疗技术水平对医疗质量影响较大，是质量不稳定的主要因素，是质量控制的基本点。在质控过程中，特别要强调三级医师负责制度、会诊制度和病例讨论等把关制度，明确各级医生的职责，确保医疗质量控制的正确实施。

（1）门诊医师的职责

①严格执行首诊医师负责制。

②询问病史详细、物理检查认真，要有初步诊断。

③门诊病历书写完整、规范、准确。

④合理检查，申请单书写规范。

⑤具体用药在病历中记载。

⑥镇痛药物用法、用量、疗程和配伍合理。

⑦处方书写合格。

⑧积极完成门诊治疗，反馈治疗信息，使医疗工作流程通达。

⑨第二次就诊诊断未明确者，接诊医师应建议请上级医师确诊或收住院。

⑩第三次就诊诊断仍未明确者，接诊医师应收其住院，患者拒绝住院需履行签字手续。

（2）病区住院医师的职责

①患者入院 30 分钟内进行检查并作出初步处理。

②急、危、重患者应即刻处理并向上级医师报告。

③按规定时间完成病历书写（普通患者 24 小时、危重患者 6 小时内完成；首次病程记录 8 小时完成，急诊患者术前完成）。

④病历书写完整、规范，不得缺项。

⑤24 小时内完成血、尿、便常规化验，并根据病情尽快完成肝、肾功能、X 线胸透和其他所需的专科检查。

⑥按专科诊疗常规制订初步诊疗方案。

⑦对所管患者，每天至少上、下午各巡诊一次。

⑧按规定时间及要求完成病程记录（会诊、术前讨论、术前小结、转出和转入、特殊治疗、患者家属谈话和签字、出院小结和死亡讨论等一切医疗活动均应有详细的记录）。

⑨对所管患者的病情变化应及时向上级医师汇报。诊疗过程应遵守消毒隔离规定，严格无菌操作，防止医院感染病例发生。若有医院感染病例，及时填表报告。

⑩患者出院须经上级医师批准，应注明出院医嘱并交代注意事项。

（3）病区主治医师的职责

①及时对下级医师开出的医嘱进行审核，对下级医师的操作进行必要的指导。

②新入院的普通患者要在 48 小时内进行首次查房。除对病史和查体的补充外，查房内容要求有：诊断及诊断依据、必要的鉴别诊断、治疗原则、诊治中的注意事项。

③新入院的急重症患者随时检查处理，并向上级医师汇报病情。

④及时检查、修改下级医师书写的病历，把好出院病历质量关，并在病历首页签名。

⑤入院 3 天未能确诊或有跨专业病种的病例时应及时举行科内或科间会诊。

⑥待诊患者在入院 1 周内仍诊断不明时，应向科主任请示病例讨论或院内会诊。

⑦按科室规定正确分级使用抗生素和专科用药。

⑧微创介入治疗、功能神经外科手术或脊柱手术前亲自检查患者，做好术前准备，按手术分级管理标准拟订严密的手术方案并实施。术后即刻完成术后记录，24 小时完成手术记录。

⑨术后严密观察患者病情变化，并做好术后工作。

⑩对于在微创介入治疗、脊柱手术或神经毁损手术治疗过程中出现严重并发症的病例，应及时报告上级医师与科主任，并争取时间积极正确地实施抢救预案，将损害减轻到最小程度，尽力挽回不良后果。

（4）病区主任（副主任）医师职责

①组织或参与制定本科质量管理方案、各项规章制度、诊疗指南和技术操作常规。

②指导下级医师做好疼痛医疗工作，督促检查下级医师执行各项制度和诊疗常规。

③对新入院的普通患者要求 72 小时内进行首次查房；危重患者至少每日查房 1 次；患者病情变化应随时查房；每周组织全科查房 2 次。

④查房内容除对病史和查体的补充外，普通患者应有：诊断及其诊断依据、鉴别诊断、治疗原则、有关方面的新进展；未确诊患者应有：鉴别诊断、明确的诊断思路和方法、拟定相应的治疗措施；危重患者应有：当前主要问题、解决的方法。

⑤疑难病例或入院 1 周未确诊病例，组织科内讨论或院内会诊，必要时向医务处申请院外会诊或远程会诊。

⑥指导和监督下级医师正确使用各类抗生素和镇痛用药。

⑦组织术前和重要治疗前病例讨论，指导下级医师做好术中、术后医疗工作。重大手术和重要治疗要亲自参加。

⑧审批未愈患者出院，并指导患者出院后的继续治疗。

⑨审签主治医师审查的转科与出院病历。

# 第四节　分娩镇痛规范化管理

产痛可能是绝大多数女性一生中经历的最剧烈的疼痛，在医学疼痛指数上，产痛仅次于烧灼样痛。长时间而剧烈的产痛，使产妇在产房中失去自控能力，甚至失去自尊。2010 年，世界卫生组织（WHO）发布报告称，过高的剖宫产率将影响产妇和胎儿的生命健康，且在报告中指出了一批剖宫产率过高的国家。据 WHO 公布的数据，当时，中国的剖宫产率达到了 46%。现今，近 10 年过去了，中国成为唯一一个控制住了剖宫产率的国家。这得益于孕产妇观念的改变和国家政策的支持。随着中国的城镇化进程，越来越多的新兴城市中产女性开始选择顺产。这个现象背后的部分原因分析认为，很多孕产妇通过互联网获得怀孕和生产的医学信息，更加了解无痛分娩，对生产不再恐惧；同时中国的许多医院产科也进行了关于剖宫产和顺产如何正确选择及无痛分娩的专业性宣教，使得更多妈妈不再选择“开刀”生孩子。

Alison G 等人 2018 年在 *JAMA* 杂志发表的文章中指出积极的分娩镇痛可以降低产妇和新生儿风险。分娩镇痛的应用是利国、利民、利己的好事：对于产妇来讲，她们真正从分娩的痛苦中解脱出来，是最大的受益者；对于医院来讲，由于医院提供了更高层次的医疗服务，因此提高了医院在市场当中的竞争力，为医院的可持续发展注入了新鲜活力，同时成为医院创品牌的手段之一；对于麻醉科来讲，分娩镇痛的开展有利于麻醉学科的发展，为提高麻醉科医师理论和技术水平提供机会，并有利于提高麻醉科医师的社会地位；对于妇产科来讲，能提高妇产科的知名度，并增加病源，有助于妇产科医师掌握分娩过程中各种高危及难产的助产技术，并有助于全面培养年轻的妇产科医师。

为提升产妇分娩镇痛水平，提高围产期医疗服务质量，2018 年 11 月 20 日，国家卫生健康委员会发布了《关于开展分娩镇痛试点工作的通知》旨在全国逐步推广分娩镇痛的诊疗工作，进一步规范分娩镇痛操作技术。规模化、规范化开展分娩镇痛是建设无痛医院重要内容之一，也是我国广大医务工作者面临的紧迫任务。观念的更新、加大分娩镇痛宣传力度、分娩镇痛医疗服务体系的建立以及分娩镇痛技术的规范化是促进分娩镇痛事业发展的关键。

## 一、分娩镇痛的专业性宣教

分娩镇痛的全面开展，不仅要重视产妇及家属的生殖健康教育，而且要重视对实施分娩镇痛的主体麻醉科医师和助产士有关分娩镇痛专业知识的普及和继续教育，并形成规范化的业务培训制度。

### （一）产妇的生殖健康教育

分娩过程中，一方面需要有医护人员的严密观察、细致护理并及时发现和处理异常问题；另一方面，需要产妇主观能动性的发挥，而后者仍是国内目前产科服务模式的薄弱点，分娩镇痛可使产妇更好地发挥主观能动性。但是产妇对传统分娩疼痛的观念根深蒂固，实施分娩镇痛的方法和技术对于中国广大妇女来说是陌生和新鲜的事情，她们对分娩镇痛还存在种种顾虑。因此，我们需要通过孕妇学校、宣传展板、发放宣传材料、媒体宣传、大型社会公益活动等多种途径对产妇及家属进行宣传教育，产科医生、产房护士和助产士在产妇分娩前的健康教育尤为重要。宣传教育的内容包括分娩知识、分娩疼痛对人体的危害、自然分娩的好处、正确认识剖宫产、分娩镇痛方法、分娩镇痛注意事项等。

（二）麻醉科医师的业务培训制度

《2017版中国麻醉学指南与专家共识》中的“无痛分娩专家共识2017版”指出：为了安全规范地实施分娩镇痛技术，首先必须具有麻醉科医师资格证书和执业证书。1～2名从事临床麻醉工作5年以上，有丰富临床工作经验的麻醉科医师，熟练掌握椎管内穿刺操技术，能独立处理相关并发症及麻醉意外事故，并不是简单的硬膜外或腰硬联合穿刺接上镇痛药就完成了。重要的是分娩镇痛以后，镇痛的管理（如镇痛效果是否完善、胎心监测和子宫收缩情况等），异常情况的处理以及产妇突发情况紧急抢救等工作。因此这项工作要求麻醉科医师在分娩镇痛岗位时，不可兼顾其他麻醉工作，必须确保母婴的安全性。分娩镇痛期间的临床管理极为重要，应建立相关的制度，如分娩镇痛工作制度、麻醉药品及物品管理制度、会诊制度、知情同意制度、报告制度等。加强管理和团队协作，才能确保母婴安全。

因此对麻醉科医师进行分娩镇痛技术培训十分重要，培训内容包括：

1. 自然分娩的过程（三个分娩过程）；
2. 孕期生理及病理特点；
3. 产妇心理学；
4. 围生期药理学；
5. 分娩镇痛的意义；
6. 分娩镇痛适应证的选择；
7. 分娩镇痛方法、给药时机、镇痛药的选择、用法和剂量；
8. 镇痛泵的安装与设置方法及报警故障的处理方法；
9. 分娩镇痛管理方法；
10. 镇痛效果的评估方法及运动阻滞的评估方法；
11. 分娩镇痛技术的科普知识，以便对产妇提出的相关问题给予解答；
12. 分娩镇痛具体工作程序和内容；
13. 培养麻醉科医师与产房医护人员的合作及沟通能力；
14. 贯彻执行分娩镇痛的各项规章管理制度；
15. 产妇及新生儿的监护及抢救措施。

（三）助产士的业务培训制度

分娩镇痛是需要麻醉科医师、产科医师、助产师协作共同完成的工作，缺一不可的医疗服务项目。助产师和麻醉科医师的配合尤为重要，是一个紧密合作的团队，但又必须是分工明确、责任到人、有各自的工作范畴和职责。因此，为了更好地配合麻醉科医师进行分娩镇痛工作，由产科医师和麻醉科医师共同对助产士进行分娩镇痛技术的岗前培训工作，有必要让助产士们轮流到手术室学习，以了解最基本的麻醉方法及麻醉操作体位和配合方法。

助产士培训内容包括：

1. 各种分娩镇痛方法的优缺点及适应证；
2. 产妇心理学；
3. 各种分娩方式的利弊；
4. 分娩镇痛适应证的选择及镇痛时机；
5. 如何配合分娩镇痛的实施；
6. 椎管内阻滞分娩镇痛的基础知识以及镇痛泵的使用方法；
7. 了解分娩镇痛产程观察特点及注意事项。

## 二、分娩镇痛的产房设置要求

产房应设置分娩室和待产室，待产室的布置应温馨舒适，家属可陪待产。分娩室需配备的抢救用品及监护设备如下：

**1. 场地要求（分娩室）**

椎管内分娩镇痛的操作要求在无菌消毒房间实施，严格按照椎管内麻醉穿刺要求规范操作，避免发生感染。

**2. 设备及物品要求**

（1）麻醉机。

（2）多功能心电监护仪。

（3）气道管理用品，包括喉镜、气管导管、口咽通气管、喉罩、困难气道器具等。

（4）吸痰器、吸痰管、负压吸引器。

（5）供氧设备，包括中心供氧、氧气瓶、面罩。

（6）椎管内镇痛穿刺包、镇痛泵。

（7）胎心监护仪、新生儿抢救复苏设备。

（8）加压加热输血设备、加热毯。

（9）抢救车，包括抢救物品及药品。

**3. 药品要求**

局麻药（利多卡因、罗哌卡因、布比卡因、氯普鲁卡因等），阿片类药物（芬太尼、舒芬太尼等），配置药品的生理盐水，急救类药品（肾上腺素、脂肪乳剂等），消毒液，抢救设备及麻醉药品由专人负责维护补充、定期检查并做登记。

## 三、建立完善的分娩镇痛医疗服务体系

建立分娩镇痛医疗服务体系是分娩镇痛规模化、规范化开展的前提和基础，分娩镇痛组织管理内容由人力资源、财力资源、市场需求、工作流程、规章制度和工作人员职责组成。

### （一）分娩镇痛医疗服务体系人员构成

分娩镇痛医疗服务体系技术人员由麻醉科医生、产科医生、助产士、产科病房护士组成，其管理层次如下：院领导（包括院级医疗管理部门）、麻醉科主任和产科主任、高年资产科专业麻醉科医师、全体麻醉科医师、全体产科医师、产房助产士、产科病房护士。

## （二）麻醉科与产科合作，共同制定分娩镇痛流程

**1. 分娩镇痛适应证**

（1）无中枢神经系统疾患，如脑膜炎、脊髓灰质炎、颅压增高以及有严重头痛者。

（2）无严重椎管狭窄史，无脊柱外伤史，无椎管内肿物。

（3）无全身化脓性感染以及在穿刺部位和其邻近组织无炎症。

（4）ASA Ⅰ～Ⅱ级，无重症休克及未纠正的低血容量。

（5）无凝血机制障碍以及全身肝素化，血小板$\geqslant 100\times 10^9$/L。

（6）无急性心力衰竭。

（7）无癔症、无情绪特别紧张不合作。

（8）无贫血（Hb应高于70 g/L）、无恶病质。

**2. 分娩镇痛的时机**

传统观念认为宫口开至3 cm时，疼痛逐渐剧烈，此时开始分娩镇痛，对宫缩不会产生明显影响。然而，近年来国内外诸多研究为潜伏期分娩镇痛的应用提供了充分的依据，即在宫口扩张到1～3 cm时实施分娩镇痛并不延长产程，也不增加剖宫产率。最新的美国产科麻醉指南提出，只要规律宫缩开始并且产妇要求镇痛即可给予分娩镇痛。目前，已有大量临床研究及meta分析表明潜伏期开始椎管内镇痛并不增加剖宫产率，也不延长第一产程。所以不再以产妇宫口大小作为分娩镇痛开始的时机，产妇进入产房后只要有镇痛需求即可实施。值得注意的是产妇进入产房即开始分娩镇痛，便于镇痛期间的管理，并提高安全性。

**3. 分娩镇痛观察项目**

（1）产妇生命体征（心电图、血压、脉搏氧饱和度、呼吸频率）。

（2）产妇VAS疼痛评分。

（3）运动神经阻滞程度。

（4）胎心及宫缩的强度和频率。

（5）新生儿Apgar评分。

（6）分娩镇痛相关不良反应。

（7）产程、分娩方式、镇痛时间及镇痛药物剂量。

**4. 分娩镇痛的操作常规及工作程序**

（1）产妇提出镇痛要求。

（2）产科医生、助产士评估，再通知麻醉科医师。

（3）麻醉科医师评估，拟定镇痛方案、告知相关注意事项及风险。

（4）签定无痛分娩镇痛同意书和相关文件。

（5）准备无痛分娩相关药物、器材。

（6）对产妇进行生命体征监测。

（7）助产士用20 G置针开放产妇静脉通道。

（8）麻醉科医师进行无痛分娩相关操作。

（9）对产妇进行无痛分娩及产程管理。

（10）麻醉随访。

**5. 分娩镇痛实施方法**

分娩镇痛的方法许多，如椎管内神经阻滞、静脉分娩镇痛、吸入氧化亚氮（$N_2O$）、阴

部神经阻滞、水中分娩、导乐陪伴分娩、镇痛仪等。其中椎管内神经阻滞的效果最切实可靠，能提供最佳镇痛效果，因而是目前循证依据最安全、效果最确切可靠的镇痛方法。

美国麻醉医师学会（ASA）及产科麻醉和围产期学会（SOAP）联合发布的产科麻醉实践指南建议使用最低浓度的局部麻醉药，以提供有效的母体镇痛，并使不良影响减到最小。目前，临床常用的椎管内分娩镇痛用药方案为低浓度局部麻醉药物（如布比卡因0.0625%～0.125%或罗哌卡因0.08%～0.15%）和脂溶性阿片类药物（芬太尼或舒芬太尼）的组合。

不同医院可能有不同的PCA药物配方及PCA泵设置方案，但在同一个单位的分娩镇痛服务体系内药物配方和给药方案必须统一。不推荐常规实施静脉分娩镇痛，当产妇椎管内分娩镇痛方式存在禁忌时，根据医院条件可选择静脉分娩镇痛方法，但必须在麻醉科医师严密监控管理下方可实施，以防危险情况发生。$N_2O$吸入曾广泛应用于产妇分娩镇痛，但因镇痛不完善及造成分娩室空气污染的缺点，已逐渐被椎管内分娩镇痛取代，故未列出$N_2O$吸入分娩镇痛的操作常规。

麻醉科医师是否需要全程监测产妇分娩镇痛、胎儿娩出后能否由助产士给予局麻药预防会阴缝合时的疼痛、分娩镇痛结束能否由助产士拔除硬膜外导管，这些一直是分娩镇痛管理领域关注的焦点问题。佛山市第一人民医院分娩镇痛流程是：麻醉科医师实施分娩镇痛后在产房停留30分钟，确定硬膜外导管在硬膜外腔，产妇生命体征平稳、分娩镇痛效果确切后可以离开产房，胎儿娩出后由助产士经硬膜外腔注入2%利多卡因5 ml，分娩镇痛结束后助产士拔出硬膜外导管。实行这一流程的理由如下：

①麻醉科医师置入硬膜外导管，硬膜外腔注入2%利多卡因3 ml为试验剂量，5分钟后确定镇痛平面在正常范围，无全脊髓麻醉征象，连接无痛分娩镇痛泵，严密监测产妇生命体征30分钟后离开产房，后续的镇痛过程与病房术后镇痛相似，既然术后镇痛不需要麻醉科医师全程监护，分娩镇痛也可以采取类似管理措施，且有助产士继续监测产妇生命体征，可以确保分娩镇痛的安全。

②分娩镇痛服务体系重要任务之一是对助产士进行严格的分娩镇痛相关知识和技能的培训，助产士只有获得分娩镇痛服务体系认可后，才能进行硬膜外腔给药和拔除硬膜外导管。

③助产士必须经过医院管理委员会批准，由麻醉科医师开立医嘱，才能进行硬膜外腔注药，注入2%利多卡因5 ml后，助产士继续监测患者生命体征，如有异常情况及时通知麻醉科医师处理。

④分娩镇痛多在夜间实施，多数医院麻醉科医师工作任务繁重，麻醉科人员紧张，要求麻醉科医师全程陪护产妇分娩镇痛，在许多医院实行有相当的难度，势必阻碍分娩镇痛的广泛开展。助产士在分娩过程中始终看护着产妇，以上措施由助产士完成，在保证产妇安全的前提下，可以节约人力资源。

### （三）麻醉科医师和助产士工作职责

**1. 分娩镇痛工作中麻醉科医师主要职责**

（1）24小时轮流值班，坚守岗位，不能擅离职守。

（2）产房随叫随到，不能借口推脱。

（3）在产妇主动提出分娩镇痛要求后，先评估麻醉方面的适应证。

（4）麻醉科医师向产妇说明分娩镇痛协议书上的内容，讲解镇痛方法，并告之可能出现的意外或并发症，在产妇自愿接受分娩镇痛的前提下，产妇本人或其家属需在分娩镇痛协议书上签字。

（5）先检查氧气、麻醉机等抢救设备，连接心电监护（监测心电图、血压和氧饱和度）。

（6）在助产士的协助下，摆好穿刺操作体位，打开一次性硬膜外包或一次性腰硬联合穿刺包，进行穿刺操作，操作完毕后，用胶布固定好硬膜外导管。

（7）硬膜外导管给药后，测试镇痛平面及观察镇痛效果，进行产妇生命体征监测，并协助助产士进行胎心监护。

（8）配制镇痛药物并设置硬膜外镇痛泵给药模式。

（9）进行分娩镇痛后，在产房观察30分钟并记录分娩镇痛记录单。

（10）处理镇痛泵报警、镇痛效果欠佳及与分娩镇痛相关的副作用。

（11）整理清点好麻醉镇痛物品，下班前与接班医师交接班，并在交班本上记录。

**2. 在椎管内分娩镇痛工作中，助产士工作职责**

（1）向产妇介绍分娩镇痛知识和方法，对产妇及家属提出的有关问题做出相应解释。

（2）能选择分娩镇痛的适应证。

（3）严格掌握分娩镇痛的时机，通知麻醉科医师行分娩镇痛。

（4）在镇痛前嘱咐产妇排尿，开放静脉，护送产妇入分娩镇痛室或麻醉操作室，并协助麻醉科医师连接心电监护。

（5）分娩镇痛操作过程中，需协助摆好硬膜外穿刺时的体位，与麻醉科医师一起核对所使用的镇痛药物并固定好硬膜外导管。操作成功后，进行胎心监护及产妇生命体征监护，必要时协助麻醉科医师进行抢救工作。

（6）分娩镇痛30分钟后，护送产妇回到待产室休息、间隔30分钟监测或观察产妇生命体征（心电图、血压、脉搏氧饱和度、呼吸率）、产妇VAS疼痛评分、运动神经阻滞程度、胎心及宫缩的强度和频率；并观察产程进展情况；若发现不良反应，或镇痛效果不好和镇痛泵报警，应及时通知麻醉科医师处理。

（7）宫口开全时停泵，胎儿娩出时行Apgar评分，并经产妇硬膜外腔注入2%利多卡因5 ml，严密监测产妇生命体征并记录。

（8）分娩结束时拔出硬膜外导管，记录镇痛药用量。

（9）做好产程记录，并负责登记相关项目收费工作。

## 第五节 无痛内镜中心规范化管理

一个人患病后，不仅要忍受疾病本身的痛苦，同时还要经历就医时诊断和治疗过程中带来的疼痛，可以说疼痛贯穿疾病的整个过程，患者害怕就医时带来的疼痛是逃避就医的一个重要原因，“讳疾忌医”现象屡见不鲜，许多患者因此耽误了病情，错过疾病治疗的最佳时机。开展各种无痛内镜检查和治疗项目，如无痛胃肠镜、无痛纤维支气管镜（简称：纤支镜）、无痛宫腔镜、无痛逆行胰胆管造影（ERCP）、无痛膀胱镜等，彰显了医院一切以患者为中心的服务宗旨，体现了医务人员对患者的人文关怀，增加了医院的核心竞争力，改变了患者前往医院就诊、检查、治疗的态度，使患者无痛检查项目的复诊率提高，增加了医院的经济效益和社会效益。

## 一、实施无痛内镜检查的运作模式

无痛内镜检查运作模式有单一项目模式和内镜中心模式。单一项目模式由各科室自行负责，麻醉科医师到各科室施行无痛技术。因为各检查间设计无统一规划，不同科室之间难以做到协调管理，存在人力资源浪费，检查室空间狭小，仪器设备利用率较低，重复浪费现象严重，内镜清洗不够规范，监测及抢救设备不完善，难以开展规模化教学活动的缺陷。

内镜中心模式由麻醉科统一管理，以加强人力资源配置的科学性为原则，管理形式类似于手术室，由各科医师到内镜中心进行内镜检查操作，麻醉科医师或麻醉护士实行无痛技术及监测患者生命体征，内镜中心护士负责检查前准备、检查中配合、检查后的内镜清洗以及仪器设备保管等工作。实行内镜中心模式的运作方式，整合医院内部资源，实现资源共享，集中力量进行统一管理是建设无痛医院必由之路，内镜中心模式有以下优势：

### （一）共享设备资源，减少资金投入

内镜属精密医疗器械和设备，一般来说，购置价格相对比较昂贵。如内镜分散在各相应科室分别管理，需要配套的相关器械或设备，才能完成内镜诊疗业务。内镜实行内镜中心管理模式后，有些配套性用品、工作站、灭菌器等可以多镜种共享，可以避免内镜分散管理导致的设备或器械的重复投入。

### （二）节约人力资源

内镜分散在各科室管理时，配合护士的设置非常矛盾，若设置的少，无法进行轮流值班；若设置的多，无内镜检查时存在人员闲置；若设置兼职配合护士，不利于提高护士的责任心、专业技能和工作效率。实行内镜集中管理可以解决这些问题。另外，内镜中心模式由一个主治医师以上的麻醉科医师作为主管医师带领若干住院医师施行无痛技术，主管麻醉科医师对所有患者宏观上掌控，危重患者重点观察，降低麻醉意外发生风险。

### （三）有利于内镜专业护理队伍的建立

内镜中心需要配备数名专职护理人员，用于配合内镜医师的诊疗。这些护理人员在诊疗配合过程中，通过不断的学习和实践，会逐步熟悉、掌握内镜及配件的构造、操作流程、清洗消毒以及内镜维护和保养等相关知识，其专业技能和实际工作经验会不断积累丰富。另外，集中统一的内镜管理，护理人员获得专业技术培训及交流的机会增多，内镜专业护理队伍就会在实践工作中逐渐成长起来。

### （四）消毒隔离工作更加规范

内镜集中统一管理后，医院引进先进的内镜清洗消毒专业设备，可同时用于多个镜种的清洗和消毒。由于专用清洗消毒设备成套，操作流程化、成本低耗化、环节质控标准化，便于医院质控部门的监督和管理，所有内镜在使用后都能得到专业人员的及时清洗、消毒和灭菌，这是内镜分散管理无法做到的。

### （五）便于内镜中心规范化管理，提高医疗质量

内镜由医院统一管理，人员和设备相对集中，意外情况发生时抢救设施完善，便于规

范内镜管理各项规章制度，制订内镜操作流程，明确医务人员工作职责，提高医疗质量。

（六）促进内镜医学的科研和教学的发展

内镜医学已发展为医学科学的一个分支，必须重视科研和教学工作。实行内镜整合管理，有利于科学研究的选题、样本搜集、资料观察。内镜中心设有专门的示教室，镜检室可实时播放镜检操作过程，可以举办各型学术会议和进行现场示教，定期组织理论教学和教学查房。

## 二、内镜中心的结构设计和配置

（一）总体设计

内镜中心是开展胃镜、肠镜、十二指肠镜、支气管镜、宫腔镜、膀胱镜、超声内镜及相关治疗项目（如无痛人流）的综合性诊疗机构，由于服务群体大多是门诊患者，因此选址一般宜在门诊或离门诊较近的地方，楼层的选择则应在较低的楼层或与药房和收费处较近的楼层。一方面，内镜检查患者大多空腹或前一天进行了肠道准备，身体较为虚弱，可避免长时间等待电梯；另一方面，内镜检查过程中可能需要进行一些治疗或使用一定的药物，距离药房和收费处较近，可方便患者。

内镜中心总体面积的确定是根据中心每年的诊疗患者数量而制定的，国际上的标准一般是每平方米每年诊治5～10人次（如表3-1所示），国内则以每平方米每年诊治20人次较适合国情。

表3-1　国内外各大内镜中心的面积和年诊疗人数

| 内镜中心 | 年诊疗人数 | 面积（$m^2$） |
|---|---|---|
| 美国外科急诊中心（Ambulatory surgical center）的内镜中心 | 5000 | 982.5 |
| 英国Joyce Green医院内镜中心（Dartford，Kent，UK） | 5000 | 570.5 |
| 英国Leiceater总医院内镜中心（Leiceater，UK） | 4800 | 949.6 |
| 日本北里（Kitazato）大学医院内镜中心（Sagamihara City，Japan） | 2800 | 373.5 |
| 日本筑波（Tsukuba）大学医院内镜中心（Tsukuba City，Japan） | 4800 | 436 |
| 佛山市第一人民医院内镜中心 | 30 000 | 1500 |

内镜中心总体的布局应分为患者通道、医护通道和内镜诊室三大部分。患者通道，即患者进入内镜中心接受诊疗的部分，应包括预约处、登记和分检处、等候处、麻醉苏醒室和与内镜诊室的通道。医护通道，即医护人员和后勤人员的日常工作区域，包括医护办公室、会议室、图像控制中心、内镜消毒和配件准备室和与内镜诊室的通道。内镜诊室，是内镜中心的核心，它必须有两个通道，分别连接患者通道和医护通道。各内镜中心可根据自己的实际情况设置内镜检查室的数目，至少应设置上消化道内镜检查室和下消化道内镜检查室各1间。

（二）胃镜室和肠镜室

胃镜室面积约25 $m^2$，一般须摆放内镜检查床、内镜主机、配件摆放柜和医生办公台。内镜检查床和主机应位于房间同侧，墙面设计摆放配件的橱柜、墙式吸引和氧气接口。需注意同时配备两套吸引，一套供内镜使用，另一套供吸引口咽分泌物使用。医生办公台位于房间另一侧，有各种单据、图像采集的终端和打印机等。肠镜室的设计与胃镜室相似，面积稍大，约 28 $m^2$，最好配备专门的卫生间。

### （三）ERCP 诊疗室

ERCP 诊疗室是开展十二指肠镜诊疗的，总面积应为 50～55 $m^2$，分 2 个区域，操作区 30～35 $m^2$，控制区 20 $m^2$。操作区是开展 ERCP 诊疗的区域，必须设计能隔绝 X 线辐射，需要摆放 X 光机、内镜主机和较大的配件贮备柜，后者用于摆放各种 ERCP 配件。控制区是控制 X 光机、采集内镜图像和医生讨论的区域，此区域配备了各种终端，医生可通过终端观察内镜诊疗的经过。

### （四）纤维支气管镜（纤支镜）检查室

纤支镜检查室总面积约 35～40 $m^2$，需配备纤支镜、内镜检查床、医生办公台及数据输入和采集终端，墙壁上设置 2 个吸引和 2～3 个氧气接口，根据不同的麻醉方法，有的要配置高频通气机和丙泊酚/瑞芬太尼双通道靶控静脉麻醉输注泵。

### （五）苏醒室

无痛内镜是一项发展迅速的技术，不仅满足了患者的特殊需要，也为开展疑难重症患者的内镜诊疗奠定了基础。无痛内镜患者大多需一定时间的复苏，在内镜中心设置专门的苏醒室是十分必要的。苏醒室可以是一个相对开放的区域，一般设有床位 4～6 张，每张床头配有氧气、墙式吸引和心电监护仪，床间隔用可移动的帘布。苏醒室还必须配备一到两名麻醉护士进行术后监测，保证术后患者的安全复苏。

### （六）内镜消毒及配件准备室

消化内镜及其配件是反复使用的器件，清洗消毒尤为重要。卫生部建议的内镜清洗消毒是用专业的内镜清洗消毒机进行清洗，但国内能做到的单位很少，因此在内镜清洗消毒时“四槽清洗”是十分必要的。所谓“四槽”是指供内镜清洗消毒的水槽。配件准备室用于配件的清洗、打包，配件的消毒则需送到医院统一的消毒室进行。

### （七）镜库

对于较大的内镜中心，内镜数量较多，专门的镜库对内镜进行统一的管理是十分重要，有利于清点、保养和管理。

### （八）图像控制中心和内镜资料的保存

每个内镜检查室都有一个终端用于采集内镜图像，而这些图像会统一集合到一个图像控制中心统一管理，有利于内镜资料的统一保存，也为示教、召开学术会议提供必需的通讯保障。

### （九）示教/会议室

作为一个综合性的内镜中心，除了负担日常的内镜诊疗工作以外，还承担着教学和召开学术会议的任务，设有一个固定的示教/会议室，用于日常的教学活动和小型会议是十分必要的。会议室的面积一般 40～60 $m^2$，配备专门的投影设备和转播设备。

### （十）内镜中心需配备的抢救用品及监护设备

镜检室的空气消毒参照门诊手术室标准，纤支镜和ERCP室需配备麻醉机，整个内镜中心需配备1台除颤仪。每个镜检室和苏醒室需配备以下设置：

1. 氧气、吸引器、心电监护仪（包括心电图、血压、脉搏氧饱和度）。
2. 麻醉抢救设备：喉镜、气管导管、牙垫、加压呼吸囊、吸痰管等。
3. 麻醉药物及常用抢救药物。

## 三、内镜中心规范化管理

### （一）内镜中心组织结构

内镜中心由麻醉科统一管理，麻醉科主任负责内镜中心全面事务，协调并处理内镜中心与各镜检科室的关系。内镜中心由麻醉科医师、麻醉护士、内镜护士组成，内镜医生从各科室来内镜中心为患者进行内镜检查或治疗，不属于内镜中心人员编制。内镜中心管理结构为：麻醉科主任、内镜中心护士长、麻醉科医师、麻醉护士、内镜护士。

### （二）内镜中心工作流程

**内镜中心工作流程**

镜检医生开检查预约单，患者签署镜检知情同意书并交纳镜检费

↓

内镜中心前台护士接收预约单，安排镜检时间

↓

向患者介绍无痛技术及镜检前注意事项

↓

镜检前，麻醉科医师对患者进行评估，患者签署麻醉知情同意书

↓

内镜护士嘱患者排大小便、更换室内衣物、进入术前准备间

↓

内镜护士进行术前准备（患者上检查床，测血压、脉搏，静脉穿刺等）

↓

进入镜检室，麻醉护士在麻醉科医师指导下监测患者生命体征、吸氧

↓

实施静脉麻醉

↓

内镜检查或治疗

↓

术毕护送患者回苏醒室

↓

苏醒室护士监测患者生命体征，麻醉科医师评估患者达离室标准后

住院患者车床送回病房

↓

①检查报告当天下午发回病房
②有病理检查者报告3～4个工作日后发回病房

门诊患者换回自己衣服离开（麻醉后患者须家人陪同离开）

↓

补交其他费用（麻醉费、额外治疗费、病理检查费）

↓

①30分钟后凭收费单领取报告
②病理检查者7个工作日后领取报告

### （三）内镜中心人员职责

**1. 麻醉科医师职责**

接受无痛纤支镜检查和无痛 ERCP 的患者，一般年龄较大，手术时间较长，许多患者同时合并一些基础疾病，因此，麻醉难度高、风险大，对此类患者施行麻醉时，应高度重视，必须分配专职麻醉科医师进行全程麻醉管理。内镜中心一般配备 3 名主治职称以上的麻醉科医师，2 名分别负责无痛纤支镜检查和无痛 ERCP，1 名负责无痛胃肠镜、无痛宫腔镜、无痛膀胱镜和无痛人流等的麻醉管理。施行无痛纤支镜检查和无痛 ERCP 的麻醉科医师职责同手术室内麻醉，另 1 名麻醉科医师职责如下：

（1）严格掌握麻醉适应证，正确评估麻醉风险。

（2）巡视镜检室和苏醒室，监测患者生命体征。

（3）指导住院医师和规培医师实施静脉麻醉。

（4）处理麻醉并发症及意外情况。

**2. 麻醉护士职责**

（1）实施麻醉前检查监护仪和各种抢救设备。

（2）严密监测患者生命体征，在麻醉科医师指导下为患者实施静脉麻醉。

（3）患者生命体征异常或出现意外情况，及时报告麻醉科医师并协助麻醉科医师救治患者。

（4）记录麻醉单及进行麻醉收费。

（5）镜检结束，护送患者到苏醒室。

（6）及时补充麻醉药品。

**3. 镜检室内镜护士职责**

（1）热情接待患者，解除患者恐惧心理，做好“三查七对”。

（2）备齐所需物品，保证仪器、设备性能良好。

（3）指导患者做好各项镜检配合，关心、体贴患者。

（4）熟练配合医生进行各项操作技术。

（5）密切观察镜检过程中患者生命体征的变化，发现患者病情变化时及时报告医生，并积极配合抢救。

（6）做好病理标本的查对处理。

（7）检查完成后进行镜室物品的清理，保持镜室整齐、清洁，物品放置有序。

（8）登记自己完成的镜检人数和特殊仪器的使用情况。

**4. 术前术后内镜护士职责**

（1）接受镜检预约单，向患者介绍无痛镜检的优点及镜检前后注意事项。

（2）与运送员做好患者的交接班，合理安排镜检患者。

（3）测量血压、脉搏，发现异常情况及时报告麻醉科医师。

（4）做好心理护理和术前术后健康宣教工作，解除患者恐惧的心理。

（5）做好术前准备如雾化等，协助治疗室内镜护士为患者进行静脉穿刺。

（6）负责监护苏醒室患者的生命体征，病情变化时及时报告麻醉科医师，并配合麻醉科医师抢救。

（7）协助患者下床、更衣，正确使用安全标识，严格把握患者离院标准。

（8）向患者及家属交代离院注意事项。

（9）与标本送检员对标本，并签名。

**5. 治疗室内镜护士职责**

（1）清点麻醉药及贵重物品，并保管钥匙，做好麻醉药和抢救药品使用登记。

（2）检查治疗室、无菌物品室的物品有无过期失效，并负责领取药品。

（3）保持治疗室整齐、清洁。

（4）每天检查冰箱温度，并绘图，签名。

（5）负责术前患者的静脉穿刺。

（6）每天更换使用过的湿化瓶，每个月的第一个周一更换未用过湿化瓶、吸痰表上压力瓶，并清洗晾干备用。

（7）每天检查急救车，保持急救车处于良好的备用状态。

（8）逢周一：

①更换各种消毒液，清洗浸泡血压计袖带。

②用500 ppm含氯消毒液擦拭放置输液贴、头皮针的容器。

③用清水擦拭冰箱外，每月的第一个周一用清水擦拭冰箱内，并检查箱内放置药物有无过期、失效，并签名。

④每月的第一个周一用75%酒精擦拭备用的呼吸气囊、麻醉咽喉镜及盛装的容器。

（9）逢周二检查治疗室、各镜室的针剂、大型输液有无失效，并及时领取补充。

（10）负责内镜清洗和消毒。

### （四）内镜清洗消毒技术规范

**1. 强化执行消毒隔离制度，认真学习《软式内镜清洗消毒技术规范 WS-507-2016》** 内镜中心必须对消毒隔离工作常抓不懈，严格按照《规范》的要求，建立统一的软式和硬式内镜清洗消毒灭菌流程，切实提高内镜室工作人员的消毒灭菌观念。从事内镜清洗消毒的所有护理人员，都必须经过内镜消毒隔离知识、维护保养知识及相关知识的培训，合格后方可上岗。

**2. 建立集中的内镜清洗消毒室** 根据不同镜种对消毒隔离的要求不同，集中统筹安排清洗消毒区域及洗清设备，配备专用计时器、高压水枪、高压气枪、干燥箱、蒸馏水发生器等。

**3. 严格内镜清洗消毒管理，规范内镜消毒流程** 按照消毒隔离相关要求，不同镜种要设置专用清洗水池，制订清洗消毒流程。对手术使用的硬式内镜，凡能耐受压力蒸汽灭菌的部分或全部，首选压力蒸汽灭菌。对于软式内镜，要根据内镜的诊疗目的，采用具有针对性的或特殊的专门消毒方法，切实保证内镜消毒质量。

**4. 将内镜清洗消毒工作纳入医疗质量管理，加强监测和监督** 内镜中心设专人担任质量控制员，进行内镜清洗消毒的全过程控制，要做到每日监测消毒剂的浓度，每月或每季度对所有内镜及其配件进行化学、生物学监测，确保内镜的消毒灭菌效果。医院管理部门应定期和不定期对内镜消毒程序和质量进行督察。

# 第六节 护理工作中实施无痛项目的管理制度

护士的职责是负责全面照顾患者，配合医师工作，协调各方面的关系，是许多医疗措施的执行者，在实施舒适医疗、创建无痛医院的过程中，护士是必不可少的成员之一，良好的护理是保证有效止痛的重要环节。近年来，很多学者指出，要想更好地控制各种急慢性疼痛，在研究各种新的先进镇痛技术的同时，还必须探索更合理的服务机制，这促进了疼痛服务模式的探索与完善。欧美一些国家中，术后疼痛管理小组的成员正在以麻醉科医师为主体的模式转向以护士为主体的模式，护士在疼痛管理中独特的作用正日益显现出来。2018 年七部委《关于印发加强和完善麻醉医疗服务意见的通知》中也明确提出要加强麻醉科护理服务。手术室护理服务由麻醉科统一管理。麻醉科护士要加强对麻醉患者的护理服务，配合麻醉科医师开展麻醉宣教、心理辅导、信息核对、体位摆放、管道护理、患者护送等工作，提高麻醉护理服务专业化水平。

## 一、护士在实施舒适医疗及创建无痛医院中的地位和作用

### （一）护士是患者疼痛状态的主要评估者

与其他医务人员相比，护士与患者在一起的时间最多，她们 24 小时守候在患者身边，对患者进行照护，因而也常常是最了解患者各种不适的人。护士在与患者的交流中，通过语言沟通或观察患者的面色、体态以及生命体征等客观表现，判断疼痛是否存在以及疼痛的部位、性质、程度并制定相应的护理措施。护士是患者疼痛程度的主要评估者，并记录疼痛治疗时伴随的不良反应，根据实际情况决定是否报告医生。在许多临床科室，医生对患者是否需要镇痛的评价首先依赖于护士的观察记录。

### （二）护士是许多镇痛措施的具体落实者

很多镇痛措施是由护士完成的，因此护士的基础知识、观察能力和技术水平都直接影响着疼痛控制的效果。护士除了要执行有关医嘱，按时给予止痛药物外，有时还要根据具体情况必要时给予止痛剂。此外，护士还可在自己的职权范围内运用一些非药物的方法为患者减轻痛苦，常用的方法有冷敷、热敷、简单按摩、改变体位、活动肢体、呼吸调整、分散注意力等、缓解焦虑情绪等。

### （三）护士是其他专业人员的协作者

责任护士作为患者整体身心健康的看护者，必须与其他医务人员密切合作，为患者提供最合适的服务。护士有责任对疼痛治疗方案提出建议，以确保其合理性和个体化。疼痛专业护士除了协助医师完成各种常规治疗外，还需要配合医生完成一些特殊止痛操作，如神经阻滞、射频热凝治疗等；麻醉护士协助麻醉科医师施行无痛腔镜检查的静脉麻醉和手术后的镇痛。

### （四）护士是疼痛患者及家属的教育者和指导者

护士负责患者及家属的宣教，让那些不愿意报告疼痛，害怕成瘾、担心镇痛出现难以

治疗的副作用的患者解除疑虑和担忧，保证疼痛治疗的有效性，同时指导患者进行疼痛的自我管理，如对自控镇痛的患者，护士必须向患者及家属讲授有关疼痛评估、给药时机、仪器操作方法、药物止痛作用的特点、副作用评价等方面的内容。

## 二、各专科护士的专业要求和职责

### （一）麻醉护士

麻醉护士除具备普通专科护士技能外，还要熟悉各种临床麻醉常规程序，掌握患者生命体征的监测和麻醉复苏过程的各种操作，接受疼痛护理的专业培训，有丰富的临床疼痛治疗与护理的专业知识和技能，了解国内外疼痛护理的学术信息。麻醉护士的培养有普通护士毕业后继续教育和应届毕业麻醉护士两种模式。毕业后继续教育麻醉护士要求具有护理专业大专学历、临床护理 2 年工作经历，经本人申请和单位同意后，进入培养基地进行麻醉专科护士培训；应届毕业麻醉护士是在高等医药院校护理学专业设置麻醉专科护士，采用前期趋同后期分化的方式，在培训基地实习一年。

麻醉护士的职责：

1. 在护理部主任、麻醉科主任、护士长领导下，做好本职工作；

2. 认真执行各项护理规章制度和操作规程；

3. 负责麻醉器械、物品、药品的管理工作，做好用后物品清洁与消毒工作，对毒麻药品及医疗耗材按照科室规章制度发放和管理，清洁消毒按消毒隔离制度执行；

4. 协助麻醉科医师管理好麻醉准备间和恢复室，做好患者术前准备工作和术后患者复苏，参与术后疼痛的评估、治疗和不良反应的处理；

5. 每天发放毒麻药及贵重药品、特殊用具等，每天整理和补充麻醉准备间、恢复室及抢救车的物品、药品，保持准备间和恢复室清洁干净，每天下班前整理好各手术间麻醉机、监护仪和麻醉车等，并补充麻醉药品和物品；

6. 负责医院护士疼痛护理专业知识培训等。

佛山市第一人民医院麻醉科现有麻醉护士 25 名，麻醉专业毕业护士 6 名，其中副主任护师 2 名，主管护师 12 名，护师 4 名，护士 7 名，隶属麻醉科和护理部双重管理。具体分工：一名护士负责麻醉准备间，协助麻醉科医师做好术前准备的操作；三名护士在药房，负责早八点到晚九点药物发放，保证毒麻药品及耗材的准确配备；剩下的护士分班制，在一名麻醉科医师的带领下负责麻醉恢复室患者的复苏和送回病房，并由每天最后一名下班护士做好物品清洁和消毒工作。

### （二）疼痛专科护士

疼痛专科护士负责疼痛患者的临床护理，准备患者治疗所需的仪器和药品，为患者进行注射、针灸、理疗等，协助医师进行一些特殊治疗，如神经阻滞、臭氧治疗、射频热凝治疗的配合等。负责患者 24 小时疼痛的观察、评估与记录，告诉患者止痛药的作用与副作用，进行患者和家属的疼痛知识和疼痛自我评估与疼痛自我护理的宣教等。

### （三）病房护士

某些科室如：手术科室、肿瘤科、康复科、风湿科、烧伤病房等，疼痛是这些科室患者的常见症状，而且其程度也往往较严重。护士 24 小时工作在患者周围，对待患者的疼痛状况，要求像对待患者其他病情变化一样给予及时、准确的观察、评估和记录，为医生的诊断和治疗提供依据。对于实施术后镇痛的患者，要观察止痛措施的疗效和不良反应，熟悉各种患者自控镇痛泵的护理。病房护士在认真对患者进行观察的同时，常常可以为患者解除疼痛，如发现患者体位不当引起的疼痛或因引流管不通畅导致的疼痛，或因敷料包扎过紧而疼痛等，可以给予相应的处理。护士可以选择自己权限范围内的方法为患者缓解疼痛，如为患者进行心理疏导、解除焦虑情绪，采用肌肉放松和分散患者注意力的方法等。护士负责向患者和家属宣教疼痛控制的一般知识，告知患者及家属术后镇痛泵的正确使用方法。

### 三、护理工作中开展无痛项目的规范化管理

#### （一）疼痛评估管理

疼痛已被世界卫生组织定为除体温、脉搏、呼吸、血压之外的第五大生命体征，对每一位患者常规进行疼痛程度的评估和记录是创建无痛医院的基本要求。医院医疗质控部门应设立针对疼痛控制和疼痛评估的专项指标，将疼痛控制水平纳入医疗质量必检项目。另外，护理部应成立疼痛护理小组，对护士进行疼痛护理相关知识的继续教育，定期检查各临床科室护士疼痛评估的质量。

#### （二）护理工作无痛项目的管理

护士在实施护理过程中，一些医疗护理操作，如静脉注射、抽取血标本、胃管和尿管的置入等常常导致患者不适和疼痛，部分患者甚至存在焦虑和恐惧，对医务人员产生对抗情绪，不愿意接受护理医疗措施，因此，必须重视护理工作中无痛项目的开展。患者提出无痛护理的要求后，对于拟行静脉注射和抽取血标本的患者，护理人员可在穿刺皮肤局部涂抹利丙双卡因乳膏（商品名：恩纳），待充分局部麻醉后实施无痛穿刺；对于拟行胃管或尿管置入的患者，应完善麻醉前准备并签署麻醉知情同意书，操作在治疗室完成，每次预约 3～6 位患者，治疗室应配备氧气、吸引器、监护仪和各种抢救药品和器具，由麻醉科医师实行静脉麻醉后置入导管，待患者完全清醒后送回病房。

## 第七节 手术室外舒适化医疗

2018 年七部委《关于印发加强和完善麻醉医疗服务意见的通知》中指出要加强手术室外麻醉与镇痛。在保障手术麻醉的基础上，医疗机构要积极开展手术室外的麻醉与镇痛，不断满足人民群众对舒适诊疗的新需求。优先发展无痛胃肠镜、无痛纤维支气管镜等诊疗操作和分娩镇痛、无痛康复治疗的麻醉，开展癌痛、慢性疼痛、临终关怀等疼痛管理。通过医联体将疼痛管理向基层医疗卫生机构延伸，探索居家疼痛管理新模式。有条件的医疗机构可以开设疼痛门诊，提供疼痛管理服务。

现阶段手术室外舒适医疗还达不到国家要求水平，因为手术室外舒适医疗涵盖范围广，操作技术含量高，危险系数大，对于无痛医院的建设是一巨大挑战。现佛山市第一人

民医院已实施的手术室外舒适医疗除了包括可以统一在内镜诊疗中心管理的无痛检查麻醉外，还包括了分散在各个科室的无痛操作，如无痛拔牙、小儿MR检查镇静、癌症患者介入治疗等。这些手术室外麻醉都存在一个共同特点就是人员配备单薄、抢救及监护设备不完善、突发状况较多，对麻醉科医师技术要求高。

## 一、无痛牙科

重视牙齿的保健和牙科疾病的治疗是社会文明进步的体现，然而，许多患者在牙科疾病的诊治过程存在害怕和紧张心理，对牙科就医过程充满畏惧。牙科畏惧症（dental fear，DF）在临床中发生率较高，目前国内外关于牙科畏惧症的流行病学调查结果不尽相同，其范围是40%～88%。对疼痛和陌生环境及诊疗仪器的畏惧是牙科畏惧症主要原因，其存在对牙科疾病早期就诊和诊疗质量等均有严重影响，部分牙病患者由于患有严重的牙科畏惧症而错过最佳治疗时机，导致口腔健康状况不断恶化。开展无痛牙科，使患者在无痛舒适的环境下接受牙科检查和治疗，是治疗牙科畏惧症的有效途径。

### （一）牙科畏惧症

牙科畏惧症又称牙科焦虑症，是牙科治疗的重要障碍之一，可分为儿童牙科畏惧症和成人牙科畏惧症。成人牙科畏惧症多表现为患者生理指标的变化，如心率加快、血压上升、呼吸加速等，而儿童牙科畏惧症患者则常表现为高声哭喊、身体移动、拒绝治疗等行为。牙科畏惧症对疾病的准确诊断及彻底治疗均有较大影响，是患者求诊及继续治疗的一大障碍，同时也会给牙科医师带来一定压力，儿童时期产生的畏惧感大多延至成人期。

牙科畏惧症的起因中包含了口腔医学、疼痛学、心理学等诸方面的复杂因素，因此它的解决也需要牙科医生、麻醉科医师、牙科护士、患者及其家属等各方面的共同努力，需要多学科协同解决。医护人员在治疗前应重视对患者心理疏导，创造温馨环境，与患者进行语言交流，用患者熟悉的语言对所用器械进行形象解释，并把麻醉方法、治疗方案和有关治疗步骤告诉患者。除采用全身静脉麻醉技术外，同时可以采用一些新的局部麻醉技术，如电子麻醉法、计算机化局麻法、无针头局麻法等，以彻底消除患者不适感或疼痛。

### （二）无痛牙科设置

无痛牙科需配备的仪器、抢救用品及监护设备如下：

1. 麻醉机、心电监护仪（包括心电图、血压、心率、脉搏氧饱和度）、静脉输液泵、注射器等；
2. 供氧设备，包括中心供氧、氧气瓶；
3. 负压吸引装置、吸引器、吸痰管；
4. 麻醉抢救设备：喉镜、气管导管、牙垫、口咽通气道、喉罩、加压呼吸囊等；
5. 麻醉药物及常用抢救药物。

### （三）无痛牙科工作流程

为规范无痛牙科的管理，减少麻醉风险，提高患者满意度，需要麻醉科和牙科互相协作，明确医护人员职责，制定严密的工作流程，无痛牙科工作流程如下：

1. 对接受全身静脉麻醉的患者，牙科医生告知患者或患儿家长麻醉前准备及注意事项，并通知麻醉科医师实施麻醉的时间。

2. 麻醉科医师对全身静脉麻醉患者进行麻醉前评估，并签署麻醉同意书。

3. 牙科护士对患者及家属进行心理疏导和治疗前的宣教。

4. 接受局部麻醉的患者，牙科医生实行无痛局部麻醉技术；接受全身麻醉的患者，麻醉科医师监测患者生命体征并实施静脉麻醉。

5. 全麻患者完全清醒后，达到离院标准，由家人陪同可离开医院。

## 二、小儿磁共振（MR）检查

MR 检查预约的人多，每个人耗时长，而且 MR 机器发出的刺激声音大，小孩自制能力差、自觉性不强，在陌生环境中更加容易情绪紧张、恐惧，表现为焦躁、亢奋、哭闹等，百分之九十以上的孩子不能安静地完成扫描而影响成像质量，导致诊断困难或结果不准确。以往在检查前口服 10%的水合氯醛镇静就能满足绝大多数小儿 MR 检查，然而目前很多医院缺乏此药品或由于医患关系紧张，无足够医护人员随同看护下，很多儿科医生不愿给患儿开具此药，以免出现威胁患儿生命的意外。现佛山市第一人民医院麻醉科为解决这部分患儿就医难题和人员紧张问题，与 MR 室沟通，每周固定时间集中预约需要镇静的患儿，麻醉科安排麻醉科医师进行镇静和监护。

### （一）MR 检查设备设置

1. 麻醉机、心电监护仪（包括心电图、血压、心率、脉搏氧饱和度）、静脉输液泵、注射器等；

2. 供氧设备，包括中心供氧、氧气瓶；

3. 负压吸引装置、吸引器、吸痰管；

4. 麻醉抢救设备：喉镜、气管导管、牙垫、口咽通气道、喉罩、加压呼吸囊等；

5. 麻醉药物及常用抢救药物。

### （二）小儿 MR 检查工作流程

为规范小儿 MR 的管理，减少麻醉风险，提高患者满意度，需要麻醉科和 MR 室医务人员互相协作，明确医护人员职责，制定严密的工作流程，工作流程如下：

1. 每周集中一天或两天预约需要接受全身静脉麻醉的患儿，MR 室医生告知患儿家长麻醉前准备及注意事项。

2. 麻醉科医师对全身静脉麻醉患儿进行麻醉前评估，并签署麻醉同意书。

3. MR 室护士对患儿及家属进行心理疏导和治疗前的宣教。

4. 麻醉科医师监测患儿生命体征、给予吸氧并实施静脉麻醉。

5. 检查完毕，等患儿完全清醒后，达到离院标准，由家人陪同可离开医院。

## 三、癌症患者介入治疗

介入放射学也称为介入治疗学，是近年来发展迅速的学科之一。在不开刀暴露病灶的情况下，在血管、皮肤上作直径几毫米的微小通道，或经人体原有的管道，在影像设备（血管造影机、透视机、CT、MR、B 超）的引导下对病灶局部进行治疗的创伤最小的治疗方法。根据美国国家综合癌症网（National Comprehensive Cancer Network，NCCN）癌症治疗指南，介入治疗已经被公认为中晚期肝癌的首选治疗。采用局部靶向药物灌注、肿瘤血管栓塞及氩氦冷冻消融等方式集中杀灭肿瘤细胞，最大限度地降低肿瘤负荷（减少恶性肿瘤数量、体积），并结合 CIK 细胞过继性免疫治疗、抗肿瘤血管生成药物等，在临床取得了良好的治疗效果，有效地改善了患者的生存质量，延长了生存时间。不管哪种介入治疗方法，患者均有不同程度的不适，同时也为了穿刺准确性，提高患者舒适度，介入患者的镇静需求不断增加。

（一）介入室设备设置

1. 麻醉机、心电监护仪（包括心电图、血压、心率、脉搏氧饱和度）、静脉输液泵、注射器等。

2. 供氧设备，包括中心供氧、氧气瓶。

3. 负压吸引装置、吸引器、吸痰管。

4. 麻醉抢救设备：喉镜、气管导管、牙垫、口咽通气道、喉罩、加压呼吸囊等。

5. 麻醉药物及常用抢救药物。

（二）介入治疗工作流程

为规范介入治疗的管理，减少麻醉风险，提高患者满意度，需要麻醉科和病房医务人员互相协作，明确医护人员职责，制定严密的工作流程，工作流程如下：

1. 每周固定时间，集中预约需要接受全身静脉麻醉的患者，临床科室医生告知患者及家属麻醉前准备及注意事项。

2. 麻醉科医师对全身静脉麻醉患者进行麻醉前评估，并签署麻醉同意书。

3. 临床科室护士对患者及家属进行心理疏导和治疗前的宣教。

4. 麻醉科医师监测患者生命体征、给予吸氧并实施静脉麻醉。

5. 检查完毕，等患者完全清醒后，达到离治疗间标准，由家人陪同可离开治疗间。

## 参考文献

[1] 陈相龙. 跨学科医疗新时代. 中国医院院长，2019，(3)：82-85.

[2] 洪溪，黄宇光，罗爱伦. 术后镇痛的规范化管理. 中华麻醉学杂志，2005，25 (10)：798-799.

[3] Gayatri p. Postoperative pain service. Indian J Anaesth，2005，49：17-19.

[4] 陈安龙，魏小龙，余遥. 信息化管理平台在术后镇痛规范化管理中的构建和应用. 麻醉安全与质控，2020，4 (3)：162-166.

[5] 刘延青，马柯，刘堂华. 紧握时代脉搏，全面推进疼痛学科发展. 中华医学杂志，2020，100 (1)：7-8.

[6] 刘延青，刘堂华. 2019 年度疼痛学科进展回顾. 中华医学信息导报，2020，35 (5)：18.

[7] 王彬，刘春元，赵梓作，等. 麻醉科医师分娩镇痛实践情况的调查. 临床麻醉学杂志，2020，36 (4)：371-375.

[8] 付秋鹏，何银芳，高连峰，等. 不同分娩镇痛方式对妊娠结局影响的研究进展. 中国全科医学，2020，23 (10)：1318-1322.

[9] 分娩镇痛专家共识 (2016 版). 临床麻醉学杂志，2016，32 (8)：816-818.

[10] 李晓云. 加强品牌建设，提高医院的核心竞争力. 中国现代医生，2008，46：147-148.

[11] Evron S, Ezri T. Options for systemic labor analgesia. Curr Opin Anaesthesiol, 2007, 20: 181-185.

[12] Hong-Tian li, Shu-sheng Luo, et al. Geographic Variations and Temporal Trends in Cesarean Delivery Rate in China, 2008-2014. JAMA, 2017, 317 (1): 69-76.

[13] Alison G, Cahill et al. Effect of Immediate vs Delayed Pushing on Rates of Spontaneous Vaginal Delivery Among Nulliparous Women Receiving Neuraxial Analgesia: A Randomized Clinical Trial. JAMA, 2018, 320 (14), 1444.

[14] 姚庆礼，钟芸诗. 内镜中心的设计和装修. 中华消化内镜杂志，2006，23：470-471.

[15] 诸葛海鸿，王艳侠. 内镜中心创新模式的建立. 医学研究生报，2008，21：287-288.

[16] 国家消化内镜质控中心，国家麻醉质控中心. 中国消化内镜诊疗镇静/麻醉操作技术规范. 临床麻醉学杂志，2019，35 (1)：81-84.

[17] 武晓丽，李其昂，李悦. 胃肠镜诊疗中镇静/麻醉新进展. 国际麻醉学与复苏杂志，2020，41 (1)：71-75.

[18] Fanniry RA, Briggs LP, Carey MF. Epidural analgesia practice for labore. results of a 2005 national survey in Ireland. Eur J Anaesthesiol, 2009, 26: 235-244.

[19] Lui LY, So WK, Fong DY. Knowledge and attitudes regarding pain management among nurses in Hong Kong medical units. J Clin Nurs, 2008, 17: 2014-2021.

[20] Walsh BM, Bartfield JM. Survey of parental willingness to pay and willingness to stay for painless intravenous catheter placement. Pediatr Emerg Car, 2006, 22: 699-703.

[21] Pauline Anderson. New APS Guideline on Postoperative Pain. J Pain. 2016, 17 (2): 131-157.

[22] 吴敏，余丽群，田甜. 整体护理中融入人性化舒适护理理念对手术室整体护理质量的影响. 山西医药杂志，2019，48 (1)：118-120.

[23] 黄文起，佘守章. 让疼痛治疗朝着精准医疗的方向发展. 广东医学，2018，39 (1)：1.

# 第四章　舒适医疗常用药物

（熊艳峰　张博智　欧伟明）

本章主要介绍实施舒适医疗或无痛技术时常用的药物，包括静脉麻醉药、吸入麻醉药、麻醉性镇痛药、非甾体抗炎药、局麻药、抗惊厥药、抗抑郁药、神经安定药、糖皮质激素类药、止吐药和$\alpha_2$肾上腺素受体激动剂。

## 第一节　静脉麻醉药

凡经静脉途径给药，通过血液循环作用于中枢神经系统而产生全身麻醉作用的药物称为静脉麻醉药。其优点为诱导快，对呼吸道无刺激，无环境污染，是麻醉的主要药物。目前舒适医疗中常用的静脉麻醉药为丙泊酚、依托咪酯及氯胺酮。

### 一、概述

（一）静脉麻醉药的特性

**1. 静脉麻醉药的优点**

（1）静脉麻醉药起效快。大多数静脉麻醉药在一次臂脑循环后即可起效，而且静脉麻醉药往往复合给药，起效的时间进一步加快。

（2）静脉麻醉药效能强。复合给药的方式有利于获得最佳的麻醉效果，麻醉深度与给药量呈正相关。

（3）符合舒适医疗理念。静脉麻醉药除了注射痛，患者的依从性较好。

（4）环境友好，污染较小；无燃烧爆炸的危险。

（5）静脉麻醉药种类丰富，可根据不同条件的患者选择不同的配伍。

（6）某些静脉麻醉药有拮抗剂，必要时可逆转其麻醉效应。

（7）以往认为对设备要求不高，麻醉实施相对简单。然而随着靶控输注（target controlled infusion，TCI）技术的发展，静脉麻醉药，尤其是泵注药物对设备的要求越来越高，价格越来越昂贵。

**2. 静脉麻醉药的缺点**

（1）静脉麻醉药的可控性较差，其个体性差异较大。年龄、肝肾功能、内环境等均可影响其麻醉效应，可能导致麻醉效果欠佳或者苏醒延迟。

（2）静脉麻醉药往往复合用药，临床应用中可能会出现一定程度的呼吸、循环抑制作用，需要予以重视。

（3）目前，尚未发现单独应用即可达到理想麻醉效果的静脉麻醉药，因此常常采用复合给药的方式。混合用药将会导致药代动力学的改变，难以精准预测麻醉效应。

（4）某些静脉麻醉药如丙泊酚会有较明显的注射痛，暂时没有一种可以完全消除该不良反应的预防方法。

## 二、丙泊酚

丙泊酚（propofol），又名异丙酚，脂溶性高，室温下为油状，不溶于水，具有镇静、催眠作用。苏醒迅速而完全，认知功能恢复较快，术后镇静、嗜睡、意识不清、活动迟缓和术后遗忘等较轻微，持续输注后无蓄积。目前普遍用于麻醉诱导、麻醉维持，也常用于局部麻醉中、手术后与重症监护室（ICU）病房患者的镇静。

### （一）药代动力学

丙泊酚亲脂性强，注入体内后迅速而广泛地从血液分布到各器官和身体各部位的组织中。丙泊酚起效迅速，到达峰效应的时间为90～100 s。连续输注丙泊酚8 h，其静脉输注时量相关半衰期短于40 min，所以即便长时间输注丙泊酚的患者也能迅速苏醒。肝、肾功能受损者丙泊酚的清除不受影响。丙泊酚对细胞色素P450有剂量依赖性抑制作用，从而会影响依赖此酶的药物（如阿片类药物）的代谢。

### （二）药理作用

**1. 中枢神经系统**

丙泊酚对中枢的作用主要是催眠、镇静与遗忘。该药对中枢神经系统多种受体及离子通道有不同程度的影响，如钠离子通道、γ-氨基丁酸（GABA）受体、$\alpha_2$肾上腺素受体。在无外界刺激的情况下，丙泊酚静脉输注速度大于2 mg/(kg·h)，血药浓度达2 μg/ml以上时，才可作用于中枢神经系统达到遗忘作用。静脉注射丙泊酚诱导，起效迅速，静脉注射1.5～2 mg/kg后患者即可入睡，麻醉平稳，无肌肉不自主运动、咳嗽、呃逆等副作用。维持时间短，停药后3～10 min即完全苏醒，无兴奋现象，是较理想的催眠性静脉全身麻醉药。

另外，亚催眠剂量（平均血药浓度为343 ng/ml时）的丙泊酚有明显的抗呕吐作用。其机制不明，最新研究表明丙泊酚的止吐作用可能通过GABA-A受体降低中枢极后区内5-羟色胺（5-HT）水平有关。

丙泊酚麻醉后脑电图的变化与其他静脉麻醉药相似。双频谱指数（BIS）反映中枢镇静的程度，此指数随镇静加深和意识消失逐渐下降，麻醉前清醒患者BIS一般在90以上，麻醉加深时可降至0。有研究发现，丙泊酚麻醉时BIS指数降低，呈血药浓度依赖性抑制，BIS值在63和51时分别有50%及95%的患者对语言指令无反应。丙泊酚血药浓度为2.35 μg/ml时50%的患者对语言指令无反应。BIS值为77时95%的患者无回忆。

丙泊酚对致癫痫性脑电活动的作用尚有争议。丙泊酚有抗惊厥作用，且为剂量依赖性。但丙泊酚也可导致癫痫大发作，可用于癫痫灶的皮质定位。

丙泊酚可剂量依赖性地降低脑血流量、颅内压、脑组织氧代谢率和脑组织葡萄糖代谢率。对颅内压增高患者，降颅压效果更为显著。丙泊酚对于急性脑缺血具有脑保护作用，且可降低脑氧代谢率。但丙泊酚对循环和呼吸系统有抑制作用，应慎用于循环骤停后脑复苏的治疗。

**2. 呼吸系统**

丙泊酚可抑制呼吸，诱导剂量可引起呼吸暂停，多呈一过性，发生率和持续时间与剂量、输注速度和合并用药相关。单纯使用丙泊酚对呼吸的抑制主要表现为潮气量显著减少和呼吸急促后出现呼吸暂停。但持续时间很短，一般不用处理。使用诱导剂量的丙泊酚，有25%～30%患者出现呼吸暂停。若与阿片类药并用，呼吸暂停时间可长达30 s以上，且发生率增加，应引起重视。因此，即使人工流产、内镜检查等短小手术应用丙泊酚麻醉时，亦应备有人工呼吸用具。丙泊酚对喉反射有一定程度的抑制，由气管内插管引起的喉痉挛很少见。在慢性阻塞性肺疾病的患者或气道高反应性患者，丙泊酚有支气管扩张作用。丙泊酚还可抑制缺氧性肺血管收缩反应。

**3. 心血管系统**

诱导剂量的丙泊酚对心血管系统有显著的抑制作用。主要表现为对心肌的直接抑制及血管舒张，无论有无心血管疾病均可导致明显的血压下降（收缩压、舒张压和平均动脉压下降）、外周阻力和心输出量降低，其程度取决于剂量和输注速度（静脉注射丙泊酚2～2.5 mg/kg，收缩压下降可达25%～40%）。丙泊酚对心血管系统的抑制作用还与年龄、ASA分级、过度肥胖和其他药物联合使用有关。当大剂量、快速注射，或用于低血容量患者、老年患者时，有引起严重低血压的危险。丙泊酚可降低瓣膜性心脏病患者的肺动脉压力和肺毛细血管楔压，可能是前负荷和后负荷均降低的结果。

丙泊酚的药理学特点与其他常用静脉麻醉药的比较见表4-1。

**表4-1　常用静脉全身麻醉药的主要特点（$\bar{X}\pm SD$）**

| | 丙泊酚 | 氯胺酮 | 依托咪酯 |
|---|---|---|---|
| 理化性质 | | | |
| 水溶性 | − | + | + |
| 溶液稳定 | + | + | + |
| 保存期长 | + | + | + |
| 注射痛 | ++ | − | ++ |
| 静脉血栓少 | − | + | − |
| 药效学 | | | |
| 快速起效 | + | − | + |
| 诱导期 | | | |
| 兴奋 | + | + | +++ |
| 呼吸合并症 | + | − | − |
| 呼吸抑制 | ++ | + | − |
| 循环抑制 | ++ | − | + |
| 镇痛 | − | ++ | − |

（续表）

| | 丙泊酚 | 氯胺酮 | 依托咪酯 |
|---|---|---|---|
| 抗镇痛 | − | − | ? |
| 与肌松药作用 | − | − | − |
| 术后呕吐 | − | ++ | + |
| 苏醒期谵妄 | − | ++ | − |
| 药代学 | | | |
| 再分布 | + | + | + |
| 代谢 | + | | + |
| 蓄积 | − | − | − |
| $t_{1/2\beta}$（h） | 4～7 | 2.5～2.8 | 2.9～5.3 |
| Cl（ml/kg/min） | 20～30 | 12～17 | 18～25 |
| Vdss（L/kg） | 2～10 | 3.1 | 2.5～4.5 |

$t_{1/2\beta}$，消除半衰期（elimination half-life）；Cl，清除率（clearance）；Vdss，稳态分布容积（volume of distribution at steady state）

### （三）临床应用

丙泊酚可用于麻醉诱导和维持，尤其用于门诊小手术和各种检查的麻醉具有较大的优越性。丙泊酚还可用于局部麻醉的术中镇静和ICU患者的机械通气的镇静。丙泊酚麻醉镇静时必须严密监测血压、心电图、脉搏氧饱和度，同时备好人工通气装置。一旦出现呼吸抑制，应人工通气进行辅助或控制呼吸。如有循环抑制，宜头低位，必要时应该给予血浆增容剂和血管活性药物维持血流动力学稳定。

**1. 麻醉诱导与维持**

丙泊酚单次注射适合于麻醉诱导，诱导剂量为1～2.5 mg/kg。丙泊酚已广泛用于3岁以上小儿的麻醉诱导，目前也不断扩大到1个月至3岁婴幼儿麻醉的诱导和维持。儿童诱导量需稍增加，其95%有效剂量（$ED_{95}$）为2～3 mg/kg。婴幼儿丙泊酚的诱导剂量为4～6 mg/kg。

丙泊酚常与镇痛药复合应用于全麻维持，麻醉维持用量为6～10 mg/(kg·h)。一般以微量泵持续输注或TCI进行连续静脉输注，根据患者的个体需求和对手术刺激的反应调整注药速度或目标血药浓度。

**2. 短小手术**

丙泊酚可用于短小手术的麻醉，如人工流产术、脓肿切开术等。麻醉诱导可静注丙泊酚1.5～2.5 mg/kg，并以4.0～12.0 mg/(kg·h)维持。可单独使用丙泊酚，也可同时予以局麻或麻醉性镇痛药。丙泊酚单独应用时意识消失所需血药浓度为2.5～4.5 μg/ml。

**3. 各种检查**

胃镜、肠镜、宫腔镜、ERCP、支气管镜、心导管等操作时，可单次静注丙泊酚2.0～2.5 mg/kg，以3～8 mg/(kg·h)维持适当麻醉深度。

不能合作的小儿及强迫体位的患者中，可使用丙泊酚进行CT、MRI、放射介入等诊断治疗性操作的镇静。与其他麻醉药相比，丙泊酚苏醒快、术中与术后呼吸抑制发生率低。

**4. 镇静**

丙泊酚持续输注常用于ICU内施行机械通气与手术中镇静。输注速度达30 μg/(kg·min)以上时，可产生顺行性遗忘作用。与咪达唑仑镇静相比，丙泊酚苏醒更快，可控性强，有利于早期拔除气管内导管及恢复呼吸道的咳嗽反射。另外，长时间输注必须严防丙泊酚输注综合征，该不良反应致死率较高。丙泊酚也可用于手术后患者自控镇静。

### （四）不良反应

**1. 呼吸和循环抑制**

丙泊酚最明显的副作用是呼吸与循环抑制。呼吸暂停现象较常见，合用阿片类药时呼吸暂停概率增加、时间延长（必要时应进行人工辅助呼吸），且可增强丙泊酚降低动脉压的作用。小剂量缓慢给药、补足血容量可减轻动脉压的下降程度。

**2. 注射痛**

静脉注射丙泊酚引起的疼痛程度与注射部位有关，前臂和肘窝部较大静脉注射疼痛较少。

**3. 肌阵挛**

丙泊酚注射后肌阵挛的发生率低于依托咪酯。

**4. 血栓性静脉炎**

丙泊酚误注入动脉内或血管外不会造成肢体坏死或组织损伤，然而有可能导致血栓性静脉炎。因此注射时随时关注注射部位有无渗液、肿胀。

**5. 过敏反应**

丙泊酚乳剂不刺激组胺释放，但有报道指出丙泊酚可引起类过敏样反应。这种患者多有过敏反应史，因此对药物有过敏反应的患者，宜慎用丙泊酚。

**6. 增加全身感染概率**

丙泊酚麻醉可能会使致命性全身感染增多，此药可抑制对金黄色葡萄球菌与大肠杆菌的吞噬与杀伤作用。单次输注完毕或达到12 h必须丢弃或更换所有含丙泊酚的输注装置如注射器和输液管。

**7. 丙泊酚输注综合征**

较为罕见，但危及生命，丙泊酚输注速度超过5 mg/(kg·h)，且输注时间超过48 h者可能发生。临床表现有心肌病、急性心力衰竭、代谢性酸中毒、骨骼肌病、高钾血症、肝大和高脂血症。可能是由于游离脂肪酸进入线粒体过程受抑以及线粒体呼吸链功能障碍引起游离脂肪酸代谢障碍所致。高危因素包括：小儿、头部损伤、长时间大剂量丙泊酚输注、应用儿茶酚胺药物等。一旦发现，立即停止输注丙泊酚，支持心肺功能、应用血液透析或血滤，加强液体容量管理，必要时给予心脏起搏。

## 三、依托咪酯

依托咪酯（etomidate）为咪唑类衍生物，是催眠性静脉麻醉药，无镇痛作用。

## （一）药代动力学

静脉注射依托咪酯1 min后脑内浓度即达峰值，患者进入睡眠状态，然后很快从脑向其他组织转移。单次静脉注射依托咪酯0.2～0.3 mg/kg，血浆药物浓度立即上升，继而快速降低。依托咪酯肝清除率高，因此影响肝血流的药物可影响依托咪酯的消除半衰期。依托咪酯药效的消失是由于其在体内的再分布所致，因此肝功能异常不影响其苏醒时间。由于依托咪酯消除半衰期短，清除快，因此不仅适合于单次或重复给药，而且适合持续静脉输注。

依托咪酯有75%与血浆蛋白结合，故低蛋白血症患者，剂量须酌减。

## （二）药理作用

### 1. 中枢神经系统

依托咪酯对中枢神经系统的主要作用是催眠，无镇痛作用。

依托咪酯起效快，静脉注射诱导剂量0.3 mg/kg经过一次臂-脑循环即可产生催眠作用。诱导期安静、舒适、平稳，无兴奋挣扎，且有遗忘现象。在临床中，常常将丙泊酚与依托咪酯合用，可显著减少彼此的副作用。在正常人群中的常用的诱导配伍为1 mg/kg丙泊酚+0.1 mg/kg依托咪酯，复合少量阿片类药物，可达到满意的麻醉效果，清醒时间短、副作用显著降低，符合舒适医疗的理念。

依托咪酯0.2～0.3 mg/kg时可降低颅内压、脑血流和脑代谢率，对缺氧性脑损伤有一定保护作用。依托咪酯可致癫痫大发作，使癫痫病灶脑电活动增加，有助于外科手术中定位癫痫病灶。当麻醉中需要监测经颅刺激的运动诱发反应时，依托咪酯由于对脑电振幅的抑制轻，比丙泊酚更适合于麻醉。

### 2. 呼吸系统

依托咪酯对延髓呼吸中枢有轻微抑制，呼吸中枢对$CO_2$的反应和通气的驱动减弱。单次静脉注射量大或注速过快或伍用麻醉性镇痛药时，偶可引起短暂呼吸暂停，多可迅速恢复。

### 3. 心血管系统

依托咪酯对心血管的影响较小，易保持心血管系统稳定是依托咪酯的突出优点。此药对心率无明显影响，不增加心肌氧耗量，对冠状血管有轻度扩张作用，不抑制心肌收缩力，有利于心肌氧供或血供受损的患者。

### 4. 内分泌系统

依托咪酯可导致肾上腺皮质内甾体的合成受到抑制。麻醉手术中强烈的应激反应有助于抵消这种肾上腺皮质功能的暂时性抑制。一般认为，单次注射或短时间应用对肾上腺皮质功能的抑制并无临床意义。长时间给药如ICU患者镇静，由于依托咪酯对肾上腺皮质功能的抑制，死亡率可能增加。

### 5. 其他影响

依托咪酯快速降低眼内压，静脉注射0.3 mg/kg可使眼内压下降达30%～60%，持续约5 min，对内眼手术有利。依托咪酯麻醉对肝、肾功能无影响。偶有类过敏反应。此药具有潜在性卟啉生成作用，不建议用于卟啉病（紫质症）患者。

### （三）临床应用

**1. 麻醉诱导与维持**

依托咪酯属于快速作用的静脉麻醉药，无镇痛作用，主要用于麻醉诱导。此药麻醉时循环稳定、呼吸抑制轻微，安全界限较大，在快速诱导药物中是唯一的，适用于伴有血管疾病、反应性气道疾病、颅内高压患者的麻醉诱导。

依托咪酯诱导剂量为0.15～0.3 mg/kg，起效快，持续时间与剂量相关。依托咪酯连续静脉输注10 μg/(kg·min)，与 $N_2O$ 及阿片类药物复合可维持麻醉。

**2. 镇静**

依托咪酯用于镇静，剂量为5～8 μg/(kg·min)。但由于依托咪酯抑制肾上腺皮质功能，不建议长期用于镇静。

### （四）不良反应

注射后常可发生肌阵挛，注射部位疼痛，术后易发生恶心、呕吐，反复给药或持续静脉输注后可能抑制肾上腺皮质功能。其溶媒丙二醇，可能导致轻度溶血。

**1. 肌阵挛**

依托咪酯麻醉诱导时，10%～65.5%的患者在上肢等部位出现肌阵挛，严重者类似抽搐。术前给苯二氮䓬类药物或麻醉性镇痛药可减少肌阵挛的发生，严重者需用其他全麻药控制。肌阵挛明显的患者血清钾略升高。

**2. 注射部位疼痛**

注射部位疼痛的发生率为10%～50%，在小静脉、缓慢注射时疼痛的发生率高。

**3. 恶心、呕吐**

依托咪酯麻醉后恶心、呕吐发生率高达30%～40%，为其最常见的不良反应。临床中复合丙泊酚，可降低该不良反应的发生率及严重程度。

**4. 抑制肾上腺皮质功能**

由于依托咪酯对肾上腺皮质功能的抑制，长时间给药可能增加患者死亡率。

### （五）禁忌证

（1）癫痫患者及肝肾功能严重不全者禁用。

（2）有免疫抑制、脓毒血症及进行器官移植的患者禁用或慎用。

## 四、氯胺酮

氯胺酮（ketamine）是一种具有显著镇痛作用、对呼吸和循环系统抑制作用轻的非巴比妥类速效静脉全麻药。氯胺酮由两种光学异构体组成：S-（+）和S-（—）。S-（+）异构体的药效较强，不良反应较少。

### （一）药代动力学

氯胺酮脂溶性高，血浆蛋白结合率低（12%～47%），故中枢神经系统贮留的药物较血浆多，脑内药物浓度较其他部位高。能迅速透过血脑屏障进入脑内。静脉注射氯胺酮后1分钟后血浆药物浓度达峰值，患者迅速入睡。随后的再分布现象促使意识迅速恢复。

氯胺酮主要在肝内代谢，通过肝微粒体酶进行生物转化。代谢产物去甲基氯胺酮无催眠作用，但可延长苏醒期。

氯胺酮可迅速通过胎盘，胎儿和母体内的血浆药物浓度很接近。若分娩时用药超过 2 mg/kg，可引起胎儿抑制。氯胺酮重复用药可产生快速耐受性，可增加药量以维持麻醉深度。

（二）药理作用

**1. 中枢神经系统**

氯胺酮的作用机制涉及多种受体，包括 N-甲基-D-天门冬氨酸（NMDA）受体和非 NMDA 谷氨酸受体，除此之外还有烟碱及毒蕈碱受体和阿片样物质受体。

氯胺酮是唯一具有镇静、镇痛和麻醉作用的静脉麻醉药。氯胺酮能增加脑代谢、脑血流，可导致颅内压与脑脊液压升高。氯胺酮不影响脑血管对 $CO_2$ 的反应性，因此降低 $PaCO_2$ 可减弱氯胺酮引起的颅内压升高。

氯胺酮的麻醉性能与其旋光性质有关。S-（+）异构体较消旋氯胺酮或 S-（−）异构体的麻醉性能强，苏醒更迅速（仅需数分钟）。

**2. 心血管系统**

氯胺酮对心血管系统的作用机制可能主要是直接兴奋中枢交感神经系统，引起血压升高、心率增快和心输出量增高，心肌耗氧量和肺动脉压也增加；在无自主神经控制时，对心肌有直接抑制作用。重复注射时血流动力学的变化较初次注射时轻微，甚至相反。心功不全的患者慎用该药。

**3. 呼吸系统**

氯胺酮对呼吸的影响轻微。临床麻醉剂量时偶有短暂的呼吸抑制，多能自行恢复。临床上常在注药后 1～2 min，呼吸减浅、变慢，经过 3～5 min 缓慢恢复到注药前水平。注射速度过快，剂量过大，或用麻醉性镇痛药辅助时，可造成明显的呼吸抑制。麻醉时呼吸中枢对 $CO_2$ 的反应不受影响。

氯胺酮具有支气管平滑肌松弛作用。氯胺酮麻醉时肺顺应性增加，呼吸道阻力降低，并能使支气管痉挛缓解。同时，氯胺酮也有抗炎作用。因此，该药适用于支气管哮喘患者，而且在临床中曾用于治疗对常规处理无效的哮喘持续状态。

氯胺酮麻醉后唾液分泌增多，小儿尤为明显，喉头分泌物的刺激会导致喉痉挛，所以麻醉前应给予抗胆碱药如东莨菪碱、阿托品。尽管氯胺酮麻醉时吞咽、呛咳和呕吐反射等仍然存在，但无保护作用，误吸仍有可能。

**4. 其他影响**

氯胺酮麻醉时骨骼肌张力增加，有时肢体不自主运动或突然抽动。一般认为氯胺酮对肝、肾功能没有明显影响，但静脉滴注氯胺酮后有转氨酶升高的报告。此药在肝内代谢，对肝的毒性应重视。麻醉期出汗增多。血糖有时轻度升高。氯胺酮可能延长琥珀胆碱的时效。对妊娠子宫能增强其张力，并增加其收缩频率。

（三）临床应用

氯胺酮对呼吸和循环系统影响较轻。具有显著镇痛作用，体表镇痛效果最好。但由于使用氯胺酮后出现精神症状较多，升压效应明显，故临床上不宜常规使用。氯胺酮主要用于各种体表的短小手术、小儿麻醉、小儿镇静与疼痛治疗、烧伤清创以及麻醉诱导、静脉复合麻醉、术后镇痛与慢性疼痛治疗。

氯胺酮可经静脉、肌内、口服、鼻腔、直肠及硬膜外等多种途径给药，但临床中常用肌注和静注。

**1. 麻醉诱导与维持**

多用于小儿基础麻醉，除此以外现已很少应用于全麻诱导与维持。全麻诱导时的剂量是，静脉注射 0.5～2 mg/kg，老年人与危重者酌减。氯胺酮还可用于心脏压塞与缩窄性心包炎患者的静脉诱导。氯胺酮用于全麻维持血流动力学波动小，镇痛充分，遗忘作用可靠，而且恢复平稳，维持剂量为 30～90 μg/(kg·min)。

**2. 小儿麻醉**

行心导管术、放射治疗、放射线检查、更换敷料及牙科治疗的儿童患者可使用氯胺酮镇静或全麻。对于肺血管阻力高的患儿心导管检查时应慎用氯胺酮，因其可使肺血管阻力增加。亚麻醉剂量的氯胺酮（≤1 mg/kg），可用于烧伤更换敷料。

**3. 术后镇痛**

小剂量静脉注射氯胺酮［<20 μg/(kg·h)］对术后疼痛有效。当患者使用麻醉性镇痛药可引起明显的呼吸抑制，以及不能用非甾体类药物进行术后镇痛时，可选用氯胺酮行术后镇痛。

**4. 辅助神经阻滞**

静脉注射 0.5 mg/kg，可加强神经阻滞的作用。

**5. 慢性疼痛治疗**

有慢性疼痛性疾病的患者，可口服氯胺酮胶囊 25 mg、50 mg，从 25 mg 开始，每日 1～3 次，最大量每日 300 mg，剂量个体差异较大，副作用有恶心、幻觉等。

### （四）不良反应

**1. 精神症状**

部分患者（5%～45%）在苏醒期有精神激动和梦幻现象，如谵妄、狂躁、呻吟、精神错乱和肢体乱动，有时出现幻听、幻视现象，从而导致胡言乱语，严重者抽搐或惊厥。如果氯胺酮麻醉后的精神症状，成人多于儿童，女性多于男性，短时间手术多于长时间手术，单一氯胺酮麻醉多于氯胺酮复合麻醉。

**2. 其他不良反应**

苏醒期有时四肢出现不自主的活动，嘴与舌徐动，眼内压和颅内压增高。消化系统有时并发急性胃扩张，应采取胃肠减压治疗。此外，偶有呃逆、恶心和呕吐。呼吸系统有时发生喉痉挛或支气管痉挛。

### （五）禁忌证

高血压、颅内压升高、心肌供血不足、癫痫及青光眼患者不宜应用。休克患者应在充分纠正血容量不足后使用氯胺酮麻醉。氯胺酮的防腐剂三氯叔丁醇被证实具有神经毒性，故禁忌蛛网膜下腔注射。硬膜外腔注射也要慎重，因有可能误注入蛛网膜下腔。

# 第二节 麻醉性镇痛药

麻醉性镇痛药（narcotic analgesics 或 narcotics）又称阿片类镇痛药，指作用于中枢神经系统能解除或减轻疼痛并改变对疼痛情绪反应的药物，剂量过大时则可产生昏睡。麻醉性镇痛药临床应用广泛，可用于术前准备、辅助麻醉、麻醉诱导和维持，以及术后镇痛、慢性疼痛和癌痛治疗。此类药品使用不当多具有成瘾性和依赖性，临床中应规范使用并严加管理。

## 一、概述

### （一）麻醉性镇痛药作用机制

麻醉性镇痛药主要是阿片受体激动药，已知脑内和脊髓内存在阿片受体，同时体内有几种内源性阿片样肽，如内啡肽、脑啡肽、强啡肽，是阿片受体的内源性配体。

### （二）麻醉性镇痛药的分类

**1. 按受体类型分类**

阿片受体按其激动后产生的效应，临床中研究比较深入的有 3 型，即 μ、κ、δ 受体。阿片受体在中枢神经系统内分布以及对不同阿片受体配型的结合能力存在差异。脑啡肽对 δ 受体有较强的选择性，强啡肽对 κ 受体有较强的选择性，μ 受体的内源性配体为内啡肽，又称内源性吗啡。内啡肽在中枢神经系统内的分布与 μ 受体成镜像分布，其结合力比对 δ 和 κ 受体强 100 倍以上。μ 受体与镇痛关系最密切，同时也与呼吸抑制、欣快感、成瘾性等副作用相关。μ 受体可分为 $\mu_1$、$\mu_2$ 两个亚型，其中 $\mu_1$ 受体的主要效应为脊髓以上的镇痛，$\mu_2$ 受体的效应主要是产生呼吸抑制（强于 κ 受体、δ 受体）、心率减慢和依赖性等不良反应。μ 受体激动药为吗啡、哌替啶等。κ 受体的止痛和呼吸抑制作用有封顶效应，同时参与神经内分泌和免疫调节。δ 受体参与脊髓上镇痛作用，且与内分泌关系密切。长期应用 δ 受体拮抗剂可产生免疫抑制，并加重阿片类依赖的免疫力低下。

最新研究表明，除了上述 3 种受体以外，还有 ORL1、ε、σ、λ、ι 和 ζ 共 9 种受体。其中 5 种阿片受体的分型见表 4-2。

表 4-2 阿片受体的分型

| 型别 | 效应 | 激动药代表 |
|---|---|---|
| μ | 脊髓以上镇痛，呼吸抑制，心率减慢，依赖性 | 吗啡、哌替啶 |
| κ | 脊髓镇痛，镇静，缩瞳，轻度呼吸抑制（?） | 喷他佐辛、布托啡诺 |
| δ | 脊髓镇痛，平滑肌效应，缩瞳，调控 μ-受体活性 | ADL-5859 |
| σ | 呼吸加快，心血管激动，致幻，瞳孔散大 | Siramesine |
| ε | 激素释放 | ? |
| ORL1 | 在疼痛调节作用方面表现出抗阿片效应，与动物的情绪、认知、心血管和内分泌等关系密切 | Cebranopadol |

**2. 按药品与阿片受体的关系分类**　见表 4-3。

**表 4-3　麻醉性镇痛药及其拮抗药分类**

| 分类 | 药物代表 |
|---|---|
| 阿片受体激动药 | 吗啡、哌替啶、苯哌利定、芬太尼族、羟考酮 |
| 阿片受体激动-拮抗药 | |
| 以激动为主的药物 | 喷他佐辛、丁丙诺啡、布托啡诺、纳布啡 |
| 以拮抗为主的药物 | 烯丙吗啡 |
| 阿片受体拮抗药 | 纳洛酮、纳曲酮、纳美芬 |

阿片受体激动药主要激动 μ 受体。阿片受体激动-拮抗药又称部分激动药，主要激动 κ 和 σ 受体，对 μ 受体有不同程度的拮抗作用。阿片受体拮抗药主要拮抗 μ 受体，对 κ 和 δ 受体也有一定的拮抗作用。

临床应用中，在药效有效时间内激动-拮抗药或部分激动药若替换纯阿片激动药治疗，可能导致戒断反应；相反，纯阿片激动药可安全地替换激动-拮抗药。

### （三）药代动力学

麻醉性镇痛药的作用时间还取决于药物的分布和代谢，分布容积大则消除半衰期延长，清除率增加则排除半衰期缩短。故芬太尼虽清除率高，但分布容积大，半衰期仍长。

除瑞芬太尼主要由红细胞和骨骼肌中的非特异性酯酶代谢外，其余麻醉性镇痛药的代谢主要在肝中进行，与肝血流相关。常用麻醉性镇痛药药代动力学参数见表 4-4。

**表 4-4　常用麻醉性镇痛药的药代动力学参数**

| 药名 | 血浆蛋白结合率（%） | 分布容积（L/kg） | 清除率［ml/(kg·min)］ | 消除半衰期（h） |
|---|---|---|---|---|
| 吗啡 | 30 | 3.2～3.7 | 14.7～18 | 2～3 |
| 芬太尼 | 84 | 4.1 | 11.6～13.3 | 4.2 |
| 舒芬太尼 | 92.5 | 1.7 | 12.7 | 2.5 |
| 阿芬太尼 | 92 | 0.86 | 6.4 | 1.2～1.5 |
| 瑞芬太尼 | 70 | 0.39 | 41.2 | 9.5 min |

### （四）麻醉性镇痛药的临床应用

麻醉性镇痛药主要用于镇痛，尤其适用于严重创伤、急性心肌梗死等引起的急性疼痛，以及手术后疼痛。

以往临床麻醉中，麻醉性镇痛药常作为麻醉前用药，现认为无急性疼痛的患者不必常规应用，主要用于静脉复合麻醉或静吸复合麻醉。

**1. 麻醉性镇痛药治疗急、慢性疼痛的给药方式**

无创给药（口服、经皮等）是麻醉性镇痛药治疗慢性疼痛、癌痛的首选给药方式，无创给药方式无效以及手术和术后镇痛的患者则选择持续或单次静脉给药、持续或单次硬膜外给药，也可以持续皮下给药或临时性肌内注射给药。

**2. 麻醉性镇痛药治疗急、慢性疼痛的适应证**

麻醉性镇痛药是镇痛效果最强的一类药物，无器官毒性，晚期癌痛患者和艾滋病患者可长期服用，治疗慢性疼痛。麻醉性镇痛药无封顶效应，但有耐药性。因此，长期服用时，可逐渐加大剂量，至疼痛缓解。短期用药可使用速释剂型，长期治疗时应优先选用控缓释剂型。

### （五）不良反应

麻醉性镇痛药的不良反应是阿片受体激动效应的表现，激动中枢系统内阿片受体可产生呼吸抑制、咳嗽抑制、恶心、呕吐等；激动外周受体，作用于动眼神经核产生缩瞳，收缩胃肠道括约肌，减少肠道蠕动产生便秘。吗啡还可促使组胺释放，可增加气道反应性，甚至产生支气管痉挛。其不良反应的发生率和强度还与药物的受体强度、使用途径和制剂类型相关。

## 二、阿片受体激动剂

### （一）吗啡

**1. 药理作用**

（1）中枢神经系统

主要是镇痛，对躯体和内脏的疼痛均有效，对持续性钝痛的效果优于间断性锐痛，疼痛出现前应用效果更佳。还可作用于边缘系统影响情绪区域的受体，消除由疼痛所引起的焦虑、紧张等情绪反应，甚至产生欣快感。

（2）呼吸系统

吗啡有显著的呼吸抑制及咳嗽反射抑制作用。主要表现为呼吸频率减慢，潮气量减少或先增加后减少。由于组胺释放和对平滑肌的直接作用可引起支气管挛缩，可激发支气管哮喘患者哮喘发作。

（3）心血管系统

治疗剂量的吗啡对血容量正常者的心血管系统一般无明显影响，对心肌收缩力无抑制作用，但可引起外周血管扩张而致血压下降。

（4）消化系统

有止泻和引起便秘的作用。由于对迷走神经的兴奋作用和对平滑肌的直接作用，减弱消化道的推进性蠕动，而引起便秘。同时可增加胆道平滑肌张力，使奥迪括约肌收缩，而致胆道内压力升高。

（5）泌尿系统

尿潴留作用。吗啡可增加输尿管平滑肌张力，使膀胱括约肌收缩，而致尿潴留。因此在实施加速康复外科（ERAS）管理时，尽量避免应用该药物，以缩短住院时间。

（6）其他作用

兴奋交感神经兴奋而致血糖升高。吗啡可抑制促肾上腺皮质激素（ACTH）的释放。吗啡可引起组胺释放而致皮肤血管扩张，同时抑制体温调节中枢，而致体温下降。

**2. 临床应用**

（1）镇痛

吗啡可多途径给药产生镇痛作用，包括口服给药、直肠给药、呼吸道给药、糊剂外用给药、椎管内及皮下、静脉注射给药。

（2）治疗急性肺水肿

吗啡常作为治疗急性左心衰竭所致急性肺水肿的综合措施之一，以促进肺水肿消失，减轻呼吸困难。

**3. 禁忌证**

（1）支气管哮喘。

（2）上呼吸道梗阻。

（3）严重肝肾功能障碍。

（4）伴颅内高压的颅内占位性病变。

（5）诊断未明确的急腹症。

（6）待产妇和哺乳妇。

（7）1 岁以内婴儿。

### （二）芬太尼

芬太尼，合成于 1960 年，为合成的苯基哌啶类药物，为临床麻醉中常用的麻醉性镇痛药。

**1. 药理作用**

（1）中枢神经系统

镇痛作用机制与吗啡相似，为阿片受体激动剂。芬太尼的镇痛强度较吗啡强，约为吗啡的 75～125 倍。对脑血流量几乎无影响，对颅内压影响很小，对缺血性神经损害既无神经毒性作用，又无保护作用。

（2）呼吸系统

芬太尼可致呼吸抑制，作用弱于吗啡，主要表现为呼吸频率减慢。静脉注射后 5～10 min 呼吸频率减慢至最严重程度，持续约 10 min 后逐渐恢复。剂量较大或注射过快时潮气量也减少，甚至呼吸停止。

（3）心血管系统

对心血管系统的影响很小，对心肌收缩力不抑制，一般不影响血压。可致心动过缓，但可被阿托品对抗。小剂量芬太尼可有效抑制气管插管反应，其机制可能是孤束核以及第 9 和第 10 脑神经核富含阿片受体，故可抑制来自咽喉部的刺激。

（4）其他作用

芬太尼也可引起恶心、呕吐，但无组胺释放作用。

**2. 临床应用**

芬太尼常用于全麻诱导及维持，还常用于分娩镇痛、术后镇痛、癌痛镇痛、其他麻醉效果不全时的辅助强化镇痛和门诊内镜给药。

（1）临床麻醉

芬太尼主要用于临床麻醉，作为复合全麻的组成部分。由于芬太尼的时量相关半衰期随时间延长而延长，所以主要以单次剂量用于短小手术，以递减剂量用于长时间手术。由于此药对心血管系统的影响很小，常用于心血管手术麻醉。

（2）分娩镇痛

芬太尼是椎管内分娩镇痛公认常用阿片类药物，与罗哌卡因复合可有效减轻宫缩痛，芬太尼在镇痛的同时，不抑制感觉、运动和交感神经。研究认为，0.1%罗哌卡因复合2 μg/ml 芬太尼运动阻滞轻，镇痛效果理想。产妇应激反应得到明显控制，可独立行走，对生产方式及胎儿无影响。

（3）术后镇痛

随着舒芬太尼的广泛应用，芬太尼已不是患者术后自控静脉镇痛（PCIA）技术中的常用药物了。然而，由于芬太尼对心血管系统影响小，对呼吸抑制轻微，在新生儿体内蛋白结合率很低，清除率与儿童和成人相似，无吗啡样副作用，因此芬太尼也适合新生儿术后镇痛。

（4）门诊小手术或诊疗性操作

芬太尼及其衍生物还经常与丙泊酚复合应用于门诊短小手术操作，如胃镜、肠镜、肝癌的射频消融或冷冻治疗、ERCP 检查等。

**3. 不良反应**

包括胸壁强直；呼吸抑制；有依赖性，但较吗啡轻。

**4. 芬太尼特殊制剂——芬太尼缓释透皮贴剂**

芬太尼具有高脂溶性、小分子量、易于透过血-脑屏障、有一定的水溶性、黏膜吸收好、对皮肤刺激性小等特点，因此被制作为缓释透皮给药系统、控释透皮给药系统和透黏膜给药系统，用于癌性疼痛（提供基础镇痛）和慢性疼痛治疗。现主要介绍芬太尼缓释透皮贴剂。贴膜的剂量与面积成正比，即 10.5 $cm^2$ 面积的贴剂相当于 25 μg/h，用药面积与药物释放量和血药浓度成正比，便于控制剂量，也控制了血药浓度和作用强度。

### （三）舒芬太尼

**1. 药理作用**

舒芬太尼是一种新型阿片类镇痛药，为芬太尼的衍生物，是高选择性 μ 受体激动剂，其镇痛作用更强，为吗啡的1000倍，静脉用药效价是芬太尼的10倍，椎管内用药效价是芬太尼的5倍，作用持续时间约为芬太尼的2倍。

**2. 临床应用**

（1）全麻诱导及维持

舒芬太尼在临床麻醉中主要用作复合全麻的组成部分。舒芬太尼的镇痛作用最强，心血管状态更稳定，更适用于心血管手术麻醉。其用于复合麻醉，血药浓度低于 0.2 ng/ml 时可以恢复自主呼吸；应在手术结束前 45 min 停止输注，且在拔管前的 45 min 内不应给药，否则将影响拔管时间，以及影响术后通气。对比芬太尼，舒芬太尼引起的呼吸抑制更少，术后镇痛效果更好，血流动力学稳定性相似，麻醉后恢复速度与芬太尼相似，恶心、呕吐、瘙痒等不良反应更小。

在心脏手术中，舒芬太尼有其独特的优势。近年研究发现，舒芬太尼对心输出量与心功能影响较小，有其独特的心肌保护作用，降低缺血再灌注导致的心律失常发生率，并减小心肌梗死面积，且不释放组胺。随着 TCI 技术的发展，越来越多学者在心脏手术中应用 TCI。

（2）镇痛

由于舒芬太尼镇痛作用强，持续时间长，而且呼吸抑制弱且出现少，适合用于术后镇痛（镇痛更安全，效果更理想）、分娩镇痛、无痛内镜检查和局麻强化。

**3. 禁忌证**

（1）已知对舒芬太尼或其他阿片药物过敏者。

（2）婴儿在剖宫产中切断脐带前应慎用此药，否则可能发生新生儿呼吸抑制。此为相对禁忌证，因为最新研究表明，剖宫产术中母体应用小剂量舒芬太尼对新生儿无显著影响。

（3）新生儿、妊娠期或哺乳期妇女慎用。

（4）不用于使用单胺氧化酶抑制药的患者。在使用舒芬太尼前 14 天内用单胺氧化酶抑制剂者不应用此药。

（5）急性肝卟啉病。

（6）有呼吸抑制的患者慎用。

**4. 不良反应**

舒芬太尼最重要的不良反应是呼吸抑制，而且舒芬太尼可出现血浆第二峰值，应用于年老体弱患者可能会引起延迟性呼吸抑制，应强调对呼吸功能的严密监测。舒芬太尼可引起恶心、呕吐、头晕等不良反应。其静脉注射尤其是大量使用时可能引起低血压或心动过缓，甚至发生心搏停止，心动过缓可用阿托品防治。

### （四）瑞芬太尼

瑞芬太尼（remifentanil）属合成的阿片类药，结构类似于其他六氢吡啶衍生物，为芬太尼族中的最新成员，是有酯键的芬太尼衍生物。

**1. 药代动力学**

瑞芬太尼的清除率不受体重、性别或年龄的影响，也不依赖于肝肾功能。容易通过胎盘，但在胎儿体内迅速代谢，不会引起胎儿的呼吸抑制。瑞芬太尼不是假性胆碱酯酶的底物，血浆胆碱酯酶水平的改变不影响其降解。

**2. 药理作用**

瑞芬太尼是纯粹的 $\mu$ 受体激动药，可被纳洛酮拮抗。抑制切皮等伤害性刺激的 Cp50 是 4～6 μg/L，维持自主通气的 Cp50 是 2～3 μg/L，使异氟烷 MAC 值减少 50%的 Cp50 是 1.37 μg/L。老年人因敏感性增加，剂量应减为常用量的 1/2～1/3。临床上其效价与芬太尼相似，为阿芬太尼的 15～30 倍。注射后起效迅速，药效强，药效消失快，是真正的短效阿片类药。瑞芬太尼可增强吸入麻醉药的麻醉效能，降低其 MAC，其程度与年龄相关。瑞芬太尼和镇静催眠类药如右美托咪定、丙泊酚在诱导意识消失和伤害性刺激方面具有协同作用。

瑞芬太尼对呼吸有抑制作用，呈剂量相关，其程度与阿芬太尼相似，但停药后恢复更快，停止输注后 3～5 min 可恢复自主呼吸。可使动脉压和心率下降 20%以上，下降幅度与剂量不相关。瑞芬太尼不引起组胺释放。可引起恶心、呕吐和肌僵硬，发生率较低。对肝肾功能无损害作用。

**3. 临床应用**

瑞芬太尼常用于麻醉诱导。由于其独特的药代动力学特点，瑞芬太尼更适用于静脉持续输注，起效快，不同时间输注停药后 10～15 min 自主呼吸能够完全恢复。控制输注速率，可达到预定的血药浓度。临床研究表明，消除切皮反应的 $ED_{50}$ 为 0.03 μg/(kg·min)，消除各种反应的 $ED_{50}$ 为 0.52 μg/(kg·min)。

（1）麻醉诱导及维持

因具有起效快和半衰期短的特点，更适于输注诱导和维持麻醉，尤其是儿科和产科手术麻醉的诱导和维持。常用诱导剂量为静注 0.5～1 μg/kg 继而输注 0.2～0.5 μg/(kg·min)，麻醉维持剂量 0.1～1 μg/(kg·min)，当复合吸入麻醉药或丙泊酚用于非心脏手术时 0.1～0.25 μg/(kg·min)。瑞芬太尼能有效抑制伤害性刺激造成的血流动力学波动，同时患者可在术后能够在较短时间内苏醒，术后罕见因呼吸抑制而需要纳洛酮拮抗。

（2）全凭静脉麻醉用于门诊短小手术或检查

全静脉麻醉时瑞芬太尼负荷量 1～2 μg/kg，维持量 0.1～1 μg/(kg·min)，追加量 0.1～1 μg/kg，幼儿与儿童需酌情增大剂量。全程复合丙泊酚 4.5 mg/(kg·h) 可以有效抑制插管反应，维持麻醉平稳，拔除气管导管时间短。若采用靶控输注，全静脉麻醉所需的瑞芬太尼靶浓度 2～4 μg/L，维持自主通气的靶浓度 0.3～0.6 μg/L。用于喉罩等保留自主呼吸的全静脉麻醉时，瑞芬太尼应小于 0.05 μg/(kg·min)，但此浓度患者通常还会有体动反应，所以瑞芬太尼全凭静脉麻醉并不推荐用于保留自主呼吸的手术。可用于其他麻醉方法阻滞不全时辅助镇痛，但应注意氧饱和度和呼吸的监护。

（3）分娩镇痛

目前分娩镇痛主要采用硬膜外分娩镇痛或腰硬联合分娩镇痛，但对不愿采用椎管内麻醉方法的患者使用瑞芬太尼静脉自控镇痛是一种可行的替代方法。

（4）痛觉过敏反应

因药代学具有超短效的特点，不论输注时间长短和剂量大小，一旦停药药效即能快速终止，但同时患者也很快就会感到疼痛，应当在停药前就给予其他的镇痛措施。

需要特别提出的是，瑞芬太尼可诱发术后痛觉过敏，不利于舒适化医疗。持续输注超过 0.25 μg/(kg·min) 就可引发阿片类药物的痛觉过敏，其具体机制尚未不明确。可能及机制包括中枢敏化、on-cell 介导的脊髓下行易化作用、κ 和 δ 受体的激活等。瑞芬太尼的痛觉过敏是可以预防的，措施包括应用具有钙通道阻断作用的纳洛酮、非甾体抗炎药、NMDA 受体拮抗剂（如硫酸镁、氯胺酮）、$\alpha_2$ 受体激动剂、联合应用其他阿片类药物，同时，术中的瑞芬太尼用量不宜过大。

## （五）羟考酮控释片

**1. 药代动力学**

即释羟考酮需频繁服药以保持有效的血药溶度。其吸收半衰期为 0.4 h，为单相吸收模式。而羟考酮控释片采用 AcroContin 控释技术，具双相的吸收模式。快吸收段是由于 38％的羟考酮即刻释放和 37 min 的吸收半衰期，慢吸收段是由于 62％的羟考酮缓慢释放和 6.2 h 的吸收半衰期。

羟考酮控释片持续作用12 h，吸收良好，口服生物利用度为60%～87%。羟考酮静脉注射分布容积为2.6 L/kg，血浆蛋白结合率为45%。主要分布于骨骼肌、肝、肠道、肺、脑，乳汁中也有分布。血浆总清除率为0.8 L/min。

**2. 药理作用**

羟考酮为纯阿片受体激动剂，与μ受体及κ受体结合。其作用类似吗啡。主要药理作用是镇痛，另外具有抗焦虑、止咳和镇静作用。镇痛无封顶效应，由于其κ受体激动作用，因而对内脏痛的镇痛效果比单纯μ受体激动剂更好。羟考酮的药效个体间差异较小，年龄和性别对药效作用影响不大，血药浓度和药效之间有较好相关性。

**3. 临床应用**

（1）适应证

羟考酮的作用类似吗啡。由于羟考酮控释片具有双相吸收模式，临床上适用于缓解持续的中度到重度疼痛的患者，如长期服用阿片类药物的初始治疗和随疼痛强度增加而需增加剂量的维持治疗。由于其无封顶效应，随着疼痛强度的增加可进行剂量滴定以达到在镇痛效果和副作用之间的最佳平衡。故羟考酮控释片可用于中、重度癌痛第二、第三阶梯的止痛治疗。

（2）用法用量

羟考酮控释片必须整片吞服，如果掰开或嚼碎药片，会导致羟考酮的快速释放与潜在致死量的吸收。每12 h服用1次，剂量取决于疼痛程度和既往镇痛药用药史。

随着疼痛程度的增加，给药剂量需要增大以缓解疼痛。每次剂量调整的幅度是在上一次用药剂量的基础上增长25%～50%。初始用药剂量一般为5 mg，每12 h服用1次。然后根据病情仔细滴定剂量，直至理想止痛。大多数患者的最高用药剂量为每12 h给予200 mg。已接受口服吗啡治疗的患者，改用羟考酮控释片的剂量换算比例为：口服羟考酮控释片10 mg相当于口服吗啡20 mg。临床中亦有本药的复方胶囊，内含盐酸羟考酮与对乙酰氨基酚，用于术后镇痛，效果比较满意。

**4. 禁忌证**

禁忌证包括缺氧性呼吸抑制、颅脑损伤、麻痹性肠梗阻、急腹症、胃排空延迟、慢性阻塞性呼吸道疾病、肺源性心脏病、慢性支气管哮喘、高碳酸血症、已知对羟考酮过敏、中重度肝功能障碍、重度肾功能障碍、慢性便秘。同时服用单胺氧化酶抑制剂，停用单胺氧化酶抑制剂<2周。孕妇或哺乳期妇女禁用。手术前或手术后24 h内不宜使用。由于禁忌证相当多，使用该药前务必对患者进行全面评估。

**5. 不良反应**

不良反应与阿片类药物基本相同。常见的不良反应有便秘、恶心、呕吐、头晕、瘙痒、头痛、口干、多汗、嗜睡和乏力。也可产生耐受性和依赖性。用药过量可出现呼吸抑制，应予以注意。

## 三、阿片受体激动-拮抗药

阿片受体激动-拮抗药是一类对阿片受体兼有激动和拮抗作用的药物。与纯的阿片受体激动药相比有如下区别：①镇痛强度较小；②呼吸抑制作用较轻；③很少产生依赖性；④可引起烦躁不安、心血管兴奋等不良反应。

### （一）酒石酸布托啡诺

**1. 药代动力学**

该药肌注后起效快，在20～40 min时可达血浆峰值。该药血清蛋白结合率约为80%，并在不大于7 ng/ml的浓度范围内呈浓度依赖关系。70%～80%的药物通过尿液消除，仅15%通过粪便消除。可通过胎盘屏障及血脑屏障。主要经肝代谢，代谢产物为主要是羟基化布托啡诺。

**2. 药理作用**

近期研究表明，布托啡诺通过其代谢产物激动κ阿片受体，同时对μ受体的激动拮抗双重作用来实现良好的镇痛效果。同时，布托啡诺也作用于中枢神经系统的κ和μ受体。其镇痛作用效价约为吗啡的5到8倍，持续时间相近。是一种副作用小，效果好的镇痛药物，值得临床推广。酒石酸布托啡诺的镇痛效价约为吗啡的4～8倍，而作用时间相似。最新研究显示，该药亦可缓解麻醉后寒战，效果好于氢吗啡酮；可控制吗啡引起的瘙痒，效果强于哌替啶。

**3. 临床应用**

（1）适应证

中度至重度疼痛，也可作为麻醉前用药及内镜检查辅助用药。

（2）用法用量

肌注：每次1～4 mg，4～6小时内可重复用药。麻醉前用药方法为术前1 h左右肌注2 mg。儿童用药缺乏文献报道，不推荐应用于小儿。

静注：每次0.5～2 mg。分娩过程中，酒石酸布托啡诺在产程中对胎儿和新生儿没有显著影响，是一种安全、有效的分娩镇痛静脉辅助药物。布托啡诺亦有超前镇痛的作用。术后使用静脉镇痛泵，将0.5～1 mg布托啡诺作为首剂，术后将8～10 mg布托啡诺加入镇痛泵中持续应用，也可将其放入生理盐水，持续缓慢滴注。

经鼻法：每次1 mg。经鼻法效果和静注法无显著差异，嗜睡率却明显低于静注法，且很少出现过度镇静，值得推广。布托啡诺是国内唯一可以经鼻黏膜给药的阿片类镇痛药，起效时间为5～15 min，可迅速有效控制癌性爆发痛，尤其适用于口服受限的癌痛患者，也可用于围术期镇痛及其他疼痛。

硬膜外注射：硬膜外推荐的药物为局麻药加布托啡诺，如局麻药（0.2%罗哌卡因或0.125%布比卡因）+2～4 mg酒石酸布托啡诺。最近一项临床研究发现，布托啡诺对寒战有明显的抑制作用，且效果优于可乐定与曲马多。

（3）禁忌证及注意事项

对布托啡诺过敏者禁用；禁忌用于依赖那可汀的患者；18岁以下患者禁用。另外，动物研究中表明，使用布托啡诺的死胎率显著高于对照组，只有在对胎儿可能的获益大于可能的危险时，才考虑让孕妇使用该药。

（4）不良反应

主要为瞌睡、头晕、恶心、呕吐。相同剂量下，肌注的不良反应显著低于静注者，而滴鼻法的不良反应发生率最低。近期研究显示，布托啡诺具有性别差异，女性的不良反应发生率明显低于男性，且镇痛效果强于男性，可能是由于酒石酸布托啡诺更多地作用于女

性患者的 κ 受体，更多的拮抗导致不良反应的 μ 受体。

### （二）地佐辛

#### 1. 药代动力学

起效时间约为 15 min，肌注后可快速吸收。地佐辛在肝代谢。若用 10 mg 静脉注射，血浆半衰期为 2.2～2.8 h，表观分布容积为 11.2 L/kg。用药后 8 h 内 80%以上通过尿液消除。

#### 2. 药理作用

地佐辛是 κ 受体激动剂，也是 μ 受体部分拮抗剂，也可以抑制去甲肾上腺素和 5-羟色胺的再摄入的进程。为常用的镇痛药。对吗啡成瘾的患者，本品能引起戒断症状；纳洛酮可逆转地佐辛 κ 受体的激动作用。地佐辛的呼吸抑制作用不明显。地佐辛同时也是 σ 受体激动剂，可提高血浆肾上腺素浓度，是肺动脉压升高，增加心脏指数、每搏量。整体来看，地佐辛对血压和心功能无明显影响。肌注后 30 min 内生效，静注 15 min 内生效。最近临床研究表明，地佐辛是 κ 受体激动剂，也是 μ 受体拮抗剂，属于阿片受体兴奋-拮抗剂，与非甾体镇痛药联合使用，镇痛效果可以叠加，且避免了更多的不良反应。

#### 3. 临床应用

（1）适应证

用于急性中、重疼痛的治疗，也可用于晚期癌痛。

（2）用法用量

肌注：单次 5 至 20 mg，每日可重复 4 至 6 次。

静注：每隔 2～4 h 给药 1 次，单次剂量 2.5～10 mg。

地佐辛应用于患者静脉自控镇痛，疗效显著，48 h 有效剂量为 40 mg 左右。地佐辛可用于超前镇痛，于切皮前静注 0.2 mg/kg。

（3）不良反应

较常见的不良反应为嗜睡、头晕、恶心、呕吐等，其发生率低于同种类药物。有报道称本品可出现厌食、定向障碍、幻觉、出汗、心动过速及注射部位皮肤反应。地佐辛有呼吸抑制作用，与剂量呈正相关，故患呼吸道疾病患者需慎用。目前尚无致命性呼吸抑制相关报道。静注后，短期内有发生急性呼吸抑制的风险，呼吸系统异常的患者慎用本品。老年人需减少其用量，应个体化用药。颅脑手术时需要慎重用药，因为地佐辛导致的呼吸抑制可能升高脑脊液压力。因缺乏相关研究，妊娠期患者慎用该药。

### （三）纳布啡

#### 1. 药代动力学

静脉注射后 2～3 min 开始起效，皮下、肌内注射则增加到 15 min 以内。其血浆半衰期为 5 h，作用持续时间为 3～6 h。

#### 2. 药理作用

纳布啡与 μ、κ 和 δ 受体结合，不与 σ 受体结合，属于 κ 受体激动剂、μ 受体部分拮抗剂，属于强效镇痛剂，其镇痛效果与吗啡近似。盐酸纳布啡本身在剂量等于或低于其镇痛剂量时具有很强的阿片受体拮抗作用，可发生呼吸抑制，但剂量大于 30 mg 时呼吸抑制不再继续增加，具有封顶效应。

**3. 临床应用**

（1）适应证

盐酸纳布啡可用于缓解中重度的疼痛。也可作为麻醉辅助用药，临床常用于术前超前镇痛、术后镇痛和产科镇痛。

（2）用法用量：

静注或肌注：单次10 mg，必要时3～6 h重复一次，每次最大剂量不超过20 mg，每日最高剂量不超过160 mg。作为麻醉辅助用药时，术前应用0.1～0.2 mg/kg；麻醉诱导前10～15 min静注0.3～1.0 mg/kg，术中可每半小时给予0.25～0.5 mg/kg。

（3）禁忌证

对盐酸纳布啡或该药中其他成分过敏者禁用。

（4）不良反应

有文献报道称，在使用纳布啡治疗的过程中，最常见的不良反应为过度镇静。不常见的不良反应包括眩晕、多汗，恶心呕吐。应用于产科分娩镇痛时，有报道发生胎心缓慢，需纳洛酮逆转该效应。近年研究发现极少量纳布啡可以通过乳汁（不到给药剂量的1%），因此哺乳期妇女需慎用纳布啡。

## 四、其他中枢性镇痛药

### 曲马多

除阿片受体外，中枢神经系统还可通过其他机制产生镇痛效应，如非阿片类中枢性镇痛药曲马多。

**1. 药代动力学**

曲马多口服后吸收迅速而完全（至少90%）。口服后20～30 min起效，2 h血药浓度达峰值。镇痛持续时间约5～6 h。单次服药后生物利用度65%～68%，多次服用后增至90%～100%。对组织的亲和力高，表观分布容积203～306 L。血浆蛋白结合率约为20%。

曲马多在肝降解，口服后约90%代谢物随尿排出，其余随粪便排出。消除半衰期约5～6 h。肝、肾功能障碍时，消除半衰期延长约1倍。

**2. 药理作用**

曲马多对阿片受体亲和力很弱，对$\mu$受体的亲和力为吗啡的1/6000，对$\kappa$和$\delta$受体的亲和力则仅为其对$\mu$受体的1/25。纳洛酮只能使曲马多抗伤害效应减少45%。曲马多抑制神经元突触对去甲肾上腺素和5-HT的再摄取，并增加神经元外5-HT浓度，从而调控单胺下行性抑制通路，影响痛觉传递而产生镇痛作用。对心血管系统基本无影响，静脉注射后5～10 min可产生一过性心率增快和血压轻度增高。曲马多仅产生轻微耐受性和依赖性。依赖性的产生率约为1/10万。

**3. 临床应用**

曲马多可广泛应用于创伤后、产科和肾、胆绞痛，尤其是术后镇痛等急性疼痛，以及癌性或非癌性的慢性疼痛和神经病理性疼痛。曲马多静脉注射也能减少术后寒战的发生。

**4. 不良反应**

曲马多恶心、呕吐的发生率较高。其他常见的副作用有眩晕、嗜睡、疲劳、出汗和口干。较少出现过敏、精神障碍（主要是依赖和滥用）和中枢外周神经系统功能紊乱（主要是癫痫）。预防性使用止吐药、地塞米松可减少恶心、呕吐。

## 第三节 非甾体抗炎药

非甾体抗炎药（nonsteroidal antiinflammatory drugs，NSAID）是一类具有解热镇痛、且多数兼具消炎、抗风湿、抗血小板聚集作用，主要用于炎症、发热和疼痛的对症治疗的药物。

### 一、NSAID 的作用机制

NSAID 的共同作用机制，主要是通过抑制前列腺素合成环氧化酶（cyclooxygenase，COX）而减少或阻断花生四烯酸（arachidonic acid，AA）转化为前列腺素（PGs）。COX 分为 COX-1 和 COX-2 两种。COX-1 广泛分布于 PGs 合成细胞的内质网中，为正常细胞的组分蛋白。COX-1 催化生成的 PGs 对维持胃肠道及其他组织内环境稳定具有重要作用。COX-1 在正常情况下保持稳定水平，但当受到某些激素或生长因子激发时，水平可提高 2～4 倍。

COX-2 通过酶诱导方式表达，故在静息细胞中很少甚至不出现。它主要表达在炎症细胞如组织损伤后的内皮细胞、巨噬细胞、滑液纤维细胞、树状细胞、软骨细胞及成骨细胞中。在炎症组织中 COX-2 可被多种因子诱发表达，其水平急剧增长达 8～10 倍之多，促使炎症部位 $PGE_2$、$PGI_2$、$PGE_1$ 的合成增加，增强了炎症反应和组织损伤。

COX-1 和 COX-2 有相似的生物化学特点，但因结构的不同引起两种同工酶药理学上重要的差异，NSAID 对 COX-1 和 COX-2 作用的选择性，可能是其发挥不同药理作用和引起不良反应的主要原因之一。NSAID 对炎症的有效治疗作用系源于对 COX-2 的选择性抑制，而对 COX-1 的抑制可导致胃肠道、呼吸道、肾和中枢神经系统等的不良反应。研究表明，药物对 COX-2 抑制的选择性越强，诱发胃肠道副作用越小，呈良好的线性关系。

NSAID 抑制 COX 并非其唯一的作用机制。例如 NSAID 也能抑制磷酸二酯酶而提高细胞内 cAMP 浓度，高浓度 cAMP 可稳定中性粒细胞的溶酶体膜，使溶酶体内酶不易释放。

### 二、NSAID 的药理作用

NSAID 多数具有解热、镇痛、消炎、抗风湿等作用。

#### （一）解热作用

NSAID 主要是增强机体的散热，而不抑制其产热过程，解热效果可靠而迅速。其在治疗剂量下，只能使升高的体温降低，对正常体温无影响。目前认为 NSAID 的解热机制是抑制体内环氧化酶，阻断 PGE 的生物合成，通过汗腺分泌、皮肤血管扩张增加散热，使体温降至正常。

（二）镇痛作用

NSAID 有中等程度的镇痛效应，可用于一般性疼痛、炎症性疼痛、术后疼痛和癌性疼痛的治疗。NSAID 可用于治疗头痛、牙痛、肌肉痛、关节痛、神经痛及痛经。NSAID 对炎症引起的轻、中度疼痛有较强的镇痛作用，其机制除中枢性因素参与外，主要是抑制外周及炎性组织的 PGs 合成，并削弱引起痛感受器的增敏和缓激肽、5-HT 的致痛效应。

NSAID 可用于术后镇痛，其镇痛作用可能是通过抑制前列腺素而削弱组胺或缓激肽的致痛效应，单独使用效果常不理想，可联合用药。以期达到协同或相加的镇痛效果，减少副作用，降低阿片类药物剂量。

NSAID 是癌痛治疗的首选药物，尤其对骨转移癌患者中度至重度疼痛有较好的效果。WHO 推荐了癌痛治疗的三阶梯治疗方案，其中第一阶梯是对轻、中度癌痛选用 NSAID。其癌痛治疗的主要机制是抑制 PGs 的合成。当组织受损时促使前列腺素合成和释放，造成血管扩张、液体渗出和神经末梢过敏，从而产生和加重疼痛。NSAID 阻断 PG 的合成，因此产生镇痛和抗炎作用。长期使用 NSAID 类药物应注意其副作用。NSAID 类药物有封顶效应，不应盲目增加药物剂量。

（三）抗炎抗风湿作用

NSAID 类药物多具有较强的抗炎抗风湿作用，主要用于治疗风湿性关节炎和类风湿关节炎。机制有：①抑制缓激肽的生物合成，使炎症缓解或消退。②稳定溶酶体的作用，减少致炎性介质所引起的不良效应。③抑制前列腺素的合成。

（四）抑制血小板凝集效应

AA 在 COX 等作用下的代谢物之一是血栓素 $A_2$（$TXA_2$），$TXA_2$ 极不稳定，很快转化为稳定的 $TXB_2$。血管壁内皮细胞释放的花生四烯酸也经 COX 作用转化为 $PGI_2$。不稳定的 $TXA_2$ 和 $PGI_2$ 具有强烈的生物学活性。$TXA_2$ 能诱发血小板释放反应，加速血小板凝集，而 $PGI_2$ 则相反，具有抑制血小板凝集的作用，两者在体内形成一种分子调节机制。

NSAID 通过抑制 COX，使血小板内的 COX 分子活性中心的丝氨酸乙酰化，阻止 $TXA_2$ 的合成，同时还使血小板膜蛋白乙酰化，并抑制血小板膜酶，从而抑制血小板凝集。

## 三、NSAID 的不良反应

（一）对胃肠道的影响

在正常胃液中 NSAID 多为非离子状态，易于进入胃黏膜细胞，在细胞内环境中解离成离子状态（弱有机酸），故能直接损伤胃黏膜。另外 NSAID 能抑制环氧化酶和前列腺素合成酶，使 PGs 合成减少，减弱胃黏膜保护作用，引起胃黏膜损伤。NSAID 抑制了环氧化酶代谢途径，使脂氧酶代谢途径增强，白介素（IL）合成增加致血管收缩。脂氧酶代谢过程中产生大量氧自由基，直接损伤血管，造成胃黏膜缺血性损伤。

NSAID 的胃肠道损害主要和最严重的表现是胃十二指肠糜烂、溃疡及威胁生命的胃肠穿孔和出血，也可引起上腹疼痛、恶心、消化不良、食管炎及结肠炎等。老年（大于 65 岁）、有消化道溃疡病史、合并使用皮质激素或抗凝药、服用剂量过大或同时服用两种以上 NSAID 都是高危患者。

（二）对血液系统的影响

NSAID 可引起多种血液系统损害，包括各种血细胞减少和缺乏，其中以粒细胞减少和再生障碍性贫血较为常见，发生率低。几乎所有 NSAID 药物都可抑制血小板凝集，使出血时间延长。但除阿司匹林外，其他 NSAID 对血小板的影响是可逆的。

（三）对肝、肾功能的影响

多数 NSAID 可致肝损害。大剂量长期使用对乙酰氨基酚可导致严重肝损害，尤以肝坏死常见。这是由于对乙酰氨基酚经肝细胞色素 P450 氧化酶代谢产生过量活性代谢产物 N-己酰对苯醌亚胺所致。

由于 NSAID 抑制肾合成前列腺素，使肾血流量减少，肾小球滤过率降低而导致肾功能异常。如急性肾衰竭、肾病综合征、肾乳头坏死、水肿、高血钾和（或）低血钠等。

（四）对心血管系统的影响

COX 抑制剂可促进血栓形成和血管收缩，增加心血管事件的发生率。也有证明血小板活化时，通过 CD40 配体上调 COX-2 的表达，因而某些 COX-2 抑制剂抑制了此种上调作用，从而可发挥抗炎和抗冠脉硬化的作用。

抗高血压药与 NSAID 伍用，约 1% 患者发生明显的药物相互作用，对老年人或肾素活性低的高血压患者危险性更大。

（五）对神经系统的影响

NSAID 引起神经系统副作用的发生率低于 5%（吲哚美辛可致 10%～15% 的副作用发生率），常见症状有头痛、头晕、耳鸣、耳聋、嗜睡、失眠、感觉异常、麻木等，可发生视神经炎和球后神经炎。其他不常见症状如：多动、兴奋、肌阵挛、震颤、共济失调、幻觉等。

（六）过敏反应

NSAID 的过敏反应可表现为皮疹、荨麻疹、瘙痒及光敏，也有中毒性表皮坏死松解及多型红斑。阿司匹林较易产生过敏反应，以哮喘急性发作为常见，严重者可致死。多数情况下，超敏反应在用药后 2 小时内发生，且多有既往过敏史，发生的原因与其抑制前列腺素的合成有关。

## 四、目前常用的 NSAID 类药物

阿司匹林由于口服片剂副作用发生率较高，故已很少用于疼痛治疗。文中仅介绍目前几种常用的或新的代表药物。

（一）对乙酰氨基酚

对乙酰氨基酚是非那西丁的体内代谢产物，二者均是苯胺衍生物，具有相同的药理作用。

**1. 药代动力学**

口服后胃肠吸收迅速而完全，血药浓度 0.5～1 h 达高峰。吸收后约 25% 与血浆蛋白

结合，与血浆蛋白结合的程度与其血药浓度相关。90%～95%在肝代谢，主要与葡萄糖醛酸、硫酸及半胱氨酸结合，约有60%对乙酰氨基酚与葡萄糖醛酸结合，35%与硫酸结合失效后随尿排出，有极少部分对乙酰氨基酚进一步代谢为对肝有毒性的羟化物。

**2. 药理作用**

对乙酰氨基酚几乎没有抑制周围环氧化酶的作用，调节血清素源对抗伤害系统或刺激下行性5-HT活性可能是其作用机制。对乙酰氨基酚具有中枢系统保护作用，可抑制炎症反应、抗氧化应激带来的损伤。若使用高剂量的对乙酰氨基酚，反而会发生级联促炎作用。目前，学术界认为其抗炎作用的机制包括降低细胞内氧化水平、稳定线粒体功能、抑制细胞凋亡等。

**3. 临床应用**

对乙酰氨基酚对多种疼痛均有效，用于治疗轻到中度疼痛，如头痛、关节痛、肌痛、神经痛、牙痛、痛经、癌痛、术后或创伤后疼痛，也可用于退烧。可透过胎盘，由于可能对胎儿造成影响，故孕妇不宜应用。幼儿及乙醇中毒，肝病或病毒性肝炎时，由于有增加肝毒性的危险，应慎用。

**4. 不良反应**

一般剂量较少引起不良反应，偶见恶心、呕吐、腹痛、厌食，偶见皮疹、粒细胞缺乏等，但无血小板抑制和心脏毒性。短期服用不会引起胃肠道出血。过敏反应少见。

### （二）塞来昔布

**1. 药代动力学**

空腹给药吸收良好，约2～3 h达到血浆峰浓度。可通过血-脑屏障。胶囊口服后的生物利用度为口服混悬液后生物利用度的99%。血浆蛋白结合率约为97%。主要通过肝清除，57%从粪便排出，27%随尿排出，少于1%剂量的药物以原型从尿中排出。

**2. 药理作用**

塞来昔布通过特异性地抑制COX-2，阻止炎性前列腺素类物质的产生，达到抗炎、镇痛及退热作用。

**3. 临床应用**

急性期或慢性期骨关节炎和类风湿关节炎及软组织病变所致疼痛，可能减少家族性息肉病患者的息肉数。

口服或注射剂可用于术后镇痛、超前镇痛和多模式镇痛。肝、肾功能轻度损害无需调整剂量。

**4. 不良反应**

长期应用本药可导致心肌缺血、水钠潴留的危险，禁用于冠状动脉旁路移植手术的围术期。虽为特异性COX-2抑制剂，但也有一定的消化道和肾副作用。其他的症状性副作用还有头痛、眩晕、便秘、恶心、腹痛、腹泻、消化不良、胀气、呕吐等。

塞来昔布含有磺胺基团，对磺胺过敏者禁用。临床研究中哮喘患者服用塞来昔布后未发生支气管哮喘。

### （三）氟比洛芬酯

氟比洛芬是一种丙酸类非甾体抗炎药，氟比洛芬酯是由脂微球和其包裹的氟比洛芬组成。

氟比洛芬酯具有一定的亲脂性，溶于大豆油中，利用特殊工艺制成脂微球载体制剂。作为新型药物载体系统，脂微球对其包裹的药物具有靶向性，使其包裹药物在炎性组织、手术切口及肿瘤部位靶向聚集，从而增强药效。

**1. 药代动力学**

静脉注射氟比洛芬酯 5 ml（50 mg）后 5～10 min，全部水解为活性药物氟比洛芬，6～7 min 血药浓度即达峰值（8.9 mg/ml）。主要以羟化物和结合物的形式经肾排泄，未发现药物在体内蓄积。

**2. 药理作用**

氟比洛芬到达炎症部位后，被前列腺素合成细胞，如巨噬细胞和中性粒细胞摄取，抑制 PGS 合成，从而达到止痛作用。与口服氟比洛芬相比，氟比洛芬酯起效更快，镇痛作用相似或更强，而对胃黏膜的损伤作用比口服制剂低，安全系数高（50%引起胃黏膜损伤剂量/50%有效剂量为口服制剂的 3～20 倍）。

**3. 临床应用**

成人急性疼痛的治疗及术后镇痛的常用剂量为，静脉注射 50 mg/次，注射时间应持续 1 min 以上，24 h 内用药不超过 200 mg。采用超前镇痛加 PCA 方法优于术后单次给药。

孕妇和哺乳期妇女的用药安全性尚不明确，其可通过胎盘，母乳中也有分布，应尽量避免使用。严重肾功能不全时可出现氟比洛芬蓄积，其受年龄影响不明显，但老年患者仍应慎用。

**4. 禁忌证**

严重消化道溃疡、出血性疾病、肝肾功能严重障碍、严重高血压或心脏疾病、对本制剂成分有过敏史者以及有阿司匹林哮喘史的患者禁用。

**5. 不良反应**

短期使用不良反应发生率低，主要表现为恶心、呕吐、腹泻、发热、心悸、嗜睡、畏寒，血压降低、四肢麻痹感等休克症状，急性肾功能不全，胃肠道出血，抽搐。

### （四）帕瑞昔布

帕瑞昔布是新一代选择性环氧化酶-2（COX-2）抑制剂。

**1. 药代动力学**

帕瑞昔布在静脉或肌注后经肝酶水解，迅速转化为有药理活性的物质伐地昔布。帕瑞昔布一天给药两次，每次静注不超过 50 mg，在 4 天内可达稳态血药浓度。给药后，约 70%的药物以非活性代谢物形式经尿液排泄。帕瑞昔布的血浆清除率约为 6 L/h。静注或肌注帕瑞昔布后，消除半衰期（$t_{1/2}$）约为 8 h。

**2. 药理作用**

帕瑞昔布可通过抑制 COX-2 阻止炎性前列腺素类物质的产生，达到抗炎、镇痛及退热作用。对血小板血栓烷素没有影响。

帕瑞昔布对人体没有特殊的风险，但研究显示高剂量的帕瑞昔布加重皮肤感染并延迟其愈合，这与 COX-2 抑制作用相关。

**3. 临床应用**

主要用于手术后疼痛的短期治疗。根据国外文献报道，帕瑞昔布的疗效已经在口腔科、妇科（子宫切除术）以及骨科（膝关节与髋关节置换）术后的止痛治疗中得到确认。单次静注或肌注帕瑞昔布 40 mg 后，7～13 min 时出现可感知的止痛作用，23～39 min 时产生具有临床意义的止痛作用，并于 2 h 达到最大效果。维持时间 6～12 h。

中度肝功能损伤的患者，帕瑞昔布的初始剂量应减至常规推荐量的一半，且每日最高剂量降至 40 mg。不推荐严重肝功能损害的患者使用帕瑞昔布。

由于应用帕瑞昔布超过 3 天的临床经验有限，建议临床应用不超过 3 天。

**4. 不良反应**

不良反应有急性肾衰竭、心肌梗死、充血性心力衰竭、腹痛、恶心、呕吐、呼吸困难、心动过速和皮肤-黏膜-眼综合征，但均较罕见。多样性红斑、剥脱性皮炎及超敏反应（包括过敏反应和血管性水肿）是其非常罕见的不良反应。

**5. 禁忌证**

严重药物过敏反应史，尤其是皮肤反应，或已知对磺胺类药物超敏者；处于妊娠后 1、3 孕程或正在哺乳的患者；严重肝功能损害（血清白蛋白<25 g/L）；炎性肠病；充血性心力衰竭；冠状动脉旁路移植术后用于治疗术后疼痛；已确认的缺血性心脏疾病，外周动脉血管和（或）脑血管疾病。

**6. 注意事项**

由于缺乏相关文献报道，帕瑞昔布连续使用时间不宜超过 3 天，否则可能增加心血管系统及血栓相关不良事件的风险。治疗过程中，为使不良反应及风险降到最低，需在最短治疗时间内使用最低有效剂量。帕瑞昔布可在某些溶液中形成沉淀，故应使用合适的溶液配制。

# 第四节 局部麻醉药

局部麻醉药（又称局麻药）是一类能可逆地阻滞神经冲动的发生和传导，在意识清醒的条件下，使有关神经支配的部位出现暂时性感觉丧失的药物。局麻药的应用至今有将近百年的历史。随着对局麻药研发的不断深入，已有数十种理想的局麻药被合成。根据其不同的药物特性，局部麻醉及镇痛疗效也大为提高。

## 一、局麻药的分类

局麻药均属于芳香基-中间链-胺基结构的化合物。中间链为羰基，又可分为酯链和酰胺链。前者为酯类局麻药，如普鲁卡因；后者为酰胺类局麻药，如利多卡因。亲脂基结构（芳香基）在酯类局麻药为苯甲胺，在酰胺类则是苯胺；亲水基结构（胺基）除了含有可溶性氮外，还有乙醇或醋酸氨的衍生物。属于酯类局麻药的有：普鲁卡因，氯普鲁卡因，丁卡因，可卡因。酰胺类局麻药有：利多卡因，甲哌卡因，布比卡因，依替卡因，丙胺卡因，罗哌卡因。

## 二、作用机制

有关局麻药产生神经阻滞的确切原理仍需进一步探讨，但受到重视的有三种学说：受体部位学说、表面电荷学说、膜膨胀学说。

## 三、药代动力学

局麻药进入体内中央室的速率与给药方式直接有关。如局部麻醉时的吸收速率主要取决于该部位的血液灌流状态，一般需经 15～30 min 血内才达到峰值，若行静脉内注射，则血内即时就可达到峰值。各种麻醉药的分布形式大体上相似，但人体对不同药物的处置速率并不相同，与各种药物的理化性质相关。

### （一）吸收

从注射局麻药部位吸收至血液内，吸收程度受注射部位、剂量、局部组织血液灌流、药物-组织结合，以及有否加用血管收缩药等因素的影响。

**1. 注射剂量**

不管注射局麻药的部位和容量如何，血内局麻药浓度的峰值均与剂量直接相关。如应用大容量的稀释局麻药液，其血内浓度将比应用等剂量小容量的药液高。高浓度的局麻药，有利于药物弥散；但容量小，与组织接触界面小，不利于组织吸收。因此相同剂量的局麻药，1%与 2%溶液在血内浓度相似，毒性也相似。但甲哌卡因例外，2%溶液吸收远比 1%为快，前者血内浓度也比后者为高。原因可能是 1%甲哌卡因与组织结合已接近饱和，再高的浓度只能使血内非结合（游离）状态的局麻药剧增，毒性也随之增加。

**2. 注射部位**

不同部位神经阻滞的局麻药吸收速率及血浆峰浓度也不相同，尤其是该部位有丰富的血管，则局麻药吸收的速率都较快，吸收量较多。不同途径给予利多卡因，其吸收速率呈如下递减顺序：肋间神经阻滞＞骶管阻滞＞硬膜外腔阻滞＞臂丛神经阻滞＞坐骨股神经阻滞。

**3. 局部麻药的脂溶性、与组织的结合力**

（1）脂溶性

神经膜含有丰富的脂质和蛋白质，局麻药的脂溶性高则与神经亲和力强，因此局麻药的脂溶性可作为衡量局麻药与神经亲和力的尺度。

（2）组织的结合力

局麻药与组织结合力越强，吸收越多。

（3）组织屏障

从局麻药离解出来的带电荷的季铵基不能通过血脑屏障。至于高 pKa 药物（如利多卡因）是否更易于通过血脑屏障，目前不能肯定。

**4. 与血浆蛋白的结合力**

血内与血浆蛋白结合的局麻药无药理活性。药物结合与非结合形式间是可逆的，也是相互平衡的。与血浆蛋白结合的多寡，除了与亲和力有关外，还受药物浓度和血浆蛋白含量的影响。血浆蛋白的结合率与血内局麻药浓度成反比，一旦其结合已达饱和，则血内将出现更多非结合形式的局麻药。因此低蛋白血症患者易于发生局麻药毒性反应。

（二）分布

局麻药从注射部位经毛细血管吸收分布至各器官系统。然后经生物转化，清除和排出至体外。局麻药的分布与各种药物的理化性质和各组织器官的血流量有关。

## 四、局麻药对中枢神经系统、心血管系统的作用

（一）对中枢神经系统的作用

对中枢神经系统的作用，取决于血内局麻药的浓度，低浓度有抑制、镇痛、抗惊厥作用，高浓度则诱发惊厥。局麻药所诱发的惊厥，被视为局麻药的毒性表现。

（二）对心血管系统的作用

局麻药对心功能的影响主要是阻碍去极化期间的钠传导（心肌动作电位0位相），使心肌兴奋性降低，复极减慢（4位相），延长不应期。对心房、房室结、室内传导和心肌收缩力均呈剂量相关性抑制。在不同局麻药中，其电生理效应存在着质的差异。布比卡因对浦肯野纤维和心室肌去极化快速相（Vmax）的抑制要比利多卡因更显广泛。

## 五、局麻药的不良反应

（一）毒性反应

血液中局麻药的浓度过高，可引起毒性反应，临床主要表现为中枢神经系统毒性和心血管功能不全。局麻药重症毒性反应突出的表现是惊厥。此时，由于通气道和胸、腹部肌肉不协调和强烈收缩，势必影响呼吸和心血管系统，可危及生命，因此应积极防止其毒性反应的发生。预防局麻药毒性反应的关键在于防止或尽量减少局麻药吸收入血和提高机体的耐受力。

在治疗局麻药中毒方面，越来越多的病例报道证明脂肪乳剂可以有效解救局麻药中毒，包括布比卡因、罗哌卡因、甲哌卡因、左布比卡因，其方法包括单次静脉输注、持续静脉输注、单次静注＋持续静脉输注。由于伦理学限制，其作用机制相关研究较少，解救局麻药中毒的绝对证据并不充分，因此临床上为经验应用，学术界亦存在较大争论。

（二）高敏反应

患者个体对局麻药的耐受有很大的差别。当应用小剂量的局麻药，或其用量低于常用量时，患者就发生毒性反应初期症状，应该考虑为高敏反应。一旦出现反应，应停止给药，并给予治疗。

（三）变态反应

把局麻药引起的某些反应都归咎于局麻药过敏，这是不正确的。事实上，变态反应发生率只占局麻药不良反应的2％，真正的变态反应是罕见的。在临床上必须把变态反应、毒性反应及血管收缩药反应加以区别。

发生变态反应，轻者仅见皮疹或血管性水肿，重者表现为气道黏膜水肿、支气管痉

挛、呼吸困难、低血压以及因毛细血管通透性增加所致的血管性水肿、肺水肿、循环衰竭，可危及生命。

## 六、常用的局部麻醉药

### （一）丁卡因（dicaine）

**1. 药代动力学**

起效时间需 10～15 min，时效可达 3 h 以上。在血浆内被水解或胆碱酯酶所分解，其水解速度较普鲁卡因慢 2/3。其水解产物为丁氨基苯甲酸与二甲胺基乙醇。

**2. 药理作用**

丁卡因是一种长效酯类局麻药，丁卡因的麻醉效能为普鲁卡因的 10 倍，毒性也为普鲁卡因的 10 倍。

**3. 临床应用**

眼科常以 1％等渗液作角膜表面麻醉，鼻腔黏膜和气管表面麻醉常用 2％溶液。其他用法如硬膜外腔阻滞、蛛网膜下腔阻滞已不常用。丁卡因是局麻药中心脏毒性最强的药物，严禁用于浸润麻醉。用于其他麻醉时，也必须密切关注呼吸、循环情况。局麻药中，心脏毒性从大到小的排序为：丁卡因＞布比卡因＞左布比卡因＞罗哌卡因＞利多卡因＞普鲁卡因。

### （二）利多卡因（lidocaine）

**1. 药代动力学**

局部注射后 3～5 min 起效，作用持续时间为 45～60 min。在肝内被酰胺酶所分解。

**2. 药理作用**

利多卡因是酰胺类中效局部麻醉药，其药理特点是起效快，穿透力强，弥散性好，无明显扩张血管作用。其毒性随药物浓度增大而增加。除了用于麻醉外，静脉注射或静脉滴注利多卡因还可治疗室性心律失常。

利多卡因有两种制剂，即盐酸利多卡因和碳酸利多卡因。临床上常用的是盐酸利多卡因，其 pH 值为 3.5～5.5，注入神经周围需经体内的体液缓冲到生理范围才释放出足够的非离子形式的利多卡因，产生神经阻滞作用。而碳酸利多卡因的 pH 值为 7.2～7.7，含有 $CO_2$，其神经阻滞作用较盐酸利多卡因强，特点是起效快，痛觉完全消失时间短，麻醉效果可靠，毒性作用并不增加。

**3. 临床应用**

利多卡因用于神经阻滞疗法，可治疗各种急慢性疼痛。利多卡因可局部注射，也可通过椎管内给药，给药浓度、剂量和次数应根据所治疾病来定，小儿用量应根据个体差异来计算，但一次给药最多不超过 4.0 mg/kg。

口咽及气管表面麻醉可用 4％溶液（幼儿则用 2％溶液），用量不超过 200 mg，起效时间为 5 min，时效约可维持 15～30 min。0.5％～1.0％溶液用于局部浸润麻醉，时效可达 60～120 min，依其是否加用肾上腺素而定。神经阻滞则用 1％～1.5％溶液，起效约需 10～20 min，其时效可维持 120～240 min。硬膜外和骶管阻滞则用 1％～2％溶液，出现镇痛作用约需（5.0±1.0）min，达到完善的节段扩散约需（16.2±2.6）min，时效为 90～

120 min。2%～5%溶液可用于蛛网膜下腔阻滞，一次用量限于40～100 mg，时效为60～90 min，由于阻滞的范围不易调节，一般在临床上并不常用。

神经阻滞和硬膜外阻滞，成人一次最大用量为400 mg，加用肾上腺素时极量可达500 mg。硬膜外阻滞用量为400 mg，其血内浓度达2～4 μg/ml。出现毒性症状，则浓度多已超过5 μg/ml；出现惊厥症状，则血内水平已达7 μg/ml以上。

**4. 不良反应**

利多卡因注入过快或剂量过大时，患者可出现头晕、眼花、耳鸣、寒战，甚至发生局麻药中毒反应，应警惕。患者有Ⅱ～Ⅲ度房室传导阻滞、肝功能不全、休克患者应禁用利多卡因。肾功能不全患者应慎用。

### （三）布比卡因（丁吡卡因，丁哌卡因，bupivacaine，marcaine）

**1. 药代动力学**

神经阻滞后5～10 min起效，作用持续时间可达5～6 h。分解产物为哌可二甲代苯胺（pipecolyl xylidine，PPX）。PPX与原型布比卡因较缓慢地从尿液排出。正常人的消除半衰期约为8 h，新生儿达9 h。

**2. 药理作用**

布比卡因为酰胺类局部麻醉药，其特点是麻醉起效慢，但效能强，作用时间长。布比卡因的麻醉作用和毒性均比利多卡因强4倍。

**3. 临床应用**

布比卡因常用于手术麻醉或术后镇痛。适用于神经阻滞、硬膜外阻滞和蛛网膜下腔阻滞等给药途径。成人安全剂量为150 mg，极量为225 mg。胎儿/母血的浓度比率为0.30～0.44，故对产妇的应用较为安全，对新生儿无明显的抑制。

**4. 不良反应**

布比卡因的不良反应少，偶尔会出现中毒反应，尤其是经骶管腔给药时，应警惕。误注入血管会产生心脏毒性，引起室性心律失常，严重时可致心搏骤停，且复苏十分困难。其心脏毒性的机制迄今尚不明确，可能与心肌离子通道、肾上腺素受体结合程度、神经系统介导和心肌细胞能量代谢等有关。对酰胺类局麻药过敏患者应禁用布比卡因。

**5. 特殊制剂：左布比卡因**

布比卡因是左旋体和右旋体等量混合的消旋体型，其中枢神经系统和心脏毒性主要来源于右旋体。左布比卡因（levobupivacaine）是长效酰胺类局麻药布比卡因（bupivacaine）的左旋体。左布比卡因的麻醉效能与布比卡因相仿，但对机体毒性小。

### （四）罗哌卡因（ropivacaine）

**1. 药代动力学**

罗哌卡因总血浆清除率440 ml/min，游离血浆清除率为8 L/mi，肾清除率为1 ml/min，稳态分布容积为47 L，终末半衰期为1.8 h。该药经硬膜外的吸收是完全的，呈双相性，快相半衰期为14 min，慢相终末半衰期约为4 h，硬膜外用药比静脉用药清除半衰期要长。主要代谢物是3-羟基罗哌卡因，其中约37%以结合物的形式从尿液中排泄出来。

**2. 药理学**

罗哌卡因是一种新型长效酰胺类局麻药。市售的罗哌卡因是含一水的盐酸盐。神经阻滞效能高于利多卡因，但低于布比卡因，但罗哌卡因对 Aδ 和 C 神经纤维的阻滞比布比卡因更为广泛。罗哌卡因最大的特点是低浓度（0.2%）时产生感觉神经与运动神经的分离阻滞。有利于术后快速康复，符合舒适化医疗理念。

罗哌卡因的毒性比布比卡因小，对中枢神经系统和心血管系统的潜在毒性低，耐受性好，是一种较为安全的局部麻醉药。

以往认为罗哌卡因有缩血管的作用，然而近年有的临床研究并不支持这一理论。

**3. 临床应用**

（1）临床麻醉

适用于神经阻滞和硬膜外阻滞，常用浓度为 0.5%～1.0%溶液。罗哌卡因亦适合小儿骶管麻醉，最佳的方案是 0.2%的罗哌卡因 1 ml/kg，效果确切且避免麻药过量，小儿硬膜外的阻滞时间与罗哌卡因的浓度呈正相关。

由于中枢毒性与心脏毒性相对较小，罗哌卡因非常适合蛛网膜下腔阻滞，尤其适合剖宫产与老年患者。

（2）术后镇痛

罗哌卡因可通过局部注射、硬膜外隙给药、区域阻滞或 PCA 方法治疗术后疼痛。常用浓度为 0.2%。后面章节将详述 PCA 的用药方法。

**4. 不良反应**

同总论。严重肝功能不全、孕妇、12 岁以下的儿童应慎用。

### （五）甲哌卡因（mepivacaine）

**1. 药代动力学**

该药在外周神经阻滞中，给药 2～4 min 后开始见效，血浆半衰期约为 2～3 h。盐酸甲哌卡因在主要经肝代谢，多数通过尿液排除。近期研究发现，一小部分盐酸甲哌卡因经肺排出。

**2. 药理作用**

甲哌卡因属于氨基类局麻药，同时作用于运动与感觉神经，起效快，持续时间久。混合肾上腺素可显著减缓甲哌卡因在体内的运行速度，延长作用时间，保证麻醉效果，减小了该药的用量。相比利多卡因和普鲁卡因，该药毒性更小。

**3. 临床应用**

（1）适应证

用于口腔及牙科治疗中的局部浸润麻醉（神经传导阻滞型）。用法：区域注射，不得静脉注射。剂量：成人每次治疗限用 1～3 剂。具体情况视麻醉范围及所用麻醉技术而定。推注速度：应不超过每分钟 1 ml。

（2）不良反应

甲哌卡因可能兴奋或者抑制中枢神经系统，引起眼球异动、妄语、恶心等临床表现。有报道该药可导致呼吸困难，甚至呼吸暂停。心血管系统的影响包括心动过缓、低血压等。有导致室性期前收缩、室颤，甚至心搏停止的报道。对甲哌卡因过敏者可导致荨麻疹、水肿等。上述症状罕见。

（3）禁忌证

包括对酰胺类麻醉剂或同类药品有过敏反应者禁用。高血压、心律失常、冠状动脉或心瓣膜疾病的患者慎用。

常用局部麻醉药的浓度、剂量与用法见表 4-5。

表 4-5 常用局麻药的浓度、剂量与用法

| 局麻药 | 用法 | 浓度（%） | 一次最大剂量（mg） | 起效时间（min） | 作用时效（min） | 产生中枢神经系统症状的阈剂量（mg/kg） |
|---|---|---|---|---|---|---|
| 丁卡因 | | | | | | |
| | 眼表面麻醉 | 0.5～1.0 | | 1～3 | 60 | |
| | 鼻、咽、气管表面麻醉 | 1.0～2.0 | 40～60 | 1～3 | 60 | |
| | 蛛网膜下腔阻滞 | 0.33 | 7～10 | 15 | 90～120 | |
| | 硬膜外腔阻滞 | 0.2～0.3 | 75～100 | 15～20 | 90～180 | |
| 利多卡因 | | | | | | |
| | 局部浸润 | 0.25～0.5 | 300～500 | 1.0 | 90～120 | |
| | 表面麻醉 | 2.0～4.0 | 200 | 2～5 | 60 | |
| | 神经阻滞 | 1.0～1.5 | 400 | 10～20 | 120～240 | 7.0 |
| | 蛛网膜下腔阻滞 | 2.0～4.0 | 40～100 | 2～5 | 90 | |
| | 硬膜外腔阻滞 | 1.5～2.0 | 150～400 | 8～12 | 90～120 | |
| 甲哌卡因 | | | | | | |
| | 局部浸润 | 0.5～1.0 | 300～500 | | 90～120 | |
| | 神经阻滞 | 1.0～1.5 | 300～400 | 10～20 | 180～300 | 7.0 |
| | 硬膜外腔阻滞 | 1.0～2.0 | 150～400 | 5～15 | 60～180 | |
| 布比卡因 | | | | | | |
| | 局部浸润 | 0.25～0.5 | 150 | | 120～240 | 2.0 |
| | 神经阻滞 | 0.25～0.5 | 200 | 15～30 | 360～720 | |
| | 蛛网膜下腔阻滞 | 0.5 | 15～20 | | 75～200 | |
| | 硬膜外腔阻滞 | 0.25～0.75 | 37.5～225 | 10～20 | 180～300 | |
| 罗哌卡因 | | | | | | |
| | 神经阻滞 | 0.5～1.0 | 200 | 2～4 | 240～400 | 3.5 |
| | 蛛网膜下腔阻滞 | 0.75～1.0 | 10～15 | 2 | 180～210 | |
| | 硬膜外腔阻滞 | 0.5～1.0 | 100～150 | 5～15 | | |

# 第五节 吸入麻醉药

## 一、七氟烷

七氟烷是一种无色透明、有香味无刺激性的挥发性液体，相对分子质量 200，沸点 58.6℃，临床使用浓度不燃、不爆。血/气分配系数为 0.63，较现有的其他吸入性全麻药

更为理想。七氟烷麻醉诱导迅速，麻醉深度易调节，对循环抑制轻，呼吸道刺激小，维持平稳，有一定的肌松作用，苏醒快速完全，对心肌缺血再灌注损伤有保护作用，是一种较为安全理想的吸入麻醉药物。

### （一）药代动力学

大部分以原型从肺呼出，小部分经肝代谢，从胆汁和尿排出。

### （二）药理作用

七氟烷有意识消失，轻度镇痛，轻度肌松作用。其气道刺激性低，效能高，血/气分配系数低（0.63），与氧化亚氮相近。吸入麻醉可同时作用于皮质和脊髓。七氟烷麻醉诱导、苏醒均很迅速，诱导过程平稳，苏醒期亦平稳，深度易调节。

### （三）临床应用

目前，七氟烷已较广泛应用于临床麻醉。近年研究发现，七氟烷对支气管不仅具有扩张作用，还能对抗组胺释放所引进的支气管痉挛，因此较适用呼吸疾病手术患者麻醉；对肝肾功能基本无影响，故较适应肝肾功能不全患者麻醉。

**1. 麻醉诱导**

七氟烷吸入诱导特别适合于小儿和特殊状况的成人。七氟烷对呼吸道刺激小，气味好，血/气分配系数仅为0.63，吸入后很快达到肺泡有效浓度，麻醉诱导快、易为患者接受。采用七氟烷吸入诱导，患者呼吸暂停发生率低，对血压和心率的影响较小，血流动力学亦较为稳定，诱导平稳。有研究认为，当吸入6%七氟烷时可提供平稳的全麻诱导质量且血流动力学平稳，不良事件少，值得在临床推广使用。

七氟烷诱导能在不使用肌松药的情况下，为气管插管提供良好的条件。伍用芬太尼（2 μg/kg）或瑞芬太尼（2 μg/kg）等阿片类药物，能使意识、痛觉消失加快，且明显降低无意识肢动发生率，能取得良好的插管条件，而且避免了伍用肌松药可能带来的副作用，无肌肉僵硬和通气困难。

**2. 麻醉维持**

七氟烷血/气分配系数低，可迅速调整肺泡内的浓度，麻醉效能高，已成为全麻维持的主导，可与静脉麻醉药复合麻醉。

七氟烷维持麻醉苏醒迅速。其苏醒质量取决于关闭七氟烷挥发罐的方式。在手术开始缝合时先调整挥发罐浓度从1.3 MAC至1 MAC，缝合结束后关闭挥发罐，加大氧流量（≥5 L/min），苏醒过程更平稳。

### （四）不良反应

恶心、呕吐、心律失常和低血压多见。不宜长时间使用，否则将延长麻醉后恢复时间甚至发生术后躁动。另外，该药可升高颅内压升高，遇碱石灰后可能产生恶性高热，麻醉后恶心呕吐发生率相对较高。

### （五）药物相互作用

七氟烷有增强非去极化肌松剂的作用，尤对维库溴铵的肌松影响最为明显，使维库溴铵维持时间延长，维持剂量减少。因此肌松剂在七氟烷麻醉时用量可以减少，在停止吸入七氟烷后会很快恢复原来的阻滞时间，这与七氟烷的血（气）溶解度和脂肪气体溶解度小有关。

## 二、氧化亚氮

氧化亚氮（$N_2O$）俗称“笑气”，其分子量44，沸点为－89℃。为无色、有甜味、无刺激的惰性气体，化学性质稳定，不易燃烧、爆炸。

### （一）药代动力学

氧化亚氮吸入至血液后，不与血红蛋白结合，仅以物理状态溶解于血液中，血/气分配系数为0.47，是吸入麻醉药中最小者；脑/气分配系数1.06。在体内稳定，不被分解，几乎全部经肺呼出。极少量氧化亚氮可经肠胃道细菌生物转化而产生亚硝酸盐和氮气。

### （二）药理作用

氧化亚氮是一种镇痛作用较强而麻醉作用较弱的吸入麻醉药，是一种非特异性NMDA受体阻断剂。主要通过抑制中枢系统兴奋性、降低神经递质的释放和神经冲动传导及改变离子通道的通透性而产生药理作用。氧化亚氮的镇痛作用可被纳洛酮部分拮抗，提示其镇痛作用与内源性阿片样肽-阿片受体系统有关。

氧化亚氮麻醉的有效浓度为诱导期70%，维持期60%，浓度超过80%才会有麻醉作用，必须与30%～40% $O_2$ 同时使用。其MAC值（肺泡最低有效浓度）为105vol%。氧化亚氮麻醉诱导迅速平稳，30～45 s即产生作用，患者有愉快感，无兴奋期；苏醒快而平顺，即使长时间吸入，一旦停药也能在1～4 min完全清醒。氧化亚氮有强大的镇痛效能，20%的氧化亚氮镇痛作用与15 mg吗啡相当。随着吸入浓度增高，镇痛作用也增强。氧化亚氮兴奋交感神经系统高级中枢，增强交感神经系统活动。氧化亚氮使脑血管扩张，脑血流量增多，脑代谢增高，颅内压升高。氧化亚氮对呼吸道无刺激性，不增加分泌物，不抑制纤毛活动，通气量无明显变化。氧化亚氮与其他全麻药或麻醉性镇痛药复合则可增强呼吸抑制作用。高浓度对心肌产生直接抑制，但弱于其他挥发性麻醉药。低浓度不致引起血流动力学影响。另一方面，氧化亚氮与其他麻醉药合用，仍可产生一定的心血管系统影响。氧化亚氮很少引起心律失常，偶尔诱发房室交界性心律。氧化亚氮与氟烷并用，因氧化亚氮增加儿茶酚胺释放，使心肌对儿茶酚胺的敏感性增强，容易出现心律失常。

### （三）临床应用

氧化亚氮具有麻醉诱导、苏醒迅速，镇痛效果强，麻醉作用弱，对气道黏膜无刺激及无燃烧性等特点，常用于分娩镇痛。1880年Klikovich在圣彼得堡首次将之用于产科镇痛，至今仍在产科中应用，产妇于感觉到子宫收缩痛之前20～30 s，自行吸入50%氧化亚氮，深吸气2～3口，再松开，再次宫缩前20～30 s，再次吸入，如此反复，至胎儿娩出，达到较好的无痛分娩效果。

吸入氧化亚氮时有相当容积氧化亚氮会进入体内的密闭腔隙，故中耳炎、肠梗阻、气胸等闭合腔疾病患者使用可引起相应并发症，应禁用氧化亚氮。在有气栓危险的操作中（如后颅凹切开术、腹腔镜）要小心使用氧化亚氮。

（四）不良反应

仅有少数出现头晕、乏力、嗜睡，如出现上述症状，应减少或停止吸入，以确保安全。

（五）注意事项

因长期吸入氧化亚氮对骨髓增生可能有不良反应及其弥散缺氧作用，对已缺氧、缺血的心肌可能有损害。因此，对心、肺功能不全和血液病等内科合并症的患者还是慎用为妥。

## 三、地氟烷

（一）药代动力学

地氟烷的血气分配系数低，为0.42，比氟烷、异氟烷吸入、排出更迅速。

（二）药理作用

地氟烷是一个卤化吸入麻醉药，因为具有刺激性气味并刺激呼吸道，所以减慢了其吸入速度。该药最低肺泡有效浓度（MAC）为6%～7%，在婴儿体内较高，并随年龄增长而降低。

地氟烷具有肌松作用，可减少术中肌松剂的使用量。另外，地氟烷亦有抑制心血管系统的作用，包括剂量依赖性降低血压、增加心率。同时剂量依赖性抑制呼吸。

（三）临床应用

地氟烷必须使用专门的挥发器，成年人剂量为2.5%～8.5%，儿童剂量为5.2%～10%。维持麻醉时应视患者的生命体征对浓度进行调整，以免导致麻醉过深，发生心血管不良事件。术中合用苯二氮䓬类或者阿片类药物须降低地氟烷的浓度。近期研究发现，地氟烷在老年人麻醉恢复的过程中有着明显的优势，恢复速度显著快于七氟烷和异氟烷。

（四）不良反应

本品用于诱导麻醉时，可能引起不良反应。常见的不良反应有：咳嗽、窒息、呼吸困难、分泌物增加，也有喉痉挛和咽炎的报道。儿童的上述不良反应显著高于成年人，有报道称半数左右的儿童发生喉痉挛。然而，地氟烷的不良反应多数是轻度和一过性的。

（五）禁忌证与注意事项

恶性高热高风险者禁用。孕妇慎用。由于未成年人的不良反应率较高，故不应通过面罩做全身诱导麻醉。疑有脑脊液压增加者，浓度设置不应超过0.8 MAC。

## 四、氙

作为较新的吸入麻醉药物，人们暂时没有发现氙有副作用，对其相关研究也比较少。它的作用机制是溶于细胞质的油脂中，使得细胞膨胀并产生一系列复杂的反应，从而使神经末梢的信息传递作用暂时停止。有人曾用4/5的氙气混合1/5的氧气作为吸入麻醉剂，效果良好。然而氙气无法大量制备，价格昂贵，因此暂时未广泛应用于临床。近期研究证明，在体外循环手术中应用氙气，比其他吸入性麻醉气体及全凭静脉麻醉更有优势。与其他两种麻醉方式相比，氙气具有诱导更快、苏醒更快的优点，且不由肝及肾代谢，可显著减少心肺转流围术期的心、脑等重要器官的缺血再灌注损伤，能够保护肝、肾、肺等重要器官，且具有镇痛作用。另外，氙气不刺激呼吸道。近期的研究热点集中在它对神经及循环系统的生理生化作用。由于缺乏相关的临床经验与试验，氙气的生理作用仍然存在争议。

# 第六节 止吐药

患者术后或癌痛的治疗过程中经常会出现恶心、呕吐的不良反应。据国内外统计，术后恶心呕吐（PONV）占全院手术患者发生率约 20%～37%。女性、使用阿片类止痛药、非吸烟者、有 PONV 史或运动病史是发生 PONV 的四种主要危险因素。

恶心、呕吐可导致水电解质和酸碱平衡紊乱，不能使用口服药物，不能进食，也可致伤口裂开，切口疝形成，甚至发生误吸性肺炎。恶心、呕吐是延长患者住院时间的重要因素，并且可导致患者住院费用的增加。

## 一、恶心、呕吐的发生机制及止吐药物的作用部位

呕吐中枢位于第四脑室腹侧面极后区化学触发带和孤束核上方。分为化学感受器触发带和神经反射中枢，后者接受皮质（视觉、嗅觉、味觉）、咽喉、胃肠道和内耳前庭迷路、冠状动脉及化学触发带的传入刺激。

止吐药的作用部位可分为：①作用于皮质：苯二氮䓬类；②作用于化学感受器触发带：吩噻嗪类、丁酰苯类、$5\text{-}HT_3$ 拮抗药、苯甲酰胺类、大麻类；③作用于呕吐中枢：抗组胺药、抗胆碱药；④作用于内脏传入神经：$5\text{-}HT_3$ 拮抗药、甲氧氯普胺（大剂量）。

## 二、止吐药的分类及其合理应用

按化学结构分，止吐药可分为如下类型，但多数药物可能作用于多种受体。表 4-6 为止吐药对主要与 PONV 相关受体的亲和力。表 4-7 为止吐药的副作用。

表 4-6 止吐药与受体亲和力

| 药物分类 | 多巴胺（$D_2$） | M-胆碱能受体 | 组胺受体 | $5\text{-}HT_3$ 受体 |
|---|---|---|---|---|
| 吩噻嗪类 | ++++ | +～++ | ++～+++ | −～+ |
| 丁酰苯类 | ++++ | − | + | −～+ |
| 抗组胺药 | +～++ | ++ | ++++ | − |
| 抗胆碱药 | + | ++++ | + | − |
| 苯甲酰胺类 | +++ | − | + | ++ |
| $5\text{-}HT_3$ 受体拮抗药 | − | − | − | ++++ |
| 三环类抗抑郁药 | +++ | ++～+++ | +++～++++ | −− |

−，表示无作用；+，表示作用强度

表 4-7 止吐药副作用

| 药物 | 副作用 |
|---|---|
| 吩噻嗪类 | 镇静，低血压，锥体外系反应，口干，尿潴留，心动过速，不安 |
| 丁酰苯类 | 镇静，肌张力异常，低血压，心动过速，锥体外系反应，焦虑不安 |
| 苯甲酰胺类 | 镇静，锥体外系反应，不安 |
| 抗胆碱药 | 镇静，口干，视觉系统，记忆丧失，焦虑，谵妄，尿潴留，不安 |
| 抗组胺药 | 镇静，视物模糊，口干，尿潴留，不安 |
| 5-$HT_3$ 受体拮抗药 | 头痛，眩晕，不安 |

不同种类止吐药的代表药如下：

- 吩噻嗪类：氯丙嗪、异丙嗪、丙氯拉嗪等。
- 丁酰苯类：氟哌利多、氟哌啶等。
- 苯甲酰胺类：甲氧氯普胺等。
- 皮质激素类：地塞米松、倍他米松等。
- 抗胆碱类：东莨菪碱等。
- 5-$HT_3$ 受体拮抗药：昂丹司琼、格拉斯琼、阿扎斯琼、帕洛诺司琼等。
- 抗组胺药：苯甲嗪、羟嗪等。

治疗恶心、呕吐应针对其原因，选择药物应针对受累的神经递质和受体，预防 PONV 和化疗及癌痛治疗所致呕吐的药物应主要作用于呕吐中枢和化学感受带。

### （一）抗胆碱药

作用机制是抑制 M 胆碱能受体，并抑制乙酰胆碱释放，胆碱能受体还包括与呕吐无关的 N 受体。该类药物可阻滞前庭的冲动传入，主要用于治疗运动病、眩晕、病毒性内耳炎、梅尼埃病和肿瘤所致的恶心、呕吐，很少用于 PONV 治疗。常用药物为东莨菪碱和阿托品。

### （二）抗组胺药

组胺受体可分为 $H_1$、$H_2$、$H_3$ 三种类型。$H_1$ 受体与过敏、炎性反应相关，$H_2$ 受体与胃酸分泌相关，$H_3$ 受体抑制组胺的释放。抗组胺药异丙嗪可导致困倦和锥体外系症状，临床已很少使用。

### （三）多巴胺受体拮抗药

此类药包括吩噻嗪和氟哌利多。作用靶点是拮抗化学受体触发带的多巴胺 2（$D_2$）受体，脑室周围 $D_2$ 受体也与 5-$HT_3$ 受体交叉存在。氟哌利多也作用在 α 肾上腺素受体，常用于 PONV 和化疗导致的恶心、呕吐，氟哌啶 0.125 mg 与昂丹司琼 4 mg 等效。此类药物抑制多巴胺对呕吐中枢的刺激，经常用于眩晕、运动病、使用阿片类药物、化疗和偏头痛所致的呕吐。

### （四）地塞米松

抗呕吐机制仍不清楚，量效关系也不明确。由于发挥作用需一段时间，应在手术开始时给药，主要需注意对糖尿病患者可能会导致血糖升高。对中枢和外周5-HT产生和释放均有抑制作用，可改变血-脑屏障对5-HT的通透性并降低血液中5-HT作用于肠道化学感受器的浓度，是其可能的抗呕吐机制之一。

相比标准剂量的地塞米松，司琼类药物和氟哌啶止吐效果相当；且两者与地塞米松合用，具有相同的协同相加作用。采用合并用药预防高危者发生PONV是为共识，但作为预防用药，是先用两种药物将另一种药物作为补救治疗用药，还是用三种药预防以及先用哪两种药可以根据不同习惯、价格和病情考虑。

#### （五）苯甲酰胺类

甲氧氯普胺有中枢和外周多巴胺受体拮抗作用，也有抗血清素作用，加速胃排空，抑制胃松弛并抑制呕吐中枢化学感应带，常作为胃动力学药和肿瘤相关呕吐的辅助治疗药。

#### （六）$5\text{-}HT_3$受体拮抗药

$5\text{-}HT_3$受体主要存在于胃肠道黏膜下和中枢化学感应带。化疗和术后导致的呕吐与胃肠道黏膜下$5\text{-}HT_3$激活有关。该类药用于防治PONV和化疗后恶心、呕吐。昂丹司琼治疗PONV的推荐剂量是4 mg，有研究者发现1 mg亦有效。建议用于PONV的预防，特别是高危患者的预防，不推荐使用多次解救剂量，如果无效应试用另一类药物。研究表明，所有该类药物治疗效果和安全性在PONV的预防时并无差别。也有研究表明低剂量格拉司琼（0.1 mg）加8 mg地塞米松与昂丹司琼4 mg加地塞米松8 mg预防疝气手术后恶心、呕吐均可达到气管导管拔管后2 h内94%～97%和24 h内83%～87%的优良效果。

$5\text{-}HT_3$受体拮抗药、氟哌利多和地塞米松是防治PONV效果最好的药物。没有一种药物或技术对所有患者都有100%的效果，多种药物组合疗效最高。一些非药物的方法也在研究中，如针灸、指压、经皮痛点电针刺激。

## 三、临床常用止吐药

#### （一）甲氧氯普胺

**1. 药代动力学**

易自胃肠道吸收，口服生物利用度为75%，易通过血-脑屏障和胎盘屏障。进入血液循环后，13%～22%迅速与血浆蛋白（主要为白蛋白）结合。经肝代谢。$t_{1/2}$一般为4～6 h，根据用量大小有差别。口服30～60 min后开始作用，持续时间一般为1～2 h。经肾排泄，口服量约有85%以原型及葡萄糖醛酸结合物随尿排出。

**2. 药理作用**

为苯甲酰胺类药物，有中枢和外周多巴胺受体拮抗作用，同时还具有$5\text{-}HT_4$受体激动效应，对$5\text{-}HT_3$受体有轻度抑制作用。可作用于延髓催吐化学感受区（CTZ）中多巴胺受体而提高CTZ的阈值，具有强大的中枢性镇吐作用。本品亦能阻断下丘脑多巴胺受体，抑制催乳素抑制因子，促进泌乳素的分泌，故有一定的催乳作用。对中枢其他部位的抑制作用较微，有较弱的安定作用，较少引起催眠作用。

**3. 临床应用**

最常用作胃动力药和作为肿瘤相关呕吐的辅助治疗。常规剂量10～20 mg并未被证明有预防 PONV 作用。一组大样本研究表明只有在高达 50 mg 时与地塞米松 8 mg 联合用药用于 PONV 的预防效果优于单用地塞米松 8 mg，显然如此大剂量的甲氧氯普胺可能增加锥体外系的并发症。

临床还可用于治疗偏头痛、肾绞痛。腹部外科术中应用对减轻术中内脏牵拉反应的作用显著，还可用于剖宫产术中、术后镇吐及促进泌乳。

**4. 不良反应**

大剂量静脉注射或长期应用，可引起锥体外系反应。也可引起高泌乳素血症，引起男性乳房发育、溢乳等。罕见过敏性休克、脑脱髓鞘病变、心房颤动和顽固性呃逆。孕妇慎用。

### （二）氟哌利多

**1. 药代动力学**

静脉注射后 5～8 min 起效，10～20 min 血浓度达到峰值，持续作用时间 3～6 h。氟哌利多在肝进行生物转化，代谢产物在 24 h 内基本排出。药代动力学呈二室开放模型。分布容积 2 L/kg，分布半衰期 14.3 min，清除率 14 ml/(kg・min)，清除半衰期 103～134 min。其清除半衰期短于持续时间，可能系氟哌利多从受体释放缓慢或在脑内潴留所致。

**2. 药理学**

（1）镇静作用

氟哌利多通过抑制脑内网状激活系统产生的镇静作用相当于氟哌啶醇的 3 倍或氯丙嗪的 200 倍，在围麻醉期主要作为麻醉前用药，全麻诱导药或神经阻滞的辅助用药。近年来由于用于麻醉的镇静药不断更新，单纯把氟哌利多作为镇静药已日趋少见。而较多用于患者术后自控镇痛，以提高吗啡等麻醉性镇痛药的镇痛效果，预防恶心、呕吐，但剂量过大易引起倦困、嗜睡和眩晕等症状。

（2）镇吐作用：氟哌利多的镇吐效应是氯丙嗪的 700 倍。氟哌利多的镇吐作用主要通过阻断多巴胺受体和α肾上腺素受体而起作用。由于其费用较 5-$HT_3$ 受体拮抗剂镇吐药低廉，常用于预防术后恶心、呕吐，尤其对术后 PCA 吗啡所致恶心、呕吐仍具有一定的优势。联合应用小剂量氟哌利多和地塞米松能提高预防 PONV 的效果。

**3. 临床应用**

在围麻醉期主要作为麻醉前用药、全麻诱导药或神经阻滞的辅助用药。由于麻醉镇静药的不断更新，目前已少用。

常用于预防术后恶心呕吐，尤其对术后 PCA 吗啡所致恶心、呕吐仍具有一定的优势。联合应用小剂量氟哌利多和地塞米松能提高预防 PONV 的效果。

**4. 不良反应**

其锥体外系反应和 Q-T 间期延长等不良反应均与剂量有关。静注或硬膜外给予小剂量（1.25～2.5 mg）药物是可取的。应避免在 Q-T 间期延长的患者中使用，在老年患者、危重患者和儿童中必须减量应用并加强心电监护。

### （三）帕洛诺司琼

帕洛诺司琼是第二代 5-$HT_3$ 受体拮抗剂，临床主要用于预防化疗所引起的急性和迟发性呕吐，也用于预防术后恶心呕吐。

**1. 药代动力学**

帕洛诺司琼血浆蛋白结合率为 60%～90%，$t_{1/2}$ 为 40 h，达峰时间为 2～3 h，量效关系不呈线性。约 50%在肝内代谢，代谢物无临床活性。约 80%的帕洛诺司琼在 144 h 内经肾排出，其中 40%属于原型药物。尚不清楚帕洛诺司琼是否经乳汁分泌。

**2. 药理作用**

帕洛诺司琼为第二代 5-$HT_3$ 受体抑制药，可阻断呕吐反射中枢外周神经元的突触前 5-$HT_3$ 受体的兴奋，并且直接影响中枢神经系统内 5-$HT_3$ 受体传递的迷走神经传入后区的作用，阻止信号传递到 5-$HT_3$ 受体触发区，减少呕吐和恶心的发生率，但对已发生的恶心、呕吐效果较差。帕洛诺司琼半衰期较长，故对化疗诱发的急、慢性呕吐均有效。

**3. 临床应用**

手术前 1～2 h 口服 1 μg/kg，可有效预防术后恶心和呕吐。此剂量可降低呕吐的发生率和术后 24 h 对止吐药的需求。但增加剂量，有效率并不升高。临床中更常见静注：手术结束前 20～30 min，注射 30 μg/kg（30 s 注射完）。此剂量可降低呕吐的发生率和术后 24 h 对止吐药的需求。这个剂量也可延长出现第 1 次呕吐的时间。低剂量则效果不佳。肝、肾功能不全时无需调整剂量。

各种研究表明，帕洛诺司琼预防恶心和呕吐的效果显著优于第一代 5-$HT_3$ 受体抑制药。该药可诱导 5-$HT_3$ 受体内化进而诱导该受体长期失活，因此作用时间延长，这是第一代 5-$HT_3$ 受体抑制药所不具有的特性。

**4. 不良反应**

可有便秘、头痛，偶见低血压、心动过缓或非持续性心动过速。有尿潴留、关节痛、血清氨基转移酶升高、眼刺激和弱视、过敏反应等不良反应的报道。

# 第七节 $\alpha_2$ 肾上腺素受体激动剂

从 1970 年开始，$\alpha_2$ 肾上腺素受体激动剂在临床上被用来治疗高血压和药物及乙醇的戒断症状。这类药物产生抗焦虑、镇静、抗交感及镇痛等多种作用，因此可以用于手术期间以满足不同的需要。目前在临床上使用的此类药物有可乐定和右美托咪定。$\alpha_2$ 肾上腺素受体激动剂为我们提供了一个非常有吸引力的、可替代吗啡的镇痛药，因为它们的有效性且不伴有呼吸抑制或成瘾性。

## 一、右美托咪定

右美托咪定（dexmedetomidine，DXM）是新型的 $\alpha_2$ 肾上腺素受体激动剂，具有高选择性和高特异性，其 $\alpha_2/\alpha_1$ 的比值为 1620∶1，是可乐定的 8 倍（$\alpha_2/\alpha_1$＝220∶1），内在活性强于可乐定。右美托咪定具有剂量依赖性的镇静、镇痛、抗焦虑、交感神经抑制等作用，且几无呼吸抑制作用。已于 1999 年被美国 FDA 批准用于重症监护病房（ICU）成人短时间（小于 24 h）的镇静、镇痛治疗。

### （一）药代动力学

右美托咪定药代动力学参数不受年龄、体重或肾衰竭的影响。右美托咪定分布半衰期约 6 min，清除半衰期相对较短，约为 2～3 h，输注 10 min 的时量相关半衰期为 4 min，输注 8 h 为 250 min。它对血流动力学的稳定性和镇痛效果与可乐定相似，在血液中蛋白结合率为 94%。在肝代谢，经肾排泄，只有 5%以原型经粪便排出。

### （二）药理作用

$\alpha_2$ 肾上腺素受体广泛分布于中枢与周围神经系统及其他器官组织，其有 $\alpha_{2A}$、$\alpha_{2B}$ 及 $\alpha_{2C}$ 3 个亚型，不同亚型的分布不同，且各自介导的生理效应不同。$\alpha_{2A}$受体为大脑最主要的亚型，参与抗伤害性感受、镇静、抗交感活性、低温和行为反应等多种生理功能；分布于血管平滑肌的 $\alpha_{2B}$受体介导血管收缩致血压升高；$\alpha_{2C}$受体调节多巴胺能神经传导、多种行为反应，并诱导低温。目前发现的 $\alpha_2$ 肾上腺素受体激动剂均不具备亚型选择性。

现已明确，右美托咪定通过作用于脑干的蓝斑核发挥镇静、催眠、抗焦虑效应，通过作用于脊髓后角发挥抗伤害性感受效应从而镇痛，通过作用于外周及中枢共同发挥抗交感活性效应。其他作用还包括止涎、抗寒颤和利尿等。

**1. 中枢神经系统**

抑制交感神经的作用，镇静催眠作用，镇痛作用。右美托咪定能通过激活突触前 $\alpha_2$ 受体，抑制交感神经末梢释放脑去甲肾上腺素（NE），降低 NE 水平，抑制交感活性。表现为血浆中儿茶酚胺浓度呈剂量依赖性降低。

右美托咪定通过作用于脑干蓝斑核内的 $\alpha_{2A}$ 肾上腺素受体，而产生镇静、催眠、抗焦虑作用。右美托咪定的镇静作用具有独特的“清醒镇静”的特点，类似于自然睡眠的非快速动眼相。患者在无外界刺激的情况下处于睡眠状态，但很容易被言语刺激唤醒，并与医护人员进行合作与交流，刺激消失后很快又进入睡眠状态。右美托咪定对认知功能抑制不明显。

右美托咪定可通过激动脊髓后角甚至外周的 $\alpha_{2A}$ 及 $\alpha_{2C}$ 肾上腺素受体，抑制感觉神经递质（如 P 物质）的释放而产生镇痛作用。右美托咪定镇痛作用有限，但可减轻疼痛引起的不愉快的感情成分。

右美托咪定致剂量依赖性的脑血流量（CBF）下降，但保持对 $CO_2$ 的反应性和脑血管的自主调节。其具有脑保护功能，能够减轻实验动物短暂性全脑或局部脑缺血及缺血/再灌注后的神经损伤，提高神经细胞的存活率。其机制可能与降低脑细胞外儿茶酚胺水平、调节细胞凋亡、减少兴奋性神经递质谷氨酸盐等有关。

**2. 呼吸系统**

右美托咪定对呼吸的影响轻微，主要是潮气量减少，而呼吸频率变化不大。有报道当其用量达到最大推荐剂量的 10～15 倍时，在吸入空气的情况下动脉血气的各项指标仍能维持在正常范围。

**3. 心血管系统**

对心血管的作用主要是减慢心率，降低全身血管阻力，间接降低心肌收缩力、心输出量和血压。主要受给药剂量和速度的影响，随着右美托咪定血药浓度的升高，心率和心输出量呈进行性下降，其肌注和静脉给药可引起严重心动过缓，偶可致窦性停搏。

**4. 内分泌系统**

$\alpha_2$ 肾上腺素受体激动剂通过抑制交感活性，削弱应激反应，减少应激激素的分泌。不影响皮质类固醇激素的合成，对促肾上腺皮质激素（ACTH）抑制作用，仅为依托咪酯的 1/100。短期应用（<24 h）对皮质醇、ACTH 的分泌无明显影响。

**5. 其他作用**

右美托咪定可提高低温所致的寒战阈；在动物实验及临床应用中均观察到利尿作用，其机制可能为抑制肾交感传出神经、抑制抗利尿激素和心房肽的分泌、降低尿的渗透压及血浆精氨酸加压素水平等有关。

阿替美唑（atipamezole）为特异性的 $\alpha_2$ 肾上腺素受体拮抗剂，可完全而迅速地拮抗右美托咪定的镇静、抗交感及血流动力学效应，且与其半衰期相近，使右美托咪定临床应用的可控性更好。

### （三）临床应用

**1. ICU 镇静**

使用右美托咪定镇静的患者能很容易被唤醒，又能很容易回到一种类似睡眠的状态。因此，使用右美托咪定镇静的患者比使用其他镇静药的患者更容易合作与交流。右美托咪定不会引起明显的呼吸抑制，在整个机械通气过程、拔管时及拔管后都可持续输注，拔管前无需停药。这使得拔管时机更容易掌握，同时，整个过程患者也更安静、舒适、无痛苦，可有效降低患者住院时间与机械通气时间，还可以降低谵妄的发生率。

**2. 麻醉前用药**

右美托咪定因为能提供抗焦虑、镇静、抑制唾液分泌、抗交感和稳定血流动力学的多种效应，所以它能用作麻醉前用药。实验显示，2.5 μg/kg 的右美托咪定术前肌注能产生抗焦虑和镇静作用，减轻气管插管时的血流动力学波动，且能减少术中麻醉药的用量（异氟烷用量减少 59%），减轻手术创伤所致的全身炎症反应（减少 IL-6 的释放），术后寒战的发生率降低。当前，滴鼻技术亦应用在临床中，1 mg/kg 与 1.5 mg/kg 的剂量均能产生显著的镇静效应，并降低 BIS 值、收缩压、舒张压和心率。经鼻滴右美托咪定镇静的开始时间为 45 min，于 90～150 min 达到高峰。在压痛阈、血氧饱和度、呼吸频率方面无明显影响。右美托咪啶经鼻腔给药被证明是有效的，且耐受性好、给药方便，尤其在小儿麻醉中拥有独特的优势。

**3. 全麻术中使用**

有报告显示，0.5 μg/kg 的右美托咪定静注能提高利多卡因的局麻作用并能提高术中的镇痛效果。术中给予右美托咪定作为全麻辅助药，能减少术中吸入麻醉药、阿片类镇痛药的用量，对抗阿片类药物引起的肌肉强直，减轻气管插管及拔管时的应激反应，减少全麻恢复期的寒战、谵妄等不良反应。右美托咪定可提供良好的可合作镇静状态且不抑制呼吸，是清醒气管插管的理想选择，亦为临床上困难气道的处理提供了良好的方法。

为达到类似术中的镇静状态，使 BIS 保持在 70～80，Arain 等人发现右美托咪定的平均输注速度为 0.7 mg/(kg・h)，而丙泊酚为 38 mg/(kg・min)。

**4. 日间手术应用**

右美托咪定具有镇静、镇痛作用，且不抑制呼吸，尤其适用于支气管镜检查、经内镜逆行胰胆管造影（ERCP）等需保留自主呼吸的日间手术的静脉全身麻醉。

**5. 术后镇痛**

右美托咪定具有显著的镇痛作用，麻醉诱导前 10 min 右美托咪定 1 μg/kg 静注或 2.5 μg/kg 肌注能减少术后 50%或以上的吗啡用量，它甚至还可作为镇痛药物单独使用[0.7 mg/(kg・h)]。目前尚无右美托咪定用于慢性疼痛的文献报道。

**6. 预防老年患者术后谵妄**

大量实验证明，右美托咪定可以降低老年患者术后谵妄的发生率，并缩短谵妄持续时间。谵妄的机制尚未明确，可能的机制包括：睡眠-觉醒周期障碍、脑代谢水平学说、应激反应假说、神经递质学说等。S100β 是一种与谵妄相关的标志物，敏感度较高，该蛋白与谵妄呈显著相关性。右美托咪定可有效抑制患者血清中 S100β 水平升高，且效果优于咪达唑仑。

另外，右美托咪定可有效调节心血管功能的稳定性，降低老年患者术中的心血管不良事件的发生率，抑制应激反应，从而保护术后脑认知功能。右美托咪定用于预防术后谵妄时，泵注的负荷总量一般选择 0.5 μg/kg。

### （四）不良反应

右美托咪定最常见的副作用包括心动过缓、低血压和恶心，这些副作用尤其与给药速度相关，控制剂量及给药速度可有效避免上述不良反应。静脉单次大剂量注射或快速注射 1 μg/kg 的右美托咪定可明显降低心率和血压，延长静脉输注时间超过 10 min 或维持一定剂量连续输注可以减少这种效应。然而快速推注非常大剂量如 1000 μg/kg 可引起非常明显的 $\alpha_1$ 肾上腺素受体效应，如急剧、短暂的高血压。

其他常见的不良反应是口干，是由于唾液分泌减少引起的。其对内分泌和代谢无明显影响。

### （五）注意事项

1. 肝肾功能障碍者用量应酌减。

2. 不推荐在分娩及生产中使用。

3. 右美托咪定使用时间不宜超过 24 h。超过 65 岁的患者在给予右美托咪定后心动过缓和低血压的发生率较高，因此在老年患者中使用时要减量。目前在儿科患者中的使用还没有经验。

4. 使用右美托咪定后可能出现一过性高血压，之后出现低血压及心动过缓，甚至窦性停搏，因此，使用右美托咪定时应缓慢给药，并应有心电图、脉搏氧饱和度和血压监测。

5. 使用右美托咪定过量时的治疗

包括：停止给药；维持血流动力学平稳，如给予阿托品治疗心动过缓，静脉补液，血管加压药治疗低血压；如果大剂量应用导致过度镇静，引起了呼吸抑制，应行辅助通气。此药物作用的持续时间相对较短，上述症状经一般支持疗法多可纠正。

# 第八节 抗瘙痒药物

传统治疗瘙痒的药物，往往对椎管内吗啡导致的瘙痒疗效欠佳，如苯海拉明，依靠其镇静作用缓解术后瘙痒，效果不甚满意。因此，预防与治疗术后瘙痒至今仍是临床研究热点课题。有多种药物可显著缓解术后瘙痒，如阿片受体拮抗剂/激动剂、多巴胺 $D_2$ 受体拮抗剂、5-$HT_3$ 受体拮抗剂等。瘙痒的具体机制尚不明确。疗效较为肯定的药物有：阿片受体拮抗剂/激动剂、多巴胺 $D_2$ 受体拮抗剂、5-$HT_3$ 受体拮抗剂。另外，非甾体抗炎药、丙泊酚、加巴喷丁等有报道称可抗瘙痒，然而其疗效在学术界尚存争议。

## 一、阿片类受体拮抗剂/激动剂

近期研究发现，$\mu$ 受体拮抗剂有确切的止痒作用，可有效对抗吗啡激动 $\mu$ 受体所导致的瘙痒。虽然有学者质疑纳洛酮会引起疼痛反跳，但实验证实，纳洛酮以 0.25～1 μg/(kg·h) 的速度静脉输注，可发挥其最大的止痒作用，同时不会显著阻断吗啡的镇痛效应。

另外，$\kappa$ 受体的激活也可以缓解椎管内吗啡所导致的瘙痒，且不会阻断其镇痛作用。近期实验表明，混合型阿片类受体拮抗/激动剂，如纳布啡、喷他佐辛、布托菲诺可同时拮抗 $\mu$ 受体与 $\kappa$ 受体。

## 二、多巴胺 $D_2$ 受体拮抗剂

该类药物很早就应用于临床麻醉，抗瘙痒的效果也较为确切。代表的药物包括氟哌利多和阿立必利。多巴胺受体拮抗剂可能通过抑制痒感觉上传至中枢神经，发挥其抑制瘙痒的作用。研究发现，静脉注射氟哌利多可显著缓解椎管内吗啡导致的瘙痒。

## 三、5-$HT_3$ 受体拮抗剂

有证据表明，5-$HT_3$ 受体拮抗剂中，多拉司琼、昂丹司琼、米氮平均可用于预防椎管内吗啡引起的术后瘙痒，发生率与严重程度均显著下降。米氮平是一种新型的抗抑郁药，可选择性地阻断 5-$HT_2$ 与 5-$HT_3$ 受体，激活 $\kappa$ 阿片受体，且米氮平作用时间长，可长时间抑制椎管内吗啡引起的皮肤瘙痒，优于之前提到的止吐药。有证据表明，术前口服 30 mg 米氮平可有效降低椎管内吗啡引起的瘙痒发生率，并降低其严重程度。

## 四、非甾体抗炎药

非甾体抗炎药为环氧合酶抑制药，抑制 C 神经纤维的传导。因 C 神经纤维参与瘙痒的传导，所以非甾体抗炎药不仅可减轻术后疼痛，亦可缓解术后瘙痒。临床试验中，学者发现替诺西康、双氯芬酸、塞莱考昔均有抗瘙痒作用，然而其效果和剂量尚存在争议。

## 五、丙泊酚

丙泊酚可抑制脊髓灰质后角神经传导，进而起到抗瘙痒的作用。然而，学术界对于丙

泊酚的剂量、抗瘙痒的有效性尚存争议。

## 六、加巴喷丁

加巴喷丁在临床麻醉中主要用于镇痛与抗痉挛，同时也可用于对抗各种慢性瘙痒。该药物可能具有多种抗瘙痒机制，具体尚不明确或存在争议。可能的机制包括抑制瘙痒感觉上传至中枢神经系统、调节瘙痒相关递质释放、抑制 5-HT 环路等。有学者证明，1200 mg 加巴喷丁于术前口服，可显著降低椎管内吗啡所致的瘙痒发生率，并降低瘙痒程度与持续时间，延缓瘙痒发生的时间。

## 参考文献

[1] Miller R. D. 米勒麻醉学. 曾因明，邓小明译. 8 版. 北京：北京大学医学出版社，2016.

[2] 左心良，曾因明，陈伯銮. 现代麻醉学. 4 版. 北京：人民卫生出版社，2014.

[3] 李德爱. 临床疼痛药物治疗学. 北京：人民卫生出版社，2015.

[4] 邓小明，姚尚龙，曾因明. 2019 麻醉学进展. 北京：人民卫生出版社，2019.

[5] Xiaolin L，Zhangning Z，Xiaomin L，et al. Encephalopathy associated with propofol infusion Syndrome. Medicine，2018，97：1-3.

[6] KM HO，H ISMAIL. Use of intrathecal midazolam to improve perioperative analgesia：a meta-analysis. Anaesth Intensive Care，2008；36：365-373.

[7] 肖湘，祝浩栋. 地佐辛临床应用的研究进展. 临床合理用药，2019，12：172-174.

[8] 吴新民，薛张纲，马虹等. 右美托咪定临床应用专家共识（2018）. 临床麻醉学杂志. 2018，34：820-823.

[9] 蔡日生，王汉兵，杨子文等. 酒石酸布托啡诺或右美托咪定分别联合丙泊酚在无痛胃镜下食管静脉曲张套扎术中的临床疗效比较. 实用医学杂志，2019，35：143-147.

[10] 梁桦，杨承祥，王汉兵等. 靶控输注舒芬太尼或芬太尼对冠心病患者围术期血小板活化及炎症反应的影响. 广东医学，2012，33：3318-3321.

[11] 贺俭，王汉兵，何万友等. 舒芬太尼靶控输注对心脏二尖瓣置换术麻醉恢复质量的影响. 广东医学，2012，33：3318-3321.

[12] Gendron L，Mittal N，Beaudry H，Walwyn W. Recent advances on the δ opioid receptor：From trafficking to function（Review）. British Journal of Pharmacology，2015，172：403-419.

[13] Brian M Cox. Recent Developments in the Study of Opioid Receptors. Molecular pharmacology，2012.

[14] Law LS，Lo EA，Gan TJ，et al. Xenon Anesthesia：A Systematic Review and Meta-Analysis of Randomized Controlled Trials. Anesthesia and Analgesia，2016，122：678-697.

[15] Roschin，Diacov，Kozlov，et al. Modern Equipment for Medical Xenon Anesthesia. Biomedical Engineering，2016，50：67-69.

[16] Kulikov A，Bilotta F，Borsellino B，et al. Xenon anesthesia for awake craniotomy：safety and efficacy. Minerva Anestesiologica，2019，85：148-155.

[17] Hillenn CE，Shayanti MG，Ki JC. Practical use of local anesthetics in regional anesthesia. Current Opinion in anesthesiology，2014，27：382-387.

[18] Liu Y，Kang DL，Na HY，et al. Consequence of dexmedetomidine on emergence delirium following sevoflurane anesthesia in children with cerebral palsy. Internetional Journal of Clinical and Experimen-

tal Medicine，2015，8：16238-16244.

[19] Zhang WH，Wang ZX，Song XR，et al. Comparison of rescue techniques for failed chloral hydrate sedation for magnetic resonance imaging scansadditional chloral hydrate vs intranasal dexmedetomidine. Pediatric Anesthesia，2016，26：273-279.

[20] Renyu L，Xi-Ping H，Alexei Y，et al. Novel molecular targets of dezocine and their clinical Implications. Anesthesiology，2014，120：714-723.

# 第五章　静脉麻醉技术

（梁幸甜　戴　鹏）

静脉麻醉是实施全身麻醉不可或缺的部分。以丙泊酚、瑞芬太尼和短效肌松药为代表的药物以及靶控输注技术（target controlled infusion，TCI）使静脉麻醉发生了划时代的改变，为近年来舒适医疗的开展打下了良好的基础。加速康复外科（enhanced recovery after surgery，ERAS）的理念更加速了舒适医疗的发展。

目前，全凭静脉麻醉（total intravenous anesthesia，TIVA）已成为舒适医疗中最为常用的技术之一。麻醉科医师可根据临床需要，灵活地选择合适的药物和输注技术来安全、高效地实施全凭静脉麻醉，使既往令患者痛苦不堪的各种检查或治疗得以在无痛舒适的状态下完成。

## 第一节　静脉麻醉的发展史

静脉麻醉的历史最早可以追溯到 1657 年，但真正意义上的静脉麻醉用药是伴随着 Alexander Wood 在 1853 年发明针管和注射器出现的。静脉麻醉发展史上较重要的事件包括：

1657 年 Christopher Wren 通过使用羽毛茎将阿片类药物注射到狗和人的静脉内使之意识丧失。1665 年 Sigismund Elsholtz 应用阿片类溶液，使受试者反应迟钝。1924 年 Bardet 将巴比妥用于静脉注射。1932 年有“静脉麻醉之父”之称的德国药理学教授 Helmut Weese 用环己烯巴比妥（Hexobarbitone）进行麻醉，使静脉麻醉得以普及。1932 年 Ernest Henry Volwiler 和 DonaleeTabern 合成了硫喷妥钠。1934 年随着美国的 Lundy 及 Waters 将硫喷妥钠用于临床，静脉快速诱导逐渐盛行。1957 年 Stoelting 首先应用美索比妥。

随后的 50 年中，大量静脉麻醉药和麻醉性镇痛药逐渐用于临床。20 世纪 80 年代后，人们对药物代谢动力学和药物效应动力学原理的重要性有了新的认识，从而结束了国内长达 40 多年静脉普鲁卡因复合麻醉的历史，并开始推动静脉麻醉的新发展。静脉麻醉药中许多药物如羟孕二酮、硫喷妥钠等在发展中被淘汰。新型静脉麻醉药如丙泊酚、依托咪酯、阿芬太尼、瑞芬太尼等都显示出起效快、麻醉维持平稳和恢复快的优点。右美托咪定是近年来上市的新型静脉麻醉药，因为对呼吸抑制作用小及对血压的双相调节作用正被广泛应用于强化麻醉、术中唤醒等领域。

随着科技的不断进步，麻醉药静脉输注方法也在不断发展。现在用于静脉注射的针头、导管和注射器都是在 Alexander Wood 等早期发明的针头、注射器基础上几经演变而成。1968 年，Kruger-Thiemer 提出可以迅速达到并维持恒定血药浓度的 BET 方案，即输注速度＝负荷量（Bolus）＋消除（Elimination）＋转运（Tranfer）。1981 年，Helmut Schwilden 根据 BET 方案发明了根据药动学模型设计的由计算机控制的持续输注装置，改变了只能依赖人工输注药物的历史。同年，欧洲首次出现了由 Zeneca 发明的专门用于丙泊酚的靶控输注设备，开创了静脉麻醉输注技术的新纪元。

1996 年，Kenny Gavin 推出第一个商业化的靶控输注泵——“DiprifusorTCI”，使靶控输注技术得以广泛应用于临床麻醉。近来，为弥补 TCI 系统在输注功能与监控方面的不足，工程师设计开发了新型靶控输注工作站系统。它由上层的工作站与下层的多个输液泵构成。工作站采用嵌入式系统，硬件配高性能 CPU 与大尺寸触摸液晶屏。依靠工作站端软件，系统支持十余种药物的基于药代动力学模型的靶控输注、带有输注曲线画面的实时监控、预测监控、病例查询以及丰富的人工操作等功能。

## 第二节　静脉麻醉的优缺点

### 一、静脉麻醉的优点

与吸入麻醉相比，静脉麻醉最为突出的优点是无需经气道给药、无环境污染，特别适用于术中需要通气中断的情况如支气管镜检查，激光气道手术和自主呼吸胸科麻醉。

从可控性来说，静脉麻醉诱导迅速、苏醒快。如今的全凭静脉麻醉已经可以像吸入麻醉一样能用于各种类型手术，可控性强。效应室靶控可一次到达设定的靶浓度，也可根据患者情况反馈分次达靶，对老年、衰弱患者还可以选择血浆靶控。有大样本的随机对照实验证明：与静吸复合麻醉相比，TIVA 减少患者在麻醉后恢复室（post anesthesia care unit，PACU）停留的时间。

从麻醉后并发症来说，静脉麻醉能明显减少术后恶心、呕吐的发生率（特别是 24 h 内），因此可减少止吐药的应用。随机对照实验证明，与全凭吸入麻醉相比，TIVA 组恶心、呕吐的发生率在住院患者降低了 15%，在非住院患者降低了 18%。

近年的研究还提示静脉麻醉跟吸入麻醉相比，在对术后认知功能障碍的减轻方面有优势。

此外，静脉麻醉还具备许多独特的优点，包括对呼吸道无刺激、患者舒适、不燃烧、不爆炸以及操作方便不需要特殊设备等。静脉麻醉在恶性高热高危患者的麻醉药物选择中也具备优势。

## 二、静脉麻醉的缺点

静脉麻醉也存在一些缺点：①单独应用某一种静脉麻醉药很难满足外科手术的需要；②长效静脉麻醉药可控性不如吸入麻醉药；③药物代谢受肝肾功能的影响；④依体重计算用药不科学、不方便；⑤个体差异较大；⑥无法连续监测血药浓度变化；⑦某些药物对血管及皮下组织有刺激性，注射时可引起疼痛。

我院对无痛内镜中心1252例在丙泊酚静脉麻醉下行胃/肠镜检查的患者进行了注射痛方面的研究，结果发现：①利多卡因不能减轻丙泊酚的注射痛。预注1%利多卡因1 ml或使用不同剂量的利多卡因分别与丙泊酚混合后注射，都未显示有减少注射痛的效应；②丙泊酚的注射痛与所注入血管大小有关。与手背静脉注入者比较，选择肘静脉注入的注射痛发生率可降低89%，疼痛程度也明显减轻。这可能是由于较粗的血管内血流量大，对注入的丙泊酚起稀释作用，从而降低了局部血管内丙泊酚的浓度；③丙泊酚的推注速度也对注射痛有影响。推注速度较慢者，疼痛程度较轻，而推注速度较快者疼痛较为严重。因此，选择较粗大的静脉，并以较慢的速度注入丙泊酚是减轻或缓解注射痛的关键所在。中、长链脂肪乳丙泊酚注射痛发生率较低。此外，小儿患者在接受丙泊酚注射时，常常因注射痛发生躁动。为减少这种麻醉初期的躁动，笔者在注射丙泊酚前常采取预注少量氯胺酮（5～10 mg）的方法来减少疼痛和躁动，收到良好效果。少量氯胺酮既不影响小儿的苏醒，又提高小儿的痛阈。

与吸入麻醉药相比，静脉麻醉药没有外周肌肉松弛的效应。但静脉麻醉药物的镇静、催眠作用可产生一定的中枢性肌肉松弛的效果。对门诊大多数检查或治疗来说，肌肉松弛的要求并不高。因此，静脉麻醉仍然是无痛门诊诊疗中应用最为广泛的麻醉方式。

## 三、靶控输注在静脉麻醉应用中的优点和局限性

静脉超短效药物联合靶控输注技术可实现以下优点：

1. 麻醉深度更易于调节。靶控输注技术为麻醉科医师应用静脉麻醉药提供了类似挥发罐的调控手段，使静脉麻醉可控性更强、操作更简单。靶控输注还可连续显示预期药物浓度，因此其又有“静脉蒸发器”（intravenous vaporizer）的称号。

2. 靶控输注以血浆或效应室的药物浓度为标准来控制药物输注速度，即时药物浓度的变化可以曲线显示，给药时间和输注药物总量也可以数据显示，并且能自动补偿中断的药物输注，节省计算药量或输注速度的时间。

3. 麻醉过程平稳，可减少因血药浓度的过度改变引起的循环和呼吸的波动。

4. 通过麻醉诱导期的观察可预测麻醉维持的效果。

5. 在麻醉结束后，可以预测患者清醒的时间。

6. 靶控输注泵内置的药动学模型还可以减少个体差异，自动按年龄、体重计算用药量，而且速度极快。

7. 根据不同的手术及患者情况，靶控输注可采用血浆浓度靶控或效应室浓度靶控，采用开放环路或闭合环路，可控制呼吸或保留自主呼吸，或进行气管内插管也可以放置喉罩，使患者入睡或保持患者清醒状态进行自控镇静、镇痛，可以使用单一药物也可几种药

物联合使用。

靶控输注在静脉麻醉应用中也存在局限性，主要表现在计算机预期血药浓度与个体实际血药浓度的时效差，无法实现闭环控制，以及个体差异等问题。

# 第三节 静脉麻醉相关的药理学概念

在掌握新的药动学和药效学概念基础上调控实施静脉麻醉，才能使静脉麻醉药的用药方案实现最佳的临床效果。本节介绍了与静脉注射特别是靶控输注关系较为密切的一些概念，包括：房室模型与效应室、分布容积、速率常数（$K_{e0}$，$t_{1/2}$，$k_{e0}$）、时量相关半衰期、时量相关下降时间、平均有效时间、蛋白结合率与再分布、Cp50 与 Ce50 及周边室迟钝。

## 一、房室模型与效应室

### （一）房室模型

房室模型是将体内药物转运和分布特性相似的部分抽象地看成一个房室，经过适当的数学处理，用药动学参数来反映药物分布及代谢特性的方法。房室模型理论认为机体由多个房室组成，包括一个处于中心位置的中央室和多个外周室。中央室与各外周室之间有着直接的药物转运与交换关系，而各外周室之间无直接联系。中央室包括血液以及血流丰富的组织、器官，例如肝、肾、心、脑及腺体等；外周室包括脂肪、皮肤及静止状态的肌肉组织等血流差的组织、器官。简而言之，房室模型就是药物经静脉注射进入血液，然后自血管向组织间液扩散，扩散范围的大小（容积）就是房室概念。

如果扩散的容积只有一个，我们称之为一室模型，如果容积是两个称为二室模型，以此类推还有三室模型等（图 5-1）。理论上讲，房室越多，越符合生理特征，但是过多的房室会增加数学计算的复杂性，而采用二室或三室模型都可以对静脉麻醉药达到满意的描述。

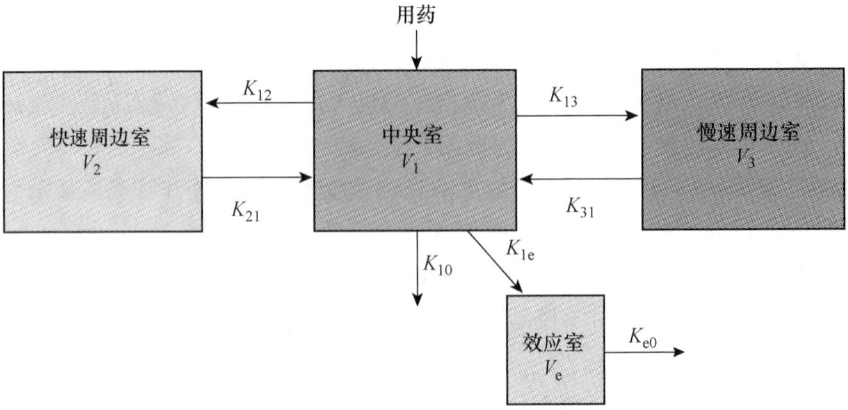


图 5-1 三室药动学-药效学模型

随着 TCI 的广泛应用，房室模型的缺陷渐渐暴露出来。比如目前的模型虽然复杂但还是机械化的，没考虑到机体的自身调控能力。在房室模型中加入反馈调节可能是解决问题的办法。还有学者提出与机体解剖及生理功能有着直接联系的生理药动学模型，其隔室与解剖学上的实体组织相对应，隔室之间通过血液循环连成统一的整体。

（二）效应室

在研究静脉注药后血浆药物浓度与其效应之间的关系时发现，有些药物的效应滞后于血药浓度，血药浓度达峰值时，其效应并未达到高峰，而生物相（效应室）才是药物的作用部位，因此引入了效应室的概念。效应室是经典模型中除中央室和外周室之外的一个假想房室，指药物作用的靶部位，如受体、离子通道或酶等，是反映药物临床效果的部位。它的绝对浓度实际上是药物作用受体周围环境的浓度，以目前的技术条件无法测定。

## 二、分布容积

分布容积＝所给药物的总量/该药的血药浓度$\left(V_d=\frac{X_0}{C_0}\right)$，其单位是 L/kg。$V_d$ 的大小取决于该药物的理化性质、在组织中的分配系数及与血浆蛋白或组织的结合率等因素。通过对药物 $V_d$ 大小的了解可以推测其在机体的分布情况。由分布容积又引申出表观分布容积、中央室分布容积、外周室分布容积、稳态分布容积的概念。

## 三、速率过程与速率常数（$K_{e0}$，$t_{1/2}K_{e0}$）

（一）速率过程

药动学建立的基础是药物分子通过各种体内生物膜屏障，在体内转运。药物通过生物膜的转运方式主要为简单扩散与特殊转运。简单扩散过程主要取决于生物膜的通透性和膜两侧的药物浓度差，浓度差越大，转运速率越快，为一级速率过程，即反应速率随体内药量衰减而衰减，属恒比消除。一级速率过程药物转运或消除的半衰期与体内的量无关，是一常数，其药动学模型是线性的。大多数药物在体内的转运过程都属于一级速率过程；而药物的主动转运和易化扩散因为需要载体或酶的参与，故其转运过程比较复杂。当药物浓度远小于转运载体或酶浓度时，其转运过程属一级速率过程；但当药物浓度远大于转运载体或酶浓度时，其转运速率只取决于转运载体或酶的浓度，而与药物浓度无关，为零级速率过程，即随时间的延长单位时间跨膜转运或消除恒定的药量，属恒量消除。零级动力学药物转运或消除的半衰期与体内药量成正比，不是恒值。

（二）速率常数（rate constant）

TCI 应以效应部位浓度为目标，而目前又无法测定效应部位的药物浓度，因此引出 $k_{e0}$ 和 $t_{1/2}k_{e0}$ 的概念。

**1. $k_{e0}$**

k 为一级速率常数，是药物在单位时间内消除或转运的百分率$\left(k=\frac{CL}{V_d}\right)$，其中 CL 指血浆清除率，即单位时间内血浆中的药物被完全清除的血容量；$V_d$ 指分布容积。$k_{e0}$ 本指药物从效应室转运至体外的一级速率常数（e 为 effect，代表效应室；0 为零，代表体外），而目前通常用来反映药物从效应室转运至中央室（血浆）的速率常数，即反映药物在中央室和效应室之间的平衡速度。药物注射后其作用的达峰时间同样与 $k_{e0}$ 有关，$k_{e0}$ 越大，平衡的时间越短，该药物峰值效应就出现得越快。

**2. $t_{1/2}k_{e0}$**

$t_{1/2}k_{e0}$ 可用 $0.693/k_{e0}$ 来计算，指维持一个稳态血药浓度时，效应室（生物相）浓度达到血浆浓度 50%时所需的时间。其意义代表着药物起效和消除的快慢。持续输注（或停止输注）5 个 $t_{1/2}k_{e0}$，可以认为效应室的药物浓度达到稳态（或药物基本消除）。靶控输注时，$t_{1/2}k_{e0}$ 短的药物可选择血浆浓度靶控，而 $t_{1/2}k_{e0}$ 长的药物则适宜选择效应室浓度靶控才可更快达到需要的麻醉深度。

常用药物的 $t_{1/2}$ke0 和单次注射后药物作用的达峰时间见表 5-1。

表 5-1　静脉麻醉药单次给药后 $k_{e0}$ 和 $t_{1/2}k_{e0}$

| | $k_{e0}$（$min^{-1}$） | $t_{1/2}k_{e0}$（min） | 效应室达峰效应时间（min） |
|---|---|---|---|
| 阿芬太尼 | 1.41 | 0.9 | 1.4 |
| 瑞芬太尼 | 1.14 | 1.3 | 1.8 |
| 硫喷妥钠 | | 1.5 | 1.6 |
| 依托咪酯 | | 1.5 | 2.0 |
| 丙泊酚 | 0.238 | 2.4 | 2.2 |
| 舒芬太尼 | 0.227 | 3.0 | 5.6 |
| 咪达唑仑 | | 4.0 | 2.8 |
| 芬太尼 | 0.147 | 4.7 | 3.6 |

从表 5-1 中可以看出，原则上药物的 $k_{e0}$ 越大，$t_{1/2}k_{e0}$ 越小，效应室平衡的时间越快。例如阿芬太尼 $k_{e0}$ 较大，达峰效应时间约 1 min，达峰时单次剂量的阿芬太尼约 60%再分布和排出体外。而芬太尼达峰效应时间接近 4 min，达峰时 80%以上的药物（单次注射）已再分布和排出体外。

## 四、消除半衰期、血浆半衰期与时量相关半衰期

临床上常把药物消除半衰期作为药理作用持续时间和选择静脉麻醉药最常用的药动学参数，即短小的手术可选择半衰期短的药物，而长时间的手术则选择半衰期较长的药物。近年来，Shafer 和 Varel 通过计算机模拟实验比较芬太尼、舒芬太尼和阿芬太尼长时间持续静注后发现，相对短效的阿芬太尼用于 8 h 以上的手术最好，当停止静注后，其作用部位阿片药浓度快速下降，恢复比舒芬太尼快。而对于小于 8 h 的手术，阿芬太尼的恢复反而比舒芬太尼要慢得多。此现象提示，长时间持续输注药物后，“短效”的阿片类药物术后恢复并不一定比“长效”的快，反之亦然。这个例子说明药物消除半衰期并不总能预示静注后作用部位药物浓度下降的相应速率。

消除半衰期（elimination half-life）是指机体药物消除一半所需的时间，又称终末半

衰期（terminal half-life）。血浆半衰期是指血浆药物浓度下降一半所需的时间。对于一房室模型药物来说，消除半衰期与血浆半衰期是等同的。对于多室模型药物，由于在机体中存在着再分布，两个半衰期则存在差异。

临床研究中还发现，同一个药物随着持续输注时间的增加，其血浆浓度减少一半的时间亦延长，不同药物间差异更大。为此，有学者提出了时量相关半衰期（context-sensitive half-time，$t_{1/2}$CS，也译作持续输注即时半衰期、持续输注半衰期）的概念，其含义为静脉输注维持血浆药物浓度恒定时，任一时间停止输注，血浆药物浓度下降一半所需的时间。时量相关半衰期不是定值，而是随输注剂量、时间的变化而变化。$t_{1/2}$CS 指的是中央室药物消除作用，它比消除半衰期更有价值，更能准确预计静脉麻醉后的恢复时间。因此，有人提议把 $t_{1/2}$CS 作为静注后中央室药物药动学消除作用和预测恢复时间最有用的指标。如丙泊酚的慢相分布半衰期为 30～70 min，消除半衰期为 4～7 h，但其时量相关半衰期即使在较长时间（＞3 h）的静脉输注后仍小于 25 min。只要控制合理的血浆丙泊酚浓度，患者就可以很快地苏醒和恢复。

用时量相关半衰期的概念很容易解释上述阿芬太尼与舒芬太尼长时间输注后恢复时间差异的现象。虽然舒芬太尼的消除半衰期比阿芬太尼长，但时量相关半衰期比阿芬太尼短，如两药皆持续输注 200 min 时，阿芬太尼血浆浓度下降 50%需 55 min，而舒芬太尼仅需 25 min，见图 5-2。产生上述差异的原因是：舒芬太尼有一个大的、缓慢平衡的外周室，停止输注以后药物仍然持续流向外周室，因而中央室浓度下降较快。从图 5-2 中还可以看出，时量相关半衰期在阿片类药物的选择应用中具有重要的意义。芬太尼早期即表现出时间依赖性的时量相关半衰期的增长，当要求药物浓度快速下降时，应用芬太尼显然不可取。因此，芬太尼较适用于需长期应用阿片类药物治疗的情况。瑞芬太尼因其独特的代谢机制而具有恒定的时量相关半衰期，仅为 3～5 min，且与输注时间无关，因而常用于门诊手术的麻醉或术中长时间持续输注。

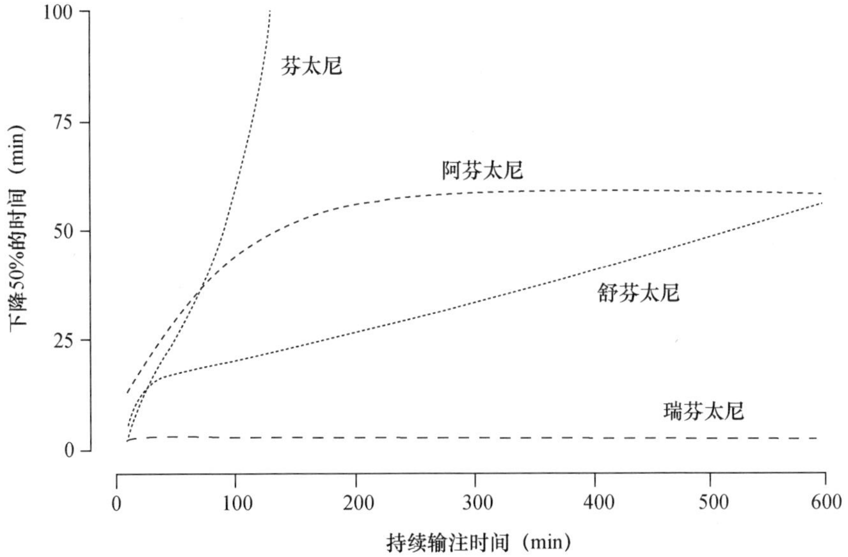


图 5-2 阿片类药时量相关半衰期

根据以上理论，靶控输注时采用 $t_{1/2}k_{e0}$ 和 $t_{1/2}CS$ 两个参数较短的药物才能达到诱导、恢复都十分迅速的目的，同时有利于在麻醉过程中根据需要迅速调节麻醉深度，真正体现出靶控输注的优点。目前临床使用的麻醉药物中，以瑞芬太尼和丙泊酚的药动学特性最符合此特点。其他药物如咪达唑仑、依托咪酯、舒芬太尼、阿芬太尼也可以用于靶控输注，但是效果不如瑞芬太尼和丙泊酚（见表 5-2）。肌肉松弛药的药效与血浆浓度关系并不密切，而且药动学并非典型的三室模型，因此目前不主张使用靶控输注模式，而以肌松监测反馈调控输注模式为最佳选择。

**表 5-2 常用静脉麻醉药的 $t_{1/2}CS$**

| 药物名称 | $t_{1/2}CS$ (min) | | | |
|---|---|---|---|---|
| | 输注 1 min | 输注 1 h | 输注 3 h | 输注 8 h |
| 丙泊酚 | 2 | 10 | 15 | |
| 咪达唑仑 | 20 | 30 | 50 | |
| 硫喷妥钠 | 5 | 75 | 100 | |
| 阿芬太尼 | | 30 | 55 | 60 |
| 芬太尼 | | 25 | 105 | 280 |
| 舒芬太尼 | | 20 | 25 | 45 |

## 五、周边室迟钝

静脉输注一定时间后，为了重建与中央室的平衡，周边室会向中央室转运药物。周边室迟钝是指那些从周边室向中央室转运非常缓慢的药物。周边室迟钝的临床意义是：周边室在单位时间内向中央室（血浆）释放的药物较少，这样血药浓度的降低就不会因为来自周边室的药物而受到显著影响。了解周边室迟钝有助于理解丙泊酚消除半衰期长却有着很短的时量相关半衰期等现象。

## 六、时量相关下降时间与平均有效时间

除了靶浓度降低 50%之外，近年来一些新的指标如“时量相关下降时间”与“平均有效时间”也具有一定的临床意义。

### （一）时量相关下降时间

时量相关下降时间表示的是停药后从维持某一浓度至下降到既定百分含量所需的时间，其中时量是指持续输注，下降是指浓度（血浆浓度或效应室浓度）下降。例如，芬太尼效应室浓度下降 70%所需时间与输注持续时间之间的关系，被定义为“时量相关 70%效应室下降时间”。

### （二）平均有效时间（mean effect time）

平均有效时间是指麻醉维持（90%患者术中对刺激无反应）停止后，患者恢复反应的平均时间。平均有效时间表明，若药物的浓度-效应关系曲线平缓，则其浓度必须显著下降方可使患者彻底清醒；相反，若药物的浓度-效应关系曲线陡峭，在药物有较小

浓度的降低时患者即可恢复迅速。大多数镇静催眠药具有相当陡峭的浓度-效应关系曲线。

## 七、蛋白结合率与再分布

### （一）蛋白结合率

蛋白结合率系指治疗剂量下血浆蛋白与药物结合的百分率。血浆蛋白与药物的结合有一定的限量。药物与血浆蛋白结合达到饱和后，继续增加剂量，游离药物浓度会迅速上升，其作用增强，毒性也增加。血浆蛋白减少或变性时，应用正常剂量的药物也可因游离型增加而引起药物过量，甚至中毒的危险。此外，如两种药物与相同的血浆蛋白位点结合，与血浆蛋白结合力强的药物可以置换结合力弱的药物。尤其是结合率高、Vd 小及消除慢的药物，彼此间可出现明显的竞争性抑制，从而增强药物的效应，甚至导致毒性反应。例如双香豆素与保泰松的蛋白结合率分别为 99%和 98%，后者可将前者从血浆蛋白中置换出来，如置换出 1%则使游离型的双香豆素增加 1 倍，作用增强 1 倍，以致抗凝作用增强，有引起出血的危险。

### （二）再分布（redistribution）

体内脂肪总量相对较多，脂溶性高的药物分布到脂肪组织后往往有相当部分被贮存，从而影响药理作用。例如弱酸性药物硫喷妥钠的脂溶性较高，pKa 为 7.6，在血浆中以非解离型居多，易通过细胞膜。由于脑的血流量［70 ml/(min・100 g 组织)］比脂肪血流量［1 ml/(min・100 g 组织)］高，静脉注射后硫喷妥钠迅速分布到脑组织而产生麻醉作用。但由于脂肪组织的量大，又能摄取脂溶性药物，所以药物逐渐从大脑向脂肪转移，并被贮存起来，这一过程称为再分布。此后脂肪组织释放的硫喷妥钠可出现血浆浓度的第二次峰值，虽不足以产生深度的麻醉作用，但却可使患者苏醒延迟。又如芬太尼的消除半衰期长，但其单次静脉注射后作用时间短暂，原因同样与再分布有关。肺、胃的 pH 值比血液低，往往是弱碱性药物贮存的场所。芬太尼单次静脉注射后约有 75%的药物被肺所摄取，另一部分也被胃壁摄取。当通气改善后大量芬太尼从肺转移到血液中，从而引起血药浓度的第二次高峰。

## 八、Cp50 与 Ce50

Cp50 与 Ce50 是静脉用药的概念，反映了药物作用的相对强度，相当于吸入麻醉药的 MAC。

Cp50 是指防止 50%患者对伤害刺激产生反应的血浆药物浓度。但这个概念没有考虑到血浆与效应室效应之间的延迟，在两者部位浓度达到平衡以前，Cp50 有很大的误差。

Ce50 是指防止 50%患者对伤害刺激产生反应的效应室药物浓度。当输注时间足够长时，血浆与效应室药物浓度可以达到平衡，此时 Cp50＝Ce50。与 MAC 不同，当同时吸入几种吸入麻醉剂时，其 MAC 值呈相加性；而不同类静脉麻醉药由于具有不同的作用受体和机制，所以静脉麻醉药联合应用时，其麻醉强度并非呈简单的相加。

# 第四节 静脉麻醉药的药动学

药动学是定量研究机体对药物处置（吸收、分布、代谢及排泄）动态变化规律的学科。药动学的研究通常是概括生物体样本药量与时间的函数关系，从而建立数学模型，导出算式，并确定有关参数，以便用数学语言定量并概括地描述药物体内过程的动态规律。

## 一、静脉推注药动学（一级、零级、多次给药后）

### （一）一室模型

某药作静脉推注，体内药量（$X_0$）随时间（$t$）变化：

**1. 体内药量-时间函数方程**

$\frac{dx}{dt}=-kt$，$k$：一级消除速率常数。

**2. 血药浓度-时间函数方程**

从 $C_t=C_0e^{-kt}$ 可见，静脉推注一个剂量后，血药浓度随时间延长呈指数衰减。大多数药物按一级速率过程转运或消除，即随时间的延长药物的量呈指数衰减。

**3. 血浆半衰期（$t_{1/2}$）**

血浆药物浓度衰减一半所需时间。从 $t_{1/2}=0.693/k$ 可见，按一级消除动力学消除的药物，其 $t_{1/2}$ 是一恒值，与血药浓度无关。经过数学运算，静脉推注后药物在机体内经 $5t_{1/2}$ 达到基本消除。

### （二）二室模型

二室模型药物静脉推注后，血药浓度随时间呈二项指数衰减。

对于单次注入的药物，其血药浓度的降低主要取决于药物的分布半衰期和清除半衰期。如硫喷妥钠，单次注入后由于其快速地自中央室向外周室分布，血药浓度从高峰很快下降，但是较慢的清除半衰期及药物从外周室向中央室的再分布，使得其血药浓度在较长时间仍维持于较高水平，这也是硫喷妥钠不适合静脉麻醉维持的原因。

## 二、静脉持续输注药动学

一室模型公式 $C_{5t_{1/2}}=0.97C_{ss}$ 说明恒速输注达到稳态浓度的时间与药物的半衰期有关，经过 5 个半衰期药物的血药浓度可以达到稳态浓度的 97%，停止给药后，浓度呈相反过程变化，经过 5 个半衰期 97%的药物被清除。对于二或三室模型，恒速输注时血药浓度的稳态值仍与输注速率成正比而与清除率成反比。长时间持续输注麻醉药物，其血药浓度下降的快慢不仅取决于分布半衰期和清除半衰期，还与其外周室是否迟钝有关。

## 三、靶控输注药动学

靶控输注系统就是整合了不同药物的药动学和大样本不同个体（群体）对药物的反应

数据，可以较精确和方便地计算以上剂量并完成输注的。设定靶浓度后，计算机会计算达到靶浓度所需的输注量及速度，并将调整后能反映泵的物理容量的输注速度传送至泵。注射泵会按指令的速度将药物泵入患者体内，使之迅速“充满”中央室，随后在密集的时间间隔内（如每 9～15 s），程序会将靶浓度和所输注药物的药动学模型进行实时计算并与当时的血浆或效应室药物浓度进行对比，不断调整输注速度。当手术刺激强度改变需升高靶浓度时，计算机计算出需要补充的药量注入中央室，当降低靶浓度时则停止输注，直至浓度衰减至设定值。同时计算机会提供给麻醉科医师所有的信息，包括模型状况、注射泵状况、注射泵反馈的问题（如注射器内有空气或药物已用尽）、药物在患者体内排除的预期趋势、注射药物总量、当前注射速度及其他有助于临床管理的信息。

## 第五节 静脉麻醉方法的分类

静脉麻醉按用药种类可分为单一用药和联合用药，按用药方式可分为单次推注、间断推注和靶控输注。

### 一、按用药种类分类

#### （一）单一用药

单一用药指麻醉全程只应用某一种静脉麻醉药来完成。单一用药方便、容易操作，便于控制药物效应，因此最常用于门诊。胃肠镜、宫腔镜检查及人流术的静脉麻醉一般采用单独推注丙泊酚诱导，必要时再分次追加。另外，在小儿进入手术室前，也常采用静脉注射氯胺酮来做基础麻醉。

#### （二）联合用药

联合用药是指同时或先后应用两种以上麻醉药物，以达到完善的手术条件和麻醉效果。联合用药可以利用单次静脉注射来实现，也可利用 TCI 技术来完成。

### 二、按用药方式分类

#### （一）单次推注

单次推注指一次注入较大剂量的静脉麻醉药，以迅速达到适宜的麻醉深度。此方法操作简单方便，多用于麻醉诱导和短小手术。

#### （二）间断推注

间断推注是指先静脉注入较大剂量的静脉麻醉药，达到适宜的麻醉深度后，再根据患者的反应和手术的需要分次追加麻醉药，以维持一定的麻醉深度。它具有起效快、作用迅速及给药方便等特点，现多用于门诊小手术的麻醉，如无痛内镜的麻醉。但是此方法注射的药物在体内随时间呈指数衰减，血药浓度呈锯齿样波动（图 5-3），结果导致注射瞬间血药浓度过高和（或）下次注射前血药浓度不足。间断重复给药后，麻醉深度随血药浓度波

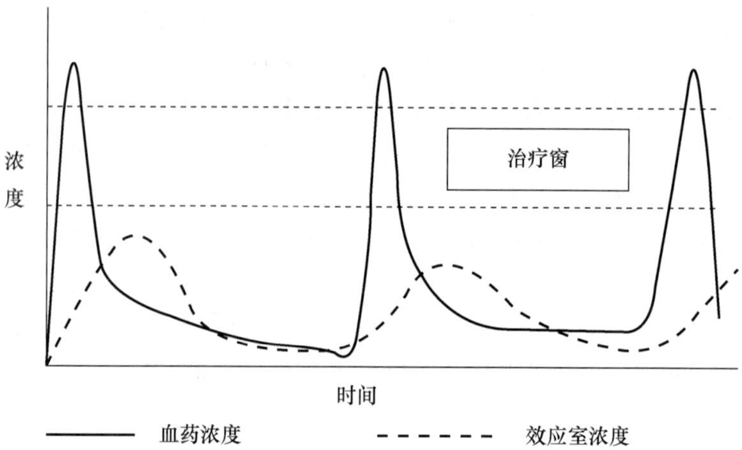


图 5-3 间断推注血药浓度-时间变化

动，不良反应发生率增加。

（三）持续输注

Jacobs 认为，间断推注后产生较高的血药浓度，其下降主要依靠清除而不是分布。因此，间断推注后血药浓度下降较慢，苏醒也较慢。采用持续输注方法能使静脉麻醉更好地满足临床需要。持续输注可以根据麻醉的要求进行灵活的设定，应用适量的药物即可达到治疗水平的血药浓度，在麻醉的全程都可连续进行调整。持续输注还避免了间断给药后血药浓度高峰和低谷的跌宕波动，减少了麻醉药效周期性的波动。

根据输注原理及设备的不同，持续输注又分为人工输注和靶控输注。

**1. 人工输注**

人工持续输注是指患者在麻醉诱导后，人工设置不同速度持续输入静脉麻醉药的方法来维持麻醉深度。其中需要借助微量注射泵来完成的称为恒速输注。最常用于人工输注的泵是使用螺旋装置的正压容量注射泵。计算器化的注射泵可精确计算和控制单位时间药物输注量，操作者仅需输入 ml/h、mg/h、mg/(kg·h) 等参数即可；此外，有些泵还可简单地设置首次负荷剂量和维持输注剂量的阶段程序模式（如 Wagner 的二阶段法）。人工输注时，设置不同的输注速度可满足不同的手术刺激需要。人工输注的缺点是对血药浓度的调控速度较慢（图 5-4），达到稳态血浆浓度需 4～5 个半衰期，而且很难根据患者的反应和手术刺激变化来快速调节血药浓度，因此不适用于麻醉诱导或临时改变麻醉深度。随着输注时间延长，血药浓度逐渐升高还可能超过治疗窗的范围，产生不良反应和蓄积作用，影响苏醒速度。

**2. 靶控输注**

靶控输注是指以药动学-药效学理论为依据，利用计算机对药物在体内过程、效应过程进行模拟，寻找到最合理的用药方案，继而控制药物注射泵，实现血药浓度或效应部位浓度稳定于预期值（靶浓度值），从而控制麻醉深度，并根据临床需要随时调整的给药系统（图 5-5）。使用靶控输注时，只需输入患者年龄、身高、体重资料，设置靶浓度的设定部位（血浆或效应室）及数值。较高级的输注系统还有药物的药动学模型、诱导方法（或级数）等参数的选择。靶控输注的过程中可根据临床需要随时改变靶浓度的数值。

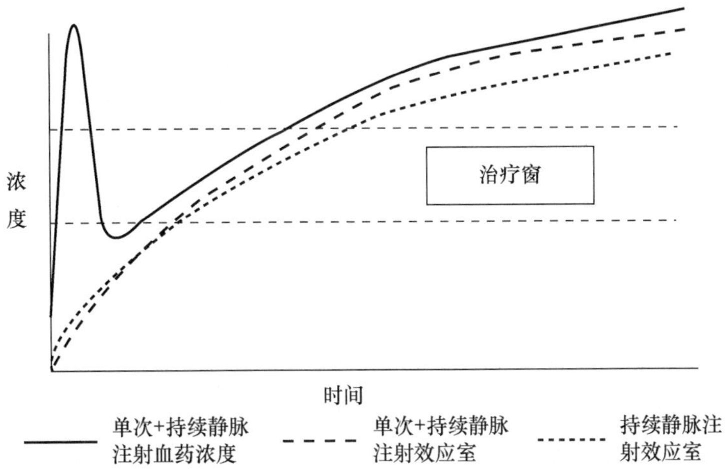


**图 5-4　人工持续输注血药浓度-时间变化**

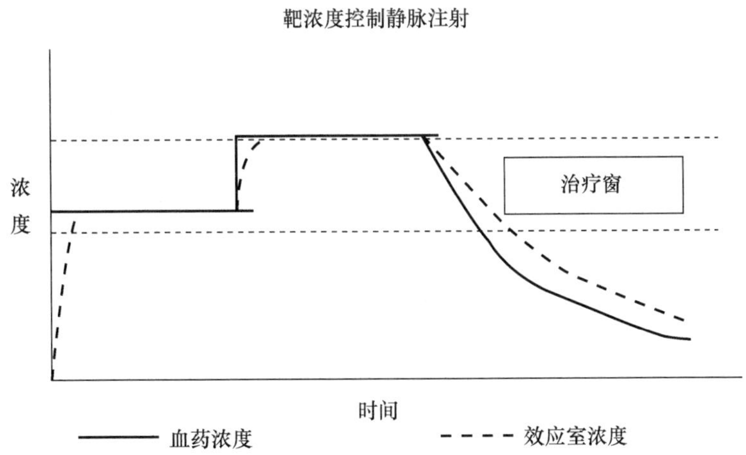


**图 5-5　靶控输注药物浓度-时间变化**

Struys 和 Servin 等人在大样本多中心的研究中通过对比人工输注和靶控输注发现，靶控组输注速度更高，患者体动发生率更少，而血流动力学更稳定，麻醉苏醒更快。他们还注意到，即使是首次应用靶控输注设备，麻醉科医师依然普遍更喜欢使用靶控输注系统。

根据靶浓度设定部位不同，靶控输注可以分为血浆浓度靶控输注和效应室浓度靶控输注两种模式；而根据调节机制的区别又可以分为开放环路靶控、闭合环路靶控与患者自控靶控输注三种模式：

（1）开放环路（open-loop）：开放环路靶控是无反馈装置的靶控，仅由麻醉科医师根据临床需要和患者生命体征的变化来设定和调节靶浓度。例如麻醉科医师可根据某药的浓度-效应关系及手术中的需要（如麻醉诱导、切皮、维持、缝合等）设置，调整预期靶浓度，使治疗实现个体化。开放环路应用中也结合了麻醉科医师的个人经验。

（2）闭合环路（closed-loop）：闭合环路通过一定的反馈系统自动调节靶控装置，根据反馈指标的变化自动调整输注剂量和速度。反馈指标可以是血压值、BIS 值、熵指数或听觉诱发电位，靶控目标换成了患者的药效反应而不是药物的浓度，因而可以克服个体间在药动学和药效学上的差异，最大程度地做到了按需给药，从而避免了药物过量或不足以及观察者的偏倚。例如，在以BIS反馈的丙泊酚闭合环路输注系统中，将BIS反馈控制值设定为50，当高于此值时继续给药，低于此值时停止给药，始终维持麻醉于比较稳定的深度，可以有效节约药量，缩短患者的清醒时间。闭合环路的优点包括：①频繁的药物效应检查和给药的调节，使控制变量的稳定性增加；②综合了个体间药动学和药效学差异性，使用药剂量更为客观、科学；③血流动力学稳定性提高；④意识恢复和苏醒更平稳。可以说，闭合环路输注系统是目前最理想的个体化给药方式。

由于闭合环路输注系统优势明显，近年来有关此方面的研究日渐增多。目前比较成熟的闭环系统是通过脑电监测使用BIS指标来反馈调控丙泊酚的输注系统。研究者将丙泊酚闭环系统与开环系统在麻醉中的应用相比较，在设定目标反馈BIS值为50时，闭环组诱导时间（381±106）s明显快于开环组（490±131）s，诱导时闭环组所需丙泊酚用量（1.4±0.5）mg/kg明显低于开环组（1.8±0.6）mg/kg，两组BIS值的超出范围闭环组（−9±13）%，较开环组（−16±20）%明显减少。Liu等在2006年报告中也指出，在术中维持阶段预设BIS在40～60时闭环输注组更有效地维持麻醉深度（89±9）%，而开环组只有（70±21）%。停止丙泊酚输注后，闭环组的拔管时间（7±4）min明显短于开环组（10±7）min。两组不良事件的发生率没有显著差异。

（3）患者自控靶控输注：如果靶控装置具有控制触发功能则可以实现患者自控镇静或镇痛。患者自控装置是患者控制药物输入和医生设定限制值的结合。让患者本人充当预期镇静或镇痛水平的理想监测仪，通过其本身来校正或弥补药动学及药效学的个体差异，也不失为一种比较理想的镇痛镇静方式。自控靶控输注装置包括注药泵、自动控制装置和输注管道三部分，由微电脑通过数据输入随时按需修正注速、注药量和锁定时间。自控靶控输注装置交由患者使用时，只需嘱其按需自行按压自控键就可使靶浓度上升，而锁定时间的功能可使效应室与血浆达到平衡，以效应室为目标浓度进行控制。

**3. 精准输注**

TCI虽然在很大程度上解决了静脉麻醉无法连续监测血药浓度变化的弱点，但毕竟不是实测浓度，TCI系统并不能满足个体间的药代动力学的差异。在不同的群体之间药代动力学参数也有较大差异，药效学上的差异可能比药代动力学更明显。TCI系统误差在10%，精确度在30%。近年采用质谱仪分析呼出气气体中丙泊酚浓度（ET Propofol）的研究取得了重要进展。呼气末气体中丙泊酚浓度与血浆实测丙泊酚浓度直线相关性非常好。不久将来有望成为床旁监测指标，真正解决静脉麻醉中连续、实时监测血药浓度变化的难题，从而实现真正的精准输注。

# 第六节 靶控输注存在的问题和展望

## 一、靶控输注的分类和选择

尽管有的麻醉科医师在应用全凭静脉麻醉时倾向于使用血浆浓度这个概念，但是决定麻醉药物药理效应的关键因素是其在作用部位（效应室或生物相）的浓度。效应室存在于脑内或脊髓，但现阶段的科学技术水平还不能直接测量效应室的药物浓度，只能根据药物的效应进行估计。

药物注射后在血浆与效应室之间达到平衡需要一定的时间，即血浆与效应室效应的延迟，这对理解血浆浓度与效应室浓度的概念很重要。如同时慢速和快速静脉输注丙泊酚，血浆与效应室两者药物浓度的差别和输注速率以及药物在血浆和效应室之间的转运快慢有关。在慢速输注组，血浆与效应室药物浓度差别并不显著，两者的峰值几乎同时出现。但单次注射却明显不同。单次注射后血浆浓度瞬间达到峰值并逐渐下降。而效应室浓度由零开始逐渐升高，直到它与下降的血浆浓度相等。此时血浆浓度继续下降，其与效应室的浓度梯度促使药物由效应室向外转运。因此，效应室的浓度也随之下降。单次注射后效应室浓度增加至峰值的速率将提示必须向血浆内注入多少药量才能产生相应的效应。例如阿芬太尼，其血浆与效应室迅速达到平衡（$k_{e0}$高），效应室浓度在 90 s 可迅速升高达峰值。这时，仅 60％阿芬太尼被重新分布至外周组织或被机体消除。而芬太尼单次注射后，效应室浓度需 3～4 min 才缓慢上升至峰值。这时超过 80％的初始剂量芬太尼已经被重新分布至组织或被消除。由于血浆与效应室之间达到平衡较缓慢，单次注射芬太尼后，必须再次向血浆中补充更多的芬太尼，最终结果是静脉注射后芬太尼消除速率低于阿芬太尼。

血浆浓度靶控设定的目标是血浆浓度，输注开始后给予一定的负荷量，血浆浓度几乎立即就达到预定值，然后维持在这一浓度。效应室浓度随之逐渐升高，在迟滞一定时间后最终与血浆浓度平衡一致（图 5-6）。血浆靶控时的负荷量较小，对循环抑制较轻微，因此适合于年老体弱、一般情况较差的患者。另外，$t_{1/2}\,k_{e0}$小的药物因本身平衡时间短，所以也可选择血浆浓度靶控。而对于 $t_{1/2}\,k_{e0}$大的药物则因平衡时间长而使诱导减慢。

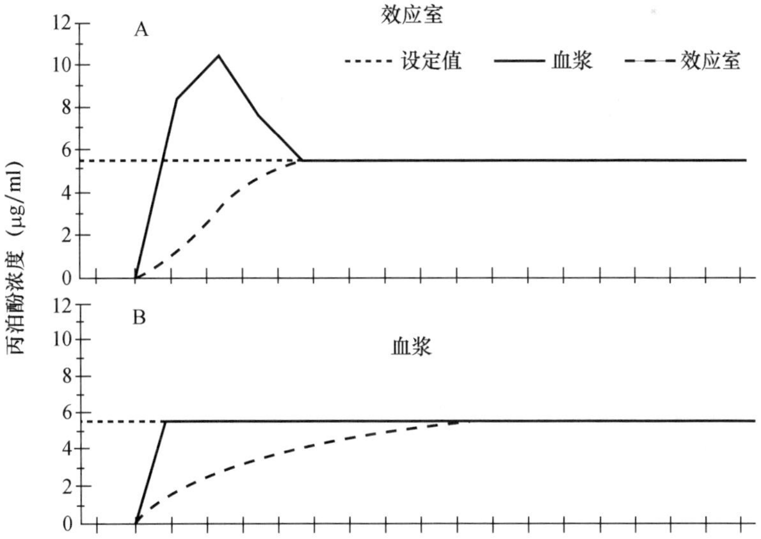


**图 5-6 效应室浓度靶控输注与血浆浓度靶控输注的比较**

效应室浓度靶控设定的是效应部位浓度，是以药物的效应室浓度为靶目标的输注方法。靶控泵给予负荷量后暂时停止输注，通常会有血浆浓度超过靶浓度的瞬间（超射），然后逐渐下降的血浆浓度与效应室浓度较快地达到平衡，平衡后再开始输注维持。与血浆浓度靶控相比，使用同一药物时，效应室浓度靶控平衡时间更短、诱导更快。但采用效应室浓度靶控诱导时负荷量较大，对循环功能影响也较大，因此适合于 $t_{1/2}k_{e0}$ 大的药物以及身体状况较好的患者有数据显示，效应室浓度靶控对呼吸系统的抑制要大于血浆浓度靶控，而在循环系统的抑制方面则差别不显著。

## 二、靶控输注与吸入麻醉

靶控输注与吸入麻醉在可控性方面都有优缺点。与吸入麻醉相比，靶控输注的优点包括：

1. 在吸入麻醉中，麻醉深度除了与挥发罐浓度有关外，还受分钟通气量、新鲜气流量及肺循环的影响。挥发罐的浓度并不等同于实际吸入的气体浓度；而靶控输注的麻醉深度只与设定的靶浓度有关。虽然靶浓度与实际测定浓度之间存在误差，但毕竟存在高度的平行关系。麻醉科医师只要掌握所用药物的浓度-效应关系，单纯靠改变靶浓度就可轻松地控制麻醉深度。

2. 靶控输注即时药物浓度以数据或曲线显示，随时提示实际的麻醉深度及改变趋势。即时浓度高于所设置靶控浓度的情况极少发生，其浓度-时间曲线在大部分时间呈直线状态。因此靶控输注可在最大程度上减少药物蓄积，避免苏醒延迟；吸入麻醉虽然也可配置呼气末麻药浓度监测并显示即时浓度，但无法确保即时浓度不超过预设值，容易造成麻药蓄积，影响苏醒。

3. 靶控输注诱导时间一般不超过 5 min，停止输注时可预测患者清醒的时间；吸入麻醉诱导时必须经过吸入过程，时间常常大于 5 min，停止吸入时，较难预测苏醒时间。

4. 靶控输注设置相应的靶浓度可以控制呼吸或保留自主呼吸；可以使患者入睡也可以让患者清醒进行自控镇静、镇痛；可以视患者情况逐步平稳地加深麻醉深度；可以使用单一药物或几种药物联合使用；可以根据不同的手术及患者情况选择血浆浓度靶控或效应室浓度靶控；还可选择开放环路或闭合环路。总之，靶控输注的应用方式灵活多样。与之相比，吸入麻醉难以维持某一指定浓度在一段时间内恒定不变，缺少类似靶浓度那样的具体指标来保留患者的自主呼吸或是需辅助呼吸。另外，吸入麻醉受麻醉机型号限制，只具备单一的工作模式。

与吸入麻醉相比，靶控输注的缺点有：

1. 靶控输注期间，需要降低靶浓度时，计算机所能做的工作就是停止泵注，然后完全依赖药物在体内的重新分布与代谢，因此苏醒速度依赖于静脉麻醉药的半衰期、代谢方式以及患者的肝、肾代谢功能。吸入麻醉则可以人工干预：通过加大氧流量、增加分钟通气量可加快吸入麻醉药的排出。

2. 到目前为止，还没有一种静脉麻醉药能像吸入麻醉药那样可提供全麻、镇静、镇痛及肌松的全面作用，因此静脉麻醉靶控输注技术必须复合多种药物才能达到同样的手术要求。静脉麻醉复合用药时，药物之间药理作用的相加、协同和拮抗作用也影响了麻醉深度的调节。

3. 靶控输注显示的是理论计算后的预期药物浓度，而不是对个体即刻的实际测量。吸入麻醉药监测的则是实时的肺内麻醉药浓度。随着生化技术的发展，静脉麻醉药有希望发掘出便利的手段来随时监测体内的在线浓度，使现有的系统更接近实际情况。

大多数的门诊诊疗无痛项目的用药方式单一，操作要求简单、衔接快。因此，便于携带的靶控输注设备配合超短效的新型静脉麻醉药在门诊舒适医疗中占有主导地位。随着未来科技的发展，吸入麻醉是否也会成为门诊诊疗常用的舒适医疗技术，人们拭目以待。

## 三、闭环反馈系统如何减少个体差异

TCI 的药动学模型参数是从一组人群中取得的平均值，是对群体的估计，与个体实际对药物代谢参数存在差距，有时存在较大的个体差异。如此一来，TCI 预期浓度与实测浓度间就存在一定的误差。在不同的患者群体之间药动学参数存在较大差异，而药效学上的差异可能比药动学更明显。在靶控输注中，虽然同一靶浓度对应的药量已经随患者年龄自动调整，但不同患者的临床表现仍然有较大的差异。

现在很多的研究都在针对解决靶控输注的个体差异问题。改进 TCI 精确性的方法是将常见的变异和特殊人群的药动学数据输入其中。理想的靶控输注是不同年龄体质的患者应对同一强度刺激时可设定同一靶浓度，其中实际药量的调整由计算机自动完成。但患者体质并不只与年龄相关，还与其并发的系统疾病相关。所以仅凭年龄、身高或体重参数还不足以校正个体间的差异。究竟何种指标才具备较高的特异性和灵敏度，还有待靶控技术进一步的发展和完善。

TCI 如果加入以药物效应为反馈指标来调整用药量，则称之为闭环反馈系统。药物效应因人而异，TCI 以此为用药指导可较好地减少个体差异。通过不断反馈与调控，控制系统会根据患者的反应，确定患者对药物的敏感度，从而改变计算法则，使调控信息（定量方案）更准确地反馈调节药物输注速度，使血药浓度更接近靶浓度。如能建立包括实时血药浓度、生理变化及麻醉深度监测参数等在内的反馈调节系统，则有可能更精确地控制目标靶浓度。要提高闭合环路操作的技术，在控制上还可做一些改进：①由药动学/药效学模型决定的以误差为基础的剂量的改变；②让系统了解个体的灵敏度，让模型“适应”个体。通过调整获得的信息、浓度与效应之间的关系或用模糊逻辑来实现模型对个体的“适应”。一些调查者已经发展了血压、神经肌肉阻滞的闭合环路控制系统。尽管未能商业化应用，但它们已经显示了实现零偏倚和 10% 以内的 MDPE（执行误差的中位数）和 MDAPE（执行误差绝对值的中位数）的能力。

为提高识别不同患者对药物敏感性差异的能力，有学者提出优化的 TCI（optimized-targetcontrolledinfusion，OTCI）的概念。其原理是在麻醉诱导阶段，锁定患者意识消失的时刻的效应部位浓度作为患者个体最低有效浓度，作为后续 TCI 的参考。理论上 OTCI 的应用是实现个体化用药最为合理的办法，但其实用性仍需更多的临床资料论证。

## 四、靶控输注如何兼顾联合用药的影响

联合用药时除应了解每一种药物的药动学和药效学外，还必须考虑到药物之间可能存在的相加、协同、敏感化及拮抗作用。合理的联合用药不仅可以最大限度发挥每类药物的药理优势，还减少各药物的用量及副作用，这也是“平衡麻醉”所倡导的原则。

在靶控输注中，系统可分别预测每种药物的即时浓度和苏醒时间，却缺少对联合用药之间药效学改变的修正。麻醉科医师一般只能凭经验对药物之间的协同、相加等作用进行

干预。丙泊酚和阿片类药物联合使用时，丙泊酚会增加阿片类药物的血浆浓度。而阿片类药物则通过减少丙泊酚的再分布和消除，使其血浆浓度增加。两药还在药效学如镇静、镇痛、抑制插管反应和消除手术刺激等方面具有协同作用。研究发现，丙泊酚复合阿芬太尼应用时，丙泊酚的血浆浓度比没有复合应用阿芬太尼时高21%。同样，在丙泊酚血浆浓度达1 μg/ml时，阿芬太尼的血浆浓度比没有复合应用丙泊酚时高。如将咪达唑仑0.02 mg/kg、阿芬太尼0.02 mg/kg与丙泊酚联合诱导，丙泊酚导致意识消失的用量可降低86%。虽然类似的以上结论已得到临床证实，但靶控输注泵对此“毫不知情”，工作时仍然按照各药物单独应用时的药动学模型来运行，它并不能兼顾某些静脉麻醉药在分布和消除方面的相互干扰，以及由此引起的非线性药动学改变。如果相关研究的数据可作为参数整合到靶控输注泵内，将能更合理和准确地指导临床联合用药。

此外，相关研究还提倡维持镇静药与阿片类药合理的血药浓度比值，以使患者得到最快的恢复。例如，应用血浆靶浓度输注时，采用丙泊酚3 μg/ml合并瑞芬太尼2.5 ng/ml维持麻醉600 min后，苏醒大约需12 min。如果瑞芬太尼浓度增至5 ng/ml，丙泊酚浓度可降至2～2.5 μg/ml，并可在停药后6 min之内苏醒。又如，输注60 min时丙泊酚及芬太尼的最佳血药浓度为3.42 μg/ml及1.26 ng/ml，停药后可在最短时间12.4 min清醒。偏离这种最佳浓度比例，如丙泊酚及芬太尼分别维持在9 μg/ml及0.36 ng/ml，恢复时间就延长至17.8 min。又如，当芬太尼浓度增加，而丙泊酚浓度降低时患者的苏醒时间也会延长。Vuyk等发现，维持阿芬太尼和舒芬太尼的浓度超过其镇痛范围上限（阿芬太尼80 ng/ml，舒芬太尼0.15 ng/ml）会造成苏醒延迟。Vuyk认为：如果患者麻醉深度偏浅，为防止术后苏醒延迟，应增加镇静催眠药的浓度，而不是增加阿片类药物浓度，使其超过其镇痛范围上限。根据以上理论，如果靶控泵能自动调整联合用药之间的适当比值，靶控输注的用药将更为科学。

了解联合用药的药物效应改变有利于更好地发挥静脉麻醉的可控性。目前有些品牌的靶控泵提供多达十多种药物的靶控输注，但没有一种输注泵可提供关于联合用药的修正功能。当联合应用瑞芬太尼后丙泊酚的靶浓度需作怎样的调整，仍然有赖于麻醉科医师的经验干预。如果靶控装置可提供联合用药之间相互作用的量化及剂量的调整功能，将极大地提高其准确性和实用性。

## 五、靶控输注用于患者自控镇静镇痛的安全性

静脉靶控患者自控镇痛与镇静适用于多种治疗或手术中、手术后的镇痛或镇静。目前，关于这方面的研究也日益增多。

TCI自控镇痛为患者提供了比传统PCA（背景量恒速输注）更为合理和安全的镇痛方法，它的优点包括：①使用$T_{1/2}k_{e0}$小的药物，能够快速地获得镇痛所需的血药浓度；②能够快速调节镇痛所需的血药浓度，确保镇痛效果；③使用短效药物以避免蓄积，同时通过维持靶浓度以确保长时间镇痛。适用于TCI系统的理想镇痛药应该具备以下特点：①血浆与效应室之间的转运非常迅速；②停药后药物浓度迅速下降；③适度镇静的作用，不抑制呼吸。

与PCA技术相比，将PCA-TCI输注阿芬太尼应用于术后镇痛不但同样可以由患者反馈控制，而且还可提供更为稳定的血药浓度。这对于治疗指数较小的阿片类药物无疑提供

了一种更为安全的使用途径。已有较多研究证实了患者自控输注阿芬太尼的安全性和有效性，这些研究还报道了患者自控靶控输注镇痛的满意度较高。有学者为心脏手术后患者应用阿芬太尼 PCA-TCI 技术时，将镇痛初始浓度设为 20 ng/ml，再结合主观及客观指标进行镇痛镇静评分，如 VAS≥4 分则增加血药浓度 10 ng/ml，直至满意。随后进入患者自控阶段：如患者 10 min 内无需求则自动下降 5 ng/ml；如 1 s 内连续按压给药键 2 次则自动上升 5 ng/ml，锁定时间 5 min。计算机根据设定的血药浓度，计算目前运行所达到的浓度，并每 10 min 调整一次输注速率。结果显示，与传统吗啡 PCA 相比 VAS 评分较低，镇痛效果较好，患者拔管时间提前，满意度高。最近有研究者将瑞芬太尼 PCA-TCI 用于解决瑞芬太尼维持麻醉后术后早期出现疼痛的问题。结果显示，30 例患者接受大型矫形手术后，平稳过渡到早期镇痛，没有出现呼吸方面的并发症。

有关 TCI 用于分娩镇痛也见报道。可选用的药物主要为阿片类药如哌替啶、吗啡、芬太尼或纳布啡等。当产妇进入第一产程剧烈疼痛时开始 PCIA-TCI，在宫口开全时停止用药。在使用中尚需根据临床情况适当调整用药剂量。

TCI 与患者自控镇静/镇痛结合的技术应用前景较大，关于各药的初始靶浓度、单次增加的血药浓度、锁定时间、最大允许靶浓度及靶控泵软件和程序等方面仍需更多临床资料来验证，以确保患者安全有效地使用该系统。

## 六、靶控输注如何减少术中知晓

全凭静脉麻醉时术中知晓的问题已引起人们越来越多的关注。TCI 能否有效降低全凭静脉麻醉时术中知晓的发生率可作为评价其性能的指标之一。

麻醉中知晓包括外显记忆和内隐记忆。一般来说，麻醉下记忆的丧失是呈剂量相关的，即患者术中的记忆功能随着麻醉药剂量的增加而逐渐下降。镇静浓度的丙泊酚不能完全消除外显记忆，更不能消除内隐记忆。有作者报道，将持续输注丙泊酚的患者分成 BIS＜60 和 BIS＞60 两组，两组的 BIS 有显著性差异（72±10.51 *vs.* 56±11.86，$P<0.05$）。但无论 BIS 大于或小于 60，两组患者麻醉中的内隐记忆都存在。业已证实，即使静脉麻醉中患者的 BIS 维持在 40～60 仍不能阻止大脑处理听信息的发生。新近功能型脑成像技术已开始揭示内隐记忆的解剖学基础和证据。随着中潜伏期听觉诱发电位（MLAEP）与麻醉下内隐记忆之间联系的发现，AEPI（AEP index）可用作麻醉下内隐记忆的一个监测指标。因为 AEPI 比 BIS 在反映意识的转变和有无记忆方面要更加精确，所以在确保麻醉中患者没有记忆、没有知晓方面有更实际的用途。另外，麻醉趋势（NacorTrend，NT）能够及时有效反映全麻苏醒期患者意识水平的变化，已经用于麻醉深度监测，得到日益重视。除了上述 BIS、AEPI 和 NT 之外，人工神经网络、复杂度、小波分析和脑电非线性分析等也在近年被提及，是具有潜力的麻醉深度监测方法，但它们在临床应用方面的有效性和可行性仍需大量研究来进一步证明。

如果将监测患者意识水平的有效指标加入到闭环反馈系统中，将使靶控输注更趋完善。但这些监测指标的能力还很有限，这已经成为阻碍闭环输注系统发展的因素之一。由于目前还缺乏有效手段来监测全麻的另一个主要组成部分—镇痛程度，使闭合环路的应用受到了极大的限制。这是因为一些以 EEG 等麻醉深度监测指标为反馈的闭合环路系统只能在缺少刺激的时候提供完美的镇静，当存在伤害性刺激时患者就会觉醒。研究者们采用了许多方法来测试闭合环路系统试图克服这一障碍，但还没提出理想的方案。

效应室浓度反映的是药物的作用部位，在反映患者意识水平方面比血浆浓度更可靠。效应室浓度是否可提供最低限值以确保患者术中无知晓，还有赖于将来的 TCI 技术发展以及药物代谢动力学和药效学理论与 TCI 的更佳结合。

术中知晓还与 TCI 系统的准确性有关。例如，计算机预期浓度与实际血药浓度的一致性就取决于 TCI 系统的性能。

## 七、药物模型与输注设备对 TCI 输注准确性的影响

### （一）影响 TCI 系统性能的因素

**1. 系统硬件** 主要指注射泵的准确性。目前注射泵的技术可使药物注射十分精确，因此对整体上的不准确性影响不大。

**2. 系统软件** 主要指药动学模型数学化的精度。由软件程序计算出的注射速度可用计算机模拟来检测，因此软件误差非常容易被鉴别并更正。

**3. 药动学的变异性** 药动学的变异性是影响 TCI 系统准确性的最主要因素：①所选择的药动学模型本身的误差，即所使用的药动学模型（如开放型三室模型）并不能准确说明药物在体内的药动学特征，从而导致模型对浓度预测的差异；②TCI 系统的药动学参数只是对群体的平均估计，与个体实际的药动学参数之间有着相当的差距。

（1）药动学模型对 TCI 准确性的影响：目前，成功运用于商业化的 TCI 装置内嵌丙泊酚 PK 参数主要为 Marsh 参数模型和 Schnider 参数模型，两者都在欧洲小样本人群中获得，均为 PK 三室模型。其中，Marsh 参数模型来源于儿童丙泊酚 PK 参数并加以改进得出，在稳态血药浓度时采集静脉血样分析，PK 参数与体重成比例；Schnider 参数模型由健康成年志愿者 PK-PD 实验研究得到，通过输注量后即时采集动脉血样分析研究，PK 参数受不同协变量的影响，如体重、年龄、身高。因此，可知以上两种丙泊酚 PK 参数建立过程完全不同，描述人体内丙泊酚 PK 特征时可能存在差异性。众多文献报道内嵌 M 参数模型和 S 参数模型丙泊酚 TCI 系统性能准确性评价的研究，但结果尚存争议。国外有研究认为，丙泊酚 TCI 系统 S 参数模型比 M 参数模型更适合于 TCI，但国内这方面研究较缺乏，尚无定论。因此，有必要再进行内嵌 M 参数模型与 S 参数模型丙泊酚 TCI 系统准确性评价，且对比两者预测性能，发现两者之间的优劣性，从而为临床手术麻醉是否选择参数模型、选择何种参数模型提供参考，促进临床合理应用。Eleveld 参数模型是 2014 年由 Eleveld DJ 学者设计的一种包含了所有人群（包括幼儿、儿童，成年人，老年人和肥胖者）的数据信息，并同时采用 NONMEM 软件以体重、年龄、性别和患者作为协变量，同时结合手术中情况变化等而开发的一种适用于所有人群的参数模型。该模型在广泛的患者群体和临床条件下表现良好，若经过进一步的临床验证，将会是未来主流的参数模型。

（2）$k_{e0}$ 对 TCI 准确性的影响：$k_{e0}$ 也直接影响到效应部位 TCI 的准确性。然而，不同学者对丙泊酚 $k_{e0}$ 的研究结果差别很大。如 Diprifusor 内置的 $k_{e0}$ 为 0.26/min，Schnider 的研究结果为 0.456/min，Minto 的研究结果为 0.516/min，国内吴群林的研究结果为（0.4326±0.2820）/min，而俞青的研究结果差距更大，为 0.626/min 或 0.914/min。与药动学模型面临的情况一样，目前急需在合理的药效指标下进行大样本的药效学研究，以

确定各药物合理的 $k_{e0}$。

### （二）关于 Diprifusor 系统的评价

由 Kenny 等设计的 Diprifusor 系统是第一个推向市场的 TCI 系统。它将计算机及其控制软件整合到注射泵的中央处理器，从而形成一体化单一输注丙泊酚的 TCI 系统。Diprifusor 系统的缺陷包括：①只能应用丙泊酚；②只有一个适用于年轻健康成年人的参数可以设定；③不能用于 15 岁以下小儿。

虽然存在以上缺陷，但目前研究多对 Diprifusor 系统的整体评价较高。虽然有报道 Graseby 3500 在全凭静脉麻醉中，以 BIS 作为控制变量的丙泊酚反馈靶控输注系统实测浓度常低于靶浓度，但整体上精确度较高，偏离性较小，麻醉可控性好。资料分析还提示它用于 TIVA 时维持期靶浓度较诱导期和苏醒期更准确。笔者在应用 Graseby3500 进行无痛 ERCP 研究中发现，其内置的 Marsh 模型与患者年龄、体重的相关性较好，只要注意输入患者准确的年龄、体重数据则可实施满意的靶控输注。需要注意的是，随年龄增加，患者对丙泊酚的敏感性增加，所需丙泊酚靶浓度降低。老年患者应用丙泊酚时，循环系统不良反应增多，故在使用 Diprifusor 时，诱导、维持和苏醒所需的靶浓度应予以降低，并利用阶梯法逐步升高以减慢诱导速度。只要应用得当，丙泊酚靶控输注用于老年体弱患者的门诊诊疗麻醉仍可发挥较大的优势。

另有研究显示，将 Diprifusor 系统应用于在非静脉-静脉转流下行原位肝移植患者时，其系统的偏离度和精确度与文献报道的肝功能正常的人的数据存在较大差异，超过临床所能接受的范围。该研究提示，从药动学角度而言，Diprifusor 系统不适用于肝移植术麻醉。

### （三）关于 Paedfusor 系统的评价

小儿丙泊酚 TCI 系统原型“Paedfusor”已问世。因为丙泊酚药动学符合三室模型，小儿与成人某些药动学参数有较大的差异，其中年龄和体重是有显著意义的复合因素。Absalom 等评估了 Paedfusor 应用于 1～15 岁行心脏手术或心导管术小儿的准确性，发现预测系统偏离性和精确度的 MDPE 和 MDAPE 分别为 4.1%和 9.7%，Wobble 为 8.3%。与成人“Diprifusor”系统用于小儿所得数值相比，这些结果更为准确。相对于成人而言，小儿药动学差异性较小，因此参数准确性更高。另外，小儿慢性疾病更少，而且特定年龄的体重分布范围更窄。目前应用于小儿的靶控输注系统的药动学模型主要是针对丙泊酚和阿芬太尼的药动学特点设计的。小儿丙泊酚药动学的改动主要是增加了体重相关的分布容积和药物的清除率。药动学参数的执行性能与成人类似，而所需的输注速率和靶浓度要高于成人。

### （四）关于其他靶控输注系统的评价

除 Diprifusor 外，目前市场上也有其他不同品牌的靶控输注系统。威利方舟 TCI-Ⅲ型输注泵可提供血浆靶控、效应室靶控、恒速注射、间断给药等多种静脉给药模式，还可满足包括丙泊酚、瑞芬太尼、舒芬太尼、咪达唑仑、罗库溴铵等多达 8 种静脉麻醉药物的靶控输注。但笔者在使用该泵时发现，内置的丙泊酚 Marsh 模型所计算出来的诱导量只与患者的体重参数相关，Schnider 模型所计算的诱导量则与患者的年龄、体重两个参数相关；但无论是 Marsh 模型还是 Schnider 模型，都未显示与患者的身高相关。Marsh 模型下设置同一靶浓度时年轻与老年患者、消瘦与肥胖者的诱导剂量未见差别。很明显，这不是真正意义上的靶控输注。该泵内置的针对瑞芬太尼的 MINTO 模型却未见以上情况，临床应用中发现该模型的输注量与患者的年龄、体重比较吻合。因此，应用国产 TCI 输注泵时要注意药动学模型对靶控输注准确性的影响。

目前尚缺乏根据我国人群的药代动力学特点计算出来的 TCI 药代动力学模型，国内还需进行多中心、大样本的临床研究，严格控制药物浓度监测质量，建立起一个统一准确的药动学模型。在此基础上，选择与药物效应同步性好、敏感性高的药效学指标，建立满足临床安全性要求的群体药效学模型。同时应不断提高 TCI 设备的质量，以保证 TCI 技术的安全性和有效性。威利方舟等国产微量输注泵基本上采用 Marsh 模型来进行计算。而来自国内多中心、大样本的临床研究，中国患者丙泊酚 TCI 麻醉诱导时意识消失点的丙泊酚血浆 $C_{50}$ 和效应室 $C_{50}$ 分别是 3.8 μg/ml 和 2.2 μg/ml，性别之间无差别；随年龄增长，意识消失时的丙泊酚浓度有所下降。值得一提的是，分析结果发现中国人丙泊酚 TCI 意识消失时，血浆 $C_{50}$ 和效应室 $C_{50}$ 明显低于国外白种人相同实验条件下的结果。50％中国患者意识消失的 BIS 值是 58，也明显低于白种人。在完全相同的实验条件和研究方法下，中国患者在较“浅”的血浆浓度和效应室浓度下达到了较“深”的麻醉状态（表 5-3）。本研究 Kenny 研究组在界定意识消失的标准上是一致的，也就是说用 BIS 监测麻醉深度方面，中国人与白种人之间也存在差异。根据 BIS 的工作原理，这推断是完全可能的。虽然临床实践中并无必要追求绝对精准的血药浓度，但是亚洲人种在运用 Marsh 模型的 TCI 时系统误差也比欧洲人更大。因此现在迫切需要国内学者开发出符合我国人群的 TCI 药代动力学模型。

表 5-3　TCI 丙泊酚麻醉意识消失时中国人与白种人血浆和效应室 $C_{50}$ 差异

| | | $C_{50}$ | $(C_{05} \sim C_{95})$ |
|---|---|---|---|
| 丙泊酚血浆浓度（μg/ml） | 白种人（n＝40） | 5.2 | (3.1～7.3) |
| | 中国人（n＝405） | 3.8 | (2.9～4.8) |
| 丙泊酚效应室浓度（μg/ml） | 白种人（n＝40） | 2.8 | (1.5～4.1) |
| | 中国人（n＝405） | 2.2 | (1.3～3.2) |
| BIS | 白种人（n＝40） | 70.9 | (88.8～52.9) |
| | 中国人（n＝405） | 58.0 | (77.2～39.6) |

中国人资料来自：Yue's Group. AnesthAnalg，2009，108（2）：478-483.

白种人资料来自：Kenny's Group. BJA，2013，90（2）：127-131

## 八、TCI 技术将朝什么方向发展？

### （一）药动学模型的生理化和个体化

目前的 TCI 系统大多是基于经典的房室药动学模型来设计的。由于该模型是假想的，无法精确描述个体间和个体内的变异，故输注的精度很难有更大的提高。如果继续应用房室药动学模型，高速运算的计算机可以将人体的房室化更加细致，对多变量的数学模型亦能轻松处理。未来的 TCI 更强调系统所应用的药动学参数与实际患者的匹配程度，因而在预测浓度的准确性上将有很大提高。

近年有学者开始利用生理药动学模型研究麻醉药物的药理特性，尽管尚未用于临床，但利用这一新模型，静脉麻醉的给药应更为精确、合理。

### （二）注射泵的便携化

TCI 系统的小型化和便携化是其发展的另一个趋势。Diprifusor 将控制软件整合到注射泵中，免除了携带大量计算机设备的不便与繁琐。随着患者自控概念的深入，更加需要实现 TCI 的便携化。

### （三）控制系统的自动化

设定靶浓度后，TCI 能自动达到并维持稳定的靶浓度，但不能自动适应外科手术刺激或其他因素引起的麻醉期间的生理波动。闭环输注给药系统能在一定程度上弥补该缺点。它通过反馈信息可指导临床给药，降低麻醉科医师的工作量，减少人为因素干扰，合理化设计用药方案。然而，即使是设计成闭环系统的 TCI 也仍然存在问题。首先，感受到伤害性刺激以及对伤害性刺激作出反应，加深麻醉都需要一定时间；其次，在伤害性刺激发生前用药与伤害性刺激引起机体反应后再用药，其效果、用量和反应差别很大。

个体间药物浓度和效应的差异是临床应用闭环控制输注系统面临的两个主要难题，而缺乏有效的麻醉深度监测指标是完全自动化的靶控输注系统发展的最大障碍。闭环反馈系统要得到进一步的完善，需要更富有意义的个体药效学的反馈。随着科技发展，检测手段的不断完善，调控模块不断更新，相信该系统将会有更广阔的前景。

### （四）靶控输注与人工智能

环境的复杂性和患者个体的差异性，即使是临床技能高和经验丰富的麻醉科医师也难免发生给药过多而导致心血管或神经损伤等事件，或是药物不足而发生术中知晓，泵注系统与操作系统并没有与患者监测系统建立有效反馈机制。在设备方面麻醉机与监护仪数据兼容性差，很多操作仍然停留在人工控制阶段。在这种模式下，麻醉科医师通过观察患者在手术过程中的麻醉深度，然后结合自己的临床经验调整麻醉药物的泵注浓度，这种方式也就是经常提到的开环 TCI 系统。由于 BIS、TOF、ANI 监测均为独立仪器模块，医疗资源没有很好地整合，加之各种监护连接线错综交杂，手术室空间浪费大，整体使用成本高，目前国内大多数医院采用的这种模式限制了智能化麻醉机在临床中的大幅推广应用。因此，拓展研发一款具有高度智能化、自动化程度高的麻醉机器人更值得期待。

有国外专家指出，闭环靶控作为一种新技术，其在临床中的广泛应用只是时间问题。在镇静药物输注方面 Hemmerling 等研发了世界首例完全自动化的麻醉输注系统 McSleepy 并成功用于心脏手术等。在一系列的随机临床试验中，均显现自动控制系统在很多方面可以达到甚至超过麻醉科医师的手动调节。在整个闭环输注系统中，注射泵是麻醉药物与麻醉深度调控的桥梁，其大致的设计思路是将目前大多数医院麻醉机外围的设备如 BIS、TOF、ANI、EKG 等整合到一起，内置于麻醉机系统内，并通过有线或无线方式连接，以麻醉深度监测（BIS、TOF、ANI）为轴心，将患者的基础数据信息及术中生命体征变化的数据信息整合到一起，共同输入麻醉机的中心控制系统通过电脑分析，将最终的输出信息传递给执行单位——TCI 泵及麻醉机控制系统，由此形成一套集麻醉深度监测、自动分析、反馈调控的麻醉闭环控制软件。

由于人体生理功能的复杂性和个体差异性，麻醉深度控制比较复杂，有关“麻醉科医师紧缺、工作压力大急需大力扩编麻醉科医师”与“通过麻醉机器人即将取代麻醉科医师”的争执一直没有停止过。文献曾指出“麻醉智能麻醉机器人系统不能完全替代麻醉科医师的工作，但是它可以及时提醒麻醉科医师改正错误的麻醉方案，切实保证患者的生命安全”。

国外调查表明，约 70%医生认为未来将进入人工智能医疗的时代。随着医疗工程技术与数字化医疗的不断融合发展，采用自动控制技术，在麻醉过程中精确控制麻醉深度，这种理念与现行的精确医疗也是不谋而合的，作为麻醉同仁有必要思考并持续改进。我们相信在不久的将来，基于脑电双频指数监测下的完全自动化的闭环靶控输注系统将推动自动一体化智能麻醉机的快速发展，智能麻醉机或麻醉机器人在日常麻醉实践中也会得到广泛应用，并成为麻醉科医师实施精确麻醉的得力助手。

（五）TCI 目前面临的挑战

TCI 在一定程度上解决了静脉麻醉无法监测麻醉药物以及麻醉深度的难题，但是毕竟提供的是计算出来的预期血药浓度，且同时静脉注射泵在反复使用之后可能出现故障以及精准度下降的情况，因此其可控性依旧不如吸入麻醉药。依靠体重计算药物以及无法连续监测血药浓度的变化使得 TCI 技术在现今条件下依旧无法解决静脉麻醉药物个体差异大的问题。也就是说，TCI 技术的发展仅仅为我们提供了相对准确的给药指标，但是缺乏患者的反馈指标。要实现个体化精准的给药仍然需要精准血药浓度检测以及静脉闭环给药技术的进一步发展。

## 第七节　静脉麻醉在发展舒适医疗中的应用

新型静脉麻醉药物及新的给药技术的出现，对门诊舒适医疗的开展起了极大的推动作用，静脉麻醉成为开展舒适医疗最为常用的技术。目前，我院的无痛人流、门诊各种无痛内镜（胃镜、结肠镜、支气管镜等）技术开展十分普遍，静脉麻醉在其中占据了主要位置。

### 一、静脉麻醉在门诊舒适医疗中的应用

门诊是较多应用舒适医疗技术的部门，静脉麻醉是门诊诊疗中常用的技术，其基本要求为：安全有效、诱导及苏醒迅速、操作简便、副作用少。

（一）静脉麻醉在无痛人流中的应用

应用于无痛人流的药物包括哌替啶、芬太尼、氟哌利多、氯胺酮、咪达唑仑、丙泊酚等。除丙泊酚外，前几种药物属于传统类麻醉药物，作用时间长、后遗效应大、副作用较多。无痛人流技术开展初期，常采用静脉推注氯胺酮或咪达唑仑复合哌替啶、芬太尼“清醒镇静”的方式。接受氯胺酮麻醉的患者手术后易出现苏醒延迟，甚至可达数小时之久，并伴有恶心、头晕、谵妄和定向力减弱等副作用。多年来，由于缺乏较理想的静脉麻醉药物，舒适医疗在门诊短小手术的应用处于相当尴尬的处境，难以广泛开展。因此，人们一

直在寻找安全有效、副作用少的舒适医疗技术来应用于门诊人流术。

丙泊酚于 1996 年进入国内市场，是新型的全麻药物，其具有诱导快、苏醒快、抗呕吐、副作用极少，苏醒后愉悦感的特点。丙泊酚的药理学特性十分适合于门诊无痛人流术，现已成为门诊无痛人流最为常用的静脉麻醉药。选择丙泊酚静脉麻醉实施的无痛人流技术具有很多优点，具体包括：①麻醉起效快、苏醒快，基本不影响患者的生活和工作；②长时间使用无蓄积效应，苏醒完全且有欣快感，患者麻醉满意度高；③麻醉可控性强，副作用少，常见的循环抑制副作用容易处理；④有对抗恶心、呕吐、对抗支气管痉挛作用，不增加呼吸道腺体分泌，提高麻醉安全性；⑤有内脏平滑肌松弛作用，利于操作；⑥费用不高，可在门诊推广应用。而同样作为静脉麻醉药的依托咪酯也具有诱导快、苏醒快的特点，但同时有肌阵挛的副作用，恶心、呕吐发生率也较高，限制了它在门诊无痛人流中的应用。

（二）新型静脉麻醉药在无痛内镜中的应用

无痛胃肠镜在近年来也得到较大的发展。以前，医务人员经常忽视胃肠镜检查给患者带来的不适和疼痛，认为胃肠镜检查没有应用舒适医疗的必要性，一些患者也觉得“恶心、呕吐”是可以忍一忍的，对身体并不产生伤害。后来，诊疗医生开始应用镇静、镇痛类药物实施“清醒镇静”。“清醒镇静”后的患者在检查时配合程度有所提高，也可忘却镜检过程的不适，再次复查的遵从性较好。但随着应用病例增多，问题随之而来。由于镇静、镇痛类药物个体差异较大，尤其是年老、体弱患者此类药物较为敏感，有时小剂量的咪达唑仑也可能导致患者呼吸、循环抑制或苏醒延迟。另外，“清醒镇静”后的患者即使达到离院标准，仍会伴随头晕、恶心等不愉快感觉，直接影响工作和生活。

随着新型静脉麻醉药丙泊酚的问世，上述问题得到了较好的解决。丙泊酚使胃肠镜检查发生了革命性的改变。与无痛人流的麻醉技术优点相似，采用丙泊酚静脉麻醉的技术也适用于胃肠镜检查。无痛胃肠镜技术使以下三方面均受益：①患者在无知晓状态下完成检查，苏醒后感觉舒适愉快，离院后工作和生活质量基本不受影响；②麻醉科医师实施的无痛胃肠镜技术能为诊疗医师提供安全、安静、平稳的诊疗过程，使诊疗医师不必分心兼顾患者的生命体征，更能专心于操作检查，从而提高诊疗质量；③诊疗质量的提高会吸引更多的患者前来就诊，医院的业务范围也能得到更大地拓展。

除丙泊酚外，另一新型的静脉麻醉药物瑞芬太尼也体现出独特的优点。与其他阿片类药物相比，瑞芬太尼具有 0.5～1.5 min 的超短（分布）半衰期及恒定的时量相关半衰期，使麻醉后患者精神运动能力恢复更快、更完全。同时，瑞芬太尼麻醉后不伴头晕等副作用，小剂量应用时不增加恶心、呕吐的发生率，因此它特别适用于门诊短小手术的麻醉。

不断推陈出新的静脉麻醉药将为建设舒适医疗提供越来越多的便利。现阶段的门诊舒适医疗项目多以非插管静脉全麻为主，但对一些有必要控制呼吸道的特殊病例则需要插管全麻。这时，肌松药的代谢速度将直接影响患者的离院时间。随着新一代短效非去极化肌松药拮抗剂 Sugammadex 的研发和投入临床使用，这个难题似乎有了较满意的解决方案。有了这种迅速逆转肌松药效应的新药物，麻醉科医师就可以选择插管全麻或喉罩全麻作为门诊舒适医疗技术，以满足更多的手术要求。这对发展新的舒适医疗项目或可起到一定的促进作用。

### （三）静脉麻醉在无痛内镜中心建设中的作用

我院舒适医疗模式的创建始于无痛内镜中心。在无痛内镜中心，麻醉科将全院的胃镜、肠镜、宫腔镜、膀胱镜、支气管镜及十二指肠镜集中管理。镜检总例数每日约为200例，其中接受舒适医疗技术的患者比例超过80%。所有的患者按术前、术中、术后相应的流程来统一管理。术前有麻醉科医师对患者进行评估，术后有恢复室供麻醉后的患者休息，直至完全清醒后离院。

内镜中心工作繁忙，对诊疗效率的要求高。早期采用氯胺酮、芬太尼、咪达唑仑等药物实施的舒适医疗技术副作用大，麻醉后恶心、呕吐、躁动等并发症发生率高，给护理带来一定难度。患者常因苏醒延迟而长时间滞留在恢复室，结果造成内镜中心工作效率低下，制约了无痛内镜中心的组建。新型静脉麻醉药物，如丙泊酚、瑞芬太尼，具有优越的药理学特点，使快通道麻醉成为了可能。我院无痛内镜中心所有患者接受的是快通道麻醉，即静脉麻醉后的患者不经过1级加强恢复室（PACU），而是从检查室直接进入2级恢复室。快通道麻醉促进了无痛内镜中心各环节有序、高效率地运转，使无痛内镜中心的创建成为了可能。

### （四）静脉麻醉在监护麻醉手术中的应用

监护麻醉（monitored anesthesia care，MAC）由于既能够保证患者在术中处于适当的镇静、镇痛和配合状态，又避免了单纯局麻和全身麻醉所带来的相关风险，因此其在众多无法局麻完成又无需全麻的手术中的应用日益广泛。目前MAC中较为常用的麻醉药物包括咪达唑仑、丙泊酚和阿片类药物。2009年6月右美托咪定在我国上市，由于其独特的药理学特性，已在临床实践中显示出非常大优越性和应用价值，越来越受到麻醉科医师的青睐。但是由于每种药物均具有各自优缺点，因此两种及两种以上药物的联合应用是目前常规采用的麻醉给药方案。

目前，我院麻醉科在肿瘤射频消融术、生殖取卵术以及儿童放射学检查（CT、PET-CT检查、MR检查等）等领域全麻开展了静脉麻醉介导的监护麻醉，无论在安全性还是在实用性上都显示出了巨大的优势。在介入手术和生殖取卵术中主要采用右美托咪定复合瑞芬太尼。右美托咪定作为一种高选择性$\alpha_2$肾上腺素受体激动剂，具有镇静、镇痛和抑制交感神经活性的特性，且低剂量条件下心血管影响轻微，同时无明显呼吸抑制。但右美托咪定的镇痛作用较弱，而瑞芬太尼为芬太尼类超短效型阿片受体激动剂，其达峰时间1.5 min左右，在人体内达血-脑平衡仅需1 min左右，5～8 min即可消除，在组织和血液中被迅速水解，所以其静脉注射后具有起效迅速、维持时间短、药效消失快等优点，是真正的短效阿片类药物。两者配伍使用可以起到很好的协同作用。在此类短小手术中拥有起效快、可控性好、消除半衰期短、术后恢复快等优点，临床上取得满意的效果。而在儿童放射学检查的麻醉中，由于放射学的检查没有刺激，因此在静脉麻醉的选择上无需阿片类药物的使用，单纯丙泊酚或丙泊酚配伍咪达唑仑的使用即可满足临床需求，而近期有学者提出单纯右美托咪定以及右美托咪定复合丙泊酚的使用在儿童放射学的检查中具有更好的可控性和安全性，发生呼吸抑制等并发症的风险更小。

### （五）静脉麻醉药物在唤醒手术中应用

术中唤醒技术，多应用于骨科脊柱侧弯矫形术、脑功能区肿瘤手术以及神经外科脊髓疾病手术等。术中唤醒多选择丙泊酚、瑞芬太尼等短效麻醉药物。据文献报道，在骨科脊柱矫形手术唤醒麻醉中，有采用七氟烷＋舒芬太尼唤醒麻醉，也有采用丙泊酚＋瑞芬太尼术中唤醒相关研究。但该方式并不能有效抑制唤醒期应激反应。Urban 等认为在脊柱融合术术后神经学评估右美托咪定优于丙泊酚，故右美托咪定已成功用于脊柱矫形术的麻醉唤醒中。右美托咪定是一种高选择性 $\alpha_2$ 受体激动剂，具有较好的镇静、镇痛、抗交感及抗焦虑功效，其在麻醉中的清醒镇静作用与自然睡眠相似，能够被唤醒，且没有呼吸抑制作用，同时对神经功能监测没有影响。有研究报道，右美托咪定能够提高脑功能区手术患者唤醒试验的质量。右美托咪定能够显著减少丙泊酚和瑞芬太尼用量，但对唤醒前麻醉时间、唤醒时间及顺阿曲库铵用量影响较小。

## 二、静脉麻醉新技术拓宽舒适医疗项目的领域

### （一）计算机技术与舒适医疗技术相结合

新技术的发展与新药物的研发息息相关。在新型静脉麻醉药物为舒适医疗技术带来革命性改变的同时，新的静脉给药技术也极大地推动了建设舒适医疗的步伐。

早在 20 世纪 70 年代，人们对药动学的研究就已经十分成熟，其标志是任何药物在机体内的处置过程，都可以用数学公式描述。为了维持药效稳定、减少药物毒副作用，须维持稳定的有效血药浓度。通过详细研究不同药物在体内的处置过程，得到了其自身特有的代谢动力学参数，据此可以计算首次负荷剂量应当是多少，用药间隔时间是多少或需要持续给药的速率是多少，预期经过多长时间才能达到稳态血药浓度等。但是复杂的数学运算妨碍了药动学的临床应用，因此药动学在大部分时间还只是研究者的工具。

上述情况在计算机普及的 20 世纪 80 年代发生了根本的转变。随着电脑微芯片的日益普及，具有复杂实时计算能力的注射泵问世了。电脑芯片写入特定药物的药动学参数程序后，就产生了能够进行具体药物靶控输注的专用注射泵。靶控输注就是人体药动学-药效学模型与计算机相结合的典范例子。计算机的参与颠覆了传统的手工推药方式，彻底改变人为给药的随机性和不稳定性，在控制平稳的血流动力学、迅速改变麻醉深度以及麻醉后快速苏醒方面显现独特的巨大优势，为静脉麻醉质量带来质的飞跃和革命性的进展。靶控输注的以上优点使以往某些实施难度较大的舒适医疗技术（如无痛 ERCP 和无痛支气管镜）变得相对简单和容易开展。

### （二）靶控输注提高 ERCP 的麻醉安全性

由于接受 ERCP 的患者术中要求保持俯卧位，给麻醉科医师在管理呼吸道方面增加了难度。因此，与无痛胃肠镜技术相比，无痛 ERCP 的技术要求更高。靶控输注技术之前，用于 ERCP 的舒适医疗技术一般采用咪达唑仑＋芬太尼实施的清醒镇静或恒速输注丙泊酚。上述舒适医疗技术的缺点主要体现在三方面：①患者术中知晓发生率高；②镇痛不完善，术中易体动；③麻醉深度难以控制，呼吸抑制发生率高；④俯卧位情况下一旦发生呼吸、循环抑制，必须让患者紧急翻身进行呼吸、循环支持，影响手术进程。该方法给医疗安全带来很大隐患，麻醉科医师也必须承担过高的麻醉风险。最终的结果是麻醉科医师开展无痛 ERCP 的积极性受挫，诊疗医师对麻醉满意度下降。插管全麻是另一种可供选择的无痛 ERCP 技术，但该方法耗时较多、设备要求复杂。门诊诊疗需高效率、快速衔接运

转，因此该法并不适用。

无痛 ERCP 技术要求包括：患者术中无知晓、无呼吸抑制、无体动、操作简便，不影响门诊的工作效率。其中，解决麻醉中呼吸抑制的问题是关键。近年来广泛应用靶控输注丙泊酚实施无痛 ERCP，可较好地满足以上要求。应用靶控输注麻醉诱导迅速、维持平稳。进镜、十二指肠乳头切开、胆管扩张等刺激较强的操作时，可在安全的靶浓度范围内迅速加深麻醉。当患者呼吸受抑制时立即停止输注，预期靶浓度可在最短的时间内安全下降并继续维持。总之，靶控输注比人工经验性用药显得科学而客观，克服了人为估计药量不当或推注速度过快的缺点，极大地降低了呼吸抑制的发生率。靶控输注不仅可控性强，其内嵌的药动学模型还考虑了年龄差异，有利于保持高龄、体弱患者生命体征的平稳。ERCP 是大部分高龄、体弱合并胆道梗阻的患者首选的治疗方法，因此选择合适的麻醉方案有助于提高这类患者围术期的医疗安全性。

我院无痛内镜中心广泛应用靶控输注丙泊酚实施无痛 ERCP 以来，麻醉安全性得到了有力保障，患者和术者的满意度也有了明显的提高。近 2 年来，患者要求实施无痛 ERCP 的比例为 100％。有了麻醉的配合，术者可完成难度更高的操作，使 ERCP 的治疗量和技术质量也有了很大的提高。

### （三）靶控输注在无痛支气管镜的应用

无痛支气管镜技术是各种无痛内镜技术中难度最大的项目，能否开展无痛支气管镜在一定程度上反映了麻醉科的综合技术水平。与其他无痛内镜相比，支气管镜检查时，检查镜占据患者呼吸道，麻醉中供氧十分困难，因此无痛支气管镜技术开展的难度最大，风险最高。目前国内为接受支气管镜检的患者提供舒适医疗技术服务的医院屈指可数。多数医院都以表面麻醉或“清醒镇静”的方式应付，这些方法不能抑制强烈的呛咳反射，不能消除患者镜检时的窒息感，给患者带来巨大的精神上和肉体上的痛苦。

支气管镜检查麻醉过浅时易致气道痉挛，麻醉过深时则抑制呼吸，导致缺氧。2006 年之前为支气管镜检的患者实施人工推注＋恒速输注丙泊酚的麻醉方法。但该法呼吸抑制发生率高，常需紧急退镜，辅以人工面罩通气，以致镜检过程反复被中断，检查时间延长，极大地阻碍了该技术的开展。经过一段时间摸索与临床实践，利用靶控输注与高频通气相结合的技术，解决了麻醉中的缺氧问题，最终获得满意的临床效果，取得了良好的社会效应，对扩展麻醉科的影响力产生了积极的意义。现在应用较成熟的麻醉方案为丙泊酚复合瑞芬太尼的靶控输注技术。在检查初期设置以上两药较高的靶浓度，在较深的麻醉下完成进镜，同时辅以人工通气和高频通气辅助呼吸维持氧合；后期调整至较低的靶浓度使自主呼吸恢复并维持患者入睡直至检查结束，出镜时停药，患者可在 2～3 min 内苏醒。

靶控输注应用于无痛支气管镜的优点有：①麻醉诱导、苏醒迅速，操作简便，衔接快，促进门诊诊疗高效率地运转；②麻醉深度易于迅速调整，可根据临床需要保留或控制呼吸，配合高频通气保证了麻醉期间氧供，麻醉安全性得到显著提高；③患者舒适，麻醉满意度普遍较高，再次复查的意愿也较高；④为术者提供了安全、安静、平稳的诊疗环境，提高镜检的医疗质量。

### （四）静脉麻醉的深度监测与舒适医疗

可靠的手段能准确监测静脉麻醉的深度。长期以来，麻醉科医师根据患者的血压、心率、脉搏、呼吸、眼征、生理反射、体动反应及警觉/镇静观察评定分级（OAA/S）等指标来判断麻醉深度。这些判断指标特异性不高，容易受药物和手术操作的干扰，不能避免术中知晓。各种麻醉深度监测仪器如容积描记、额肌电、食管下段收缩性、心率变异性、麻醉趋势（narcotrend，NT）、脑电双频指数（bispectral index，BIS）、诱发电位和熵指数能比较客观、相对准确地判断麻醉深度，其中以 BIS 和 NT 在静脉麻醉舒适医疗技术中使用较多。

BIS 在 1997 年被美国 FDA 批准作为监测麻醉深度和镇静水平的指标，使麻醉药的用量更为精确，能更有效地预测患者苏醒的时间，但其准确性有赖于不同麻醉药与 BIS 值的相关性，且存在人种差异。现普遍公认的是，BIS 与丙泊酚的相关性最好。NT 对麻醉深度和镇静水平的判断，预测概率是 90%。Wilhelin 等通过对临床 4630 例静脉麻醉药物监测的资料证明：NT 能有效地监测静脉麻醉期间患者的意识水平，可信性较高。总之，静脉麻醉舒适医疗技术中采用 BIS 或 NT 监测，麻醉用药将更为精确，患者苏醒更为迅速。

目前有报道靶控输注也可作为评估麻醉深度的手段。有学者比较了丙泊酚靶控输注的效应室浓度（Ce）、血浆浓度（Cp）和 BIS 的预测概率，发现 PK 值分别为 0.908、0.841 和 0.817，预测价值大小顺序为 Ce>Cp>BIS。他们认为丙泊酚的预期效应室浓度有较好的预测麻醉深度的作用，且较 BIS 的参考价值更高。靶控输注系统预测和控制麻醉深度的作用将进一步加快靶控输注在舒适医疗建设中的推广应用。

# 结语

静脉麻醉将朝微机控制的方向发展，其最终目标是将生命体征的监测、麻醉深度监测、应激反馈调节、药物的选择和给予，以及控制呼吸等许多重要环节纳入计算机综合控制系统。计算机综合控制系统对已发生的和可能发生的临床信息用人工智能、专家系统进行分析、判断，最终获得良好的麻醉效果。计算机辅助麻醉的出现与近年静脉麻醉药物的药动学-药效学的研究、麻醉深度监测的发展密不可分。它们使静脉麻醉药实现了由经验性用药到定量化用药的跨越，即使经验不足的麻醉科医师也能做到合理的用药，提高了麻醉用药的安全性。

新型静脉麻醉药物的问世、新的给药技术以及计算机技术的进步使静脉麻醉不断完善，使舒适医疗项目的领域得以更大范围地扩展。未来随着科技的进一步发展，静脉麻醉将在建设舒适医疗中发挥着更为重要的作用。

## 参考文献

[1] Gerlach AT，Dasta JF. Dexmedetomidine：An updated review. Ann Pharmacotherapy，2007：245-252.

[2] Soliman RN，Hassan AR，Rashwan AM，et al . Prospectiverandomizedcontrolled study to assess the role of dexmedetomidine in patients withsupratentorial tumors undergoing craniotomy under general anesthesia. Middle East J Anesthesia，2011，21（1）：23-33.

[3] Tobias JD. Dexmedetomidine：applications in pediatric critical care and pediatric anesthesiology. Podia-

try Critical Care Med，2007，8：115-131.

[4] 立新，王瑞英，袁薇等. 不同剂量右美托咪定复合丙泊酚、瑞芬太尼对肝功能异常患者腹部手术的麻醉效果. 医学综述，2017，23（4）：805-808.

[5] Lima A，Kheir F，Majid A，et al. Anesthesia for interventional pulmonology procedures：a review of advanced diagnostic and therapeutic bronchoscopy. Can J Anesthesia，2018，65（7）：822-836.

[6] 梁幸甜，李渭敏，廖美娟等. 丙泊酚与依托咪酯靶控输注在支气管镜麻醉效果的比较. 实用医学杂志，2013，29（10）：1600-1602.

[7] Miller R.D. 米勒麻醉学. 邓小明，曾因明. 8版. 北京：北京大学医学出版社，2016.

[8] 邓小明，姚尚龙，于布为等. 现代麻醉学. 4版. 北京：人民卫生出版社，2014.

[9] Wietasch JK，Scholz M，Zinserling J，et al. The performance of a target-controlled infusion of propofol in combination with remifentanil：a clinical investigation with two propofolformulations. Anesth-Analg，2006，102（2）：430-437.

[10] Padmanabhan A，Frangopoulos C，Shaffer LET. Patient Satisfaction With Propofol for Outpatient Colonoscopy：A Prospective，Randomized，Double-Blind Study. DisColon Rectum，2017，60（10）：1102-1108.

[11] Gouda B，Gouda G，Borle A，et al. Singh PM. Safety of non-anesthesia provider administered propofol sedation in non-advanced gastrointestinal endoscopic procedures：A meta-analysis. Saudi J Gastroenterol，2017，23（3）：133-143.

[12] Hooghe JN，Eberl S，Annema JT，et al. Propofol and Remifentanil Sedation for Bronchial Thermoplasty：A Prospective Cohort Trial. Respiration，2017，93（1）：58-64.

[13] Miller D，Lewis SR，Pritchard MW，et al. Intravenous versus inhalational maintenance of anaesthesia for postoperative cognitive outcomes in elderly people undergoing non-cardiacsurgery. Cochrane Database Syst Re，2018，21：8.

[14] Geng YJ，Wu QH，Zhang RQ. Effect of propofol，sevoflurane，and isoflurane on postoperative cognitive dysfunction following laparoscopic cholecystectomy in elderly patients：A randomized controlled trial. J Clin Anesth，2017，38：165-171.

[15] 梁幸甜，廖美娟，李渭敏等. 不同剂量多巴胺对瑞芬太尼联合丙泊酚行支气管镜检查患者血流动力学的影响. 广东医学，2016，37（11）：1699-1701.

[16] 李超. 手术患者内嵌Schnider药代动力参数异丙酚靶控输注系统准确性的评价. 中华麻醉学杂志，2011，31（4）：407-409.

[17] Eleveld DJ，Proost JH，Cortínez LI，et al. A general purpose pharmacokinetic model for propofol. AnesthAnalg，2014，118（6）：1221-1237.

[18] Masui K，Upton RN，Doufas AG，et al. The performance of compartmental and physiologically based recirculatory pharmacokinetic models for propofol：a comparison using bolus，continuous，and target-controlled infusion data. AnesthAnalg，2010，111（2）：368-379.

[19] Ryu JH，Lee SW，Lee JH，et al. Randomized double blind study of remifentanil and dexmedetomidine for flexible bronchoscopy. Br J Anaesth，2012，108（3）：503-511.

[20] Pani S，Cagino J，Feustel P，et al. Patient Selection and Outcomes of TransfemoralTranscatheter Aortic Valve Replacement Performed with Monitored Anesthesia Care Versus General Anesthesia. J CardiothoracVascAnesth，2017，31（6）：2049-2054.

[21] Kim MS，Kim BH，Han YE，et al. Clinical outcomes after localanesthesia with monitored anesthesia care during thyroidectomy and selective neck dissection：a randomized study. Eur Arch Otorhinolaryngol，2017，274（10）：3789-3794.

[22] Leung FW. Trends in Use of Sedation for Low-Risk Endoscopy：Looking Beyond Monitored Anesthesia Care. JAMA，2017，317（19）：2006-2007.

[23] Adams MA，Prenovost KM，Dominitz JA，et al. Predictors of Use of Monitored Anesthesia Care for Outpatient Gastrointestinal Endoscopy in a Capitated Payment System. Gastroenterology，2017，153（6）：1496-1503.

[24] Eseonu CI，ReFaey K，Garcia O，et al. Awake Craniotomy Anesthesia：A Comparison of the Monitored Anesthesia Care and Asleep-Awake-Asleep Techniques. World Neurosurg，2017，104：679-686.

[25] Kulikov A，Lubnin A. Anesthesia for awake craniotomy. CurrOpinAnaesthesiol，2018，31（5）：506-510.

[26] Mahajan C，Rath GP，Singh GP，et al. Efficacy and safety of dexmedetomidine infusion for patients undergoing awake craniotomy：An observational study. Saudi J Anaesth，2018，12（2）：235-239.

[27] 毛仲炫，林艳，杨瑞敏等. 丙泊酚联合瑞芬太尼靶控输注全凭静脉麻醉患者术中知晓的发生情况. 临床麻醉学杂志，2013，29（11）：1073-1075.

# 第六章 吸入麻醉在舒适化医疗中的应用

（周桥灵 熊青明 仲吉英）

## 第一节 吸入麻醉药的作用机制

吸入麻醉是利用气体或经挥发出来的气体通过呼吸道进入体内而起到麻醉作用的。挥发性吸入麻醉药又分为烃基醚、卤代烃基醚和卤烃三类。随着细胞和分子生物学技术的发展，受体蛋白的分离、纯化、分子克隆以及膜片钳技术等在全麻原理研究方面的应用，大大增加了对吸入全麻药分子作用机制许多环节的了解，获得了许多新的发现，形成了一些新的观点和理论。

从现有的吸入麻醉药的分子结构和化学活性分析，很难想象这些分子结构和化学活性都有很大差异的全麻药物，可以通过直接作用于同一的特别受体而产生麻醉作用。更可能的机制是，吸入全麻药分子以不完全相同的方式作用于不完全一致的受体及受体部位产生相同或相似的全麻作用。因此，吸入麻醉过程所涉及的细胞、分子机制既复杂又多元化。

### 一、吸入麻醉药对大脑、脑干和脊髓的作用

全身麻醉作用至少应包括对意识水平的抑制和对伤害性刺激引起的体动反应的抑制。大脑是意识和中枢神经系统（CNS）的最高部位，有理由认为大脑皮质兴奋性的抑制可使意识消失而导致麻醉，无论这种抑制是全麻药直接作用于皮质神经元或是通过抑制皮质下的某些结构及其向皮质的投射通路所致。实验证实，临床浓度吸入全麻药对哺乳动物大脑皮质、嗅皮质及海马神经元的自主和诱发活动产生影响，通常是使这些神经元的兴奋性减低，但也有实验结果是使其兴奋性增高的。吸入全麻药还可影响神经元的抑制性传递，例如氟烷可延长海马神经元对 γ-氨基丁酸（GABA）诱发的抑制过程，使神经元的抑制性突触后电流的幅度增加和持续时间延长，但也可选择性降低抑制性突触后电位。此外，丘脑与大脑某些脑区的传导、联系被认为是重要的麻醉作用途径，现已知全麻药对其通路的抑制既有兴奋性也有抑制性成分。上述表明，大脑是吸入全麻药干扰神经冲动信息传递的重要部位，但此种神经信息传递的改变在全身麻醉中的意义尚未完全明确，甚至大脑本身在全身麻醉中的作用也仍有待阐明。

由于脑干网状结构在改变意识与觉醒状态及调节运动功能中起重要作用，也通常被认为是吸入全麻药的作用部位，即吸入全麻药可能通过作用于脑干的网状结构，改变该部位神经元的活动而导致意识消失或麻醉。但研究发现，吸入全麻药对网状结构神经元活动的影响是多种多样的，其结果可以是使兴奋性增加、不变或降低。选用的药物或神经元的取材不同，所测定的结果也不同，即吸入全麻药引起的网状结构神经元活动的改变可能取决于具体的吸入全麻药与具体的神经元之间的相互作用。上述表明，脑干网状结构无疑是麻醉作用的重要部位，但意识水平并不能简单地等同于网状结构活动的改变，也不能简单地认为全身麻醉仅仅是由于网状上行系统的兴奋性受抑制所致。否则将无法解释全麻药对网状结构的兴奋作用。

与对大脑作用的情况类似，吸入全麻药对哺乳类动物脊髓同样是既抑制兴奋性又抑制抑制性的神经传递，其抑制的程度和性质取决于全麻药的浓度和所测定的脊髓特殊通路。吸入全麻药除直接作用在脊髓外，尚可通过间接作用调节来自大脑下行抑制系统的冲动影响脊髓神经元的活动。总的说来，脊髓对吸入全麻药是敏感的，因为单独麻醉脑干和脊髓而不麻醉大脑时，抑制伤害性防卫反应所需异氟烷量减少。吸入全麻药对脊髓感觉和运动神经元对伤害刺激反应的抑制作用，与全身麻醉产生的对伤害刺激的运动反应抑制有关。因此，脊髓是吸入麻醉药作用的重要部位之一。

总之，吸入全麻药可对CNS中多个解剖部位的神经冲动传递产生影响，通常是兴奋性传递被抑制和抑制性传递被增强，但也可有兴奋性传递被增强，或抑制性传递被减弱，提示全麻药的作用并非是高度选择性和单一的。

## 二、吸入麻醉药对外周神经的作用

曾有设想，全身麻醉可能存在部分类似于局部浸润麻醉的作用，即通过阻滞位于感觉神经末梢的感受器，抑制伤害刺激产生的冲动或阻止冲动向中枢传入而导致麻醉作用。但研究表明，此推测基本不存在。因为临床浓度的乙醚、氟烷或甲氧氟烷不但不能改变鼠皮肤受体对触觉及毛发运动的反应，甚至可增加哺乳动物A类和C类纤维对伤害性刺激的敏感性和所产生的兴奋性。进一步采用区域灌注方法，使全身麻醉药物不能进入伤害刺激区域，再观测对MAC的影响，发现异氟烷的MAC无明显改变。因此，吸入麻醉药并非通过抑制外周感受器所致。

## 三、吸入麻醉药对突触传递的作用

突触是神经元之间彼此广泛联系的基本结构，在中枢的调节活动中具有最重要的作用，也是全麻药作用的重要部位，功能上可将突触分为兴奋性和抑制性两类。正常情况下，神经冲动抵达神经末梢时，使突触前膜去极化，引起电压门控型钙通道开放，$Ca^{+2}$经突触前膜进入膜内，神经末梢内游离钙增加，触发突触囊泡释放兴奋性递质；后者与突触后膜受体结合，使后膜对$Na^{+}$通透性增强，并引起去极化，产生兴奋性突触后电位（EPSP），致使突触后神经元发生兴奋性动作电位。抑制性突触是指中枢中普遍存在的所谓突触后抑制，是在胞体上接受多半来自抑制性中间神经元返回的神经冲动。其传递过程与兴奋性突触相似，但释放的是抑制性递质如GABA，与突触后膜上的受体结合后，主要是增

加突触后膜对 $K^+$ 和 $Cl^-$ 的通透性，使突触后膜超极化，产生抑制性突触后电位（IPSP），因而降低了其后神经元的兴奋性，故称超极化抑制。全麻药可通过干扰突触部位神经递质的释放、再摄取、与后膜受体结合、及干扰其结合后产生的效应等方面影响突触的传递过程。现已证实，多数吸入全麻药可对兴奋性突触传递产生抑制，而对抑制性突触传递产生增强作用。

### 四、吸入麻醉药对中枢神经介质的影响

全麻药影响中枢神经递质或介质的生物学过程是多方面的，可能包括对介质和介质成分的摄取、合成、释放、重吸收、耗损等。不同全麻药对不同神经介质的生物学过程有不同的影响，试图以全麻药对某一介质的生物学过程的影响来一元化解释全麻机制显然是不符合实际的。根据目前的研究结果，吸入全麻药产生的全麻作用应是全麻药与中枢神经系统多个介质系统相互作用的综合结果。

## 第二节 吸入麻醉药的药效动力学和药代动力学

### 一、吸入麻醉药的摄取与分布

吸入麻醉药在肺泡被吸收后经血液循环带入中枢神经系统，作用于一些关键部位产生全麻作用，所以吸入麻醉药在脑中的分压（相当于浓度）就非常重要。脑组织中吸入麻醉药分压受到以下 5 个方面因素的影响：①麻醉药的吸入浓度；②麻醉药在肺内的分布；③麻醉药跨肺泡膜扩散到肺毛细血管内血液的过程；④循环系统的功能状态；⑤经血-脑屏障向脑细胞内的扩散状态。

从生理方面考虑，麻醉气体跨过肺泡膜和血-脑屏障向肺毛细血管和脑细胞扩散是一个顺浓度差的被动弥散过程，应完全遵守 Fick 原理。故其扩散速度为：$(P_1-P_2)\times DAK/X$，$P_1$、$P_2$ 分别代表肺泡膜/血-脑屏障两侧麻醉药的气体分压，D 为弥散常数，A 代表肺泡膜/血-脑屏障与麻醉药接触的总面积，K 为麻醉药所固有的溶解系数，X 为肺泡膜/血-脑屏障的厚度。因此 Fick 原理强调麻醉药气体弥散对浓度的依赖性，而气体的摄取主要取决于心排血量（CO）的大小。CO 增加，带进体内的麻醉药量增加，呼出麻醉药浓度减少；反之，CO 降低，血流对肺泡麻醉药的摄取降低，呼出麻醉药浓度增加。因此麻醉科医师可以通过调节麻醉药物的吸入浓度来有效的控制其跨肺泡膜的摄取；但同时应注意，吸入麻醉药浓度过高会抑制心肌，使 CO 降低，反而降低了麻醉药的跨肺泡膜摄取。

### 二、吸入麻醉药的排除

吸入麻醉药除一小部分被代谢，极少量经手术创面、皮肤排除外，大部分以原型经肺排除。其肺排除量与该药的脂肪/血分配系数成反比。皮下脂肪有储存吸入麻醉药的作用，但尚无明显的证据表明这可导致患者的苏醒延迟。麻醉苏醒的过程就是麻醉药的排除过

程，与麻醉诱导过程相反：组织→血液→肺泡→呼出气。各种麻醉药排除时的肺泡浓度曲线与诱导时的肺泡浓度上升曲线是完全相反的。苏醒（药物排除）的快慢主要取决于血管丰富组织的组织/血溶解度、血/气溶解度、CO、新鲜气流量和肺泡通气量。因此目前常用的吸入麻醉药在高新鲜气流量通气时，大部分都会在 6～10 min 内降至苏醒浓度以下。

### 三、吸入麻醉药的肺泡最低有效浓度

在吸入麻醉中，必须明确一个非常重要的概念，即肺泡最低有效浓度（minimum alveolar concentration，MAC）。其定义是在一个大气压下有 50%患者在切皮刺激时不动，此时肺泡内麻醉药物的浓度即为 1 个 MAC。MAC 的概念包含有 4 个基本要素：①当受到强的有害刺激后必须发生一个全或无的体动反应；②把肺泡内呼气末麻醉药浓度作为一个平衡样点，以反映脑内麻醉药浓度；③用适当的数学方法表达肺泡内麻醉药的浓度与相应反应间的量化关系来评估 MAC；④MAC 还可量化以反映生理或药理状态的变化，如可以作为一项敏感的手段以确定其他麻醉药、中枢性药物与吸入麻醉药的相互影响。由于 MAC 非常类似药理学中的反映量-效曲线的 $ED_{50}$ 的值，通过此指标可进行各种吸入麻醉药药效（或副作用）的比较，而且还能以相加的形式来计算，即两种麻醉药的 MAC 均为 0.5 时，可以认为它们的总 MAC 为 1.0 MAC。这个概念不但应用于临床麻醉，而且还可用于吸入麻醉药的基础研究。用 MAC 来评价不同的吸入麻醉药的效能存在着不同的观点，因为 MAC 只是一个单一的方面，它不能反映肌肉对疼痛的反应。MAC 是衡量麻醉药效能强度的指标，也是监测患者麻醉深度的基础。

## 第三节　吸入麻醉的常用药物和操作方法

（一）氧化亚氮

**1. 药理作用**

（1）中枢神经系统

麻醉作用极弱，吸入 30%～50%氧化亚氮有镇痛作用，80%以上时有麻醉作用，氧化亚氮 MAC 为 105。吸入 75%氧化亚氮时的麻醉效能相当于氟烷 0.5%～1.0%。氧化亚氮有升高颅内压作用，脑肿瘤患者吸 66%氧化亚氮可使颅内压平均升高 26.7 mmHg。有研究表明，吸 0.2%氟烷的犬再吸 60%氧化亚氮，脑血流量增加达 2 倍。

（2）循环系统

对心肌无直接抑制作用，对心率、心输出量、血压、静脉压、周围血管阻力等均无影响。但在氟烷麻醉下，吸入氧化亚氮时出现平均动脉压、右房压、食管温度升高，全身血管阻力增加，瞳孔增大。另外，氧化亚氮可使肾血流量减少，认为氧化亚氮有 α 肾上腺素作用。

（3）呼吸系统

对呼吸道无刺激性，亦不引起呼吸抑制，但术前用镇痛药的患者，硫喷妥钠诱导时产生呼吸抑制，再吸氧化亚氮时增强呼吸抑制作用。

**2. 临床应用**

优点：①只要不缺氧，氧化亚氮并无毒性；②麻醉诱导及苏醒迅速；③镇痛效果强；④对气道黏膜无刺激；⑤无燃烧性。适应证：①与其他吸入麻醉药、肌松药复合可行各类手术的麻醉；②对循环功能影响小，可用于严重休克或重危患者；③分娩镇痛。

缺点：①麻醉作用弱，使用高浓度时易产生缺氧；②体内有大的闭合空腔时，引起其容积增大。禁忌证：①肠梗阻、空气栓塞、气胸等患者；②能增加空气栓塞可能的手术，如体外循环或部分体外循环的患者；③麻醉装置的氧化亚氮流量计、氧流量计不准确时禁用。

**3. 麻醉方法**

一般临床上不单独使用氧化亚氮麻醉，均与其他吸入麻醉，或静脉麻醉药或硬膜外阻滞等联合应用。临床上使用的氧化亚氮浓度一般为 50%～66%，也有用 40%或 30%的。当开胸手术或颅内手术时，即氧耗量相对较大时，应将氧化亚氮的吸入浓度降低至 50%以下，防止组织缺氧。

近些年来，氧化亚氮也被应用于低流量麻醉或全紧闭吸入麻醉，使氧化亚氮的临床麻醉应用范围更加扩大。采用氧化亚氮低流量或全紧闭吸入麻醉时，一定要根据麻醉科医师的知识水平、具有的临床经验以及监护设备等来决定，不可盲目实施。

**4. 不良反应**

（1）对骨髓的作用

为治疗破伤风、小儿麻痹等连续吸氧化亚氮 3～4 天以上的患者，可出现白细胞减少，以多形核白细胞和血小板减少最先出现。骨髓涂片出现渐进性细胞再生不良，与恶性贫血时的骨髓改变相似。因此，吸入 50%氧化亚氮以限于 48 h 内为安全。

（2）体内气体容积增大作用

由于氧化亚氮弥散率大于氮，氧化亚氮麻醉可以使体内含气腔隙容积增大，麻醉 3 h 后容积增大最明显，故肠梗阻、气腹、气脑造影等体内有闭合空腔存在时，氧化亚氮麻醉应列为禁忌。

（3）弥散性缺氧

氧化亚氮易溶于血中，在氧化亚氮麻醉结束时血中溶解的氧化亚氮迅速弥散至肺泡内，冲淡肺泡内的氧浓度，这种缺氧称为弥散性缺氧。Shaffer 等在氧化亚氮麻醉后 3～5 min（此时氧化亚氮呼出量最大），自主呼吸状态下吸空气时的测定结果 $PaO_2$ 由 69 mmHg 下降至 54 mmHg，而 $PaCO_2$ 由 50 mmHg 减至 42 mmHg。因此为防止发生低氧血症，在氧化亚氮麻醉后继续吸纯氧 5～10 min 是必要的。

### （二）七氟烷

**1. 药理作用**

（1）中枢神经系统

用 4%七氟烷、氧面罩吸入诱导 2 min 患者意识消失，脑电出现有节律的慢波，随麻醉加深慢波逐渐减少，出现类似巴比妥盐出现的棘状波群。用 1%七氟烷行慢诱导，10 min 意识尚不消失，脑电也无变化。七氟烷抑制中脑网状结构的多种神经元活动，且与剂量相关。七氟烷麻醉过深时也可引起全身痉挛，但较恩氟烷弱，临床上无此顾虑。七氟烷也增加颅内压、降低脑灌注压，但此种作用较氟烷弱。

（2）循环系统

吸入2%～3%七氟烷（自主呼吸下、$PaCO_2$约50 mmHg）收缩压约下降11%，吸2%～4%七氟烷（机械呼吸、$PaCO_2$保持正常情况下）使平均动脉压下降约15%，动脉压的下降与心功能抑制、心输出量减少及阻力血管扩张有关。七氟烷对心率的影响不明显。使用10%七氟烷诱导时，心率减少约5%，但用2%～3%七氟烷维持期（自主呼吸下、$PaCO_2$约50 mmHg)，可恢复至麻醉前值。在正常$PaCO_2$条件下吸1.5%氟烷时心率减慢、但吸入2%～4%七氟烷有心率增加倾向。

（3）呼吸系统

七氟烷对气道的刺激非常小，经常通过面罩吸入进行小儿的麻醉诱导，与氟烷相似。

七氟烷随麻醉加深呼吸抑制加重。以$CO_2$反应曲线及$PaCO_2$为指标检查呼吸抑制作用，1.1 MAC的七氟烷与氟烷抑制程度相等。1.4 MAC七氟烷麻醉时，可使$PaCO_2$升高至55 mmHg。动物实验证明七氟烷不抑制肺血管对低氧的收缩作用，但七氟烷可松弛土拨鼠的气管平滑肌，抑制乙酰胆碱、组胺引起的支气管收缩作用，此作用与氟烷、恩氟烷一样与剂量相关。七氟烷可治疗实验性喘息，故可用于喘息患者的麻醉。

（4）肝

七氟烷麻醉后肝血流量下降，但麻醉结束后迅速恢复正常。门脉血流也减少，且在麻醉后恢复较慢。七氟烷麻醉时总肝血流量维持正常，上述肝血流减少与七氟烷麻醉深度相关。七氟烷麻醉对肝细胞线粒体呼吸活性及细胞能量负荷均无明显影响。临床中七氟烷麻醉后血清谷草转氨酶有轻度增高，一周内恢复正常。麻醉及手术引起的肝损害是多因素的，需要在不同条件下进行研究。

（5）肌松作用

七氟烷麻醉下应用泮库溴铵时，从剂量反应曲线求得的$ED_{50}$，氟烷麻醉下泮库溴铵用量为1、七氟烷麻醉为0.6。显然对泮库溴铵的肌松作用有强化作用，而对维库溴铵作用更强。各种吸入麻醉药加强维库溴铵作用的顺序是七氟烷＞恩氟烷＞异氟烷＞氟烷。

（6）肾

含氟麻醉药在体内的代谢程度若很高，用药后血清氟浓度上升到一定程度并持续一定时间，便可造成肾损伤。七氟烷的组织溶解性较低，化学性质较稳定，在体内的代谢相对较低。与甲氧氟烷相比，七氟烷麻醉后血清氟离子浓度约为甲氧氟烷麻醉后血清氟离子浓度的1%左右。七氟烷麻醉后，尿中氟离子排出量约为甲氧氟烷的1/3～3/4。七氟烷麻醉后血清氟离子浓度恢复正常所需时间明显缩短，分别为2天和4天。目前尚未见有七氟烷造成肾损伤的报道。

**2. 临床应用**

优点：诱导迅速、无刺激味、麻醉深度易掌握。适应证：凡需要全身麻醉的患者皆可应用。

缺点：遇碱石灰不稳定。禁忌证：①1个月内施用吸入全麻，有肝损害者；②本人或家属对卤化麻醉药有过敏或有恶性高热因素者；③肾功能差者慎用。

**3. 麻醉方法**

可用静脉诱导插管或用七氟烷-氧、七氟烷-氧-氧化亚氮面罩诱导插管后用高流量

10～20 min 后改用低流量吸入麻醉维持。因诱导及苏醒快，可用于小儿或成人的门诊小手术或检查性手术的麻醉，此时用面罩吸入法。因七氟烷与钠石灰作用后产生有毒的分解产物，尤其是在二氧化碳吸收剂的温度升高至 45℃时，有害代谢产物更多，故不宜使用钠石灰的全紧闭麻醉，需要时可用钡石灰并降低二氧化碳吸收剂的温度。

（三）地氟烷

**1. 药理作用**

（1）中枢神经系统

地氟烷对中枢神经系统的抑制程度与用量有关，脑电图表现为脑皮质电活动呈剂量相关性抑制，但不引起癫痫样改变，也不引起异常的脑电活动。地氟烷与异氟烷脑皮质抑制相似，在相等的 MAC 浓度作用下地氟烷与异氟烷脑电图的参数变化相同；浓度增加，脑电图波形的振幅及频率均降低，表明抑制程度增加。$PaCO_2$ 正常时，吸入 0.8 MAC 或 1.2 MAC 的地氟烷或异氟烷均出现单一的偶发尖波，它与外界刺激无关，可能是正常脑电图变化；在低二氧化碳血症时，地氟烷与异氟烷的高频电活动略有增加，爆发性抑制轻度减少，但恩氟烷相反，易发展为爆发性癫痫样的异常脑电活动。地氟烷和其他吸入麻醉药一样，大剂量时可引起脑血管扩张，并减弱脑血管的自身调节功能。地氟烷对神经元的抑制程度与其剂量呈正相关。由于地氟烷的低溶解特性，所以麻醉后恢复迅速，比七氟烷、异氟烷、氟烷更快。

（2）循环系统

对健康志愿者，在控制呼吸维持正常的 $PaCO_2$ 条件下地氟烷和异氟烷一样降低血管阻力及平均动脉压，升高静脉压，此作用与剂量相关。和其他现代挥发性麻醉药一样，地氟烷能抑制心血管功能，然而在一定 MAC 下并用氧化亚氮能减轻地氟烷的循环抑制及心率加快作用，如与 1.66 MAC 的地氟烷/氧气麻醉相比，1.74 MAC 的地氟烷/氧化亚氮麻醉不出现心动过速。若以地氟烷麻醉 7 h 与麻醉最初 90 min 相比其抑制循环却呈减轻。在冠心病患者，地氟烷能抑制劈开胸骨的血压反应，从而保持正常的心脏指数及肺毛细血管楔压（PCWP）。

（3）呼吸系统

地氟烷抑制呼吸，减少分钟通气量、增加 $PaCO_2$，并降低机体对 $PaCO_2$ 增高的通气反应，其抑制作用与剂量有关。但地氟烷对呼吸的抑制程度不如氟烷、异氟烷强，由此可通过观察潮气量和呼吸频率的变化来估计麻醉的深度。

（4）肝

Jones 给 10 名健康男性志愿受试者吸入 3.6％地氟烷 89 min，分别测定吸入地氟烷后 4、24、72、192 h 的总胆红素、间接胆红素、血浆天冬氨酸酶、丙氨酸转氨酶、γ-谷氨酰环化酶和碱性磷酸酶，结果在地氟烷吸入前后所测定的上述各项指标无显著变化，说明对肝功能影响不大。

（5）肾

对肾功能的影响包括观察吸入地氟烷后 24、72 h 肌酐清除率、尿浓缩能力和尿中视黄醇结合蛋白（retinil-binding protein，RBP）和 N-乙酰-β-D-葡萄糖苷酶（β-N-acetyl-D-glucose-aminidase，NAG）的变化，结果表明各测定值在用药前后无显著变化。其中 NAG 反映药物诱发的肾毒性作用，RBP 是反映有无肾小管损伤的敏感指标。

（6）毒性反应

地氟烷是已知的在机体内生物转化最少的吸入麻醉药，在血和尿中所测到的氟离子浓度远小于其他氟化烷类麻醉药。Koblin 在小鼠实验中，先注射苯巴比妥后，分别吸入氟烷、异氟烷和地氟烷，结果表明氟烷组血浆和尿中氟离子浓度较对照组显著增高，异氟烷组轻度增高，地氟烷组则无显著变化。Jones 同样用术前注射苯巴比妥的小鼠，以 1.2 MAC 的氟烷、异氟烷和地氟烷麻醉 1 h，24 h 后发现，氟烷组小鼠肝细胞肿胀、坏死，异氟烷组有轻度的肝细胞肿胀，而地氟烷则无显著的肝组织表现。

**2. 临床应用**

优点：①血、组织溶解度低，麻醉诱导及苏醒快；②在体内生物转化少，对机体影响小；③对循环功能干扰小，更适用于心血管手术麻醉；④神经肌肉阻滞作用较其他氟化烷类吸入麻醉药强。

缺点：①沸点低，室温下蒸气压高，需用特殊的电子装置控制温度的蒸发器；②有刺激气味；③药效低，价格昂贵。

**3. 麻醉方法**

由于地氟烷对气道的刺激性，临床上很少单独加氧气用于麻醉诱导。一般是先用静脉麻醉诱导后，单纯吸入地氟烷或加用 60%氧化亚氮进行麻醉。临床上可用硫喷妥钠 4～8 mg/kg 静注后，按 40∶60 比例吸入地氟烷和氧化亚氮的混合气体，顺利完成气管插管。许多静脉麻醉药或镇痛药均可降低吸入麻醉药的用量，静注芬太尼 3 μg/kg 可使地氟烷-氧化亚氮的 MAC 下降 20%。术前用药也可不同程度地降低吸入麻醉药的用量，术前 0.05 mg/kg 咪达唑仑可使地氟烷 MAC 从 6.0±0.3 下降至 4.7±0.3。麻醉维持用 2.3%～3.0%地氟烷加 60%氧化亚氮和 $O_2$，也可并用静脉麻醉药、阿片类镇痛药或相应部位的硬膜外阻滞均可降低地氟烷的使用量及单独应用所引起的副作用。

当前吸入麻醉应用于心脏及大血管手术的麻醉，在防止术中知晓方面取得好的作用。同时，与短效阿片类镇痛药联合应用更适应于不停跳冠状动脉旁路移植手术以及快通道手术患者的麻醉。

### （四）异氟烷

**1. 药理作用**

（1）中枢神经系统

异氟烷对中枢神经系统的抑制与用量相关。在 1 MAC 以内，脑电波频率及波幅均增高；超过 1 MAC 时，波幅增高，但频率减少；深麻醉时两者皆降低。1.5 MAC 出现爆发性抑制，2 MAC 出现等电位波。深麻醉时、$PaCO_2$ 低或施加听刺激等不产生恩氟烷样的抽搐。0.6～1.1 MAC 异氟烷麻醉时，脑血流量增加；1.6 MAC 时，脑血流量倍增，但增加幅度仍不如氟烷麻醉，故颅内压升高亦少。对开颅患者，异氟烷在低 $PaCO_2$ 条件下可防止颅内压升高，而氟烷及恩氟烷则不易达到此目的。

（2）循环系统

异氟烷对心功能的抑制小于恩氟烷及氟烷，心脏麻醉指数为 5.7，大于恩氟烷（3.3）及氟烷（3.0），2 MAC 以内则较安全。随吸入浓度的增加，心输出量明显减少。与相同

MAC 的氟烷相比，异氟烷使动脉压下降的幅度相似，而心输出量几乎不减，说明异氟烷降低血压主要是由于周围血管阻力下降所致。异氟烷能减低心肌氧耗量及冠状动脉阻力，但并不改变冠状血管血流量。异氟烷使心率稍增快，但心律稳定，对术前有室性心律失常的患者，应用异氟烷麻醉维持期间并不增加发生心律失常的频率。

（3）呼吸系统

异氟烷抑制呼吸与剂量相关，能严重地降低通气量，使 $PaCO_2$ 增高，且抑制对 $PaCO_2$ 升高的通气反应。Flemming 等认为其抑制呼吸的作用小于氟烷，在 1.1 MAC 时呼吸对 $CO_2$ 的反应仍为清醒时的 85%，同样深度的氟烷为清醒时的 68%，约 2 MAC 时所有麻醉药的反应曲线均等于零。麻醉浓度增高时呼吸停止。异氟烷和其他吸入麻醉药一样，抑制人和犬对 $PaO_2$ 下降的呼吸反应。异氟烷麻醉增加肺阻力，并使顺应性和功能残气量稍减。

（4）肝

由于异氟烷的物理性质稳定，对抗生物降解，这就提示可能无肝毒性或毒性甚小。

临床证明异氟烷对肝无损害。肝酶血清水平（天冬氨酸转氨酶、丙氨酸氨基转移酶和乳酸脱氢酶）在异氟烷麻醉后加上手术创伤，仅有轻度增加。

（5）肾

异氟烷降低肾血流量，使肾小球滤过率和尿量减少，与恩氟烷、氟烷或氧化亚氮差距很小。异氟烷麻醉后不残留肾抑制或损害。异氟烷由于代谢少和迅速经肺排出，肾功能没有或只有轻微影响。长时间麻醉后血清尿素氮、肌酐或尿酸不增加。

（6）神经肌肉

异氟烷能产生足够的肌肉松弛作用。其肌松作用大于氟烷，可增加非去极化肌松药的作用，随麻醉加深，肌松药用量减少。异氟烷还能增强琥珀胆碱的作用，而恩氟烷及氟烷则无此作用。由于异氟烷本身有良好的肌松作用，并可免用或少用肌松药，适用于重症肌无力患者的麻醉。

**2. 临床应用**

优点：①麻醉诱导及苏醒快，无致吐作用；②无燃烧、爆炸危险；③循环稳定；④肌松良好；⑤扩张冠状动脉，有利于心肌缺血的患者；⑥对颅内压无明显的升高作用，适合于神经外科手术的麻醉。临床应用的适应证与恩氟烷相同，而优于恩氟烷。异氟烷对老年人、冠心病患者影响较小，对此类患者可以应用。由于不引起抽搐，可用于癫痫患者。在临床麻醉深度对颅内压影响不大，可用于颅内压增高患者。此外，低浓度的异氟烷吸入还适应于 ICU 患者的镇静。

缺点：①价格昂贵；②有刺激性气味影响小儿的诱导；③增加心率。禁忌证：因增加子宫出血，不适于产科手术。

**3. 麻醉方法**

与恩氟烷相同。如吸入异氟烷 5～10 min，肺泡气中异氟烷浓度为吸入浓度的 50%，也可以说诱导时所需的吸入浓度是肺泡气浓度的 2 倍。一般诱导时若肺泡气浓度大于 MAC 的 50%，便可加速脑平衡。与 70% $N_2O$ 合并应用时肺泡气中异氟烷浓度需 1.1%，单纯吸氧时则需要 1.7%，按此推算吸入气中所需的异氟烷浓度应分别为 2.2%及 3.4%。麻醉维持期间，可降低吸气浓度，只需要补偿组织异氟烷平衡所需量即可。在监测呼气末异氟烷浓度，保持为1.3 MAC的条件下，来调节异氟烷的吸入浓度。

在异氟烷吸入麻醉时，由于阻力血管的扩张作用，经常会出现血压下降，尤其是在术前禁食水时间过长或应用了脱水药物、胃肠道的准备后，麻醉后血压下降更为明显，应与麻醉过深相鉴别。最好是在麻醉前或麻醉中补充一定的液体后进行麻醉，可以避免血压和心率大幅度的波动。

# 第四节 吸入麻醉在舒适化医疗中的应用

## 一、吸入麻醉在分娩镇痛中的应用

分娩疼痛是大多数妇女一生中可能会经历的剧烈疼痛，其疼痛程度高于牙痛、背痛以及撕裂伤所导致的疼痛。随着国家生育政策的放开，许多育龄妇女经历2次或以上的分娩。如何减轻其疼痛也是整个社会关注的问题，当前国家已经推出首批无痛分娩医院名单，可以预测，未来会有更多的医疗机构推广无痛分娩，掌握无痛分娩的多种技术以及加强宣传是麻醉科医师的责任。除了主流的椎管内麻醉技术外，吸入麻醉技术也在无痛分娩中扮演重要角色。

### （一）$N_2O$在分娩镇痛中的应用

$N_2O$麻醉诱导迅速平稳，患者有愉快感，无兴奋期；苏醒也快而平顺，即使长时间吸入，一旦停药也能在1～4 min完全清醒。$N_2O$对呼吸道无刺激性，不增加分泌物，不抑制纤毛活动，对机体通气量无明显影响。$N_2O$与其他全麻药或麻醉性镇痛药复合则可增强呼吸抑制作用。$N_2O$有强大的镇痛效能，20%的$N_2O$镇痛作用与15 mg吗啡相当。随着吸入浓度增高，镇痛作用也增强。$N_2O$与其他麻醉药合用，可产生一定的心血管系统影响：①可减轻含氟类全麻药的心血管抑制作用，例如氧化亚氮与氟烷合用，血压、外周血管阻力和心输出量增加；②与异氟烷合用，使异氟烷的降压作用减弱；③与麻醉性镇痛药合用，可加重后者对心血管系统的抑制；④与氟烷并用，因$N_2O$增加儿茶酚胺释放，使心肌对儿茶酚胺的敏感性增强，容易出现心律失常。总之，$N_2O$吸入虽然不是最佳的分娩镇痛方法，但母儿安全，可使大多数产妇实现分娩镇痛。目前国内外应用$N_2O$吸入分娩镇痛，常采用两种方法实施，即产妇自助式和麻醉科医师控制式。

### （二）其他吸入麻醉药在分娩镇痛中的应用

其他吸入麻醉药也曾被尝试用于分娩镇痛，如三氯乙仿、甲氧氟烷、氟烷、安氟烷、异氟烷、七氟烷、地氟烷等，绝大多数是因为对产妇和胎儿的器官毒性、过度镇静、降低子宫张力、因气味不易为产妇接受而很少在分娩镇痛中使用。

到目前为止，除$N_2O$外，异氟烷在分娩镇痛中的应用是最有希望的，一种名为Isonox的气体呼吸设备可提供50%氧化亚氮+50%氧气+0.2%异氟烷，目前已被开发使用。在某些方面异氟烷优于氧化亚氮。异氟烷的血/气分配系数（1.4）高于氧化亚氮（0.47），药物排泄比氧化亚氮慢，作用时间相对延长，不同于氧化亚氮吸入时每次宫缩均需重新诱导，异氟烷是在前次镇痛作用的基础上进行诱导，因而镇痛的起效加快，镇痛效果增强。

## 二、吸入麻醉在牙科门诊和口腔外科门诊中的应用

牙科和口腔外科门诊的一些诊疗（如拔牙）可能产生明显的疼痛。部分患者对牙科、口腔外科诊治过程中或某些环节存在焦虑、紧张或害怕的心理，常导致患者就诊时依从性差，影响治疗的开展和效果。无痛牙科指在从镶牙、洗牙等一般口腔治疗到拔牙、补牙、种植牙等较复杂的牙科治疗中实施无痛技术，以减轻患者的痛苦。

$N_2O$ 吸入麻醉技术在无痛牙科中应用广泛，该技术可使患者配合治疗。如吸入 50% 以下浓度的 $N_2O$ 可产生最小镇静及轻度镇痛作用，有效控制恐惧或焦虑情绪，而情绪放松也利于提高痛阈，形成良性循环。疼痛较强的操作如拔牙，单纯依靠 $N_2O/O_2$ 吸入不足以产生可靠的镇痛作用，需要加用局部麻醉或镇静催眠药物。

## 三、吸入麻醉在儿科有创性操作中的应用

一些小儿不能很好地配合医护人员行外周静脉穿刺置管，使输液治疗受阻。有的小儿患者在治疗过程中需行深静脉置管术。清醒状态下行深静脉置管术，常给患儿带来一定的不适和疼痛，甚至留下心理创伤，也可能影响操作的成功率，增加并发症。应用七氟烷吸入麻醉技术可使小儿在无痛镇静的状态下完成静脉置管，提高静脉穿刺成功率，能减轻或消除患儿疼痛。七氟烷吸入诱导起效快，无难闻气味，小儿愿意接受，对呼吸、循环系统影响也小。该法对一些术前害怕肌内注射或建立静脉通路有困难的患儿尤为适用。

小儿术后拆除手术缝线以往在病房对患儿强制进行，患儿在极度恐惧下哭闹挣扎，不仅给患儿带来肉体的痛苦，对患儿精神和心理都是一种恶性刺激。随着人们生活的改善和意识的增强，以及医务人员对儿童精神心理研究的深入，临床上已经采用七氟烷吸入法或 $N_2O$ 吸入法进行镇痛镇静，提供无痛舒适的服务。

## 四、吸入麻醉在舒适内镜诊疗中的应用

### （一）吸入麻醉在耳、鼻内镜检查中的应用

耳、鼻内镜检查一般不会引起疼痛，但一部分小儿对内镜器械进入外耳道或鼻腔存在恐惧心理，从而拒绝接受检查。耳、鼻内镜检查要求身体保持静止，如检查过程中小儿体动，可引起耳、鼻重要结构受损。强制性检查则可造成小儿心理创伤。应用七氟烷吸入法可使患儿在安静状态下接受检查。七氟烷吸入法诱导平稳、迅速，苏醒快，不必开放静脉。

### （二）吸入麻醉在膀胱镜、输尿管镜检查中的应用

膀胱镜检查术操作时间短，刺激较强，要求术中镇痛完善、平稳，术后清醒快速、完全。输尿管镜检查须经尿道外口进入膀胱，然后经膀胱进入输尿管，甚至进入肾盂。检查过程中，患者有一定的不适，甚至疼痛。$N_2O$ 吸入和七氟烷吸入技术均可应用，效果佳。

### （三）吸入麻醉在宫腔镜检查中的应用

宫腔镜检查是妇科一项常用的诊疗技术，检查中由于器械的刺激和脏器反射性收缩可

引起 86.7%的妇女感觉到难以忍受的疼痛。因此，为宫腔镜检查的患者寻找一种简单、易行、安全有效的镇痛方法是临床迫切的要求。

七氟烷吸入技术具有诱导和苏醒过程迅速、平稳，对呼吸和循环的影响较小，麻醉效果完全，易于调节深度，可控性强，是一种易于被患者所接受的无痛技术。相对于传统的无麻醉下宫腔镜检查，七氟烷镇痛则更加体现出一种人文关怀。但麻醉气体吸入至产生麻醉效果需要一段时间，不如静脉全身麻醉起效迅速，还可能造成检查室内麻醉气体污染。可考虑给患者插入喉罩连接麻醉机行吸入全身麻醉，既保证患者安全也可避免麻醉气体污染检查室。

### （四）吸入麻醉在结肠镜检查中的应用

结肠镜检查是目前诊断结肠疾病的最常用方法，但由于该检查会引起一定的疼痛与不适，不少患者难以接受，这也是患者逃避该检查的最常见原因。

$N_2O$ 吸入技术可应用于结肠镜检查。$N_2O$ 吸入需患者自己操作，而行结肠镜检查前的患者，大部分都有恐惧的心理。因此，要做好心理安慰，细心解释 $N_2O$ 吸入镇痛在结肠镜检查的优点，指导患者 $N_2O$ 吸入操作程序及注意事项，充分取得患者的配合。

### （五）吸入麻醉在人工流产及输卵管通液术中的应用

人工流产过程中，由于扩宫、反复吸宫等较强的刺激引起迷走神经兴奋性增高，另外，孕妇对意外妊娠产生焦虑、紧张和恐惧，避孕失败后的忧郁、烦躁等心理改变导致对痛觉尤为敏感，从而易发生人流综合征。采用吸入麻醉技术可以使患者意识消失，对操作无心理压力，达到无痛舒适的条件，减少人流综合征的发生。人工流产术可以采用七氟烷吸入麻醉及 $N_2O$ 吸入技术。

输卵管通液术是输卵管不孕患者最常用的诊断及治疗方法。虽然操作简单，但患者的焦虑和恐惧以及操作的疼痛不适常使检查不能顺利进行。有些较为敏感的妇女还可因为剧烈疼痛发生虚脱、晕厥等严重反应。此外，精神紧张、药物刺激可引起输卵管痉挛、阻力增大，导致假阳性结果的出现，使患者重复通液，增加身心及经济负担。

无痛输卵管通液术可以使用 $N_2O$ 吸入技术。$N_2O$ 镇痛下通液有如下优点：①镇痛效果良好；②输卵管阻力降低，通畅性增加，避免假阳性结果；③心、肝、肺、肾等重要器官无损害，对呼吸道无刺激；④术后恢复快，术后 2～3 min 可以下床行走。

### （六）吸入麻醉在骨关节脱位手法复位中的应用

接受骨关节手法复位者多为门诊患者，其手术时间较短，麻醉要求镇静、镇痛完善，肌肉松弛，术毕能迅速恢复意识和定向力，无麻醉药残留效应。肩关节脱位和髋关节脱位是常见的急症，临床上多采取早期手法复位，疗效肯定。长期以来国内对骨关节手法复位多在无麻醉的情况下进行。这种治疗方法有两大弊端：①如果患者肌肉发达，加上剧痛使肌肉痉挛，术者行复位治疗时十分困难；②复位时强烈的疼痛刺激可使原有心血管基础疾病的患者病情加重，甚至出现严重意外。

应用七氟烷吸入麻醉技术可以使患者在无痛状态下完成关节复位。七氟烷吸入麻醉技术用于骨关节复位具有以下优点：①麻醉起效快，镇痛效果完善。②有一定的肌松作用，复位时稍加牵引即可复位，轻松简便。复位后肌肉张力迅速恢复有助关节复位后的稳定。

③作用时间短，恢复迅速、平稳，不良反应少，留观时间短。

### （七）吸入麻醉在烧伤患者清创换药中的应用

烧伤患者经常需要多次甚至几十次的清创换药，由于敷料及纱块与创面接触紧密，在操作中必然疼痛难忍，对其心理产生较大压力，某些合并基础病多的患者可能会出现心肺不良事件。因此，合理应用无痛技术可以大大减轻患者的不适，同时也使医护人员的治疗措施得以顺利进行。

吸入无痛技术可应用于烧伤患者的治疗性操作，常用的吸入气体为氧化亚氮。氧化亚氮是无色、有甜味、不燃烧、无刺激性的气体，患者容易接受。虽然氧化亚氮麻醉效能低（最低肺泡有效浓度为 105%），但吸入 35%～50%的氧化亚氮可产生较为确切的镇痛作用，不影响意识，对呼吸、循环系统生理功能影响小，临床使用较为安全。通常将氧化亚氮和氧气以 1∶1 比例混合配制，储存于瓶内。通过一套专用设备，将氧化亚氮吸入装置连接于面罩。使用时，患者手持面罩，扣住口、鼻或使用咬口塞，根据疼痛程度自己调整吸入时间，一般持续吸入 10～20 s 即可发挥止痛作用。此方法用于烧伤患者早期的镇痛、伤口清创、换药、敷药以及物理疗法时，可在一定程度上减轻患者的疼痛。氧化亚氮的镇痛效能低，可作为烧伤患者疼痛治疗的一种选择，但并不是非常理想的无痛技术。

### （八）吸入麻醉在提高困难插管患者插管操作耐受性中的应用

临床麻醉工作中，困难气道的病例时常会碰到，其中吸入麻醉药在尝试气管插管中可以增加患者的舒适度，减少单纯表面麻醉清醒状态下的应激反应，增加插管的成功率。

**1. 困难气道的定义**

困难气道是指具有 5 年以上临床麻醉经验的麻醉科医师遇到的面罩通气困难或气管插管困难或两者兼有的临床情况。困难气道主要包括困难面罩通气、困难喉镜显露、困难气管插管及气管插管失败。困难气道患者的转归主要是由患者自身因素、工作中实际配备的气道管理工具以及麻醉科医师的操作技巧等因素共同决定的。

**2. 困难气道的评估**

在临床中大约 90%的困难气道可以通过术前评估发现，主要包括对于患者病史方面的评估以及通过体格检查进行评估。患者病史及体格检查方面评估的传统项目可以参考 2013 年由中华医学会麻醉学分会气道学组制定的《困难气道管理指南》。

在通常所用的评估方法中，如开口度、牙齿的情况、Mallampati 评分、甲颏间距、头颈部活动度和颈部粗细等可以在床旁进行，快捷、简单、易行，但往往不够可靠。最好的困难气道预测是既往有困难气道的病史。气道评估的目的是减少不必要的清醒插管和最大限度地减少紧急气道的发生。

新的困难气道评估方法

①术前使用内镜行气道检查：患者在充分的表面麻醉后，使用纤维支气管镜（FOB）通过鼻腔检查气道；可以了解更加确切的气道信息，据此来重新制订或调整原有的气道管理策略。

②术前使用可视喉镜显露声门：在充分的表面麻醉和镇静、镇痛后，使用可视喉镜显露声门，如显露分级为 1～2 级，则采用诱导后插管。可视喉镜提高声门显露，同时可以增加患者在检查过程中的耐受性。

③超声用于气道评估：超声用于气道评估的优势在于无创、安全、便携和重复性强。超声用于气道评估的内容包括：确定气管导管的位置、定位环甲膜、辅助经皮气管造口术、评估餐后状况、确认胃管的位置以及鉴别是否发生气胸。

**3. 困难气道临床策略及专家指南**

对已预料到的困难气道患者，采取表面麻醉，在清醒或镇静、镇痛下进行保留自主呼吸的软镜引导下气管插管。评估为可疑困难气道的患者，进入手术室后在充分表面麻醉下，选用可视喉镜再次进行气道评估，如可见声门，则麻醉诱导插管，在保障安全的前提下提高患者的舒适性；若再次评估明确为困难气道，则处理方法同上。所有方法在预测困难气道时仍有一定的特异性和敏感性，在临床上需要综合应用。即使预测方法很多，在临床上仍会遇到未预料的困难气道，此时需要遵循《困难气道处理指南》中的流程进行处理。

保留自主呼吸浅全麻是介于清醒镇静表面麻醉和全麻诱导之间的一种诱导方式，在保留患者自主呼吸的前提下使患者意识消失。建议在表面麻醉的基础上实施，禁用肌松药。七氟烷和丙泊酚均可用于该诱导方式，诱导与苏醒迅速，对自主呼吸抑制较轻。诱导过程中出现呼吸抑制甚至呼吸暂停时，应及时面罩正压通气辅助呼吸，若出现通气困难按“紧急气道”处理或及时唤醒患者。

**4. 吸入麻醉技术在困难气道中的使用**

（1）吸入麻醉技术在儿童困难气道中的使用

在许多大样本单中心研究显示 1 岁以下小儿的困难气道发生率较高。小儿相对较大的枕部、丰富的气道软组织和较大的舌体可导致面罩通气困难。同样，学龄前小儿和年龄较大的小儿常见扁桃体肥大，且气道的最狭窄部分可能在扁桃体水平。更靠头侧的喉口、较硬的“Ω”形会厌和相对于下颌间隙较大的舌体等形成的气道解剖，均可导致小儿直接喉镜显露困难。在择期手术前由小儿耳鼻喉医师进行诊断性气道评估是有益的。另外，小儿的高代谢率和低氧储备使得气管插管时无通气间期更易发生明显低氧血症。

除了偶尔有在新生儿和成熟青少年成功实施清醒气管插管的病例报道之外，大多数小儿困难气道均是在麻醉诱导后或深度镇静下进行处理。现有证据表明，麻醉深度不满意是导致正常小儿不良围术期呼吸事件的主要危险因素。研究发现七氟烷麻醉的小儿应用肌肉松弛药可促进气管插管和减少不良呼吸事件的发生，不过，小儿困难气道管理中是否应用肌肉松弛药则是取决于潜在的气道病理情况和预计的面罩通气能力。再者，维持自主呼吸对其他一些与气管插管能力无关的气道异常（如前纵隔肿物、气管食管瘘等）亦十分重要。

如果选择维持自主呼吸，气管插管前气道表面喷洒利多卡因可有效麻醉气道，降低喉痉挛风险；应用止涎药物可减少分泌物，改善气道喷洒利多卡因的表面麻醉效果；在小儿，虽然鼻腔应用羟甲唑啉不是明确的指征，但可降低经鼻气管插管中鼻腔出血的危险，对于非预知性困难气道，应快速识别，并尽早快速调动其他可用资源，必须将进一步气管插管的尝试与医源性损伤的可能相权衡，特别是声门水肿和出血，即使特别轻柔的直接喉镜尝试亦可发生。

最近一项来自 13 个儿童中心 1018 例小儿困难气道的多中心研究显示，困难气道小儿两次以上的直接喉镜显露尝试与气管插管失败率和严重并发症发生率增加密切相关。事实上，第一次直接喉镜显露之外的任何一次尝试均增加小儿并发症发生率。小儿困难气道处理中最常见的严重并发症是心搏停止，发生率为 2%；最常见的并发症是一过性低氧血症（$SpO_2$＜85%）。根据该研究结果，麻醉科医师在非预知性小儿困难气道处理时应考虑采用以下策略：①尽可能减少直接喉镜显露尝试的次数，直接喉镜显露失败时应及时改用间接喉镜显露技术（如视频喉镜或纤维支气管镜）；②气管插管尝试中考虑采用肺氧合措施（如鼻导管或声门外气道装置），以降低并发症风险、改善患儿安全。另外，该研究确定了与小儿困难气道管理并发症增加相关的 4 个独立危险因素，包括两次以上气管插管尝试、体重小于 10 kg、短甲颏间距（小颌畸形）和采用间接喉镜技术前≥3 次直接喉镜显露尝试。

吸入诱导和自然通气麻醉对气道困难儿童的维持具有许多优点。例如唇裂患者行唇裂修补术或其他口腔手术常规口腔插管失败的儿童病例，采用七氟烷吸入诱导，在支气管镜引导下顺利完成插管。七氟烷是血气分配系数较低的吸入麻醉药，允许顺利和快速诱导麻醉。七氟烷麻醉后迅速恢复可能对危重症有好处。因此，在吸入七氟烷麻醉下，纤维插管同时保持自主呼吸是一种安全的保护气道的方法。

（2）吸入麻醉技术在成人困难气道中的使用

成人困难气道患者在麻醉时会出现很多不良情况，采用常规的插管对患者气道的损伤较大，对于一些心肺功能较差的患者会导致呼吸困难，最后会导致严重的后果。采用的七氟烷可以缩短患者的麻醉时间，在麻醉过程中维持患者的心率和血氧饱和度，减少患者在麻醉后出现的并发症。并且七氟烷对气道的刺激较小，可减少对患者的气道的损伤。

国内学者认为七氟烷吸入诱导比丙泊酚静脉诱导更平稳，对血流动力学影响更小。国外也有学者研究发现在困难气道患者全麻插管中，七氟烷吸入诱导缺氧的发生率低于丙泊酚静脉诱导。因此在困难气道患者的全麻诱导过程中更适宜应用七氟烷吸入诱导。有研究将保留自主呼吸条件下七氟烷吸入诱导联合纤支镜经鼻插管应用于不适于快速诱导的困难气道插管患者，保证患者在安全舒适的状态下平稳地接受气管插管，应激反应小，呼吸循环稳定。尤其对合并心脑血管疾病患者，能较完善地消除气管插管引起的不良应激反应，大大提高了困难气道患者全麻插管的安全性，显著降低了麻醉风险，减少麻醉并发症。

## 参考文献


[1] Vemparala S，Domene C，Klein ML. Computational studies on the interactions of inhalational anesthetics with proteins. AccChem Res，2010，43（1）：103-110.

[2] Ronald D. Miller，米勒麻醉学. 曾因明，邓小明主译. 8 版. 北京：北京大学医学出版社. 2016.

[3] Conzen PF，Fischer S，Detter C，et al. Sevoflurane provides greater protection ofthemyocardium than propofol in patients undergoing off-pump coronary artery bypasssurgery. Anesthesiology，2003：99（4）：826-833.

[4] Thomasson R，Luttropp HH，Werner O. A reflection filter for isoflurane and other anaesthet-icvapours. Eur J Anaesthesiol，1989；6（2）：89-94.

[5] Kotani N，Hashimoto H，Sessler DI. Intraoperative modulation of alveolar macrophage function during isoflurane and propofol anesthesia. Anesthesiology，1998，89（5）：1125-1132.

[6] Kotani N，Takahashi S，Sessler DI. Volatile anesthetics augment expression of proinflammatory cytokines in rat alveolar macrophages during mechanical ventilation. Anesthesiology，1999，91（1）：

187-197.

[7] Enlund M, Wiklund L, Lambert H. A new device to reduce the consumption of a halogenated anaesthetic agent. Anaesthesia, 2001, 56 (5): 429-432.

[8] Kotani N, Hashimoto H, Sessler DI. Expression of genes for proinflammatory cytokines in alveolar macrophages during propofol and isoflurane anesthesia. AnesthAnalg, 1999, 89 (5): 1250-1256.

[9] Patel SS, Goa KL. Sevoflurane. A review of its pharmacodynamic and pharmacokinetic properties and its clinical use in general anaesthesia. Drugs, 1996, 51: 658-700.

[10] Enlund M, Lambert H, WiklundL. Thesevoflurane saving capacity of a new anaesthetic agent conserving device compared with a low flow circle system. ActaAnaesthesiolScand, 2002, 46 (5): 506-511.

[11] Tanaka K, WeihrauchD, Ludwig LM. Mitochondrial KATP channel opening acts as a trigger for isoflurane-induced preconditioning by generating reactive oxygen species. Anesthesiology, 2003, 98: 935-943.

[12] Meiser A, Bellgardt M, Belda J, et al. Technical performance and reflection capacity of the anaesthetic conserving device-a bench study with isoflurane and sevoflurane. J ClinMonitComput., 2009, 23 (1): 11-19.

[13] Whalen FX, Bacon DR, Smith HM. Inhaled anesthetics: an historical overview. Best Pract Res ClinAnaesthesiol, 2005, 19: 323-330.

[14] Preckel B, Bolten J. Pharmacology of modern volatile anaesthetics. Best Pract Res ClinAnaesthesiol, 2005, 19: 331-348.

[15] Welborn LG, Hannallah RS, Norden JM. Comparison of emergence and recovery characteristics of sevoflurane, desflurane, and halothane in pediatric ambulatory patients. AnesthAnalg, 1996, 83: 917-920.

[16] Bomberg H, Glas M, Groesdonk VH. A novel device for target controlled administration and reflection of desflurane: the Mirus (TM). Anaesthesia, 2014, 69: 1241-1250.

[17] Tempia A, Olivei MC, Calza E. The anesthetic conserving device compared with conventional circle system used under different flow conditions for inhaled anesthesia. AnesthAnalg, 2003, 96: 1056-1061.

[18] Johnston, G. M., Eastment, et al. Is isoflurane safer than halothane in equine anaesthesia? Results from a prospective multicentrerandomised controlled trial. Equine Vet. J, 2004, 36, 64-71.

[19] Guarracino F, Landoni G, Tritapepe L, et al. Myocardialdamage prevented by volatile anesthetics: a multicenter randomized controlledstudy. J CardiothoracVascAnesth, 2006, 20 (4): 477-483.

[20] Baki ED, Aldemir M, Kokulu S, et al. Comparison of theeffects of desflurane and propofol anesthesia on the inflammatory response andS100β protein during coronary artery bypass grafting. Inflammation, 2013, 36 (6): 1327-1333.

[21] De Hert SG, Cromheecke S, ten Broecke PW, et al. Effects of propofol, desflurane, and sevoflurane on recovery ofmyocardialfunctionafter coronary surgery in elderly high-risk patients. Anesthesiology, 2003, 99 (2): 314-323.

[22] De Hert S, Vlasselaers D, Barbé R, et al. A comparisonof volatile and non volatile agents for cardioprotection during on-pump coronarysurgery. Anaesthesia, 2009, 64 (9): 953-960.

[23] Flier S, Post J, Concepcion AN, et al. Influence ofpropofol-opioid vsisoflurane-opioid anaesthesia on postoperative troponin releasein patients undergoing coronary artery bypass grafting. Br J Anaesth, 2010, 105 (2): 122-130.

[24] De Hert SG, TuraniF, Mathur S, Stowe DF. Cardioprotection with volatile anesthetics: mechanisms and clinical implications. AnesthAnalg, 2005, 100 (6): 1584-1593.

[25] Kong HY, Zhu SM, Wang LQ. Sevoflurane protects against acute kidney injury in a small-size liver transplantation model. Am J Nephrol, 2010, 32: 347-355.

[26] Cai J, Xu R, Yu X. Volatile anesthetics in preventing acute kidney injury after cardiac surgery: a systematic review and meta-analysis. J ThoracCardiovascSurg, 2014, 148: 3127-3136.

[27] McAuliffe JJ, Joseph B, Vorhees CV. Isoflurane-delayed preconditioning reduces immediate mortality and improves striatal function in adult mice after neonatal hypoxia-ischemia. AnesthAnalg, 2007, 104: 1066-1077.

[28] Chui J, Mariappan R, Mehta J. Comparison of propofol and volatile agents for maintenance of anesthesia during elective craniotomy procedures: systematic review and meta-analysis. Can J Anaesth, 2014, 61: 347-356.

[29] VrbanovicMijatovic, V. Serman, L. Gamulin, O. Analysis of pulmonary surfactant by Fourier transform infrared spectroscopy after exposure to sevoflurane and isoflurane. Bosn. J. Basic Med. Sci. 2017, 17, 38-46.

[30] Beck-Schimmer B, Shafer SL. How "volatile" is protection provided by Inhalational anesthetics? Anesthesiology, 2016, 124: 1213-1214.

[31] Sall JW, Stratmann G, Leong J. Isoflurane inhibits growth but does not cause cell death in hippocampal neural precursor cells grown in culture. Anesthesiology, 2009, 110: 826-833.

[32] Eger EI . New inhalational agents-desfluraneand sevoflurane. Can J Anaesth, 1993, 40 (5): R3-R8.

[33] Ghouri AF, Bodner M, White PF. Recovery profile after desflurane nitrous oxide versus isoflurane-nitrous oxide in outpatients. Anesthesiology, 1991, 74: 419-424.

[34] Smiley RM, Ornstein E, Matteo RS, et al. Desflurane and isoflurane in surgical patients: Comparison of emergence time. Anesthesiology, 1991, 74: 425-428.

[35] Chen X, Zhao M, White PF. The recovery of cognitive function after general anesthesia in elderly patients: A comparison of desflurane and sevoflurane. AnesthAnalg, 2001, 93: 1489-1494.

[36] Rortgen D, Kloos J, Fries M. Comparison of early cognitive function and recovery after desflurane or sevofluraneanaesthesia in the elderly: A double-blinded randomized controlled trial. Br J Anaesth, 2010, 104: 167-174.

[37] Sakai H, Sheng H, Yates RB. Isoflurane provides long-term protection against focal cerebral ischemia in the rat. Anesthesiology, 2007, 106: 92-99.

[38] McAuliffe JJ, Loepke AW, Miles L. Desflurane, isoflurane, and sevoflurane provide limited neuroprotectionagainst neonatal hypoxia-ischemia in a delayed preconditioning paradigm. Anesthesiology, 2009, 111: 533-546.

[39] McMurtrey RJ, Zuo Z. Isoflurane preconditioning and postconditioning in rat hippocampal neurons. Brain Res, 2010, 1358: 184-190.

[40] Pirbudak Cocelli L, Ugur MG, Karadasli H. Comparison of effects of low flowsevofurane and desfurane anesthesia on neutrophil and T-cell populations. CurrTher Res ClinExp, 2012, 73 (1-2): 41-51.

[41] Shi QY, Zhang SJ, Liu L. Sevoflurane promotes the expansion of glioma stem cells through activation of hypoxia-inducible factors in vitro. Br J Anaesth, 2015, 114 (5): 825-830.

[42] Uhlig C, Bluth T, Schwarz K. Effects of Volatile Anesthetics on Mortality and Postoperative Pulmo-

nary and Other Complications in Patients Undergoing Surgery：A Systematic Review and Metaanalysis. Anesthesiology，2016，124：1230-1245.

[43] Bomberg H，Glas M，Groesdonk VH，et al. A novel device for target controlled administration and reflection of desflurane-the Mirus. Anaesthesia，2014，69（11）：1241-1250.

[44] Orriach JL，Aliaga MR，Ortega MG. Sevoflurane in intraoperative and postoperative cardiac surgery patients. Our experience in intensive care unitwithsevoflurane sedation. Curr Pharm Des，2013，19：3996-4002.

[45] Jerath A，Panckhurst J，Parotto M. Safety and efficacy of volatile anesthetic agents compared with standard intravenous midazolam/propofol sedation in ventilated critical care patients：a meta-analysis and systematic review of prospective trials. AnesthAnalg，2017，124：1190-1199.

# 第七章　区域阻滞技术

（赵伟成　张　磊）

舒适化医疗指患者在就医全过程中感受到愉悦、无痛苦和无恐惧的一种医疗发展模式。随着B超等技术的发展，区域阻滞技术在舒适化医疗中扮演的作用越来越大。区域阻滞技术不仅仅局限于围术期手术的术后镇痛，也可广泛应用于门诊短小手术、检查，甚至患者整个住院期间的疼痛预防和治疗。本章节将从椎管内阻滞技术、神经阻滞技术和局麻麻醉技术进行阐述。

## 第一节　椎管内阻滞技术

椎管内阻滞系将局麻药注入椎管内的不同腔隙，使脊神经所支配的相应区域产生阻滞作用，包括蛛网膜下腔阻滞和硬膜外阻滞两种方法，后者还包括骶管阻滞。椎管内阻滞已成为现代麻醉及疼痛治疗的重要组成部分，是目前国内常用的麻醉和疼痛治疗方法，也是舒适化医疗的重要技术。

### 一、椎管内阻滞的作用机制

#### （一）蛛网膜下腔阻滞的作用机制

现在认为，蛛网膜下腔阻滞是通过脊神经根阻滞，离开椎管的脊神经根未被神经外膜覆盖，暴露在含局麻药的脑脊液中，通过背根进入中枢神经系统的传入冲动及通过前根离开中枢神经系统的传出冲动均被阻滞。因此，脊麻是通过脑脊液阻滞脊髓的前根神经和后根神经，导致感觉、交感神经及运动神经被阻滞。各神经被阻滞的具体顺序为：血管舒缩神经纤维→寒冷刺激→温感消失→对不同温度的辨别→慢痛→快痛→触觉消失→运动麻痹→压力感觉消失→本体感觉消失。消退顺序与阻滞顺序则相反。交感神经、感觉神经、运动神经阻滞的平面并不一致，一般说交感神经阻滞的平面比感觉消失的平面高2～4神经节段，感觉消失的平面比运动神经阻滞平面高1～4节段。

（二）硬膜外阻滞的作用机制

局麻药注入硬膜外间隙后，沿硬膜外间隙进行上下扩散，经多种途径发生作用，其中以椎旁阻滞、经根蛛网膜绒毛阻滞脊神经根以及局麻药通过硬膜进入蛛网膜下腔产生“延迟”的脊麻为主要作用方式。容量是决定硬膜外阻滞“量”的重要因素，大容量局麻药阻滞范围广。而浓度是决定硬膜外阻滞“质”的重要因素，高浓度局麻药使神经阻滞更完全，包括运动、感觉及自主神经功能均被阻滞。通过稀释局麻药浓度，可获得分离阻滞（differential block），这种分离阻滞尤其适用于术后镇痛，即仅阻滞感觉神经而保留运动神经功能。硬膜外阻滞可在任何脊神经节段处穿刺，通过调节局麻药的量和浓度来达到所需的阻滞平面和阻滞程度。

## 二、蛛网膜下腔阻滞

蛛网膜下腔阻滞又称为脊椎麻醉（简称“脊麻”），大量的临床实践证明，只要病例选择得当，用药合理，操作准确，脊麻不失为一简单易行、行之有效的无痛技术。

（一）解剖

相邻两节椎骨的椎弓由三条韧带相互连接，从外向内的顺序是：棘上韧带、棘间韧带及黄韧带。脊髓容纳在椎管内，为脊膜所包裹。脊膜从外向内分三层，即硬脊膜、蛛网膜和软膜。硬脊膜从枕大孔以下开始分为内、外两层。外层与椎管内壁的骨膜和黄韧带融合在一起，内层形成包裹脊髓的硬脊膜囊，抵止于第2骶椎。因此通常所说的硬脊膜实际是硬脊膜的内层。软膜覆盖脊髓表面与蛛网膜之间形成蛛网膜下腔。硬脊膜与蛛网膜几乎贴在一起，两层之间的潜在腔隙即硬膜下间隙，而硬脊膜内、外两层之间的间隙为硬膜外腔。

（二）适应证和禁忌证

蛛网膜下腔阻滞的适应证和禁忌证存在相对性。在选用时，除参考其固有的适应证与禁忌证外，还应根据操作医师自己的技术水平、患者的全身情况及手术要求等条件来决定。

**1. 适应证** ①下腹部、尾骶部及下肢手术；②术后镇痛；③癌痛的镇痛；④分娩镇痛；⑤下腹部、骶尾部、下肢创伤镇痛等。

**2. 禁忌证** ①精神病、严重神经官能症以及小儿等不能合作的患者；②严重低血容量的患者；③凝血功能异常的患者；④穿刺部位有感染的患者；⑤中枢神经系统疾病，特别是脊髓或脊神经根病变者，疑有颅内高压患者也应列为禁忌；⑥脊椎外伤或有严重腰背痛病史者，禁用脊麻。脊椎畸形者，脊椎常存在解剖结构异常，也应慎用脊麻。

（三）药物选择

蛛网膜下腔阻滞较常用的局麻药有普鲁卡因、丁卡因、布比卡因、罗哌卡因、利多卡因。短时间的诊疗可选择普鲁卡因，中等时间的诊疗常选择利多卡因，而长时间的诊疗可用布比卡因、丁卡因及罗哌卡因。丁卡因容易被弱碱中和沉淀，使阻滞作用减弱，须注意。

（四）蛛网膜下腔阻滞穿刺方法

穿刺点用1%～2%利多卡因作皮内、皮下和棘间韧带逐层浸润。常用的蛛网膜下腔穿刺术有直入法和旁入法两种。

**1. 直入法**　用左手拇指、示指固定穿刺点皮肤。将穿刺针在棘突间隙中点，与患者背部垂直，针尖稍向头侧作缓慢刺入。当针穿过黄韧带时，有阻力突然消失“落空”感觉，继续推进常有第二个“落空”感觉，提示已穿破硬膜与蛛网膜而进入蛛网膜下腔。

**2. 旁入法**　于棘突间隙中点旁开1.5 cm处作局部浸润。穿刺针与皮肤呈75°对准棘突间孔刺入，经黄韧带及硬脊膜而达蛛网膜下腔。本法可避开棘上及棘间韧带，特别适用于韧带钙化的老年患者或脊椎畸形或棘突间隙不清楚的肥胖患者。

（五）蛛网膜下腔阻滞的并发症

包括轻度的并发症及严重的并发症，前者如：低血压、平面过高、呼吸抑制、脊麻后头痛及背痛；后者如：神经损伤、脑膜炎、马尾综合征、硬膜下出血、脑损伤及死亡等。

**1. 血压下降和心率缓慢**　蛛网膜下腔阻滞平面超过$T_4$后，常出现血压下降，多数于注药后15～30 min发生，同时伴心率减慢，严重者可因脑供血不足而出现恶心、呕吐、面色苍白、躁动不安等症状。处理上应首先考虑补充血容量，如果无效可给予血管活性药物（麻黄碱、间羟胺等），直到血压回升为止。对心率缓慢者可考虑静脉注射阿托品0.25～0.30 mg以降低迷走神经张力。

**2. 蛛网膜下腔阻滞后头痛**　是常见的并发症，由于脑脊液通过硬膜穿刺孔不断丢失，使脑脊液压力降低所致，发生率为3%～30%。女性的发生率高于男性，发生率与年龄成反比，与穿刺针的直径成正比。直入法引起的头痛发生率也高于旁入法。治疗脊麻后头痛的措施，包括：①镇静、卧床休息及补液；②静脉或口服咖啡因；③硬膜外生理盐水输注；④硬膜外自体血填充（blood patch）。

**3. 恶心、呕吐**　脊麻中恶心、呕吐发生率高达13%～42%。应检查是否有麻醉平面过高及血压下降，并采取相应措施；或暂停手术以减少迷走刺激；或施行内脏神经阻滞，一般多能收到良好效果。若仍不能制止呕吐，可考虑使用托烷司琼等药物镇吐。

**4. 阻滞平面过广**　脊麻中任何患者都可能出现阻滞平面过广，通常出现于脊麻诱导后不久。胸段脊神经阻滞引起肋间肌麻痹，可出现呼吸抑制，表现为胸式呼吸微弱，腹式呼吸增强，严重时患者潮气量减少，咳嗽无力，不能发声，甚至发绀。应迅速给予有效吸氧。如果发生全脊麻而引起呼吸停止、血压骤降或心搏骤停，应立即施行气管内插管人工呼吸、维持循环等措施进行抢救。

**5. 背痛**　脊麻后严重的背痛少见。穿刺时骨膜损伤、肌肉血肿、韧带损伤及反射性肌肉痉挛均可导致背痛。处理办法包括休息、局部理疗及口服止痛药。通常经保守治疗后48 h可缓解。

**6. 神经系统并发症**　是脊麻后严重的并发症。常见的原因是：穿刺损伤，化学或细菌性污染。

（1）马尾综合征：出现马尾神经综合征的患者，表现为脊麻后下肢感觉及运动功能长时间不恢复，神经系统检查发现鞍骶神经受累、大便失禁及尿道括约肌麻痹，恢复异常缓慢。

（2）蛛网膜下腔出血：蛛网膜下腔出血可损伤脊髓，但此种情况即便是服用抗凝剂的患者也罕见。一旦出现神经系统并发症，应对神经系统进行全面的检查，并请专科医师进行会诊。

## 三、硬膜外阻滞

硬膜外阻滞有单次法和连续法两种。单次法系穿刺后将预定的局麻药全部陆续注入硬膜外间隙以产生阻滞作用。此法缺乏可控性，易发生严重并发症和意外，故已罕用。连续法是通过穿刺针，在硬膜外间隙置入塑料导管，根据病情、手术或检查的范围和时间，分次给药，使阻滞时间得以延长，并发症明显减少。连续硬膜外阻滞已成为临床上常用的镇痛治疗方法。

根据脊神经阻滞部位不同，可将硬膜外阻滞分为高位、中位、低位及骶管阻滞。

### （一）适应证及禁忌证

**1. 适应证** ①产科镇痛；②腰痛、坐骨神经痛；③伴有下肢血循环障碍的疼痛，例如雷诺病、血栓闭塞性脉管炎；④急性胰腺炎、胆结石发作等腹部内脏痛；⑤癌肿末期疼痛无法控制者；⑥术后疼痛；⑦带状疱疹及带状疱疹后神经痛；⑧其他，如外伤性颈部综合征、颈肩手综合征、胸廓出口综合征、尿路结石、褥疮、下肢溃疡等多种疾病。

**2. 禁忌证** ①低血容量：低血容量时机体常常通过全身血管收缩来代偿以维持正常的血压，一旦给予硬膜外阻滞，其交感阻滞作用使血管扩张，迅速导致严重的低血压；②穿刺部位感染：可能使感染播散；③菌血症：可能导致硬膜外脓肿；④低凝状态：容易引起硬膜外腔出血、硬膜外腔血肿。

### （二）药物选择

目前常用的局麻药有利多卡因、罗哌卡因及布比卡因。决定硬膜外阻滞范围的最主要因素是药物的容量，而决定阻滞深度及作用持续时间的主要因素则是药物的浓度。根据穿刺部位和手术要求的不同，应对局麻药的浓度作不同的选择。此外，浓度的选择与患者全身情况有关，健壮患者所需的浓度宜偏高，虚弱或年老患者浓度要偏低。

### （三）穿刺技术

**1. 穿刺前准备** 硬膜外阻滞的局麻药用量较大，为预防中毒反应，阻滞前可给予巴比妥类或苯二氮䓬类药物。

**2. 穿刺体位及穿刺部位** 穿刺体位有侧卧位及坐位两种，临床上主要采用侧卧位，具体要求与蛛网膜阻滞法相同。

**3. 穿刺方法** 硬膜外间隙穿刺术有直入法和旁入法两种。颈椎、胸椎上段及腰椎的棘突相互平行，多主张用直入法；胸椎的中下段棘突呈叠瓦状，间隙狭窄，穿刺困难时可用旁入法。老年人棘上韧带钙化、脊柱弯曲受限制者，一般宜用旁入法。

### （四）硬膜外阻滞的并发症

硬膜外阻滞的并发症既可发生在穿刺时，也可发生在阻滞后数小时或数天。仅极少数并发症会留下永久性后遗症。大多数严重并发症能够预防，发生并发症后要诊断正确，处理及时。

**1. 局麻药全身中毒反应** 由于硬膜外阻滞通常需大剂量的局麻药（5～8 倍的脊麻剂量），容易导致全身中毒反应，尤其是局麻药误入血管内更甚。具体表现及处理见相关药物章节。

**2. 误入蛛网膜下腔** 如果局麻药误入蛛网膜下腔，可能导致阻滞平面异常升高或全脊麻。全脊麻的处理原则是维持患者循环及呼吸功能。患者意识消失，应行气管插管人工通气，加速输液以及应用血管收缩药升高血压。若能维持循环功能稳定，30 min 后患者可清醒。全脊麻持续时间与使用的局麻药有关，利多卡因可持续 1～1.5 h，而布比卡因持续 1.5～3.0 h。只要诊断和处理及时，大多数患者均能恢复。

**3. 误入硬膜下间隙** 局麻药误入硬膜和蛛网膜之间的间隙，即硬膜下间隙阻滞。由于硬膜下间隙为一潜在间隙，小量的局麻药进入即可在其中广泛弥散，出现异常的高平面阻滞，但起效时间比脊麻慢，因硬膜下间隙与颅内蛛网膜下腔不通，除非出现严重的缺氧，一般不至于引起意识消失。处理原则同全脊麻，即采取各种措施维持呼吸和循环功能稳定。

**4. 导管折断** 导管折断是连续硬膜外阻滞的并发症之一，发生率约为 0.057%～0.2%。传统处理的原则是体内存留异物应尽可能取出。如果术毕即发生断管，且导管断端在皮下，可在局麻下作小切口取出。

**5. 异常广泛阻滞** 注入常规剂量局麻药后，出现异常广泛的脊神经阻滞现象。临床特点是高平面阻滞总是延缓地发生，多出现在注完首量局麻药后 20～30 min，常有前驱症状如胸闷、呼吸困难、说话无声及烦躁不安，继而发展至通气严重不足，甚至呼吸停止，血压可能大幅度下降或无多大变化。脊神经阻滞常达 12～15 节段，但仍为节段性。有两种常见的原因：异常的硬膜外间隙广泛阻滞，硬膜下间隙阻滞。

**6. 硬膜穿破和头痛** 据报道，硬膜穿破发生率高达 1%。硬膜穿破除了会引起阻滞平面过高及全脊麻外，还可导致头痛。由于穿刺针孔较大，穿刺后头痛的发生率较高。

**7. 神经损伤** 硬膜外阻滞后出现永久性的神经损伤比较罕见。引起神经损伤的四个主要原因及表现为：

（1）操作损伤：通常由穿刺针及硬膜外导管所致。患者往往在穿刺时就感觉疼痛，神经纤维的损伤可能导致持久的神经病变，但大多数患者的症状，如截瘫、疼痛、麻木，均可在数周内缓解。胸段及颈段的脊髓损伤最严重。

（2）脊髓前动脉栓塞：可迅速引起永久性的无痛性截瘫，因脊髓前侧角受累（缺血性坏死），故表现以运动功能障碍为主的神经症状

（3）粘连性蛛网膜炎：粘连性蛛网膜炎通常由误注药物（如氯化钙、氯化钾、硫喷妥钠及各种去污剂）入硬膜外间隙所致。

（4）硬膜外血肿及脓肿：形成血肿的直接原因是穿刺针损伤血管，尤其是置入导管的损伤。促使出血的因素有患者凝血机制障碍及抗凝血治疗。硬膜外血肿是硬膜外阻滞并发截瘫的主要原因。

## 四、骶管阻滞

骶管阻滞是经骶裂孔穿刺，注局麻药于骶管腔以阻滞骶脊神经，是硬膜外阻滞的一种

方法。骶裂孔和骶角是骶管穿刺点的重要解剖标志，其定位方法是：先摸清尾骨尖，沿中线向头方向摸至 4 厘米处（成人），可触及一个有弹性的凹陷，即为骶裂孔，在孔的两旁可触到蚕豆大的骨质隆起，是为骶角。两骶角连线的中点，即为穿刺点。髂后上嵴连线在第二骶椎平面，是硬脊膜囊的终止部位，骶管穿刺针如果越过此连线，即有误穿蛛网膜下腔而发生全脊麻的危险。

**1. 适应证** ①下腹部、肛门、会阴部癌性疼痛，尤其局限于 $S_1$、$S_2$ 者；②坐骨神经痛，尤其是前列腺癌所致；③脊髓损伤引起的疼痛、下半身麻痹、截瘫。

**2. 阻滞方法**

（1）体位：俯卧，髂前上棘下垫枕，也可在侧卧位下进行操作。

（2）穿刺点：髂后上棘内侧 1 cm、下方 1 cm 处有 $S_2$ 的骶后孔。

（3）骶角外侧 1 cm、上方 1 cm 处有 $S_4$ 的骶后孔，在 $S_2$ 骶后孔和 $S_4$ 骸后孔连线中点，有 $S_3$ 骶后孔。

（4）$S_4$ 骶后孔位于连接这些点的线上，亦即位于 $S_2$ 定标点上方 1.5～2 cm 处。

（5）用 6 cm 长 7 号针，做皮丘，在预定骶孔处与皮肤垂直处进针，在 1～3 cm 深度上能触到骶骨后面，再推进 1.5 cm 就能到达骶后孔。

（6）抽吸试验阴性，可注入局麻药 5 ml。

**3. 改良方法** 与腰部硬膜外阻滞法相同，在 S2 平面以下先摸清骶裂孔，穿刺针自中线垂直进针，易进入骶裂孔。改进的穿刺方法失败率降低，并发症减少。

**4. 骶管阻滞并发症**

（1）局麻药误入血管：是骶管阻滞最常见的并发症。骶管内虽然血管丰富，但静脉压力较低，穿刺针误入血管时不易回抽到血。因此，必须严密观察应用试验剂量后患者的表现。

（2）骨膜损伤：骨膜损伤引起的疼痛可持续几周。治疗方法有充分热敷，应用抗炎药物。此外，还要给予良好的支持治疗。

（3）穿透硬脊膜：比较少见，与硬膜外阻滞一样可导致全脊麻和术后头痛。

（4）骨质内注射：比较少见，但它产生的全身毒性反应可与静脉注射相似。

（5）骶管前注射：很少见，临床有行骶管阻滞时将药物注射到直肠内的报道。认真仔细做标志并注意角度可避免此类情况发生，穿刺针不可全部进入组织内。

（6）高血压：通常在快速注射时出现。可能与对脊髓或脊神经的压迫有关。这种情况通常为一过性，缓慢注射可避免此类情况发生。

## 五、脊柱超声成像

### （一）腰椎超声成像

1. 体位：坐位、侧卧或俯卧，同时最大程度弯曲腰骶部脊柱。

2. 弧形或低频探头，初始探头置于棘突外侧（如旁正中矢状面）1～2 cm 处，扫描期间，稍微向内侧倾斜可让超声波进入旁正中倾斜矢状平面。尾端可见骶骨高回声影，探头向头端移动，可见 $L_5$～$S_1$ 椎间隙，继续向头端移动可见 $L_{4\sim5}$ 及 $L_{3\sim4}$ 椎间隙。超声下在两椎板间隙可见超声影像，从外至内：竖脊肌、黄韧带、硬膜外腔、后侧硬脊膜、马尾、鞘间隙、前复合物、椎间盘。

3. 腰椎蛛网膜下腔穿刺或硬膜外穿刺，可辅助B超预先观测下层的脊柱解剖或实时引导。实时引导穿刺时建议两人操作完成，一人通过旁正中轴法进行超声扫描，另一人使用“阻力消失法”在中路使用平面内技术由尾端向头端进行穿刺。在B超引导下可见穿刺针穿过黄韧带进入硬膜外腔，蛛网膜下腔穿刺可见穿刺针进入硬脊膜，使用针内针穿刺者少数情况下可见硬脊膜隆起。

（二）胸椎超声成像

1. 胸椎超声成像较腰椎难度增加，低位胸椎（$T_{9\sim12}$）椎管结构的超声影像与腰椎成像差不多，然而由于成锐角的棘突和狭窄的棘突间隙及中位胸椎的椎间隙导致了一个狭窄的声窗，且潜在椎管解剖的视野受到限制。超声引导下穿刺技术难度较高，但椎板、椎间隙和后硬脊膜持续可见，仍可能会提高一次成功的可能性。

2. 坐位、侧卧或俯卧，坐位显像最佳。

3. 弧形或低频探头，旁正中斜矢状位扫描，且超声探头的方向标记朝向头端，平面内进针，直至穿刺针接触到椎板或进入椎间隙，此时移除超声探头使用传统“阻力消失法”进入硬膜外腔。

（三）骶骨超声成像

1. 体位：侧卧或俯卧。

2. 线阵高频探头，横向位或矢状位，可见骶骨角、骶骨延伸到尾骨的强回声骶尾韧带、骶管裂孔、骶骨和尾骨。平面内或平面外进针，平面内进针时，在矢状位进行扫描，可见针从骶尾韧带进入骶管，但由于骶骨阻碍了超声的传播，导致了不可观测到穿刺针尖端或药物扩散。报道有5%～9%可能发生超声检测不到的血管内注射。

## 六、椎管内阻滞在舒适医疗中的应用

椎管内阻滞是舒适医疗实施中重要的无痛技术之一。椎管内阻滞广泛应用于术后镇痛、分娩镇痛、内镜检查、慢性痛和癌痛的治疗。

（一）椎管内阻滞在术后镇痛中的应用

**1. 硬膜外术后镇痛应用对象**

适应证：①胸部或腹部手术的患者；②下肢手术后需要早期肢体活动的患者（包括主动与被动的肢体锻炼）；③下肢血管手术，需要交感神经阻滞的患者；④未接受抗凝治疗且在术后早期也不会接受抗凝治疗的患者；⑤特别适用于心功能或肺功能不良的患者。

禁忌证：①患者拒绝接受；②凝血病患者；③目前正在或准备接受低分子肝素（LMWH）治疗的患者；④存在菌血症的患者；⑤硬膜外穿刺部位存在局部感染的患者；⑥存在脊柱疾患的患者（相对禁忌证）。

**2. 硬膜外阻滞术后镇痛的药物**

包括罗哌卡因、左布比卡因、阿片类药、氯胺酮、可乐定、丁丙诺啡、新斯的明、降钙素等。在应用于患者时要具体考虑各种情况（例如低体重，过度疲劳，虚弱，老年患者和急症患者）。不同患者的药物起效时间和持续时间都会有所不同。

**3. 连续硬膜外阻滞预防性镇痛**

术前采用硬膜外阻滞可以达到预防性镇痛的目的，是促进患者术后功能恢复的积极手段之一。例如连续硬膜外阻滞能有效缓解全膝关节置换术后 24 h 内静息痛，起到预防性镇痛的效果。预防性镇痛能有效缓解术后 24 h 后运动疼痛，不仅减轻患者早期康复锻炼的疼痛及畏惧心理，还可增加术后近期及长期术膝最大屈曲度。术后早期活动能减少深静脉血栓的发生率，从而降低了肺栓塞、脑栓塞等严重危及患者生命的并发症的发生率。预防性镇痛并不增加术后恶心、呕吐、呼吸抑制、幻觉等不良反应的发生率。

### （二）椎管内阻滞在无痛分娩中的应用

**1. 硬膜外分娩镇痛** 硬膜外阻滞是分娩镇痛最常应用的方法。

**2. 蛛网膜下腔-硬膜外联合阻滞镇痛（CSEA）** 与单纯硬膜外镇痛相比，CSEA 镇痛起效更快、产妇的满意度更高，而维持镇痛的药物用量大大减少。临床上一般采用小剂量局麻药与小剂量阿片类药物联合蛛网膜下腔给药的方法。

**3. 可行走的硬膜外腔分娩镇痛** 可行走的硬膜外腔分娩镇痛被认为是分娩镇痛的最佳选择。Morgan 等认为，施行硬膜外腔分娩镇痛时，仅使 $T_{10}$ 到 $S_5$ 区域的痛觉消失，而仍然保留产妇的本体感觉，保持下肢自主活动，不仅能坐，也能站立或下地活动，才是最佳的分娩状态。

**4. 骶管阻滞** 骶管阻滞分单次法和连续法两种，其阻滞范围在骶部，在第一产程时镇痛不全，适用于第二产程。初产妇在宫口开大 5～6 cm 时，经产妇在宫口开大 4～5 cm 时可进行骶管阻滞。连续骶管阻滞可以较好地缓解分娩痛。此方法主要用于消除会阴疼痛。

### （三）椎管内阻滞在无痛内镜检查中的应用

目前，无痛技术广泛应用于各种内镜检查和治疗。无痛输尿管镜、膀胱镜、膝关节镜检查和治疗可在椎管内阻滞下进行。脊麻多选 $L_{3\sim4}$ 间隙，应用布比卡因或罗哌卡因。硬膜外阻滞多选 $L_{2\sim3}$ 或 $L_{1\sim2}$ 间隙，局麻药可用利多卡因及罗哌卡因。

### （四）椎管内阻滞在创伤疼痛中的应用

硬膜外阻滞镇痛一般用于胸腹部和下肢创伤患者。国外目前主要用于胸部创伤，尤其是多发性肋骨骨折的患者。胸段硬膜外阻滞不仅能提供良好的镇痛，还可改善胸壁的顺应性、增加肺功能余气量、降低支气管呼吸阻力和预防肺萎陷。对需手术治疗的下肢创伤患者，若采用硬膜外阻滞，术后可留置导管，注射局麻药和阿片类药镇痛，可获得满意效果。烧伤患者的烧伤部位如局限于身体下部而相应脊椎区域未受累，连续硬膜外给药镇痛可以提供长时间的基础镇痛。

### （五）椎管内阻滞在慢性痛及癌痛中的应用

**1. 椎管内阻滞治疗慢性痛** 慢性疼痛不仅对机体造成危害，而且影响到患者的生活、家庭乃至社会。椎管内阻滞是治疗下肢及腰背慢性痛的有效方法。硬膜外注药是微创治疗腰腿痛的有效方法，操作时直接把含有局麻药及皮质激素、维生素 B 的混合液注入病变部位，可阻断恶性刺激传导。

**2. 椎管内阻滞用于癌痛** 随着社会发展，控制和治疗癌痛成为医师的重要任务。除了药物治疗外，椎管内阻滞、硬膜外或髓鞘内给予阿片类药物，是常用的另一类方法。

（1）蛛网膜下腔阻滞：常用于癌痛治疗。蛛网膜下腔注射酚或乙醇的镇痛效果和持续时间都优于局部神经阻滞和神经根阻滞。此种方法控制癌痛有效，但需要由有经验的专科医师操作。

（2）硬膜外腔阻滞

1）硬膜外连续注药控制癌痛：硬膜外穿刺后插入连续硬膜外导管，衔接 PCA 泵或缓释泵，注入吗啡、芬太尼、曲马朵等药物至硬膜外腔，可取得迅速、长期满意的治癌痛效果。PCA 泵或缓释泵的使用方法简单易学，患者和家属容易掌握。该法不妨碍患者活动。

2）硬膜外腔神经化学性毁损术：与蛛网膜下腔阻滞相比，该法可避免脑膜刺激，不会毁损脊髓或脊神经。由于神经破坏药不直接接触神经根，引起膀胱与直肠括约肌功能障碍的可能性较蛛网膜下腔阻滞要小，但效果不如蛛网膜下腔阻滞。此外，可经硬膜外导管分次注入神经破坏药。此法适合双侧的广泛性疼痛。由于药物在硬膜外腔内的流向不容易控制，该法难以准确控制阻滞范围，故不适合局限性疼痛。

### （六）椎管内阻滞的其他治疗作用

除了上述临床应用外，椎管内阻滞尚可用于治疗下面疾病引起的疼痛。

**1. 颈硬膜外阻滞治疗神经根型颈椎病** 神经根型颈椎病主要是在患椎钩状突的骨赘伸入椎间孔内，压迫或刺激颈脊神经根的结果。其主要病理改变局限在椎间孔附近，出现颈脊神经根的压迫症状。临床治疗上应以减轻神经根挤压，改善血运，消除水肿，消除炎症，缓解疼痛为原则。

**2. 胸段硬膜外阻滞治疗心绞痛** 胸段硬膜外阻滞对心绞痛患者有良好的镇痛和治疗作用。其原理不是单纯的硬膜外阻滞作用，主要是通过阻滞支配心脏的交感神经干扩张狭窄的冠状血管，降低心率，减轻前、后负荷，改善心肌代谢和完善氧利用度而起治疗作用。

**3. 硬膜外阻滞治疗输尿管结石性绞痛** 输尿管结石常引起绞痛发作，主要表现患侧剧烈的腰腹痛，有时表现为会向会阴、大腿内侧放射的放射痛。疼痛一般持续数十分钟、数小时不等，并呈反复发作；发作剧烈时常面色苍白，恐惧不安，呼吸急促，大汗淋漓，重者甚至发生虚脱、休克。可有恶心、呕吐、腹胀、小便不适等症状。

采用硬膜外阻滞镇痛治疗输尿管结石性绞痛，其优点有：因硬膜外腔用药量少，对患者的呼吸、循环功能影响小；对数目少、小的结石梗阻，可在硬膜外阻滞后的肌松作用下，缓解和松弛肾输尿管痉挛，使小的结石容易排除；早期排除结石，对尿路结石的病理和疾病发展，有一定控制作用。

**4. 椎管内阻滞治疗糖尿病性周围神经炎** 糖尿病性周围神经炎的病因主要是糖代谢障碍和微血管病变引起的周围神经节段性脱髓鞘，神经束间滋养小动脉壁增厚、玻璃样变性。传统的治疗可有效地控制血糖，但对周围神经炎的治疗缺乏满意效果。通过神经阻滞为主的综合疗法治疗糖尿病性周围神经炎，可取得显著效果。神经阻滞配合常规治疗疗效明显优于传统药物治疗，既能控制血糖、治疗疾病之本，又能很快地缓解疼痛症状，改善神经功能，标本兼治，是目前治疗糖尿病性周围神经炎的较好方法。

### （七）椎管内阻滞在舒适医疗应用的优缺点

**1. 优点** ①硬膜外镇痛能够提高大手术（如胸腹腔手术、全髋置换术等）患者围术期的安全性和出院率；②术后硬膜外镇痛能提高慢性稳定型心绞痛患者的左心室射血分数，明显改善左心室壁顺应性。在术前有赖于硝酸甘油等药物治疗的不稳定型心绞痛患者，采用胸部硬膜外治疗并不影响冠状血管灌注压、心输出量及外周阻力；③硬膜外术后镇痛可以减少心肌缺血的发生率，特别是原有缺血性心脏病的患者；④胸部硬膜外镇痛治疗可以减少患者自主呼吸的做功，减少了术后患者对抗机械通气和胸部理疗的需求，从而减少了术后患者呼吸系统的并发症。同时患者的肺活量和功能残气量可能恢复到接近术前的水平；⑤硬膜外阻滞和镇痛能使关节手术后患者在术后早期即可开始功能锻炼，加速术后恢复；⑥高危手术后的患者应用硬膜外阿片类药物镇痛，术后并发症、感染率明显降低，气管插管拔管时间缩短，住院费用减少；⑦小儿患者下腹部手术或下肢骨科手术术后镇痛可应用骶管镇痛，减少术后阿片类药物应用，降低呼吸抑制发生率；⑧椎管内阻滞是分娩镇痛首选方法，既能大大缓解孕妇疼痛，又不影响胎儿及产程进展；⑨癌痛和三叉神经痛等慢性疼痛效果确切；⑩内镜检查及门诊短小手术镇痛效果确切，且恶心、呕吐、头晕等不良反应发生少；⑪创伤等急性疼痛可予入院时干预，患者清醒舒适。

**2. 缺点** ①高危老年患者行椎管内镇痛有发生低血压的风险；②凝血功能障碍或高凝状态需应用抗凝药物的患者有发生硬膜外出血的风险；③穿刺部位感染可能发生硬膜外脓肿或颅内感染；④老年或脊椎畸形可能穿刺困难；⑤小儿硬膜外置管镇痛护理困难，不能配合。

# 第二节 神经阻滞

## 一、神经阻滞的概况

在脑脊髓神经、脑脊髓神经节、交感神经节等神经内或附近注入局部麻醉药物而阻断神经传导功能，称为神经阻滞。通过神经阻滞达到解除疼痛、改善血液循环、治疗疼痛性疾病的目的称神经阻滞疗法。

神经阻滞技术通常用于镇痛治疗。外周神经置管和连续给药技术已将外周神经阻滞演变为术后镇痛的有效方法。神经阻滞用于镇痛治疗应用广泛，其原因包括：①对机体病理生理影响小；②医疗费用紧缩的需要；③提供有效的术后镇痛，无需特殊监测；④减少了围术期患者对阿片类药物的需求及其相关的副作用。

### （一）神经阻滞分类

神经阻滞包括化学性阻滞和物理性阻滞两种。化学性神经阻滞主要采用局部麻醉药阻滞传导功能，可用于术中镇痛，但更多的是用于疼痛治疗。物理性神经阻滞指临床上使用加热、加压或冷却等物理方法以阻断神经传导功能。

### （二）神经阻滞目的

**1. 治疗性神经阻滞** 通过神经阻滞可以消除疼痛，改善血流，达到治疗的目的。

**2. 诊断性神经阻滞** 阻滞固有神经或节段性脊神经后，根据疼痛消失的情况进行诊断。

**3. 以判断预后为目的而使用神经阻滞**

### （三）神经阻滞的机制

**1. 阻断痛觉的神经传导通路** 局部麻醉药及神经破坏药通过抑制神经细胞膜内外钠离子和钾离子的流动，甚至引起细胞膜变性、细胞坏死，阻断了神经纤维内神经冲动的传导。

**2. 阻断疼痛的恶性循环** 采用神经阻滞疗法，配合药物和心理治疗，在阻断了痛觉刺激传导的同时，又改善了局部的血液循环、供氧和组织代谢，从而阻断疼痛的恶性循环。

**3. 改善血液循环** 交感神经纤维及交感神经节阻滞可有效地改善因末梢血液循环不畅引起的疼痛。改善血液循环是治疗闭塞性血栓性脉管炎、雷诺病、闭塞性动脉硬化症等疾病的首要原则，对一些慢性顽固性疼痛的镇痛和病灶修复也至关重要。

**4. 抗炎症作用** 研究证明，神经阻滞疗法，特别是交感神经阻滞，有抗炎症作用，并由此产生良好的镇痛效果。

**5. 肌松作用** 疼痛多伴肌肉保护性痉挛性收缩，长期疼痛使局部肌肉长期挛缩、僵硬，加之血管收缩缺血，甚至产生肌筋膜炎样的改变。神经阻滞治疗可使疼痛消除，肌肉立即松弛，血液循环改善，在数小时内就可使症状明显改善。

**6. 心理因素** 慢性疼痛引起的心理障碍加重了局部疼痛。神经阻滞疗法后疼痛立即消除或明显减轻，心情也会愉快，增加治疗疾病的信心和对医生的信任。

### （四）神经阻滞疗法的适应证与禁忌证

神经阻滞治疗的适应证非常广泛，它不仅用于治疗各种急慢性疼痛，也可用于治疗许多非疼痛性症状和疾病。概括神经阻滞疗法适应证如表 7-1。

凡阻滞部位有感染、炎症或全身重症感染的患者，有出血倾向者或对局部麻醉药过敏史者均禁忌使用神经阻滞疗法。

**表 7-1 神经阻滞疗法的适应证**

| | | |
|---|---|---|
| 疼痛 | 全身 | 外伤后疼痛，术后痛，带状疱疹（后神经痛），恶性肿瘤疼痛，变形性脊椎症（颈、胸、腰部），反射性交感神经萎缩症 |
| | 头部 | 肌紧张性头痛，丛集性头痛，偏头痛，颞动脉炎，其他头痛 |
| | 面部 | 三叉神经病，舌咽神经痛，非典型面痛，颞下颌关节病，其他面部痛 |
| | 颈肩上肢 | 肩周炎，肱骨外上髁炎，腱鞘炎，肩手综合征，颈肩臂综合征，胸廓出口综合征，外伤性颈部综合征 |
| | 胸背部 | 心绞痛，肋间神经痛，肺栓塞，动脉瘤，肋骨软骨炎，胸膜痛 |
| | 腹腔器官 | 尿路结石，痛经，消化性溃疡，急慢性胰腺炎，胆石症，慢性内脏痛，肠系膜血栓 |
| | 腰、下肢 | 各种腰痛，椎间盘突出症，椎管狭窄，肌筋膜性腰痛，椎间关节病，坐骨神经痛 |
| | 四肢 | 灼痛，断肢痛，幻肢痛，血栓闭塞性脉管炎，风湿性关节炎 |
| | 会阴 | 尾骨痛，痔，睾丸痛，肛门痛，阴部溃疡 |
| 麻痹 | 面神经麻痹，外伤性麻痹，喉返神经麻痹，末梢神经麻痹 | |
| 痉挛 | 面部痉挛，抽搐，眼睑痉挛 | |
| 其他 | 脑血管痉挛，脑梗死，脑血栓，雷诺病，硬皮病，冻伤，梅尼埃病，突发性耳聋，青光眼，视神经炎，视网膜血管闭塞，角膜溃疡，多汗症，小腿溃疡，褥疮，骨折，骨髓炎，外伤后水肿，外伤性骨萎缩症，烧伤，慢性鼻窦炎，过敏性鼻炎，痛风 | |

（五）神经阻滞疗法常用药物

**1. 局部麻醉药** 在疼痛治疗中常用的局部麻醉药有利多卡因、布比卡因和罗哌卡因等。

**2. 糖皮质激素** 糖皮质激素具有明显的抗炎作用以及免疫抑制作用，常用于慢性疼痛治疗。临床上常与局麻药合用，取得满意效果。凡合并有高血压、糖尿病、溃疡病和急症化脓性炎症的患者忌用糖皮质激素。

**3. 维生素** 维生素是维持机体正常功能代谢的必需物质，疼痛患者常处于亚应激状态或应激状态，机体对维生素的消耗和需求相应增加，需及时补充，有些疼痛性疾病如周围神经炎等与维生素的缺乏有关。

**4. 神经毁损药** 是指能对周围神经具有破坏作用，能毁损神经结构，使神经细胞脱水、变性、坏死，导致神经组织的传导功能中断，从而达到较长时间感觉和运动功能丧失的一类化学性药物。

## 二、神经定位方法

外周神经阻滞的定位方法有多种，包括筋膜突破法、异感法、血管旁法或动脉壁穿透法、电刺激法，以及局部浸透法等。采用超声、透视、CT 及 MRI 影像定位。但尚无权威性的研究来界定何者是最好的定位方法。一般而言，当前所用的多数方法是可行的。下面仅介绍神经刺激器定位技术和超声引导技术。

**1. 神经刺激器定位技术** 外周神经刺激定位的方法用于区域阻滞，其优点在于：①阻滞成功的指标客观、明确；②适用于无法准确说明异感的患者；③适当镇静，减少了神经阻滞定位时患者的不适感；④提高阻滞成功率；⑤减少神经损伤。

**2. 超声引导技术** La Grange 等于 1978 年报道了首例在超声引导下实施的神经阻滞。目前超声联合神经刺激仪引导下神经阻滞已广泛应用于临床。由于能够直观地看到神经及其周围的解剖结构，因此超声显像是神经定位的首选方法。

## 三、常用神经阻滞技术

神经阻滞技术多达几百种，这里仅简单介绍常用的十几种神经阻滞技术。包括解剖、适应证、B 超引导操作方法、并发症和注意事项等。

（一）颈丛神经阻滞

**1. 解剖** 颈神经丛由 $C_{1\sim4}$ 脊神经前支组成。颈神经丛分为深丛及浅丛。颈浅神经丛在胸锁乳突肌后缘中点形成放射状分布，向前即为颈前神经，向下为锁骨上神经，向后上为耳大神经，向后为枕小神经，分布于颌下、锁骨、整个颈部及枕部区域的皮肤浅组织，呈披肩状。颈深神经丛主要支配颈前及颈侧面的深层组织（图 7-1）。

**2. 适应证** ①颈部恶性肿瘤所致的疼痛；②枕后部神经痛；③颈部外伤后的疼痛等。

**3. 阻滞方法**

（1）颈深神经丛阻滞

高频探头放置在颈部侧方寻找 $C_4$ 横突前后结节，平面内技术，将局麻药注射到 $C_4$ 横突前后结节之间，推荐最佳注射点在后结节顶点表面（图 7-2）。

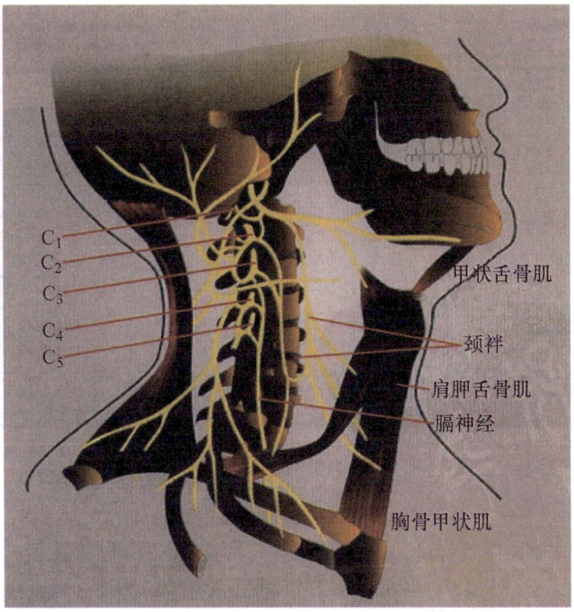


图 7-1　颈丛解剖

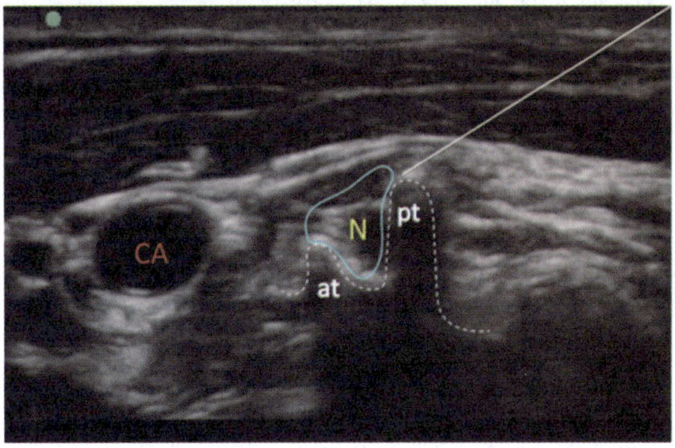


图 7-2　颈深丛阻滞（蓝色为注射部位；at，前结节；pt，后结节；N，神经根）

（2）颈浅神经丛阻滞

高频探头放置在颈部侧方、胸锁乳突肌中点水平（约在环状软骨水平）。一旦看见胸锁乳突肌，探头向后方移动，直到胸锁乳突肌后缘出现在超声屏幕中间。颈浅丛是一个低回声结节集合（蜂窝状），紧靠在椎前筋膜的下方，将针尖放置在颈浅丛附近，若针尖显示困难，可以直接将局麻药注射在胸锁乳突肌的深面、椎前筋膜的下方（图 7-3）。

（二）三叉神经阻滞

**1. 解剖**　起自脑干的第Ⅴ对脑神经分支相互交叉在 Meckel 腔形成半月状的感觉神经节。神经节的大部分被包埋于硬脑膜套内。三叉神经的三个分支起自该神经节后分别自颅骨不同部位穿出。眼神经分支经眶上裂走行在眼眶内。上颌神经分支经圆孔穿出颅骨到达翼腭窝，分出它的不同分支。下颌神经经卵圆孔穿出后即分为支配咬肌运动的前干与进一步分成不同感觉分支的后干。

**2. 适应证**　①三叉神经痛；②面部顽固性癌痛；③带状疱疹后遗痛。

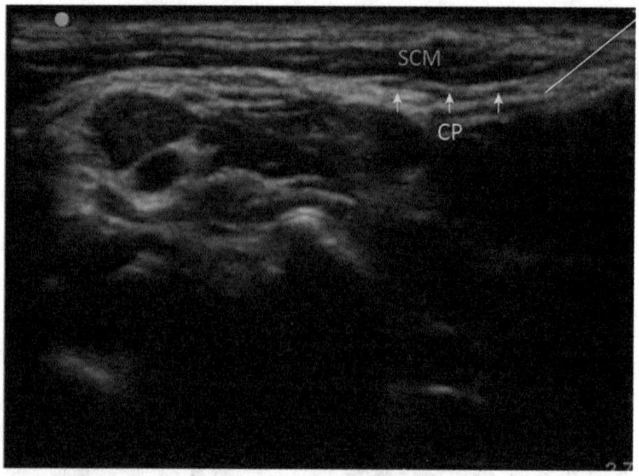


**图 7-3 颈浅丛阻滞**（SCM，胸锁乳突肌；CP，颈丛）

**3. 阻滞方法** 根据疼痛部位，分别阻滞三叉神经半月节或其主要的分支（眼神经、上颌神经或者下颌神经）或其较小的分支。

（1）眶上神经阻滞：将超声探头横向放于眼眶上缘顶部，由头侧向尾侧轻微地移动探头，在动态扫描中额骨表面表现为一边界清楚的高回声亮线，亮线的中断即为骨骼的不连续，提示此处为眶上孔的位置，穿刺针在此处注射局麻药。

（2）眶下神经阻滞：将探头纵向放于面部，沿眶下缘由内向外做矢状面扫描，超声图像表现为上颌骨高回声亮线的不连续处即为眶下孔的位置，穿刺针在此处注射局麻药。

（3）颏神经阻滞：颏孔通常位于前磨牙或第二尖牙下方，将探头横向放置于下颌骨下缘，由尾侧向头侧做缓慢扫描，下颌骨成像由一清晰的高回声亮线变为高回声中出现低回声区域，低回声处即为颏孔的位置，穿刺针在此处注射局麻药。彩色超声多普勒可以看到与神经伴行的相应动脉，进一步确认位置的准确性。

（4）选择性上颌神经阻滞：将超声探头置于颧弓下的冠状切迹，与水平面呈 45°角，可见上颌骨和蝶骨大翼间的翼腭窝。取穿刺针采用平面外技术从颧弓上直接进针，至蝶骨大翼，稍退针、调整进针角度，直视下进入翼腭窝并靠近上颌神经，注射局麻药。

（5）选择性下颌神经阻滞：横向置于下颌骨上方，定位下颌髁突，于下颌髁突前方可见呈卵圆形高回声的下颌神经，彩色多普勒超声可见伴行的牙槽动脉，取穿刺针于探头后方平面内进针，直视下针尖到达下颌神经附近，注射局麻药。

（6）半月神经节阻滞：探头置于颧弓下方的下颌切迹，并平行于颧弓。调节探头位置，使上颌骨、翼突外侧板和翼外肌清晰可见。取穿刺针以前外向后内的方向平面内进针进入翼腭窝，目标区域为上颌动脉的下后方近圆孔位置，注射局麻药。

（7）并发症：半月神经节阻滞的并发症包括误入血管、误入蛛网膜下腔、Horner 综合征、咬肌运动功能阻滞，上颌神经阻滞时常发生严重出血，阻滞下颌神经分支时可能意外阻滞面神经。

### （三）星状神经节阻滞

**1. 解剖** 星状神经节由颈交感神经节及胸 1 交感神经节融合而成，位于第 7 颈椎横突与第 1 肋骨颈部之间，常在第 7 颈椎体的前外侧面。靠近星状神经节的结构尚有颈动脉鞘、椎动脉、椎体、锁骨下动脉、喉返神经、脊神经及胸膜顶。

**2. 适应证**

（1）头、颌面部：脑血管挛缩、脑栓塞、血管性头痛（偏头痛、群发性疼痛等）、肌收缩性头痛、非典型性面部痛、面神经麻痹、脑神经麻痹、带状疱疹、视网膜动脉血行障碍（视网膜中心动脉闭塞症、视神经炎等）、角膜溃疡、突发性耳聋、咀嚼肌综合征（下颌关节症等）。

（2）上肢、胸壁：带状疱疹、颈肩臂综合征、胸廓出口综合征、外伤性血管闭塞、反射性交感神经萎缩症（幻肢痛、断肢痛、灼痛、乳房切后综合征）、上肢神经麻痹（外伤性、术后等）、肩周炎、多汗症。

（3）肺、气管：肺梗死、肺水肿、支气管哮喘等。

（4）心脏：心绞痛、心肺梗死、冠状动脉旁路移植术后高血压。

**3. 阻滞方法**

选择线阵高频探头，短斜面针，探头横跨胸锁乳突肌，$C_6$ 或 $C_7$ 水平，观察确定甲状腺、颈总动脉、颈内静脉、椎动脉、甲状腺下动脉、气管和食管等结构，外侧向内侧平面内进针（最常用），进入颈长肌表面的椎前筋膜深方。

**4. 并发症** ①药物误注入血管引起毒性反应；②药液误注入蛛网膜下腔；③气胸；④膈神经阻滞；⑤喉返神经麻痹；⑥血肿。

### （四）臂神经丛阻滞

**1. 臂神经丛解剖** 臂神经丛由颈5～8及胸1脊神经前支组成，主要支配整个手、臂运动和绝大部分手、臂感觉。组成臂丛的脊神经出椎间孔后在锁骨上部，前、中斜角肌的肌间沟分为上、中、下干。上干和中干的前股在腋动脉的外侧合成外侧束，延续为肌皮神经和正中神经外侧根；下干的前股延伸为内侧束，延续为尺神经、前臂内侧皮神经、臂内侧皮神经和正中神经内侧根。臂丛组成见图7-4。

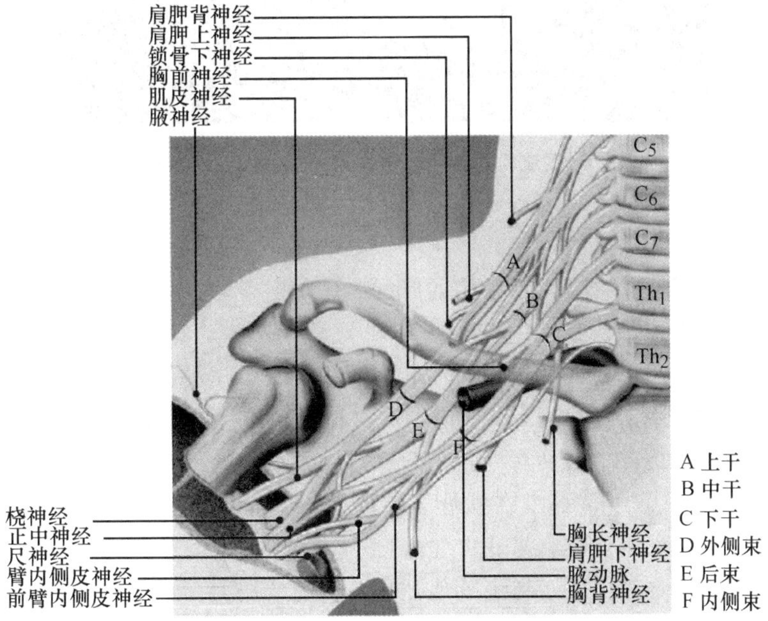


图7-4 臂丛的组成

**2. 适应证** ①上肢骨折等疼痛治疗；②鉴别上肢疼痛是中枢性还是末梢性；③肩周炎的治疗等。

**3. 药物** 1%～1.5%利多卡因可提供 3～4 h 的麻醉。若手术时间长，布比卡因或罗哌卡因可提供 4～8 h 的麻醉。

**4. 阻滞方法**

（1）肌间沟阻滞法

适应证：肩关节、锁骨远端和肱骨近端的手术麻醉和镇痛。

选择线阵高频探头，22 G，5 cm 短斜面神经刺激针，探头横跨颈外静脉，约锁骨上 3 cm 或者从锁骨上窝开始向近端神经丛扫描，观察前中斜角肌之间 2 或 3 个低回声结构（根或干），理想视野可见 C5、C6、C7 神经根。外侧向内侧平面内（最常用），或者平面外进针，可诱发三角肌反应，注射局麻药 10～15 ml 可见局麻药在肌间沟中的鞘内扩散（图 7-5）。

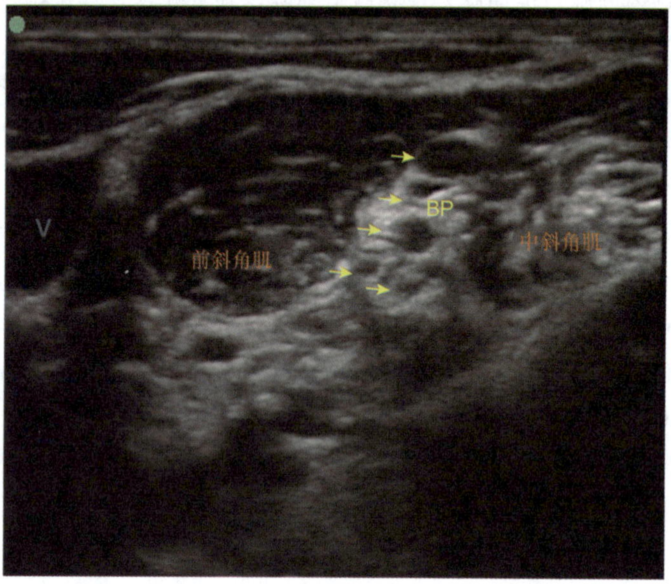


**图 7-5 肌间沟臂丛阻滞**（BP，臂丛；V，静脉）

（2）锁骨上臂丛阻滞法

适应证：肱、肘、前臂和手部手术的麻醉与镇痛。

患者仰卧或半坐位，头偏向对侧，选择高频线阵探头，22 G，5 cm 短斜面神经刺激针，探头置于锁骨上窝，横向放置在胸锁乳突肌锁骨头，尾端倾斜，观察锁骨下动脉、臂丛鞘、第 1 肋骨和胸膜，理想视野可见第 1 肋骨上方臂丛和锁骨下动脉（胸膜可见）。平面内外侧向内侧进针，评估臂丛深度，小角度进针并做相应的调整，可诱发前臂、手的反应，注射局麻药 20～25 ml。药液在锁骨下动脉侧方臂丛鞘内，但在第 1 肋骨的上方扩散。提示：胸膜可见（如果不能见，考虑其他技术）。使用能量多普勒避开颈横动脉、肩胛背动脉。当大血管出现在鞘内时，考虑其他技术。注射的局麻药应该充满臂丛鞘。注射局麻药前减小探头压力以促进药物扩散（图 7-6）。

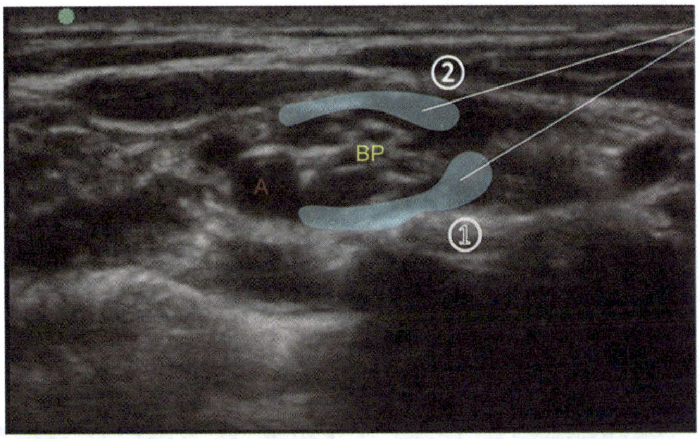


**图 7-6　锁骨上臂丛阻滞**（BP，臂丛；A，锁骨下动脉）

（3）锁骨下臂丛阻滞

适应证：肘部、前臂和手部手术和镇痛。

患者仰卧，臂外展、肘屈，选择高频线阵探头，22 G，8～10 cm 短斜面神经刺激针，探头近矢状位置于锁骨下、喙突内侧，用能量多普勒分辨血管结构，观察腋动脉和胸小肌筋膜，理想视野可见胸小肌筋膜下腋动静脉，动脉周围外侧束、内侧束、后束。头端向尾端平面内进针，注射前释放探头的压力以明确腋静脉和头静脉，从而减小静脉内注射的风险，可诱发前臂、手的反应，注射局麻药 20～25 ml，药液在动脉周围（U 形）扩散。提示：确保探头侧方有足够的位置以避开胸腔。当动脉旁或动脉后所有神经束可见时，可单次注射局麻药（图 7-7）。

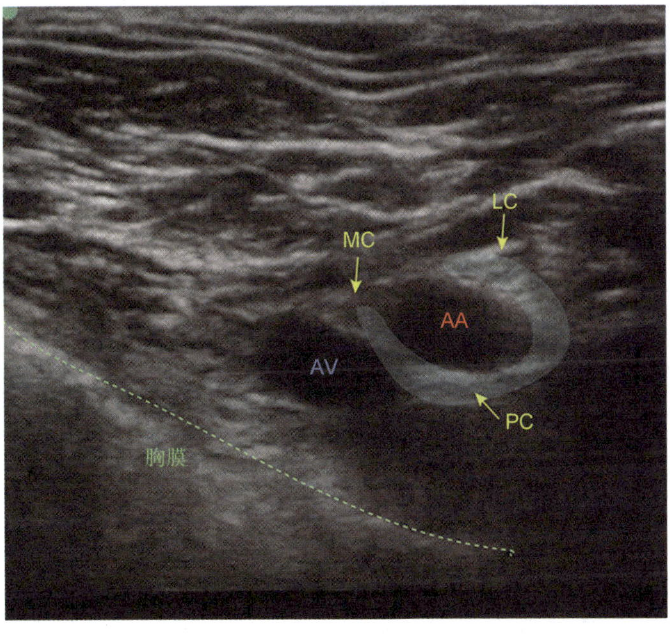


**图 7-7　锁骨下臂丛阻滞**（AA，腋动脉；AV，腋静脉；LC，外侧束；PC，后束；MC，内侧束）

（4）腋路臂丛阻滞法

适应证：前臂、手部手术的麻醉和镇痛。

患者仰卧，臂外展、肘屈，选择高频线阵探头，22 G，5 cm 短斜面神经刺激针，探头垂直于腋窝处肱骨，并在胸小肌和肱二头肌交界处，可见腋动脉和臂丛筋膜鞘，理想视野可见正中神经、尺神经、桡神经分散在腋动脉周围，肌皮神经在肱二头肌和喙肱肌之间。平面内或平面外进针，可诱发手或手指反应，动脉后侧注射局麻药 8 ml、前侧注射局麻药 8 ml，肌皮神经 4 ml，药液在腋动脉周围扩散。提示：对于大范围的肘部手术考虑更近端的技术。肌皮神经常有变异。肌皮神经也许附在正中神经上。预扫描以寻找常见的解剖变异。注射局麻药前减小探头压力以促进扩散并且减小血管内注射的风险（图 7-8）。

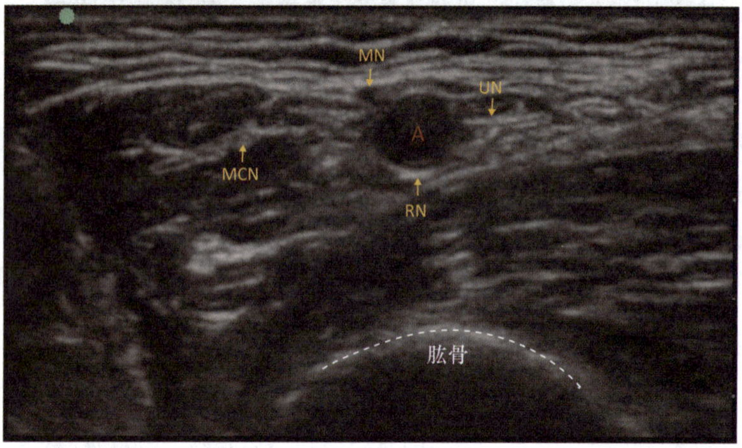


**图 7-8 腋路臂丛阻滞**（MN，正中神经；UN，尺神经；RN，桡神经；MCN，肌皮神经）

## （五）腰神经丛阻滞

### 1. 解剖

腰神经出椎间孔后位于腰大肌后内方的筋膜间隙中，腰大肌间隙上界平第 12 肋，向下沿腰骶干至骨盆的骶前间隙。其中有腰动静脉、腰神经前支及由其组成的腰丛。将局麻药注入腰大肌间隙以阻滞腰丛，称为腰大肌间隙腰丛阻滞（图 7-9）。

包裹腰丛的筋膜随脊神经下行，延伸至腹股沟韧带以下，构成股鞘。其内侧壁为腰筋膜，后外侧壁为髂筋膜，前壁为横筋膜。在腹股沟股鞘处注药以阻滞腰丛，称为腹股沟血管旁腰丛阻滞。可通过一次注药阻滞腰丛三个主要分支（股外侧皮神经、股神经及闭孔神经），故又称“三合一”阻滞，但闭孔神经常阻滞不完善。

适应证：髋、大腿前部和膝盖手术和镇痛。

### 2. 腰大肌间隙腰丛阻滞

患者侧卧位，选择低频凸阵探头，22 G，8～12 cm 短斜面神经刺激针，探头置于髂嵴上、肋缘下。观察三叶草结构（横突周围竖脊肌、腰方肌、腰大肌），理想视野可见腰大肌间隙高回声腰丛影。平面内外侧向内侧进针，可诱发股四头肌收缩，注射局麻药 10～20 ml，药液在腰丛周围扩散。注意发生穿破腹膜、损伤肾脏的风险（图 7-10）。

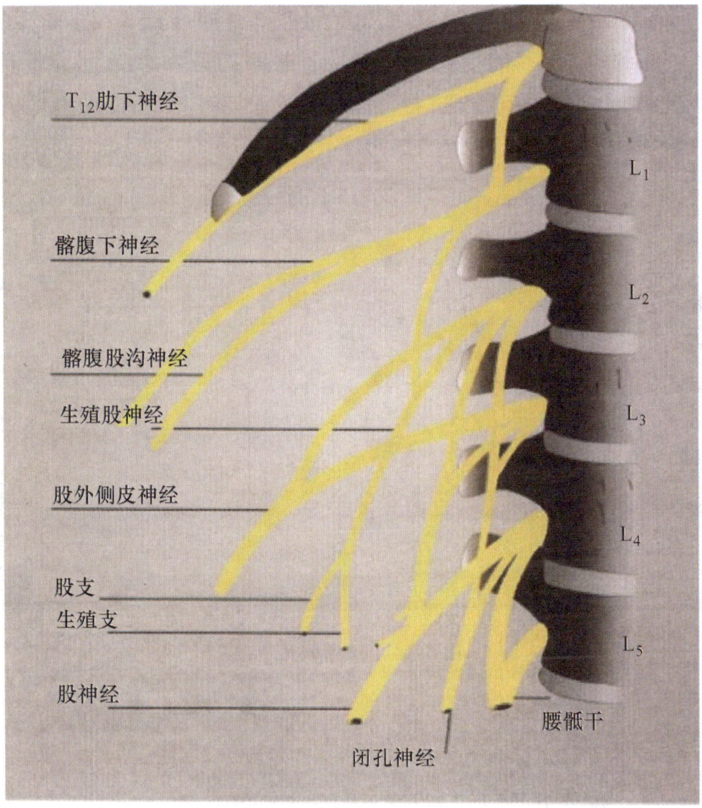


图 7-9 腰丛的组成

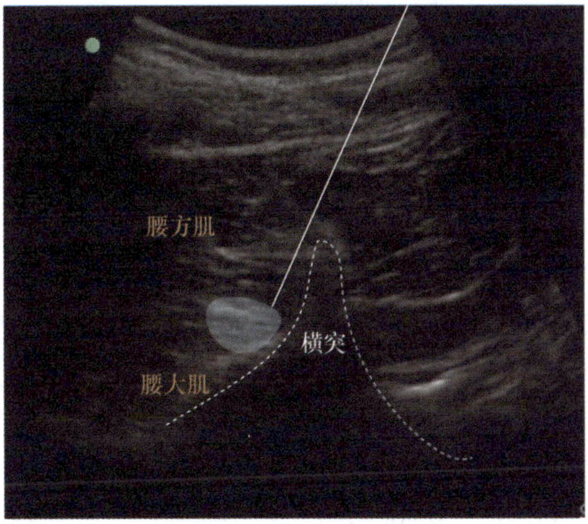


图 7-10 腰大肌间隙腰丛阻滞

**3. 腹股沟血管旁腰丛阻滞（三合一阻滞）**

患者仰卧位，选择高频线阵探头，22 G，5～8 cm 短斜面神经刺激针，探头平行于腹股沟置于腹股沟水平，可见股动脉外侧髂筋膜，理想视野下从外到内可见阔筋膜张肌、缝匠肌、髂肌、髂筋膜、股神经、股动脉，平面内外侧向内侧进针，注射局麻药 30～40 ml（如，0.2%罗哌卡因），局麻药在髂筋膜下方扩散，外到髂前上棘、内到股神经。提示：需要大剂量局麻药，成功依赖于局麻药沿着结缔组织间隙扩散，若扩散位置不合适，停止注射，重新进针然后再注射（图 7-11）。

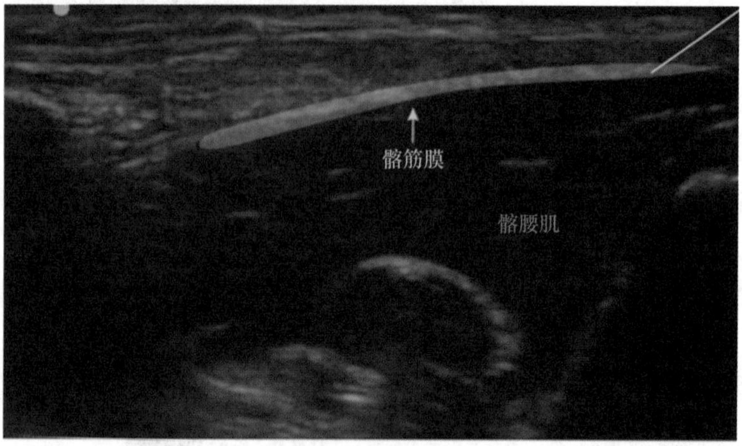


**图 7-11 髂筋膜阻滞**

### （六）坐骨神经阻滞

**1. 适应证** 股骨、膝关节及以下部位手术的麻醉和镇痛。

**2. 解剖** 坐骨神经是体内最粗大的神经，自梨状肌下孔出骨盆后，走行于臀大肌深面，经股骨大转子和坐骨结节之间下行到大腿后方，在腘窝处浅行，在该处分为胫神经和腓总神经。

**3. 阻滞方法**

（1）臀肌下水平坐骨神经阻滞：患者俯卧、侧卧或倾斜位，高频线阵或低频凸阵用于肥胖患者，22 G，8～10 cm 短斜面神经刺激针。探头置于臀大肌皱襞，从头端向尾端扫描直到不管在哪个水平沿着肌肉隧道有最佳的圆形坐骨神经显影，可见坐骨神经、臀大肌、臀大肌下筋膜。理想视野见坐骨神经在共同的结缔组织鞘内（肌间通道），外侧向内侧平面内进针，或者平面外进针，可诱发小腿或脚抽搐。注射局麻药 15～20 ml，药液在神经周围、共同的结缔组织鞘内扩散。提示：避开臀下动脉。不管在坐骨神经的外侧还是内侧，针尖都应该进入鞘内。为获得满意的视野常常需要调整探头的压力和角度。

（2）腘窝坐骨神经阻滞：患者俯卧、侧倾或仰卧，膝屈曲位，高频线阵探头或低频凸阵探头用于肥胖患者，22 G，5～10 cm 短斜面神经刺激针，探头横向放置在腘窝皮纹上方 4～5 cm，见腘窝动脉和静脉、股骨、股二头肌。理想视野可见坐骨神经结缔组织鞘内坐骨神经刚分支成胫神经和腓总神经，外侧向内侧平面内进针，或平面外使针尖位于普通结缔组织鞘内，胫神经和腓总神经之间，可诱发小腿、脚或脚趾抽搐。注射局麻药约 20 ml，见胫神经和腓总神经分离，在神经之间和周围扩散。提示：如果分支处坐骨神经图像显示困难，从腘窝皮纹处开始扫描，此处胫神经在腘静脉的后外侧。注射后，从近向远扫描确认局麻药在胫神经和腓总神经周围扩散，导管置入鞘内（图 7-12）。

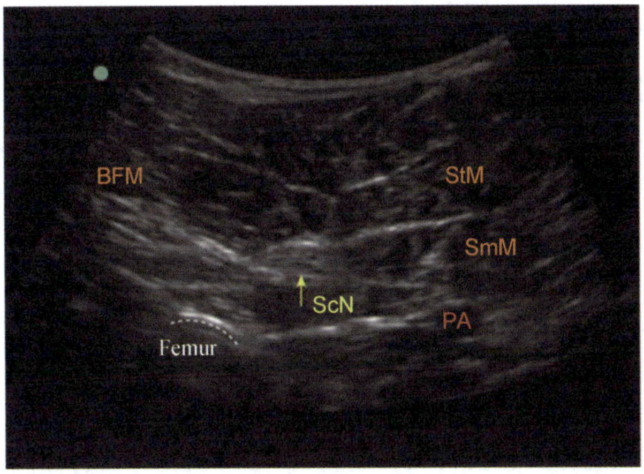


**图 7-12 腘窝坐骨神经阻滞**（PA，腘动脉；BFM，股二头肌；SmM，半腱肌；StM，半膜肌；Femur，股骨）

## （七）股神经阻滞

**1. 解剖** 股神经是腰丛最大分支。

**2. 适应证** 股骨、大腿前侧和膝关节、髌骨骨折，股四头肌腱修复手术。髋、股骨骨折，膝关节置换术后镇痛。

**3. 定位** 在腹股沟韧带下扪及股动脉搏动，于股动脉外侧 1 cm，相当于耻骨联合顶点水平处作标记为穿刺点。

**4. 阻滞方法** 患者仰卧位，选择高频线阵探头，22 G，5～10 cm 短斜面神经刺激针，探头置于大腿根部皮纹，平行于腹股沟韧带下方，必须找到常见的股动脉，见股动脉和髂筋膜。理想视野见股神经在股动脉外侧、髂筋膜上方、股动脉开始分支之上，外侧向内侧平面内进针，或者平面外，可诱发股四头肌收缩。注射局麻药 10～20 ml，药液在阔筋膜下股神经周围扩散。提示：获得股动脉接近分支时的图像。探头向头/尾端倾斜以获得最佳神经显影。股神经外侧边缘刺破阔筋膜（图 7-13）。

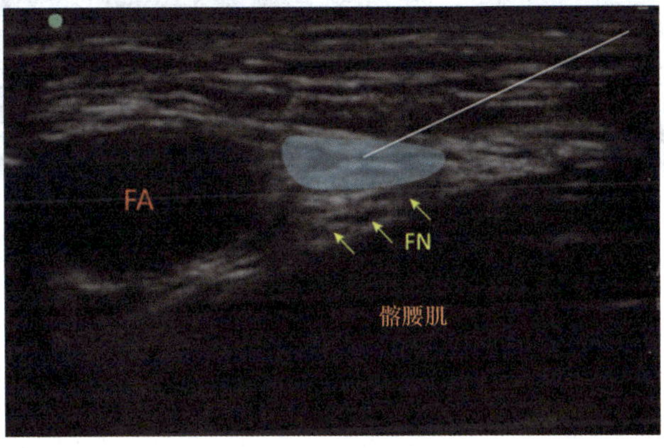


**图 7-13 股神经阻滞**（FA，股动脉；FN，股神经；白色箭头指示髂筋膜的位置）

（八）闭孔神经阻滞

**1. 解剖** 闭孔神经由 $L_{2\sim4}$ 脊神经前支组成，在 $L_{3\sim5}$ 横突前方、腰大肌肌间沟内下降入骨盆，与同名血管同行于耻骨上支下面斜行向前内方的闭孔沟内，在闭孔的上部出骨盆到大腿并分成前、后两支。前支又分关节支到髋关节，肌支到长收肌、股薄肌、短收肌，有时也到耻骨肌；有的前支也可分出到膝部及小腿上 1/3 内侧的皮支，后支分出肌支到闭孔外肌、大收肌和短收肌，分出关节支到膝关节。

**2. 适应证** 治疗髋、大腿内侧及膝内侧痛；用于髋痛的鉴别诊断；为是否选用闭孔神经切断术提供依据；膝关节术后镇痛。

**3. 阻滞方法** 患者仰卧位，选择高频线阵探头，22 G，8～12 cm 短斜面神经刺激针，探头置于大腿内侧面见耻骨肌、长收肌、短收肌、大收肌及筋膜，理想视野长收肌与短收肌之间可见闭孔神经前支，短收肌与大收肌之间可见后支，外侧向内侧平面内进针，或者平面外，可诱发股内收肌收缩。注射局麻药 10～20 ml，药液在闭孔神经所在肌筋膜间隙扩散，或闭孔神经前、后支周围扩散。提示：阻滞闭孔神经关节支需行腰丛阻滞。注意：血管丰富，防止血管内注射（图 7-14）。

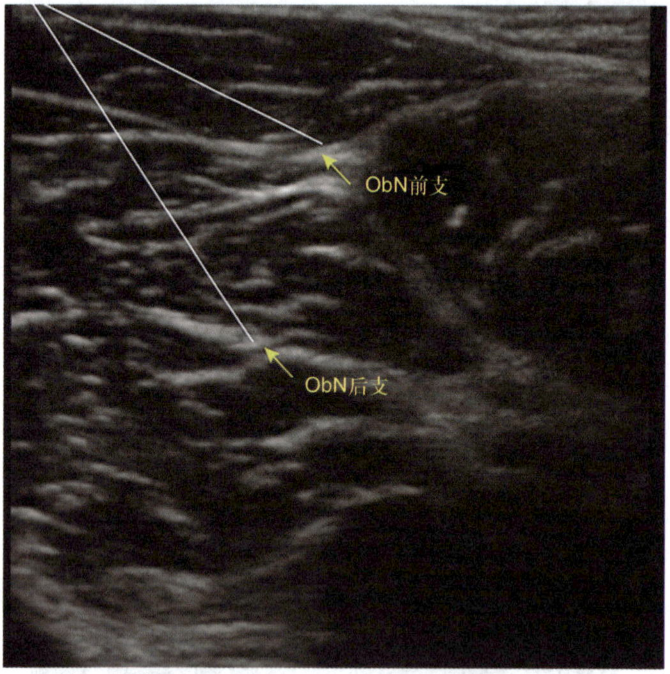


**图 7-14 闭孔神经（ObN）阻滞**

**4. 注意事项** ①严格消毒；②注药前仔细做回抽试验，确定无血、液体才可注药。

（九）椎旁神经阻滞

在胸或腰脊神经从椎间孔穿出处进行阻滞，称为椎旁神经阻滞。可在俯卧位或侧卧位下施行，但腰部椎旁阻滞取半卧位更便于操作。

**1. 解剖** 胸椎棘突由上至下逐渐变长，并呈叠瓦状排列，胸脊神经出椎间孔后进入由椎体、横突及覆盖其上的胸膜在肋间围成的小三角形内，胸部椎旁阻滞时注药入此三角内，穿刺方向偏内可避免损伤胸膜。

**2. 胸部椎旁阻滞**

（1）定位：标记出需阻滞神经根上一椎体棘突，在此棘突上缘旁开 3 cm 外作皮丘。

（2）阻滞方法：患者侧卧位，选择高频线阵或低频凸阵探头，22 G，8～12 cm 短斜面神经刺激针，探头横向置于选定脊椎水平，可见横突、肋骨、胸膜、椎旁间隙、肋横突外侧韧带。理想视野肋横突外侧韧带、胸膜、椎旁间隙显影清楚，外侧向内侧平面内进针，或者平面外，局麻药 10～20 ml 注射在椎旁间隙，见壁胸膜下压位移。注意：当针进入肋间筋膜时常有突破感，此时应注意针的位置，注药前注意回抽有无气体、血液。

**3. 适应证**　①带状疱疹、肋间神经痛等疼痛治疗；②胸腹部手术后疼痛治疗；③内脏痛或胸壁病变所致胸腹痛的诊断。

**4. 并发症**　气胸、误穿蛛网膜下隙、局麻药中毒。

### （十）胸神经阻滞

**1. 解剖**

（1）胸外侧神经（lateral pectoral nerve）：由 $C_5$～$C_7$ 的脊神经前支组成，发自臂丛外侧束，穿过锁胸筋膜后走行于胸大肌深面，与胸肩峰动脉的胸壁分支靠近，支配胸大肌。

（2）胸内侧神经：由 $C_8$～$T_1$ 的脊神经前支组成，发自臂丛内侧束，由胸小肌的深面进入并支配胸小肌，有部分纤维穿出锁胸筋膜分布于胸大肌的下 1/3。

（3）胸长神经：起自 $C_5$～$C_7$ 的脊神经根，在臂丛的后方斜向外下进入腋窝，沿侧胸壁前锯肌表面伴随胸外侧动脉下行，分布于前锯肌和乳房的外侧。

（4）胸背神经：由 $C_6$～$C_8$ 的脊神经前支组成，发自臂丛后束，在腋窝后壁伴胸背动脉下行分布并支配背阔肌。

（5）肋间神经：由 $T_1$～$T_{12}$ 脊神经的前支组成，走行于肋骨下缘，与肋间血管伴行，位于内外肋间肌之间。

**2. 阻滞方法**

（1）胸横肌平面阻滞

1）解剖：位于胸骨体和肋软骨后面，是腹横肌的延续，4 个肌束起自剑突和胸骨体下部，呈扇形向上外斜行，止于第 2～6 肋软骨与肋骨结合部内面。

2）作用机制：胸横肌平面阻滞常常注射局麻药至肋间内肌和胸横肌之间，在胸骨旁第 4、5 肋间注药可有效阻滞 $T_2$～$T_6$ 肋间神经前支。

3）适应证：开胸手术胸骨范围镇痛、乳腺内侧镇痛，复合胸神经阻滞Ⅱ可行乳腺癌根治术。

4）阻滞方法：患者仰卧位，选择高频线阵探头，22 G，5～10 cm 短斜面神经刺激针，探头胸骨旁矢状位，置于锁骨下确认第 1 肋骨，向尾端移动探头，置于第 4、5 肋间隙，旋转 90°，见肋间内肌、胸横肌、胸膜、胸廓内动静脉、胸骨。理想视野肋间内肌、胸横肌、胸膜、胸廓内动静脉显影清楚，外侧向内侧平面内进针，局麻药 15～20 ml 注射在肋间内肌及胸横肌之间，见胸膜明显下压，药物向头尾端扩散。注意：全程显示针尖，避免刺破胸膜和胸廓内动静脉（图 7-15）。

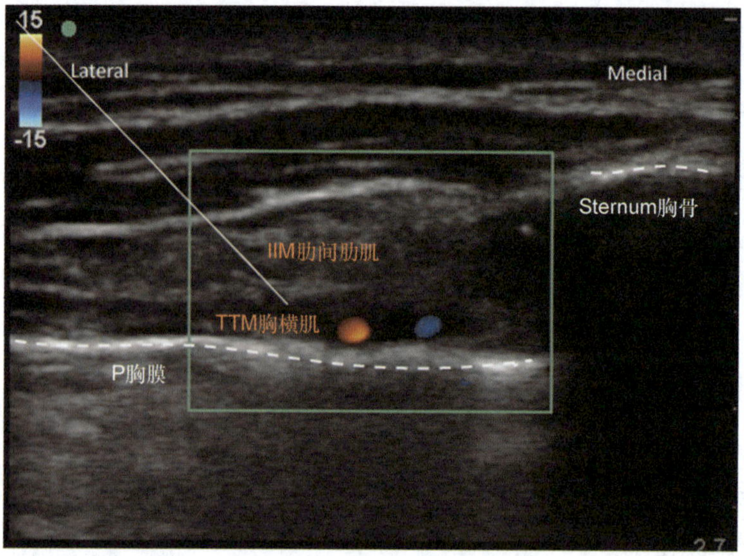


图 7-15　胸横肌平面阻滞

（2）胸神经阻滞Ⅰ（pectoral nerve block Ⅰ，Pecs Ⅰ）

1）作用机制：局麻药注入胸大小肌之间，可阻滞胸内、外侧神经。

2）适应证：适用于胸大肌深面，置入假体、扩张器等手术。

3）阻滞方法：患者仰卧位，选择高频线阵探头，22 G，5～10 cm 短斜面神经刺激针，探头冠状位置于乳腺上方，锁骨中线，见胸大肌、胸小肌。理想视野胸大肌、胸小肌分界清楚，胸肩峰动脉的胸壁分支显影清楚，外侧向内侧平面内进针，注射局麻药 10～20 ml，药液在胸大肌、胸小肌之间扩散。

（3）胸神经阻滞Ⅱ（pectoral nerve block Ⅱ，PecsⅡ）

1）作用机制：局麻药注入前锯肌表面，阻滞肋间神经外侧皮支、前皮支及胸长神经。

2）适应证：适用于腋窝淋巴结清扫、前哨淋巴结探查、乳腺癌根治术。

3）阻滞方法：患者仰卧位，选择高频线阵探头，22 G，5～10 cm 短斜面神经刺激针，探头矢状位置于乳腺外上象限外侧，见胸大肌、胸小肌、前锯肌。理想视野胸小肌、前锯肌分界清楚，平面内进针，注射局麻药 10～20 ml，药液在胸小肌、前锯肌之间扩散。

（4）前锯肌平面阻滞（serratus plane block，SPB）

1）作用机制：局麻药注入前锯肌浅层，阻滞胸背神经。

2）适应证：乳腺手术提供前外侧胸壁的阻滞。

3）阻滞方法：患者仰卧位，选择高频线阵探头，22 G，5～10 cm 短斜面神经刺激针，探头矢状位置于乳腺外侧腋中线，见背阔肌、前锯肌。理想视野前锯肌显影清楚，平面内进针，注射局麻药 10～20 ml，药液在前锯肌表面扩散。

### （十一）竖脊肌平面阻滞

**1. 解剖**　为脊柱后方的长肌，下起骶骨背面，上达枕骨后方，填于棘突与肋角之间的沟内。向上分为三部：外侧为髂肋肌，止于肋角；中间为最长肌，止于横突及其附近肋骨；内侧为棘肌，止于棘突。脊神经从椎间孔穿出后分为背侧支和腹侧支。

**2. 作用机制** 竖脊肌平面阻滞常常注射局麻药至竖脊肌深面，横突表面，阻滞脊神经背侧支，药液向前扩散至椎旁间隙和肋骨表面阻滞脊神经腹侧支，甚至交感神经，具体作用机制尚不明确。

**3. 适应证** 胸腹部手术后镇痛或疼痛治疗。

**4. 阻滞方法** 患者俯卧、侧卧或坐位，选择高频线阵或低频凸阵探头，22 G，5～10 cm 短斜面神经刺激针，探头横向置于选定脊椎水平，见竖脊肌、横突、肋骨、胸膜。理想视野竖脊肌、横突、胸膜显影清楚，外侧向内侧平面内进针，或者平面外，竖脊肌深面、横突表面注射局麻药 15～20 ml，药液在竖脊肌深面向头尾端扩散。注意：横突显影清楚，避免注射药液至肋骨表面，针尖顶住横突后稍退针避免注药至骨膜内。优点：操作简单、安全，气胸等并发症相对较少。缺点：局麻药用量较椎旁阻滞大，腹部阻滞效果尚存在争议。

### （十二）腹横肌平面阻滞

**1. 解剖** 前腹壁由 $T_{7\sim12}$ 和 $L_1$ 脊神经前支支配，这些躯干神经的终末支，在腹内斜肌与腹横肌之间经过外侧腹壁，这个肌间平面叫腹横平面。注药至腹横平面可以阻滞单侧前腹壁的皮肤、肌肉和壁腹膜。

**2. 适应证** 腹部手术术后镇痛或腹壁疼痛的治疗。

**3. 阻滞方法** 患者仰卧位，选择高频线阵探头，22 G，5～10 cm 短斜面神经刺激针，探头横向肋缘与髂嵴之间或肋缘下，见腹外斜肌、腹内斜肌、腹横肌、腹膜。理想视野腹内斜肌、腹横肌及其之间的筋膜显影清楚，平面内进针，肥胖患者腹横肌显影不清者可考虑平面外技术，上腹部切口考虑肋缘下多点注射局麻药。在腹内斜肌与腹横肌之间的组织鞘内注射局麻药 15～30 ml，两层肌肉被撕开，药液向两侧扩散。提示：脐下切口可考虑肋缘与髂嵴之间进针，上腹部考虑肋缘下多点注射效果更好。优点：操作简单、安全。缺点：内脏痛无镇痛效果。

### （十三）髂腹下神经和髂腹股沟神经阻滞

**1. 解剖** 髂腹下神经及髂腹股沟神经来自腰丛经髂骨上方穿过腹横肌并位于腹内斜肌和腹横肌之间，常常并排或一个位于另一个上方 1 cm 处，一般超声下成低回声椭圆形。

**2. 适应证** 腹部手术术后镇痛或腹壁疼痛的治疗。

**3. 阻滞方法** 患者仰卧位，选择高频线阵或低频凸阵探头，22 G，5～10 cm 短斜面神经刺激针，探头自髂前上棘向脐移动，见腹外斜肌、腹内斜肌、腹横肌、腹膜。理想视野可见腹内斜肌、腹横肌之间低回声椭圆形结构，平面内进针，髂腹下神经和髂腹股沟神经周围注射局麻药 15～20 ml。优点：下腹部阻滞效果较腹横平面阻滞更好。缺点：神经损伤并发症较腹横平面高。

### （十四）腹直肌鞘阻滞

**1. 解剖** 腹直肌为椭圆形结构，位于腹部浅筋膜下，在腹直肌外侧，腹外斜肌、腹内斜肌和腹直肌的腱膜分成两层，分别包绕在腹直肌前后，形成腹直肌鞘。$T_{9\sim11}$ 对肋间神经位于腹直肌与腹直肌后鞘之间。

**2. 适应证** 脐周手术后镇痛或疼痛治疗。

**3. 阻滞方法** 患者仰卧位，选择高频线阵探头，22 G，5～10 cm短斜面神经刺激针，探头横向置于脐外侧，见腹直肌及前后鞘。理想视野腹直肌及后鞘分界清楚，内侧向外侧平面内进针，肥胖患者可考虑采用平面外技术，腹直肌后方，后鞘的前方注射局麻药15～20 ml。提示：阻滞可能需要大剂量局麻药，注药前可用水分离方法验证针尖位置。

（十五）髂筋膜阻滞

**1. 解剖** 髂筋膜在骨盆髂肌前方，起自髂嵴上外侧，向内与腰大肌筋膜结合。股神经与股外侧皮神经在骨盆节段都位于髂筋膜下方，因此在髂筋膜下注射足量的局麻药可以扩散到神经周围。

**2. 适应证** 大腿前部和膝关节手术，髋关节、膝关节手术术后镇痛。

**3. 阻滞方法** 患者仰卧位，选择高频线阵探头，22 G，5～10 cm短斜面神经刺激针，探头平行于腹股沟，见股动脉外侧髂筋膜。理想视野从外到内阔筋膜张肌、缝匠肌、髂肌、髂筋膜、股神经和股动脉，外侧向内侧平面内进针，髂筋膜下方注射局麻药15～20 ml，药液向外扩散至髂前上棘，向内扩散至股神经。提示：阻滞可能需要大剂量局麻药，注药前可用水分离方法验证针尖位置；如果扩散位置不合适，停止注射，重新进针再注射。

（十六）会阴区阻滞

**1. 解剖** 会阴区有3对神经支配，即：髂腹股沟神经，股后皮神经，阴部神经。

**2. 阴部神经阻滞方法** 患者侧卧或俯卧位，选择高频线阵或低频凸阵探头，22 G，8～12 cm短斜面神经刺激针，探头平行股骨大转子与髂后上棘连线，向尾端、内侧移动，可见骶棘韧带、骶结节韧带、坐骨结节、闭孔内肌、阴部内动脉、阴部神经，理想视野骶结节韧带与骶棘韧带之间显影阴部内动脉旁阴部神经，平面内进针，注射局麻药10～20 ml，药液在阴部神经旁，骶棘韧带与骶结节韧带之间呈梭形扩散。注意：当针穿破骶结节韧带时有突破感，避免损伤阴部内动脉（图7-16）。

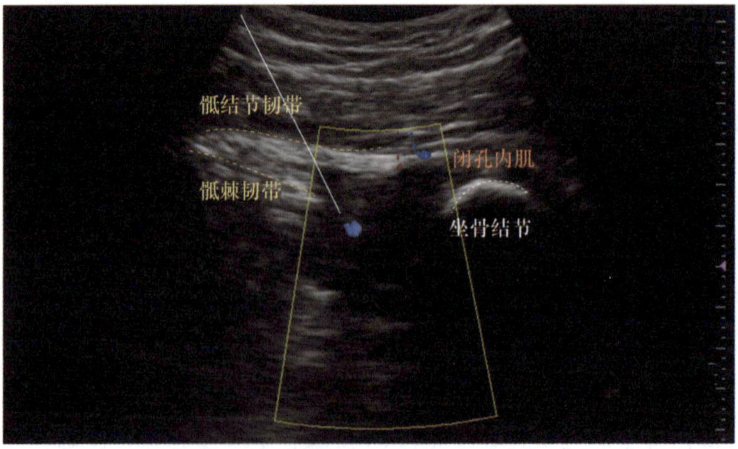


图7-16 阴部神经阻滞

## 四、连续外周神经阻滞

早在 1946 年，Ansbro 就报道了连续外周神经阻滞（CPNB），但由于受限于当时的技术，CPNB 失败率较高而未被广泛采纳。近年来，随着神经刺激器、B 超和外周神经置管技术的出现，使得此项技术日臻完善，目前已广泛应用于临床。

连续外周神经阻滞，术后连接于 PCA 泵（PCRA），也可连接持续性输注泵，用于患者的术后镇痛和疼痛治疗。连续的外周神经阻滞不仅可以延长阻滞时间，还因单位时间用药减少而降低局麻药中毒的危险。

PCRA 技术可用于臂丛神经阻滞、股神经阻滞、坐骨神经阻滞、腰丛阻滞、腰大肌间隙阻滞、椎旁阻滞以及竖脊肌平面阻滞、腹横肌平面阻滞等筋膜间阻滞。有研究表明，就术后镇痛途径而言，在四肢手术的患者外周神经给药镇痛比静脉给药更可取，它可减少阿片类药物的副作用，促使术后患者的早期康复。

下面简单介绍几种常用神经阻滞置管技术。

### （一）臂丛神经阻滞置管

**1. 适应证** 上肢手术后镇痛、创伤痛及慢性疼痛。

**2. 操作方法** 连续臂丛神经阻滞技术常使用肌间沟置管或锁骨下置管技术。

锁骨上置管常因导管离大血管较近而风险相对较大而较少应用。超声引导、神经刺激仪引导或联合引导下行置管术。穿刺方法如前所述。针尖到达指定位置后，注射 10 ml 生理盐水或首剂局麻药，再行置管术，妥善固定导管。

### （二）股神经阻滞置管

**1. 适应证** 全膝关节置换术、股骨骨折术后及股神经支配范围的急慢性疼痛的治疗。

**2. 操作方法** 超声联合神经刺激仪双重引导，选择平面外方式进针，针到达指定位置后注入 10～20 ml 生理盐水或首剂局麻药（常选择 0.2%罗哌卡因），头端向尾端置管，置入深度 3～5 cm，行皮下隧道或胶水固定穿刺口，3 M 敷贴妥善固定导管。

### （三）收肌管阻滞置管

**1. 适应证** 全膝关节置换术、股骨骨折术后及股神经支配范围的急慢性疼痛的治疗。

**2. 操作方法** 在大腿的中下段，缝匠肌构成收肌管的前壁，收肌管的外侧为股内收肌的内侧缘，内侧为长收肌或大收肌的外侧缘。患者平卧位，股骨中下段上方放置探头，分辨出股骨和股内侧肌，再向内侧滑动探头，在表层分辨出缝匠肌及其下方的长收肌或大收肌，三者之间构成三角形的收肌管。采用平面内或平面外法，在股动脉的旁边注射首剂局麻药或生理盐水 10～20 ml 后直管固定（图 7-17）。

### （四）高位髂筋膜阻滞置管

**1. 适应证** 全髋关节置换术后镇痛及大腿上端急慢性疼痛的治疗。

**2. 操作方法** 患者仰卧位，选择线阵高频探头，横向置于腹股沟上髂棘内侧，探头远端向脐部滑动，显影腹外斜肌（有时是筋膜）、腹内斜肌、腹横机、腰大肌、髂筋膜覆盖在髂肌上，平面内技术，外侧向内侧进针，留出位置避开髂棘或由脐部向髂棘方向进

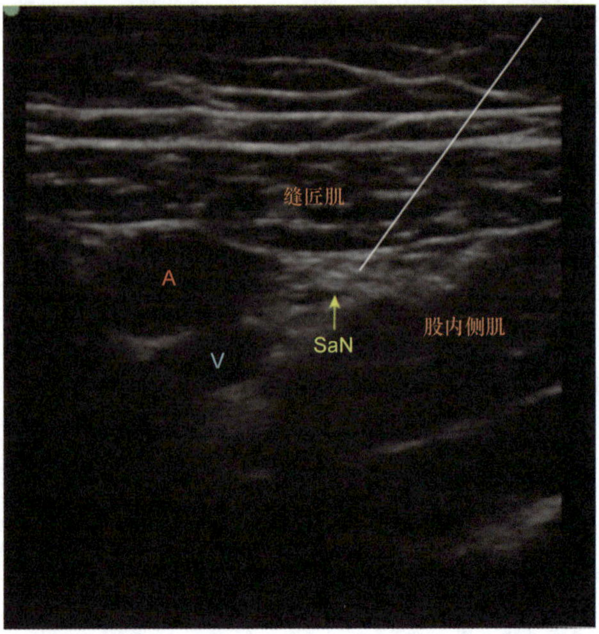


**图 7-17 收肌管阻滞置管**（A，动脉；V，静脉；SaN，隐神经）

针，或者平面外进针。针尖至髂筋膜，使用水分离实验注射生理盐水撕开筋膜，置入导管，妥善固定导管。

**3. 优缺点** 优点：因许多患者股外侧皮神经存在变异，较低位髂筋膜间隙阻滞效果更确切。缺点：筋膜间阻滞常需要大剂量的药液，需预防局麻药中毒，使用脉冲式注药，增加药物扩散效果。

（五）椎旁间隙阻滞置管

**1. 适应证** 肺叶切除术等胸科手术术后镇痛及胸部急慢性疼痛治疗。

**2. 操作方法** 患者侧卧位，患侧在上，选择高频线阵探头或低频凸阵探头（肥胖患者），定位相应棘突，冠状位放置探头，显影棘突，向头端外侧移动探头，在肋间隙见横突、滑动的胸膜，避开横突，穿刺针外向内平面内进针，穿破肋横突韧带，注入 5～10 ml，首剂局麻药见胸膜下压，置入导管，妥善固定导管。

**3. 优缺点** 优点：连续阻滞维持长时间镇痛效果。缺点：有误入椎间孔及刺破胸膜的风险，注意防范。

## 五、神经阻滞的注意事项

**1. 无菌操作** 大多数的神经阻滞操作均为单纯皮下注射。但是目前已知神经阻滞操作可引发感染，并且能导致严重的残疾。实施神经阻滞时，必须严格地遵守无菌操作规程，以避免感染。

**2. 正确选择局麻药** 对于不需要长时间手术后镇痛治疗的短小手术操作，应常规选择短效和低毒性作用的局部麻醉药。局部麻醉药毒性反应是神经阻滞时最常见的并发症。在毒性反应方面，罗哌卡因或利多卡因较布比卡因更为安全。

**3. 采用合适长度的穿刺针**　应避免采用过长的穿刺针实施神经阻滞操作，例如在肌间沟臂丛阻滞时禁止采用长度超过 50 mm 的穿刺针。此外，与使用过长的穿刺针相比，采用合适长度的穿刺针可使穿刺进针操作更准确。

**4. 采用短斜面绝缘型穿刺针**　穿刺针的短斜面设计有助于预防神经刺破情况的发生。目前临床上已广泛应用绝缘型穿刺针，在应用神经刺激器的情况下，绝缘型穿刺针可使穿刺进针操作更加准确。

**5. 穿刺针的推进**　在定位穿刺针的过程中，应缓慢推进或后退穿刺针。使用神经刺激器时，必须注意的是：神经刺激器输出电流的持续时间极短，每秒钟 1 次（1 Hz）或 2 次（2 Hz），并且在两次脉冲之间没有电流输出。快速推进或后退穿刺针可导致神经刺激失败，因为穿刺针可在两次刺激电流之间越过甚至穿过神经而不能诱发出神经刺激反应。

**6. 分次注射**　神经阻滞操作时应小剂量或小容量（3～5 ml）注射局部麻醉药，并且要间断进行回抽试验，以避免血管内注射。在注射局部麻醉药的过程中，应密切观察患者，因为在回抽试验无血液回流的情况下亦可发生血管内注射。分次注射技术能够在全部局部麻醉药被注射完毕前即发现局部麻醉药毒性反应的体征。

**7. 避免快速注射**　强行快速注射更易使局部麻醉药经一些通道进入非目标组织层或进入在穿刺进针过程中已被刺破的淋巴管或小静脉，亦可使局部麻醉药通过大的通道进入体循环，作用于中枢神经系统和心脏，出现毒性反应。在过高压力下进行强行快速注射亦可增加神经束内注射的危险。在神经阻滞操作时，应将局部麻醉药的注射速度限制 15～20 ml/min。

**8. 避免高压注射**　由于神经组织及其结缔组织鞘相当致密，所以将穿刺针刺入神经束内可导致较高的注射阻力。在实施神经阻滞时，操作者应始终采用相同大小的注射器和穿刺针，以便培养注射时的“手感”。从原则上讲，如果注射最初 1 ml 局部麻醉药时即遇到困难，应立即停止注射并完全退出穿刺针，再次穿刺进针前检查穿刺针的通畅性。

**9. 避免注射异感**　注射操作时患者出现严重疼痛或严重不适感常提示穿刺针刺入了神经内，此时应绝对避免继续注射局部麻醉药。

**10. 检查神经刺激器**　在神经阻滞操作前应常规检查神经刺激器是否处于正常工作状态，是否能够输出所设定的电流，电极是否已与患者和穿刺针正确连接。

**11. 神经阻滞失败后避免重新实施神经阻滞操作**　在任何可能的情况下，初次神经阻滞失败后均应避免再次实施神经阻滞操作。如果患者的确需要实施神经阻滞，则应由经验丰富的操作者来实施。

## 六、神经阻滞在舒适医疗中的应用

### （一）在无痛关节镜诊疗中的应用

**1. 在肩关节镜手术中的应用**　肩关节镜手术较传统肩关节切开术有创伤小、术后感染率低等优点，现已广泛开展。但肩关节支配的神经较多可至 $C_3$～$T_1$，单次神经阻滞不能完全阻滞手术范围，多选择神经阻滞联合全身麻醉下进行，但全麻时摆放体位不当有损伤患者颈椎的风险，沙滩椅体位下长时间全麻可加重脑缺血缺氧。目前的麻醉方式主要是：肌间沟臂丛神经阻滞联合全身麻醉、肌间沟臂丛神经阻滞联合肩胛上神经阻滞或颈丛阻滞复合镇静药物。神经阻滞可大大减少术中麻醉药物的应用有利于患者术后快速康复，及加强了术后镇痛效果，患者更舒适。

**2. 在膝关节镜手术中的应用** 膝关节镜手术过去多选择椎管内麻醉方式，但患者常需长时间卧床，双下肢被阻滞，舒适度较差，且尿潴留等并发症发生率较高。随着神经刺激仪和 B 超的发展，目前可选择神经阻滞麻醉。常选择的神经阻滞方案：腰丛联合坐骨神经，坐骨神经联合股神经（复合闭孔神经和股外侧皮神经减少止血带反应）。阻滞效果确切，患者术后恢复快。若患者紧张可复合静脉镇静药物。

### （二）在术后镇痛中的应用

根据手术部位选择适当的外周神经阻滞，可有效减轻术后疼痛。为获得长时间的镇痛，可实施外周神经持续输注局麻药的技术。外周神经阻滞的优点有：缩短住院时间，降低费用，减少 PONV 的发生。

**1. 颅脑手术后的镇痛** 切皮前，根据切口的位置，阻滞单侧或双侧耳颞神经、眶上神经、滑车上神经、枕大神经或枕小神经，可起到术后镇痛的作用。头面部神经阻滞无运动神经阻滞的顾虑，操作简单，同时减少了术中全麻药的用量，术中血流动力学更加平稳，术毕清醒快，同时降低了医疗费用。此外，术后无需 PCIA 装置和 PCIA 术后管理。

**2. 胸科手术术后镇痛**

（1）开胸手术术后镇痛：开胸手术由于切口较大以及放置引流管对肺的压迫，加上患者自身的呼吸运动，术后可出现明显的疼痛。采用肋间神经阻滞、竖脊肌平面阻滞、椎旁阻滞或前锯肌平面阻滞联合静脉 PCA 均可以收到良好的镇痛效果。

（2）胸腔镜肺叶切除术后镇痛：胸椎旁神经阻滞是一种操作简便且安全有效的方法，其镇痛完善，副作用少，对循环影响小，降低术后应激反应，促进术后肺功能恢复，适用于胸腔镜肺叶切除术后镇痛治疗。患者在诱导插管后行患侧胸椎旁间隙穿刺置管。手术结束前 30 min，经椎旁间隙注入 0.2%罗哌卡因 20 ml 后连接镇痛泵。

**3. 下肢手术术后镇痛** 膝部手术后采用股神经置管、收肌管置管联合手术部位局部浸润，其镇痛效果良好，而且与传统给予阿片类药物或硬膜外间隙输注相比较，接受膝关节置换的住院患者恢复的时间提前，同时康复的时间缩短。由于膝关节的神经支配来自股神经和坐骨神经，股神经复合坐骨神经阻滞能提高全膝关节置换术后早期的镇痛效果，减少阿片类药用量。

**4. 门诊手术术后镇痛** 有些门诊手术的患者需留院过夜进行观察时，可通过置管来实施连续神经阻滞。肩部手术通过斜角肌间置管阻滞臂丛神经，前交叉韧带修补术则通过腰大肌间隙置管阻滞腰丛神经来增强镇痛效果。

### （三）在分娩镇痛的应用

**1. 阴部神经阻滞** 双侧阴部神经阻滞加局部浸润麻醉，对胎心及宫缩无影响，不影响子宫自律神经和支配腹壁肌肉及屏气呼吸的神经，因此不影响子宫及辅助肌的收缩力，不影响产妇使用腹压。双侧阴部神经的传导阻断后，盆底肌肉松弛，会阴皮肤肌肉弹性得到最大限度伸展，使出口增大，减小了胎儿娩出时的阻力和胎头对膀胱的压迫。同时，麻醉后会阴疼痛消失，消除了产妇因惧怕疼痛而不再用力的不良因素，在一定程度上缩短了第二产程，降低会阴侧切率。

**2. 宫颈旁神经阻滞**　此方法操作简单，常用于第一产程和第二产程以缓解宫缩痛。宫颈旁神经阻滞镇痛效果确切，但禁用于早产、胎儿宫内窘迫、胎盘功能不全者。

### （四）在人工流产术中的应用

宫旁神经阻滞可应用于人工流产术，使疼痛明显减轻，减少人流综合征的发生。宫颈多点注射后，可迅速弥散到宫颈的结缔组织和肌层，阻断感觉神经末梢，抑制触觉和痛觉，甚至抑制运动神经功能和松弛平滑肌，能阻断神经冲动的传导，减弱迷走神经冲动的传出，促使宫颈口扩张。同时，宫旁神经阻滞有效地阻滞宫颈感觉末梢神经的传导，减轻或消除机械刺激所引起的各种症状，使患者痛觉减弱或消失。

### （五）在慢性痛中的应用

神经阻滞疗法可应用于多种慢性痛，包括偏头痛、紧张性头痛、三叉神经痛、肩周炎、肋间神经痛、带状疱疹后神经痛、不定陈述综合征等。常用的药物有局部麻醉药、糖皮质激素、维生素和神经破坏药。局麻药具有诊断和治疗作用，注射神经破坏药之前，先给少量局麻药可判断穿刺针的位置是否正确，治疗性神经阻滞则以时效长的布比卡因和罗哌卡因为佳。糖皮质激素对于炎症反应有明显的抑制作用，可改善病变组织的渗出和水肿，从而使疼痛症状减轻。周围神经炎局部注射常加用维生素 $B_6$ 或 $B_{12}$。神经破坏药多用 80%～100%酒精和 5%～10%酚甘油溶液。常用的阻滞方法为：痛点阻滞、周围神经阻滞和交感神经阻滞。

### （六）在癌痛中的应用

**1. 腹腔神经丛阻滞**　腹腔内恶性肿瘤引起的疼痛，在用其他方法治疗效果不佳时，可考虑采用腹腔神经丛阻滞。

**2. 交感神经节阻滞**　颈交感神经节阻滞即星状神经节阻滞术可用于头面部、上肢癌症引起的自主神经功能紊乱导致的癌痛。

**3. 胸交感神经节阻滞**　主要用于治疗顽固性胸腔内部癌痛，治疗胸部癌痛常需和胸神经阻滞同时使用。

**4. 腰交感神经阻滞**　可用于泌尿系、妇科或直肠来源的盆腔疼痛。奇神经阻滞可治疗因癌症导致的会阴肛门疼痛，效果确切。

### （七）神经阻滞用于胸部或四肢创伤的疼痛治疗

**1. 单纯肋骨骨折**　单纯肋骨骨折的治疗以镇痛为主，最好的镇痛方法是应用利多卡因或布比卡因实施肋间神经阻滞，阻滞范围除骨折部位的肋间神经外，还要包括骨折部位上、下各一根肋间神经。此外，可将局部麻醉药直接注射于肋骨骨折处，也可获得完善的镇痛效果。

**2. 多根多段肋骨骨折**　患者如有休克、张力性气胸或大量血胸，应尽快作相应的急救处理，并积极处理呼吸道梗阻和固定浮动的胸壁，这些措施是抢救成功的关键所在。疼痛治疗除应用适量的麻醉性镇痛药、吸入亚麻醉剂量的 $N_2O$ 外，还可应用局部麻醉药进行肋间神经或局部神经阻滞。

**3. 胸骨骨折**　胸骨骨折患者的疼痛治疗取决于有无移位和其他并发伤。对于无移位的胸骨骨折，可于骨折部位实施局部神经阻滞。精神紧张和情绪不安者，可同时口服镇静药。对有移位的胸骨骨折，可在局部实施神经阻滞的同时行胸骨牵引或手术切开复位。

**4. 四肢创伤骨折** 四肢损伤的患者常因疼痛剧烈导致精神紧张，对必要的检查和非手术整复治疗缺乏合作，因此如果患者全身情况允许，应尽早开始疼痛治疗。

（八）在特殊疼痛治疗中的应用

对于包括痛经、皮肤瘢痕痛、血栓性静脉炎、瘙痒症、放射性皮炎等，神经阻滞均有良好疗效。下面仅作部分介绍。

**1. 痛经** 对于药物治疗有不良反应、无效或疗效不持久的痛经患者，应用神经阻滞（颈交感神经阻滞）进行治疗常可获得较好效果，可使许多患者免于手术治疗。

**2. 皮肤瘢痕痛** 由皮肤创面愈合后形成的瘢痕，或正常皮肤自然发生的瘢痕引起的原发性疼痛称为瘢痕痛。常用治疗包括放射治疗、物理疗法、药物疗法、神经阻滞疗法等。其中神经阻滞疗法对此疼痛有较好疗效，方法包括：局部浸润阻滞，躯体神经阻滞，交感神经阻滞等。

**3. 顽固性桡动脉痉挛** 一般处理桡动脉痉挛的方法包括：镇静、止痛，如肌内注射地西泮、静脉给予吗啡等；由导管注入硝酸甘油、利多卡因和维拉帕米等药物。顽固性桡动脉痉挛经上述方法未能缓解，可用臂丛神经阻滞，可获奇效。

（九）治疗非疼痛疾病

神经阻滞疗法可以治疗多种非疼痛疾病，包括面神经炎、面肌痉挛、膈肌痉挛、梅尼埃病、过敏性鼻炎、失眠等，方法多采用面神经阻滞或星状神经节阻滞，辅助药物和心理治疗，效果显著。

# 第三节 局部麻醉技术

## 一、概述

局部麻醉也称部位麻醉，是指在患者神志清醒状态下，局麻药应用于身体局部，使机体某一部分的感觉神经传导功能暂时被阻断，运动神经传导保持完好或同时有程度不等的被阻滞状态。这种阻滞应完全可逆，不产生任何组织损害。近年来，局部麻醉下配合靶控镇静技术的应用，使局部麻醉临床应用得以完善。

局部麻醉被广泛应用于全身各处的小肿物切除等门诊小手术及胃肠镜等门诊检查；用于膝关节置换、全髋置换、开胸手术、开腹手术等大创面手术的术后镇痛；亦可用于创伤等剧烈疼痛的疼痛治疗。局部麻醉复合镇静可使患者舒适地完成短小手术。局部麻醉技术较其他麻醉技术操作相对简单，但应用广泛，且效果好，是舒适化医疗的重要组成部分。

（一）局部麻醉分类

广义的局部麻醉有表面麻醉、局部浸润麻醉、静脉局部麻醉、区域阻滞，后者还包括椎管内阻滞和神经阻滞。此处主要介绍前三种局部麻醉技术。

（二）局部麻醉的特点

局部麻醉的特点有：①局部麻醉对意识没有影响；②局部麻醉还可起到一定程度术后

镇痛的作用；③局部麻醉操作简便、安全、并发症少，对患者生理功能影响小，恢复快；④局部麻醉可阻断各种不良神经反射，减轻手术创伤所致的应激反应。

（三）术前用药及监测

**1. 术前用药** 局部麻醉前的用药主要包括镇静催眠药、镇痛药、抗组胺药及抗胆碱能药等，其主要目的有：①镇静、催眠，消除患者紧张情绪；②减轻操作时不适感，尤其在置入穿刺针、寻找异感或使用神经刺激仪时；③使患者遗忘围术期不愉快的经历；④提高局麻药惊厥阈值。

**2. 监测** 局部麻醉下患者需要与全麻相同的监测手段，诸如心电图、无创血压计及脉搏氧饱和度仪。更重要的是，操作者需注意观察潜在的局麻药中毒症状，在用药后应经常与患者交谈以判断患者精神状态，若患者出现注意力分散或发音含糊不清时应引起操作者的高度警觉。

（四）舒适化医疗的局部麻醉要点

**1. 选择适当的麻醉方法** 根据不同的病变部位、病变性质、病变范围大小以选择适当的麻醉方法。一般部位选用局部浸润麻醉；手指、手掌、足趾、足掌、耳部、阴茎、胸壁可选用神经阻滞；某些特殊部位如乳房、头皮、肛门则可选用区域阻滞。

**2. 局麻药浓度、剂量适当** 局麻药浓度由麻醉方法决定，同时要严格掌握局麻药用量，防止局麻药中毒。原则上应采用最低有效浓度，特别注意用于局部浸润麻醉和区域阻滞麻醉时，用量较大，必须将原液适当稀释。

**3. 掌握注射要领** 不同的麻醉方法注射要领也不尽相同。局部浸润麻醉：采用一针技术，按解剖层次由浅入深，逐层麻醉；区域阻滞麻醉：于病灶四周和基底部组织均匀注入麻药，形成1个包围圈，使圈内组织失去知觉。

**4. 适当使用麻醉前用药** 麻醉前口服或肌注苯巴比妥类药物，可预防和减少局麻药的毒性反应。一般于手术前30 min应用，成人给予苯巴比妥钠肌内注射或口服，儿童及年老体弱者酌减。

**5. 注药前回抽** 每次推注局麻药前必须回抽，确认无血液、无气体、无脑脊液后方可注药。

**6. 皮肤过敏试验** 过敏体质者、普鲁卡因用药前需做皮肤过敏试验。

（五）局部麻醉并发症

每一种局部麻醉方法因其解剖结构不同，而相应有特殊并发症，下面主要介绍具有共性的并发症。

**1. 神经损伤** 在进行穿刺时可直接损伤神经，尤其伴异感时。使用短斜面穿刺针及神经刺激仪定位可减少神经损伤发生率。穿刺时还应避免神经内注射。

**2. 血肿形成** 周围神经阻滞时偶可见血肿形成，血肿对局麻药扩散及穿刺定位均有影响，因而在穿刺操作前应询问出血史，采用尽可能细的穿刺针，同时在靠近血管丰富部位操作时应小心。

**3. 感染** 操作时无菌原则不严格或穿刺经过感染组织可将感染进一步扩散，因此有局部感染应视为局部麻醉禁忌证。

## 二、表面麻醉

表面麻醉即将渗透作用强的局麻药与局部黏膜接触，使其透过黏膜而阻滞浅表神经末梢所产生的无痛状态。

表面麻醉只在刺激来源于上皮组织时才有效果，因为表面麻醉使用的局麻药难以达到上皮下的痛觉感受器，仅能解除黏膜产生的不适。黏膜细胞的指状突起与邻近细胞交错形成功能性表面，局麻药容易经黏膜吸收，皮肤细胞排列较密，外层角化，吸收缓慢而且吸收量少，故表面麻醉只能在黏膜上进行。

### （一）表面麻醉药

目前应用于表面麻醉的局麻药分两类：羟基化合物和胺类。

临床上应用的羟基化合物类表面麻醉药是芳香族和酯类环族醇，为苯甲醇、苯酚、间苯二酚和薄荷醇等，制成洗剂、含漱液、乳剂、软膏和铵剂，与其他药物伍用于皮肤病、口腔、肛管等疾患的治疗。

胺类表面麻醉药，分为酯类和酰胺类。酯类中有可卡因、海克卡因和高水溶性的丁卡因。酰胺类包括布比卡因和利多卡因。

混合制剂TAC（丁卡因，Tetracaine；肾上腺素，Adrenaline；可卡因，Cocaine）可通过破损的皮肤而发挥作用，由0.5%丁卡因和10%～11.8%可卡因，加入含1∶200 000肾上腺素组成，在美国广泛用于儿童皮肤划伤需缝合时表面麻醉。成人最大使用安全剂量为3～4 ml/kg，儿童为0.05 ml/kg。TAC不能透过完整皮肤，但能迅速被黏膜所吸收而出现毒性反应。为避免毒性反应及成瘾性，研究不含可卡因的替代表面麻醉剂，发现丁卡因-去氧肾上腺素的制剂与TAC一样可有效用于皮肤划伤。

一种复合表面麻醉配方EMLA（Eutectic Mixture of Local Anesthetics）为5%利多卡因和5%丙胺卡因盐基混合剂，皮肤穿透力较强，可用于皮肤表面。EMLA能有效减轻经皮肤静脉穿刺和置管的疼痛，也可用于植皮，但镇痛完善约需45～60 min。

表面麻醉用的局麻药较多，但常见表面麻醉药主要有以下几种，见表7-2。

**表7-2 常见的表面麻醉药**

| 局麻药 | 浓度 | 剂型 | 使用部位 |
|---|---|---|---|
| 利多卡因 | 2%～4% | 溶液 | 口咽、鼻、气管及支气管 |
| | 2% | 凝胶 | 尿道 |
| | 2.5%～5% | 软膏 | 皮肤、黏膜、直肠 |
| | 10% | 栓剂 | 直肠 |
| | 10% | 气雾剂 | 牙龈黏膜 |
| 丁卡因 | 0.5% | 软膏 | 鼻、气管、支气管 |
| | 0.25%～1% | 溶液 | 眼 |
| | 0.25% | 溶液 | |
| EMLA | 2.5% | 乳剂 | 皮肤 |
| TAC | 0.5%丁卡因，11.8%可卡因及1∶200 000肾上腺素 | 溶液 | 皮肤 |

### （二）表面麻醉的操作方法

**1. 角膜局部麻醉** 角膜的末梢神经接近表面，结合膜囊可存局麻药 1～2 滴，为理想的给药途径。具体方法为患者平卧，滴入 0.25%丁卡因 2 滴，令患者闭眼，每 2 min 重复滴药一次，3～5 次即可。麻醉作用持续 30 min，可重复应用。

**2. 鼻腔局部麻醉** 鼻腔感觉神经来自三叉神经的眼支，它分出鼻睫状神经支配鼻中隔前 1/3；分出筛前神经到鼻侧壁；蝶腭神经节分出后鼻神经和鼻腭神经到鼻腔后 1/3 的黏膜。筛前神经及鼻神经进入鼻腔后都位于黏膜之下，可被表面麻醉所阻滞。

**3. 呼吸道黏膜表面麻醉** 对鼻腔、鼻道、咽部、喉部、气管、支气管等处的黏膜组织进行表面麻醉，局部麻醉药有 1%～2%利多卡因、0.5%～1%丁卡因和 1%达克罗宁。利多卡因的黏膜穿透力强，而且毒性作用明显低于丁卡因，故临床应用最为普遍。达克罗宁的毒性作用低，局部麻醉作用持久，黏膜穿透力强，作用迅速，适合于黏膜表面麻醉。但是其具有部刺激作用，不能做局部浸润麻醉。

行黏膜表面麻醉时要防止局部麻醉药中毒，注意控制单位时间内局部麻醉药的用量。利多卡因开始 1 h 内的用药量应＜400 mg；丁卡因＜100 mg。

**4. 声门内给药法** 完成鼻咽喉表面麻醉后，将含有 2%利多卡因 2 ml 的注射器针头与长度 10～15 cm 的硬膜外导管相连接。用间接喉镜显露声门，嘱患者发“咿- 咿”音，使其声门闭合，经硬膜外导管向声带表面滴局部麻醉药数滴，增加喉口表面麻醉效果。再嘱患者缓慢呼吸，待声门张开时，将硬膜外导管插入声门下，向声门下的呼吸道内注入局部麻醉药。给药后嘱患者咳嗽，使局部麻醉药在气管内扩散。此方法气管内黏膜麻醉效果确切，无创伤。

**5. 局部麻醉药含漱法** 在检查前 15 min，将 2%利多卡因 5 ml＋甘油 5 ml 混合后嘱患者口含 2 min 再咽下，使口咽黏膜和食管黏膜麻醉；或将复方达克罗宁液 2 ml，嘱患者口含 2 min 后咽下，同样有局部麻醉效果。

**6. 环甲膜穿刺法** 用 5 ml 注射器，吸取 2%利多卡因 2 ml 及丁卡因 2 ml，经环甲膜正中以与皮肤呈 45°角进行穿刺，有落空感后用手固定针回抽气体呈阳性，无血液后迅速注药并立即拔出针头。穿刺及注射局麻药时嘱患者屏气、不咳嗽、不吞咽或讲话，注射完毕嘱患者咳嗽，使药液分布均匀。2～5 min 后，气管上部、咽及喉下部便可出现局麻作用。优点为气管内表面麻醉效果确切。缺点为患者易出现剧烈呛咳，高血压患者不适合此方法。穿刺时难免有少量血液随穿刺针孔流入气管、支气管内。

### （三）表面麻醉的注意事项

1. 浸渍局麻药的棉片填敷于黏膜表面之前，应先挤去多余的药液，以防吸收过多产生毒性反应。填敷棉片应在头灯或喉镜下进行，以利于正确安置。

2. 不同部位的黏膜吸收局麻药的速度不同。一般来说在大片黏膜上应用高浓度及大剂量局麻药易出现毒性反应，重者足以致命。据研究，黏膜吸收局麻药的速度与静脉注射相等，尤其是气管及支气管喷雾法，局麻药吸收最快，故应严格控制剂量，否则大量局麻药吸收后抑制心肌，患者可发生迅速虚脱。因此，表面麻醉前应备妥复苏用具及抢救药品。

3. 表面麻醉前须注射阿托品，使黏膜干燥，避免唾液或分泌物妨碍局麻药与黏膜的接触。

4. 涂抹于气管导管外壁的局麻药软膏最好用水溶性的，应注意其麻醉起效时间至少需1 min，所以不能期望气管导管一经插入便能防止呛咳。清醒插管前，仍须行咽、喉及气管黏膜的喷雾表面麻醉。

## 三、局部浸润麻醉

局部浸润麻醉指沿手术切口线分层注射局麻药，阻滞组织中的神经末梢。

### （一）常用局部浸润麻醉药

根据手术时间长短，选择应用于局部浸润麻醉的局麻药，可采用短时效（普鲁卡因或氯普鲁卡因）、中等时效（利多卡因、甲哌卡因或丙胺卡因）或长时效局麻药（罗哌卡因、布比卡因或依替卡因）。

### （二）局部浸润麻醉的操作方法

取24～25 G皮内注射针，针头斜面紧贴皮肤，进入皮内以后推注局麻药液，造成白色的橘皮样皮丘，然后取22 G长10 cm穿刺针经皮丘刺入，分层注药，若需浸润远方组织，穿刺针应由上次已浸润过的部位刺入，以减少穿刺疼痛。注射局麻药液时应加压，使其在组织内形成张力性浸润，与神经末梢广泛接触，以增强麻醉效果。

### （三）局部浸润麻醉注意事项

1. 注入局麻药要深入至下层组织，逐层浸润，肌膜面、肌膜下和骨膜等处神经末梢分布最多，且常有粗大神经通过，局麻药液量应加大，必要时可提高浓度。肌纤维痛觉神经末梢少，只要少量局麻药便可产生一定的肌肉松弛作用。

2. 穿刺针进针应缓慢，改变穿刺针方向时，应先退针至皮下，避免针干弯曲或折断。

3. 每次注药前应抽吸，以防局麻药液注入血管内。局麻药液注毕后须等待4～5 min，使局麻药作用完善，不应随即切开组织致使药液外溢而影响效果。

4. 每次注药量不要超过极量，以防局麻药毒性反应。

5. 感染及癌肿部位不能应用局部浸润麻醉。

## 四、局部麻醉在舒适医疗中的应用

### （一）EMLA乳膏局部麻醉在舒适医疗中的应用

**1. 尖锐湿疣清除**　在疣体上涂EMLA（商品名：恩纳）乳膏。因黏膜吸收速度快，一般局部麻醉需时5～10 min。在局部麻醉起效后用40%乙醇洗去乳膏，经常规消毒皮肤黏膜后，再行刮除术或$CO_2$激光治疗。

**2. 包皮坏切术**　术前30 min至1 h，翻开包皮涂抹乳膏，可顺利完成包皮环切术。

**3. 气管插管**　气管插管全身麻醉拔除气管导管后，患者常见声音嘶哑及咽喉疼痛并发症，气管插管前，气管导管涂抹乳膏，可减少患者上述并发症，且润滑了气管导管，使置管更容易。

注意事项：恩纳乳膏不能用于开放性伤口；较厚皮肤麻醉时需敷膜密封，起效时间可能需要 1 h；特应性皮炎患者应慎用。

麻醉效果：生殖器黏膜麻醉可维持约 1 h，外阴及肛门皮肤可持续 0.5～1 h。恩纳乳膏外涂时，有短暂、轻微的局部反应如苍白、红斑和水肿，但不影响治疗。此法简便、易行、安全，止痛效果确切。

### （二）局部麻醉在人工流产中的应用

局部麻醉镇痛的代表药物主要有利多卡因和丁卡因，其组织穿透性强，扩散快，可通过黏膜弥散到肌层，使宫颈松弛，局部应用可迅速阻断感觉神经末梢和迷走神经传导，高浓度时还可松弛平滑肌。局部麻醉镇痛给药方式主要有 2 种：经宫颈给药和经宫体给药。

### （三）局部麻醉在无痛内镜诊疗中的应用

**1. 局部麻醉在输尿管镜诊疗中的应用** 输尿管镜是泌尿外科医生诊断和治疗输尿管疾病的重要方式。局麻药胶浆表面麻醉下输尿管镜检查在国内外已经有大量报道，其安全性和患者的可耐受性也已被认可，具有微创、及时、安全、方便、费用低廉等优势。局部麻醉可以避免椎管内阻滞下输尿管平滑肌松弛引起的结石上移。若估计输尿管镜检的时间长者则应放弃局部麻醉，改用其他方法。

**2. 局部麻醉在肩、膝关节镜诊疗中的应用** 肩、膝关节镜诊疗具有微创和直观的特点，在临床上广泛应用。局部麻醉具有创伤小、操作方便、安全、疗效确切、对患者呼吸循环影响小等优点，尤其适合年老体弱、全身情况欠佳、不能耐受全麻或脊髓麻醉的患者行肩、膝关节镜诊疗。患者可在不使用止血带的情况下完成膝关节镜的操作，可避免因止血带压迫造成的组织水肿或驱血引起的血管挫伤导致的深静脉血栓。

**3. 局部麻醉在支气管镜检查中的应用** 目前国内作支气管镜检查的常规局部麻醉方法有：局部气管内滴入法、单纯咽喉部喷雾麻醉法、环甲膜穿刺法、用鼻导管插入气管麻醉法及超声雾化表面麻醉法。目前多主张采用静脉麻醉技术进行无痛支气管镜检查。

### （四）局部麻醉在无痛牙科中的应用

调查显示，我国 57%的口腔内科患者存在牙科恐惧症。同时老年患者常伴有心血管系统疾病，其心脏贮备力和代偿功能均较差，可因精神刺激、手术应激或其他因素而随时发生意外。因此，口腔治疗中的无痛技术是非常重要的。为达到治疗中无痛，最直接的方法是局部麻醉。

常用的局麻方法有冷冻麻醉法、表面麻醉法、局部浸润麻醉法和传导阻滞麻醉法，后两者在临床中较常用。但是，口腔传导阻滞麻醉或局部浸润麻醉时，注射过程中产生的疼痛常使患者产生恐惧和焦虑，这是临床医生需要解决的问题。目前已有新的注射技术及新的仪器出现，力求解决注射痛的问题。为消除穿刺和注射所产生的疼痛，也可考虑使用表面麻醉剂。日本有报道，采用高浓度（60%）的利多卡因制成的表面麻醉药（贴剂）贴在彻底干燥的牙龈或黏膜表面 3 min 后，不仅能使刺入时的疼痛减轻到几乎没有的程度，而且贴的时间再稍微延长一点，也可以减少由于注射药物所产生的疼痛。

### （五）局部麻醉在术后镇痛中的应用

**1. 局部浸润术后镇痛** 根据手术部位用稀释的局麻药对切口进行单纯的浸润可以产生 4～8 h 的镇痛。这种方法对儿科患者特别有效，尤其是在泌尿科手术进行阴茎或腹股沟阻滞时使用。局部浸润法同样对门诊成年患者有效，患者离院时不必担心出现阿片类药物的全身副作用。住院患者小伤口的镇痛可以通过伤口插入多孔留置管，每小时连续输注6～12 ml 0.1%布比卡因或罗哌卡因来解决。对于接受肩部手术的门诊患者，可用便携式镇痛泵来提供24 h的镇痛。局部浸润罗哌卡因已经成功地用于腹腔镜胆囊切除术和腹股沟疝修补术的术后镇痛。在腹腔镜胆囊切除术后7天内，按需每次经埋置导管向胆囊床输注0.5%罗哌卡因10 ml用于术后镇痛，取得十分好的效果。在腹股沟疝修补术毕切口内埋置导管，术后按需每次向切口内泵入0.25%罗哌卡因10 ml用于术后镇痛，效果确切，并且无不良反应。

**2. 关节腔内注射局麻药术后镇痛** 关于此方面的文献报道，效果不一，NSAID与局麻药合用，可延长后者的镇痛效果。许多骨科医师在关节镜手术后使用局麻药关节腔内镇痛。Moiniche S等在综述中指出关节腔内注射局麻药在短期内可减轻轻度疼痛。但长期的效果尚不得而知。关节腔内注射布比卡因，主要通过阻滞关节腔内神经末梢，阻断伤害性化学因子的刺激传入，可以取得满意的镇痛效果，但时间较短，只能持续16 h。

### （六）局部麻醉在无痛置管及换药中的应用

**1. 治疗烧伤背景痛** 烧伤疼痛包括背景痛和操作痛。静脉患者自控镇痛是治疗背景痛的有效方法之一，局部麻醉技术也可获得不错的镇痛效果。在烧伤创面应用大剂量的利多卡因乳剂（5%），可取得较好的镇痛效果，且无全身反应。Fretmd对手臂烧伤患者敷料下喷洒利多卡因气雾剂（1%），发现利多卡因气雾剂的镇痛效果确切。

**2. 舒适气管插管及拔管** 气管插管及拔管均会引起患者喉部不适，产生心血管反应，对患者造成不良影响。有研究表明复方利多卡因乳膏用于气管黏膜表面麻醉可抑制插管、拔管引起的心血管反应，同时降低拔管时躁动以及减少术后咽部并发症的发生。复方利多卡因乳膏与2%利多卡因溶液联合应用时，效果更为确切。

**3. 局部喷雾麻醉用于鼻胃管置入** 大多数患者难以忍受放置胃管时的不适刺激。非麻醉状态下的胃管置入常会引起患者恶心、呕吐等不适。一些特殊患者，如喉咽癌患者，放置胃管时一次成功率不高，加重患者不适。采用丁卡因鼻咽部局部喷雾麻醉，可使鼻腔及咽喉部的感觉抑制或消失，使患者对胃管的敏感性降低，减轻患者恶心、呕吐、异物感等不适。

**4. 局部麻醉用于无痛导尿** 导尿术是最基本的诊疗技术，是手术前准备的重要内容。但在病房却常因为各种原因导致患者不适，甚至导尿失败。女性患者可因插入尿管困难导致外阴划伤、出血。男性患者则因解剖特点，导尿时反复试插或操作不当时可引起水肿、出血。

在局麻药乳膏或胶浆表面麻醉下进行导尿，具有以下优点：

（1）减轻疼痛：术前患者正处于精神紧张状态，对各种刺激高度敏感。尿道有丰富的神经支配，交感和副交感神经分布于整个尿道。感觉交感神经纤维传递疼痛和触觉。清醒状态下行导尿管置入的患者，导尿时可表现出膀胱痉挛和耻骨上区、膀胱三角区受刺激而引起尿道口疼痛。麻醉后患者痛觉消失，神经反射迟钝。所以导尿时无疼痛的感觉。

（2）导尿成功率高：术前导尿患者因缺乏医学知识，对导尿存在顾虑。此时行导尿术，由于尿管刺激尿道括约肌时情绪反应也放大了这一刺激，可引起尿道括约肌强烈收缩，使尿道阻力增大，导致尿管通过困难，这样只有反复试插才能使尿管通过。麻醉后尿道括约肌松弛，尿管很容易通过，从而减轻了尿管对尿道黏膜的反复刺激，减轻了疼痛。

（3）降低术后躁动的发生率：全身麻醉后导尿的患者清醒后，常常因尿管的不适刺激而发生烦躁。表面麻醉下进行导尿后，可降低因尿管导致术后躁动的发生率。

## 参考文献

[1] Agnor RC，Sikich N，Lerman J. Single-breath Vital Capacity Rapid Inhalation Induction in Children：8% Sevoflurane versus 5% Halothane. Anesthesiology，1998，89：379-384.

[2] Gauthier A，Guard F，Boudreault D，et al. Sevoflurane provides faster recovery and postoperative neurological assessment than isoflurane in long-duration neurosurgical case. Anesth Analg，2002，95：1384-1388.

[3] Wu JI，Lu SF，Chia YY，et al. Sevoflurane with or without antiemetic prophylaxis of dexamethasone in spontaneously breathing patients undergoing outpatient anorectal surgery. J Clin Anesth，2009，21（7）：469-473.

[4] Yamaguchi SH，Ikeda TO，Wake KO，et al. A sevoflurane induction of anesthesia with gradua reduction of concentration is well tolerated in elderly patients. Can J Anesth，2003，50：26-31.

[5] Marhofer P，Greher M，Kapral S. Ultrasound guidance in regional anesthesia. Br J Anaesth，2005，94：7-17.

[6] Silvani P，Camporesi A，Agostino MR，et al. Caudal anesthesia in pediatrics：an update. Minerva Anestesiol，2006，72（6）：453-459.

[7] Toru KOMATSU，Norimasa SEO. Advances in Ultrasound-guided Nerve Block. The Journal of Japan Society for Clinical Anesthesia，2018，38（1）：96-104.

[8] Masanori YAMAUCHI，Hiroaki TOYAMA. The Journal of Japan Society for Clinical Anesthesia，2018，38（2）：270-274.

[9] 邓小明，姚尚龙，于布为. 现代麻醉学. 4版. 北京：人民卫生出版社，2014.

[10] Miller R. D. 米勒麻醉学. 邓小明，曾因明，黄宇光，译. 8版. 北京：北京大学医学出版社，2014.

[11] 繆勇，臧广州. 最新麻醉技术操作规范与新技术应用实用手册. 天津：天津电子出版社，2004：392-398.

[12] 安刚. 婴幼儿麻醉学. 北京：人民卫生出版社，2002：424-429.

[13] 李仲廉，安建雄，倪家骧. 临床疼痛治疗学. 天津：天津科学技社，1999：195-209.

[14] Michael F. Mulroy. 区域麻醉图解指南. 韩建阁，王准，等，译. 3版. 天津：天津科技翻译出版社，2005.

[15] 肖晓山，徐世元. 无痛舒适医疗. 郑州：郑州大学出版社，2009.

[16] 邓小明，姚尚龙，曾因明. 2017麻醉学新进展. 北京：人民卫生出版社，2017.

[17] G. Edward Morgan Jr. 摩根临床麻醉学. 王天龙，刘进，熊利泽，译. 5版. 北京：人民卫生出版社，2015.

[18] 王祥瑞，俞卫锋，杭燕南. 吸入麻醉药. 上海：世界图书出版社，2008：1-7.

[19] Jerry D. Vloka，Admir Hadzic. 周围神经阻滞原理与实践. 薛富善，译. 北京：人民卫生出版社，2006：12，52-53.

[20] 许平波，刘骥，李文献，等. 选择性上肢神经阻滞和静脉局部麻醉的进展. 国际麻醉学与复苏杂

志，2006，27（1）：61-63.

［21］黄宇光，徐仲煌，罗爱伦．外周区域阻滞与术后镇痛的新观点和新方法．临床麻醉学杂志，2001，17（5）：275-277.

［22］Admir Hadzic．外周神经阻滞与超声介入解剖．李泉，译．2版．北京：北京大学医学出版社，2015.

［23］郝云霞，崔立刚．超声引导下星状神经节阻滞技术的临床应用．中国医学影像学杂志，2018，26（4）：308-311.

［24］陈雪飘，左明明，刘金锋，等．超声引导技术在三叉神经阻滞中的应用．中国疼痛医学杂志，2017，23（8）：598-601.

［25］Ueshima H，Kitamura A. Blocking of multiple anterior branches of intercostal nerves（Th2-6）using a transversus thoracic muscle plane block. Reg Anesth Pain Med，2015，40：388.

［26］H. Ueshima，H. Otake. Addition of transversus thoracic muscle plane block to pectoral nerves block provides more effective perioperative pain relief than pectoral nerves block alone for breast cancer surgery. British Journal of Anaesthesia，2017，118（3）：439-443.

［27］Ueshima H，Otake H. Where is an appropriate injection point for an ultrasound-guided transversus thoracic muscle plane block? J Clin Anesth，2016，33（30）：190-191.

［28］静婧，冯璐，薛伟力，等．超声引导下阴部神经阻滞用于PPH术后镇痛的效果观察．中华结直肠疾病电子杂志，2017，6（5）：392-396.

［29］K. J. Chin，S. Adhikary，N. Sarwani et al. The analgesic efficacy of pre-operative bilateral erector spinae plane（ESP）blocks in patients having ventral hernia repair. Anaesthesia，2017，72，452-460.

# 第八章　内镜诊疗的舒适医疗技术

（李渭敏　张创强　刘洪珍）

随着内镜诊断与治疗学的发展，内镜技术作为常用的临床诊断和治疗手段日趋普及。内镜包括：胃、肠镜，支气管镜，宫腔镜，膀胱镜，输尿管镜，阴道镜，胸腔镜，腹腔镜，关节镜，鼻窥镜及耳窥镜等等。

临床上，患者接受侵入性内镜检查时常要承受很大的痛苦或不适感，如恶心、呕吐、呼吸困难等，不但引起患者血流动力学的剧烈波动，增加心脑血管等系统并发症，部分患者甚至因恐惧诊疗中的疼痛而逃避就医，而这些疼痛却经常被临床医生忽视或低估。随着医疗水平的提高，医护工作者逐渐认识到消除疼痛是基本的人权，一切疼痛，包括内镜诊疗技术带给患者的痛苦都是不利于患者健康的。通过近十年来大力建设无痛医院，利用新型、短效麻醉药物以及现代先进的麻醉方法和麻醉技术，门诊内镜诊疗麻醉迅速发展，舒适诊疗技术得到初步普及。

我院麻醉科自 2004 年开始成立内镜诊疗中心，全面开展内镜检查的无痛项目，患者在睡眠中接受检查，舒适无痛苦，内科医生把监护和麻醉工作交给麻醉科医师，可以集中精力进行操作。舒适内镜项目一经推出，马上受到广大患者和内科医生的欢迎，现在不但患者主动要求在内镜诊疗中实施无痛操作，内科医生也积极为患者推荐无痛舒适内镜诊疗，接受无痛舒适诊疗的患者逐年上升达 95%。现已累计为超过 50 万人次的患者提供无痛舒适医疗服务。

## 第一节　舒适内镜检查的一般流程

### 一、预约登记

大部分接受内镜诊疗的患者需要进行必要的术前准备，不能在医生开出诊疗医嘱的当日接受检查，而且每天接受诊疗的患者数量不同，这就需要预约登记。约定诊疗时间后，患者可以根据预约时间做好准备和到检查室报到，从而减少了候诊时间；院方也可根据预约患者数量调动与安排更合理的人员。

我院设立门诊检查预约中心，除了与患者约定检查时间、交代患者检查前进行何种准备工作外，还给患者提供选择麻醉方法的知情同意书，让患者根据自己的需要和经济能力选择麻醉方式。选择无痛舒适内镜诊疗的患者需到麻醉门诊约见麻醉科医师进行麻醉前访视和评估程序。

## 二、麻醉前访视与评估

内镜检查治疗时对麻醉的主要要求是：①使患者有一个轻松而舒适的术前期；②尽可能保证患者在接受检查或操作时的舒适度，使患者有一个平稳、安全的检查或手术过程；③使患者在术后尽早苏醒，满意、安全地离院。为达到上述要求，麻醉科医师对接受门诊内镜诊疗麻醉的患者进行麻醉前充分评估非常有必要。麻醉前评估还可减少内镜检查前取消预约事件的发生，在医务人员中，内镜医师常常是接触患者的第一人，但他们很少考虑到与麻醉相关的患者内科情况或社会因素，因此有可能将不适合接受门诊腔镜诊疗麻醉的患者列入麻醉的范围。麻醉前评估的目的是评估患者对麻醉的耐受能力，判断是否适宜接受无痛舒适内镜诊疗；发现患者并存的疾病，判断是否需要进行进一步诊断和治疗；确定该患者是否需应用特殊麻醉方法，是否容易发生麻醉手术后并发症。有经验的麻醉科医师通过麻醉前访视和评估可发现患者潜在的疾病，并据此对麻醉方案进行适当的调整。

### （一）麻醉前评估

**1. 术前麻醉评估的主要方法** ①术前访视；②电话访谈；③查阅患者健康记录；④术晨访视；⑤通过网络收集信息；⑥在专门的门诊手术术前评估诊室由麻醉科医师坐诊评估。设立麻醉科门诊，安排专门的麻醉科医师负责无痛内镜诊疗患者的麻醉前访视和评估，并根据评估制订个体化麻醉计划，能最大限度地保证麻醉的质量和安全。

**2. 评估内容** 包括病史、体格检查和辅助检查，其中病史是最重要的。研究表明，单纯从病史中取得的资料就可以做出86%的诊断，经体格检查后可以得出另外6%的诊断，仅有8%的诊断需要进行实验室检查或是放射学检查。根据明确的指征可以减少60%左右的术前实验室检查。在所有的实验室检查的异常结果中，只有0.2%的结果会影响围术期的治疗。

（1）病史

1）现病史和既往史：特别注意与麻醉有关的疾病（如抽搐、癫痫、高血压、脑血管意外、心脏病、冠心病、心肌梗死、肺结核、哮喘、慢性支气管炎、肝炎、肾病、疟疾、脊柱疾病、过敏性疾病或出血性疾病等），曾否出现心肺功能不全或休克等症状，近期是否还存在相关症状，特别是对于心前区疼痛、心悸、头晕、昏厥、活动后呼吸困难、睡眠呼吸暂停、长期咳嗽多痰等征象应引起重视，以判断目前的心肺功能状况。

2）个人史：包括能否胜任较重的体力劳动和剧烈活动，是否出现心慌、气短，有无饮酒、吸烟嗜好，每日量数，有无长期咳嗽、咳痰、气短史；有无吸毒成瘾史，有无长期服用安眠药等历史，女性患者有无怀孕等。

3）过敏史：特别是有无对麻醉药物过敏史。

4）治疗用药史：有些患者因治疗需要，已应用降压药、β受体阻滞剂、皮质激素、洋地黄、利尿药、抗生素、降糖药、抗癌药、镇静安定药、单胺氧化酶抑制药、三环抗抑郁药、抗凝药等。应了解其药名，用药持续时间和用药剂量，有无特殊反应，以及麻醉当日用药史。

5）以往麻醉手术史，是否做过手术，做过何种手术，用过何种麻醉药和麻醉方法，麻醉中及麻醉后是否出现特殊情况，有无意外、并发症和后遗症，家庭成员中是否也发生过类似的严重麻醉并发症等。

(2) 体格检查

麻醉前要针对与麻醉实施有密切关系的全身情况和器官部位进行重点复查。

1) 全身情况评估

快速视诊患者观察全身情况，包括步行还是车床送入，有无发育不全、畸形、营养障碍、贫血、脱水、水肿、发绀、发热、消瘦或过度肥胖（BMI 大于或等于 30 kg/$m^2$）。测定血压、脉搏、呼吸、体温、体重（kg）和脉搏血氧饱和度（$SpO_2$）基础值。

2) 呼吸道通畅评估

气管有无明显受压或移位、颈椎活动度、颞颌关节功能和牙齿情况等，判断有无插管困难。①开口困难：颞颌关节强直或口周烧伤后瘢痕。②颈椎活动受限：类风湿关节炎、侏儒症及 Down 综合征患者均会出现颈椎活动受限。颈椎骨折时切忌使颈椎后伸。③颌面畸形：小颌症、舌体肥大或多发性颜面异常综合征，切牙突起或切牙松动、缺如均可阻碍喉镜置入或显露声门困难。④咽喉疾病：扁桃体过大、增殖腺肥大、咽后壁脓肿在麻醉后均可发生窒息，不能通气，特别注意有无声嘶。⑤病态肥胖短颈及颈部瘢痕挛缩导致颏胸粘连，甲颏距离小于 4～5 cm，均可使喉镜置入困难，不易显露声门。

3) 肺功能评估

①观察呼吸次数、深度、形式（即胸式呼吸、腹式呼吸）及通气量大小，有无呼吸道不通畅、胸廓异常活动和畸形（表 8-1）。呼吸频率大于 25 次/分是呼吸衰竭早期的表现。呼气费力提示有气道阻塞，随着膈肌和肋间肌负荷加重，辅助呼吸肌的作用增强，出现反常呼吸时提示膈肌麻痹或严重功能障碍。慢性阻塞性肺疾病（COPD）患者可表现为桶状胸；如果胸壁不对称可能有气胸、胸腔积液或肺实变。

**表 8-1 呼吸困难评级**

| 评级 |
|---|
| 0 级，无呼吸困难症状 |
| Ⅰ级，能较长距离缓慢地在平路上走动，但懒于步行 |
| Ⅱ级，步行距离有限，走一条或两条街后需要停步休息 |
| Ⅲ级，短距离走动即出现呼吸困难 |
| Ⅳ级，静息时也出现呼吸困难 |

根据步速、平路步行结束后反应来观察

②肺部听诊有无啰音、支气管哮鸣音、呼吸音减弱或消失。阻塞性肺病患者呼气相延长，呼吸音低，痰液潴留时可闻及粗糙的湿啰音，位置不固定，可在咳痰后消失，若啰音固定则可能为支气管扩张症或肺脓肿。在有小气道痉挛的患者可闻及音调较高的哮鸣音，见于哮喘或慢性喘息性支气管炎患者。肺气肿的患者肺部叩诊时呈过清音，叩诊呈浊音者提示有肺实变。

③简单评估肺功能：屏气试验：正常人的屏气试验可持续 30 s 以上，持续 20 s 以上者一般麻醉危险性小，如屏气时间短于 10 s，则提示患者的心肺储备能力很差，常不能耐受手术与麻醉；测量胸腔周径法，测量深吸气与深呼气时胸腔周径的差别，超过 4 cm 以上

者提示没有严重的肺部疾病和肺功能不全；吹火柴试验：患者安静后深吸气，然后张口快速呼气，能将置于 15 cm 以外的火柴吹熄者，提示肺功能储备良好，否则提示储备下降；吹气试验，嘱患者尽力吸气后，能在 3 s 内全部呼出者，表示用力肺活量基本正常，若需 5 s 以上才能完成全部呼气，提示有阻塞性通气功能障碍。

4）心功能评估

①检查血压、脉搏、皮肤黏膜颜色和温度、颈外静脉充盈情况。

②听诊心率、心律（规则、不规则、期前收缩等）、是否存在心脏杂音（右心杂音、肥厚型心肌病、主动脉瓣狭窄、二尖瓣反流、二尖瓣脱垂、主动脉瓣关闭不全、肺动脉瓣狭窄、三尖瓣反流、肺动脉瓣反流）或其他心音（如第三心音）。

③心脏功能的临床评估：有无端坐呼吸；体力活动试验，根据患者在日常活动后的表现，估计心脏功能（表 8-2）；屏气试验，患者安静 5～10 min 后，嘱其深吸气后屏气，计算其最长的屏气时间，超过 30 s 者表示心脏功能正常，20 s 以下者表示心脏代偿功能低下，对麻醉耐受力差；起立试验，患者卧床 10 min 后，测量血压、脉搏，然后嘱患者骤然从床上起立，立即测血压、脉搏，2 min 后再测一次。血压改变在 20 mmHg 以上，脉率增快超过 20 次/分者，表示心脏功能低下，对麻醉耐受力差。本法不适用于心功能Ⅳ级的患者。

轻型心脏病（包括先天性心脏病、心脏瓣膜病），如果心功能仍在Ⅰ、Ⅱ级，或以往无心力衰竭史者，可耐受麻醉。单纯慢性高血压，只要不并存冠状动脉病变心力衰竭或肾功能减退，即使已有左室肥大和异常心电图表现，在充分的术前准备和恰当的麻醉处理前提下，耐受力仍属良好，死亡率无明显增高。心律失常者，必须结合病史和临床表现评估。心房颤动和心房扑动，术前如能控制心室率在 80 次/分左右，麻醉的危险性不会增加；相反，如不能控制心室率，提示存在严重心脏病变或其他病因（如甲状腺功能亢进症），则麻醉危险性显著增大。第二度以上房室传导阻滞或慢性双束支阻滞（右束支伴左前或左后分支传导阻滞）均有发展为完全性心脏传导阻滞及猝死的可能，应列为禁忌；无症状的右束支或左束支传导阻滞，一般并不增加麻醉危险性。房性期前收缩或室性早搏，偶发者在年轻人多属功能性，一般无需特殊处理，或仅用镇静药即可消除，不影响麻醉耐受力；发生于 40 岁以上的患者，尤其当其发生和消失与体力活动有密切关系时，应考虑存在器质性心脏病的可能。频发（每分钟多于 5 次）、多源性或 R 波与 T 波相重的室性早搏，容易演变为心室颤动，应列为禁忌。预激综合征患者可发作室上性心动过速，门诊麻醉危险性高，要慎重处理。

**表 8-2 心脏功能分级及其意义**

| 心功能 | 屏气试验 | 临床表现 | 心功能与耐受力 |
|---|---|---|---|
| Ⅰ级 | 30 s 以上 | 普通体力劳动、负重、快速步行、上下坡，不感到心慌气短 | 心功能正常 |
| Ⅱ级 | 20～30 s | 能胜任正常活动，但不能跑步或做较用力的工作，否则心慌气短 | 心功能较差，麻醉处理恰当，则麻醉耐受力仍较好 |
| Ⅲ级 | 10～20 s | 必须静坐或卧床休息，轻度体力活动后即出现心慌气短 | 心功能不全，麻醉前准备充分，麻醉中避免任何心脏负担增加的情况发生 |
| Ⅳ级 | 10 s 以内 | 不能平卧，端坐呼吸，肺底有啰音，轻微活动即出现心慌气短 | 心功能衰竭，麻醉耐受力极差 |

5）肾功能评估

年轻、无肾病史及尿常规正常的患者可认为肾功能良好，可耐受麻醉。老年、并存高血压、动脉硬化、严重肝病、糖尿病、前列腺肥大等患者，容易并发肾功能不全，应慎重评估其对麻醉的耐受力。肾功能损害的临床评估包括尿液分析（血、糖、蛋白）、血浆白蛋白、血尿素氮（BUN）、血清肌酐值、内生肌酐清除率、尿浓缩试验和酚红试验等，是临床较有价值的肾功能测定。以 24 h 内生肌酐清除率和 BUN 为指标，可将肾功能损害分为轻、中和重度三类（表 8-3）。对慢性肾衰竭或急性肾病患者，原则上应列为麻醉禁忌。近年来，在人工肾透析治疗的前提下，慢性肾衰竭已不再是绝对禁忌证，但对麻醉耐受力仍差，须谨慎。患有慢性肾病者，易并存其他脏器病变，常见的并发症有：高血压或动脉硬化；心包炎；贫血；凝血功能异常；代谢和内分泌功能紊乱。麻醉前应予以综合评估。

**表 8-3　肾功能损害程度分类**

| 项目 | 正常值 | 损害程度 | | |
|---|---|---|---|---|
| | | 轻度 | 中度 | 重度 |
| 24 h 内生肌酐清除率（ml/min） | 80～100 | 51～80 | 21～50 | ＜20 |
| 血尿素氮（mmol/L）* | 1.79～7.14 | 7.5～14.28 | 14.64～25 | 25.35～35.7 |

* 血尿素氮 mg/dl×0.357＝mmol/L

6）肝功能评估

临床实践表明，轻度肝功能不全的患者对麻醉的耐受力影响不大；中度肝功能不全或接近失代偿时，麻醉耐受力显著减退；重度肝功能不全如晚期肝硬化，常并存严重营养不良、消瘦、贫血、低蛋白血症、大量腹水、凝血功能障碍、全身出血或肝性脑病（肝昏迷）前期脑病等征象，此时危险性极高，应禁忌麻醉。急性肝炎患者应列为禁忌；慢性肝病患者最大问题之一是凝血功能异常，麻醉前应该慎重评估。肝病合并出血，或有出血倾向时，提示已有多种凝血因子缺乏或不足。若凝血酶原时间延长、凝血酶时间延长、部分凝血活酶时间显著延长、纤维蛋白原和血小板明显减少，提示已出现弥散性血管内凝血（DIC）和纤维蛋白溶解，表示肝脏已坏死，列为禁忌。有关肝功能损害程度，可采用 Pugh 推荐的肝功能不全评估分级加以评定（表 8-4）。按该表计算累积分：1～3 分者为轻度肝功能不全；4～8 分为中度不全；9～12 分为重度不全。

**表 8-4　Pugh 肝功能不全评估分级**

| 肝功能不全 | 轻度 | 中度 | 重度 |
|---|---|---|---|
| 血清胆红素（μmol/L） | ＜25 | 25～40 | ＞40 |
| 血清白蛋白（g/L） | 35 | 28～35 | ＜28 |
| 凝血酶原时间（s） | 1～4 | 4～6 | ＞6 |
| 脑病分级 | 无 | 1～2 | 3～4 |
| 每项异常积分 | 1 分 | 2 分 | 3 分 |
| 危险性估计 | 小 | 中 | 大 |

7）中枢神经系统功能评估

麻醉前对每一例患者应常规询问中枢神经系统情况，是否有头痛史、神志消失史、肌无力史和局灶性症状（如一过性单眼失明、复视、麻痹、吞咽困难等）。头痛提示可能存在脑瘤或占位性病变、颅内高压（ICP）、脑积水、颅内动脉瘤或脑动静脉畸形；神志消失（指眩晕和昏厥）提示可能存在心血管系统疾病或癫痫状态；弥漫性肌无力提示可能存在神经肌肉疾病（如肌营养失调、重症肌无力、多发性神经炎）或内分泌或代谢性疾病；单侧性肌无力最常见于卒中、短暂性脑缺血发作（TIA）或脊神经根疾病；局灶性神经征象提示可能同时并存中枢性与周围性神经疾病；对新出现的明确而不稳定的征象，或估计术后有可能发生神经系统功能障碍者，有条件的也需进一步进行深入检查。对术前已诊断患有神经系统并存症的患者，需具体掌握疾病的持续时间、最近的表现、治疗用药情况、体检、辅助检查结果与最后诊断。有中枢神经系统症状的患者需综合评估，谨慎进行麻醉。

大多数面临内镜诊疗的患者都表现出不同程度的焦虑，麻醉科医师在术前访视中，应询问患者对手术和麻醉有何顾虑与具体要求，酌情进行解释和安慰，使患者精神情绪处于稳定状态。

（3）辅助检查

一般行内镜诊疗患者多为门诊患者，缺少辅助检查资料。为加强门诊麻醉的安全性，在询问病史和体格检查后，部分患者的情况可能仍需要进一步详细了解，必要的时候可以要求患者进行相关辅助检查（表 8-5、表 8-6）。本着一切以患者为中心的思想，我院内镜诊疗中心专门为有需要的患者开放绿色通道实施心电图、肝肾生化等麻醉前检查。

**表 8-5 健康患者术前检验项目的建议**

| 年龄（岁） | 需做的检验项目 |
|---|---|
| ≤40 岁 | 无 |
| 41～59 岁 | 心电图，血肌酐和血糖 |
| ≥60 岁 | 心电图，全血细胞检查，血肌酐和血糖 |

**表 8-6 对不同年龄、性别患者推荐的辅助检查**

| 年龄 | 男性 | 女性 |
|---|---|---|
| ≤40 | 无 | 妊娠试验（不能排除妊娠时） |
| 40～49 | 心电图 | 血细胞比容、妊娠实验（不能排除妊娠时） |
| 50～64 | 心电图 | 血细胞比容或血红蛋白 |
| 65～74 | 血红蛋白或血细胞比容、心电图、血尿素氮、血糖 | 血红蛋白或血细胞比容、心电图、血尿素氮、血糖 |
| ≥75 | 血红蛋白或血细胞比容、心电图、血尿素氮、血糖、X 线胸片 | 血红蛋白或血细胞比容、心电图、血尿素氮、血糖、X 线胸片 |

1）心电图：有研究显示年龄超过 44 岁或曾有心脏病病史的患者，行心电图检查出现阳性结果的概率增高，但大部分患者心电图不能提高疾病的发现率。故首先应重视询问患者有关心脏病病史，然后根据病史和体征考虑是否需要心电图检查。有必要的也可做 24

小时动态心电图监测，可明确冠心病患者围术期心脏意外的危险程度。超声心动图和选择性放射性核素血管造影对某些心脏功能不全患者是一种有用的辅助检查措施，有助于测定心脏壁异常活动的部位和程度。超声心动图对评估瓣膜病和心室功能特别有意义。对心脏射血分数显著降低至25%～35%的患者，可确定为“高危”。但超声心动图检查只能反映心脏功能，不能明确是否有心肌缺血病。

2）血常规：对于急性消化道出血等急性失血或阴道不规则流血等慢性失血的患者，应检测血液常规，了解其贫血程度，对麻醉计划做出相应的调整。

3）肺活量检查：对于合并肺部疾病的患者，可了解肺功能情况。有时仔细询问病史和进行体格检查可能比肺活量测定更为有效。

4）肝功能：对于急、慢性肝损害的患者可进行肝功能检测，明确蛋白含量和肝功能情况，评估可否耐受麻醉及估计麻醉后苏醒的速度，并相应调整麻醉计划。

5）凝血功能测定：了解患者的凝血功能情况，对于采用椎管内麻醉的患者必须检查，作为能否进行椎管内穿刺的依据。

6）血气分析：有较严重肺部疾病的患者，有需要时可做动脉血气分析。血气分析是评价肺功能的有价值的指标，能够反映机体的通气情况，酸碱平衡，氧合状况以及血红蛋白含量，从而反映出患者肺部疾患的严重程度，病程急缓。如果病情较重、持续时间长就会存在慢性高碳酸血症和低氧血症，但是pH值仍在正常范围内。在严重肺部疾患时，进行动脉血气分析是十分必要的。$PaCO_2>45$ mmHg时，术后呼吸系统并发症明显增加。

全身麻醉下行门诊内镜诊疗的健康患者，一般无需行辅助检查。对患有高血压、糖尿病等慢性疾病的患者，需要检查血糖和电解质。但如果患者有明显贫血貌，检查血常规发现无法解释的血红蛋白低于10 g/dl，应作进一步检查，减少并发症发生率和死亡率。椎管内麻醉术前应检查出凝血情况。

（4）麻醉危险性评估

1）ASA体格情况分级：根据麻醉前访视结果，将病史、体格检查和辅助检查资料，联系无痛内镜诊疗麻醉的要求，进行综合分析，可对患者的全身情况和麻醉手术耐受力作出比较全面的估计。可采用“ASA体格情况分级”（表8-7）评估：Ⅰ、Ⅱ级患者对麻醉的耐受力均良好，麻醉经过平稳；Ⅲ级患者对接受麻醉存在一定危险，麻醉前需尽可能作好充分准备，对麻醉中和麻醉后可能发生的并发症要采取有效措施，积极预防；Ⅳ、Ⅴ级患者的麻醉危险性极大，更需要充分细致的麻醉前准备。

**表8-7 ASA体格情况评估分级**

| 分级 | 评估标准 |
|---|---|
| Ⅰ | 健康患者 |
| Ⅱ | 轻度系统性疾病，无功能受限 |
| Ⅲ | 重度系统性疾病，有一定的功能受限 |
| Ⅳ | 重度系统性疾病，终身需要不间断的治疗 |
| Ⅴ | 濒死患者，不论手术与否，在24 h内不太可能存活 |

2）我国临床医学基于患者对手术麻醉耐受力的实践经验，将患者的全身情况归纳为

两类（表 8-8）。对于第 2 类患者的无痛内镜诊疗麻醉应慎重。

**表 8-8 我国手术患者全身情况分级**

| 类、级 | 全身情况 | 外科病变 | 重要生命器官 | 耐受性 |
|---|---|---|---|---|
| 1 类 1 级 | 良好 | 局限，不影响全身 | 无器质性病变 | 良好 |
| 1 类 2 级 | 好 | 轻度全身影响，易纠正 | 早期病变，代偿 | 好 |
| 2 类 1 级 | 较差 | 全身明显影响，代偿 | 明显器质病变，代偿 | 差 |
| 2 类 2 级 | 很差 | 全身严重影响，失代偿 | 严重器质性病变，失代偿 | 很差 |

麻醉科医师应考虑检查及手术方面、患者病史及体格检查方面、社会方面等几个主要因素，综合判断患者是否适合接受门诊麻醉。①诊疗手术方面的因素：包括实施检查和手术需要时间、失血量大小或液体丢失量、是否有专门的医疗设备、是否有专门的术后护理、术后可能发生的并发症、患者出院后对疼痛的处理等。曾有一例患者因食管异物在静脉麻醉下行异物取出术，因诊疗医生未发现异物已经伤及主动脉，结果异物取出后 1 天患者因主动脉破裂再度入院抢救。②内科方面的因素：患者是否合并内科疾病、合并的疾病是否得到良好的控制、症状是否较为稳定、患者对自己所患疾病的熟悉程度、诊断治疗性操作是否会加重患者的内科疾病等。曾有门诊医生把心肌梗死的患者误诊为上消化道疾病，拟行胃镜检查，麻醉科医师术前检查发现患者心功能较差而取消麻醉，避免了严重后果的发生。③社会方面的因素：对门诊患者而言，麻醉科医师不应只是考虑到医学方面因素，社会因素也是影响门诊麻醉安全或患者对麻醉手术满意度的重要因素。如患者有无专人护送照顾离院、患者对医务人员指示的理解程度、能否随时电话联络、能否及时返回医院、患者接受麻醉后是否需要从事危险操作等都是麻醉科医师选择门诊麻醉患者时需要加以考虑的情况。

### （二）术前长期用药的评估与处理

随着门诊手术患者病情严重和复杂程度的增加，长期使用的药物也在增加。有些用药可能对麻醉管理有一定的影响。

**1. 抗高血压药物** 停用抗高血压治疗可导致术中严重高血压或低血压。

1）利尿药：降低血管平滑肌对缩血管物质的反应性，加重手术相关的体液缺失，易发生低钾血症，应术前 2～3 天停用利尿药。

2）β 受体阻滞剂：降低术后房颤发生率，降低非心脏手术心血管并发症的发生率及病死率，术前要避免突然停用 β 受体阻滞剂，防止术中心率的反跳，围术期要维持此类药物使用的种类以及剂量，无法口服药物的高血压患者可经肠道外给药。

3）钙通道阻滞剂：改善心肌氧供/需平衡，治疗剂量对血流动力学无明显影响，增强静脉麻醉药、吸入麻醉药、肌松药和镇痛药的作用，不主张术前停药，可持续用到术晨。

4）血管紧张素转化酶抑制剂（ACEI）和血管紧张素Ⅱ受体阻滞剂（ARB）：减少蛋白尿和改善慢性心衰转归，可能加重手术相关的体液缺失，增加术中发生低血压的风险；ARB 类药物氯沙坦，代谢产物羟基酸比氯沙坦效力大 10～40 倍。ACEI 和 ARB 建议手术当天停用，以避免术中严重低血压。

5）交感神经抑制剂可乐定：可强化镇静，降低术中麻醉药用量，突然停用，可使血浆中儿茶酚胺浓度增加 1 倍，引起术中血压严重反跳，甚至诱发高血压危象，术前不必停用。

6）利舍平：通过消耗外周交感神经末梢的儿茶酚胺而发挥降压作用，术中很容易发生血压下降和心率减慢，用肾上腺素、去甲肾上腺素，可发生增敏效应和引起血压骤升，而用麻黄碱和多巴胺则升压效应往往不明显。建议小剂量分次给甲氧胺，0.25 mg 以提升血压至满意水平，术前 7 天停服，改用其他抗高血压药物。

建议β受体阻滞剂、钙通道阻滞剂、$\alpha_2$ 受体兴奋剂此类药物术前持续服用。建议术前停用的药物和时间有：利舍平 7 天、利尿药 2～3 天、ACEI 和 ARB 类术晨。

**2. 抗精神病类药物**　改变情绪的药物，如单胺氧化酶抑制剂氟西汀、锂剂和三环类抗抑郁药都是最常见的长期服用的药物。氟西汀可选择性地抑制神经元对 5-HT 的摄取。当氟西汀与有抗组胺作用的止吐药昂丹司琼（枢复宁）合用时，可能会导致发热反应。单胺氧化酶（MAO）抑制剂阻止 MAO 对儿茶酚胺的分解，其与含有胺的药物或食物的相互作用可产生严重高血压、颅内出血甚至死亡。三环类抗抑郁药在不同程度上抑制神经元对去甲肾上腺素、5-HT、多巴胺的摄取，产生毒蕈碱样作用以及 $\alpha_1$ 受体、$H_1$ 受体和 $H_2$ 受体的拮抗作用，导致口干、心动过速、谵妄和尿潴留。这类患者由于中枢去甲肾上腺素水平升高而致术中麻醉药需要量增加。锂剂用于治疗躁狂抑郁症，锂可以在动作电位的产生过程中取代钠离子，延长去极化和非去极化肌松药的作用，并延长新斯的明拮抗所需时间。由于锂剂抑制脑干肾上腺素和去甲肾上腺素的释放，麻醉药的需要量会降低。

**3. 对长期应用抗血栓药物患者的术前评估与处理**

内镜操作根据出血风险可分为低风险操作和高风险操作两大类。高风险操作指的是所有需要切开或损伤组织的内镜操作，包括：息肉切除术、治疗性的球囊辅助小肠镜、经皮内镜胃或空场造口术、消化道的肿瘤消融术、食管静脉曲张治疗、壶腹切开术等。低风险操作指不需要切开或损伤组织风险很小的内镜操作，包括诊断性的胃肠镜检查，未行括约肌切开的 ERCP 术、胆道支架置入术、推进式小肠镜或球囊辅助小肠镜等。

长期应用的抗血栓药物，分为抗凝药和抗血小板药两大类。前者包括华法林、肝素、新型口服抗凝剂等，后者包括阿司匹林、氯吡格雷、西洛他唑等，不同药物有不同的半衰期，建议术前停药 7 天到 12 小时不等。

阿司匹林或其他非甾体抗炎药，在服用后几小时内改变血小板功能并在服用后至少 7 天内延长出血时间，但术前检查结果显示出血时间正常则术中出血风险不会明显增加。如果术中出血的风险低就无需停用预防剂量的阿司匹林；如出血风险高，术前可考虑使用肝素替代治疗。

根据 2016 年美国消化内镜协会（ASGE）指南《内镜操作期间抗血栓药物的应用》，结合我院麻醉科的经验，建议如下：

（1）择期内镜操作：

1）接受抗凝治疗的患者

①推迟择期内镜操作至短期抗凝治疗（如华法林治疗深静脉血栓）结束。

②需行高风险内镜操作的低血栓栓塞风险患者，应在内镜围术期中止抗凝治疗，中止

时间根据所用药物的特定代谢时间而定。

③需行低风险内镜操作的患者继续应用华法林和新型口服抗凝剂（NOAC）。

④需进行高风险内镜操作的高血栓栓塞风险的患者，应进行过渡性治疗。

⑤无活动性出血患者在操作当天即开始重新服用华法林。

⑥行高风险内镜操作的患者，充分止血后再重新开始服用NOAC，因其起效快，且无拮抗剂；高血栓栓塞风险患者，若无法在高风险内镜操作后12～24 h内重新开始治疗量的NOAC，应考虑预防性抗凝（如药物半衰期短的普通肝素）以作为过渡性治疗。

2）接受抗血小板治疗的患者

①内镜围术期可继续应用低剂量阿司匹林和NSAID。

②所有低风险内镜操作可继续应用噻吩吡啶类药物（如氯吡格雷）。

③高风险内镜操作前噻吩吡啶类药物应至少停用5～7天，或转换为阿司匹林单药治疗，直至可安全地重新开始噻吩吡啶类药物治疗。

④近期放置冠脉支架者或急性冠脉综合征者推迟择期内镜操作，直至抗栓治疗疗程达到指南推荐的最低时间。

⑤需双联抗血小板的患者，在高风险内镜操作前停用噻吩吡啶类药物至少5～7天（替格瑞洛3～5天），而继续应用阿司匹林。

（2）急诊内镜操作

1）接受抗凝治疗的患者

①正在接受抗凝治疗的急性消化道出血患者停用抗凝治疗以达到止血目的。

②正在服用华法林的患者出现危及生命的消化道大出血时，给予如下措施之一：给予含4种凝血因子的凝血酶原复合物或维生素K；新鲜冰冻血浆。

③在INR<2.5的严重消化道出血患者中，不推迟内镜治疗。

④需要抗凝治疗的患者，在内镜下成功止血后应用半衰期短的普通肝素进行抗凝。

2）接受抗血小板治疗的患者

①在消化道大出血患者中，若存在如下情况之一，应在停用抗血小板药物前咨询处方专家：近期（1年内）放置药物洗脱冠脉支架；30天内放置冠脉金属裸支架；90天内出现急性冠脉综合征。上述情况下停用抗血小板药物所导致的心血管不良事件影响可能超过减少内镜操作后出血风险的益处。

②正在接受抗血小板治疗的患者出现危及生命或严重消化道出血时，应在与患者的心血管医师商讨后停用抗血小板药物。

### （三）麻醉前与患者的沟通交流

门诊诊疗麻醉的安全不仅体现在医疗技术上，更体现在和谐的医患关系上，因此加强与门诊患者的沟通和交流显得十分重要。患者对无痛麻醉服务质量的认识是多方面的，主要集中在以下几个方面：①患者与医生之间通畅的交流；②麻醉科医师用适当的方式提供高质量服务的信息；③服务是可以负担得起的；④服务是公平的，即不受地理、文化、贫富和性别的影响；⑤麻醉科医师具有较高的技术资质。优质的医疗服务与和谐的医患关系促进患者对医务人员的信任感增强，更有利于麻醉科医师以更大的热情与责任心投入工作，增进患者对麻醉科医师的了解，扩大社会效益。

## 三、术前准备

### （一）禁饮禁食

2017 年成人与小儿手术麻醉前禁食和减少肺误吸风险药物应用指南指出，需根据摄入食物种类的不同而制定不同的禁食时间：清饮料≥2 h，母乳在新生儿和婴幼儿≥4 h，配方奶或牛奶≥6 h，淀粉类固体食物≥6 h，脂肪及类固体食物≥8 h。需注意的是：规定的禁食时间仅适用于无胃肠道动力障碍的患者或患儿。患者可术前 2 h 口服碳水化合物溶液可以防止脱水，提高循环稳定性，降低术后恶心呕吐的发生，同时降低术后胰岛素抵抗的发生。婴儿及新生儿禁食 2 h 后可在病房内静脉输注含糖液体，以防止发生低血糖和脱水。特殊情况下可根据要求延长禁食时间。

### （二）签署麻醉知情同意书

向患者和家属解释说明麻醉过程中可能出现的异常情况，征得同意后签署麻醉知情同意书。

### （三）准备麻醉药物和设备

检查室内必须配备氧气、多功能监护仪、中心吸引器、各种急救药品、面罩及简易呼吸囊、喉镜、各种型号的气管导管。配备一台麻醉用呼吸机、除颤仪。

### （四）准备麻醉

患者进入操作室后换上内镜检查专用衣物，仰卧于检查床上，开放静脉通路，以中流量鼻导管吸氧，连续监测心电图、心率、血压、脉搏氧饱和度。

## 四、麻醉实施

根据不同的内镜诊疗要求摆好患者体位后，麻醉科医师对根据麻醉评估制订的麻醉方案进行确认，根据患者术前情况还可以作进一步修订。确定麻醉方案后实施麻醉诱导，成功后进行内镜检查或手术，麻醉科医师密切监护患者的生命体征。内镜诊疗结束后停止麻醉，对患者实施麻醉后监护。

## 五、离室与离院标准

### （一）离室与离院的标准

1. 麻醉后监护分为两个阶段：第一个阶段从患者进入恢复室开始；第二个阶段从患者生命体征已经稳定，主要麻醉效应已经消失开始。实施椎管内麻醉的患者，只有运动、感觉和交感神经功能完全恢复才能离开。在麻醉后监护室（PACU）卧床休息的住院患者，当仅残留很少的神经阻滞时可以回到病房；而对于门诊手术患者，则需要阻滞作用完全消失。当排泄能力恢复时，证明残留的交感神经阻滞已消失。准备离床活动的患者，运动神经必须完全恢复。全麻患者可以在手术室或转运到 PACU 不久后清醒。尽管患者看起来是清醒的、有正确定向力，但仍需达到一定标准后才能让患者离开（表 8-9）。通常要求患者生命体征的变化缩小到术前基线范围的15%～20%，有完善的呕吐反射，能有效地咳嗽，进食液体无困难。

表 8-9 门诊手术安全出院指南

| |
|---|
| 稳定的生命体征，每15 min测定一次，共4次 |
| 能够说出时间、地点，人物（或是恢复到术前状态） |
| 借助最低限度的帮助能够行走（要考虑术前状态） |
| 恶心能够忍受，无呕吐动作 |
| 疼痛已充分控制 |
| 无出血 |
| 有能陪患者回家并留在患者身边的人 |
| 能够口服液体（可选择的） |
| 能够排气（椎管内麻醉后） |

2. 不必让患者在出院前进食，强迫无饥饿感的患者进食不想吃的食物，只会增加术后恶心、呕吐的发生。应了解患者是否有能力进食少量液体。如果患者只有轻度恶心，进食几小口即可引起呕吐或恶心感觉增强，那么不要坚持让患者进食。

3. 除非患者术前就不能行走，否则患者应该能在辅助设备下行走，并且无头晕。如果需要使用拐杖辅助行走，应该额外对患者进行使用指导。手术伤口应该无出血，疼痛应得到满意的控制。残留轻度的镇静是可以接受的，但是患者的定向力应该恢复到术前水平。

4. 制订麻醉后出院评分系统，其目的是评估术后何时能达到出院标准。标准以数值形式表示，包括精神状态、疼痛程度、行走能力和生命体征稳定性，总分高于某个特定值说明进行离院准备的可能性高。从实用方面讲，评分系统应该易于理解、应用简单、客观。用于评估麻醉恢复的复杂书面神经心理测验只适用于研究。实际上，生命体征稳定、能够独立行走和排尿是麻醉后恢复程度最后的衡量标准和能否准备出院的标志。这些指标表明患者的运动力量、中枢神经系统功能和交感张力已经恢复。患者出院前必须达到标准，并在离开前作最后的评估。对于所有生命体征波动和罕见症状，都必须进行处理。

麻醉后出院的评分系统（postanesthesia discharge scoring system，PADSS），评分大于或等于9分的患者可以出院（表8-10）。

表 8-10 麻醉后出院评分系统（PADSS）

| 项目 | 评分 |
|---|---|
| **生命体征** | |
| 生命体征必须稳定并且和年龄及术前基础水平一致 | |
| 血压和心率的变化不超过术前基础水平的20% | 2 |
| 血压和心率的变化不超过术前基础水平的20%～40% | 1 |
| 血压和心率的变化超过术前基础水平的40% | 0 |

（续表）

| 项目 | 评分 |
| --- | --- |
| **活动水平** | |
| 患者必须达到术前活动水平 | |
| 步态稳定，无头晕（或达到术前水平） | 2 |
| 活动时需要帮助 | 1 |
| 不能活动 | 0 |
| **恶心与呕吐** | |
| 出院前患者恶心和呕吐的发生应降至最低 | |
| 轻度：口服用药即可解决 | 2 |
| 中度：必须肌内注射用药才能解决 | 1 |
| 重度：反复治疗，持续出现 | 0 |
| **疼痛** | |
| 出院前患者的疼痛应最轻或无痛，疼痛程度应该是患者能接受的，口服镇痛药即可控制疼痛，疼痛部位、类型和强度与预计的术后不适相符 | |
| 能否接受：是 | 2 |
| 能否接受：不 | 0 |
| **出血** | |
| 术后出血应与预期的手术操作失血相一致 | |
| 轻度：无需换敷料 | 2 |
| 中度：换敷料不超过 2 次 | 1 |
| 重度：换敷料需要 3 次以上 | 0 |

在我院内镜中心接受无痛内镜检查或手术后的患者都被送往配备吸氧设备、监护仪和负压吸引设备的观察室复苏，卧床休息，一级护理，由专职麻醉护士监护患者。在观察室的患者符合以下条件或 Aldrete 评分≥9 分的患者转送至休息室，住院患者转送回病房继续观察（表 8-11）。转送标准：①神志完全清醒，定向力恢复，肌张力正常。②生命体征平稳，呼吸循环稳定。③呼吸空气 $SpO_2$>96%或不低于术前水平。

**表 8-11　Aldrete 评分系统**

| 项目 | 评分 |
| --- | --- |
| **活动度** | |
| 能够按指令活动四肢 | 2 |
| 能够按指令活动两个肢体 | 1 |
| 不能动 | 0 |
| **呼吸** | |
| 能够咳嗽和深呼吸 | 2 |
| 呼吸困难或呼吸受限 | 1 |
| 无呼吸 | 0 |

（续表）

| 项目 | 评分 |
|---|---|
| **循环** | |
| 血压和心率比麻醉前水平高 20% | 2 |
| 血压和心率比麻醉前水平高 20%～50% | 1 |
| 血压和心率比麻醉前水平低 40%～50% | 0 |
| **意识** | |
| 完全清醒（能回答问题） | 2 |
| 能唤醒（只对呼唤有反应） | 1 |
| 无反应 | 0 |
| **氧合** | |
| 呼吸室内空气能维持氧饱和度＞92% | 2 |
| 需要吸 $O_2$ 才能维持氧饱和度＞90% | 1 |
| 即使吸 $O_2$，氧饱和度仍＜90% | 0 |

患者在休息室可下地活动，给予一般护理，病情有需要时可经静脉输液给药。患者休息半小时左右，符合以下条件可离院：①无恶心、呕吐、头晕、疼痛及出血。②可自己穿衣行走、有家人陪同。③留下有效的联系方式。特殊的患者如病情危重，必须在气管插管全身麻醉下行内镜辅助手术的患者，术后直接转送至麻醉后恢复室，由麻醉科医师和麻醉护士管理。

### （二）关于无痛内镜诊疗患者离院的几点讨论

1. 很多医院规定，对于接受无痛内镜诊疗的患者，要在有责任能力的成人陪伴下才能离院，这对于老年和虚弱患者尤为重要。如果一个八旬老年患者在其八旬配偶的陪伴下出院，就有可能出问题。对于离开恢复室回家的儿童，理想的陪护人员应该是两个成人。出院后，小儿可能突然出现恶心呕吐、疼痛、恐惧或定向力障碍，一个正在驾车的家长是不可能同时照顾好孩子的。对于健康的或疾病不足以影响其活动能力的成年人是否需要有人陪伴才能出院呢？笔者认为大可不必。如果患者达到全部的离院标准，可以允许其离院回家，但相对有人陪伴的患者，其留观的时间可以适当延长，并嘱咐患者乘坐公共交通工具回家。

2. 认为“准备回家”与“可以上街”有明显的区别，“准备回家”是指可以离开恢复区回家，而“可以上街”是在 24 小时后，此时全麻对中枢神经系统细微和持续存在的影响已经大部分消失，必须建议患者回家后不要立即进行正常活动。使用超短效药物和配伍用药简单的麻醉方法，最大限度地减少患者麻醉后的后遗作用，绝大部分患者在接受无痛内镜检查后 1～2 h 内就可以耐受正常活动。

3. 目前建议接受全麻或静脉镇静的患者，术后 24～48 h 内不能操作重型机械，包括开车。全麻后患者何时能驾驶机动车？当自己感觉或在他人看来术后已经完全恢复时，轻微的精神运动性障碍和认知能力不足可能仍持续存在，这些需要谨慎决策，需要精细运动协调的行为应该推迟到术后第二天。

# 第二节 无痛胃镜

## 一、概述

1805 年，德国的 Bozzini 首先利用烛光通过管状镜子看到直肠和泌尿道的内腔并提出内镜的设想，1881 年出现了尖端装有灯泡的硬管式胃镜；1957 年第一台纤维胃、十二指肠镜在美国制成；1983 年美国 Welch Allyn 公司把电子内镜应用于临床，通过电荷耦合固体件把光能转化成电能，再经视频处理后在电视监视屏上显示胃内的图像。我国 20 世纪 60 年代已有胃镜检查，20 世纪 70 年代引进纤维内镜后胃镜检查迅速普及，成为临床的重要诊疗手段。主要用于：①上腹不适，疑是上消化道病变，临床不能确诊者；②不明原因消化道出血；③对 X 线钡餐检查不能确诊或疑有病变者；④需要随诊的病变如溃疡、萎缩性胃炎、胃癌前病变及手术后复查；⑤需要进行胃镜下治疗者。

胃镜的检查通路如下：经过牙垫沿舌面送入口腔，在舌根处到达喉咽部，沿咽后壁滑下进入食管，通过食管的三个狭窄，分别为食管入口处、主动脉弓和左支气管交叉处、食管穿越膈肌的部位即贲门处，通过齿状线进入胃的贲门部，到胃体，经过幽门进入十二指肠球部。通路中经过的上消化道黏膜都可以在内镜下加以检查或治疗。

胃镜诊疗虽然是微创操作，但在诊疗过程中镜子本身对患者咽喉、食管和胃的刺激，造成患者巨大的不适甚至痛苦的感觉，部分患者不能耐受检查的全过程。另外，检查过程的痛苦还会造成患者血流动力学的剧烈波动，严重的可能导致心血管系统或神经系统并发症的发生而危及患者生命安全。我国 20 世纪 80 年代前普遍采用术前局部麻醉药喷喉，或注射镇静剂及解痉剂减轻胃镜检查的不适，效果不尽如人意。随着人们生活水平的提高，对诊疗过程的舒适要求也越来越高。20 世纪 90 年代末有学者提出用丙泊酚作静脉全身麻醉下行胃镜检查。进入本世纪后，胃镜检查的麻醉方法得到广泛研究、推广。

无痛胃镜就是在进行胃镜诊疗前，静脉注射一种或几种高效安全的麻醉药物，患者随即进入睡眠状态，然后实施诊疗。患者在整个诊疗过程中全身放松，无任何痛苦。检查结束后迅速苏醒，对检查过程无记忆，休息 20 min 左右便可在家人陪同下自行回家。与传统的局部麻醉下行胃镜诊疗相比，无痛胃镜有以下优点：①患者检查过程中无意识和痛苦，更愿意接受检查或复检，有利于早期发现病变和更好地治疗疾病；②减少因患者紧张、应激引起的相关并发症，保障患者安全；③医生在操作时无干扰，不必分心照看患者情况，压力更小，可以从容仔细地完成检查，有利于保证诊疗质量；④使小儿等不合作患者接受胃镜检查成为可能。

## 二、适应证

1. 不能耐受检查的患者，评估检查过程的刺激性可能使其出现危险，如有轻、中度器质性疾病的患者；

2. 不能配合检查的患者，如小儿或老年人；

3. 对检查焦虑恐惧的患者；

4. 要求对检查过程完全无感觉的患者。

## 三、禁忌证

### （一）相对禁忌证

有以下情况者，麻醉风险大，为门诊无痛胃镜检查的相对禁忌证：

1. 肥胖症伴有呼吸、循环系统症状的患者，容易在麻醉后出现呼吸道梗阻，继而加重呼吸系统和循环系统的损害。

2. 预计麻醉后可能有中重度上呼吸道梗阻的患者。

3. 重度贫血患者，可能减少药物与血浆蛋白结合而增大药效从而造成过量。

4. 肝肾功能重度损害的患者，可能影响药物代谢造成苏醒延迟。

5. 可疑食管气管瘘患者，胃液和胃内容物可能反流进入肺部，全身麻醉后抑制呛咳反射难于发现反流，容易造成患者缺氧。

6. 肝硬化高度怀疑合并食管静脉曲张者，入胃镜后容易损伤曲张的食管静脉而大出血，全身麻醉后血块容易流入肺部堵塞呼吸道。

7. 绝大部分内镜检查室的设施和人员配备都比不上手术室完善，婴儿或有大出血可能的患者还是送至手术室进行检查比较安全。

8. 无人陪护的门诊患者或妊娠和哺乳期妇女。

经验丰富的麻醉科医师，术前充分了解患者情况，制订完善的麻醉计划，有齐全的监护抢救设备和药物，也可为以上情况的患者进行无痛胃镜麻醉。无人陪伴的门诊患者要求麻醉的，麻醉后留院观察时间应该适当延长，嘱其乘坐公共交通工具回家。

### （二）绝对禁忌证

有以下情况者，列为无痛胃镜检查的绝对禁忌证：

1. 重症器质性疾病的患者：哮喘急性发作，呼吸运动耐受性差，呼吸衰竭不能平卧，呼吸道有急性化脓性炎症伴高热；心血管功能或血流动力学不稳定，如未得到控制的低血压、高血压、心绞痛，近期（3～6个月）发生的急性心肌梗死，严重心律失常；严重心脏瓣膜病；严重的上腔静脉阻塞综合征，主动脉瘤；未排除心肌梗死的患者；幽门梗阻、上消化道出血大出血、肠梗阻等有呕吐误吸风险的患者。

2. 预计麻醉后可能有重度上呼吸道梗阻并有困难气道史的患者。

3. 贲门失弛缓症的患者，入镜时呕吐率很高，麻醉后容易造成反流误吸。

4. 鼻咽癌化疗后吞咽呛咳的患者，一旦反流极易造成误吸。

## 四、麻醉评估

对患者的全身情况和麻醉手术耐受力作出比较全面的估计。应该着重关注排除疾病如冠心病、肝硬化、贲门失弛缓症、食管气管瘘等。

## 五、术前准备

**1. 胃镜检查术前准备**

严格禁食禁饮，在空腹时进行检查，否则胃内存有食物则影响观察，且增加呕吐误吸的危险。如患者有胃排空延迟或幽门梗阻则禁食时间应延长。

**2. 常规麻醉准备**

如消化道出血或有食管静脉曲张等可能大出血疾病的患者先行中心静脉穿刺或保证通畅的静脉通路。

**3. 检查体位**

左侧卧位。

## 六、常用的麻醉药物

胃镜诊疗使用的麻醉药物要求起效快、恢复快、无蓄积作用，可控制性强，且无心肺损害等不良反应。常用的药物有苯二氮䓬类药物、麻醉性镇痛药和静脉麻醉药等。表面麻醉药物有利多卡因、丁卡因等。

### （一）咪达唑仑

目前最常用的苯二氮䓬类镇静催眠药，随剂量增加有镇静、催眠、抗焦虑、抗惊厥、抗癫痫及中枢肌松作用，有可靠的顺行性遗忘作用。具有起效快、苏醒快，对呼吸循环扰乱少的特点。咪达唑仑呼吸抑制作用与剂量呈相关性，小剂量（0.075 mg/kg）静脉推注不影响机体对 $CO_2$ 的通气反应，0.1 mg/kg 无明显呼吸抑制作用。患者用药后呼吸频率、潮气量和每分通气量均有一定程度的降低，主要表现为呼吸幅度减小、频率变慢或出现舌根下坠、血氧饱和度降低。咪达唑仑对血流动力学影响轻微，表现为心率轻度增加，平均动脉压、体循环阻力、左心室充盈压、每搏输出量均轻度下降。可安全地用于低心输出量患者。低血容量患者用此药后由于充盈压和体血管阻力下降，血压可显著下降。

### （二）丙泊酚

一种短效的静脉麻醉药，静脉注射后分布广泛，并迅速从机体消除（总体消除率 1.5～2 L/min），主要通过肝代谢，形成丙泊酚和相应的无活性的醌醇结合物，该结合物从尿中排泄。麻醉诱导起效快，苏醒迅速且功能恢复完善，术后恶心、呕吐发生率低，适用于门诊内镜诊疗麻醉。丙泊酚通过激活 GABA 受体-氯离子复合物，发挥镇静催眠作用。临床剂量时，丙泊酚增加氯离子传导，大剂量时使 GABA 受体脱敏感，从而抑制中枢神经系统，产生镇静、催眠效应。起效快，作用时间短，以 2.5 mg/kg 静脉注射时，起效时间为 30～60 s，维持时间约 10 min 左右，苏醒迅速、醒后无宿醉感。能抑制咽喉反射，有利于插管，很少发生喉痉挛。对循环系统有抑制作用，进行全麻诱导时，可引起血压下降，心肌血液灌注及氧耗量下降，外周血管阻力降低，心率无明显变化。丙泊酚可使血压下降，其降压程度在有些患者超过基础血压的 40%，用于年老体弱、心功能不全患者时血压下降尤为明显，剂量应酌减，静脉注射速度应减慢。丙泊酚对呼吸也有明显的抑制作用，可抑制二氧化碳的通气反应，表现为潮气量减少，清醒状态时可使呼吸频率增加，静脉注射常发生呼吸暂停，对支气管平滑肌无明显影响。注射丙泊酚时患者常有疼痛感，加入 1 mg/ml 的利多卡因可缓解注射痛，或选择开放近端较粗的静脉以减轻注射痛。

（三）芬太尼

阿片受体激动剂，镇痛效价约为吗啡的 100 倍，静脉注射后 30 s 起效，峰效应时间约 5～10 min，作用时间 30～60 min。其镇痛效价高，单次小剂量静脉注射维持时间短，对呼吸系统和心血管系统抑制作用小的特点使其适用于门诊胃镜诊疗的麻醉。

（四）舒芬太尼

主要作用于 μ 阿片受体，其亲脂性约为芬太尼的 2 倍，更易通过血脑屏障，与血浆蛋白结合率较芬太尼高，而分布容积则较芬太尼小，虽然其消除半衰期较芬太尼短，但由于与阿片受体的亲和力较芬太尼强，因而不仅镇痛强度更大，而且作用持续时间也更长（约为芬太尼的 2 倍）。舒芬太尼在肝内经受广泛的生物转化，形成 N-去烃基和 O-去甲基的代谢物，经肾排出。

（五）瑞芬太尼

超短强效的 μ 阿片受体激动药，它具有起效快、作用时间短、恢复迅速、无蓄积作用等优点。瑞芬太尼的镇痛作用具有剂量依赖性，且有封顶效应，当瑞芬太尼血浆浓度达到 5～8 μg/L 时，作用达到顶峰，再增加剂量并不能增强其镇痛效应，反而会加重其对呼吸循环的抑制作用。临床麻醉镇痛剂量的瑞芬太尼对循环交感神经末梢无影响，其对局部血管紧张度的直接影响可能是造成低血压的主要原因。瑞芬太尼对呼吸的抑制常在给药后短暂的几分钟内达到最强，6 min 左右基本恢复，15 min 左右完全恢复。

（六）依托咪酯

快速短效静脉麻醉药，起效快、代谢迅速，有遗忘作用，无镇痛作用，对心血管影响很小，适用于年老或体弱的患者。不良反应有抽搐、恶心、呕吐、注射部位疼痛，可联用芬太尼达到较佳麻醉效果。术中存在肢体抖动问题。

（七）右美托咪定

右美托咪定是高选择性 $\alpha_2$ 肾上腺素激动剂，具有中枢性抗交感作用，能产生近似自然睡眠的镇静作用，同时具有一定的镇痛、利尿和抗焦虑作用，对呼吸无抑制，还具有对心、肾和脑等器官保护的特性。适合用于围术期麻醉用药和有创检查的镇静。

## 七、常用的麻醉方法

无痛胃镜检查的麻醉方法一般采用全凭静脉全身麻醉，可以单一用药也可以复合用药，下面介绍几种常用的麻醉方法。

（一）单次静脉推注

**1. 单纯丙泊酚麻醉** 丙泊酚 2～2.5 mg/kg 诱导剂量，20～50 s 内匀速静脉推注，待患者入睡，睫毛反射消失，呼吸平稳后开始进镜检查，如检查时间较长，出现睫毛反射或超过 10 min 者，可以追加丙泊酚 0.3～0.5 mg/kg。

**2. 丙泊酚复合阿片类药物（芬太尼、舒芬太尼、瑞芬太尼）麻醉**

（1）复合芬太尼麻醉：芬太尼 1 μg/kg 静脉推注，30 s 后缓慢推注丙泊酚 1.5～2.5 mg/kg，待患者入睡，睫毛反射消失，呼吸平稳后开始进镜检查，必要时追加丙泊酚 0.3～0.5 mg/kg。

（2）复合舒芬太尼麻醉：舒芬太尼 0.1～0.2 μg/kg 静脉推注，30 s 后缓慢推注丙泊酚 1.0～2.0 mg/kg，待患者入睡，睫毛反射消失，呼吸平稳后开始进镜检查，必要时追加丙泊酚 0.3～0.5 mg/kg。

（3）复合瑞芬太尼麻醉：静脉缓慢注射瑞芬太尼 0.6～0.8 μg/kg，接着缓慢推注丙泊酚 1.0～2.0 mg/kg，必要时可追加瑞芬太尼 20～30 μg 或者丙泊酚 0.3～0.5 mg/kg。

**3. 单纯依托咪酯或复合芬太尼、舒芬太尼麻醉**　采用依托咪酯 0.3～0.5 mg/kg 缓慢推注，或者合用芬太尼 1～2 μg/kg，或合用舒芬太尼 0.05～0.15 μg/kg 后缓慢推注依托咪酯 0.3 mg/kg，患者意识消失后开始检查，必要时可追加依托咪酯 0.1 mg/kg。需要注意的是，单独应用依托咪酯，有 60%的患者发生肢体不自主运动，可能会影响检查，延长患者离院时间。

**4. 丙泊酚复合依托咪酯麻醉**　依托咪酯 0.1～0.2 mg/kg 缓慢推注，再缓慢推注丙泊酚 1.0～2.0 mg/kg，待患者入睡，睫毛反射消失，呼吸平稳后开始进镜检查，必要时追加丙泊酚 0.3～0.5 mg/kg 或追加依托咪酯 0.1 mg/kg。

### （二）微量泵持续输注

丙泊酚 2～2.5 mg/kg 静脉注射，待患者入睡后静脉持续输注丙泊酚 2～10 mg/(kg・h)，检查结束前停药。静脉持续泵注比单次静脉注射更容易维持血药浓度的稳定，且呼吸循环抑制的发生率也比较低。

### （三）靶控输注（TCI）

TCI 是智能化连续控制输注系统，使血液或血浆药物浓度快速达到所设定的目标浓度，并可根据需要随时调整的给药技术，TCI 系统由计算机自动算出诱导用量和诱导时间，避免了诱导的时候血流动力学剧烈波动，而且维持麻醉时可以根据临床需要调节靶浓度，并显示出计算的血药浓度，并自动补偿中断的药物输注，迅速达到预期靶浓度。还可预测患者清醒时间，并且能很好地控制麻醉深度，使麻醉过程平稳，减少循环和呼吸波动，使麻醉处于最佳状态。一旦停药，患者可迅速清醒。目前 TCI-Ⅲ型靶控注射泵内置了多种药物的药代-药效学模型，可计算多种药物的靶控用药，如镇静药（丙泊酚、咪达唑仑、依托咪酯）、镇痛药（阿芬太尼、舒芬太尼、瑞芬太尼）和肌松药（维库溴铵、阿曲库铵、罗库溴铵）。在选择 TCI 的药物时，以 $K_{e0}$（效应室药物消除速率常数）大而 $T_{1/2}K_{e0}$ 小者为宜，其他药物并非 TCI 首选药物；麻醉药物中，血浆与效应室达到平衡的时间短的药物有丙泊酚、阿芬太尼、瑞芬太尼；以瑞芬太尼和丙泊酚的药代动力学特性最为适合。其他药物如咪达唑仑咪达唑仑、依托咪酯、舒芬太尼、阿芬太尼也可以用于靶控输注，但是其效果不如前两种最佳药物。在过去的十多年中，国外学者在丙泊酚 TCI 药代动力学的研究中不仅获得了成人的药代动力学参数，而且也得到了老年人、儿童和伴有丙泊酚代谢疾病的患者的药代动力学参数。而我国目前尚无确定的国人丙泊酚 TCI 药代动力学参数，因此，在使用 TCI 系统泵注时，应注意这些参数带来的误差。

**1. 单纯丙泊酚靶控输注麻醉** 胃镜检查时，将患者年龄、身高、体重输入 TCI 系统，设定丙泊酚血浆靶浓度为 4～6 μg/ml，检查结束前 1～2 min 停药。如检查过程中患者有体动或者咽喉部抵抗，可提高靶浓度 1～2 μg/ml 加深麻醉深度。

**2. 丙泊酚靶控输注复合芬太尼、舒芬太尼麻醉** 单次静脉注射芬太尼 1 μg/kg 或舒芬太尼 0.1～0.2 μg/kg，复合丙泊酚靶控输注，血浆靶浓度设为 3～5 μg/ml。如检查过程中患者有体动或者咽喉部抵抗，可提高靶浓度 1～2 μg/ml 加深麻醉深度。检查结束前 1～2 min 停药。

**3. 丙泊酚靶控输注复合瑞芬太尼靶控输注麻醉** 丙泊酚靶控输注，设定血浆靶浓度 3～4 μg/ml，复合瑞芬太尼靶控输注，设定血浆靶浓度为 2～3 ng/ml。如检查过程中患者有体动或者咽喉部抵抗，可提高丙泊酚靶浓度 1～2 μg/ml 加深麻醉深度。检查结束前 1～2 min 停药。

（四）强化麻醉

对于不接受无痛胃镜诊疗且能够配合的成年患者，也可以采用清醒镇静麻醉。静脉给予咪达唑仑 0.05～0.07 mg/kg 及芬太尼 0.5～1 μg/kg 或舒芬太尼 0.05～0.1 μg/kg，辅以咽喉部表麻下完成胃镜诊疗。咪达唑仑由于具有顺行性遗忘作用，所以即使部分患者检查过程中问答可以切题，待完全清醒后却对检查过程无记忆。但术中不能保证患者完全配合检查。也可选用右美托咪定 1～2 μg/kg 静脉注射，辅以芬太尼 0.5～1 μg/kg 或舒芬太尼 0.05～0.1 μg/kg 静脉注射做中度镇静。

具体麻醉操作如下：患者入室后左侧卧位于检查床上，以利于口腔分泌物引流和防止呕吐、误吸。开放静脉通路，给予中流量鼻导管吸氧，连续监测心电图（ECG）、心率、血压、脉搏氧饱和度。检查前诱导用药，待患者入睡，睫毛反射消失，呼吸平稳后开始进镜检查，如检查时间较长，可以追加用药或持续输注药物。麻醉诱导时采用鼻导管给氧，视呼吸情况给予手控辅助通气。检查中 $SpO_2$＜90%时停止检查，采用面罩供氧手控辅助呼吸，$SpO_2$ 恢复到 90%以上后继续检查，鼻导管吸氧。平均血压下降大于基础血压 30%时或心率低于 55 次/分时给予麻黄碱 5 mg（每次）静注。患者体动明显、平均血压高于基础血压 30 mmHg 或心率高于 120 次/分时注意追加药物维持麻醉。若 ECG 示心律失常马上结束检查，对症处理。检查结束后吸净口腔内的分泌物和血液，继续监测和吸入纯氧，保证充足的呼吸道通畅和氧供，直至患者清醒。患者一般在检查结束后 5 min 左右清醒，对检查过程无任何记忆，苏醒后心情愉快，30 min 左右离院。

胃镜检查的不适主要来自内镜经过咽喉部所造成的强烈恶心、局部疼痛，疼痛的程度本身并不严重，更主要的是心理上的焦虑紧张，使用单一的静脉麻醉药物全身麻醉后完全可以解决上述不适而无需合用镇痛药物。单一用药的好处还有，不必担心合用多种药物对呼吸系统和循环系统造成抑制的作用累加，苏醒后后遗作用更少、患者更安全。

如单纯镇静药物麻醉不能满足胃镜检查要求可能与以下原因有关：①给予的镇静药物效能不足，如咪达唑仑；②担心镇静药物的呼吸抑制作用而不敢用足够的药量进行麻醉诱导；③操作医生技术不够熟练，过咽喉部手法较为粗暴，检查时间长。对于无痛胃镜辅助下的手术操作，如食管扩张、食管造瘘、食管支架的放置及胃息肉摘除等，采用丙泊酚合用少量镇痛药进行静脉全身麻醉，可满足手术的麻醉要求。

## 八、并发症的预防及处理

### （一）呼吸抑制

接受胃镜诊疗的患者有时会出现呼吸抑制，一般多为轻度，可能原因：一为药物作用，如丙泊酚对呼吸有明显的抑制作用，可抑制患者对二氧化碳的通气反应。静脉注射时可发生呼吸暂停；二为内镜部分压迫呼吸道，引起通气障碍，或患者因紧张而屏气。值得注意的是，芬太尼、瑞芬太尼和丙泊酚均有呼吸抑制的不良反应，合用时要注意适当减少用量，缓慢推注，避免严重呼吸抑制的发生。术中需要密切注意患者的呼吸和脉搏氧饱和度。如发现患者有呼吸抑制，应暂停检查，吸氧并采用面罩手控辅助呼吸，呼吸抑制多为一过性，待患者呼吸恢复正常，氧饱和度回升至95％再继续检查。如患者持续呼吸抑制，应停用麻醉药物，吸氧并面罩手控辅助呼吸，必要时可气管插管或插入喉罩辅助呼吸至患者呼吸恢复正常。

近年来出现了一种新型的内镜检查面罩，中央以一层硅橡胶膜覆盖，中间有一小孔，允许纤维支气管镜或胃镜等内镜单向进入，而在侧面延伸出一管道可连接麻醉呼吸回路，能有效提高吸氧的效率，必要时也可经此面罩加压给氧或者进行吸入全身麻醉。

### （二）舌后坠

部分患者麻醉诱导后会出现舌根后坠，影响患者的呼吸，也影响胃镜的置入。可轻轻托起患者的下颌，使患者呼吸道通畅，帮助胃镜进入。

### （三）喉痉挛

麻醉较浅时喉头应激性增高，受到刺激可诱发喉部肌肉群反射性收缩，发生喉痉挛，如处理不及时会危及患者的生命安全。保持足够的麻醉深度和轻柔地操作胃镜可预防喉痉挛的发生。检查中需要密切观察患者，一旦发生喉痉挛要及时处理，立即停止检查，加深麻醉，吸氧并采用面罩加压手控辅助呼吸，待患者恢复平静自主呼吸时继续检查。如喉痉挛持续不能缓解，必要时可静脉注射短效肌松药并行气管内插管，手控或机控辅助患者呼吸，给予地塞米松 10 mg 或甲泼尼龙 40 mg 缓解喉头水肿，静脉持续输注镇静药维持患者睡眠状态，可继续检查。检查结束后观察患者至符合拔管标准后可拔出气管导管。

### （四）血压下降

丙泊酚可使外周血管阻力下降、心肌抑制、心输出量减少及抑制压力感受器对低血压的反应，从而引起血压下降。丙泊酚对循环功能的抑制呈剂量依赖性，并与注射速度呈正相关，因此应适当控制注射速度。如检查中患者血压比基础血压降低30％，可静脉注射麻黄碱 5～10 mg。检查时掌握好入镜的时机，可避免低血压的出现。

### （五）心律失常

胃镜经过咽部及通过幽门时，患者常出现心率减慢，胃镜插入时刺激食管、胃，可通过胃迷走神经反射性引起冠状动脉痉挛，造成心肌一过性缺血、缺氧，引起心律失常。胃镜检查时，呼吸受阻，使心肌供氧减少。原有心肌缺血，慢性肺疾病及检查时紧张、焦虑、憋气、挣扎都有可能诱发心血管事件发生。因此，此时操作内镜动作要轻巧，避免过多刺激。注意心电图变化，严重心律失常应立即停止胃镜检查。如出现心率减慢至55次/分，不合并血压降低，给予静脉注射阿托品0.2～0.25 mg，如合并血压下降，则给予静脉注射麻黄碱5～10 mg。必要时可应用抗心律失常药物，如利多卡因、胺碘酮等。

（六）恶心呕吐

术后恶心呕吐（PONV）可使患者恢复延迟甚至必须在门诊留观。影响术后恶心呕吐发生的因素很多，包括患者的体型、健康状态、性别、是否怀孕、月经周期、麻醉药和镇痛药、低血压和年龄等。PONV的危险因素主要有：年轻、女性、早期妊娠、有晕动病病史、曾经有过术后恶心和呕吐、月经期、糖尿病、焦虑、胃内容量增加、肥胖、极度焦虑等。可静脉注射止呕药如托烷司琼2 mg。

（七）反流误吸

患者检查前均需禁饮禁食，检查时采用侧卧位，且胃镜在检查过程中可负压吸引胃中的液体，故胃镜检查中出现反流误吸的概率很低。幽门梗阻的患者可能胃内排空延迟造成胃内有较多液体或食物残渣，使反流误吸的危险增大。患者在静脉全麻的情况下，喉头反射迟钝，不一定能观察到呛咳的动作，麻醉科医师需要特别注意。患者在检查过程中如出现呛咳和反流，应保持患者侧卧位或把患者推至半俯卧位，立即使用吸引器吸出胃液。如血氧饱和度下降，常规处理后不能回升，应果断行气管插管，机械控制呼吸，行支气管镜检查并给予肺泡灌洗，防止出现吸入性化学性肺炎。

（八）穿孔

食管或胃穿孔是胃镜检查的严重并发症之一，其后果严重，最主要的症状是剧烈的胸背部疼痛，纵隔气肿和颈部皮下气肿，以后出现胸膜渗液和纵隔炎。胃和十二指肠发生穿孔会出现腹痛、腹胀、发热等继发气腹和腹膜炎的表现。检查中，患者处于静脉全麻状态，可能掩盖主要症状。如患者麻醉苏醒后诉腰背疼痛，应警惕是否发生了上消化道穿孔。

（九）出血

原有食管胃底静脉曲张等病变，伴有出血性疾病，活检损伤黏膜内血管等均有可能导致出血。出血可经内镜给药，如去甲肾上腺素生理盐水、凝血酶等，亦可采用镜下激光止血、注射药物等手段。保守治疗无效需行手术止血。检查中如出现大出血，应行气管插管，保证呼吸道通畅，维持患者呼吸。

## 九、病例分析

### 病例一

男性患者，65岁，体重60 kg，因“呕吐伴腹部轻压痛10余天”，行无痛胃镜检查。患者自述检查前禁食禁饮12 h，既往有贲门失弛缓症病史，一年前曾在相同麻醉下行胃镜检查。入室常规监测，生命体征平稳，取左侧卧位，经鼻导管吸氧后静脉推注丙泊酚100 mg，待患者睫毛反射消失后开始胃镜检查。当胃镜通过咽部时，患者出现呛咳，静脉追加丙泊酚20 mg，$SpO_2$下降至98%。胃镜进入食管后可见大量食物残渣，准备经过贲门时，患者突然从口鼻涌出大量胃内容物。立即退出胃镜，负压吸引器清除口鼻内胃内容物，面罩吸氧，给予甲泼尼龙 40 mg 静脉注射。患者的 $SpO_2$ 仍继续下降至 65%，血压升高，心率增快，伴偶发室性期前收缩，听诊左肺呼吸音较弱，有少量干性啰音，怀疑为误吸。予静脉推注甲泼尼龙 40 mg，局部麻醉下行纤维支气管镜检查，未发现气道异物。经左上肺冲洗后，面罩吸氧，$SpO_2$ 上升至 95%，患者生命体征平稳，观察 15 min 后送回病房。

本例患者出现了典型的胃内容物反流现象，原因是麻醉科医师忽视了患者贲门失弛缓症的病史。食管-贲门失弛缓症又称贲门痉挛、巨食管，是由于食管神经肌肉功能障碍所致的疾病，其主要特征是食管缺乏蠕动，食管下段括约肌高压和对吞咽动作的松弛反应减弱，临床表现为咽下困难、食物反流和下端胸骨后不适或疼痛。本病例中静脉麻醉药的运用以及胃镜操作，可进一步降低食管括约肌压力及升高胃内压，从而出现胃潴留及内容物反流。

由于全麻与胃镜检查均需占用同一个口咽通道，增加了麻醉的风险性。静脉麻醉下胃镜操作出现胃内容物反流，一旦误吸将直接危及患者生命，因此对于此类麻醉务必引起重视。拟行胃镜检查的患者术前要严格禁食禁饮 6 h 以上，如患者有胃排空延迟或幽门梗阻，禁食时间应延长。另外还应作好麻醉前访视，仔细询问病史，认真评估，严格掌握无痛胃镜的适应证，排除上呼吸道感染、食管病变、贲门失弛缓症及胃内排空延迟、幽门梗阻等，对高血压、冠心病、肺源性心脏病和神经系统疾病患者，也应进行相应的检查和评估，在全麻和局麻的选择上也应慎重。

一旦出现胃内容物反流现象，应立即停止胃镜操作，体位调整为头低侧卧位，用粗吸引管清理咽喉及口腔中异物，并快速抽吸胃内容物，避免患者呛咳误吸，如果出现误吸可立即行气管插管，经气管导管进行支气管冲洗，直至吸出的盐水为无色透明为止，同时在此过程中给予纯氧吸入并加深麻醉，防止诱发喉痉挛和加重呕吐误吸。

**病例二**

女性患者，60 岁，突发上腹胀痛 1 h 步行到医院求诊，到院后不能平地行走，稍活动即感觉气促。拟急诊行无痛胃镜检查。连接监护后发现患者心律不齐，频发性室性早搏。麻醉科医师综合评估后建议推迟检查，请心血管内科会诊。行相关检查后诊断为急性心肌梗死。

部分患者冠心病急性发作的临床表现不典型，甚至表现为急腹症的症状，故拟行无痛胃镜检查明确诊断。行无痛胃镜检查的麻醉前，麻醉科医师必须要严格评估患者情况和麻醉风险，可防止延误正确诊断和治疗而造成患者的生命危险。

## 第三节 无痛结肠镜

### 一、概述

结肠镜的发展历史可以追溯到 200 年前，德国的 Bozzini 用烛光通过内镜看到了直肠的内腔。在漫长的时间里，结肠镜经过不断发展，至 1963 年 Oerhonet 首先研制出纤维结肠镜并应用于临床。1983 年美国 Welch Allyn 公司首先创造发明了电子内镜，结肠镜进入电子时代。结肠镜主要用于：①原因不明的便血或持续便潜血阳性者；②慢性腹泻原因未明者；③钡剂检查疑有回肠末段及结肠病变需明确诊断者；④有低位肠梗阻及腹块，不能排除肠道疾病者；⑤需切除结肠息肉，止血，乙状结肠扭转或肠套叠复位者；⑥结肠癌术后，息肉切除术后需要定期进行内镜随访者；⑦大肠肿瘤的普查。

结肠镜的检查通路如下：肛门—直肠—乙状结肠—降结肠—结肠左曲—横结肠—结肠右曲—升结肠—回肠末端，以盲肠开口处为结束标志。通路经过的消化道黏膜都可以加以检查，有需要可以进行结肠镜下肠息肉摘除。

肛门皮肤黏膜敏感性高，进肠镜时会造成疼痛。另外结肠镜检查需要用气体膨开肠道内腔，膨肠和推进肠镜时，会造成肠道的机械性牵拉，使接受检查的患者觉得肚子疼痛不适，部分患者疼痛剧烈而不能继续耐受检查。检查过程中的痛苦还会造成患者血流动力学的剧烈波动，严重的可能导致心血管系统或神经系统的并发症而危及患者生命安全。以往是采用局麻药涂抹在肠镜表面或者直接局麻药塞肛进行肛门表面麻醉。

20 世纪 90 年代后，除了表面麻醉（表麻）外，还给接受结肠镜检查的患者注射镇静和镇痛药物。但肠道牵拉造成的疼痛还是不能很好解决。21 世纪初，随着新型静脉全麻药丙泊酚的出现，麻醉科医师开始采用丙泊酚为接受结肠镜检查的患者进行静脉全身麻醉。随着各种新型短效麻醉药物的问世、麻醉方法的不断研究完善，现在结肠镜检查真正能做到无痛、舒适、安全。

无痛结肠镜检查的优点有：①患者在检查过程中无痛舒适，更愿意接受检查或复检，有利于患者早期发现病变和更好地治疗疾病；②更好保障患者安全，减少因患者紧张、应激引起的相关并发症；③有利于保证诊疗质量，使操作医生压力更小，可以从容仔细地完成检查；④使小儿等不合作患者可以接受肠镜检查。

## 二、适应证

1. 评估检查过程的刺激对其可能产生危险的患者。
2. 不能耐受检查痛苦的患者。
3. 不能配合检查的患者，如小儿或老年人。
4. 对检查有焦虑恐惧情绪的患者。
5. 要求对检查过程完全无感觉的患者。

## 三、禁忌证

### （一）相对禁忌证

有以下情况者，为门诊无痛结肠镜检查的相对禁忌证：

1. 肥胖症伴有呼吸、循环系统症状的患者。
2. 重度贫血的患者。
3. 肝肾功能不全患者。
4. 预计麻醉后可能有中重度上呼吸道梗阻的患者。
5. 无人陪护的门诊患者或妊娠和哺乳期妇女。

（二）绝对禁忌证

1. 伴有严重心肺功能不全、严重心律失常、休克、腹主动脉瘤、急性腹膜炎、肠穿孔以及肝肾功能不全失代偿期的患者。

2. 预计麻醉后可能有重度上呼吸道梗阻并有困难气道史的患者。

## 四、麻醉评估

常规麻醉前评估，制订麻醉方案。

## 五、术前准备

（一）肠镜术前准备

检查前 1～2 天进低脂、细软、少渣的半流质饮食，检查当日禁食，检查前禁饮 4 h。清洁肠道，服泻药致泻，如未泻而行清洁灌肠，即使高位灌肠 3～4 次，也常于右侧结肠尤其升结肠积有粪便，影响进镜与观察病变。目前临床多采用复方聚乙二醇电解质散（和爽）致泻效果好，也可选蓖麻油或硫酸镁，忌用液体石蜡。液体石蜡不但不能满意导泻，且可使肠镜弯角部橡胶外皮老化、易于破损，液体渗入镜头内会损坏肠镜。

（二）麻醉前常规准备

因为患者作肠道准备需要喝大量的水，麻醉前应注意患者最后一次喝水的时间，严格控制禁饮时间以保证患者安全。

（三）检查体位

左侧卧位。

## 六、常用的麻醉方法

（一）概述

结肠镜检查的麻醉方法与胃镜检查类似，一般采用清醒镇静强化麻醉及非插管静脉全麻等方法。

**1. 清醒镇静强化麻醉**

清醒镇静是指通过药物或非药物或联合使用两种方法，在意识水平进行浅抑制，保留患者自主呼吸，维持呼吸道通畅和对躯体刺激和语言指令做出反应的能力。深度镇静是通过药物或非药物或者联合使用两种方法，产生的一种可控制的意识抑制状态，保护性反射的部分丧失，不能对语言指令做出有意识的反应。对不适合进行门诊全麻的患者，可以在表麻下辅以镇静的状态下进行。常用于成人镇静的药物有：苯二氮䓬类减少焦虑和产生遗忘，阿片类用于止痛，小剂量的静脉全麻药用于镇静。为减轻肠镜刺激产生的疼痛，常合用镇静药物与阿片类药物。一般静脉给予咪达唑仑 0.05～0.07 mg/kg 及芬太尼 0.5～1 μg/kg，辅以肛管表麻。小儿常用氯胺酮，能提供镇静、镇痛和遗忘作用，可以通过静脉、口服、直肠、肌内注射给药。一般肌内注射 2 mg/kg，口服氯胺酮

5 mg/kg，与口服咪达唑仑的起效时间相似，但是口服咪达唑仑的患儿离院时间早于氯胺酮。应注意的是，氯胺酮常引起口腔和呼吸道分泌物增加，术前应加用抗胆碱药，抑制腺体分泌。肠镜检查行清醒镇静麻醉时，可在插入肠镜前用1%～2%丁卡因或1%～2%利多卡因棉球塞入肛管内2～3 min，以麻醉肛管敏感神经，减轻镜身对肛管刺激产生的不适及疼痛。

**2. 非插管静脉全麻**

无痛肠镜检查最常用的麻醉方法是非插管静脉全麻，常用药物为丙泊酚、芬太尼、瑞芬太尼等。患者入室后，常规监测氧饱和度、心电图、无创血压等指标，开放静脉通道，鼻导管吸氧。采用丙泊酚静脉麻醉，单次推注或用微量泵静脉持续泵注，可复合阿片类药物，待患者入睡、睫毛反射消失后开始进镜检查，待结肠镜到达回盲部后停药。值得注意的是，结肠镜检查在进镜时一般要经过几个移行部位，分别是直肠-乙状结肠移行部、乙状结肠-降结肠移行部、脾曲、肝曲及回盲部等。当进镜到达这些部位时，刺激相对比较大，常常需要加深麻醉，到达回盲瓣后退镜，退镜过程中刺激相对较小，可以逐渐减轻麻醉。

### （二）具体方法介绍和麻醉操作

详见胃镜检查麻醉方法，待结肠镜到达回盲部后停药。

目前认为，肠镜检查主要不适来自于内镜经过肛门括约肌时造成的刺激和气体膨胀结肠造成的肠道机械性刺激所引起的腹痛，疼痛不是很剧烈，单纯丙泊酚麻醉可以提供满意的麻醉效果。一般行结肠镜辅助下的手术，如结肠息肉切除术等，都是在退镜的过程中进行的，膨胀结肠的刺激较轻微，而结肠对切割性损伤无疼痛感，所以手术造成的疼痛很小，单纯丙泊酚也可以满足麻醉需要而无需合用镇痛性药物。

## 七、并发症的预防及处理

结肠镜诊疗的并发症较少见，但可能是严重且致命的，其总的并发症发生率为0.35%。无痛结肠镜检查的并发症如下：

### （一）呼吸抑制、舌后坠、血压下降、心律失常、恶心呕吐、反流误吸

详见本章第二节无痛胃镜“并发症的预防及处理”。

### （二）穿孔

结肠镜操作过程中出现的结肠穿孔可能是由结肠镜对肠壁的机械损伤、气压伤或直接由于治疗所致。穿孔的早期症状有持续性腹痛和腹胀，后期症状主要由腹膜炎所致，包括发热和白细胞升高，胸腹平片发现膈下有游离气体。CT检查优于立位平片，因此，对怀疑有穿孔，而胸腹平片检查又没有发现有游离气体的患者，应考虑腹部CT检查。诊断性和治疗性结肠镜穿孔发生率差别不大。检查中，患者处于静脉全麻状态，可能掩盖主要症状。如患者麻醉苏醒后诉腹痛、腹胀，应警惕是否有肠道穿孔。离院前必须确认患者无腹胀、腹痛。

### （三）出血

结肠镜诊治后出血属于下消化道出血范畴，其发生后可能需要输血、住院、重新行

结肠镜或手术。出血可能在息肉摘除后很快发生，也有在操作后很长一段时间才出现的。出血部位可以通过内镜检查或红细胞核素扫描确定。如检查中出现大出血，麻醉科医师应作好液体管理，按照患者实际情况输血补液，严密监测心率和血压，作好抢救的准备。

（四）肠道准备相关的并发症

在老年人、肾功能不全或淤血性心力衰竭的患者，肠道准备致泻可能引起致命性水、电解质紊乱。检查前，麻醉科医师要做好相关的麻醉风险评估，检查中密切监测患者，出现情况对症处理。

## 八、病例分析

患者男，45 岁，体重 98 kg，身高约 170 cm，因大便性状改变 1 个月行结肠镜检查。患者入室后左侧卧于检查床上，开放静脉通路，中流量鼻导管吸氧，连续监测 ECG、心率、血压、脉搏氧饱和度。检查前以丙泊酚 150 mg 静脉推注，待患者入睡后开始进镜检查。当结肠镜到直肠与结肠交界处时，患者出现大幅度体动，予静脉追加丙泊酚 50 mg。2 分钟后发现患者 $SpO_2$ 降至 95%并持续下降，呼吸动作消失。马上停止检查，面罩加压辅助呼吸并准备气管内插管。患者上呼吸道梗阻严重，需一人托起下颌紧扣面罩，另一人加压挤压呼吸囊给氧，$SpO_2$ 维持在 90%左右。5 min 后，患者呼吸道梗阻情况改善，加压给氧阻力减少，$SpO_2$ 达 95%左右。10 min 后患者自主呼吸恢复，需托起下颌面罩吸氧，$SpO_2$ 维持在 98%以上。继续行结肠镜检查并在 5 min 后顺利结束检查，患者仍需托起下颌面罩吸氧，$SpO_2$ 维持在 99%以上。整个过程中患者血压、心率波动在正常范围内。患者于检查结束后 5 min 清醒，未诉不适，对检查过程无任何记忆。术后随访无任何并发症。追问病史，患者有睡眠呼吸暂停综合征病史 2 年。

肥胖患者于麻醉诱导后容易舌根后坠导致上呼吸道梗阻，麻醉时应该予以重视。丙泊酚对呼吸有明显的抑制作用，可抑制患者对二氧化碳的通气反应，静脉注射时可发生呼吸暂停，应注意缓慢推注，避免严重呼吸抑制的发生。本例患者有睡眠呼吸暂停综合征病史而且体格肥胖，非常容易出现呼吸抑制和呼吸道梗阻，应引起麻醉科医师的注意。但麻醉科医师忽视了术前麻醉风险的评估，推注丙泊酚的量较多，速度较快，引起患者严重上呼吸道梗阻及呼吸抑制，导致通气不足、氧饱和度下降。发现患者呼吸抑制后处理较为及时和恰当，没有导致更严重的后果。

麻醉科医师行无痛结肠镜检查的麻醉前，须重视麻醉评估，包括了解患者的病史和认真做好与麻醉有关的体格检查，做好充分的准备。应用静脉麻醉药物时注意缓慢推注，并密切注意患者的呼吸变化和脉搏氧饱和度。如发现患者出现舌根后坠，可轻托下颌或者放置口咽通气道，保持患者呼吸道通畅。如发现患者有呼吸抑制，应吸氧并采用面罩手控辅助呼吸，呼吸抑制多为一过性，待患者呼吸恢复正常，氧饱和度回升至 95%再采用鼻导管吸氧。如患者持续呼吸抑制，应停用麻醉药物，吸氧并面罩手控辅助呼吸，必要时可气管插管或插入喉罩辅助呼吸至患者呼吸恢复正常。

# 第四节 无痛支气管镜

## 一、概述

支气管镜检查是临床上重要的检查、治疗手段。这种内镜有两种类型：一种由金属空心硬管制成，可以窥查各分叶支气管，常用于气管异物取出术等治疗。另一种是光导纤维支气管镜（纤支镜），管身细、柔软并可弯曲，照明充分，图像清晰，可导入各肺段支气管内，常用于诊断支气管病变，特别是早期肺癌等。纤支镜还可以通过安装在内镜顶端的电荷耦合固体件把光能转化成电能，再经视频处理把气管内的影像显示在电视监视屏上，使医生能更直观、更方便地观察和判断病变情况，称为电子支气管镜。

支气管镜主要用于气管及支气管黏膜检查和组织活检；清除分泌物；气管、支气管异物取出；支气管肺泡灌洗；气管、支气管治疗，如气管狭窄处放置支架、治疗气管食管瘘、治疗咯血等。

痛苦和恐惧使大部分接受支气管镜检查的患者抗拒检查或不能很好配合支气管镜检查。有研究表明，62％的患者恐惧检查过程中可能出现的疼痛和呼吸困难，对检查产生焦虑。向患者讲解支气管镜的检查程序和介绍以往接受检查的患者的经验对消除患者的恐惧帮助不大。文献研究认为，68％的患者焦虑恐惧的主要原因是，害怕检查后可能被诊断为癌症和检查中出现的呼吸困难或窒息。镇静可以消除焦虑和减少应激，改善患者的舒适度和合作度，促进支气管镜检查的顺利进行，使患者遗忘痛苦的经历，更愿意接受重复检查。支气管镜检查引起的不适和反射会造成患者呼吸、循环系统的剧烈波动，包括氧饱和度降低、心率加快和血压升高，增加患有心血管疾病患者的风险。国外曾报道在支气管镜检查过程中，70％的患者发生心律失常，17％的患者发生心肌缺血。对接受支气管镜检查的患者采用麻醉是必要的。

接受支气管镜检查的患者大部分为中老年人，合并肺部疾病，可能合并心血管疾病，对刺激和麻醉药物的耐受力差。支气管镜检查占用气道，增加麻醉呼吸管理的难度。实施麻醉后，患者可能因肺泡换气不足造成低氧，引起心肌氧供和氧耗之间的不平衡，导致心律失常、心肌缺血和最终梗死。在支气管镜检查的并发症和死亡原因的分析中，提出因通气不足引起的严重低氧血症导致心律失常甚至心搏骤停的比例较高。鼻导管吸氧不能完全改善缺氧状态。阿片类药物有呼吸抑制的副作用，与剂量及合用的镇静药物有关。因此支气管镜检查的麻醉具有非常高的风险和难度。

## 二、适应证

1. 不能耐受检查的患者，检查过程中的刺激对其可能产生危险的患者。
2. 不能配合检查的患者，如小儿或老年人。
3. 对检查有焦虑、恐惧情绪的患者。
4. 要求对检查过程完全无感觉的患者。

## 三、禁忌证

### （一）相对禁忌证

以下情况的患者进行无痛支气管镜检查的风险较大，是无痛支气管镜检查的相对禁忌证。经验丰富的麻醉科医师经过对患者全身情况的细致评估后，制订合适的麻醉计划并做好有关的麻醉前及麻醉后抢救的充分准备，是可以进行无痛支气管镜检查的。

1. 气管部分狭窄，估计支气管镜不能通过的患者，可导致严重的通气障碍。
2. 肺功能较差，低氧血症及高碳酸血症的患者。
3. 预计麻醉后可能有中重度上呼吸道梗阻的患者。
4. 肥胖症伴有呼吸、循环系统症状的患者。
5. 食管气管瘘患者。
6. 饱胃患者。
7. 无人陪护的门诊患者或妊娠和哺乳期妇女。

### （二）绝对禁忌证

以下情况的患者行无痛支气管镜检查的风险极大，为无痛支气管镜检查的绝对禁忌证：

1. 极度衰竭，肺功能极度低下，哮喘急性发作，呼吸运动耐受性差，呼吸衰竭不能平卧者，呼吸道有急性化脓性炎症伴高热，严重的肺动脉高压（活检时可发生严重的出血）。
2. 心血管功能或血流动力学不稳定，如低血压、高血压、心绞痛未控制，近期（3～6 个月）急性心肌梗死，严重心律失常，严重心脏瓣膜病，严重的上腔静脉阻塞综合征，主动脉瘤患者，心力衰竭而端坐呼吸者。
3. 耐受缺氧能力较差，缺氧代偿能力低下。
4. 有气促、声嘶、呛咳症状（特别是前两者）伴氧饱和度低下，未排除喉头肿物或气管肿物的患者。
5. 患支气管扩张症、咯血量较大且症状持续者。
6. 肝功能重度损害。
7. 尿毒症，肾功能不全患者。
8. 预计麻醉后可能有重度上呼吸道梗阻并有困难气道史的患者。
9. 凝血功能障碍，有不能纠正的出血倾向的患者。

## 四、麻醉评估

除常规麻醉前评估外，需特别注意患者合并的肺部疾患，评估心肺功能，注意有无端坐呼吸、气促，是否合并声嘶或呛咳等情况。长期患肺部疾病如慢性支气管炎、肺气肿的患者，可能合并心脏疾病，要注意评估。合并通气障碍的患者应了解其通气障碍为阻塞性还是限制性，注意发现哮喘病患者。患者术前都应常规行胸部正侧位 X 线检查，有需要的时候可以要求患者进行肺活量检查、血常规和动脉血气分析。

1. 肺活量测定可给肺功能评估提供有力依据。肺功能测定需通过肺活量计来进行，先让患者吸足空气，然后将吸入的空气用力快速呼入肺活量计直至残气位。从时间-容量曲线可以得出用力肺活量（FVC）、残气量（RV）、最大呼气中期流速（MMFR）、最大分钟通气量（MMV）等重要指标。这些指标有助于预测术后发生肺部并发症的危险性（表8-12）。

**表8-12　肺功能检测**

| 测验项目 | 正常值 | 高危值 |
|---|---|---|
| 肺活量（VC） | 2.44～3.47 L | <1.0 L |
| 第1秒用力呼气容积（FEV1） | 2.83 L | <0.5 L |
| 最大呼气流率（MEFR） | 336～288 L/min | <100 L/min |
| 最大通气量（MVV） | 82.5～104 L/min | <50 L/min |
| 动脉血氧分压（$PaO_2$） | 75～100 mmHg（10～13.3 kPa） | <54.7 mmHg（7.3 kPa） |
| 动脉血 $CO_2$ 分压（$PaCO_2$） | 35～45 mmHg（4.7～6.0 kPa） | >45 mmHg（6.0 kPa） |

2. 慢性呼吸系统疾病的患者血红蛋白大于160 g/L，血细胞比容大于60%往往提示有慢性缺氧，白细胞计数及分类可反映有无感染。

3. 合并有肺源性心脏病和肺动脉高压的患者心电图可发生改变，如心电轴右偏、肺性P波、右心室肥厚及右束支传导阻滞，应行超声心动图进一步了解心脏功能。

## 五、术前准备

### （一）肺部准备

**1. 戒烟**　对于长期吸烟者，术前应尽可能戒烟，越早越好。

**2. 控制感染**　急性上呼吸道感染患者择期检查应在经治疗好转后进行。慢性呼吸道疾病患者，合理应用抗生素治疗防止肺部感染，痰或气道分泌物的致病菌培养+药敏试验有助于抗生素的选择。

**3. 药物处理哮喘**　支气管哮喘和慢性支气管炎患者都可出现支气管痉挛，是支气管镜检查常见的可逆性阻塞性病变。临床常用的支气管扩张剂包括：$\beta_2$受体激动剂、抗胆碱能药物以及甲基黄嘌呤类（茶碱）药物，剂型和给药途径多样。对于部分急性重症患者，用$\beta_2$受体激动剂或抗胆碱能药物雾化吸入，因其剂量大，使用方便，效果较好。检查前接受此类治疗的患者应坚持用药至检查当日。嘱患者于检查前2 h应用沙丁胺醇、激素合剂喷雾。

### （二）麻醉前准备

1. 排除相对或绝对禁忌证。
2. 常规麻醉前准备。
3. $SpO_2$较低的患者，吸氧后$SpO_2$如能上升至98%者一般可耐受支气管镜检查。
4. 检查采用平卧位。

## 六、麻醉方法

### （一）支气管镜检查的常用麻醉方法

目前国内外对支气管镜检查采用的麻醉方法主要有以下几种：①局麻药物作气道表面麻醉；②表麻的基础上使用咪达唑仑，或合用芬太尼麻醉；③表麻的基础上使用丙泊酚麻醉；④丙泊酚合用芬太尼或舒芬太尼或瑞芬太尼麻醉。单纯表面麻醉一般使用雾化吸入局麻药或直接对气道喷射局麻药实施，麻醉效果差，患者体动明显。单纯表麻不能达到满意的效果，即使在表麻的基础上合用镇静药物，大部分患者仍不能耐受检查。全身麻醉下行支气管镜检查是舒适诊疗的必然趋势，近年受到广泛接受与推广。

### （二）支气管镜检查的常用麻醉药物

**1. 利多卡因**　是最常用的局部麻醉药物，短效，安全性较高和组织毒性较小。适用于上气道黏膜，高峰期血清利多卡因的浓度是25%～50%，低于静脉注射相同剂量下的血清浓度。有研究报道支气管镜检查的患者达到完全有效的局麻时需要雾化吸入1%利多卡因10～20 ml，检查后患者血浆中利多卡因不能立即消除，可能引起局麻药中毒。

**2. 安定类镇静药**　地西泮镇静效果约为咪达唑仑的25%～50%，口服给药需要1 h才能产生镇静或抗焦虑作用。静脉注射地西泮镇静的患者比非注射镇静剂的患者更好地耐受检查和更少咳嗽。咪达唑仑是一种水溶性、短效苯二氮䓬类镇静药，提供良好的镇静和顺行性遗忘作用，可以多途径（口服、肌内注射、静脉注射）用药。咪达唑仑起效时间和达峰时间较迟，代谢较慢，检查结束后血浆有较高浓度的残余，患者离院时间延长。

**3. 丙泊酚**　具有起效快、时效短的特性。它不仅恢复迅速，无蓄积作用，而且恢复后头脑清醒，精神愉快。在门诊麻醉中应用广泛。临床上个体差异性大，有必要个体化给药。

**4. 短效阿片类药物**　临床上常与丙泊酚复合用于门诊内镜检查的麻醉。研究报道，复合芬太尼0.1 μg/kg，丙泊酚TCI血浆靶浓度6 μg/ml下行支气管镜检查取得满意效果，并推荐当丙泊酚TCI效应室靶浓度为4.5 μg/ml时开始检查。阿芬太尼是短效阿片类药，镇痛效果良好。国外一项研究比较单独使用咪达唑仑、阿芬太尼，或两者复合用于支气管镜检查麻醉，使用阿芬太尼的患者明显咳嗽较少，利多卡因需要量明显减少，咪达唑仑和阿芬太尼复合用药时，血氧饱和度比每种药物单独给予时有较大下降。瑞芬太尼，是一种新型超短效μ受体激动剂，起效迅速，作用持续时间短，清醒快且代谢不依赖肝肾功能，重复或长期用药无明显蓄积作用，特别适用于门诊麻醉。有研究报道采用瑞芬太尼2 μ/kg单次静脉推注，伍用丙泊酚靶控输注作支气管镜检查麻醉，可以达到满意效果，患者清醒迅速。舒芬太尼作为新型阿片类镇痛药，为高选择性μ受体激动剂，镇痛作用更强，但对呼吸有抑制作用，其抑制程度与等效剂量的芬太尼相似，却持续时间更长。国内也有医院采用单次静脉推注舒芬太尼，伍用丙泊酚TCI作为支气管镜麻醉的。

**5. 右美托咪定**　新一代$\alpha_2$肾上腺素受体激动剂，通过高选择性激动$\alpha_2$肾上腺素受体，具有镇静、镇痛、抗交感而无呼吸抑制等临床特点。静脉输注后，快速分布相的分布半衰期（$t_{1/2}$）大约为6 min；终末清除半衰期（$t_{1/2}$）大约为2 h。静脉注射0.5～

1.0 μg/kg 可在 5 min 内呈现镇静作用，达峰时间为 15 min，并可持续 1.5 h 和 2 h。本品的镇静作用可被选择性 $\alpha_2$ 受体拮抗剂阿替美唑（atipamezole）完全逆转。右美托咪定可以改善心血管系统的稳定性，减轻喉镜检查、气管插管的心血管反应。最常见的不良反应包括低血压、高血压、恶心、心率减慢、发热、呕吐、缺氧、心动过速和贫血。右美托咪定明显的镇静作用和无呼吸抑制的特点，使其适合用于纤支镜检查的麻醉。

**6. 抗胆碱能药物** 阿托品，用于气道干燥剂，防止心动过缓和支气管痉挛。一项研究以支气管扩张、分泌物、气管/支气管出血、氧饱和度与心律失常作为参数进行调查，发现阿托品与安慰剂无显著差别。阿托品用药可能会引起口干、视物模糊、青光眼或室性心动过速。

**7. 其他药物** 可乐定可以减少气管插管应激反应，口服可以作为支气管镜检查前用药。

### （三）支气管镜检查麻醉的通气与氧供

支气管镜检查占用气道、刺激咳嗽都可能导致患者通气不足。检查中患者血氧饱和度减少是公认的。检查时供氧一般是采用鼻导管吸氧，使 $PaO_2$、$SaO_2$ 有所升高，但与术前比较仍明显降低。有学者研究发现，对防止低氧血症，咽导管给氧优于鼻导管。有研究指出支气管镜对气道的刺激和阻塞，常引起患者通气量下降，可使患者的 $PaO_2$ 下降 8～20 mmHg。国外报道有患者在单独使用阿芬太尼或伍用丙泊酚，以及单独使用哌替啶（杜冷丁）或伍用咪达唑仑镇静下行支气管镜检查，吸氧下氧饱和度仍降至 30%。另一项研究中，丙泊酚镇静的患者和咪达唑仑镇静的患者，血氧饱和度中位数分别为 83% 和 86%。国内有关文献报道支气管镜检查中患者的 $PaO_2$ 平均下降（2.64±1.72）kPa。缺氧可能无法被及时发现，而导致呼吸停止、高血压和心律失常。在支气管镜检查时监测 $PCO_2$，可以提供换气不足的证据。有效维持通气和氧饱和度是无痛支气管镜麻醉研究的重点。

全麻的患者，纤支镜可以通过气管导管专用转角接头的密封圈插入气管内，机械通气仍可照常进行，只是气管导管内存在支气管镜，使通气腔隙减小，增加了流经气管导管气流的阻力，因此，气管插管时应选用尽可能粗的气管导管，麻醉的维持也仍可用吸入麻醉。纤支镜检查也常用肌松药和机械控制呼吸，以减少气管黏膜刺激引起的呛咳反射。应用肌松药物后，复苏时间会有所延长。

在清醒镇静和麻醉的患者，喉罩气道（LMA）也可用做纤支镜插入的通路，虽然喉罩气道内腔比气管导管大，但当插入支气管镜后需控制呼吸时，仍需注意可能增加的气流阻力。且喉罩成本较高，会加重患者的经济负担。

另一种纤支镜检查的通气方法可用于保留自主呼吸的患者，即通过连接于麻醉面罩的转角接头或经过改良面罩上的另一开孔（PatrIsyracuse 面罩）将支气管镜插入上呼吸道。这一方法可避免在气管导管或喉罩气道中通气间隙减少的问题，但因为面罩的密闭性能较差，在控制呼吸的患者中应用受到限制。

有学者提出以高频喷射通气（HFJV）作为支气管镜检查供氧设备。有报道高频喷射通气管接鼻塞单侧给氧，取得满意的效果。谬东美等研究认为，以高频喷射通气管连接支气管镜的吸痰管道给氧，安全方便，但占用支气管镜的吸痰管道，不利于检查中清除呼吸道分泌物。

（四）无痛支气管镜检查的具体麻醉方法

支气管镜检查除了给患者带来一定疼痛外，还有伴随窒息感的强烈不适和恐惧。真正做到支气管镜检查无痛，必须是进行全身麻醉，使患者对检查过程完全不知晓。而支气管镜检查刺激较大，全身麻醉必须维持足够的深度，用药量相较其他无痛内镜多，更容易造成呼吸抑制。而且检查占用气道，给维持患者足够的通气和氧供带来困难。清醒的患者可以因有窒息感而反射性增强呼吸，全身麻醉后的患者不能增强呼吸，可能因通气不足导致缺氧。采用气管内插管维持通气除了增加患者咽喉损伤的机会外，还需要加用肌松药物，使复苏时间大大长于检查时间。因此，支气管镜检查的麻醉常陷于两难境地，多年来一直没有重大突破。近年，随着新型麻醉药物的出现和麻醉设备的改进，使支气管镜检查的麻醉有了很大的改善空间，麻醉同行们都积极地进行研究。下面介绍几种常用的无痛支气管镜检查麻醉方法。

**1. 丙泊酚复合阿片类药物（芬太尼、舒芬太尼、瑞芬太尼）麻醉**

复合芬太尼、舒芬太尼麻醉：芬太尼 1～2 μg/kg 静脉推注或单次静脉舒芬太尼 0.1～0.2 μg/kg，30 s 后缓慢推注丙泊酚 1.5～2.5 mg/kg，待患者入睡、睫毛反射消失、呼吸平稳后开始进镜检查，必要时追加丙泊酚 0.3～0.5 mg/kg。呛咳情况严重时可经支气管镜注入 2%利多卡因 1～2 ml 作表面麻醉。复合瑞芬太尼麻醉：缓慢推注丙泊酚 2.0～2.5 mg/kg，患者入睡后以微量泵输入瑞芬太尼 3 μg/kg，睫毛反射消失后置入喉罩，行控制呼吸及检查操作。以丙泊酚 4～6 mg/(kg·h)，瑞芬太尼 0.5～1 μg/(kg·min) 维持麻醉。根据患者反应情况调节用量。检查结束，拔除支气管镜前停止所有用药。患者自主呼吸恢复，潮气量正常，咳嗽、吞咽反射活跃时拔除喉罩。

单纯丙泊酚静脉全身麻醉的方法，即使检查前患者的镇静深度已经到达麻醉状态，置镜后仍有很大部分患者出现无意识挣扎和剧烈咳嗽，迫使麻醉科医师提高丙泊酚用量，呼吸抑制作用明显增加，经常需要停止检查，给予面罩手控辅助呼吸。丙泊酚复合阿片类药物麻醉方法，相对单纯丙泊酚麻醉效果较好，可以明显减少丙泊酚的用量和维持较满意的氧饱和度。但患者苏醒较迟，醒后有头晕等宿醉感。

**2. 丙泊酚靶控输注复合芬太尼、舒芬太尼麻醉**

单次静脉注射芬太尼 1 μg/kg 或舒芬太尼 0.1 μg/kg，复合丙泊酚靶控输注，血浆靶浓度设为 4～6 μg/ml。待丙泊酚血浆靶浓度达到目标靶浓度后开始进镜检查。如检查过程中患者有体动或者呛咳，可提高丙泊酚靶浓度 1 μg/ml 加深麻醉深度。也可经支气管镜注入 2%利多卡因 1～2 ml 作表面麻醉。检查结束前停药。值得注意的是，舒芬太尼可出现血浆第二峰值，应用于年老体弱患者可能会引起延迟性呼吸抑制，对于有肺部疾病的患者尤为危险，应强调对呼吸功能的严密监测。

**3. 丙泊酚复合酒石酸布托啡诺麻醉**

酒石酸布托啡诺 0.25～0.5 mg 静脉推注，30 s 后缓慢推注丙泊酚 1.5～2.5 mg/kg，待患者入睡、睫毛反射消失、呼吸平稳后开始进镜检查。必要时追加丙泊酚 0.3～0.5 mg/kg 或经支气管镜注入 2%利多卡因 1～2 ml 作表面麻醉。

**4. 依托咪酯复合阿片类药物（芬太尼、舒芬太尼、瑞芬太尼）麻醉**

（1）采用依托咪酯 0.3～0.5 mg/kg 缓慢推注，复合芬太尼 1～2 μg/kg 或舒芬太尼

0.1～0.2 μg/kg，患者意识消失后开始检查，必要时可追加依托咪酯 0.1 mg/kg。

（2）检查前依托咪酯靶控输注，血浆靶浓度为 6 μg/ml，瑞芬太尼靶控输注，血浆靶浓度为 3 ng/ml，二者靶浓度达到目标浓度后开始检查。如检查过程中患者有体动或者呛咳，可提高依托咪酯靶浓度 1 μg/ml 加深麻醉深度。依托咪酯对心血管系统的影响很小，适用于年龄较大、身体状况较差的患者。对于部分合并心肺疾患而需要进行无痛支气管镜检查的患者，使用依托咪酯麻醉更为有利。但依托咪酯的麻醉效能较低，用量比较大才能达到满意的麻醉效果。依托咪酯用量增大后，肢体抖动现象明显，且提高了麻醉的费用。如维持依托咪酯的用量，加大瑞芬太尼的用量，则患者呼吸抑制明显且呕吐增加，需严密管理呼吸以及检查前伍用止呕药物单次静脉注射以预防呕吐。

**5. 其他**

我院麻醉科自 2005 年开展无痛纤维支气管镜检查以来，一直致力于研究无痛支气管镜的麻醉方法，至今无一例麻醉相关死亡。支气管镜检查的无痛比例逐年上升，下面简单介绍四种方法。

（1）丙泊酚靶控输注复合瑞芬太尼、右美托咪定非插管全身麻醉：开放外周静脉，经面罩给予纯氧的同时右美托咪定 0.2～0.4 μg/kg 静脉泵注，5 min 左右泵注完毕后，靶控输注丙泊酚 4～6 μg/ml、瑞芬太尼 1 ng/ml。继续嘱患者深呼吸，待其入睡后在 F8 吸痰管辅助下予 2%的利多卡因喷洒鼻道和声门周围区域作表麻，完成后继续予纯氧吸入，保持患者自主呼吸。待麻醉深度达到要求后，嘱术者入镜，同时给予鼻导管吸氧。观察患者反应，调整丙泊酚血浆浓度在 4～8 μg/ml，以保持患者自主呼吸为限。支气管镜窥见隆嵴或患者有呛咳反应时经气管镜侧孔推注 2%的利多卡因。术中患者出现呼吸抑制或低氧，经调整麻醉深度无改善时嘱术者出镜，予麻醉机辅助通气或吸纯氧。术毕出镜时停药。这个方法优点在于应用右美托咪定加深镇静深度，减少丙泊酚，特别是瑞芬太尼的用药量，有利于保持患者自主呼吸和更好地维持血流动力学稳定；术前应用局部麻醉药物充分表麻可以减少刺激引起的缺氧或气道痉挛的危险。缺点在于麻醉诱导时间较长，患者清醒和定向力恢复较慢。适用于检查时间长、ASA 分级Ⅲ～Ⅳ级的住院患者；不适用于患有睡眠呼吸暂停综合征的患者和门诊患者。

（2）丙泊酚复合瑞芬太尼双靶控输注非插管全身麻醉：患者入室后开放静脉通路，中流量鼻导管吸氧，连续监测 ECG、心率、血压、脉搏氧饱和度。丙泊酚效应室靶浓度 5.0～6.0 μg/ml、瑞芬太尼效应室靶浓度 3.0～4.0 ng/ml 靶控输注，二者效应室靶浓度均达到目标浓度时开始检查，成功进镜至气管隆嵴后可适当把丙泊酚效应室靶浓度调低至 3.0～4.0 μg/ml、瑞芬太尼效应室靶浓度调整为 1.5～2.0 ng/ml。检查结束准备退出纤支镜时停止用药。麻醉诱导时采用面罩给氧，视呼吸情况给予手控辅助通气。检查期间采用特力 TKR-400（T）电脑多功能高频喷射呼吸机进行高频喷射通气。以 F6 吸痰管连接高频喷射呼吸机通气管，出气孔在距离纤支镜镜头 10 cm 处固定并贴附在纤支镜上。高频喷射通气模式为：频率 150 次/分，推动压力 0.2 MPa，吸∶呼为 1∶1.5。检查结束后视患者呼吸情况给予面罩中流量吸氧或手控辅助通气，至患者完全清醒。

注意事项：入镜同时予 2%利多卡因重点喷洒咳嗽反射器密集的主气管后壁、隆嵴及其分叉处可减少呛咳，减少麻醉维持药量。$SpO_2$ 低于正常时纤支镜退至总气管行双侧肺高频通气，患者如有自主呼吸也可加盖面罩在口鼻上方增加吸入氧浓度，以上方法仍未缓解者可退出纤支镜并采用面罩供氧手控辅助呼吸，$SpO_2$ 恢复到 90%以上后继续检查。检查中出现连续阵咳或支气管痉挛时，使用 2%利多卡因 2.0 ml 经纤支镜注入气管作表面麻醉。平均血压下降大于基础血压 30%时或心率低于 55 次/分时予麻黄碱 5 mg（每次）静注。患者体动明显、平均血压高于基础血压 30%或心率高于 120 次/分时升高丙泊酚靶浓度 1 μg/ml，体动停止或血压、心率回稳后恢复原靶浓度。ECG 示心律失常马上结束检查，对症处理。

采用丙泊酚复合瑞芬太尼双靶控输注作为无痛支气管镜检查的麻醉方法，诱导快、苏醒迅速完全，可以使麻醉的可控性更高。但是，由于诱导麻醉的深度足够，在取得良好麻醉效果的同时，呼吸抑制和血流动力学影响较为明显。检查时间较长和 ASA 分级Ⅲ～Ⅳ级的患者不建议采用这种方法。另外，由于该方法采用高频喷射通气给氧，不利于无自主呼吸的患者排出 $CO_2$，患有慢性阻塞性肺疾病（COPD）的患者慎用。

（3）丙泊酚复合瑞芬太尼气管内插管全身麻醉：检查前瑞芬太尼血浆靶浓度为 4 ng/ml、丙泊酚血浆靶浓度为 6 μg/ml 靶控输注，单次静脉给予罗库溴铵 0.6 mg/kg 或者不给。靶浓度达目标浓度后插入气管导管或喉罩，机械控制呼吸或者视自主呼吸情况辅助呼吸。纤支镜通过气管导管专用转角接头的密封圈插入气管内行检查。术中根据血压、心率等情况调整麻醉深度。无疑这种麻醉方法效果好且安全，不必担心患者呼吸管理问题。最大的缺点就是复苏时间大大延长，占用呼吸机，严重影响支气管镜检查室里患者的周转速度。如不伍用肌松药物，在深度镇静下置入喉罩后检查，可解决复苏时间长的问题。但喉罩麻醉的费用高，增大了患者的经济负担。因此，这种方法最适用于呼吸衰竭、气道阻塞、哮喘等高危患者的支气管镜检查麻醉。

（4）右美托咪定复合瑞芬太尼非插管全身麻醉：开放外周静脉，经鼻给予纯氧的同时给予负荷量右美托咪定 0.7～1 μg/kg（浓度 2 μg/ml，给药时间 10～15 min），并以 1～1.5 μg/(kg・h)（50 kg 患者约 20～30 ml/h 的速度）持续泵注，同时给予瑞芬太尼分级血浆靶控模式（血浆浓度从 1 ng/ml 递增到 3～5 ng/ml）。严密监患者生命体征，及时处置低氧血症和低血压等不良事件，出现低氧血症时可置入无菌鼻咽通气管并提高氧浓度，出现低血压可给予静脉注射麻黄碱 5～10 mg。待瑞芬太尼血浆浓度达到预定靶浓度后，开始入镜检查，由检查者在纤维支气管镜下 2%盐酸利多卡因表麻。目前这种方法应用较多，适用于大多数门诊和住院患者。

支气管镜检查术后发生气道阻塞的危险明显增加，气道内出血、分泌物潴留、气道黏膜损伤水肿均可导致梗阻。这些导致梗阻的因素在术后一段时间内可持续存在甚至逐步加重，所以无论采用何种舒适支气管镜检查的麻醉方法，检查结束后必须继续监测和吸入纯氧，保证充足的氧供。必要时，直接在喉镜下吸出上呼吸道分泌物和血液。拔出支气管镜后，以面罩，或咽喉通气道，或喉罩，或插入气管导管以保证通气满意。活检后患者宜取病肺在下位，以保护健侧肺不受污染，直至咳嗽反射完全恢复。

实际上，支气管镜检查刺激性最大的是内镜经过声门至到达隆嵴的一段。过隆嵴后刺激性下降，可以调低静脉药物的靶浓度。决定什么时候降低药物靶浓度和停药，和支气管镜检查的操作者有很大关系。有些术者操作内镜的手法熟练轻柔，刺激性小，检查时间短，用药量也随之下降。有些术者操作内镜的手法生疏粗暴，刺激大，检查时间长，用药量也增加。作为麻醉科医师，熟悉患者的病史、检查的过程和操作医生的习惯是相当有益的。如一位以肺部肿物为主诉的患者，检查时可能要取活检，就不应该过早停药，需要等活检取完、术野基本止血后，术者准备结束检查才停止用药，以免患者提前苏醒呛咳挣扎，血压升高引起出血等并发症。如以痰多为主诉的患者，检查可能只需要吸痰和观察支气管黏膜，过隆嵴后就可减药，检查完一侧支气管再到另一侧次级支气管时就可以停药了。其次，不同的术者处理基本情况相同的患者，支气管镜检查时间最短的为 2 min，最长的可达 20 min。另外，熟悉检查的流程也有利于决定用药时间。如检查过程中，发现支气管壁上有赘生物可能要取活检；发现痰液比较多的可能要取痰液培养；发现黏膜肿胀的可能要涮检；发现咯血后血块堵塞的可能要取血块；发现支气管异物的要取异物等等情况，都需要延长支气管镜检查的持续时间，麻醉时间也相应需要延长，不能过早停止麻醉药物的输入。如患者年轻因咳嗽行支气管镜检查，临床上无任何阳性体征或影像学的疾病证据，又正好术者操作技术极为熟练，在支气管镜进入气管时无其他异常情况，便可以在内镜经过隆嵴时就停止药物注射，术毕患者可呼之睁眼。当然，要做到麻醉可放可收，除了超短效的药物、先进的靶控技术外，还需要麻醉科医师积累大量的经验。刚开始不熟悉术者时，可以嘱咐术者快结束检查的时候告知麻醉科医师停止药物输入。为此，实施无痛支气管镜检查麻醉的麻醉科医师相对固定，可以让麻醉科医师更好地操控麻醉，使患者更安全、苏醒时间更短、术中更舒适。相对固定的麻醉科医师可以使支气管镜室患者周转更快。

高频喷射通气（high frequency ventilation，HFV）是我院无痛支气管镜麻醉检查期间的供氧措施之一，其基本原理与直接肺泡通气、对流性扩散、并联单位间的气体交换、增强扩散以及纯粹的分子弥散均有关。它兼具高频率、低潮气量、低气道压、循环干扰少、不影响自主呼吸、不增加颅内压及不产生因通气引起的手术区干扰等特点，合乎支气管镜麻醉的供氧要求。HFV 浅而频繁的呼吸方式依然可以维持正常的血气。高频通气还使麻醉科医师得以离开患者头部，避免妨碍检查者操作。在临床应用中可通过固定在支气管镜上的细吸痰管进入气道通气，与支气管镜并行，能保障通气位置无误，且避免吸痰管随喷射通气摆动。HFV 用于 ASA Ⅰ～Ⅱ级患者的支气管镜检查中缺氧发生率低，安全可靠，效果满意。

麻醉中应用 HFV 需警惕潜在的风险。无症状的气胸患者或潜在肺大疱患者行高频通气时有导致大量气胸、纵隔移位甚至急性心肺衰竭的可能；高频通气管如果不慎进入食管或置于食管开口处，有胃肠过度充气、肠破裂、肠穿孔的风险；较长时间通气可并发二氧化碳潴留、酸中毒；通气压力过大可致气道伤。有文献指出，严重心肾功能不全、频发心律失常、严重水/电解质紊乱、重度颅脑损伤以及胸肺顺应性明显降低和气道阻力显著增高的患者麻醉中使用 HFV 应列为相对禁忌，以上患者行支气管镜检查时可否应用 HFV 还需根据临床情况具体分析，镜检时间一般较短，在利大于弊以及可维持氧合的条件下可谨慎操作。同时应备有其他气道支持措施（气管内插管、呼吸机）及在严密监测下进行麻醉。特别指出的是，气道支持应急设备中还应包括双腔气管导管或支气管堵塞器，以应对镜检过程中难以控制的气道大出血。遇单侧肺大出血时快速隔离双肺是抢救成功的关键。

HFV 在支气管镜检查麻醉中的应用会随着无痛医院的建设得到推广。高频双向喷射通气因使解剖和生理无效腔量减少可增强 $CO_2$ 的排出，使通气效能得到进一步改善；高频振荡通气已逐渐用于各类型的呼吸衰竭及小儿支气管镜检查，有望为临床麻醉带来更大益处。

## 七、并发症的预防及处理

### （一）低氧血症

全身麻醉时，如果麻醉深度偏浅，当纤支镜置入时，患者常有屏气、呛咳，甚至发生呼吸暂停；静脉麻醉药物如丙泊酚、瑞芬太尼等都或多或少有呼吸抑制的作用；同时由于纤支镜占据气道空间，使通气阻力增加，易发生 $CO_2$ 蓄积。这些都是造成无痛支气管镜检查期间患者低氧血症的原因。检查过程中要维持足够的麻醉深度，减少检查刺激对患者的影响，同时需要密切监测患者呼吸情况，如发现呼吸抑制和 $SpO_2$ 降低，应暂停检查采用面罩手控辅助呼吸，待情况改善再继续检查。如情况不能改善，应果断进行气管插管，机械控制辅助呼吸，以保证患者的安全。高频通气时亦需注意通气不足导致的 $CO_2$ 蓄积，并妥善固定好通气管道，防止通气管道误入食管而未能发现，导致气腹、皮下气肿等并发症。目前为了更好地预防在支气管镜检中出现低氧血症，我院内镜中心使用一次性无菌鼻咽通气管通气，既可保证合适的麻醉深度行镜检操作，又可以很好地改善缺氧情况。另外，目前也有研究表明使用内镜面罩，可在行支气管镜检的同时通气，特别在小儿支气管镜检查、肺功能情况差、呼吸困难的患者患者应用广泛。

### （二）喉、支气管痉挛

多发生在支气管镜插入声门时，因支气管哮喘患者的气道反应性增高，故喉、支气管痉挛的发生率高，声门及气管麻醉不良常为诱发的原因。出现支气管痉挛后应立即加深麻醉，拔出支气管镜停止检查，并充分清除呼吸道分泌物，用支气管扩张剂如沙丁胺醇（舒喘灵）气雾剂或静脉滴注氨茶碱、糖皮质激素，吸氧，必要时给予气管内插管及人工通气。

### （三）心血管并发症

插入支气管镜时，由于迷走神经反射兴奋可发生心动过缓，可能需要静注抗胆碱药物。操作刺激，也可引起儿茶酚胺释放增加导致心动过速。缺氧与高碳酸血症也可能引起心律失常，在给予抗心律失常药之前，应加强通气予以纠正。有严重高血压、冠心病患者术中易发生心血管意外事件，加深麻醉可以减少刺激，降低心血管系统并发症的发生率。

### （四）出血

多由于活检时局部撕裂造成，术后痰中少量带血一般不予处理，出血多者可用 1∶2000 肾上腺素溶液 2～4 ml 经支气管镜注入局部止血，仍不能止血者，可给予静脉滴注垂体后叶素，或考虑行支气管动脉介入栓塞止血。对于大出血时镜下止血效果不佳且影响氧供者或考虑出血量较多导致浸润对侧肺者应果断行双腔气管插管隔离双肺或选择支气管堵塞器，必要时考虑手术。

## 八、病例分析

### 病例一 因支气管扩张行纤支镜检查并发大出血

患者女，44岁，因“双侧支气管扩张合并感染”行纤支镜检查，以明确出血的原因以及在纤支镜下行局部止血治疗。患者有咯血史，次数少，最多的一次量约150 ml，既往体健，肺功能尚可，术前常规检查无异常，应患者要求予以全麻。术中给予丙泊酚及瑞芬太尼靶控输注非插管静脉全麻，应用连接于支气管镜侧孔的高频通气进行持续通气。术中生命体征平稳，术者发现右肺内有一小肿物，无搏动感，为明确肿物的性质，用活检钳钳夹组织，诱发大出血，镜下止血不成功，立即行气管内插管机械通气，同时输血、应用止血药、肾上腺素维持血压，但血液仍大量从支气管涌出。因出血较快、较凶猛，机械通气未能充分供氧，更换了双腔气管导管，试图分隔患侧肺维持健侧肺正常通气，但单肺通气下血氧饱和度不能维持正常。由于双腔管管径小，吸引不便，术者尝试在纤支镜辅助下夹闭出血的患处，但视野模糊，只能一边吸引一边通气，夹闭失败。后经全院会诊，拟行肺血管的数字减影血管造影（DSA）栓塞治疗，此时 $SpO_2$ 60%，有创动脉血压60 mmHg左右。送至放射科介入室，造影示双侧肺动脉出血，显示的出血部位是在隆嵴下1 cm，而不是在取活检的部位。行栓塞治疗期间，患者出血情况无任何改善，全身情况迅速恶化，心率下降并出现心律失常，很快就出现心室颤动，经心肺复苏失败，1 h后宣告临床死亡。

本例支气管扩张（支扩）患者并发如此严重的大出血较为罕见。支扩患者有潜在的大出血危险，要高度重视。术前须做好麻醉前准备，备好双腔气管导管、中心静脉管、动脉监测仪器，做好充分的急救准备后再给予检查。取活检时须慎重。

肺大出血病例的抢救，如出血迅猛，不能在镜下止血，可试行体位引流，使患者处于患侧卧位，以免血液流至健肺，影响健肺的呼吸功能；及时清理患者呼吸道内的分泌物和血液（块），保持呼吸通畅；尽早隔离双肺；静脉应用止血药物，积极输血、输液维持循环稳定；果断考虑及早行肺血管栓塞治疗或紧急开胸行肺叶切除。

### 病例二 金属支气管镜检查并发支气管痉挛

患儿男，2岁，10 kg，因“误呛花生米8天”入院，拟急诊行金属支气管镜下支气管异物取出术。入室前患儿咳嗽明显，听诊双肺呼吸音清，左侧较弱，胸部透视示纵隔轻微摆动，左下肺有轻微气肿。予基础麻醉，肌内注射氯胺酮60 mg，阿托品0.15 mg。入室监测心率135次/分，$SpO_2$ 95%，予丙泊酚30 mg、罗库溴铵10 mg、地塞米松3 mg、甲泼尼龙15 mg静脉注射，瑞芬太尼0.3 mg/h，丙泊酚15 mg/h持续泵注，手控辅助呼吸5 min，$SpO_2$ 100%，患儿生命体征平稳后开始行支气管镜检查。期间间断手控辅助通气，$SpO_2>90\%$，共约20 min，仍未取出异物。退镜后发现手控呼吸阻力增大，即行气管插管，插管成功后发现手控呼吸阻力仍很大，怀疑重度支气管痉挛，此时患儿 $SpO_2$ 开始下降，最低降至30%，心率最低降至45次/分。给予甲泼尼龙25 mg、罗库溴铵10 mg静脉注射，静注肾上腺素0.1 mg，2次。约3 min后情况缓解，$SpO_2$ 上升至94%，心率180次/分，听诊双肺满布干、湿啰音，予呋塞米4 mg静脉注射。因气管镜长度不够，手术无法继续，遂予复苏。复苏时患儿曾呕吐3次，给予甘露醇30 ml静滴，拔管后患儿脱氧情况下 $SpO_2>95\%$，清醒后送回病房。

气道的高反应性是引起小儿麻醉时支气管痉挛的最主要内在因素，该病例由于患儿病程已达8天，咳嗽明显，已并发上呼吸道炎症，气道处于高反应状态，加之麻醉维持过浅，支气管镜反复操作，诱发了支气管痉挛。若气道分泌物过多，也易激发喉及支气管痉挛的发生。

与纤支镜不同，金属支气管镜可产生剧烈的黏膜刺激，压迫周围软组织，并需要颈椎尽量向后伸展，因此常需在全麻下进行，在小儿尤其如此。保留自主呼吸的患者进行金属支气管镜检查，因麻醉不充分引起的喉头痉挛或支气管痉挛较多，麻醉过深又可引起通气不足等并发症，因此可采用静脉麻醉药、肌松药及间歇肺通气的麻醉方法。通过支气管镜近端侧面的开口与麻醉机或通气系统相连接，氧气得以持续流入，也可以间断控制呼吸。但支气管镜通气的主要缺点是操作过程中去除目镜，可致通气中断，时间过长难免逐渐导致呼吸性酸中毒。对于操作时间较长的手术也可以通过支气管镜的文氏效应通气，即利用压缩氧连接在支气管镜近端，通过一根置于腔内并与其长轴平行的细管将氧气吹入，周围空气同时被卷吸，进入支气管镜内产生足以吹张肺的空氧混合气，这一装置不用关闭支气管镜的开口端，不会干扰肉眼观察或不必经支气管镜插入所需器械，且可维持给氧，但可能产生二氧化碳蓄积。术毕后若患儿自主呼吸未完全恢复可行气管插管，常规复苏拔管，完全清醒后送回病房。

出现支气管痉挛后应立即拔出支气管镜，停止检查，并充分清除呼吸道分泌物，用支气管扩张剂如沙丁胺醇（舒喘灵）气雾剂或静脉滴注氨茶碱、糖皮质激素，吸氧，必要时加深麻醉，行气管插管及人工通气。

**病例三　Ⅱ型呼吸衰竭患者行无痛支气管镜检查抢救一例**

患者女，53岁，因“反复咳嗽、咳痰2周”入院，为明确病因拟行支气管镜检查，入院查血生化示低钾血症，未行血气分析。该患者半年前因支气管扩张并发大出血行左下肺叶切除术，术后曾因呼吸衰竭有抢救史，出院后运动能力明显受限。患者神清合作，平卧位，轻度呼吸困难，甲床、嘴唇轻度发绀，入检查室血压120/80 mmHg，心率91次/分，吸空气$SpO_2$ 85%，予鼻导管5 L/min吸氧后$SpO_2$达93%。

在征求患者意见并与家属签署麻醉知情同意书后为患者进行非插管静脉全麻。麻醉开始按效应室浓度靶控输注丙泊酚5.0 μg/ml，瑞芬太尼3.0 ng/ml诱导，同时通过麻醉机面罩吸纯氧，呼吸消失后改人工加压通气，$SpO_2$最高升至97%。达靶浓度后插入支气管镜并随即调整丙泊酚浓度至2.0 μg/ml，瑞芬太尼至2.0 ng/ml。同时行高频通气。设置呼吸频率150次/分，吸呼比为1∶1.5，工作压力为0.1 mPa。入镜后2.5 min $SpO_2$降至87%，加大工作压力至0.2 mPa未见改善。入镜后5 min $SpO_2$降至70%，患者嘴唇明显发绀。即退镜行人工通气，$SpO_2$渐升至96%后在支气管镜外套入镜检专用面罩再次入镜检查，开启高频通气。期间患者呼吸逐渐恢复，$SpO_2$波动于80%～90%，血压波动于80～110/50～65 mmHg。镜检见右中叶支气管外压性狭窄并吸取左上叶支气管的大量脓性分泌物。检查历时12 min，出镜后患者表现为明显的呼吸困难，以吸气性为主，需继续行人工通气，$SpO_2$渐升至93%～97%，出镜后5 min意识恢复（拍肩膀可睁眼），改为普通面罩5 L/min吸氧。出镜后8 min $SpO_2$降至80%，重拍患者无反应。改麻醉机纯氧面罩通气后$SpO_2$可维持在93%以上，等待10 min呼吸困难未见明显改善，意识仍未恢复。查双侧瞳孔等大等圆，对光反射存在。期间给予甲泼尼龙40 mg及氨茶碱0.1 g静脉推注。急查床边血气分析示 pH 7.0，$PaO_2$ 116 mmHg，$PaCO_2$ 182 mmHg，$HCO_3^-$ 44.3 mmol/L，BE 6.8 mmol/L，$SaO_2$ 95%，$K^+$ 3.1 mmol/L。静脉推注维库溴铵 6 mg、丙泊酚 50 mg 后气管内插管行过度通气。期间给予 5%碳酸氢钠 100 ml 和氯化钾 1.5 g 静脉滴注；因患者心率渐增至 110～130 次/分，同时气管导管内吸出较多白色稀痰，听诊左上肺有水泡音，疑合并肺水肿予呋塞米（速尿）12.5 mg 静脉推注。

气管内插管通气后 1 h 患者清醒，血压 101/69 mmHg，心率 112 次/分，$SpO_2$ 98%。复查血气分析示 pH 7.4，$PaO_2$ 451 mmHg，$PaCO_2$ 67 mmHg，$HCO_3^-$ 40.7 mmol/L，BE 13.3 mmol/L，$SaO_2$ 100%，$K^+$ 2.8 mmol/L。予新斯的明 2 mg、阿托品 0.5 mg 静脉推注后呼吸动作增强，但仍需依赖呼吸机正压通气才能维持 $SpO_2$ 在 95%以上。期间因不能耐受导管出现烦躁，予丙泊酚 30～40 mg 静脉推注，用药后血压较长时间波动于 70～100/40～65 mmHg，考虑为利尿后容量欠缺，予 6%羟乙基淀粉溶液 500 ml 静脉滴注。

随后多次脱机吸氧 3～8 L/min，$SpO_2$ 波动于 65%～90%，认为未达拔管条件而多次重上呼吸机。气管内插管后 4 h 脱氧吸空气 $SpO_2$最低为 85%。因患者呼吸较前平顺，苏醒完全，试行拔除气管导管后予 2 L/min 面罩吸氧。拔管后 $SpO_2$ 可稳定于 85%～90%。观察半小时后予氧袋吸氧送返病房，监测 $SpO_2$ 为 93%。

该病例特点如下：①患者因支气管扩张症行肺叶切除术后出现慢性呼吸衰竭（呼衰），因合并肺部感染使肺功能进一步受损；②麻醉期间单凭高频通气氧合效果差，呼吸恢复期短时间的缺氧已出现中枢神经系统症状；③患者的缺氧状态不能通过吸入纯氧或高浓度氧来纠正；④血气分析提示Ⅱ型呼衰并以呼吸性酸中毒合并代谢性碱中毒为主要表现。

呼吸衰竭是指各种原因引起的肺通气和（或）换气功能严重障碍，以致不能进行有效的气体交换，导致缺氧伴（或不伴）二氧化碳潴留，从而引起一系列病理生理改变和相应临床表现的综合征。单纯低氧为Ⅰ型呼吸衰竭，低氧伴二氧化碳潴留为Ⅱ型呼吸衰竭。二氧化碳本是强有力的呼吸中枢兴奋剂，可使呼吸加深加快，但慢性高碳酸血症患者呼吸中枢的化学感受器对二氧化碳反应性差，呼吸的维持主要靠低氧血症对颈动脉窦、主动脉体的化学感受器的驱动作用。若吸入高浓度氧，使血氧迅速上升，解除了低氧对外周化学感受器的刺激，反而对患者的呼吸起抑制作用，使 $PaCO_2$ 上升，严重时可陷入二氧化碳麻醉状态。故Ⅱ型呼衰时必须用持续低流量吸氧，即吸氧浓度为 24%～28%。本例患者在拔除气管导管前吸入高浓度氧反而未能维持术前饱和度水平，甚至导致意识障碍，而脱氧及拔除气管导管后予低流量吸氧，才解除呼吸抑制，向较好的氧合状态方向发展，提醒我们需提高对Ⅱ型呼衰患者的麻醉处理技巧。

处理呼衰的原则包括改善缺氧和纠正二氧化碳潴留。本病例麻醉期间过于关注维持患者的 $PaO_2$ 在正常范围，却忽略了原有的二氧化碳潴留状态。原高碳酸血症进一步加重，导致严重酸碱失衡及电解质紊乱，使临床问题复杂化。在发现患者意识障碍后果断行气管内插管，有效提高氧分压和排出二氧化碳，对改善病情作用较大。另外，酸或碱血症容易发生血钾紊乱，应密切监测，必要时纠正。

靶控输注丙泊酚和瑞芬太尼结合高频喷射通气行支气管镜检查可改善大多数呼吸道疾病患者的缺氧状况，是安全可行的无痛支气管镜麻醉方法。本病例的抢救过程提醒我们高频通气在处理Ⅱ型呼衰患者的缺氧和二氧化碳潴留方面仍有不足之处。麻醉前在筛选病例时应就临床情况，特别是肺功能进行正确评估，以提高麻醉安全性。遇Ⅱ型呼衰患者麻醉后恢复时应注意避免高流量吸氧对呼吸中枢的抑制。

# 第五节 无痛人流

## 一、概述

人工流产术是指妊娠14周内以人工的方法终止妊娠的手术。常用的人流术有吸宫术和钳刮术两种，前者适用于10周内的妊娠妇女，后者适用于10～14周的妊娠妇女。妊娠超过14周不能进行人工流产术，需要住院行引产手术。

人工流产手术虽小，由于在手术时扩张宫颈管，负压吸引或刮宫壁过程中所引起的疼痛不适会导致患者产生紧张、恐惧、焦虑等心理应激反应而影响手术顺利进行。过去人流手术不使用麻醉，患者的痛苦比较大，并发症较多，除了伤害性刺激造成的疼痛、心理恐惧外，还可能引起人工流产综合征，主要表现为心率减慢、血压下降、恶心、呕吐、出汗、面色苍白，严重的可危及生命安全。随着人民生活物质水平的日益改善，对生活质量的要求也不断提高，患者在检查或治疗上对减轻痛苦的要求越来越强烈。新型麻醉药物的出现，使无痛人流术得以迅速发展和普及。无痛人流术是指在静脉全身麻醉下进行人工流产手术，患者在睡眠中接受手术，无任何痛苦，术后迅速苏醒，对手术过程无任何记忆。

相对于传统的人流手术，无痛人流术的优点有：①解除患者生理上和心理上的痛苦；②解除手术医生的心理压力，有利于保证手术质量；③减少手术并发症，减低人流综合征的发生率，有利于保障患者的生命安全。

## 二、适应证

1. 初次妊娠、瘢痕子宫等估计手术需时较长的患者。
2. 多次流产术后精神紧张难以配合手术的患者。
3. 因高血压、心脏病不能耐受疼痛刺激的患者。
4. 对传统人流手术恐惧或不能忍受其中痛苦的患者。
5. 要求对手术过程无任何感觉的患者。
6. 不规则阴道流血需要诊断性刮宫（诊刮）的患者。
7. 长期放置同一宫内节育环需要取环的患者。

## 三、禁忌证

### （一）相对禁忌证

1. 未按要求执行禁饮禁食等术前准备的患者。
2. 呼吸道评估预测困难气道或有呼吸道管理困难史需慎重。
3. 无人陪护的门诊患者。

（二）绝对禁忌证

1. 严重心脏疾病或心功能不全、心律失常的患者。
2. 严重呼吸系统疾病或肺功能不全，哮喘急性发作的患者。
3. 预计麻醉后可能有中重度上呼吸道梗阻并有困难气道史的患者。
4. 对手术所需麻醉药品过敏的患者。

## 四、术前评估

除了常规评估，值得注意的是患者精神状态的评估。很多患者心理上都有很大负担，特别是年轻未婚女性，或者保胎失败不得不行清宫术的患者，失去胎儿的不舍和对于未来生育能力影响的忧虑，使这些患者非常敏感而紧张。有的患者不愿意摆好膀胱截石位或在清洗外阴时就惊叫喊疼甚至痛哭流涕。麻醉科医师应在术前对患者的心理状态作好评估，给予耐心细致的解答和适当流露出关心都可以使患者得到一定的安慰，从而减少焦虑，产生对麻醉科医师的信任，增加医从性。言语安慰无效精神异常紧张的患者，也可以在外阴清洗前就实施麻醉，不必坚持进窥器前才进行麻醉，以免增加患者的焦虑紧张。

## 五、术前准备

**1. 人流术前准备**

测量血常规和凝血功能，避免贫血和术中异常出血。治疗外阴炎症。

**2. 麻醉前准备**

禁饮禁食等常规麻醉前准备，稀释阿托品针备用。

**3. 麻醉体位**

采用膀胱截石位。

## 六、麻醉方法

随着医疗技术的提高，现今人工流产术一般只需 5 min 左右的时间。这短短 5 min 对于接受流产手术的患者是“漫长”的煎熬。人工流产术中的疼痛主要来自阴道扩张、宫颈扩张和吸刮子宫壁引起的子宫收缩，主要经 $T_{10\sim12}$、$L_{1\sim2}$交感神经支和 $S_{2\sim4}$副交感神经支传导。手术的刺激除了可以引起强烈疼痛外，还会引起迷走（副交感）神经自身反射，出现迷走神经兴奋症状，对心脑血管系统的一系列影响，表现为心动过缓、心律失常、血压下降、面色苍白、大汗淋漓、头晕、胸闷等，严重时可危及患者生命安全。患者的焦虑和紧张会加重这种影响。无痛人流术选择的麻醉方法必须要解除流产术中的疼痛和不良影响。

对于无痛人流术的麻醉有如下要求：①麻醉方法安全、平稳，对生命体征、子宫回缩、出血量无影响；②麻醉药物效能确切，镇痛完全，患者术中无知晓，术后无不适；③麻醉药物起效快，代谢迅速无蓄积，患者苏醒快而完全；④麻醉药物无呼吸、循环抑制等不良反应，无任何后遗作用；⑤麻醉方法及药物能为手术创造有利条件，如有效松弛阴道和宫颈口等；⑥麻醉的操作和设备简单、费用实惠，适合在门诊开展。目前临床已经基本能达到上述要求。

（一）静脉全身麻醉

**1. 单凭丙泊酚静脉麻醉**

常用的方法有单次静脉注射，微量泵持续推注和靶控输注。

（1）单次静脉推注：丙泊酚 2.5～3 mg/kg 诱导剂量，20～50 s 内匀速静脉推注，待患者入睡、睫毛反射消失、呼吸平稳后开始进镜检查，如手术时间延长，可以追加丙泊酚 20～30 mg（每次）。

（2）微量泵持续推注：采用丙泊酚 2～2.5 mg/kg 静脉注射，待患者入睡后静脉持续输注丙泊酚 2～10 mg/(kg·h)，手术结束前停药。

（3）靶控输注：设定丙泊酚血浆靶浓度为 5～6 μg/ml，手术结束前 1～2 min 停药。如手术过程中患者有体动，可提高靶浓度 1～2 μg/ml 加深麻醉深度。

**2. 丙泊酚复合其他药物麻醉**

伍用其他短效镇痛药可以消除包括钳夹宫颈、扩张宫颈和宫内吸引带来的疼痛，使麻醉效果更好，从而减少丙泊酚用量，副作用更少。

（1）丙泊酚复合芬太尼麻醉：术前采用芬太尼 1 μg/kg 静脉推注，30 s 后缓慢推注丙泊酚 1.5～2.5 mg/kg，待患者入睡、睫毛反射消失、呼吸平稳后开始手术，必要时追加丙泊酚 20～30 mg（每次）。

（2）丙泊酚复合舒芬太尼麻醉：术前采用舒芬太尼 0.2～0.3 μg/kg 静脉缓慢推注，30 s 后缓慢推注丙泊酚 1.0～2.0 mg/kg，待患者入睡、睫毛反射消失、呼吸平稳后开始手术，必要时追加丙泊酚 20～30 mg（每次）。

（3）丙泊酚复合瑞芬太尼麻醉：方法一，静脉缓慢注射瑞芬太尼 0.6～0.8 μg/kg，接着缓慢推注丙泊酚 1.0～2.0 mg/kg，待患者入睡、睫毛反射消失、呼吸平稳后开始手术，必要时可追加瑞芬太尼 20～30 μg 或者丙泊酚 20～30 mg（每次）。方法二，瑞芬太尼 1.0 μg/kg 缓慢静脉注射持续 60 s，随后静脉注射丙泊酚 1.0 mg/kg，以瑞芬太尼 0.1 μg/(kg·min) 持续输注维持麻醉至负压吸引结束用药，待患者入睡、睫毛反射消失、呼吸平稳后开始手术，必要时追加丙泊酚 20～30 mg（每次）。方法三，丙泊酚靶控输注，设定血浆靶浓度 3～4 μg/ml，复合瑞芬太尼靶控输注，设定血浆靶浓度为 2～3 ng/ml。待患者入睡、睫毛反射消失、呼吸平稳后开始手术。如手术过程中患者有体动，可提高丙泊酚靶浓度 1～2 μg/ml 或者静脉单次追加丙泊酚 20～30 mg（每次）。手术结束前停药。

静脉推注瑞芬太尼的过程中，部分患者出现呛咳，可能与瑞芬太尼肌强直和呼吸抑制有关。复合丙泊酚时呼吸抑制更明显。二者复合用药时在降低血压方面也较为明显。麻醉诱导时应注意缓慢注射，必须要密切监测患者的呼吸和血压，出现情况及时处理。

（4）丙泊酚复合非甾体抗炎药麻醉：非甾体抗炎药，能减少前列腺素的合成和提高体内 5-羟色胺和内啡肽的浓度，降低中枢对疼痛的敏感性达到中枢性镇痛作用，无循环和呼吸抑制作用。复合丙泊酚可以减少丙泊酚用量，还可以减轻疼痛。手术前静脉注射非甾体抗炎药，丙泊酚 2.0～2.5 mg/kg 缓慢推注，待患者入睡、睫毛反射消失、呼吸平稳后开始手术。如手术过程中患者有体动，可静脉单次追加丙泊酚 20～30 mg（每次）。

（5）丙泊酚复合氯胺酮麻醉：氯胺酮具有镇痛作用，对呼吸、循环影响较少。合用可以减少丙泊酚的用量，减轻呼吸抑制和降血压不良反应。术前静脉注射氯胺酮 0.15 mg/kg，丙泊酚 2.0～2.5 mg/kg 缓慢推注，待患者入睡、睫毛反射消失、呼吸平稳后开始手术。如手术过程中患者有体动，可静脉单次追加丙泊酚 20～30 mg（每次）。

应用氯胺酮后，麻醉恢复期中少数患者会出现恶心或呕吐，个别患者可呈现幻梦、错觉甚至幻觉，有时伴有谵妄、躁动现象，联用丙泊酚可减少这种中枢性反应。患者苏醒后可能有头晕等宿醉感。另外，氯胺酮可引起分泌物增多，麻醉中需加以注意。如开展无痛人流手术的单位条件有限，也可采用氯胺酮麻醉，镇痛效果确切，对呼吸抑制小。但氯胺酮会引起心率加快，血压上升，颅内压增高，且复苏时间可延长。麻醉科医师使用时需谨慎观察患者。方法一：氯胺酮 0.7 mg/kg 缓慢静脉注射，待患者入睡后开始手术。方法二：缓慢静脉注射氯胺酮 0.5 mg/kg，咪达唑仑 0.05 mg/kg，患者入睡后开始手术。方法三：手术前静脉注射阿托品 0.3 mg、地西泮 2 mg，氯胺酮 0.4 mg/kg 缓慢静脉注射，患者入睡后开始手术。

（6）其他：丙泊酚复合利多卡因麻醉，合用利多卡因可以减少丙泊酚的注射痛。方法是 2%利多卡因 2 ml 加入 1%丙泊酚 20 ml 中，静脉注射丙泊酚 2.0～3 mg/kg 缓慢推注，待患者入睡、睫毛反射消失、呼吸平稳后开始手术。如手术过程中患者有体动，可静脉单次追加丙泊酚 20～30 mg（每次）。丙泊酚联合阿托品麻醉，可以扩张宫颈，有利于人流手术顺利进行。米索前列醇 400 μg 术前 2 h 口服或阴道放置，或者米非司酮术前 24 h 口服 3 次，每次 50 mg，术前联合丙泊酚麻醉，可以松弛宫颈，减少手术出血。

**3. 单纯瑞芬太尼麻醉**

瑞芬太尼 1.5 μg/kg 微量泵持续静脉注射 60 s 诱导，0.15 μg/(kg · min) 持续输注维持麻醉至手术结束前停止用药。有报道指出单纯瑞芬太尼麻醉，部分患者出现术中知晓，甚至有患者围术期始终清醒，有牵拉痛和感觉不适，加大瑞芬太尼剂量则呼吸抑制明显增加。建议瑞芬太尼复合丙泊酚等镇静药物麻醉，效果更好。

**4. 芬太尼、舒芬太尼复合咪达唑仑麻醉**

芬太尼 1～1.5 μg/kg 或舒芬太尼 0.2～0.3 μg/kg 稀释后缓慢静脉注射，2 min 后给予咪达唑仑 0.1 mg/kg 稀释后缓慢静脉注射，待患者入睡、睫毛反射消失、呼吸平稳后开始手术。有报道指出咪达唑仑 0.07～0.1 mg/kg 可造成中枢性呼吸抑制，在注射后 10 min 内最明显，1 h 后恢复正常，稀释后缓慢注射可以大大减轻呼吸循环抑制作用，仍需引起麻醉科医师注意。

**5. 依托咪酯麻醉**

复合短效阿片类镇痛药，使麻醉效果更好，也可对抗依托咪酯的不良反应。方法一：依托咪酯 0.3～0.5 mg/kg 缓慢静脉注射，待患者入睡、睫毛反射消失、呼吸平稳后开始手术，必要时追加 0.1 mg/kg。方法二：芬太尼 1～1.5 μg/kg 缓慢静脉注射，随后依托咪酯 0.2～0.4 mg/kg 缓慢静脉注射，患者入睡、睫毛反射消失、呼吸平稳后开始手术，必要时追加 0.1 mg/kg。

### （二）吸入全身麻醉

**1. 七氟烷吸入麻醉**

七氟烷诱导和苏醒迅速，镇痛作用强大，无刺激气味，对呼吸循环抑制轻。术前使用专用的挥发罐以半开放式吸入浓度为6%～8%的七氟烷和大流量氧气（5 L/min）诱导，待患者意识消失后改用半紧闭模式吸入2%～3%七氟烷和中流量氧气（3 L/min）维持麻醉，手术结束前停止吸入七氟烷。

**2. 氧化亚氮吸入麻醉**

氧化亚氮（$N_2O$）毒性小，对呼吸道无刺激，对心、肺、肝、肾等重要器官无损害，镇痛效能强大而迅速，诱导和苏醒迅速。氧化亚氮无肌肉松弛作用，不影响宫缩。手术常规消毒时采用面罩紧闭式吸入50%氧化亚氮，待患者意识模糊后进行手术操作，手术结束前停止吸入氧化亚氮。

由于患者采用面罩吸入麻醉气体，很难做到完全紧闭，可能造成手术室内麻醉气体污染，是门诊手术室应用吸入全身麻醉药的最大不足。另外，麻醉气体吸入至产生麻醉效果需要一段时间，相比之下，静脉全身麻醉起效更为迅速。氧化亚氮的麻醉效能较弱，患者在术中可能一直保持清醒，无法达到患者术中完全不知晓的要求。患者复苏的时间也比用超短效静脉麻醉药全身麻醉的患者长。建议门诊手术还是采用静脉全身麻醉为佳。

目前我院现采用麻醉方法流程介绍举例如下：患者入室后取膀胱截石位于检查床上。开放静脉通路，中流量鼻导管吸氧，连续监测心电图、心率、血压、脉搏氧饱和度。检查前静脉注射氟比洛芬酯50 mg，以丙泊酚2.5～3 mg/kg在20～50 s内匀速静脉推注，待患者入睡、睫毛反射消失、呼吸平稳后开始进镜检查，如检查时间较长，出现睫毛反射或超过5 min者，可以追加丙泊酚0.3～0.5 mg/kg。麻醉诱导时采用鼻导管给氧，视呼吸情况给予手控辅助通气。检查中$SpO_2$<90%时采用面罩供氧手控辅助呼吸，$SpO_2$恢复到90%以上后继续鼻导管吸氧。平均血压下降大于基础血压30%时或心率低于55次/分时予麻黄碱5 mg（每次）静注。患者体动明显、平均血压高于基础血压30 mmHg或心率高于120次/分时予丙泊酚0.5 mg/kg（每次）静脉推注。ECG示心律失常马上结束检查，对症处理。检查结束后继续监测和吸入纯氧，保证充足的呼吸道通畅和氧供，直至患者清醒。患者在检查结束后5 min左右清醒，对检查过程无任何记忆，苏醒后心情愉快，30 min左右离院。

接受人流手术或者诊断性刮宫的患者，术后由于子宫受刺激而收缩，仍觉得下腹胀痛不适，部分患者因疼痛剧烈引起迷走神经反射性兴奋，产生类似人流综合征的表现。本着一切以患者为中心的思想和人文关怀，无痛人流术的麻醉方案里应包含术后镇痛，使患者全身麻醉苏醒后，刚好衔接术后镇痛，真正做到整个过程的无痛舒适。适合作为无痛人流术术后镇痛的药物有氯诺昔康、氟比洛芬酯和帕瑞昔布等非甾体抗炎药。

## 七、并发症的预防与处理

### （一）呼吸抑制、舌后坠、血压下降、恶心呕吐、反流误吸

详见第二节无痛胃镜的“并发症的预防与处理”。

### （二）人工流产综合征

人工流产手术扩张阴道、宫颈和吸刮子宫壁时，可能引起迷走神经兴奋，患者出现心

率减慢，严重的可引起以心动过缓、心律失常、血压下降、面色苍白、大汗淋漓、头晕、胸闷等为主要表现的人流综合征，严重可危及患者生命安全。手术时患者紧张、焦虑，都有可能诱发和加重人流综合征。接受无痛人流术的患者，处于麻醉状态，伤害刺激的传入被阻断，大大减少了人流综合征的出现。另外，手术操作动作要轻柔，避免过多刺激。麻醉中要密切注意心率变化，如出现心率减慢至 55 次/分，不合并血压降低的予静脉注射阿托品 0.2～0.25 mg，如合并血压下降的予静脉注射麻黄碱 5～10 mg。必要时停止手术，可静脉注射肾上腺素，并作好心肺复苏的准备。

## 八、病例分析

患者女，20 岁，因早孕 40 天行人工流产手术。患者步行入人流手术室，麻醉科医师询问其是否愿意选择静脉麻醉，与其沟通麻醉的利弊，患者拒绝在麻醉状态下行手术。手术开始后，患者表现异常紧张，痛苦面容，大汗淋漓，面色苍白，医护人员多次给予口头安慰。手术持续约 5 min 结束，出刮宫条后患者突然出现抽搐，$SpO_2$ 未能测出，尚可触及颈动脉搏动，立即给予“阿托品 0.5 mg”肌注，面罩吸氧，通知麻醉科医师到场协助抢救，同时护士给予开放静脉通道。1 min 后发现患者面色发绀，神志不清，伴尿失禁，即换面罩接简易呼吸气囊正压辅助呼吸。辅助呼吸约 30 s 后发绀无改善，麻醉科医师触及患者颈动脉搏动消失，立即给予胸外心脏按压，同时给予阿托品 0.5 mg、肾上腺素 0.5 mg 静脉注射。注射药物 1 分钟后情况未改善，再予肾上腺素 1 mg 静脉注射，同时继续心肺复苏。胸外按压 2 分钟后可触及股动脉搏动，心脏听诊可闻及心音，给予 5%碳酸氢钠注射液 250 ml 静滴，停止胸外按压，继续面罩加压控制呼吸，口唇渐变红润，给予甲泼尼龙 80 mg 静脉注射，甲泼尼龙 200 mg＋生理盐水 100 ml 静脉点滴。监护仪显示心率 160～170 次/分，血压 160/105 mmHg，血氧饱和度 92%。4 min 后患者自主呼吸恢复，面罩吸氧，但神志尚不清。10 min 后患者呼吸、心率逐渐平稳，血气分析好转，但仍神志不清，转送 ICU 监护。1 h 后患者神志恢复，次日转送普通病房留观。2 天后出院，随访未发现任何后遗症。

人工流产综合征是指在人工流产术时，患者出现剧烈腹痛、头晕、胸闷、心慌、恶心、呕吐、面色苍白、大汗淋漓、四肢湿冷、血压下降，甚至晕厥和抽搐的临床症候群，重者抢救不及时将危及生命。本例是人流综合征的严重病例，术前患者精神紧张、恐惧，加上疼痛刺激和体位不适，不能耐受宫颈扩张、牵拉和过高的负压宫内吸引进而刺激迷走神经兴奋释放大量乙酰胆碱，抑制心脏自律性和心肌收缩，使冠状动脉血管收缩，减少心肌内冲动的传导，使心肌供血不足，影响外周血液循环，出现末梢循环障碍，进而意识丧失、抽搐，甚至出现严重的心律失常致心搏骤停。

因此在手术的同时，应严密观察患者的生命体征变化，做到早发现早治疗。人流综合征的发生，是神经、精神综合作用的结果，同心理因素有很大关系。据临床观察，这种综合征比较容易发生在精神紧张，对人流手术充满疑虑的孕妇中。预防此综合征的发生，首先要从心理因素上着手，消除对人流的恐惧心理，避免精神过度紧张，也要尽可能避免在过分疲劳、饥饿的情况下实施手术。手术中，尽可能减轻对子宫口和宫壁的刺激强度（包括牵拉、扩张宫口，搔刮宫壁等），开始操作的动作宜尽量轻柔。对于曾发生过人流综合征的孕妇，在再次行人流术时，可于术前 20～30 min，肌内注射阿托品 0.25 mg，对预防人流综合征的发生可起到良好的效果。对接受手术的患者进行麻醉，可以从生理和心理上消除患者的痛苦，是预防人流综合征的最好方法。

# 第六节　无痛宫腔镜

## 一、概述

宫腔镜检查技术的发展历史可以追溯到一个世纪以前。1869 年 Pantaleoni 首次使用长 20 cm、宽 12 mm 管状镜，借助外光源凹面镜反射至腔内的光线，检查了一位绝经期出血妇女的宫腔，发现宫底部有息肉样新生物。1893 年 Morris 使用金属鞘管通过反光镜观察子宫内膜及输卵管开口，并在直视下放入辅助器械，通过内镜取出病理标本。1925 年 Rubin 尝试用 $CO_2$ 膨胀宫腔；1928 年 Gauss 尝试用液体介质膨胀宫腔。20 世纪 70 年代，随着纤维光学、冷光技术和有效膨宫技术的发展与采用，宫腔镜检查开始在临床普及应用。20 世纪 80 年代以后，纤维宫腔镜检查以及不同规格连续灌流式诊断宫腔镜的问世，不仅将宫腔镜诊断操作的侵袭性降到了最低，同时明显缩短了检查时间，减少了患者的损伤和痛苦，成为妇科出血和宫内病变的首选检查方法。

纤维宫腔镜检查采用膨宫介质扩张宫腔，通过纤维导光束和透镜将冷光源经宫腔镜导入宫腔内，直视下观察宫颈管、宫颈内口、子宫内膜及输卵管开口，可以针对病变组织直观准确取材并送病理检查，同时也可在直视下行宫腔内的手术治疗。宫腔镜手术可诊断和治疗多种疾病，如妇女的功能失调性子宫出血、黏膜下肌瘤、子宫内膜息肉、宫内节育环和流产后胚胎组织残留等。经宫腔镜治疗后不仅使原来靠传统方法需切除子宫的患者避免了开腹手术，同时还可保留子宫，对伴有出血性疾病的患者（如血小板减少症、血友病及白血病等患者）进行宫腔镜手术也是安全的。另外，宫腔镜还可对幼女及未婚女性进行阴道及宫腔检查，及时准确地发现该处的异常并进行相应治疗，同时还可保护处女膜的完整，减轻患者痛苦。宫腔镜检查也可用于不孕原因的诊断，矫正子宫畸形，在必要时还可用于早期子宫内膜癌的诊断。对于大部分适应于进行诊断性刮宫的患者，先行宫腔镜检查明确病灶部位后再作活组织检查或刮宫更为合理、有效。

宫腔镜常用于：①常见子宫出血，包括月经过多、月经过频、经期过长，不规则子宫出血等；②不孕症和反复自然流产，在男女双方全面系统评估的基础上，探查宫腔内病因并予以矫正；③B 超、子宫输卵管碘油造影或诊断性刮宫（诊刮）检查提示有异常或可疑者，可经宫腔镜检查确诊、核实或排除；④有子宫腔内粘连或宫腔内异物残留者，后者包括胎儿骨片等；⑤疑有子宫内膜癌及其癌前病变者，应用宫腔镜检查、定位活检结合组织病理学评估，有助于早期诊断和及时处理；⑥替代传统的治疗方法，如宫腔镜下子宫内膜息肉切除手术；⑦术后随访。

用于宫腔镜检查的膨宫介质有三类：低黏度液体、高黏度液体和 $CO_2$ 气体。①低黏度膨宫介质：低黏度膨宫介质又分为电解质和非电解质介质两类。低黏电解质介质，尤其是含 $Na^+$ 的液体，是宫腔镜下非电手术操作中最常用的液体膨宫介质。②高黏度膨宫介质（Hyskon 液），右旋糖酐的衍生物，是分子量为 70 000 的 32％葡萄糖溶液与 10％葡萄糖液的混合物，该溶液不含电解质离子，清亮、透明，作为膨宫介质可提供极为清晰的观察视野；与低黏度液体相比，由于其较为黏稠，术中使用量较少，而且还不易与血液融合，尤其适合于子宫出血患者。缺点为价格昂贵，清洗困难，用毕需用热水浸泡，以免积垢于管壁或镜面，使用极为麻烦和不便。此外，还有发生过敏的报道。③$CO_2$ 气体，是一种极好的膨宫介质，尤其在诊断性宫腔镜或不需要实施宫腔内操作时，气体介质膨宫视野相对较大，清晰度高。但是可以引起气泡或黏液增多，不适宜于出血患者，另外，使用不当，还有引起 $CO_2$ 气腹或气栓的可能。

## 二、适应证

1. 未生育的年轻妇女或绝经后的妇女，宫颈管较紧，进行宫腔镜检查时需扩张宫颈口的可能性大，疼痛较剧烈，也容易引起人流综合征，做无痛宫腔镜可避免患者的痛苦。
2. 对检查异常恐惧焦虑的患者。
3. 流产术流产不全或多次人工流产术后行宫腔镜下再次手术的患者。
4. 合并其他内科疾病，评估不能耐受检查刺激的患者。

## 三、禁忌证

### （一）相对禁忌证

1. 肥胖症伴有呼吸、循环系统症状的患者。
2. 有中重度上呼吸道阻塞的患者。
3. 无人陪护的门诊患者。
4. 妊娠和哺乳期妇女。

### （二）绝对禁忌证

1. 合并重要器官严重疾病的患者：哮喘急性发作，呼吸衰竭不能平卧者；心绞痛未控制，近期（3～6 个月）急性心肌梗死，严重心律失常，严重心脏瓣膜病；严重肝肾功能不全等。
2. 困难气道。

## 四、麻醉评估

接受宫腔镜检查的患者年龄跨度比较大，为保证患者安全和减少术后并发症，对患者麻醉前进行充分评估非常必要，可减少术中不良事件的发生。麻醉科医师除了常规进行麻醉前评估外，还要对患者的心理状态进行评估。对焦虑的患者可口头安慰，必要时应用术前药物。

## 五、术前准备

**1. 宫腔镜手术前准备** 除特殊情况外，一般月经干净后 5 天检查。对不规则出血的患者在止血后任何时期都可进行检查，必要时给予抗生素预防感染。

**2. 麻醉前常规准备**

**3. 检查体位** 膀胱截石位。

## 六、麻醉方法

目前临床用于诊断的宫腔检查镜直径在3.1～7.0 mm，其中3.1～5.5 mm的检查镜最为常用。检查一般需时5～10 min，需要在宫腔镜下进行取环、内膜息肉电切、清宫等治疗的需时延长。子宫主要由骨盆神经丛支配，除了交感和副交感神经外，还有丰富的感觉神经，感觉神经在宫颈口处尤为丰富。宫腔镜检查操作造成阴道扩张、宫颈扩张和膨胀子宫引起的子宫收缩除了可以引起强烈疼痛外，还会引起迷走神经反射性兴奋，导致冠状动脉痉挛，心脏传导阻滞，心率减慢，血压下降，从而产生一系列的影响，出现主要表现为心动过缓、心律失常、血压下降、面色苍白、大汗淋漓、头晕、胸闷等的人流综合征，严重时可危及患者生命安全。未经产妇或绝经后子宫萎缩者疼痛更为剧烈，患者的焦虑和紧张会加重这种疼痛的影响。

根据手术难易选择椎管内麻醉或全麻。椎管内麻醉包括脊椎麻醉（脊麻）、硬膜外麻醉或骶管阻滞。一般较短的手术，可采用静脉麻醉进行全麻，丙泊酚和芬太尼或瑞芬太尼联合应用效果确切，术后苏醒迅速。较长时间的手术可行气管内插管或喉罩全身麻醉，术中静脉或吸入麻醉维持，应用肌松药有助于防止患者体动造成子宫穿孔等并发症。

### （一）静脉全身麻醉

具体方法和操作详见第五节“无痛人流”。

### （二）吸入全身麻醉

七氟烷诱导和苏醒迅速，镇痛作用强大，无刺激气味，对呼吸循环抑制轻。检查前使用专用的挥发罐都以半开放式吸入浓度为6%～8%的七氟烷和大流量氧气（5 L/min）诱导，待患者意识消失后改用半紧闭模式吸入2%～3%的七氟烷和中流量氧气（3 L/min）维持麻醉，检查结束前停止吸入七氟烷并吸入大流量氧气（5～6 L/min）把吸入麻醉药排出。

### （三）椎管内麻醉

椎管内麻醉是将局麻药注入椎管内的不同腔隙，使脊神经所支配的相应区域产生麻醉作用，包括蛛网膜下腔阻滞麻醉（腰麻）和硬膜外阻滞麻醉两种方法，后者还包括骶管阻滞。宫腔镜辅助下治疗，如子宫内膜息肉、子宫黏膜下肌瘤切除等，患者需要麻醉的时间比较长，可以选择进行椎管内麻醉。椎管内麻醉效果确切，可以提供稳定而长时间的麻醉作用，对呼吸循环系统的影响小，术后还可以有一段时间的镇痛作用。宫腔镜手术刺激主要由$T_{10}$以下神经传导，宫颈刺激主要由骶神经传导。硬膜外和蛛网膜麻醉可选择$L_{2\sim3}$椎间隙穿刺，维持麻醉平面在$T_8$以下。椎管内麻醉穿刺是有创操作，可增加麻醉并发症的发生风险。而且术前麻醉准备时间较长，术后麻醉平面消退、下肢恢复活动需要时间也较长，可能造成离院时间延迟。故穿刺操作时需谨慎细致，避免麻醉并发症的出现。选择短效局麻药，使患者术后尽快恢复。以下介绍几种椎管内麻醉的用药方法。

**1. 硬膜外麻醉**

患者麻醉前开放静脉通路，选择 $L_{2\sim3}$ 椎间隙穿刺，向骶管方向置入硬膜外导管 3 cm。回抽无血及脑脊液，硬膜外腔注入 2%利多卡因 3 ml 作为试验剂量，5 min 后无局麻药中毒或全脊麻，给予 2%利多卡因 13～15 ml 作为诱导剂量，维持麻醉平面在 $T_8\sim S_5$。麻醉效果满意后行宫腔镜手术。有需要可硬膜外腔追加 2%利多卡因 3～5 ml。

**2. 蛛网膜下腔麻醉**

患者麻醉前开放静脉通路，方法一：选择 $L_{3\sim4}$ 椎间隙进行蛛网膜下腔穿刺，见脑脊液回流畅顺，缓慢注射 0.5%布比卡因 10～12.5 mg，维持麻醉平面在 $T_8\sim S_5$。麻醉效果满意后行宫腔镜手术。方法二：选择使用腰硬联合穿刺包，选择 $L_{3\sim4}$ 椎间隙行常规硬膜外穿刺后，置入腰麻针见脑脊液回流畅顺，缓慢注射 0.5%布比卡因 7.5～10 mg，退出腰麻针并向头端置入硬膜外导管，在硬膜外腔留置 3 cm，回抽无血、无脑脊液后予以固定。维持麻醉平面在 $T_8\sim S_5$。麻醉效果满意后行宫腔镜手术。必要时于硬膜外腔追加 2%利多卡因 3～5 ml。

**3. 骶管麻醉**

患者麻醉前开放静脉通路，输注胶体液 300～500 ml。常规骶裂孔穿刺后，回抽无血、无脑脊液，缓慢注入 1.5%利多卡因（1∶20 万单位肾上腺素）15～20 ml，3～5 min 注完，注药期间多次与患者交流，注意患者有无出现不良反应。注药完毕后嘱患者截石位平卧，麻醉效果满意后行宫腔镜手术。

无痛宫腔镜检查麻醉方法举例流程参照第五节“无痛人流”。宫腔镜检查的疼痛除了检查过程中膨胀子宫、宫颈和阴道引起的疼痛外，检查后由于受刺激的子宫持续宫缩反应也会引起患者的下腹胀痛，严重的时候情况如同痛经，可能诱发患者迷走神经兴奋心率减慢、血压下降甚至晕厥。所以行无痛宫腔镜检查麻醉，除了术中镇痛外，还应给予患者术后镇痛药物，让患者真正远离痛苦，轻松进行检查，检查后愉快回家。非甾体抗炎药无疑是这种宫缩疼痛的最佳镇痛药物，无呼吸系统和循环系统抑制作用，无头晕、恶心呕吐等副作用少。除了氯诺昔康外，氟比洛芬酯和帕瑞昔布钠也可以作为宫腔镜检查术后镇痛的选择。

## 七、并发症的预防与处理

**1. 呼吸抑制、舌后坠、血压下降、恶心呕吐、反流误吸**

详见第二节无痛胃镜的“并发症的预防及处理”。

**2. 人流综合征**

详见第五节无痛人流的“并发症的预防与处理”。

**3. 气栓或水中毒**

应用二氧化碳气体作为膨宫介质，有发生气栓的危险。一旦出现气急、胸闷、呛咳等症状，应立即停止操作，并给予吸氧并对症处理，维持呼吸和循环功能稳定。宫腔镜应用大量灌流液时，液体被吸收入血液循环，可导致血容量过多及低钠血症，严重者表现为急性左心衰竭和肺水肿。为预防其发生，术中应采取有效低压灌流，控制手术时间。一旦发生水中毒，应立即停止手术，给予吸氧、利尿剂，纠正低钠等电解质失调。

## 八、病例分析

患者女，25 岁，ASA Ⅰ级，因“子宫黏膜下多发肌瘤，继发性中度贫血”，于非插管全麻下行宫腔镜子宫黏膜下肌瘤电切术。麻醉诱导顺利，取截石头低位，手术开始后持续以生理盐水为膨宫液灌洗。术中患者生命体征平稳，手术进行至 90 min 时，已静脉滴注胶体 500 ml，生理盐水灌洗约 20 000 ml，尿量 800 ml，外周静脉补液不畅，有明显反流，检查发现腹胀明显，立即停止手术，掀开无菌单，发现全身明显水肿，右耳有少量流血，鼻孔有清亮液体流出，眼睑、球结膜水肿，瞳孔散大，直径约 6 mm，听诊双肺呼吸音粗，有少量湿啰音。马上恢复平卧位，给予呋塞米 20 mg、甲泼尼龙 80 mg 静脉注射，并快速静滴 5%甘露醇 250 ml。立即行气管内插管、右颈内静脉穿刺置管，测气道压 25 mmHg，中心静脉压（CVP）28 $cmH_2O$，动脉血气提示代谢性酸中毒并低钾、低钙，血钠正常，继续给予呋塞米并补钾、补钙、补碱，此时尿量渐增多，气管导管内可见较多的白色泡沫痰涌出，双肺满布湿啰音，气道压 30 $cmH_2O$，给予间断吸痰，PEEP 5 $cmH_2O$ 通气。一小时后复查动脉血气提示混合性酸中毒。半小时后再复查动脉血气，酸中毒明显改善，测 CVP 12 $cmH_2O$，气道压降至 23 $cmH_2O$，气管导管内无白色泡沫痰涌出，全身水肿症状明显减轻，瞳孔较前缩小，对光反射存在。妇科医生于阴道后穹窿切开放入引流管，引出清亮液体 200 ml。将该患者转入 ICU，继续予机械通气、脱水、补钾、纠酸、抗感染治疗，术后 11 h 患者清醒，拔除气管导管，术后五天顺利康复出院。

本例患者出现严重的过度水化综合征，即俗称的水中毒，是由于大量非电解质膨宫液吸收入血液，导致血容量过多，血浆渗透压下降及血钠过低，通常发生在手术近结束或术后数小时内，轻者出现足部水肿和多尿，重者可出现肺水肿、脑水肿、急性左心衰竭，甚至心搏骤停死亡。该病例三次血气结果示血钠不低，与膨宫液为生理盐水有关。用生理盐水灌洗，虽能避免低钠血症水中毒，但仍不能防止水中毒。

由于该病例是在全麻下手术，术中生命体征较平稳，患者的意识情况不能监测，掩盖了早期水中毒的征象，直到发生肺水肿。因此宫腔镜诊疗期间应时刻注意观察患者，是否有眼睑、球结膜水肿，听诊双肺是否有啰音，并严格控制膨宫压力在 100 mmHg 以下。还要密切观察膨宫液的灌入量和流出量，膨宫液总量控制在 15 000 ml 以下。手术超过 1 h，应监测血电解质。预计手术时间较长的可选用腰麻或硬膜外麻醉，可及时观察患者，如出现淡漠、抽搐、昏迷等精神症状能及时作出诊断和处理。

过度水化综合征的发生除与灌流液量有关外，还与手术时间长短、宫腔压力及宫腔创面大小等有关。本病例由于患者宫腔内部黏膜下肌瘤较多，且有多个息肉状赘生物，导致手术创面较大，时间较长，大量灌洗液进入循环而导致液体过度负荷。另外缩宫素可直接兴奋子宫平滑肌，子宫收缩使宫内压升高，有助于促进灌洗液的快速吸收，因此缩宫素是否常规用于宫腔镜手术还有待进一步研究。

过度水化综合征的处理原则是吸氧、利尿、纠正电解质紊乱，防治肺、脑水肿，应急措施有：①正压吸氧，可用 3～5 $cmH_2O$ 的 PEEP；②利尿；③当血钠过低时（<130 mmol/L），也可按下列公式补钠：所需钠量＝（血钠正常值－实际测得血钠值）×52%×（千克体重），一般补充血钠至 135 mmol/L 即可，同时监测血钠浓度，及时调整用量；④如发生充血性心力衰竭，可酌情用洋地黄类药物，如有脑水肿征象，应快速脱水治疗并静滴地塞米

松；⑤选择对肾功能无明显损害的抗生素预防感染。

# 第七节 无痛内镜逆行胰胆管造影（ERCP）

## 一、概述

内镜逆行胰胆管造影（endoscopic retrograde cholangiopancreatography，ERCP）是诊断和治疗胆管疾病简单易行的介入治疗方法，具有创伤小、恢复快、可重复性强、疗效肯定等优点，近年来已逐渐成为普外科或消化科医生处理肝胆道疾病，特别是肝胆道梗阻问题比较成熟的一项技术。主要用于检查胆道梗阻引起的黄疸；临床、实验室或影像学支持胰腺或胆道疾病的确诊；症状或表现提示胰腺恶性肿瘤而直接的影像学结果模棱两可或正常时的疾病确诊；原因不明的胰腺炎查找病因；慢性胰腺炎或胰腺假性囊肿的术前评价；Oddis括约肌测压；胆总管结石、乳头狭窄、Oddis括约肌功能不全、Sump综合征、胆总管囊肿以及无手术适应证的壶腹癌需行内镜下乳头括约肌切开术；良恶性狭窄、瘘管、术后胆瘘或大的胆总管结石的支架治疗；胆管狭窄的气囊扩张、鼻胆引流管放置；胰腺假性囊肿引流；胰管或胆管组织活检；胰腺疾病的一系列治疗。

ERCP是技术要求高、风险最大的消化内镜操作，要求患者能很好地配合检查。但像胃镜检查一样，患者在检查过程中会觉得强烈恶心、咽喉疼痛甚至不能配合检查。无痛ERCP检查可以使患者在睡眠中完成检查，完全感觉不到痛苦，操作的医生也可以更仔细从容地完成检查或者手术治疗，保证质量减少并发症。因为ERCP要求患者俯卧位，如何使患者有良好的麻醉效果而且维持患者呼吸循环稳定，是无痛ERCP麻醉的关键。

## 二、适应证

1. 不能耐受检查的患者，检查过程的刺激对其可能产生危险的患者。
2. 不能配合检查的患者。
3. 对检查焦虑恐惧的患者。
4. 要求对检查过程完全无感觉的患者。

## 三、禁忌证

### （一）相对禁忌证

1. 阻塞性肺通气障碍的患者，吸空气$SpO_2$低于90%的患者。
2. 术前有上呼吸道梗阻的患者。
3. 中度肝功能损害的患者。
4. 肥胖症伴有呼吸、循环系统症状的患者。
5. 饱胃患者。
6. 妊娠和哺乳期妇女。

7. 无人陪护的门诊患者。

（二）绝对禁忌证

1. 呼吸衰竭不能平卧、哮喘急性发作、呼吸运动耐受性差、呼吸道有急性化脓性炎症伴高热的患者。

2. 心血管功能或血流动力学不稳定，如低血压、高血压、心绞痛未控制，近期（3～6 个月）急性心肌梗死，严重心律失常；严重心脏瓣膜病；严重的上腔静脉阻塞综合征，主动脉瘤患者。

3. 严重的肝功能损害，有凝血功能异常的患者。

4. 尿毒症失代偿期的患者。

5. 预计麻醉后可能有重度上呼吸道阻塞并有困难气道史的患者。

## 四、麻醉评估

胰、胆管的疾病很有可能影响肝功能，肝功能障碍患者的病理生理变化是全身性和多方面的。做无痛 ERCP 麻醉评估需要从病史、体格检查和实验室检查中着重了解患者的肝功能情况，进行恰当的术前肝储备功能的估计和针对病情进行必要的术前准备，选择最佳麻醉方案和实施最适宜的麻醉方法，做好术中和术后管理。

患有胰、胆疾病的患者可能合并肝功能不全。轻度肝功能不全的患者对麻醉的耐受力影响不大；中度肝功能不全或濒于失代偿时，麻醉耐受力显著减退。肝功能十分复杂，虽然检查肝功能的试验很多，但事实上不能反映全部肝功能的试验。对于具体的患者来说，应当有针对性地进行合理选择。现有肝功能试验的不足有：肝有较丰富的储备功能和代偿能力；肝的功能是多方面的，每一种肝功能试验只能反映某一侧面；肝功能试验大多是非特异性的，其他非肝病亦可引起异常反应；肝功能试验的结果可受操作方法、仪器、试剂、pH 值、温度以及操作者的责任和技术熟练程度等多种因素的影响。因此，肝功能试验的解释必须与临床密切结合，如片面地或孤立地根据肝功能试验作出诊断，常可能造成错误或偏差。各种试验中，血浆蛋白，特别是白蛋白含量，是比较敏感的数据，白蛋白降低越多，肝损害越严重。胆红素的代谢在肝损害时受到的影响也很明显。一般都主张采用此两种试验，结合临床表现，于术前估计肝损害的程度（表 8-13）。

**表 8-13 肝损害程度的估计**

| | 轻度损害 | 中度损害 | 重度损害 |
|---|---|---|---|
| 血清胆红素 | ＜34.2 μmol/L* | 34.2～51.3 μmol/L | ＜51.3 μmol/L |
| 血清白蛋白 | ＞35 g/L | 30～35 g/L | ＜30 g/L |
| 腹水 | 无 | 易控制 | 不易控制 |
| 神经症状 | 无 | 轻度 | 昏迷前期 |
| 营养状态 | 好 | 尚好 | 差，消瘦 |
| 手术危险性 | 小 | 中 | 大 |

* μmol/L×0.05847＝mg/dl

当估计患者的手术危险性时，还可以用计分法来估计（表 8-14）。当患者得 5～6 分时，手术危险性小（相当于轻度肝损害），8 分或 9 分为中等（相当于中度肝损害），而 10～15 分则危险性大（相当于重度损害）。

**表 8-14　肝病严重程度的分级计分法**

| 临床与生化检查 | 疾病严重性 | | |
|---|---|---|---|
| | 1 | 2 | 3 |
| 脑病（程度分级） | 无 | 1～2 | 3～4 |
| 胆红素（μmol/L） | <25 | 25～40 | >40 |
| 白蛋白（g/L） | >35 | 28～35 | <28 |
| 凝血酶原延长时间（S） | 1～4 | 4～6 | >6 |

相关的实验室检查有：

**1. 蛋白质代谢的试验**

肝是人体新陈代谢最重要的脏器，它几乎参与各方面的蛋白质代谢，肝能合成大部分血浆蛋白、酶蛋白及凝血因子，血浆蛋白与肝内蛋白经常处于动态平衡状态，检测血浆蛋白可以作为观察肝功能的一种试验。正常成人血清白蛋白为 35～55 g/L，前白蛋白为 280～350 mg/L，球蛋白为 20～30 g/L，清/球蛋白比例为（1.5～2.5）：1，若将血清作蛋白电泳，则白蛋白占 54%～61%，α 1 球蛋白占 4%～6%，α 2 球蛋白占 7%～9%，β 球蛋白占 10%～13%，γ 球蛋白占 17%～22%。

**2. 胆红素代谢的试验**

正常人血清内总胆红素浓度为 3.4～18.8 μmol/L（0.2～1.1 mg/dl）。血清总胆红素测定的价值在于了解有无黄疸、黄疸的程度及动态演变，肝胆疾病中胆红素浓度明显升高反映有严重的肝细胞损害。

## 五、术前准备

**1. ERCP 术前准备**

同胃镜检查的术前准备。

**2. 常规麻醉前准备**

严格禁食 6 h，禁饮 4 h。

**3. 检查体位**

俯卧位。

## 六、麻醉方法

无痛 ERCP 的麻醉方法目前被广泛研究探讨，新型麻醉药物的问世和先进麻醉方法的使用将使无痛 ERCP 的麻醉方法日趋完善。丙泊酚伍用阿片类药物用于 ERCP 麻醉为较多国内外文献所推荐的药物组合。丙泊酚是公认的用于日间手术麻醉的权威药物，老年甚至高龄患者行 ERCP 选择丙泊酚为麻醉用药屡见于文献报道。可选用于与丙泊酚配伍的阿片类药（包括瑞芬太尼、芬太尼和舒芬太尼）。瑞芬太尼超短的半衰期为门诊麻醉用药的首选，但需要注意其剂量相关性的呼吸抑制可能增加麻醉的风险。舒芬太尼时效过长有延迟患者离院的可能。

ERCP 特殊要求的俯卧体位为确保医疗安全的麻醉处理带来困难。丙泊酚用于其他镜检麻醉时，发生短暂呼吸抑制可通过面罩辅助呼吸处理，用于 ERCP 时为俯卧位的患者有效实施面罩辅助呼吸却显得较为困难。如何解决呼吸抑制问题已成为全面开展无痛 ERCP 工作的关键。

下面介绍几种较为常用的无痛 ERCP 静脉全身麻醉方法。必须郑重提醒的是，以下麻醉方法都有可能导致患者出现呼吸抑制，一定要经验丰富的麻醉科医师负责实施，术中密切监测患者的心率、血压、呼吸和氧饱和度，发现情况及时有效处理，以保证患者的安全。麻醉中如发生呼吸动作停止 1 min 以上或脉搏氧饱和度低于 95%者，采用面罩紧闭供氧，必要时转仰卧位面罩手控辅助呼吸；如收缩压低于 80 mmHg 或下降大于基础值的 30%者，予麻黄碱 5～15 mg 静脉注射；如心率低于 55 次/分则予阿托品 0.25～0.5 mg 静脉注射。

### （一）丙泊酚复合阿片类药物（芬太尼、舒芬太尼、瑞芬太尼）麻醉

**1. 丙泊酚靶控输注**

（1）复合芬太尼麻醉：患者入室后开放静脉，缓慢静脉推注山莨菪碱 0.2 mg/kg。10 min 后嘱患者俯卧头右侧位，鼻导管吸氧 3 L/min。麻醉开始予芬太尼 1 μg/kg 静脉注射，丙泊酚以血浆靶浓度 3～6 μg/ml 靶控输注作麻醉诱导，成功入镜后减至诱导浓度的 1/2 维持，以对操作无体动反应来调节麻醉深度，必要时每次增减 0.5 μg/ml 以加深或减浅麻醉。术毕出镜时停药。我院麻醉科的经验是把丙泊酚的靶浓度设为 4.0～5.0 μg/ml，可为插入十二指肠镜提供良好的条件，设为 2.0～2.5 μg/ml 可满足入镜后的麻醉维持，遇操作难度大的情况可升至 3.0～4.0 μg/ml。

（2）复合舒芬太尼麻醉：患者入室前肌内注射山莨菪碱（654-2）10 mg，开放右上肢静脉，取俯卧位，右侧肩、髋部各垫一直径约 15 cm 的圆垫，颈部放松，头偏向右侧。静脉缓慢（30 s）注射舒芬太尼 0.1～0.15 μg/kg，2 min 后丙泊酚效应室靶浓度 1 μg/ml 靶控输注，每隔 2 min 提高丙泊酚靶浓度 0.5 μg/ml 直至靶浓度为 3.0～3.5 μg/ml 维持麻醉，患者睫毛反射消失、生命体征稳定后进十二指肠镜。术中视患者情况增减丙泊酚靶浓度。术毕退镜前停药。

（3）复合瑞芬太尼麻醉：患者入室后开放静脉，缓慢静推山莨菪碱 0.2 mg/kg。10 min 后嘱患者俯卧头右侧位，鼻导管吸氧 3 L/min。麻醉开始以瑞芬太尼血浆靶浓度 1.5～2 ng/ml、丙泊酚血浆靶浓度 3～6 μg/ml 靶控输注作麻醉诱导，成功入镜后丙泊酚减至诱导浓度的 1/2 维持，以对操作无体动反应来调节麻醉深度，必要时每次增减丙泊酚靶浓度 0.5 μg/ml 以加深或减浅麻醉。术毕出镜时停药。

**2. 丙泊酚恒速输注**

（1）复合芬太尼麻醉：患者入室后开放静脉，缓慢静推山莨菪碱 0.2 mg/kg。10 min 后嘱患者俯卧头右侧位，鼻导管吸氧 3 L/min。麻醉开始予芬太尼 1 μg/kg 静脉注射，丙泊酚 1.5～2.5 mg/kg 微泵推注诱导，睫毛反射消失后开始检查，入镜后以 0.1～0.15 mg/(kg · min) 泵注维持。以对操作无体动反应来调节麻醉深度。术毕出镜时停药。

（2）复合舒芬太尼麻醉：患者行ERCP前5～10 min静脉注射阿托品0.25～0.5 mg，麻醉诱导前含服2%利多卡因5 ml行口咽部局麻，鼻导管吸氧（2～3 L/min）。静脉缓慢注射舒芬太尼0.1～0.15 μg/kg，2 min后再缓慢静注丙泊酚至患者睫毛反射消失，呼之不应，以丙泊酚4.0～5.0 mg/(kg·h)持续泵注，必要时追加舒芬太尼2.5～5.0 μg（每次）或者丙泊酚20～30 mg（每次）。ERCP结束退镜前停止用药。

### （二）丙泊酚复合依托咪酯麻醉

患者行ERCP检查5～10 min前肌内注射山莨菪碱10 mg，入室后开放上肢静脉通道，胶体500 ml静脉滴注，鼻导管吸氧，常规监测，芬太尼50 μg静脉注射。静脉缓慢注射依托咪酯0.1～0.3 mg/kg，患者入睡、睫毛反射消失后开始检查，入镜后以丙泊酚1～3 mg/(kg·h)持续泵注维持。必要时间断静脉推注丙泊酚30～50 mg（每次）。术毕出镜时停止用药。

### （三）丙泊酚复合酒石酸布托啡诺麻醉

患者行ERCP检查5～10 min前肌内注射山莨菪碱10 mg或静脉注射阿托品0.25～0.5 mg，麻醉诱导前含服2%利多卡因5 ml行口咽部局麻，入室后开放上肢静脉通道，胶体500 ml静脉滴注，鼻导管吸氧，常规监测，酒石酸布托啡诺0.25～0.5 mg静脉推注，30 s后缓慢推注丙泊酚1.5～2.5 mg/kg或丙泊酚血浆靶浓度3～6 μg/ml靶控输注作麻醉诱导，待患者入睡、睫毛反射消失、呼吸平稳后开始进镜检查，入镜后以丙泊酚1～3 mg/(kg·h)持续泵注维持或2.0～2.5 μg/ml靶控输注可满足入镜后操作。

我院2005年实施ERCP的患者多采用清醒镇静强化麻醉，2005年以后开始开展“无痛ERCP”。经过反复实践，逐渐形成较切实可行的麻醉方法，采用芬太尼复合丙泊酚靶控输注或瑞芬太尼复合丙泊酚双靶控输注进行麻醉，具体方法见上文。

有条件的单位，选择丙泊酚靶控输注更为安全平稳。靶控输注（target controlled infusion，TCI）是以经典的药代-药效学理论为依据，利用计算机对药物在体内过程、效应过程进行模拟，并寻找最为合理的用药方案，继而控制药物注射泵，实现血药浓度或效应部位浓度稳定于预期值的一种静脉给药方法。TCI改变以往静脉用药的方式，使静脉麻醉得到极大的改善和发展。对某些日间手术如ERCP、支气管镜检查的麻醉来说，TCI正显示着其不可替代的巨大优势。TCI可迅速靠近并达到预设浓度，人工推注却有可能瞬间超出预计浓度，从而增加呼吸抑制的风险。另一方面，在恒速注射模式中，随输注时间延长药物清除速率减慢，其再分布及蓄积作用使麻醉科医师不容易凭经验随时调节麻醉深度；而TCI考虑了静脉输注即时半衰期，可以改善持续静脉注射的药物蓄积。在靶控泵内完成的一系列计算过程代替了人为经验，使患者的循环和呼吸不因药物浓度过度改变而波动。ERCP术中遇入镜、切开乳头、扩张胆管等操作需适当调整麻醉深度时，TCI快速平稳地升高靶浓度比人工推药显得科学而客观，克服了人为估计用药量或推药过快的缺点；当患者出现麻醉过深导致呼吸循环抑制现象时，靶控组可立即设置一较低的靶浓度，靶控泵随即停药一段时间，再根据计算结果恢复用药，以最快的速度将麻醉深度降下来，继而维持另一较低浓度。微泵输注不能进行类似的计算，只能根据经验加减药量。TCI增加或减浅麻醉深度更迅速，可控性更强，在减轻呼吸抑制方面是更为安全的给药方法。TCI可控性强的优点有利于老年体弱患者。ERCP常常是高龄患者手术以外的选择，对全身情况较差、胆道严重梗阻患者尤可体现优势。此类患者更适合选用对血流动力学影响小、过程更平稳的麻醉方法。短效药物持续泵注是较好的选择。TCI 内嵌模型考虑了年龄的差异，在合理安排用药速度上更显优势，可维持平稳的血药浓度。减少循环的波动，对老年患者意义最大。

要提高无痛 ERCP 的麻醉质量，还需注意以下几点：①严格筛查麻醉适应证，未达空腹要求、未排除严重心脏疾患或估计其不能耐受长时间俯卧位的心功能欠佳患者应慎重对待。②患者胸腹部下方垫软长枕以利于呼吸运动。③加强对患者生命体征的监测、备好有效抢救设施，全麻下行 ERCP 与清醒镇静的区别在于麻醉科医师的参与，麻醉科医师应该成为确保患者生命安全的卫士，要有随时实施心肺支持的准备。④用于减少胃肠蠕动的抗胆碱类药（如山莨菪碱）术前推注速度必须缓慢，以避免因心动过速而增加心肌耗氧，不利于麻醉管理，对疑合并心肌缺血的患者使用应慎重，可改为在术中必要时以小剂量（3～5 mg）推注。⑤ERCP 患者常常选择鼻导管吸氧以不影响术者操作，故应备吸氧面罩在旁待用，当患者 $SpO_2$ 有下降趋势时，罩上面罩可提高吸入氧浓度，是快速提升肺组织氧合的有效方法。目前使用一次性无菌性鼻咽通气管通气预防低氧血症。如患者一般情况差，可直接气管插管全麻安全为主。⑥ERCP 术开始入镜时的刺激最强，需确保足够的麻醉深度以防喉痉挛或躁动发生，从血浆浓度到效应室浓度的平衡需一定时间，故当靶控泵显示即时血药浓度刚升至目标靶浓度时仍未到入镜时机，应再等待约 3～5 min 后麻醉深度才是合适的，这时应嘱术者尽快入镜，镜子对喉部的刺激同时有兴奋呼吸的作用，可避免无应激情况下呼吸抑制的发生，入镜后马上将靶浓度降低也是减少呼吸抑制的关键。⑦术中需加深麻醉时宜直接升高靶浓度，不建议使用“BOLUS”键加药，更能减少呼吸抑制的发生。⑧宜将患者留置静脉套管针的部位暴露在视野内，以方便随时观察药物进入体内的情况，避免药物反流或外渗不被发现而盲目加药导致呼吸抑制的发生，此技术问题以外的失误容易被忽略，是影响麻醉质量的常见原因。⑨老年体弱患者宜从较低的靶浓度用起，逐步升高并根据其反应调整。

## 七、并发症

### （一）呼吸抑制

出现低氧血症的原因有：①麻醉药物的呼吸抑制作用；②内镜部分压迫呼吸道，引起通气障碍。③患者采用俯卧位，胸腹部受压可限制呼吸时胸廓的扩张，引起限制性呼吸困难，使肺活量和功能残气量降低，严重时可导致 $CO_2$ 蓄积和低氧血症。因此注意推药速度，术中密切注意患者的呼吸和脉搏氧饱和度。如发现患者有呼吸抑制，应暂停检查，吸氧并采用面罩手控辅助呼吸，必要时转为仰卧位，待患者呼吸恢复正常、氧饱和度回升至 95％再继续检查。如患者持续呼吸抑制，应停用麻醉药物，吸氧并面罩手控辅助呼吸，必要时可气管插管或插入喉罩辅助呼吸至患者呼吸恢复正常。

### （二）喉痉挛

检查中需要密切观察患者，一旦发生喉痉挛要及时处理，立即停止检查，加深麻醉，转仰卧位吸氧并采用面罩加压手控辅助呼吸，待患者恢复平静自主呼吸时继续检查。如喉痉挛持续不能缓解，必要时可静脉注射短效肌松药并行气管内插管，手控或机控辅助患者呼吸，给予地塞米松 10 mg 或甲泼尼龙 40 mg 缓解喉头水肿。静脉持续输注镇静药维持患者睡眠状态，可继续检查。检查结束后观察患者至符合拔管标准可拔出气管导管。

（三）血压下降

患者采用俯卧位，胸腹部受压，可压迫下腔静脉使静脉血回流受阻，使心输出量降低。另外丙泊酚可使外周血管阻力下降、心肌抑制、心输出量减少及抑制压力感受器对低血压的反应而引起血压下降。可在患者身下垫软枕，减轻患者自身重力对胸腹的压迫。丙泊酚对循环功能的抑制呈剂量依赖性，并与注射速度呈正相关，因此应适当控制注射速度。如检查中患者血压比基础血压降低 30%或收缩压低于 80 mmHg 时，可静脉注射麻黄碱 5～10 mg。部分患者，特别是老年人，会在检查结束翻身后血压突然下降。原因可能是患者从俯卧位转为仰卧位，下腔静脉的压迫突然解除，大量的血液淤积在内脏和下肢的血管床，回心血液大量减少，血压下降。某些心功能不好的患者还可能引起反射性心率减慢，造成更大危险。因此，ERCP 术后患者翻身前不要把所有的监护接头全部拆除，翻身后可轻压腹部一段时间，避免腹压短时间内骤降引起血压下降。待患者转为仰卧位后监测一段时间，确认循环稳定再转送复苏室，以免在转送期间发生意外而未发现。

（四）胆道休克（术后）

有报道患者在 ERCP 术后，特别是放置胆道引流管后，出现休克的现象。其原因还不明确，笔者认为可能与胆管引流后，胆道压力下降比较快，引起胆心反射致心率减慢、血压降低有关。出现这种情况与麻醉无关，不是麻醉的相关并发症。但是接受无痛 ERCP 术后的患者，如果在全麻未苏醒或刚苏醒时出现胆道休克，可能掩盖休克本身的症状，如血压下降、心率减慢等。对于麻醉科医师，要特别注意患者的生命体征变化，包括术前、术中和术后，不可以因为手术结束就掉以轻心。即使不明确血压下降的病因，也应及时发现情况并对症处理。

（五）心律失常、恶心呕吐、反流误吸

详见第二节无痛胃镜“并发症的预防及处理”。

## 八、病例分析

### 病例一

患者男性，67 岁，57 kg，因胆道梗阻 1 周行 ERCP。患者入室后开放静脉，乳酸林格液静脉点滴，缓慢静推山莨菪碱 0.2 mg/kg。10 min 后嘱患者俯卧头右侧位，胸腹部下方垫软长枕，鼻导管吸氧 3 L/min。麻醉开始予芬太尼 1 μg/kg 静脉注射，丙泊酚以血浆靶浓度 5 μg/ml 靶控输注作麻醉诱导，睫毛反射消失后开始检查，入胃、十二指肠镜。成功入镜后以丙泊酚血浆靶浓度 2.5 μg/ml 维持麻醉。进镜过程中麻醉效果满意。当造影管插入胆总管十二指肠开口部乳头时，患者出现体动，升高丙泊酚血浆靶浓度至 3.0 μg/ml，1 min 后继续操作，患者又出现体动，继续升高丙泊酚血浆靶浓度至 3.5 μg/ml 并加快补液速度，患者仍有无意识体动。发现患者开放静脉的右手下布单润湿，检查见患者补液针脱出。立即予重新开放静脉后，丙泊酚血浆靶浓度调至 3.0 μg/ml 维持麻醉。检查过程中麻醉效果满意，患者平静入睡，呼吸平顺，生命体征稳定。检查结束前停止用药，患者

10 min 后完全清醒，对术中情况无任何记忆。

患者行 ERCP 取俯卧位，开放静脉的位置容易被遮盖，造成隐患。本例患者体动时把套管针扯脱，造成药物无法进入患者体内，麻醉效果不佳。如套管针位置偏移造成药物外渗，麻醉科医师又盲目加大麻醉药物剂量，后果更为严重。丙泊酚有局部刺激作用，大量外渗至患者的软组织间，可能会造成患者软组织损伤甚至坏死，重新吸收如血还有延迟性呼吸抑制的危险。故行 ERCP 麻醉诱导前，宜将患者留置静脉套管针的部位暴露在视野内并妥善固定，以方便随时观察药物进入体内的情况，避免药物反流或外渗不被发现而盲目加药导致呼吸抑制或者软组织损伤的发生。此技术问题以外的失误容易被忽略，是影响麻醉质量的常见原因。

**病例二**

患者男性，78 岁，体重 58 kg，因胆道结石行无痛逆行胰胆管造影，术前有高血压病史，一直服用药物控制，术前未用降压药。入室时患者血压 153/98 mmHg，心率 65 次/分，$SpO_2$ 96%。以鼻导管中流量吸氧，芬太尼复合丙泊酚静脉全身麻醉下，俯卧位行 ERCP 术，术中过程顺利，患者生命体征平稳，血压 110～125/85～95 mmHg，心率 70～86 次/分，$SpO_2$ 99%。历时半小时后检查结束，放置经鼻的胆道引流管。因及时停药，固定好鼻胆管后患者已经苏醒，呼之能应答。拆除监护仪器，翻身过床准备转送复苏室。患者翻身时能配合，抬过床后面色突然变苍白，随即变为灰暗，神志不清。立即重新接上监护，发现心搏停止。立即予心肺复苏，气管内插管、胸外心脏按压、静脉注射肾上腺素。患者心搏很快恢复，测血压 180/112 mmHg，心率 128 次/分，$SpO_2$ 98%。转送 ICU 进一步监护，一天后患者病情恶化，循环衰竭，抢救无效宣告临床死亡。

此例患者为翻身时出现血压骤降、心搏骤停，与腹压降低过快有关。发现神志不清再重新接上监护，拖延了抢救时间。而且患者年龄大，术前有高血压，循环系统功能不佳，心搏骤停后虽抢救成功仍在 ICU 死亡。教训是，翻身过床前后连续监测生命体征，待患者转仰卧位一段时间后，确认循环稳定再转送复苏室。患者翻身后，可轻压腹部一段时间，避免腹压短时间内骤降引起血压下降。

# 第八节 无痛膀胱镜

## 一、概述

膀胱镜检查是临床应用最早的内镜检查之一，是泌尿外科医生诊断和随访膀胱及输尿管疾病最直接、最确切的手段。它主要用于无痛性血尿、尿路结石的检查和膀胱癌术后随访。膀胱镜的外形与尿道探子相似，由电镜鞘、检查窥镜、输尿管插管窥镜以及镜芯四部分构成，并附有电灼器、剪开器和活组织检查钳等附件。近年来膀胱镜的照明系统有了改变，备有冷光源箱，经反向的强冷光通过光学纤维导光束，传送到膀胱内部，具有照明良好、显示清晰、调光随意等优点。通过膀胱镜可对膀胱、尿道及上尿路疾病进行一系列深入检查而准确诊断。可确定血尿的原因及出血部位，确定膀胱肿瘤部位及确切大小，确诊膀胱异物或结石等。通过输尿管插管窥镜，可向输尿管插入细长的输尿管导管至肾盂，分别搜集尿液，进行常规检查和培养；静脉注入靛胭脂溶液，观察两侧输尿管的排蓝时间，可以分别估计两侧肾功能；经导管向肾盂或输尿管注入 12.5%碘化钠造影剂，进行逆行肾盂造影术，可以了解肾、肾盂和输尿管的情况。膀胱镜技术不仅用于尿路疾病的诊断，也可以治疗尿路疾病，如：膀胱镜电灼术、活检术、压力碎石术、输尿管口剪开术、输尿管下端结石取出术等多种手术。其治疗具有微创、疼痛轻、恢复快、并发症少等优点。近年问世的软性膀胱镜，是一种对尿道损伤更小、更安全舒适的膀胱镜检查方法，镜身仅有筷子粗细，而且可以根据尿道情况随意弯曲，直视下操作，检查时患者不用摆出难受的特殊体位，仅仅普通的平卧位即可完成，更适于行动不便的老年患者。因为其在膀胱内可以弯曲，因此检查视野更广泛，不会像硬性膀胱镜受到检查视野的影响而漏诊。

膀胱镜检查是一种侵入性操作，需要将周径 1.7～2.3 cm 的金属镜鞘经尿道口置入膀胱。检查时会因为镜鞘摩擦尿道而产生疼痛和出血。患者因为疼痛产生会阴部肌肉收缩，更会增加检查难度、延长检查时间、加重损伤，往往在检查后仍会有 12～48 h 的疼痛和血尿，所受痛苦巨大，严重者可诱发心脑血管意外。许多患者因为对此项检查恐惧而拒绝检查，使许多能早期发现的肿瘤肆意生长，以致错过了最佳治疗时机。无痛膀胱镜是指在做膀胱镜检查前，先由医生对患者实施麻醉，使患者在舒适的睡眠中接受检查。检查完毕后 1～2 min 即可完全苏醒，检查后患者仅有轻微的排尿不适。特别适合老年患者和膀胱癌术后需长期多次进行膀胱镜检查的患者。

无痛膀胱镜检查的优点主要表现在以下几个方面：①无痛：检查的全过程患者无尿道疼痛及恐惧感等任何痛苦的感觉，在睡眠中完成检查。②安全：由于检查过程无痛苦，不会造成反射性的恶心、呕吐、大汗、血压下降等并发症，一些身体状况较差的患者也可耐受检查，全程有麻醉科医师监护生命安全。③保证诊疗质量：患者肌肉完全放松，检查者心情轻松，便于术者充分了解膀胱、尿道情况，认真仔细进行治疗，减少漏诊和保证治疗质量。④检查时间短：不会因为患者挣扎而暂停检查或手术，缩短检查时间。⑤术后并发症少：患者完全放松，配合治疗，不会出现因挣扎而导致对尿道黏膜的损伤，术后反应轻，术后患者仅有少量血尿或轻微的排尿不适。

## 二、适应证

1. 估计检查时间较长，或者可能在膀胱镜辅助下手术却不能耐受检查，检查过程的刺激对其可能产生危险的患者。

2. 不能配合检查的患者，如小儿或老年人。

3. 膀胱癌术后需长期多次进行膀胱镜检查的患者。

4. 对检查焦虑恐惧的患者。

5. 要求对检查过程完全无感觉的患者。

## 三、禁忌证

除合并重要器官严重疾病的患者，如哮喘急性发作，呼吸衰竭不能平卧者；心绞痛未控制，近期（3～6 个月）急性心肌梗死，严重心律失常，严重心脏瓣膜病患者；严重肝、肾功能不全等患者外，无痛膀胱镜基本无禁忌证，以下情况需谨慎处理：

1. 肥胖症伴有呼吸、循环系统症状的患者。

2. 妊娠和哺乳期妇女。

3. 无人陪护的门诊患者。

4. 预计麻醉后可能有中重度上呼吸道阻塞并有困难气道史的患者选择静脉全身麻醉时需慎重。

5. 凝血功能障碍的患者禁忌椎管内穿刺。

## 四、术前评估

需要膀胱镜检查的患者年龄偏大，绝大部分合并泌尿系统的疾病，有可能影响肾功能。且膀胱镜检查或手术需要液体膨胀膀胱，长时间可能吸收大量液体入循环系统，对中老年患者心功能是一种考验。术前需要麻醉科医师详细评估其麻醉风险。

依据病史和体格检查，可得到比较可靠的信息评估麻醉风险。有需要时麻醉科医师可以要求患者进行相关实验室检查以更准确地评估风险。

**1. 肾小球滤过功能（glomerular filtration rate，GFR）** 是临床上了解肾功能的重要指标之一。肾小球滤过与许多代谢产物排泄有重要关系，肾病过程中，或多或少都会影响肾小球的形态或功能，从而导致代谢产物滤过减少并在血中潴留，严重时可产生许多临床症状。GFR 正常水平与最大峰值间的差距称为肾储备力，但 GFR 并不完全与肾损害程度相平行，应结合其他指标加以综合判断。

**2. 肾血流量** 包括肾血流量（renal blood flow，RBF）及肾血浆流量（renal plasma flow，RPF）。临床上一般不作为常规检查要求，但也是肾功能的一个重要指标，特别是通过 RPF 与 GFR 测定，可以计算出滤过分数（filtration fraction，FF），这对了解许多生理和病理生理情况有重要意义。在肾血管病变、肾小管病变或对氨基马尿酸（PAH）在肾小管上皮转运受干扰时，有效肾血浆流量（ERPF）均下降，心脏功能不良时 ERPF 也会下降。

**3. 滤过分数** 是指肾小球滤过率与肾血浆流量的比值，通常该值用百分比（%）来表示。滤过分数与有效滤过压及肾小球毛细血管对水的通透性有关。

**4. 血尿素氮/血肌酐（BUN/Cr）** 肾功能正常时 BUN/Cr 通常为 10/1。当 BUN＞8.9 mmol/L 时，即可诊断为氮质血症。当发生氮质血症且 BUN/Cr 增高时，常说明此氮质血症系肾前因素引起。氮质血症伴 BUN/Cr 下降时，多为肾本身实质性病变所致。

## 五、术前准备

**1. 膀胱镜术前准备** 检查前排光膀胱内尿液。

**2. 常规麻醉前准备** 禁饮 4 h、禁食 6 h。

**3. 检查体位** 采用膀胱截石位。

## 六、麻醉方法

传统的膀胱镜是以利多卡因、丁卡因等局部麻醉药注入尿道作表面麻醉，麻醉效果经常不尽如人意。无痛膀胱镜检查可以使患者在睡眠中舒适地完成检查，减少因疼痛造成的心血管并发症。无痛膀胱镜麻醉可采用静脉全身麻醉，膀胱镜辅助手术时根据手术难易选择椎管内麻醉或全麻。椎管内麻醉包括脊椎麻醉（脊麻）、硬膜外麻醉或骶管阻滞。一般较短的手术，全麻可采用静脉麻醉，异丙酚和芬太尼或瑞芬太尼联合应用效果确切，术后苏醒迅速。较长时间的手术可行气管内插管或喉罩全身麻醉，术中静脉或吸入麻醉维持，应用肌松药有助于防止患者体动造成膀胱穿孔等并发症。

### （一）静脉麻醉

**1. 单纯丙泊酚麻醉**

（1）单次静脉输注：丙泊酚 2.5～3 mg/kg 诱导剂量，20～50 s 内匀速静脉推注（3 mg/s），待患者入睡、睫毛反射消失、呼吸平稳后开始进镜检查，如检查时间延长，可以追加丙泊酚 20～30 mg（每次）。

（2）微泵持续输注：丙泊酚 2～2.5 mg/kg 静脉注射（3 mg/s），待患者入睡后静脉持续输注丙泊酚 2～10 mg/(kg·h)，睫毛反射消失、呼吸平稳后开始进镜检查，手术结束前停药。

（3）靶控输注：设定丙泊酚血浆靶浓度为 4～5 μg/ml，手术结束前 1～2 min 停药。如手术过程中患者有体动，可提高靶浓度 0.5～1 μg/ml 加深麻醉深度。

**2. 丙泊酚复合阿片类药物（芬太尼、舒芬太尼、瑞芬太尼）麻醉**

（1）复合芬太尼、舒芬太尼麻醉：采用芬太尼 0.5～1 μg/kg 静脉推注，2 min 后缓慢推注丙泊酚 1.5～2.5 mg/kg，或采用舒芬太尼 0.1～0.2 μg/kg 静脉缓慢推注，1 min 后缓慢推注丙泊酚 1.0～2.0 mg/kg，待患者入睡、睫毛反射消失、呼吸平稳后开始手术，必要时追加丙泊酚 20～30 mg（每次）。

（2）复合瑞芬太尼麻醉：方法一，静脉缓慢注射瑞芬太尼 0.4～0.6 μg/kg，接着缓慢推注丙泊酚 1.0～2.0 mg/kg，待患者入睡、睫毛反射消失、呼吸平稳后开始手术，必要时可追加丙泊酚 20～30 mg（每次）。方法二，瑞芬太尼 0.5 μg/kg 缓慢静脉注射持续 60 s，随后静脉注射丙泊酚 2.0 mg/kg，待患者入睡、睫毛反射消失、呼吸平稳后开始手术，以丙泊酚 5～8 mg/(kg·h) 持续输注维持麻醉至检查结束退镜前停止用药，必要时追加丙泊酚 20～30 mg（每次）。方法三，靶控输注，设定丙泊酚血浆靶浓度 3～4 μg/ml，瑞芬太尼血浆靶浓度为 2～3 ng/ml。待患者入睡、睫毛反射消失、呼吸平稳后开始手术。如手术过程中患者有体动，可提高丙泊酚靶浓度 1～2 μg/ml 加深麻醉深度。手术结束退镜前停止用药。麻醉诱导时应注意缓慢注射，必须要密切监测患者的呼吸和血压，出现情况及时处理。

（3）丙泊酚复合依托咪酯麻醉：依托咪酯 0.1～0.2 mg/kg 缓慢推注，再缓慢推注丙泊酚 1.0～2.0 mg/kg，待患者入睡，睫毛反射消失，呼吸平稳后开始进镜检查，必要时追加丙泊酚 0.3～0.5 mg/kg 或追加依托咪酯 0.1 mg/kg。

### （二）椎管内麻醉

主要用于需时较长的膀胱镜辅助下膀胱手术，如膀胱取石术、膀胱息肉切除、膀胱镜下前列腺电切术等。可分硬膜外麻醉、蛛网膜下腔麻醉、骶管麻醉。具体方法和操作详见第六节“无痛宫腔镜”。

无痛膀胱镜检查静脉麻醉方法可参考第五节“无痛人流”和第六节“无痛宫腔镜”。

无痛膀胱镜辅助下手术椎管内麻醉方法如下：患者麻醉前开放静脉通路，6%羟乙基淀粉 500 ml 静脉滴注。中流量鼻导管或面罩吸氧，连续监测 ECG、心率、血压、脉搏氧饱和度。使用腰硬联合穿刺包，选择 $L_{3\sim4}$ 椎间隙进行常规硬膜外穿刺后，置入腰麻针见脑脊液回流顺畅，缓慢注射 0.5%布比卡因 7.5～10 mg，退出腰麻针并向头端置入硬膜外导管，在硬膜外腔留置 3 cm，回抽无血无脑脊液予以固定。维持麻醉平面在 $T_8$ 至 $S_5$。麻醉效果满意后行膀胱镜手术。必要时于硬膜外腔追加 2%利多卡因或 0.5%罗哌卡因 3～5 ml。平均血压下降大于基础血压 30%时或低于 80 mmHg 时予麻黄碱 5 mg（每次）静注，心率低于 55 次/分伴血压明显降低时予麻黄碱 5～10 mg（每次）静注，心率低于 55 次/分不伴血压明显降低时予阿托品 0.1～0.25 mg（每次）静注。术后根据手术种类（如膀胱镜辅助下前列腺电切术）和患者的意愿留置术后患者自控镇痛泵。

## 七、并发症的预防与处理

### （一）低氧血症

低氧血症可能原因：麻醉药物呼吸抑制作用、舌根后坠等；用椎管内麻醉的患者，有可能因麻醉平面过高而影响呼吸动作等。对出现舌根后坠的患者可轻轻托起下颌，使其呼吸道通畅。注意适当减少麻醉药物用量，缓慢推注，避免严重呼吸抑制的发生。椎管内麻醉时局麻药物用量要适宜，推注不要过多过快，尤其对于老年患者，可分次少量推注椎管内用药，仔细测试麻醉平面，以免造成麻醉平面过高引起呼吸抑制。术中需要密切注意患者的呼吸和脉搏氧饱和度给予对症处理。

### （二）血压下降

丙泊酚对循环功能的抑制呈剂量依赖性，并与注射速度呈正相关，因此应适当控制注射速度。椎管内麻醉时局麻药物推注不要过多过快，以免造成麻醉平面过广引起血压下降。如检查中患者血压比基础血压降低 30%，可静脉注射麻黄碱 5～10 mg。

### （三）心律失常

膨胀膀胱、牵拉输尿管可能引起迷走神经兴奋，患者出现心率减慢，严重的可引起心动过缓、心律失常、血压下降、面色苍白、大汗淋漓、头晕、胸闷等表现，甚至危及患者生命安全。接受无痛膀胱镜检查的患者，处于麻醉状态，伤害刺激的传入被阻断，大大减少了心律失常的出现。另外，手术操作动作要轻柔，避免过多刺激。麻醉中要密切注意心率变化，如出现心率减慢至 55 次/分，不合并血压降低的予静脉注射阿托品 0.2～0.25 mg，如合并血压下降予静脉注射麻黄碱 5～10 mg。必要时停止手术，给予肾上腺素，并作好心肺复苏的准备。

### （四）水中毒

膀胱镜应用大量灌流液时，液体被吸收入血液循环，可导致血容量过多及低钠血症，严重者表现为急性左心衰竭和肺水肿。为预防其发生，术中应采取有效低压灌流，控制手术时间。一旦发生水中毒，应立即停止手术，给予吸氧、利尿剂、纠正低钠等电解质失调。必要时立即改气管内插管全身麻醉，正压控制呼吸，对症处理。

（五）恶心呕吐

牵拉输尿管或大量液体吸收入血都可能造成恶心、呕吐。丙泊酚有内在的止呕作用，发生恶心、呕吐的概率较其他静脉药小。一旦发生恶心可静脉注射止呕药如托烷司琼2 mg。

（六）反流误吸

患者检查前均禁饮禁食，可以减少手术中出现反流误吸的概率。患者在静脉全麻的情况下，喉头反射迟钝，不一定能观察到呛咳的动作，麻醉科医师需要特别注意。患者在检查过程中如出现呛咳和反流，应把患者推至侧卧位甚至半俯卧位，立即使用吸引器吸出胃液。如血氧饱和度下降，常规处理后不能回升，应果断行气管插管，机械控制呼吸，并予肺泡灌洗，防止出现吸入性化学性肺炎。

（七）误入蛛网膜下腔

硬膜外阻滞的局麻药误入蛛网膜下腔，可能导致阻滞平面异常升高或全脊麻。全脊麻的主要特征是注药后迅速发展的广泛的感觉和运动神经阻滞，出现低血压、呼吸抑制甚至呼吸停止。随着低血压及缺氧，患者可能很快意识不清、昏迷。全脊麻的处理原则是维持患者循环及呼吸功能。患者神志消失，应行气管插管人工通气，加速输液以及滴注血管收缩药升高血压。若能维持循环功能稳定，30 min后患者可清醒。全脊麻持续时间与使用的局麻药有关，利多卡因可持续1～1.5 h，而布比卡因持续1.5～3.0 h。尽管全脊麻来势凶猛，影响患者的生命安全，但只要诊断和处理及时，大多数患者均能恢复。预防措施包括硬膜外小心穿刺，避免穿破硬膜，一旦穿破硬膜，最好改换其他麻醉方法，如全麻或神经阻滞。强调注入全量局麻药前先注入试验剂量，观察5～10 min有无脊麻表现，改变体位后若需再次注药也应再次注入试验剂量。首次试验剂量不应大于3～5 ml。麻醉中若患者发生躁动可能使导管移位而刺入蛛网膜下腔。

## 八、病例分析

患者男性，71岁，因“排尿不畅3个月”入院，诊断为前列腺增生，拟行膀胱镜下前列腺电切术。患者入室后，常规监测ECG、心率、血压、脉搏氧饱和度。开放静脉通路，6%羟乙基淀粉500 ml静脉滴注。中流量面罩吸氧。使用腰硬联合穿刺包，选择$L_{3\sim4}$椎间隙行常规硬膜外穿刺后，置入腰麻针见脑脊液回流顺畅，缓慢注射0.5%布比卡因7.5～10 mg，退出腰麻针并向头端置入硬膜外导管，在硬膜外腔留置3 cm，回抽无血无脑脊液予以固定。平躺后测麻醉平面为$T_9$至$S_5$，10 min后再测麻醉平面为$T_7$至$S_5$。予咪达唑仑2.5 mg静脉注射强化麻醉。麻醉效果满意，患者入睡未诉不适，生命体征平稳后行膀胱镜手术。手术开始后50 min，患者开始出现烦躁，血压由110/58 mmHg升至154/110 mmHg，心率由65次/分升至90次/分。予硬膜外腔追加1%罗哌卡因5 ml。10 min后，患者继续烦躁不安，神志开始模糊，血压下降至95/45 mmHg，心率115次/分，$SpO_2$由99%缓慢下降至92%。立即予麻黄碱10 mg静注。效果不明显，血压降低，心率增快，$SpO_2$降低到90%以下。双侧肺部可闻及弥漫性湿啰音，抽桡动脉血行血气分析，$Na^+$ 123 mmol/L。马上予气管内插管全身麻醉机械控制呼吸，20%甘露醇250 ml快速静脉输注，呋塞米10 mg静脉推注，10%氯化钠溶液10 ml加入0.9%氯化钠溶液500 ml静脉点滴，并根据血气分析情况调整滴速。经处理后患者情况好转，血压 105/55 mmHg，心率 75 次/分，$SpO_2$ 98%，$Na^+$ 133 mmol/L。迅速完成余下手术，患者转送 PACU 复苏。复苏过程顺利，安返病房。术后给予高压氧仓治疗 2 次，随访无任何并发症。

膀胱镜下尿道前列腺电切术（TURP）是用高频电经尿道将肥大的前列腺或前列腺肿瘤切除的一种手术。具有侵袭性小，出血少及恢复快的优点。现在已逐步取代经腹切除的传统术式。为了暴露手术野必须用不含电解质的透明液体作膀胱灌注并持续冲洗，因此液体易经手术创面及切断的前列腺静脉或静脉窦进入血液循环而致血容量急剧增加。使血管内负荷加大，又由于所用灌洗液是一种无离子溶液而导致稀释性离子紊乱，尤其是低钠血症和水中毒等。前列腺增生症多为老年患者，心肺储备功能不全，对于急剧的容量增加往往不能代偿，发生水中毒时，患者血压、中心静脉压升高，同时出现恶心、呕吐、躁动及意识恍惚等症状，重者可出现肺及脑水肿。

最有效的预防措施之一是尽量缩短手术时间，减少并发症。麻醉科医师应对术者的术式有明确的了解，术前就此问题与术者进行必要的交流。术前对患者的全身情况了解透彻，了解患者的心功能与血压情况，如高血压患者应将血压控制得较为满意再行手术。术中密切关注患者的任何不适主诉，观察患者的神志，呼吸循环状况，以及密切观察术野情况，是否切破静脉窦，创面范围，暴露在冲洗液中有多长时间等都可能为早期诊断提供依据。连续监测血压、脉氧饱和度、呼吸频率等，如能监测中心静脉压则最好。有条件时应该尽可能动态监测血浆电解质和血细胞比容。若没有条件动态监测电解质和血细胞比容，手术时间较长，术野出血多的时候，可预防性地静注呋塞米 10～20 mg。

一旦发生了 TURS，病情发展快，必须及时迅速处理。处理要点包括：①中止手术，避免冲洗液进一步进入体内，已经失代偿的心功能、电解质与酸碱平衡会由于继续手术而加重；②气管插管，最好使用有呼吸治疗功能的呼吸机通气；③强心，可使用强心药与血管活性药升压，亦可适当输血以纠正低血压，并尽量下调麻醉平面，以改善心脏对升压药的反应；④利尿，可用 20%甘露醇，其作用缓和，如使用呋塞米，剂量宜小，忌大剂量使用强力利尿剂，因此时合并低血压，易导致顽固性低血压危及生命；⑤高渗盐纠正低钠血症及其他电解质紊乱，可使用 10%氯化钠加入生理盐水中静脉滴注；⑥纠正低血压与酸中毒，静滴 5%碳酸氢钠以纠正酸中毒，加大氧气的吸入，通常在低血钠、酸中毒纠正后，低血压亦较快得以纠正。

本例处理及时正确，取得较好的疗效，避免了严重并发症的发生。

# 第九节　其他舒适内镜检查

## 无痛胆道镜

### 一、概述

胆道镜技术在临床上广泛应用，已经成为肝内外胆道疾病最重要的微创诊断和治疗方法之一。胆道镜根据其应用分为经口胆道镜和标准胆道镜，标准胆道镜包括诊断型和治疗型。纤维胆道镜有光学性或电子性两种，目前普遍使用的是光学纤维镜。电子胆道镜的最大优势是视野清楚，尤其是电子经口胆道镜。根据胆道镜的入路途径，可以将胆道镜及其技术分为经口胆道镜技术、经手术切口胆道镜技术、经腹腔镜入路胆道镜技术、经瘘道胆道镜技术（T管、U管）、经皮经肝胆道镜技术（PTCS）和经皮-腹腔/实质性脏器坏死腔内镜技术六种类型。

在早期，胆道镜技术主要用于术中探查和术后经T管探查取出胆道残留结石。随着技术的不断发展，其适应范围越来越广泛。目前，其适应证除早先的适应证外，还包括胆总管巨大结石（常规治疗ERCP技术直接取石、胆道内机械碎石失败并不能手术者）、Mirizzi综合征、胆肠吻合口狭窄伴肝内胆管结石-梗阻性黄疸、肝内胆管结石、胆管癌、肝移植术后胆道并发症。

## 二、适应证和禁忌证

**1. 适应证** 评估检查过程的刺激对其可能产生危险的患者；不能配合检查的患者；对检查焦虑恐惧的患者；要求对检查过程完全无感觉的患者。

**2. 禁忌证** 一般情况极度衰竭的患者；心、肺、肝、肾等重要器官严重功能不全的患者；预计静脉全身麻醉后可能有中重度上呼吸道梗阻并有困难气道史的患者为绝对禁忌。妊娠和哺乳期妇女；无人陪护的门诊患者为相对禁忌。

## 三、麻醉评估

**1. 了解病史，询问病情**

**2. 体格检查** 麻醉前要针对与麻醉实施有密切关系的全身情况和器官部位进行重点复查。

**3. 术前检查** 查看相关实验室检查资料，必要时可要求患者进行更进一步的检查。

**4. 麻醉评估** 根据病史、体格检查和有关实验室检查评估麻醉风险，作好详细麻醉计划和麻醉准备。

## 四、麻醉方法

### （一）麻醉准备

根据2017年成人与小儿手术麻醉前禁食和减少肺误吸风险药物应用指南。

### （二）麻醉方法

行胆道手术的患者基本都是采用气管内插管复合全身麻醉，术中胆道镜探查无特殊的麻醉处理，需要严密监测心率，及时发现处理因胆心反射引起的心率减慢。术后经T管瘘道行胆道镜检查或取石的患者，可采用静脉全身麻醉。现介绍几种无痛胆道镜检查的麻醉方法。

**1. 丙泊酚麻醉** 单次静脉推注，丙泊酚1～2 mg/kg静脉缓慢（30 s）推注，待患者入睡、睫毛反射消失、呼吸平稳后开始进镜检查，如检查时间较长，出现睫毛反射或超过10分钟者，可以追加丙泊酚0.3～0.5 mg/kg。微量泵持续输注，丙泊酚1～2 mg/kg静脉缓慢注射，待患者入睡后静脉持续输注丙泊酚 2～10 mg/(kg·h)，根据患者反应增减输注速度，待检查结束退镜时停药。靶控输注麻醉：设定丙泊酚血浆靶浓度为 3～5 μg/ml，检查过程中患者有体动，可提高靶浓度 0.5～1 μg/ml 加深麻醉深度，检查结束退镜时停药。

**2. 丙泊酚复合芬太尼麻醉**　方法一，芬太尼 1 μg/kg 静脉推注，30 s 后缓慢推注丙泊酚 2.0～2.5 mg/kg，待患者入睡、睫毛反射消失、呼吸平稳后开始进镜检查，必要时追加丙泊酚 0.3～0.5 mg/kg。方法二，单次静脉注射芬太尼 1 μg/kg，复合丙泊酚靶控输注，血浆靶浓度设为 3～4 μg/ml。如检查过程中患者有体动，可提高靶浓度 0.5～1 μg/ml 加深麻醉深度。检查结束退镜时停药。

**3. 丙泊酚复合舒芬太尼麻醉**　方法一，舒芬太尼 0.1～0.2 μg/kg 静脉推注，30 s 后缓慢推注丙泊酚 1.0～2.0 mg/kg，待患者入睡、睫毛反射消失、呼吸平稳后开始进镜检查，必要时追加丙泊酚 0.3～0.5 mg/kg。方法二，单次静脉注射舒芬太尼 0.1～0.2 μg/kg，复合丙泊酚靶控输注，血浆靶浓度设为 3～4 μg/ml，如检查过程中患者有体动，可提高靶浓度 0.5～1 μg/ml 加深麻醉深度。检查结束退镜时停药。

**4. 丙泊酚复合瑞芬太尼麻醉**　方法一，静脉缓慢注射瑞芬太尼 0.4～0.6 μg/kg，接着缓慢推注丙泊酚 1.0～2.0 mg/kg，必要时可追加瑞芬太尼 20～30 μg 或者丙泊酚 0.3～0.5 mg/kg。方法二，丙泊酚靶控输注，设定血浆靶浓度 3～4 μg/ml，复合瑞芬太尼靶控输注，设定血浆靶浓度为 2～3 ng/ml。如检查过程中患者有体动，可提高丙泊酚靶浓度 1～2 μg/ml 加深麻醉深度。检查结束退镜时停药。

## 五、并发症的预防及处理

常见出现呼吸抑制、血压下降、心律失常、恶心呕吐、反流误吸等并发症，给予相应处理。详见第二节无痛胃镜“并发症的预防及处理”。

## 六、离室标准

患者接受无痛胆道镜检查后可送往观察室或麻醉后恢复室复苏，待患者神志完全清醒、定向力恢复、肌张力正常、生命体征平稳、呼吸循环稳定、呼吸空气 $SpO_2$＞96%或不低于术前，可转送患者回病房继续观察。

# 无痛输尿管镜

## 一、概述

输尿管镜技术是膀胱镜技术在上尿路的延伸，是通过一细长的窥镜，经尿道、膀胱、输尿管口进入输尿管，对输尿管疾患进行诊断与治疗。输尿管镜的每一步发展都来自新技术的发展。无论是硬镜还是软镜，纤维光束的引入显著缩小了镜鞘的口径，从而也大大减小了输尿管镜本身对输尿管的损伤。在此同时，扩张技术从扩张管盲目扩张到导丝引导的扩张器和气囊扩张，再到如今的单纯液压扩张，这使输尿管镜进入输尿管变得更为简便。镜下直视碎石工具也不断发展，从超声、液电碎石器到气压胆道碎石器、激光碎石器，都使输尿管镜下碎石的效率不断提高。如今，输尿管镜作为一种诊断和治疗工具已确立其临床地位。由于输尿管镜经验的积累，其适应证也不断拓宽。输尿管镜下切割技术已广泛应用于输尿管狭窄和上尿路肿瘤，输尿管软镜结合激光已用于处理复杂性肾结石。随着技术的发展，输尿管镜技术将在泌尿系统疾病的诊断和治疗中起到更加重要的作用。

输尿管镜手术充分利用了人体自然的腔道进行一些手术操作，避免了传统手术必须在腹部作一个很大的切口，减少了患者的痛苦，加快了患者疾病恢复的时间。目前最常用于输尿管结石的治疗，以及用于诊断输尿管的梗阻原因、输尿管肿瘤的明确、不明原因血尿的进一步检查、输尿管肿瘤局部切除术后复查、输尿管结石的碎石和取石、输尿管狭窄的治疗、输尿管内异物的取出、输尿管浅表肿瘤的电切等。输尿管过度扭曲、固定、狭窄及先天畸形、前列腺重度增生、尿道狭窄、膀胱挛缩、急性泌尿系统感染、凝血功能障碍等情况下不能进行输尿管镜手术。输尿管镜治疗输尿管结石的方法有：输尿管镜下套石篮套石术、输尿管镜下鳄鱼钳取石术、输尿管镜下气压弹道碎石术、激光碎石术、超声碎石术、液电碎石术，有时根据需要 2～3 种方法一起使用。

## 二、适应证和禁忌证

**1. 适应证** 估计检查或手术时间在半小时以上的患者；虽然检查时间短，但检查过程的刺激对其可能产生危险的患者，以及不能配合检查或对检查有焦虑恐惧情绪的患者。

**2. 禁忌证** 一般情况极度衰竭的患者。心、肺、肝、肾等重要器官严重功能不全的患者为绝对禁忌，凝血功能异常的患者为椎管内麻醉禁忌证。困难气道的患者需谨慎，可采用椎管内麻醉；妊娠和哺乳期妇女、无人陪护的门诊患者为相对禁忌。

## 三、麻醉评估

同本章前文无痛胆道镜“麻醉评估”。

## 四、麻醉方法

**1. 麻醉准备** 禁食时间同前所述。

**2. 麻醉方法**

短小的输尿管镜检查可以采用静脉全身麻醉，时间较长的检查或输尿管镜辅助下手术可采用椎管内麻醉复合静脉强化麻醉。无痛输尿管镜检查或手术的麻醉方法包括静脉麻醉复合阿片类药物麻醉（详见本章无痛胆道镜检查的“麻醉方法”）、吸入麻醉和椎管内麻醉（详见第六节无痛宫腔镜检查的“麻醉方法”）。

我院无痛输尿管镜检查麻醉方法可参考第六节无痛宫腔镜检查的“麻醉方法”。

## 五、并发症的预防及处理

常见并发症有呼吸抑制、血压下降、心律失常、恶心和呕吐、反流误吸等，还可见椎管内麻醉的并发症。预防和处理可参见第八节无痛膀胱镜的“并发症的预防及处理”。

## 六、离室及离院标准

患者接受无痛输尿管镜检查或手术后可送往观察室或麻醉后恢复室复苏。椎管内麻醉的患者术后可送回病房继续观察。

# 无痛小肠镜

## 一、概述

小肠镜是胃镜检查的延续，检查路径与胃十二指肠镜相同，可检查胃镜、十二指肠镜或结肠镜检查不能到达的肠段。主要用于：①原因不明的腹痛、腹泻、消瘦等可疑小肠病变，特别是经 X 射线造影检查未发现病变，或发现可疑病变者；②原因不明的消化道出血；③疑有小肠良恶性肿瘤；④X 射线发现病灶需活检确诊者；⑤为配合诊断吸取小肠液或进行黏膜活检者；⑥部分胆管疾病的内镜下治疗。

## 二、适应证和禁忌证

1. 不能耐受检查痛苦或检查过程的刺激对其可能产生危险的患者。
2. 不能配合检查的患者。
3. 对检查焦虑恐惧的患者。
4. 要求对检查过程完全无感觉的患者。

有以下情况者，应该列为门诊无痛小肠镜检查的禁忌：

1. 伴有重要器官的严重疾病，如心肺功能不全、严重心律失常、肝肾功能不全失代偿期等。
2. 可能存在困难气道。
3. 妊娠和哺乳期妇女、无人陪护的门诊患者为相对禁忌证。

## 三、麻醉评估

评估方式、评估内容与无痛胃镜相同。

## 四、麻醉方法

### （一）术前准备

检查前 1～2 天进低脂、细软、少渣的半流质饮食，检查前禁食 12 h、禁饮 4 h。清洁肠道，服泻药致泻，泻药可选蓖麻油或硫酸镁。

### （二）麻醉方法

无痛小肠镜检查的麻醉方法与无痛胃镜检查类似，详细内容可参见本章第二节。小肠镜的检查时间比胃镜长，使用微泵输注或靶控输注可使麻醉更平稳，效果更满意。

我院麻醉科采用的无痛小肠镜麻醉方法如下：患者入室后左侧卧位，开放静脉通路，中流量鼻导管吸氧，连续监测 ECG、心率、血压、脉搏氧饱和度。检查前以丙泊酚 2～2.5 mg/kg 在 20～50 s 内匀速静脉推注，待患者入睡、睫毛反射消失、呼吸平稳后开始进镜检查，持续输注丙泊酚 2～10 mg/(kg・h) 维持麻醉，检查结束前停药。麻醉诱导时采用鼻导管给氧，视呼吸情况给予手控辅助通气。检查中 $SpO_2$＜90％时停止检查采用面罩供氧手控辅助呼吸，$SpO_2$ 恢复到 90％以上后继续检查，经鼻导管吸氧。视情况追加丙泊酚 0.5 mg/kg（每次）静脉推注。ECG 示心律失常马上结束检查，对症处理。检查结束后视患者呼吸情况给予鼻导管或面罩中流量吸氧至患者完全清醒。继续监测和吸入纯氧，保证呼吸道通畅和充足的氧供，直至患者清醒。

## 五、并发症的预防及处理

常见并发症有呼吸抑制、舌后坠、喉痉挛、低血压、心率下降、恶心和呕吐、反流误吸等，与操作相关的并发症有出血、穿孔等。表现和处理可详见本章第二节无痛胃镜的介绍。

## 六、离室和离院标准

患者接受无痛小肠镜检查后可送往观察室或麻醉后恢复室复苏，待患者神志完全清醒，定向力恢复，肌张力正常；生命体征平稳，呼吸循环稳定；呼吸空气 $SpO_2$＞96％或不低于术前，可将患者转送至休息室，住院患者可转送回病房继续观察。在休息室的患者休息半小时左右，无恶心、呕吐、头晕、疼痛及出血，可自己穿衣行走，有家人陪同，留下有效的联系方式者，可离院。嘱离院患者检查当天禁止开车和高空作业。

# 无痛胸腔镜（内科胸腔镜）

## 一、概述

内科胸腔镜（medical thoracoscopy，又称 pleuroscopy）是一项有创性操作技术，主要用于经无创方法不能确诊的胸腔积液患者的诊治，只需在患者的胸壁切开约 1.2～1.5 cm 的皮肤切口，利用胸腔镜在直视下对胸膜（脏层、壁层）的病灶进行直接活检，阳性率高（几乎达 100％），痛苦小，费用低，对于肺胸膜疾病的诊断具有很重要的实际意义。出现于 20 世纪 90 年代的外科胸腔镜主要是电视辅助胸腔镜（VATS），其应用和推广使得更多呼吸内科医师了解并使用内科胸腔镜。欧美肺科医师使用内科胸腔镜技术进行肺胸膜疾病诊治相当普遍，我国近年也有多家医院采用硬质胸腔镜或支气管镜代胸腔镜进行肺胸膜疾病诊治。近几年还出现了一种新型软硬结合的胸腔镜（flexirigid thoracoscopy 或 semi-rigid thoracoscopy）。它由可弯曲的前端与硬质的操作杆组成，比传统的硬质胸腔镜更易于操作。内、外科胸腔镜各有其不同的适应证。内科胸腔镜主要用于诊断，同时也可以进行部分胸腔内治疗。

主要适应证为：①经多种无创方法仍不能明确病因的胸腔积液，是诊断不明原因胸腔积液的“金标准”；②肺癌或胸膜间皮瘤的分期；③对恶性积液或复发性良性积液患者行滑石粉胸膜固定治疗；④Ⅰ期和Ⅱ期自发性气胸的局部治疗；⑤其他还包括膈肌、纵隔及心包活检等。绝对禁忌证为胸腔闭塞，如严重胸膜粘连者不宜行该检查。相对禁忌证包括：①出血性疾病，有人以血小板低于 $40\times10^9$/L 作为临界值；②低氧血症；③严重心血管疾病；④持续的不能控制的咳嗽；⑤极度虚弱者。

内科胸腔镜操作过程：①选择穿刺点：胸腔镜操作的前提条件是有足够的胸腔空间，至少 6～10 cm。如果没有足够的胸腔空间，则需要在胸腔镜操作前或当时在 X 线引导下建立人工气胸来制造一个安全的穿刺空间，以避免损伤肺。超声定位可替代内科胸腔镜前的人工气胸。操作时，患者通常取健侧卧位，切口选择在患侧腋部胸壁第 4～8 肋间，尤以 6～7 肋间最常用。②局部麻醉：穿刺点处给予 1%利多卡因 5～20 ml 局部麻醉，伍用静脉麻醉药物麻醉，并进行心电、血压和血氧饱和度监测，保持患者自主呼吸良好。③作切口、置入胸腔镜和观察胸腔：在穿刺点作一 9 mm 的切口，钝性剥离皮下各层至胸膜，置入穿刺套管，将胸腔镜经套管送入胸腔，按照内、前、上、后、侧、下的顺序观察脏层、壁层、膈面胸膜和切口周围胸膜，并对可疑病变进行活检。如遇到胸腔粘连，可采用电凝或电切进行粘连带的松解，但需注意出血。需行胸膜固定术的恶性积液或复发性良性积液，常用 3～5 g 消毒的干滑石粉通过硬质或可弯曲的带吸引器的雾化装置均匀喷入胸腔。对于气胸患者，2～3 g 滑石粉即可，术后需要留置胸腔闭式引流管进行负压吸引。④操作完成后，经穿刺套管置入胸腔闭式引流管，术后行 X 线检查了解置管位置及胸腔变化。

内科胸腔镜的常见并发症包括良性心律失常、轻度高血压或低氧血症，但这些并发症通过吸氧几乎都能完全纠正。活检后出血多数可自行止血，对于相对微小的持续性出血，可以采用电凝止血。相对少见但严重的并发症是血管损伤造成的出血，这也是引起死亡的主要原因，需要紧急开胸手术止血，多项研究显示这一并发症极为罕见。活检后气胸、支气管胸膜瘘少见。选择安全的穿刺点和小心操作可避免这一并发症。人工气胸造成的最严重并发症是空气或气体栓塞，发生率小于 0.1%。胸腔积液吸引后复张性肺水肿发生危险很小，即使有数千毫升胸液在胸腔镜诊治过程中被完全吸出。由于胸腔与大气相通，等量的气体也会很快从胸壁穿刺套管中进入胸腔，使肺部不能完全复张，胸腔置管时间延长。当出现脓胸时胸腔引流时间明显延长，甚至需要外科治疗。此外，皮下气肿、滑石粉胸膜固定术后发热、切口局部感染、切口皮肤感觉异常和肿瘤胸部种植转移均有可能发生。对于胸膜间皮瘤患者，胸腔镜手术后 10～12 天可进行局部放疗，以预防穿刺点肿瘤种植。总之，内科胸腔镜是一项安全的有创性检查，其并发症发生率报道不同（3%～22.6%），但严重并发症少见，已报道的死亡率为 0.01%～0.6%。

## 二、适应证和禁忌证

**1. 适应证**　评估检查过程的刺激对其可能产生危险的患者，以及不能配合检查或对检查焦虑恐惧的患者。

**2. 禁忌证**　一般情况极度衰弱的患者，心、肺、肝、肾等重要器官严重功能不全的患者，预计静脉全身麻醉后可能有中重度上呼吸道梗阻并有困难气道史的患者为绝对禁忌。妊娠和哺乳期妇女、无人陪护的门诊患者为相对禁忌。

## 三、麻醉评估

接受内科胸腔镜检查的患者有90%是胸腔积液原因不明需要协助诊断的，而胸腔积液对肺功能有一定的影响。故麻醉评估时除了对与麻醉相关的全身情况和重要器官功能进行检查评估外，还要详细了解肺功能情况评估麻醉风险。

## 四、麻醉准备和麻醉方法

### （一）麻醉准备

禁饮禁食时间根据指南所述，详见本章第一节第三部分术前准备禁饮禁食具体内容。

### （二）麻醉方法

传统内科胸腔镜都是在局部麻醉下进行，人工气胸造成的呼吸困难感可能使患者恐惧焦虑，造成心率、血压剧烈波动，甚至诱发心血管疾病发作。无痛胸腔镜让患者在睡眠中舒适地接受检查，越来越受到患者和呼吸内科医生的欢迎。主要麻醉方法采用丙泊酚复合芬太尼、舒芬太尼、瑞芬太尼，详细可参考第九节无痛胆道镜相关内容。

我院麻醉科无痛胸腔镜检查麻醉方法介绍如下：患者入室后开放静脉通路，中流量鼻导管吸氧，连续监测ECG、心率、血压、脉搏氧饱和度。检查前以芬太尼1 μg/kg静脉缓慢注射，1 min后以丙泊酚血浆靶浓度3～6 μg/ml靶控输注作为麻醉诱导，成功入镜后减至诱导浓度的1/2维持，以对操作无体动反应来调节麻醉深度，必要时每次增减0.5 μg/ml以加深或减浅麻醉。术毕出镜时停药。麻醉诱导时采用面罩给氧，视呼吸情况给予手控辅助通气。检查结束后给予面罩中流量吸氧，继续监测生命体征至患者完全清醒。

## 五、并发症的预防及处理

常见并发症有呼吸抑制、血压下降、心律失常、恶心和呕吐、反流误吸等，预防和处理可详见本章第二节无痛胃镜“并发症的预防及处理”。

## 六、离室标准

患者接受无痛胸腔镜检查后可送往观察室或麻醉后恢复室复苏，待患者神志完全清醒、定向力恢复、肌张力正常、生命体征平稳、呼吸循环稳定、呼吸空气$SpO_2$＞96%或不低于术前，可转送患者回病房继续观察。

# 无痛阴道镜

## 一、概述

阴道镜是在1925年由德国Hinselman所发明的，经过半个多世纪的发展已普遍应用于下生殖道疾病的诊断，尤其是对下生殖道癌前病变以及早期癌的诊断。主要的原理是将子宫颈可疑病变予以放大，配合光源及滤镜，并加上醋酸或其他溶液显示病灶，使视野更为清楚，观察子宫颈上的血管增生、白色上皮等可疑病变处的变化，以诊断是否有不正常的病变，同时判定病灶的严重程度。必要时经由阴道镜进行切片检查，获得最精确的诊断，作为治疗的依据。

阴道镜检查的目的在于：①及时诊断下生殖道的癌前病变，以降低癌症的发生率；②及时诊断原位癌、镜下早期浸润等早期癌，使患者能得到早期诊断和治疗，从而提高恶性肿瘤患者的生存率；③避免盲目地对下生殖道进行创伤性的多点活检，在阴道镜下仅对可疑病变处做活检，既减少损伤，又提高阳性检出率；④提高对生殖道湿疣的亚临床型的诊断阳性率，以提高治疗效果，有效地控制性病的传播，进而达到预防下生殖道恶性肿瘤发生的目的；⑤确定病变范围，制订正确的治疗方案。

主要用于：①有异常的临床症状和体征，如异常增多的阴道分泌物药物治疗无效、接触性出血、宫颈炎久治不愈等；②阴道细胞学异常，巴氏涂片二级或二级以上；③临床上肉眼检查发现可疑病灶或不能确诊的新生物；④病理切片可疑时可在阴道镜下活检，以提高病理诊断的正确率；⑤临床诊断和病例诊断不符时，可在阴道镜检查的帮助下做出正确的诊断；⑥宫颈癌前病变、可疑宫颈癌者及可疑宫颈转移癌者；⑦阴道病变，如阴道赘生物、结节等性质不明者；⑧对外阴瘙痒、外阴色素改变及外阴赘生物性质不明等外阴病变的诊断；⑨尖锐湿疣的诊断，尤其是诊断亚临床型的病变；⑩宫颈炎、宫颈癌前病变、尖锐湿疣、阴道病变、外阴病变等治疗后，均可通过阴道镜检查来随访评价治疗效果和动态观察疾病的发展。

阴道镜虽属内镜的一种，但只需在体外对准子宫颈，无需将镜头放到人体内即可进行检查，非常快速方便，故除非患者无法配合或处于月经期无绝对禁忌证，其相对禁忌证即镜下活检的禁忌证：①外阴、阴道、宫颈、盆腔急性炎症；②大量阴道流血；③宫颈恶性肿瘤。

## 二、适应证和禁忌证

**1. 适应证**　不能配合检查或对检查焦虑恐惧的患者；阴道镜下宫颈治疗（如 LEEP 刀）。

**2. 禁忌证**　一般情况极度衰竭的患者，心、肺、肝、肾等重要器官严重功能不全的患者，有困难气道史的患者为绝对禁忌；妊娠和哺乳期妇女、无人陪护的门诊患者为门诊麻醉的相对禁忌。

## 三、麻醉评估

对与麻醉相关的全身情况和重要器官功能作检查，评估麻醉风险。

## 四、麻醉准备和麻醉方法

### （一）麻醉准备

检查前均需禁饮 4 h，禁食 6 h。

### （二）麻醉方法

患者入室后采取膀胱截石位，开放静脉通路，中流量鼻导管吸氧，连续监测 ECG、心率、血压、脉搏氧饱和度。丙泊酚 2～2.5 mg/kg 诱导剂量，20～50 s 内匀速静脉推注，待患者入睡、睫毛反射消失、呼吸平稳后开始进镜检查，如检查时间较长，出现睫毛反射或超过 10 min 者，可以追加丙泊酚 0.3～0.5 mg/kg。检查结束后给予面罩中流量吸氧，继续监测生命体征至患者完全清醒。

## 五、并发症的预防及处理

常见并发症有呼吸抑制、血压下降、心律失常等，其预防及处理详见本章无痛宫腔镜“并发症的预防及处理”。

## 六、离室和离院标准

患者接受无痛阴道镜诊疗后可送往观察室或麻醉后恢复室复苏，待患者神志完全清醒，定向力恢复，肌张力正常，生命体征平稳，呼吸循环稳定；呼吸空气 $SpO_2$＞96％或不低于术前，可将患者转送至休息室，住院患者可转送回病房继续观察。在休息室的患者休息半小时左右，无恶心、呕吐、头晕、疼痛及出血，可自己穿衣行走，有家人陪同，留下有效的联系方式的，可离院。嘱离院患者检查当天禁开车和高空作业。

# 其他内镜（关节镜、腹腔镜、鼻窥镜、耳窥镜）

**关节镜**：就是用直径仅为 1.7～4.0 mm 的内镜，经 5 mm 的小切口插入关节腔内，通过彩色闭路电视监视系统可以清晰地观察各种关节内结构的改变，比其他非创伤性辅助检查（包括 CT、MRI）更为直观、全面，并可动态地观察异常组织对关节稳定性和功能的影响程度，也可酌情取病变组织活检。因此使得诊断更为明确、可靠和完整，有利于选择最佳治疗方案。在治疗时，通过另外 1～2 个小切口，置入各种专用的手术器械，在关节镜监视下准确地对各种病变组织施行切除、修整、汽化、缝合、固定等各种镜下手术。借助关节镜及其附带的彩色成像系统，医生可以看到关节内几乎所有的部位，病变部位可以看得更为清楚，因此比开放式手术切开关节看得更全面；病灶图像经过放大，比开放式手术切开术看得更准确；此外，由于切口极小（传统手术切口一般为 10 cm 左右，而微创手术切口一般为 5 mm 左右），手术对周围组织的损伤小，创伤小并发症少，瘢痕小且出血少。无痛关节镜技术，需要常规的麻醉处理，不在本章加以讨论。

**腹腔镜**：与电子胃镜类似，是一种带有微型摄像头的器械，腹腔手术就是利用腹腔镜及其相关器械进行的手术：使用冷光源提供照明，将腹腔镜镜头（直径为 3～10 mm）插入腹腔内，运用数字摄像技术使腹腔镜镜头拍摄到的图像通过光导纤维传导至信号处理系统，并且实时显示在专用监视器上。医生通过监视器屏幕上所显示患者器官不同角度的图像，对患者的病情进行分析判断，并且运用特殊的腹腔镜器械进行手术。腹腔镜手术的开展，减轻了患者开刀的痛楚，同时使患者的恢复期缩短，并且相对降低了患者的支出费用，是近年来发展迅速的一个手术项目。无痛腹腔镜技术，需要通过常规的麻醉处理，不在本章加以讨论。

**鼻窥镜**：通过窥镜观察外鼻道的情况时，患者无痛苦，不需要麻醉。鼻窥镜辅助下鼻窦手术则需要常规麻醉处理，不在本章讨论。

**耳窥镜**：通过窥镜观察外耳道的情况时，患者无痛苦，不需要麻醉，不在本章讨论范围内。

# 第十节　小儿舒适内镜检查

## 一、概述

随着医疗技术的不断进步，越来越多的内镜技术可用于协助诊断小儿疾病。但不同于成人，小儿不能忍受内镜检查所带来的不适和疼痛，不能配合内镜检查，必须进行全身麻醉。小儿是舒适内镜检查的绝对适应证。

小儿舒适内镜检查的麻醉也是风险最大的麻醉之一。年龄在1个月以内者称为新生儿，1个月至1岁称为婴儿，2～3岁称为幼儿，4～12岁为儿童。年龄越小，在解剖、生理、药理方面与成人的差别越大。新生儿、幼儿时期各项生理功能都发生迅速而急剧的变化，与成人的差别大，至学龄儿童与成人的差别减小。因此，不能把小儿看成是成人的缩影。进行小儿舒适内镜检查麻醉的医生必须熟悉与麻醉有关的小儿解剖、生理、药理特点，并应用相应的麻醉方法和适合小儿的监测设备，使小儿在麻醉期间能处于生理内境恒定的状态，从而使小儿安全渡过麻醉和手术，并在术后迅速而顺利地从麻醉状态中恢复。

## 二、小儿的生理特点

### （一）呼吸系统

婴儿头部及舌相对较大，颈短。婴儿鼻腔较狭窄，易被分泌物或黏膜水肿所阻塞。由于婴儿主要经鼻腔呼吸，因此鼻腔阻塞可产生呼吸困难。鼻咽部淋巴组织丰富，腺样体增大。婴儿喉头位置较高，位于第3～4颈椎平面（成人第5～6颈椎平面），且较向头侧及向前，其长轴向下向前，而会厌软骨较大，与声门成45°角，因此会厌常下垂，妨碍声门显露。婴儿喉头最狭窄部位是环状软骨处，该处呈圆形，6岁以上儿童，喉头最狭窄部位在声门，而声门并不呈圆形。婴儿气管短，直径小，气管支气管分叉高，在第2胸椎平面（成人在第5胸椎平面）。

婴儿呼吸系统的特征是呼吸节律不规则，各种形式的呼吸均可出现。胸廓不稳定，肋骨呈水平位，膈肌位置高，腹部较膨隆，呼吸肌力量薄弱，纵隔在胸腔所占位置大，容易引起呼吸抑制。而头大，颈短，舌大，鼻腔、喉及上呼吸道较狭窄，唾液及呼吸道分泌物较多，均有引起呼吸道阻塞的倾向。婴儿每千克体重有效肺泡面积是成人的1/3，每千克体重耗氧量是成人的2倍，说明换气效率不佳，故小儿麻醉时应特别重视呼吸的管理。

### （二）循环系统

正常新生儿收缩血压是60～80 mmHg（8～10.7 kPa）。脉搏120～140次/分，随着年龄增长，血压逐渐升高，脉搏亦逐渐下降。小儿心血管资料见表8-15。小儿麻醉时应测量血压，但袖套应选用适宜，如袖套宽，则血压读数低，袖套窄则读数高。正确的袖套宽度应是上臂长度的2/3。

婴儿脉搏较快，6个月以下婴儿，麻醉期间如脉搏频率慢于100次/分，应注意有无缺氧、迷走神经反射或深麻醉，应减浅麻醉，纠正缺氧，用阿托品治疗，必要时暂停手术。小儿血容量按千克体重计算比成人大，但因体重低，血容量绝对值很小，手术时稍有出血，血容量明显降低。

新生儿血红蛋白170 g/L，大部分是胎儿血红蛋白（fetal Hb），胎儿血红蛋白氧离曲线左移，$P_{50}$为18 mmHg（2.4 kPa），成人$P_{50}$为26 mmHg（3.5 kPa）。6个月时胎儿血红蛋白由成人血红蛋白替代，血红蛋白也降至110 g/L，故6个月以内婴儿，血红蛋白携氧能力显著下降。

表8-15 小儿心血管资料

| 年龄<br>项目 | 收缩压<br>mmHg（kPa） | 脉搏<br>次/分 | 心脏指数<br>L/(min·m²) | 血红蛋白<br>g/L | 氧耗量<br>ml/(kg·min) | 血容量<br>ml/kg |
|---|---|---|---|---|---|---|
| 新生儿 | 65（8.7） | 130 | 2.5 | 170 | 6 | 85 |
| 6个月 | 90（12.0） | 120 | 2.0 | 110 | 5 | 80 |
| 1岁 | 95（12.7） | 120 | 2.0 | 120 | 5 | 80 |
| 5岁 | 95（12.7） | 90 | 3.7 | 125 | 6 | 75 |
| 12岁 | 120（16.0） | 80 | 4.3 | 130 | 3 | 70 |

（三）体液平衡和代谢

小儿细胞外液在体重中所占比例较成人大，成人细胞外液占体重的20%，小儿占30%，新生儿占35%～40%。小儿水转换率（turnover rate）比成人大，婴儿转换率达100 ml/(kg·d)，故婴儿容易脱水。婴儿脱水5天，细胞外液间隙即空虚，成人脱水10天才达同样水平。细胞外液与细胞内液比例在出生后逐渐下降，2岁时与成人相近。

小儿新陈代谢率高，氧耗量也高，成人氧耗量3 ml/(kg·min)，小儿6 ml/(kg·min)，故小儿麻醉期间应常规吸氧。新生儿及婴儿对禁食及液体限制耐受性差，机体糖及脂肪储备少，较长时间禁食易引起低血糖及代谢性酸中毒，故婴儿手术前禁食时间应适当缩短，术中应适当输注葡萄糖。

小儿基础代谢率高，细胞外液比例大，效应器官的反应迟钝，常需应用较大剂量的药物，易于出现用药过量及毒性反应。麻醉时应考虑麻醉药的吸收和排泄，从而控制用药剂量。

## 三、小儿的药理特点

小儿尤其是新生儿对药物的反应与身体组成（脂肪、肌肉、水含量）、蛋白结合、体温、心输出量的分布、血-脑脊液屏障、肝肾功能等有关。新生儿体液总量、细胞外液量和血容量与体重之比大于成人，应用水溶性药物时由于分布容积较大，故新生儿按体重给药需较大剂量以达到需要的血液药物浓度（如抗生素、琥珀胆碱）。体内脂肪及肌肉含量随年龄增长而增加，新生儿及婴儿脂肪及肌肉相对较少，应用依赖再分布至脂肪而终止其作用的药物（如硫喷妥钠）时，临床作用时效较长。同样，应用再分布至肌肉的药物（如芬太尼），其作用时间也延长。新生儿出生时血-脑脊液屏障未发育完全，故许多药物在脑内的浓度比成人高。

肝是药物代谢的主要器官，药物的代谢速率取决于肝的大小和肝微粒体酶系统的代谢能力。肝的大小（体积）与体重的比例从出生到成年逐渐缩小。新生儿体内与药物代谢有关的酶系统发育不全，氧化药物的能力最差，而水解药物的能力与成人相仿。新生儿血液及血浆酶的活力低且血浆蛋白少，血浆酶活力随着年龄的增长而增加，并与血浆蛋白的增加一致，1岁时达成人值。各类药物与血浆蛋白结合量在新生儿、婴儿与成人是不同的。虽然新生儿肝体积占体重的4%，但酶系统未发育，故药物的血浆半衰期较长，至婴儿及儿童期，肝体积仍占体重4%，但酶系统已成熟，故药物的血浆半衰期较短。成人肝体积占体重的2%，肝代谢药物的功能好，药物半衰期也短。大多数药物及其代谢产物最终都经肾排泄。新生儿肾小球滤过率低，影响药物的排泄。随着年龄增长，肾小球滤过率增高。

小儿吸入麻醉药最低肺泡有效浓度（MAC）随年龄而改变，早产儿麻醉药需要量比足月新生儿低，新生儿比3个月婴儿低，而婴儿则比年长儿和成人麻醉药需要量大，其原因尚未明确。小儿呼吸频率快，心脏指数高，大部分心输出量分布至血管丰富的器官，加上血气分配系数随年龄而改变，故小儿对吸入麻醉药的吸收快，麻醉诱导迅速，但同时也易于过量。

## 四、术前评估与准备

小儿由于住院，离开家庭及父母，可产生严重的心理创伤，麻醉科医师于术前必须对患儿进行访视，与患儿建立感情，并取得小儿的信任。应对麻醉操作及手术的必要性进行解释，减少其恐惧心理。麻醉前访视除了解患儿心理状况外，应从家长处了解病史及过去史，有无变态反应史、出血倾向、肾上腺皮质激素应用史以及麻醉手术史。并询问家族中有无遗传性缺陷病或麻醉后长期呼吸抑制（可能血浆假性胆碱酯酶不足或有神经肌肉疾病）。应注意患儿体重，并与预计体重［年龄（岁）×2+8 kg］比较，可了解患儿营养发育情况，有无体重过低或超重。体格检查时注意牙齿有无松动，扁桃体有无肿大，心肺功能情况以及有无发热、贫血、脱水等情况。脱水程度可从皮肤张力、囟门、眼球、神志、血压等体征来估计（表8-16）。如有脱水，应在麻醉前纠正，每脱水1%需输液10 ml/kg。

**表8-16　脱水程度估计**

| 体征 | 脱水程度（占体重%） |
|---|---|
| 皮肤张力低、舌唇黏膜干燥 | 5 |
| 前囟凹陷、心动过速、少尿 | 10 |
| 眼球凹陷、低血压 | 15 |
| 昏迷 | 20 |

应注意化验资料，有无低血糖、低血钙以及钾钠情况，有无凝血功能障碍。肛温38℃以上，血红蛋白80 g/L以下，上呼吸道炎症，严重心肺功能不全，严重水、电解质紊乱等情况，应待病情改善后再行检查。

小儿不易合作，应按全身麻醉准备。向父母强调空腹的重要性，说明麻醉诱导前保持胃空虚，可减少呕吐误吸危险，保证麻醉安全。小儿禁食时间超过 12 h 可发生低血糖并有代谢性酸中毒倾向，故小儿禁食时间以不超过 8 h 为宜。近年研究小儿胃内液体排空快，进液体后有 1/2 在 11 min 内自胃排出，2 h 内其余液体可自胃排出，故主张适当缩短麻醉前禁食禁饮时间（表 8-17）。

**表 8-17 小儿术前禁食时间（h）**

| 项目 \ 年龄 | 固体食物、牛奶 | 糖水、果汁 |
|---|---|---|
| 6 个月以下 | 4 | 2 |
| 6～36 个月 | 6 | 3 |
| ＞36 个月 | 8 | 3 |

麻醉前用药的目的是产生术前镇静和安定，抑制呼吸道黏膜分泌，阻断迷走神经反射以及减少全麻药需要量。小儿新陈代谢旺盛，术前用药按千克体重计算，用量较大。硫喷妥钠、γ-羟丁酸钠、氯胺酮、氟烷、琥珀胆碱等药均需应用阿托品以对抗其副作用（迷走神经兴奋或唾液分泌增加），因此，阿托品在小儿麻醉前用药中占重要地位。

## 五、常用的麻醉药物

### （一）七氟烷

血/气分配系数为 0.63，因此诱导及苏醒迅速，七氟烷 MAC 比氟烷及异氟烷高，新生儿 MAC 是 3%，1～6 个月小儿为 3.3%，6 个月以上小儿为 2.5%。七氟烷气味比异氟烷好，对呼吸道无刺激性，易为患儿所接受。七氟烷很适合于小儿麻醉诱导及维持，其麻醉深度易于控制，合用肾上腺素不诱发心律失常。七氟烷对心肌收缩有一定抑制作用，但临床应用浓度下，血压不下降。七氟烷对呼吸有抑制作用，能增强非去极化肌松药的作用。七氟烷体内代谢率为 2.9%，比异氟烷高，但用药后肝肾功能仍正常。七氟烷与钠石灰相互作用可产生肾毒性代谢产物，在小儿低流量紧闭麻醉时应予以注意。目前认为对肝肾功能不全、颅内高压、恶性高热易感患儿，以及肥胖小儿均应慎用或不用。

### （二）氯胺酮

氯胺酮易溶于水，无刺激性，有良好的镇痛作用。氯胺酮不仅静脉注射而且肌内注射也有效。氯胺酮对各器官毒性作用小，可以重复用药，已广泛应用于小儿麻醉。静脉注射 2 mg/kg，注射后 60～90 s 入睡，维持 10～15 min，肌内注射 5～6 mg/kg，2～8 min 入睡，维持 20 min。氯胺酮使唾液及呼吸道分泌物增加，麻醉前必须应用颠茄类药物。氯胺酮适用于浅表小手术、烧伤换药、诊断性操作的麻醉以及全麻诱导。

氯胺酮诱导时有暂时性心血管兴奋作用，使血压、心输出量、脉搏均升高，中心静脉压及外周血管阻力也增加。休克及低心输出量小儿用氯胺酮后，由于其负性心肌肌力作用，可引起血压下降，甚至心搏骤停。国内外文献均已有报道，休克患儿不宜用氯胺酮麻醉。研究发现，氯胺酮麻醉时喉反射有一定抑制，故饱胃患儿不能用氯胺酮。新生儿或 6

个月以下婴儿用氯胺酮后可发生呼吸抑制，麻醉时应给氧，应严密观察、监测 $SpO_2$，及时处理。氯胺酮麻醉后恶心、呕吐发生率高（33%～44%），术后苏醒延迟，有时呈烦躁不安，是其缺点，术后幻觉及噩梦在小儿少见，如与咪达唑仑或地西泮合用，发生率还可下降。

（三）丙泊酚

丙泊酚是具有高度亲脂性的静脉麻醉药，麻醉起效快，代谢清除率快。由于小儿中央室分布容积大，故小儿丙泊酚剂量按千克体重计算比成人大，需 2.5～3 mg/kg 方能达到诱导效果。由于清除快，分布广，需连续静脉输注才能达到预计的稳态血药浓度，维持镇静催眠效果。丙泊酚有呼吸抑制作用，其发生及持续时间与剂量有关，2.5 mg/kg 静脉注射时 20%患儿有呼吸暂停，故麻醉时需吸氧和加强呼吸道管理。使用丙泊酚后收缩压、舒张压、平均压、心输出量和体循环阻力有不同程度下降，但不引起心率增快，故可减轻气管插管的血流动力学反应。丙泊酚可直接抑制心肌，心肌氧耗量下降；可降低颅内压，脑氧耗量、脑血流量及脑代谢率均有下降，眼内压也有降低。丙泊酚麻醉恢复时间早，患儿清醒迅速，脑功能如精神活动、认知能力恢复完善，麻醉后恶心、呕吐发生率低。丙泊酚的缺点是注射时疼痛，发生率高达 33%～50%，应选择肘前大静脉注射，缓慢注射可减轻甚至消除注射痛。小儿用丙泊酚诱导时可发生不自主运动，其原因不明。由于诱导平顺，起效迅速，麻醉深度易控，苏醒快且脑功能恢复完善，术后恶心、呕吐发生率低，故丙泊酚适宜用于小儿门诊手术及某些诊断性检查的麻醉。

（四）咪达唑仑

咪达唑仑 0.05～0.1 mg/kg 单独肌内注射 1 min 即起效，10～15 min 达作用高峰，产生良好的镇静及抗焦虑作用。也可使用咪达唑仑 0.25～0.5 mg/kg 加适量糖浆或含糖饮料口服给药，用药后 10～15 min 即产生镇静作用，20～30 min 作用达峰值，口服咪达唑仑后不影响术后苏醒时间。曾有研究比较小儿口服咪达唑仑不同剂量（0.25 mg/kg、0.5 mg/kg、1.0 mg/kg）术前用药效果，发现三组镇静及抗焦虑效果相同，但 0.5 mg/kg 及 1.0 mg/kg 组起效较快。

（五）阿托品

术前可应用阿托品，减少腺体分泌和拮抗某些麻醉药物的迷走神经兴奋作用。剂量为 0.02 mg/kg，肌内注射，其作用维持约 1 h。阿托品的副作用是引起热潴留，对已有高热或脱水的患儿，可应用术前静脉注射给药（剂量较肌注量减半）。

（六）维库溴铵

维库溴铵是泮库溴铵衍生物，肌松强度是泮库溴铵的 1.5 倍，时效仅泮库溴铵的 1/3～1/2，维库溴铵无明显心血管作用。本药自肝摄取自胆汁排出，肾消除维库溴铵的作用较小，肾功能不全患儿仍可应用。剂量 0.08 mg/kg，维持 25～30 min。

（七）罗库溴铵

罗库溴铵是单季铵甾类肌松药，$ED_{90}$ 是 0.3 mg/kg，按 2 倍 $ED_{90}$ 剂量（0.6 mg/kg）给药，起效时间 1～2 min，如按 1.2 mg/kg 给药，可在 60 s 时达到满意的气管插管条件。

罗库溴铵有中度迷走神经阻滞作用，血压轻度增高，心率有时可加快，但无组胺释放作用。常用剂量 0.3～0.6 mg/kg，维持 20～24 min。

## 六、几种小儿舒适内镜检查的麻醉方法

儿童的焦虑多系与父母分开有关。如果父母能平静而游戏般地将患儿转给麻醉科医师或护士，就无需使用术前用药。清醒患儿被带进手术间后，一般都比较配合，但往往会受到那些说话声音大、表情严肃的医护人员或无影灯的强光等意外事物的惊吓。所以要不断安慰患儿，手术间应保持安静，除了麻醉科医师与患儿交谈，其他人员最好不要开口，大声说笑会使小婴儿惊恐，较大儿童则会误认为被嘲笑，患儿意识未消失前在其身上安放监护设备（血压袖带、听诊器、ECG 电极、脉搏氧饱和度仪探头等）也会使某些患儿感到不安，可以以言语转移患儿的注意力。虽然小儿门诊麻醉时是否允许患儿家长于麻醉诱导时在场陪伴仍有争议，但有越来越多的麻醉科医师赞同这样做。需要注意，必须选择适当的家长并对他们进行必要的解释，使他们能保持冷静和支持，令麻醉诱导顺利进行，而且要在医生要求离场时及时离开。

### （一）小儿舒适消化道内镜

小儿消化系统疾病是十分常见的，不仅与其独特的消化系统解剖与生理特点相关，也与小儿不良生活习惯如挑食、偏食、喜吃零食、少吃主食、爱吃冷饮、暴饮暴食等有关。另外小儿易受幽门螺杆菌的感染、学习任务繁重，压力与持续的紧张等，也容易造成小儿消化系统功能失调，严重的会出现小儿消化系统疾病。现今，由于内镜技术的发展，内镜检查和治疗已广泛应用于儿科临床，国内外的大量资料证明这是一种安全可靠的诊疗方法。但是，内镜检查是一种需要插管的侵入性检查，会给患儿带来一些不适、恐惧，使相当部分需要内镜检查的患儿不接受内镜检查或拒不配合检查。无痛小儿消化内镜检查技术，可解决年幼不合作患儿的内镜检查问题。

**1. 小儿无痛胃镜检查麻醉前准备和麻醉方法**

国外从 20 世纪 70 年代初期，国内于 20 世纪 80 年代中后期开始将胃镜应用于儿童，且由于细径化小儿电子胃镜的出现，胃镜能满足各种不同年龄段小儿上消化道疾病诊治的需要。主要用于：①诊断吞咽困难或吞咽疼痛，应排除口咽或食管疾患。②诊断原因不明的呕吐，应除外消化系统疾患引起的呕吐。③诊断原因不明的胸痛，在除外心、肺疾患后，胸痛多见于食管的炎症或溃疡，其胸痛特点是疼痛常伴随进食而发生。④诊断原因不明的腹痛，是儿科临床常见的症状，涉及范围较广，有功能性的，也有器质性的，胃镜对确诊十分有利。⑤上消化道出血，其原发病除全身性疾病外（例如血液系统疾病或严重的感染性疾病），来自消化系统的出血多来自食管、胃、十二指肠的急慢性炎症，消化性溃疡，门脉高压症引起的食管、胃底静脉曲张破裂出血，以及血管瘤，过敏性紫癜等。⑥吸收不良和慢性炎性肠病：临床上常碰见一些难治性腹泻或吸收不良的患儿，这类患儿一般表现为病史长，发育、营养状况欠佳，用常规检查方法很难找到病因。这类病例适合进行内镜检查，可观察上消化道的黏膜状况，同时可以从食管、胃和十二指肠，乃至空肠近端取黏膜活检，做病理组织学检查。⑦误吞腐蚀剂：可以预测预后。⑧内镜治疗：如取消化道内异物或蛔虫，消化道出血止血，消化道息肉摘除等。然而小儿毕竟不是成人，首先在

心理上对胃镜操作易产生恐惧感，导致检查不合作，体位难以固定，增加操作困难，致胃镜操作时易损伤消化道黏膜，易造成胃镜检查中的盲端，导致漏诊及误诊，影响检查的准确性；再加上小儿的自身生理特点，消化道管腔较小，蠕动较快，脏器娇嫩，在胃镜检查时容易因咽喉部敏感而出现强烈的恶心、呕吐、嗳气而发生窒息、呼吸抑制以及血压升高、心率增快致心血管意外等并发症，因此在小儿胃镜检查治疗时借助麻醉就显得尤为重要。

小儿无痛胃镜检查术前应禁食 6 h、禁饮 4 h，在空腹时进行检查，否则胃内存有食物则影响观察，且增加呕吐误吸的危险。向患儿家属解释说明麻醉过程中可能出现的异常情况，征得同意后签署麻醉知情同意书。检查室内必须配备氧气、多功能监护仪、中心吸引、各种急救药品、小儿面罩及简易呼吸囊、喉镜、各种型号的气管导管。一台麻醉用呼吸机备用。患儿入室后左侧卧位于检查床上，开放静脉通路，中流量鼻导管吸氧，连续监测 ECG、心率、血压、脉搏氧饱和度。现介绍几种小儿无痛胃镜检查的麻醉方法：

（1）丙泊酚麻醉：检查前 30 min 患儿肌注阿托品 0.02 mg/kg，入检查室后丙泊酚 3 mg/(kg·h) 微量泵静脉持续注射（<3 岁患儿丙泊酚以 5%葡萄糖溶液双倍稀释后再静注）。待患儿睫毛反射迟钝、睡眠安静、呼吸规律时开始置镜。术中根据患儿的反应（如有肢体活动、呻吟等）及检查时间的长短调整丙泊酚用量，可追加 0.5 mg（每次）以维持满意的麻醉，术毕前 5 min 停药。

（2）氯胺酮麻醉：检查前 30 min 患儿肌注阿托品 0.02 mg/kg，入检查室后用盐酸氯胺酮 2～3 mg/kg 静脉缓慢推注，患儿进入睡眠状态、肌肉松弛、睫毛反射消失开始进镜检查，患儿体动明显时追加氯胺酮 0.5～1 mg（每次）。

（3）咪达唑仑复合丙泊酚麻醉：检查前均予咪达唑仑（0.02～0.03 mg/kg）及丙泊酚（0.6～0.7 mg/s）静脉推注，2 种药物间隔时间为 3～5 min，待患儿进入浅睡眠状态、肌肉松弛、睫毛反射消失开始进镜检查，患儿体动明显时追加丙泊酚 0.5～1 mg/kg。

**2. 小儿无痛肠镜检查麻醉前准备和麻醉方法**

小儿大肠镜检查已普遍开展，主要用于：①原因不明的慢性腹泻、黏液便、黏液脓血便的协助诊断；②急慢性消化道出血的诊断和治疗；③结肠息肉摘除；④肠套叠复位治疗；⑤X 线钡餐造影发现可疑病变的确诊；⑥异物取出；⑦结肠术后及炎性肠病治疗效果的观察等。坏死性结肠炎、中毒性巨结肠、肛门病变伴有明显疼痛者和有全身性重症疾病患者不能行结肠镜检查。结肠镜检查过程中有一定痛苦，且小儿由于恐惧而不配合，增加插入的困难和危险，这时短暂、安全的全身麻醉甚为必要。小儿大肠镜检查实行静脉麻醉，能明显减轻患儿恐惧及痛苦，增加肠镜插入成功率，降低插入危险性。由于肠镜检查过程中，患儿无知觉，所以手法必须轻柔，动作准确，减少滑镜长度，少注气，多吸气，能发现病灶，明确诊断即可，不必每例都要求插至回盲部，以减少操作时间，避免不必要的并发症。

小儿无痛肠镜检查术前常规肠道准备，禁食 6 h、禁饮 4 h。向患儿家属解释说明麻醉过程中可能出现的异常情况，征得同意后签署麻醉知情同意书。检查室内必须配备氧气、多功能监护仪、中心吸引装置、各种急救药品、小儿面罩及简易呼吸囊、喉镜、各种型号的气管导管。一台麻醉用呼吸机备用。患儿入室后左侧卧位于检查床上，开放静脉通路，中流量鼻导管吸氧，连续监测 ECG、心率、血压、脉搏氧饱和度。现介绍几种小儿无痛肠镜的麻醉方法。

（1）丙泊酚麻醉：术前30 min肌注阿托品0.02 mg/kg，入室后丙泊酚2 mg/kg静脉缓慢注射，患儿进入浅睡眠时停止推注，开始肠镜检查，若检查未结束患儿清醒或手脚不自主活动，追加丙泊酚0.5 mg/kg。

（2）氯胺酮麻醉：术前30 min肌注阿托品0.02 mg/kg，入检查室后氯胺酮1～2 mg/kg缓慢静脉注射，于30～60 s内推注完，患儿无睫毛反射即行肠镜检查，若检查中患儿手足活动，追加氯胺酮0.5～1 mg/kg。

（3）七氟烷吸入麻醉：术前建立静脉通路，七氟烷2%～5%面罩吸入，达到深度镇静，即处于入睡状态，意识消失、呼之不醒、睫毛反射消失、轻痛刺激无躯体反射后由内镜医师开始进镜检查，检查过程中密切观察患儿的血压、心率、呼吸、血氧饱和度及患者反应。进行内镜检查操作过程中，根据患者的具体情况，若因不适致不自主动作较多时，适当增加吸入浓度，当插镜到达回盲部时，停止吸入七氟烷，吸入4～6 L/min氧气至患儿清醒。

### （二）小儿无痛支气管镜

小儿支气管镜最常用于小儿的气道异物取出，多见于2～5岁小儿。小儿呼吸系统特殊的解剖与生理特点，术中麻醉与手术共用呼吸道，气道异物对呼吸道刺激后的病理生理变化，这都大大增加了手术中的麻醉风险。小儿咽喉腔较小，容易受刺激后出现喉痉挛；会厌长，声门下环状软骨水平处最狭窄，局部水肿易继发呼吸道阻塞；机体代谢率高，心排血量高和功能残气量小，在气道阻塞或窒息时较快出现低氧血症；刺激婴幼儿气道可引起迷走神经兴奋造成心动过缓。麻醉前应做好充分的准备，包括器械与药物的准备（小儿呼吸机、监护仪、小儿喉镜、气管导管、小儿简易呼吸囊、小儿面罩、麻醉药物等）、小儿病情的评估（既往史、禁饮禁食情况、发绀程度、异物位置、双肺呼吸音与啰音等）。术前给予抗胆碱药物可以减少手术刺激或麻醉药物所引起的分泌物增多，不合作患儿应给予基础麻醉，避免小儿哭闹加重发绀程度。术前应该与患儿的家长充分沟通，向其详细说明手术与麻醉的风险，并取得其信任。

无痛支气管镜一般采用全身麻醉，有保留自主呼吸或不保留自主呼吸两种方式。①保持患儿自主呼吸。麻醉后面罩辅助呼吸，吸氧（去氮）给予一定氧储备后立刻手术，同时气管镜连接呼吸机或高频喷射通气机供氧。目的是通过保持患儿的自主呼吸，吸入纯氧后能维持血氧饱和度。但此方法缺点是麻醉深度不容易控制，麻醉过深易致呼吸抑制，麻醉过浅则手术操作刺激容易引起喉痉挛与支气管痉挛等呼吸道并发症，同时不能给术者提供一个满意的手术气道环境，延长了手术时间，间接提高了患儿的麻醉风险。②不保留自主呼吸方式则给予肌松药打断患儿自主呼吸，可选择气管内插管、间歇性暂停通气、气管镜与呼吸机相连接控制呼吸或喷射通气几种通气管理形式。这种方法下麻醉科医师可以给予患儿足够的麻醉深度，既有效防止了麻醉过程中各种呼吸道并发症的发生，同时也给术者提供了一个好的气道环境。但要注意严密监测患儿氧饱和度，维持患儿足够的通气和氧供。应注意小儿气管导管内径较细，纤维支气管镜进入管腔后可造成严重的通气困难，需适当延长呼气时间，避免引起气压伤，采用喷射通气的方式时尤应注意。在喷射通气早期，小儿喷气驱动压力可设定为0.35～0.7 bar，其后根据胸廓起伏适当调整通气压力。

当存在上呼吸道阻塞，特别是存在呼气相阻塞情况时，造成气压伤的风险增大，声门下进行喷射通气造成气压伤的发生率明显高于声门上，应适当降低声门下喷射通气的驱动压。高频通气模式和应用肌松药有助于改善气道压力，通气频率一般为 60～180 次/分。

麻醉方案主要根据患儿的年龄、发育和健康情况、病变部位、气道堵塞情况、手术方式、麻醉和手术设备的情况，以及麻醉科医师和手术医生的能力与经验等因素制订。年龄较小的患儿可采用吸入麻醉药诱导麻醉，七氟烷无刺激气味易为患儿接受，且诱导迅速。在咽喉部和上呼吸道黏膜表面应用利多卡因或丁卡因，可以减少喉痉挛、咳嗽或屏气现象的发生。年龄较大的患儿可采用静脉麻醉诱导麻醉。值得注意的是镇静药物可能加剧呼吸功能的损害，所以应用芬太尼或咪达唑仑等药物时，应严密监测并充分关注可能造成的气道阻塞加重或呼吸功能衰竭。由于此种手术的时间多较短，应选择联合使用短效药物维持麻醉，可采用氯胺酮-丙泊酚或丙泊酚-瑞芬太尼联合应用，不保留患儿自主呼吸的可以伍用肌松药物。气道管理方面，间歇性地退出支气管镜，通过面罩、喉罩或气管导管等进行有效通气的方式最常用。

我院麻醉科使用的硬式支气管镜可连接呼吸机螺纹管，在进行镜检的同时，可以机控或手控辅助患儿呼吸，只需在用异物钳钳夹异物时才暂停患儿呼吸，充分保证了术中的氧供。手术操作和支气管镜的多次往返容易造成术中或术后的气道黏膜水肿，可适当使用激素以减轻或预防水肿的发生。术前、术后观察核对患儿牙齿数目和状况，避免牙齿脱落造成气道堵塞。术毕若患儿自主呼吸未完全恢复可行气管插管，后常规复苏拔管，完全清醒后送回病房。

## 七、并发症的预防及处理

小儿对麻醉的代偿能力有限，麻醉期间必须严密观察，如能在出现异常反应的早期及时发现和处理，很多并发症是可以避免的。只要术前作好充分准备，配备必要的小儿麻醉器械，麻醉期间使用监测仪器（特别是脉搏氧饱和度仪和呼气末 $CO_2$ 监测）并严密观察病儿，及时发现及处理各种异常情况，麻醉并发症是可以减少至最低限度的。

### （一）呼吸系统并发症

呼吸系统并发症是小儿麻醉最常见的并发症，主要由于呼吸抑制、呼吸道阻塞及氧供应不足所致，可发生于术中及术后，处理原则包括清除呼吸道分泌物，进行辅助呼吸以及增加氧供应。

**1. 呼吸抑制**

小儿呼吸易于抑制，用药过量或病儿对麻醉药有高敏反应即可引起呼吸抑制。应用肌松药后必须加强呼吸管理及监测，术后呼吸抑制可因全麻过深和（或）肌松药残余作用引起，应针对原因进行处理。

**2. 呼吸道阻塞**

呼吸道阻塞在小儿麻醉时很常见，舌后坠及分泌物过多是上呼吸道阻塞的常见病因。小儿即使进行气管内麻醉，仍有呼吸道阻塞的潜在危险，因导管可能扭曲，导管腔也可因稠厚分泌物结痂而阻塞，故吸入麻醉气体应加以湿化，使分泌物易于吸出，从而避免痂皮形成。小儿气管插管后喉梗阻发生时间多在气管拔管后 2 h 以内，也可在拔管后即出现吸气性凹陷，严重的有典型的“三凹”征，血氧饱和度下降。喉镜检查可见喉部充血，黏膜水肿，以杓状软骨部位最明显，处理包括：①镇静、吸氧；②静脉注射地塞米松 2～5 mg；③局部给予麻黄碱及地塞米松喷雾（喷雾液配方：麻黄碱 30 mg、地塞米松 5 mg 加 0.9% 氯化钠液至 20 ml），病情常可好转并逐渐消退。

**3. 喉痉挛和支气管痉挛**

喉痉挛是小儿麻醉期间常见并发症，多因浅麻醉下局部刺激（机械性或分泌物）所致，经吸氧或加深麻醉而缓解，严重喉痉挛需行面罩加压氧辅助呼吸，如无效，应及时用肌松药（琥珀胆碱或维库溴铵）静脉注射后进行气管插管。拔除气管导管有时可产生拔管喉痉挛，故拔管前应清除咽喉部分泌物，并拔除食管听诊器及测温探头，以减少刺激性。拔管后可让病儿自主呼吸，不能用强烈的加压呼吸，否则反而引起喉痉挛。严重喉痉挛可引起缺氧，如加压呼吸无效，有时需用肌松药物静脉注射后再经气管插管给氧，故小儿拔管时应准备好再行气管插管的器械。

支气管痉挛是下呼吸道阻塞的常见原因。支气管痉挛时有喘鸣音，气管导管通常很畅通，但吹张肺时阻力很大，此时可试用阿托品、氨茶碱或地塞米松静脉注射，支气管痉挛可望获得改善，如仍未改善，可应用肌松药物静脉注射。

### （二）循环系统并发症

小儿麻醉期间，心率、心律及血流动力学改变较呼吸系统少见。正常婴儿应用阿托品后心率可增快达 180 次/分，一般情况下并无不良后果。麻醉期间心率减慢可因低氧血症、迷走神经刺激或心肌抑制所致。心动过缓在小儿麻醉时提示有危险性因素存在。婴儿依靠心率维持心输出量，当心率减慢时，心输出量随之降低。小儿对缺氧代偿能力差，如未及时治疗，可导致心搏骤停。心搏骤停是麻醉期间最严重的并发症，麻醉期间心电图监测可早期发现各种心律异常，及时诊断心搏骤停。发现心搏骤停时应立即停止麻醉，进行胸外挤压，静脉注射肾上腺素，非气管内麻醉者应立即行气管插管，并用纯氧进行过度通气。与成人有所不同，小儿胸壁弹性较好，胸外挤压效果满意。

### （三）神经系统并发症

中枢神经缺氧可因麻醉期间缺氧造成。一旦发生脑缺氧，病儿术后昏迷，甚至有抽搐，必须及时用低温、脱水治疗，并给予氧气吸入，有抽搐可应用地西泮或硫喷妥钠治疗，如治疗不及时，即使病儿清醒，也可造成智能低下、痴呆等后遗症。氯胺酮麻醉时可发生肌震颤，减浅麻醉后很快消失，通常无后遗症。

## 八、离室和离院标准

### （一）离室标准

患儿接受无痛支气管镜检查后可送往观察室或麻醉后恢复室复苏，要求配备吸氧设备、监护仪和负压吸引设备，患儿卧床休息，一级护理，有专门的麻醉护士监护患者。在观察室的患者符合以下条件可转送患者回休息室，住院患者可转送回病房继续观察。

1. 气管插管的患儿已拔除气管导管。

2. 神志完全清醒，定向力恢复，肌张力正常。

3. 生命体征平稳，呼吸循环稳定。

4. 呼吸空气 $SpO_2$ 不低于术前。

（二）离院标准

患儿在休息室，需一般护理，可让患儿家长在旁陪伴，病情有需要时可经静脉输液给药。患儿在休息室休息半小时左右，符合以下条件可离院。

1. 无恶心、呕吐、头晕、疼痛及出血。

2. 可自己穿衣行走或配合护理，有家长陪同。

3. 留下有效的联系方式。

有条件的医院可把患者转送麻醉后恢复室，由麻醉科医师和麻醉护士管理，患儿符合以上条件者，可离院。行气管异物取出术的患儿离院留观时间应延长，出院后门诊随诊。

# 第十一节 特殊患者的门诊舒适内镜的麻醉处理

## 一、老年患者

从医学概念看，老年是指因年龄增长而致全身器官功能减退和组织细胞退行性改变的阶段。但对老年的定义及其年龄界限迄今并无公认的标准。目前用以划定老年的标准是人为的从管理和流行病学角度来考虑的。在我国界定 59 岁以上为老年，国际上多以 65 岁开始称为老年。对于健康老年人来说，此时的生理变化和对药理的影响尚不显著，还不是生理意义上的老年。WHO 定义 45～59 岁为中年，59～74 岁为较老年，75～89 岁为老年，90 岁以上为长寿老年。随着人类社会的发展，物质和文化生活的提高，医疗保健事业的进步，各国人口的平均寿命正在不断延长。在我国，人口的平均寿命约比新中国成立前延长了一倍。由于老龄人口的增加，我国已接近进入老龄社会（占人口的 10%以上），个别城市则已提前进入老龄社会。健康地度过晚年是老年人普遍的愿望，老龄人口的增加必然导致老年人因病就医的增多。

（一）麻醉评估

纪年年龄（chronologic age）与生理年龄常不一致，而生理年龄缺乏判定标准。在临床上常可看到有的患者纪年年龄不大，却未老先衰；有的患者年事已高，但体质健壮，脏器功能和思维等仍然良好。麻醉科医师在对老年患者进行评估时，除参照其实际年龄外，应根据其病史、化验和特殊检查、体格检查等对其全身情况、脏器功能作出评估。应注意对老年人造成威胁的是其并存症而非年龄本身。

**1. 生理、病理特点**

老年人神经系统呈退行性改变，储备功能降低。老年人自主神经反射的反应速度减慢，反应强度减弱，反应幅度较小，不能有效地稳定血压。故老年人不易维持血流动力学的稳定，其适应外界因素改变的能力和反应速度下降。老年人自主神经系统的自我调控能力差，如使用能降低血浆儿茶酚胺水平或能破坏终末靶器官功能的麻醉药，或采用迅速阻滞交感神经的麻醉技术如蛛网膜下腔阻滞或硬脊膜外腔阻滞，都很可能导致低血压。

随着年龄的增长，主动脉和周围动脉管壁增厚，硬化程度增加，对血流的阻抗增加，收缩压、脉压增加。一般认为老年人心功能降低，难以承受强度较大的应激。老年人的心血管功能除受衰老进程的影响外，还常受到各种疾病的损害，在老年人中约50%～65%有心血管疾病。故在评估其心血管功能状态时应特别重视其储备功能，在围术期要特别注意对心功能的支持、维护和及时处理。

呼吸系统的功能随年龄增长而减退，特别是呼吸储备和气体交换功能下降。在59岁以后呼吸功能减退较明显，但女性的减退程度较轻。老年人在应激时易于发生低氧血症、高二氧化碳血症和酸中毒。在围麻醉期间应注意监测、维护和支持呼吸功能，防止呼吸并发症和呼吸衰竭的发生。

**2. 药理特点**

临床上，老年人对各种麻醉药物的耐受性和需要量均降低。年龄增长，则相对的MAC或ED50的需要量进行性降低，此种降低对已知的所有麻醉药都一样，降幅可高达30%。虽然对其机制尚不明了，但认为它基本上是生理过程而非药理过程。根据以上特点，对老年人用药应该酌减剂量，慎重从事，加强监测。

**3. 麻醉风险评估**

老年人由于全身性生理功能降低，对麻醉和手术的耐受能力较差，并存其他疾病的发生率高，因而麻醉和手术的风险普遍高于青壮年患者。术前评估包括患者的全身状况及心、肺、肝、肾等重要器官的功能，以及中枢神经系统和内分泌系统的改变。老年人由于衰老过程所带来的生理改变，虽然增加了手术和麻醉的风险，但其危险程度远不如其术前存在的并存症以及并存症发展加重的可能性。此外，老年人常服用多种药物，药物的不良反应常对老年人构成严重的威胁。应详细了解患者的现在和过去病史，通过体格检查、辅助检查，必要时增加一些特殊检查，对所获得的资料加以综合分析。老年人麻醉、手术的危险，主要与原发病的轻重，并存疾病的多少及其严重程度密切相关。在评估麻醉和手术的风险程度时，一般均需考虑患者、手术、麻醉三方面的危险因素。

### （二）麻醉特点

**1. 麻醉前准备**

嘱患者不必停服日常药物，停药反而打破患者长期的平衡状态，容易诱发并发症的出现。常有患者咨询，禁饮禁食如何服药？通常10 ml的水送服药物是不会增加反流误吸的危险的。需要进行胃镜检查的患者是否应该服药？少量药片对于空腹状态的患者，很快就可排空，即使残留在胃中，对胃镜的视野也不会有影响。

**2. 麻醉处理**

检查室内备好各种抢救药物及设备。对于老年患者，门诊内镜的麻醉并发症最常见的是血压下降、心律失常，其次是呼吸抑制。应稀释好麻黄碱、阿托品或山莨菪碱备用，常规吸氧提高氧储备。一般门诊内镜检查及内镜辅助下手术，时间比较短，只要维持好患者麻醉期间的呼吸循环稳定，对患者的生理情况不会有很大的影响。麻醉应尽量选择对生理干扰较少、麻醉停止后能迅速恢复生理功能的药物和方法。其次在麻醉、手术实施过程中应能有效地维持和调控机体处于生理或接近生理状态（包括呼吸、循环和内环境的稳定），并能满足手术操作的需要。切忌麻醉过深或过浅，以免引起血压和心率的大幅波动。给药必须小量多次应用，推注速度须缓慢，给药过程中密切观察患者的神志、生命体征等情况。如采用静脉全身麻醉，可应用靶控输注，使给药更个体化、更安全。

## 二、高血压患者

高血压病是最为常见的心血管疾病之一，又与冠心病、脑血管疾病的发生和发展密切相关，随着全球老龄化，高血压病的发病率逐年增加，估计我国已有1亿人口患有程度不等的高血压病，如包括一些继发性和症状性的高血压患者则比例更大。在临床上合并有高血压病或血压异常升高的患者行内镜诊疗的病例也愈来愈多，由于麻醉药、麻醉方法和监测技术的迅速发展，大大减少了麻醉中的并发症和术后死亡发生率。

（一）麻醉评估

**1. 高血压的诊断标准和分期**

2019年《中国老年高血压管理指南》中基本采用的是世界卫生组织诊断高血压的标准。其中，将120～139/80～89 mmHg列为正常高值是根据我国流行病学数据分析的结果。血压处于此范围内者，应认真改变生活方式，及早预防，以免发展为高血压（表8-18）。

**表8-18 高血压诊断标准和分期**

| 类别 | 收缩压（mmHg） | 舒张压（mmHg） |
|---|---|---|
| 正常血压 | <120 | <80 |
| 正常高值 | 120～139 | 80～89 |
| 高血压 | ≥140 | ≥90 |
| 1级高血压（"轻度"） | 140～159 | 90～99 |
| 2级高血压（"中度"） | 160～179 | 100～109 |
| 3级高血压（"重度"） | ≥180 | ≥110 |
| 单纯收缩期高血压 | ≥140 | <90 |

**2. 麻醉风险评估**

高血压患者进行麻醉前应对其病情作出客观评估。其风险除了与血压水平有关外，还与心血管危险因素有关。主要的危险因素有吸烟、高血脂、糖尿病、年龄大于60岁、男性或绝经期女性、有心血管病家族史、靶器官损害（如左心室肥厚）、心绞痛/心力衰竭及有冠状动脉重建术史、脑血管意外、肾病、周围血管病和视网膜病等。

（1）低危组：男性年龄低于55岁，女性低于65岁的1级高血压患者，10年内发生心血管疾病的可能性小于15%，如为临界高血压者危险性更低。该组患者对麻醉和手术的耐受程度与非高血压患者无明显区别。

（2）中危组：包括有不同水平的高血压和危险因素，一些患者血压水平不高但有多种危险因素，另一些患者相反，血压水平很高而无或有少量危险因素，10年内发生心血管等并发症的概率为10%～15%。麻醉手术的风险与靶器官的损害程度有关。

（3）高危组：存在有3个危险因素的1级和2级高血压患者或不伴有其他危险因素的3级高血压患者，10年内发生心血管并发症的概率为20%～30%。麻醉风险较大，所以在麻醉前应详细了解病情，作好充分准备，加强麻醉中的管理，减少麻醉中和术后的心血管并发症。

（4）极高危组：3级高血压伴有2～3项危险因素，预计10年心血管并发症的发生率超过30%，一般不宜做手术，否则术中、术后的死亡率高。

（二）麻醉特点

**1. 麻醉前准备**

即使术前血压控制较好，也难免对内镜诊疗存在恐惧和焦虑。医护人员尽量让患者进入手术室时处于安静、合作、血压适当的良好状态。有些患者平时血压并不高，看见医护人员后血压异常升高，是所谓的“白大衣”高血压。这时，医护人员应该尽量安慰患者，使患者放松心情。现在临床上长期应用的降压药有β受体阻滞剂、钙通道阻滞剂、血管紧张素转化酶抑制剂和利尿剂等。因门诊内镜诊疗需时较短，对患者的生理影响小，麻醉前不必停用高血压药物。但要注意高血压药物与麻醉药物的协同作用，以免麻醉期间引起患者血压过低的情况。在我国有一定比例的高血压患者是不知晓病情的，往往在手术前体检中发现，只要血压稳定，不必强调降至正常血压才能手术，适当配用镇静剂即可。

**2. 麻醉处理**

（1）检查室内备好各种抢救药物及设备。应稀释好麻黄碱、阿托品或山莨菪碱备用，常规吸氧提高氧储备。

（2）麻醉应尽量选择对血压干扰较少的药物。丙泊酚有心肌抑制和外周血管扩张作用，常引起血压下降和心率减慢，应用时应缓慢注射，减轻心血管反应。依托咪酯是对心血管影响最小的静脉麻醉药，适用于高血压患者的麻醉诱导，氯胺酮有较强的交感神经兴奋作用，麻醉诱导时常引起一过性的血压升高、心率加快，心肌的氧耗也增加，在高血压患者中不宜应用。

（3）麻醉管理比麻醉选择更为重要，原则是尽量保持术中的血压稳定，防止血压剧烈波动造成的心律失常、心力衰竭或脑血管意外的发生，保证心、脑、肾等重要脏器的血液灌注。麻醉维持期应保持一定的麻醉深度，根据内镜操作调节给药的浓度和速度，避免因麻醉深度不稳定造成的血压波动，为此，强调术中麻醉药血药浓度的恒定，间断给药对血药浓度波动较大易造成麻醉深度不稳，微量注射泵持续输注能保持恒定的血药浓度，靶浓度给药（TCI）通过手术中各时期对麻醉深度的要求设定所需浓度，由计算机根据该药物的药代动力学参数来决定给药速度和给药量，是较为理想的给药方法。加强麻醉中监测，及早发现低血压以及给予处理，避免影响重要脏器的血液灌注，引起心肌梗死或脑血栓形成等相关并发症的出现。无论原血压值高低，凡血压低于原水平25%～30%即为低血压或严重低血压。一旦发现低血压发生，要及时处理，在补充血容量和减浅麻醉的同时可适量应用作用缓和的血管活性药如麻黄碱10～15 mg静注，必要时可小剂量应用多巴胺10～20 mg/250～500 ml静滴。比原血压水平升高30 mmHg以上者均称为手术期高血压，血压过高可增加心肌做功和氧耗，并可诱发心律失常和心力衰竭直至心搏骤停。当血压急剧升高时可加深麻醉，必要时可用降压药，如乌拉地尔0.3～0.5 mg/kg，钙通道阻滞剂尼卡地平1～2 mg缓慢静注，0.01%～0.02%硝酸甘油或0.05%硝普钠静脉滴注。

## 三、肥胖患者

体重指数（body mass index，BMI）现已普遍用于衡量肥胖。体重指数为体重（kg）除以身高（m）的平方，即 BMI（$kg/m^2$）＝体重(kg)/身高（m）$^2$。标准体重男性的 BMI 为 22 $kg/m^2$，女性为 20 $kg/m^2$。BMI≤25 $kg/m^2$ 属正常，BMI 26～29 $kg/m^2$ 为超重(over weight)，相当于体重超过标准体重 20％以上。BMI≥30 $kg/m^2$ 而体重尚未超过标准体重 100％或 45 kg 者为肥胖（Obesity），BMI>40 $kg/m^2$。体重超过标准体重 100％以上者，为病态肥胖（morbid obesity）。大部分病态肥胖患者的动脉 $CO_2$ 分压（$PaCO_2$）仍在正常范围，属单纯肥胖；但有 5％～10％患者可出现低通气量及高碳酸血症，即所谓肥胖性低通气量综合征（obesity-hypoventilation syndrome，OHS）或匹克威克综合征(Pick-Wickian syndrome)。随着经济发展，饮食结构改变，我国的肥胖人数日益增多。肥胖常伴随重要脏器生理功能改变及并存相关疾病，影响健康，增加麻醉及手术的风险，解剖异常也给麻醉管理带来困难。

### （一）麻醉评估

#### 1. 肥胖对生理的影响

肥胖患者胸腹部堆积大量脂肪，胸顺应性降低，膈肌升高，功能残气量（FRC）、肺活量（VC）及肺总量（TLC）减少，容易产生通气/灌注（V/Q）失调，静脉血掺杂增加，氧分压降低（$PaO_2$）。体位改变对肥胖患者肺容量的影响非常明显。仰卧位时，麻醉后功能残气量进一步减少，加重肺顺应性低下及通气/灌注比例失衡。随着肥胖程度的增加，肺部并发症及由肺动脉高压所引起的病变越来越重，使得患者的健康状况越来越差，可演变为 OHS。OHS 主要见于在静息状态下出现低通气量及高碳酸血症的病态肥胖患者，约占病态肥胖患者的 5％～10％。此综合征包括极度肥胖、嗜睡、低肺泡通气量、周期性呼吸、低氧血症、继发性红细胞增多症、肺动脉高压、左右心室增大（尤以右心室增大为主）、右心功能不全、凹陷性水肿、肺部啰音和肺水肿。患者常于睡眠开始后即出现舌后坠致上呼吸道梗阻，继而因缺氧及 $CO_2$ 蓄积迫使患者苏醒而恢复呼吸，入睡后又再次发生舌后坠，周期性发作呼吸暂停，使患者不得安眠，以白天嗜睡为其特殊表现，此种情况也可称为睡眠呼吸暂停综合征（sleep apnea syndrome，SAS），其病因尚不清楚，可能为中枢神经系统对通气调节失控和（或）呼吸肌对神经冲动不起反应所致。OHS 患者手术和麻醉的风险非常高，仅取仰卧位对他们来说就可能是致命的。如果患者有坐位睡觉的经历，应引起高度重视。

肥胖人的循环血量、血浆容量和心输出量随着体重和氧耗量的增加而增加，但脑和肾的血流量与正常人相似，而内脏的血流却比正常体重的人增加 20％，其增加的心输出量主要供应脂肪组织。肥胖人氧耗量增加显著降低了心血管储备功能，增加围术期的风险。有心血管疾病的肥胖患者围术期的风险更大。肥胖患者患高血压的风险是正常体重人的 10 倍。长期的前负荷增加，使左室心肌肥厚、扩大，心室壁顺应性降低，收缩功能减退，左室舒张末压和肺毛细血管楔压增高。加之长期的心输出量和血容量增加，体血管阻力增加，最终导致左心室功能不全。大多数肥胖患者的肺动脉压增高，肺动脉压增高可导致右心室功能不全。50 岁以下的肥胖患者，并发冠心病、心肌梗死和猝死的概率明显增加。

虽然肥胖患者的胰岛细胞增生，血浆胰岛素含量高于正常，但其糖耐量降低，故常并发非胰岛素依赖型糖尿病。

过度肥胖患者90%有肝内脂肪浸润，但常规临床肝功能试验多无异常表现。

**2. 肥胖对药理作用的影响**

肥胖患者肝功能常发生一些异常，影响经肝代谢药物的清除，但不影响药物的Ⅰ相代谢（如氧化、还原及水解反应），而通过Ⅱ相结合途径（葡萄糖醛酸及硫酸盐结合）清除的药物，肥胖患者较正常人似乎代谢得更快。

卤素类吸入麻醉药在肥胖人体内的代谢高于正常人，从而可能引起血浆氟离子浓度增高。药物血浆浓度受稳态分布容积和清除率的影响。

肥胖患者脂溶性麻醉药的分布容积更大，一次给药剂量的血浆浓度低于正常人，最终消除半衰期延长。肥胖患者和非肥胖患者丙泊酚的初始分布容积没有差别，在稳态血药浓度下，全身清除率和分布容积与体重相关，分布容积和清除率的同时增加抵消了消除半衰期的延长，故没有证据表明丙泊酚在肥胖患者体内有蓄积现象。肥胖患者芬太尼的分布容积并不增大，按标准体重给药时，和非肥胖患者的药代动力学参数相似；舒芬太尼在肥胖患者的分布容积增大，消除半衰期延长，但血浆清除率与非肥胖患者相似；肥胖患者阿芬太尼的分布容积与非肥胖患者相似，但血浆清除率降低，故致消除半衰期延长。

**3. 麻醉风险评估**

肥胖患者麻醉前评估除应详细了解病史及体检外，应着重了解呼吸和循环系统的问题。呼吸系统的评估应注意呼吸道通畅程度，询问与麻醉和手术有关的上呼吸道阻塞、气道暴露困难史及睡眠时有无气道阻塞的症状（经常性的夜间打鼾、呼吸暂停等），这些现象提示患者在意识模糊或麻醉诱导时，可能发生机械性气道阻塞或难以处理的气道暴露困难。体检注意评估气管插管困难程度。应详细了解患者的活动度及对体位改变的适应能力。如果有异常发现，必要时应作进一步检查，如动态心电图、超声心动图等检查。必须了解空腹血糖、糖耐量；如果发现有糖尿病或酮症时，应该在诊疗前给予治疗。此外还应询问患者是否有食管反流症状。

### （二）麻醉特点

**1. 麻醉前准备**

检查室内备好各种抢救药物及设备。麻醉诱导前必须详细评估气管插管困难的程度及风险，应备好困难气管插管所需的器具，如氧气面罩、口咽通气道、鼻咽通气道、导管芯、枪式喷雾器、多种型号的喉罩、各种型号的咽喉镜片及纤维喉镜等。患者入室后常规吸氧提高氧储备。

**2. 麻醉处理**

肥胖患者一旦出现呼吸和心血管系统的紧急情况，处理极为困难，因此任何潜在的危险都必须尽可能早地被发现并进行有效的处理，所以，术中严密监测非常重要。低氧血症是肥胖患者围术期的主要危险，因此必须监测脉搏血氧饱和度。行无痛内镜检查时，可先联合应用局麻药物表面麻醉，尽量减少静脉麻醉药的用量。给药时必须缓慢少量分次给予，给药后等足够的起效时间。因为肥胖患者给药后可能起效较慢，切忌给药后马上检查，患者挣扎又追加药物，容易造成药量过多。

## 四、糖尿病患者

生活水平的不断提高，糖尿病患者也在不断地增多，如何处理糖尿病患者无痛内镜检查的麻醉，是各位麻醉科医师经常遇到的问题。

### （一）麻醉评估

#### 1. 糖尿病分型

（1）1 型糖尿病：也称为胰岛素依赖型糖尿病（insulin-dependent diabetes mellitus, IDDM），约占 10%。发病年龄多数在 30 岁以下，儿童与青少年发病，故又称为青少年糖尿病。这类患者胰岛素缺乏，口渴多饮，消瘦，尿量显著增加，易于发生酮症酸中毒。

（2）2 型糖尿病：也称为非胰岛素依赖型糖尿病（non-insulin dependent diabetes mellitus, NIDDM），占糖尿病的 90%。发病年龄多在成年以后，故称为成人型糖尿病。这类患者起病缓慢、隐匿，通常胰岛 β 细胞仍具有一定的分泌功能，但分泌高峰后移。胰岛素靶细胞上的胰岛素受体或受体后缺陷使得外周对胰岛素利用障碍。这类患者通常有明显的家族遗传性，体重超重或肥胖，无明显酮症倾向，但易出现非酮症高渗昏迷。多数患者经饮食控制或口服降糖药物可控制血糖，少数患者需要外源性胰岛素控制血糖。

（3）营养不良性有关的糖尿病：多发生于贫困地区。以青年男性多见，患者显著消瘦。胰岛 β 细胞可分泌少量的胰岛素，所以患者很少发生酮症。通常需要外源性胰岛素治疗以控制血糖。

（4）其他：继发于胰腺疾病，以及其他内分泌疾病，如胰腺囊性纤维化、胰腺手术切除、慢性胰腺炎等均可引起胰岛素分泌不足；胰高血糖素瘤、嗜铬细胞瘤、肢端肥大症或糖皮质激素分泌过量的患者，胰岛素的作用可能被抑制，从而产生胰岛素相对不足的表现。糖尿病也可继发于一些药物使用之后，如抗高血压药、噻嗪类利尿药及精神病药物等。糖尿病也可能是某些遗传综合征的一部分，如 Wolfram 综合征、Friedrich 共济失调等。妊娠糖尿病在妊娠妇女中发病率为 2%～3%，是妊娠期发生流产、死胎及巨大儿的重要原因。

#### 2. 麻醉风险评估

轻型糖尿病或控制良好的糖尿病患者，无糖尿病并发症，这类患者对手术和麻醉的耐受性较好，围术期死亡率与常人无异。但病情较重或已出现糖尿病并发症的患者，如合并了心血管疾病则死亡率为常人 5 倍，手术和麻醉的风险性增加。所以，麻醉科医师通过术前访视患者，应充分了解病情。术前应详细了解患者的糖尿病类型，是否有低血糖、酮症酸中毒和高渗性非酮症昏迷等病史；了解病程的长短、血糖最高水平、现在控制血糖的方法（饮食、口服降糖药、胰岛素）及所用药物剂量。应注意药物作用高峰及其降低血糖的效应，如应用胰岛素后常常出现低血糖反应者，提示患者糖原储备较低，需特别注意血糖变化。判断有无糖尿病的并发症及对全身脏器的影响；有无水、电解质紊乱及酸碱失衡。对伴有器官（如心、肾）功能损害者，应进一步了解其功能受损情况。

### （二）麻醉特点

#### 1. 麻醉前准备

准备好各种抢救药品和仪器。患者常规吸氧，增加氧储备。无痛内镜诊疗都要禁饮禁食，应用降糖药物的患者应嘱咐其术前停用一次，以免造成内镜诊疗期间低血糖。

**2. 麻醉处理**

无痛内镜检查的时间一般很短，对患者的影响不大。术前评估好麻醉风险，一般血糖控制良好的患者麻醉风险不高；血糖控制不好的患者，笔者认为麻醉前最好作一次床边血糖监测，确定患者血糖情况，若血糖很高，可考虑应用胰岛素，若血糖很低，应适当静脉补充葡萄糖。已经有严重合并症的患者如非必要，最好控制好原发和继发疾病再行内镜诊疗，必须做的，要慎重给药，严密监测，以维持好患者各器官系统稳定、水/电解质平衡为原则，以免加重病情，必要时增加床边血糖监测的次数。

## 参考文献


[1] 熊利泽，邓小明. 2014 版中国麻醉学指南与专家共识/中华医学会麻醉学分会编. 北京：人民卫生出版社，2014：215-221.

[2] 中国老年医学学会高血压分会，国家老年疾病临床医学研究中心中国老年心血管病防治联盟. 中国老年高血压管理指南 2019. 中国心血管杂志，2019，24（1）：1-23.

[3] 邓小明，姚尚龙，于布为，等. 现代麻醉学. 第 4 版. 北京：人民卫生出版社，2014.

[4] 朱新影，刘改芳. 消化内镜操作患者中抗血栓药物的管理：2016 年 ASGE 指南介绍. 中华消化内镜杂志，2016，33（6）：409-410.

[5] 成人与小儿手术麻醉前禁食和减少肺误吸风险药物应用指南（2017）.

[6] Practice Guidelines for Preoperative Fasting and the Use of Pharmacologic Agents to Reduce the Risk of Pulmonary Aspiration：Application to Healthy Patients Undergoing Elective Procedures. Anesthesiology，2017，126（3）：376-393.

[7] Ronald D. Miller. 米勒麻醉学. 曾因明，邓小明，主译. 7 版. 北京：人民卫生出版社，2009.

[8] Roberta L. Hines，Ronalds S. Litman. 小儿麻醉学. 姚尚龙，于布伟，主译. 北京：人民卫生出版社，2006.

[9] 邓小明. 2009 麻醉学新进展. 北京：人民卫生出版社，2009.

[10] 徐启明. 临床麻醉学（第 2 版）. 北京：人民卫生出版社，2005.

[11] 赵素真，邓硕曾. 门诊手术麻醉进展. 临床麻醉学杂志，2003，19：127-128.

[12] 徐福涛. 内镜术的镇静与麻醉. 中华消化内镜杂志，2002，6：325-326.

[13] Gupta H. Use of topical pharyngeal anaesthesia before gastroscopy by British gastroenterologists. Gastrointest Endosc，2007，65（7）：1101-1102.

[14] Seip B，Huppertz-Hauss G，Sauar J，et al. Patients satisfaction：an important factor in quality control of gastroscopies. Scand J Gastroenterol，2008，43（8）：1004-1011.

[15] Milne SE，Kenny GN，Schraag S. Propofol sparing effect of remifentanil using close-loop anaesthesia. Br J Anaesth，2003，90：623-629.

[16] 马跃成，袁川，刘兰香. 不同配伍的丙泊酚用于纤维结肠镜检的临床观察. 四川医学，2004，09：1027.

[17] 封卫征，祝义军，周仁龙，等. 雷米芬太尼复合丙泊酚在老年患者无痛肠镜检查中的应用. 临床麻醉学杂志，2006，05：342-344.

[18] 刘胜群，刘喆，李站稳，等. 鼻咽通气道给氧在 OSAHS 患者无痛支气管检查中的应用效果观察. 山东医药，2017，57（24）：81-83.

[19] 蔡日生，周俊，伍辉萍，等. 酒石酸布托啡诺联合丙泊酚在内镜下食管静脉曲张套扎术中的效果及安全性评价. 广东医学，2019，40（12）：1803-1805.

[20] 吕东东，袁峰. 内窥镜面罩复合高频通气在无痛纤支镜检中的应用研究. 中国现代医生，2013，51（1）：58-59.

[21] 熊艳峰，周俊，王汉兵，等. 右美托咪定复合丙泊酚靶控输注麻醉在保留自主呼吸纤支镜引导气管插管的应用. 医学理论与实践，2018，31（10）：1472-1474.

[22] 杨子文，周桥灵，洪美娟，等. 布托啡诺超前镇痛复合右美托咪定用于老年人超声支气管镜检查. 实用医学杂志，2018，34（13）：2221-2223.

[23] Matot I. Sedation in outpatient bronchoscopy. Respir Med，2000，94：1145-1153.

[24] Kawamoto M. Anesthetic management of patients with tracheal bronchus. Masui，2008，57（2）：152-157.

[25] 梁幸甜，李渭敏，廖美娟，等. 丙泊酚与依托咪酯靶控输注在支气管镜麻醉效果的比较. 实用医学杂志，2013，29（10）：1600-1602.

[26] 李渭敏，梁幸甜，杨承祥，等. 纤维支气管镜检查术中瑞芬太尼复合不同靶浓度丙泊酚的应用. 临床麻醉学杂志，2011，27（02）：129-132.

[27] 张丽娜，钟涛，王瑞珂，等. 氟比洛芬酯复合丙泊酚在无痛纤维支气管镜检查中的应用. 中国内镜杂志，2009，15：61-63.

[28] 刘政，雍文成，黄伟栋，等. 咪唑安定或丙泊酚复合雷米芬太尼喉罩通气下纤维支气管镜检查的临床观察. 临床麻醉学杂志，2009，25：261-262.

[29] 朱宏伟，徐美英，李劲松. 支气管镜检查术患者不同麻醉方法的效果. 中华麻醉杂志，2007，27：126-128.

[30] 梁幸甜，廖美娟，李渭敏，等. 不同剂量多巴胺对瑞芬太尼联合丙泊酚行支气管镜检查患者血流动力学的影响. 广东医学，2016，37（11）：1699-1701.

[31] 梁幸甜，李恒，李渭敏，等. 丙泊酚复合瑞芬太尼靶控输注在无痛支气管镜检查中的应用. 临床麻醉学杂志，2011，27（08）：735-737.

[32] Kuroiwa M. Knowledge and lessons learned from the results of perioperative pulmonary thromboembolism research by the Japanese Society of Anesthesiologists（JSA-PPT Research）. Masui，2007，56（7）：760-768.

[33] Thome UH，Carlo WA，Pohlandt F. Ventilation strategies and outcome in randomized trials of high frequency ventilation. Arch Dis Child Fetal Neonatal Ed，2005，90：F466-F473.

[34] 李渭敏，梁幸甜，杨承祥，等. 丙泊酚不同靶浓度复合瑞芬太尼靶控输注于老年人 ERCP 检查术麻醉效果的比较. 广东医学，2011，32（10）：1338-1340.

[35] 李渭敏，梁幸甜，杨承祥. 丙泊酚复合瑞芬太尼靶控输注用于 ERCP 麻醉的临床研究. 中国现代医学杂志，2011，21（11）：1394-1397.

[36] 郭栋伟，刘凌志，张鹏飞. 经鼻咽通气道接高频喷射呼吸机用于无痛纤支镜检查的临床观察. 临床医药文献电子杂志，2018，5（81）：95-96.

[37] 刘乃真，谢文吉，谢文钦. 内窥镜用麻醉面罩在老年人无痛纤维支气管镜检查中的应用和护理. 当代护士，2015，（10）：117-119.

[38] WangHanbing，Yang Chengxiang，Zhang Bin，et al. Efficacy of target-controlled infusion of propofol and remifentanil with high frequency jet ventilation in fibre-optic bronchoscopy. Singapore medical journal，2013，54（12）.

[39] Mainland PA，FANZCA，FHKCA，et al. Absorption of lidocaine during aspiration anesthesia of the airway. J Clin Anesth，2001，13：440-446.

[40] Agnew NM，Tan NH，Scawn ND，et al. Choice of opioid supplementation for day-case rigid bronchoscopy：a randomized placebo-controlled comparison of a bolus of remifentanil and alfentanil. J Car-

diothorac Vasc Anesth，2003，17（3）：336-400.
[41] 金善良，张富军，于布为. 纤维支气管镜检查术患者不同效应室靶浓度丙泊酚麻醉效果的比较. 中华麻醉学杂志，2008，28：108-111.
[42] Campos JH. Update on tracheobronchial anatomy and flexible fiberoptic bronchoscopy in thoracic anesthesia. Curr Opin Anaesthesiol，2009，22（1）：4-10.
[43] 张科，陈祖棋，齐磊，等. 右美托咪定用于无痛纤支镜检查的效果评价. 实用医院临床杂志，2018，15（01）：175-177.
[44] 潘能英. 无痛纤支镜检查的麻醉进展. 世界最新医学信息文摘，2016，16（88）：18-19.
[45] 谢爱荣，夏连香，邓年根. 右美托咪定清醒镇静联合喉罩通气在无痛纤支镜检查中的应用. 中国现代医生，2016，54（22）：115-118.
[46] 刘永前，颜丽晖，吴爱平，等. 异丙酚芬太尼静脉复合麻醉用于电视宫腔镜检查术的临床观察. 中国内镜杂志，2004，10：81-82.
[47] 朱慧莉，张琦. 硬膜外麻醉用于宫腔镜电切术的临床观察. 中国内镜杂志，2002，8：75.
[48] 徐金娥，赵文翠，孙福先. 静脉复合麻醉用于宫腔镜电切术的临床效果观察. 中国内镜杂志，2002，8：54-55.
[49] 常峻，周建慧，马琍. 丙泊酚复合芬太尼用于宫腔镜手术. 临床麻醉学杂志，2004，10：630.
[50] 肖继成. 异丙酚复合芬太尼静脉麻醉用于膀胱镜检查. 中国现代医生，2009，06：117.
[51] 阚智勇，黄菲，王龙刚. 丙泊酚与芬太尼复合麻醉在膀胱镜检查中的临床观察. 四川医学，2005，09：1008.
[52] 李淑萍. 丙泊酚联合用药应用于无痛人工流产. 临床医学，2009，02：110-111.
[53] 邬子林，余守章，刘继云，等. 瑞芬太尼用于无痛人工流产手术麻醉的临床观察. 临床麻醉学杂志，2004，20：493-495.
[54] 刘睿，周易. 七氟醚吸入麻醉与丙泊酚-芬太尼全凭静脉麻醉用于输尿管镜下气压弹道碎石术的比较. 海南医学，2009，07：28-31.
[55] 熊源长，陈辉，杨小虎，等. 不同剂量瑞芬太尼用于喉罩麻醉下输尿管镜钬激光碎石术的效果比较. 第二军医大学学报，2007，220-222.
[56] 宋言峥，江南，王萍，等. 局部麻醉下经电视胸腔镜和小切口开胸诊治胸膜、肺部疾病. 中国胸心血管外科临床杂志，2007，3：188-191.
[57] 廖刃，李羽. 小儿气管异物取出术不同麻醉方法的比较. 四川大学学报（医学版），2008，3：516-518.
[58] Davis PJ，Finkel JC，Orr RJ，et al. A randomized，double-blinded study of remifentanil versus fentanyl for tonsillectomy and adenoidectomy surgery in pediatric ambulatory surgical patients. Anesth Analg，2000，90：863-871.
[59] Hussein SA. Anesthesia for pediatric endoscopies. Int Anesthesiol Clin，2006，44（1）：81-93.
[60] Allan P. Reed，Francine S. Yudkowitz. 临床麻醉病例. 李文志，曾因明主译. 3版. 北京：北京大学医学出版社，2008.
[61] 麻醉学临床病案分析. 刘进，李文志. 人民卫生出版社，2014.

# 第九章　术后镇痛

（廖美娟　王红　叶丽）

疼痛是一种不愉快的感觉和情绪反应，伴随着现存的或潜在的组织损伤。术后疼痛的主要原因有：①手术操作造成神经纤维末梢切断、受损，从而释放炎症因子或化学性递质（如缓激肽、$K^{+}$、组胺、前列腺素、白三烯等）刺激感觉神经终末感受器产生疼痛。②局部受损神经的远端发生非特异性变性，神经元电活动增加，神经末梢发芽，产生痛觉过敏，痛阈降低，即使阈下刺激也能产生疼痛。

手术后疼痛给患者带来巨大痛苦，造成心理上恐惧，精神上抑郁，延缓患者康复。完善的术后镇痛可消除或减轻患者的疼痛，促进康复，缩短住院时间。术后镇痛治疗也是建设无痛医院的重要组成部分，可以提高患者对医院的信任度和忠诚度，改善医患关系，促进医院发展。

## 第一节　术后镇痛的意义

术后疼痛主要表现为锐痛，程度剧烈，尤其是在术后 48 h 内，同时还伴随一定程度的内脏痛，不仅给患者带来精神上的打击，还将影响全身各系统的功能，导致一些严重的并发症。

### 一、术后疼痛对机体的影响

#### （一）对心血管系统的影响

术后疼痛刺激可引起机体内源性活性物质如儿茶酚胺释放，加快心率，升高血压，增加血管外周阻力，增加心脏负荷和心肌耗氧量，有心血管基础疾病的患者将可能因此诱发心肌缺血，产生严重不良心血管事件；伤害性刺激引起下丘脑视上核和室旁核神经元分泌血管加压素，促进肾对水的重吸收，增加血容量；血管加压素可作用于血管平滑肌的血管加压素受体，引起血管平滑肌收缩；肾上腺皮质释放的醛固酮、皮质醇的保钠排钾作用可引起机体内水钠潴留，增加心脏前负荷，甚至发生充血性心力衰竭；疼痛刺激激活肾素-血管紧张素-醛固酮系统，释放的血管紧张素Ⅱ可引起全身血管收缩而产生相应的生理学效应。

（二）对呼吸系统的影响

术后伤口疼痛是患者常发生呼吸功能障碍主要原因。术后疼痛使胸腹部肌肉肌张力增高，肺顺应性降低，通气功能下降，造成缺氧和二氧化碳蓄积，甚至发生肺不张。术后疼痛还可引起水钠潴留，血管外肺水增多，导致患者通气/血流比异常。疼痛常限制患者的咳嗽，呼吸道分泌物的排出受限，增加术后肺部感染和肺不张发生的风险。对于原有呼吸系统疾病患者、上腹部和胸腔手术患者、肥胖或老年患者，上述肺部并发症更为明显。在大手术或高危患者，术后疼痛可能导致功能残气量的明显减少（仅为术前的25％～50％），早期缺氧和二氧化碳蓄积可刺激每分通气量代偿性增加，但长时间的呼吸做功增加可导致呼吸衰竭。

（三）对神经内分泌系统及代谢的影响

术后疼痛、创伤所致的应激反应，可引起一系列神经-内分泌激素释放，如儿茶酚胺、皮质醇、血管紧张素Ⅱ、抗利尿激素、肾上腺皮质激素、促肾上腺皮质激素、生长激素和胰高血糖素等的释放。另外，术后疼痛对机体的代谢也产生较大影响，应激反应可降低睾酮和胰岛素的分泌，抑制代谢；皮质醇、胰高血糖素等可产生胰岛素抵抗，蛋白质和脂肪的分解可提供糖原异生的基质，增加糖原异生而产生高血糖。

（四）对消化系统及泌尿系统的影响

疼痛时交感神经兴奋，反射性抑制内脏平滑肌与胃肠道功能，使平滑肌张力降低，肠蠕动减慢，导致术后恶心、呕吐、腹胀。疼痛可降低膀胱肌张力，增加尿潴留及泌尿系统感染等并发症的发生率。

（五）对免疫系统的影响

术后疼痛可致淋巴细胞减少，白细胞增多，网状内皮细胞处于抑制状态，单核细胞活性下降。抑制细胞及体液免疫功能，增加围术期感染的概率。术后疼痛可引起血清免疫抑制性激素增高，而免疫增强性激素、淋巴细胞减少。

（六）对凝血功能的影响

术后疼痛应激激素的分泌，使机体处于高凝状态，凝血酶原、纤维蛋白原增高，血小板的黏附功能增强，纤溶功能降低。这对老年、肿瘤、烧伤等术前本身存在高凝状态或有心脑血管疾病的患者极为不利，可能导致血栓形成，甚至危及生命。

（七）其他影响

手术创伤、疼痛可致间质水肿及水/电解质平衡紊乱，机体调节体液平衡能力降低；术后疼痛增加患者痛苦，使患者畏惧必要的功能锻炼，拒绝早期下床活动，肌张力增加，肌肉痉挛，并容易发生深静脉血栓甚至肺栓塞，从而延长恢复时间；术后疼痛对患者的精神和心理状态产生不良影响，可使患者心情烦躁、忧虑、情绪低落，长期慢性疼痛还可致患者精神抑郁；情绪过度紧张，烦躁等又加重疼痛。部分术后疼痛如不处理可发展为慢性神经病理性疼痛，将对患者精神及心理上产生持久的不良影响。

## 二、术后镇痛的必要性

### （一）抑制应激反应

手术创伤、疼痛均可引起机体强烈的应激反应，而术后疼痛是围术期机体应激反应的主要刺激因素。术后镇痛通过减轻甚至消除疼痛刺激，抑制机体过度的应激反应。有研究表明术后镇痛患者其血清儿茶酚胺浓度和尿液中的皮质醇浓度明显减少，从而保护机体功能不受损害。

### （二）减少心脏不良事件发生

疼痛时交感神经兴奋，一方面引起心率增快，血压升高，心肌耗氧量增加，另一方面内源性儿茶酚胺释放增加，通过作用于α肾上腺素受体使冠状动脉收缩并拮抗血管舒张药的效应，心肌氧供明显降低。心肌的氧供/氧需平衡失调，最终导致 ST 段改变、心绞痛、心律失常和心肌梗死等心脏不良事件的发生。研究证实胸段硬膜外术后镇痛可有效地阻断心交感神经（$T_1$ 至 $T_5$）刺激信号的传入和传出，减轻手术所致的儿茶酚胺增高，从而降低围术期交感神经过度兴奋和应激反应所引发的心血管系统不良事件发生率。另外，硬膜外术后镇痛还可以扩张冠状动脉，增加缺血心肌区的血流，增加心肌氧供，改变心内膜至心外膜血流的比例，使心肌血流的区域分布更加趋向合理，有利于预防围术期心肌缺血的发生。

### （三）减少肺部并发症发生

完善的术后镇痛可以改善患者呼吸功能，促使患者咳嗽、排痰，保持肺泡膨胀，减少肺不张、肺部感染等肺部并发症的发生。有研究报道，硬膜外术后镇痛可部分阻滞心交感神经和由 $T_5$ 至 $L_1$ 支配的肾上腺髓质神经，使患者术后体内血清中儿茶酚胺及促肾上腺皮质激素的浓度明显降低，有利于降低肺动脉压，降低右心负荷，减少肺水肿、肺部感染的发生。

### （四）促进胃肠功能恢复

良好的术后镇痛可以促进患者尽早下床活动，增加胃肠蠕动，促进肛门排气，减少肠粘连的发生。硬膜外镇痛时，交感神经阻滞，副交感神经相对兴奋，促进胃肠蠕动，减少术后麻痹性肠梗阻和胃淤滞的发生；同时增加胃肠血流量，促进肠吻合口的愈合。硬膜外镇痛促进胃肠功能的恢复可能与以下因素有关：①阻滞伤害性传入神经；②阻滞胸腰段交感传出神经；③副交感传出神经兴奋性增强；④减少术后阿片类药物的需求量；⑤增加胃肠道血流量。

### （五）改善术后高凝状态

手术创伤及术后疼痛造成机体的高凝状态。血液高凝状态不仅促使了心脏并发症的发生，而且与术后血管阻塞和血栓性并发症的形成存在密切联系。应激兴奋交感神经系统，使因子Ⅷ和因子Ⅷ相关抗原明显升高；通过血浆纤溶酶原激活抑制物-1（PAI-1）抑制纤维蛋白溶解，降低抗凝血酶Ⅲ水平和启动血小板聚集。而血小板黏附性及聚集性增高，纤维蛋白溶解减少，最终引起高凝。硬膜外镇痛能增加动脉血流，促进静脉血回流，改善下肢血液循环，减少血小板聚集，促进纤溶活性，降低血液黏度。硬膜外镇痛通过减轻手术的交感神经反应而对凝血级联产生明显的影响，如降低PAI-1和升高抗凝血酶Ⅲ水平，并能保持因子Ⅷ和因子Ⅷ相关蛋白水平在正常范围内。有研究证实局麻药的全身吸收可通过阻滞血栓素 $A_2$ 的信号转导而起到抗凝血的作用和通过减少蛋白质、红细胞和血小板聚集而降低血液的黏滞度。

### （六）调节人体免疫功能

手术后免疫系统受损，与术后感染的增加和肿瘤的进展密切相关。术后镇痛通过抑制手术的应激反应可在一定程度上保护机体的细胞免疫和体液免疫功能，有助于维持免疫系统的功能正常，改善患者的转归。

### （七）减少术后认知功能的损害

研究表明非心脏手术后约20%的患者发生术后认知功能障碍（POCD），以术后第二天最为明显，约术后一周消失，但有10%的患者持续到术后三个月，尤以老年患者为甚。术后POCD原因不明，可能与术后缺氧、睡眠紊乱、镇静镇痛药物应用有关。Hole等的研究发现在进行全髋关节置换的老年患者中硬膜外术后镇痛能明显改善术后精神状态和 $PaO_2$ 水平。神经阻滞和椎管内麻醉术后镇痛可有效阻断向中枢传导的伤害性刺激，具有镇痛效果良好、术后苏醒早、生命体征平稳等优点，并且POCD的发生率大为降低。研究发现，氟比洛芬酯可降低术后血浆S100β和神经元特异性烯醇化酶（NSE）的水平，降低POCD的发生率；使用帕瑞昔布钠预防性镇痛、术中局部浸润联合术后舒芬太尼的多模式联合镇痛效果良好，一定程度上降低早期POCD的发生率。尽管阿片类药物对POCD的发生有不良影响，但与非甾体抗炎药物的联合使用可有效减少阿片类药物的使用量，这也一定程度上减少了POCD的发生。因此，术后应尽量使用多模式联合镇痛，以求更好的镇痛效果，并减少POCD的发生。

### （八）减少慢性疼痛的发生

常规手术后约10%～50%的患者会发生慢性疼痛，通常持续3～6个月，其中2%～10%的患者表现为剧烈疼痛。其危险因素主要包括：神经损伤、中至重度的疼痛、慢性炎症、电离辐射、化疗、抑郁以及心理易感性等。其中，手术后疼痛不能及时有效处理是术后急性疼痛转化为术后慢性疼痛的重要原因。发生机制为外周神经损伤后升高伤害感受器末梢的静息膜电位，缩小其与兴奋阈值距离，导致神经元疼痛阈值降低；外周伤害感受器对于随后的刺激敏感性增加，形成痛觉敏化，痛阈下降。完善的术后镇痛则可以阻滞伤害性感觉神经元的敏感化形成，避免术后慢性疼痛的发生。

### （九）术后镇痛的其他益处

术后寒战是麻醉后常见的并发症，增加机体的耗氧量，对一些不能耐受耗氧量大幅增加的患者如心肺储备功能差的患者，寒战将增加心脏不良事件的发生率。常用术后镇痛药物如阿片类药物，可降低寒战反应的阈值，从而降低寒战反应的发生率。

综上所述，术后疼痛引起机体产生一系列的病理生理改变，对机体造成不良影响，增加术后并发症的发生。完善的术后镇痛可以使患者得到充足的睡眠、有利于伤口愈合和机体功能的恢复，缩短住院时间，对提高医院整体服务水平、树立无痛医院的品牌形象也具有重要意义。

## 三、国内术后镇痛及其管理的现状

近年来，随着新型镇痛药物及非药物镇痛方法的出现和临床广泛应用，术后疼痛治疗确实得到了迅速发展。但是，据 2016 年一项中国广东省三甲医院术后镇痛现状调查结果显示，患者术后第一天及第二天活动时中重度疼痛（VAS 评分≥4）发生率分别为 33.6% 和 16.3%，最剧烈时的发生率分别为 41.4%和 18.8%。这一结果与 2010 年 12 家医院术后镇痛状况的调查结果相比可发现，手术后患者发生中重度疼痛（VAS 评分≥4 分）的比例并未见明显改善，这说明仍有相当多的患者术后疼痛并没有得到有效缓解。根据调查结果还发现，现阶段的术后镇痛方式中静脉镇痛比例上升，而硬膜外镇痛比例呈下降趋势；麻醉科医师参与主管术后镇痛率为 32.6%，与 2010 年的调查结果相比下降 5.1%；现阶段的术后镇痛药物依然以阿片类药物为主，恶心、呕吐仍然是术后镇痛的主要不良反应。由此可见，现阶段术后镇痛工作的有效性和完成度并不理想。

导致现阶段术后镇痛工作不理想的因素很多，包括：①镇痛理念不一。当前尚未建立比较健全的术后镇痛管理规范和制度，是造成术后镇痛不足的多方面因素之一。②镇痛管理繁琐低效。③未能实现个体化。术后疼痛与多种个体因素有关，如性别、年龄、心理状态等，但目前的镇痛管理中注重考虑病种、术式等因素，较少考虑患者的个体因素。目前的镇痛管理能否达到疼痛管理的目标，如何使每位患者对术后镇痛效果感到满意，这是一个亟待解决的问题。

从文献资料来看，在术后镇痛管理的实际操作中，主要是按照相关专家共识、管理规范并结合自身工作经验来进行，形成了各种不同的倾向和做法。目前，主要的术后镇痛管理实施方法包括：①术后疼痛评估。通过视觉模拟评分法（Visual Analogue Scale，VAS）、数字分级评分法（Numeric Rating Scales，NRS）、语言分级评分法（Verbal Rating Scales，VRS）和 Wong-Baker 面部表情疼痛评分等方式进行术后疼痛强度评估；通过评价药物或治疗方法的疗效和不良反应、疼痛治疗结束后由患者评估满意度进行术后疼痛治疗效果评估。②多模式镇痛。术后疼痛的产生是一个多环节、复杂的过程，单一的镇痛机制不足以达到理想的镇痛效果，多模式镇痛通过干预多层面的痛觉感知或传导，实现不同作用机制药物或镇痛方法的相加或协同，在围术期的疼痛管理中扮演了重要角色。③患者术后自控镇痛（PCA）。国内使用 PCA 已有二十多年，在实践中取得了显著进步。目前主要的 PCA 方法有硬膜外 PCA（PCEA）、静脉 PCA（PCIA）、外周神经阻滞 PCA（PCNA）、皮下 PCA（PCSA），其中 PCEA 和 PCIA 最为常用。近年来，互联网智能化镇痛管理模式开始应用术后镇痛，麻醉科医师可通过互联网和手机软件实时监控患者用药及疼痛情况，不但能减轻麻醉科医师的工作量，还能及早发现镇痛不全和高危的患者，实现镇痛药物按时与按需用药有效结合，及时调整用药量和制订个性化的镇痛方案，预防和减少不良反应的发生，为麻醉科医师实施加速康复外科（ERAS）管理提供更为有效全面的信息平台。

通过不断完善、规范术后镇痛管理，我们力争达到术后疼痛管理的目标：最大程度的镇痛、最小的不良反应、最佳的躯体和心理功能、最好的生活质量和最佳患者满意度。

# 第二节 术后疼痛的机制及其影响因素

## 一、术后疼痛的物质基础和发生机制

手术或创伤等组织损伤导致炎性介质释放，从而激活外周伤害感受器，伤害性信号经脊髓上行传导束传导至丘脑和大脑皮质，这些信号在中枢进行整合后使人产生疼痛感觉。急性术后疼痛发生的机制主要包括外周神经机制和中枢神经机制两个方面：①局部组织损伤和炎症导致细胞炎性介质大量产生和聚集，可导致疼痛阈值降低和对阈上刺激反应增强（痛觉过敏）；②在组织损伤和炎症反应时，脊髓神经元敏感性也增高，表现为兴奋性感受野扩大，使脊髓神经元对伤害性区域之外的刺激发生反应；对阈上刺激反应增强，持续时间延长；神经元兴奋阈值降低，致使正常时无伤害性刺激激活传递伤害性信息的神经元。

### （一）致痛物质

作用于伤害感受器并能引起疼痛的化学物质被称为致痛物质，主要有缓激肽、前列腺素、P 物质、$H^+$、$K^+$、5-羟色胺等。这些物质可直接兴奋伤害感受器；或者通过改变生理环境，间接提高伤害性感受器的兴奋性从而产生疼痛。免疫细胞进一步释放细胞因子（如白介素、干扰素、肿瘤坏死因子等）和生长因子（如神经生长因子）等介质，其中有的炎症介质直接激活外周伤害性感受器，并导致自发性疼痛；而其他的则通过炎性细胞的间接作用刺激另外的致痛物质的释放。这些炎症介质或物质作用于外周神经末梢，使高阈值伤害性感觉器初级感觉神经元的传导敏感性增加。

### （二）术后疼痛的传导通路

**1. 痛觉神经纤维** 伤害性感受器是伤害性感觉神经元的游离末梢，是伤害性刺激信号的换能装置，广泛分布于机体的皮肤、肌肉、关节和内脏等不同组织。不同的伤害性感受器传导不同性质的伤害性信息，可分为 Aδ 和 C 类两大类，其胞体均位于背根神经节。Aδ 纤维为细的有髓鞘的神经纤维，传导速度快，传导快痛（如锐痛、刺痛），对机械的、化学的、温度的刺激起反应，定位清晰。此外，还对许多致痛物质敏感，如乙酰胆碱、缓激肽、组胺、钾离子、辣椒素和强酸等。C 类纤维为无髓鞘的神经纤维，传导速度慢，传导慢痛（如钝痛、内脏痛），定位模糊，对许多伤害性刺激起反应，又被称为“多觉性伤害性感受器”。

**2. 疼痛传导的神经束** 痛觉神经纤维经由背根进入脊髓，止于脊髓灰质背角内的神经元，经脊髓背角神经元初步整合后，经脊髓白质的腹外侧索、背外侧索等传递到丘脑，再到大脑皮层产生痛觉。参与疼痛信号传导的神经束主要有：①脊髓丘脑束，主要传导皮肤、关节、肌肉及内脏的特异性或非特异性的伤害性感觉。②脊髓网状束，指由脊髓上行终止于延髓和脑桥内侧网状结构的纤维，具有双侧投射、多突触传递、弥散分布和会聚等特点，其对伤害性刺激的时空特性不敏感，只能反映其性质和程度。③其他神经束如脊髓中脑束、脊髓颈核束、脊髓下丘脑束等都参与伤害性信息的传递。

**3. 痛觉中枢** 感觉信息经脊髓传入并进行初步整合，通过传导束到达痛觉的高级中枢进行加工和整合。脊髓背角由初级感觉传入末梢、脊髓中间神经元、脊髓投射神经元和脊髓上结构的下行纤维组成，是痛觉信息传入的门户和整合的初级中枢，背根节细胞是感觉传入的第一级神经元。脑干网状结构，是多种感觉传入冲动的汇集处，广泛分布于延髓、脑桥被盖和中脑被盖部，与疼痛时的警觉状态和防御反应有关。丘脑，包括内侧丘脑核团和外侧丘脑核团，前者主要参与介导伤害性感受和痛感觉的情绪-激动成分，后者主要参与痛觉鉴别方面。边缘系统，与疼痛时的情绪反应有关。大脑皮质，是感觉整合的最高级中枢，接受身体各部分传来的冲动，进行精细的分析与综合后产生痛觉，并发生相应的反应。大脑痛觉中枢对神经纤维和神经束传递的疼痛信号整合的作用仍不明确，有待进一步研究。

### （三）术后疼痛的机制

**1. 外周敏化** 外周敏化是初级传入纤维的变化引起的伤害性感受器敏感性增加，表现为对刺激反应阈值的下降、对阈上刺激反应和自主活动的增强，以及感受野的扩大。其原因可能与损伤部位受炎症刺激，释放缓激肽和前列腺素等致痛物质有关。损伤组织释放缓激肽，缓激肽降解产生的脱精氨酸缓激肽刺激初级传入神经元，并致痛觉敏感。而前列腺素可与伤害性感受器末梢膜表面的特异性受体结合，激活腺苷酸环化酶（cAMP），使cAMP 水平升高，继而激活 cAMP 依赖性蛋白激酶 A（PKA）。PKA 及 PKC 可使多种蛋白中的丝氨酸和苏氨酸残基磷酸化，改变蛋白质的结构，从而改变受体或离子通道的活性及激活阈值，导致外周敏感化的形成。

**2. 中枢敏化** 中枢敏化是指初级传入神经元 C 纤维被炎性介质反复持续激活，致使中枢神经通路及活性产生实质变化。手术创伤或炎症状态下，外周伤害刺激经初级传入神经元 C 纤维传入，并释放糖、神经肽、神经营养因子等，使脊髓神经元致敏，引起损伤区周围正常组织对机械刺激或阈上刺激的反应增强，痛敏区范围扩大，持续时间延长，强度增加，兴奋阈下降而出现超常痛觉敏感。中枢敏化表现为：①对阈上刺激反应增强，持续时间延长，即痛敏；②兴奋性感受野扩大，致脊髓神经元对伤害性区域之外的刺激产生反应；③神经元兴奋阈值降低，致使正常时无伤害性刺激激活经常传递伤害性信息的神经元，产生异常疼痛。

中枢敏化有两种形式，包括活性依赖性形式和转录依赖形式。活性依赖性形式通过磷酸化和电压变化来调节突触传递，这种致敏可在数秒钟发生，N-甲基-D-门冬氨酸受体（NMDAR）在这一过程中起重要作用。谷氨酸激活 NMDAR，使 NMDAR 磷酸化，继而N-甲基-D-门冬氨酸（NMDA）从细胞内向突触膜分布，使细胞膜的兴奋性增加，表现为自发痛、痛觉过敏及触发痛。NMDAR 拮抗剂如氯胺酮则可以减轻疼痛，提示 NMDAR 拮抗剂可以作为术后疼痛治疗的药物选择。转录依赖形式形成的时间比较晚，且持续时间较长，其机制与细胞内激酶的激活、蛋白的磷酸化以及基因转录等有关。突触介导的细胞内转导途径的激活或体液信号均可引发此种中枢敏化形式。

**3. 抑制性中间神经元** 抑制性中间神经元在疼痛形成中也起重要作用，脊髓背角抑制性中间神经元和脑干下行抑制系统均与疼痛形成有关。在正常情况下抑制性中间神经元起着抑制伤害性信息传递的作用。神经损伤引起中枢抑制性中间神经元发生形态改变。神经损伤后，脊髓背角浅层（Ⅰ～Ⅱ）抑制性的中间神经元出现跨突触的兴奋毒性改变，引起抑制性中间神经元的死亡，出现“黑色神经元（dark neurons）”。神经损伤不仅诱发神经元的凋亡，同时激活蛋白激酶，加强GABA能神经元NMDA受体和非NMDA受体介导的电活动，GABA能抑制系统由超极化抑制转变成为去极化激活现象，从而导致抑制性中间神经元对伤害性信息传递的抑制作用减弱，中枢神经网络的兴奋性提高，表现为中枢敏化现象。

## 二、术后疼痛的影响因素

### （一）心理因素

心理因素将对疼痛的性质及程度以及临床表现产生巨大影响。疼痛不仅是病理生理反应，也有心理因素的参与，它是一种不愉快的感觉和情绪体验，具有主观性，是疼痛信号由周围神经系统传入中枢神经系统并在大脑皮层整合，在意识水平上被感知。神经质、焦虑、认知、周围患者的暗示和患者对疼痛的注意力等心理因素均对术后疼痛有一定的影响：神经质倾向越明显、焦虑水平越高、对手术越担心、术前心理准备越不充分、对术后疼痛越惧怕、对康复的信心越不足以及周围患者暗示越严重，术后疼痛越重。在上述因素的综合作用中，状态焦虑（特定情境引起的暂时的不安状态）的作用最强，其次是周围患者的暗示和患者对疼痛的注意力，其余心理因素的作用则相对较小。

对心理作用影响疼痛的认识有利于促进疼痛生物心理社会模式的发展，以往仅强调疼痛体验中解剖与生理病理异常的关系，把疼痛的治疗局限于医疗干预的范围内。而生物心理社会模式强调不论是急性或慢性疼痛，它总是其他的机体症状、心理问题、社会因素、文化差异、精神异常等的组合，强调术后疼痛治疗的其他非医学方面的必要性。有效的心理干预可降低患者术后疼痛的程度，提高痛阈，促进术后康复。

### （二）个人经历

经受过疼痛折磨的人会对疼痛产生恐惧心理，对疼痛的敏感性增强。社会文化背景不同，对疼痛的感受和表达也有所不同。在推崇勇敢和忍耐精神的文化氛围中，人更善于耐受疼痛。此外，患者的文化修养也对疼痛的程度有一定影响，文化水平高的患者比较理智，能正确对待术后疼痛，文化水平比较低的人，往往遇事不冷静，不能正确对待术后疼痛。

### （三）年龄因素

年龄对疼痛的敏感性有一定影响。一般认为婴儿对疼痛刺激不敏感，疼痛感受弥散，随着年龄的增长，痛觉逐渐变清晰、敏感和定位确切。老年人痛阈提高，对疼痛敏感性降低。

### （四）性别差异

有研究表明女性对疼痛更敏感，相同手术术后女性疼痛相对更剧烈，女性约需要高于男性30%的吗啡才能达到相同的镇痛效果。κ受体介导的镇痛存在明显的性别差异，κ阿片类药物使雌鼠的疼痛得到抑制，但对雄鼠没发挥作用。在人类，纳布啡和喷他佐辛等κ受体激动剂对女性的镇痛效果明显优于男性。

（五）外科刺激

外科手术的种类、术式、切口的大小及位置都对术后疼痛的程度有影响。开腹手术比腹腔镜手术的疼痛剧烈，切口大所激动的伤害感受器多，其疼痛程度比小切口手术重。胸部手术疼痛较剧烈，特别是横切口，这是因为手术时肋间神经及其分支受到损伤，且手术过程中需撑开肋间隙或切断肋骨，胸壁创伤大。

综上所述，影响术后疼痛的因素很多，包括生理、心理、社会等多方面。在临床工作中，应考虑到各方面因素，尽量消除各种不利影响，最大程度地减轻患者痛苦，促进患者康复。

## 第三节 术后疼痛的评估

在临床上，临床医生对疼痛的错误评估常致使疼痛得不到有效治疗。疼痛作为第五大生命体征，目前还没有令人满意的评估方法。理想的疼痛评估应从多个角度进行，包括病史、疼痛强度、情绪反应、行为改变等方面。对术后疼痛进行评估包括：了解疼痛的强度、性质，制订合适的治疗方案；评价疼痛治疗的效果，适时地调整镇痛药物剂量；对疼痛的变化进行监测，了解不同性质疼痛的发生发展及其演变过程。

进行术后疼痛评估时应注意以下原则：相信患者的主诉；全面评估；动态评估。患者的主诉是评估疼痛最重要的依据，应主动询问患者的疼痛病史，仔细倾听并相信患者关于疼痛感受的主诉和叙述，并鼓励患者积极参与疼痛评估。全面评估包括了解疼痛病史、疼痛性质、疼痛程度，对生活质量的影响，镇痛治疗史，体检及相关检查。动态评估术后疼痛的发作、治疗效果及转归，有利于监测疼痛病情变化及镇痛治疗疗效及不良反应，制订和调整镇痛药的用药剂量，以获得理想镇痛效果。

### 一、成人术后疼痛的评估

（一）数字分级评分法（Numerical Rating Scales，NRS）

用 0 到 10 这 11 个点来描述疼痛的强度。0 表示无疼痛，疼痛较强时增加点数，10 表示最剧烈的疼痛。这是临床上最简单、最常使用的测量主观疼痛的方法，容易被患者理解和接受，可以口述也可以记录，结果较为可靠。

（二）视觉模拟评分法（Visual Analogue Scale，VAS）

VAS 通常采用 10 cm 长的直线，两端分别标有“无痛”和“最剧烈的疼痛”，患者根据自己所感受的疼痛程度，在直线上某一点作一标记，以表示疼痛的强度。从起点至记号处的距离长度即为疼痛的量。这种方法简单实用，有利于对疼痛指标进行量化。麻醉可使患者认知功能暂时减退，从而降低了 VAS 值与患者主观感受的相关性，使 VAS 值存在 ±20 mm 的误差。VAS 亦可用于评估疼痛的缓解情况。在线的一端标上“疼痛无缓解”，而另一端标上“疼痛完全缓解”，疼痛的缓解也就是初次疼痛评分减去治疗后的疼痛评分，此方法称为疼痛缓解的视觉模拟评分法。

（三）语言分级评分法（Verbal Rating Scales，VRS）

VRS是采用形容词来描述疼痛的强度，4级法分为无、轻微、中等、重度，5级法则为轻微、不适、痛苦、严重和剧烈。口述分级评分法的缺陷在于可选的词汇有限，要求患者有一定的文化知识，且此法对形容词的限定使患者在选择的时候可能产生偏离。

（四）面部表情疼痛评分

面部表情疼痛评分（图9-1、表9-1）由6个面部表情图组成，此方法更适合于那些不便交流的人群如小儿、老年人、智力低下者、语言障碍和教育程度低者。

| 0 | 1 | 2 | 3 | 4 | 5 |
|---|---|---|---|---|---|
| 不痛 | 基本不痛 | 轻度疼痛 | 中度疼痛 | 重度疼痛 | 剧烈疼痛 |

**图9-1 面部表情疼痛评分**

**表9-1 面部表情疼痛评分**

| 评分 | 面部表情 |
|---|---|
| 0 | 眼睑闭合，面部表情放松无皱褶，口唇轻微分开，鼻孔无活动 |
| 1 | 眼睑闭合，口周、眼周和额上皮肤皱起 |
| 2 | 面部皮肤无皱褶，眼睛缓慢眨动，口慢慢张开、闭拢，舌缓慢伸出、回缩 |
| 3 | 眼睑部分闭合，眼周出现皱褶，皱眉，可出现下颌颤抖、斜视 |
| 4 | 额部皮肤皱起，眼睛紧闭，眼周很多皱褶，鼻翼扇动，口唇紧闭 |
| 5 | 上述表情持续存在，眼睛紧闭，面色苍白，额部紧皱，鼻翼扇动，口唇绷紧 |

（五）疼痛问卷表（pain questionnaires）

根据疼痛的生理感受、情感因素和认识成分等多方面因素设计而成，能较准确地评价疼痛的强度与性质。

**1. 简化的McGill疼痛问卷（short-form of McGill pain questionnaire，SF-MPQ）** 它由11个感觉类和4个情感类对疼痛的描述词以及现时疼痛强度（PPI）和VAS组成。所有描述词均用0～3分别表示“无”“轻”“中”和“重”的不同程度。由于可以得出分类疼痛评级指数（PRI）或总的PRI，SF-MPQ适用于对疼痛的快速评价，是一种敏感、可靠的疼痛评价方法（表9-2）。

表 9-2 简化的 McGill 疼痛问卷表

| Ⅰ. 疼痛评级指数（PRI）的评估 | | | | |
|---|---|---|---|---|
| 疼痛的性质 | 疼痛的程度 | | | |
| | 无 | 轻 | 中 | 重 |
| **A 感觉项** | | | | |
| 跳痛 | 0 | 1 | 2 | 3 |
| 刺痛 | 0 | 1 | 2 | 3 |
| 放射痛 | 0 | 1 | 2 | 3 |
| 锐痛 | 0 | 1 | 2 | 3 |
| 痉挛痛 | 0 | 1 | 2 | 3 |
| 隐痛 | 0 | 1 | 2 | 3 |
| 烧灼痛 | 0 | 1 | 2 | 3 |
| 捏痛 | 0 | 1 | 2 | 3 |
| 触痛 | 0 | 1 | 2 | 3 |
| 撕裂痛 | 0 | 1 | 2 | 3 |
| 感觉项总分： | | | | |
| **B 情感项** | | | | |
| 疲劳 | 0 | 1 | 2 | 3 |
| 厌烦 | 0 | 1 | 2 | 3 |
| 恐惧 | 0 | 1 | 2 | 3 |
| 痛苦 | 0 | 1 | 2 | 3 |
| 情感项总分： | | | | |

Ⅱ. 视觉模拟评分（VAS）

无痛————————————————————————————————最剧烈疼痛

Ⅲ. 现时疼痛强度（PPI）评分

0-无痛　1-轻微　2-中度疼痛　3-中度疼痛　4-重度疼痛　5-剧烈疼痛

**2. 简明疼痛调查表（brief pain questionnaire，BPQ）** BPQ 是一种快速的多维的疼痛评价方法，将感觉、情感以及评价 3 个因素分别量化。此调查表包括了疼痛原因、疼痛性质、疼痛部位、生活质量等的描述，以及采用 NRS（0～10 级）描述疼痛程度，从多个方面进行评价。

### （六）疼痛日记

由患者、患者亲属或护士记录每天各时间段与疼痛有关的活动。在疼痛日记表内注明某时间段内某种活动方式，使用的药物名称和剂量。疼痛强度用 0～10 的数字量级来表示，睡眠过程按无疼痛计分。疼痛日记使患者能主观意识疼痛，有助于患者更全面地关注疼痛。作为对自理行为的指导，疼痛日记还有助于持续监测药物和记录每次用药及下次给药时间。通过疼痛日记可以找到疼痛发生发展的规律和诱因，为术后疼痛治疗药物及剂量的及时调整提供参考。

### （七）生理生化评估指标

疼痛可引起患者自主神经功能的变化，包括血压、心率、呼吸、瞳孔、汗液的分泌等的改变，如心率增快、血压升高并可伴有出汗或心律不齐；疼痛可刺激呼吸浅快，潮气量会降低，但少数情况下会发生过度通气；疼痛也可引起内分泌的改变，通过实验室检查可以测定血中儿茶酚胺、环磷酰胺、5-羟色胺、促肾上腺皮质激素、抗利尿激素、生长激素等指标，作为疼痛评估的辅助指标；此外，肌电图、脑电图、诱发电位等也可以作为疼痛评估的生理指标。

### （八）疼痛反应的行为学指标

疼痛不仅引起心理生理变化，还可产生行为学的改变，这些改变也可作为疼痛评估的参考指标。这些行为学改变包括：①躲避反射，是机体为躲避或缓解疼痛的一种主动行为，如固定某种特殊体位可以缓解疼痛。②患者服药的规律，是评价疼痛较为可靠的指标，包括服药的次数、间隔时间、剂量、是否规律等。③睡眠习惯的改变。有研究结果表明，术前睡眠时间和质量如果与平时睡眠时间和质量无明显差别，术后清醒快，疼痛分级低，而术前睡眠质量低且时间明显缩短的患者，术后疼痛分级高，止痛药用量大。④应答反应，如呻吟、叹气或其他希望引起别人注意的异常行为。疼痛引起的行为学改变受患者性别、性格因素影响。一般男性对疼痛的耐受性好，所需药物相对较少，行为学改变不如女性明显。性格外向者对疼痛往往比较夸张，性格内向者对疼痛则常隐忍。

### （九）术后疼痛的分级

根据世界卫生组织标准和术后患者的表现，将术后疼痛程度分为如下四级：①0（无痛）：患者咳嗽时切口无痛。②1（轻）：轻度可忍受的疼痛，能正常生活，睡眠基本不受干扰；咳嗽时感受切口轻度痛，但仍能有效地咳嗽。③2（中）：中度持续的疼痛，睡眠受干扰，需用镇痛药；患者不敢咳嗽，怕轻微振动，切口中度疼痛。④3（重）：强烈持续的剧烈疼痛，睡眠受到严重干扰，需用镇痛药物治疗。

## 二、小儿疼痛的评估

正确评估小儿疼痛是小儿疼痛治疗的基础。与成年人不同，儿童缺少认知和行为能力来理解与他们疼痛有关的问题和描述他们疼痛，尤其是较小的儿童没有疼痛的经历，与成人的合作受到限制，临床上常常忽视了他们疼痛的治疗需求。小儿疼痛评估主要有三方面：自我报告、面部表情评估、生理学体征变化和行为学征象。另外，还有一些针对儿童术后疼痛的评分，也是评估儿童疼痛的可靠依据。

### （一）自我报告

自我报告是儿童疼痛评估的最佳的评估手段。3岁以上的儿童可用自我报告的量表评估疼痛感觉。5岁的孩子可以用标准化的方法进行评估，如Hester的扑克牌工具对该年龄段儿童很有效。6岁或7岁的学龄前儿童可以用图文尺评分，要求他们在1条有5个刻度的线上显示疼痛程度。8～16岁学龄期儿童已经有良好的认知能力及表达能力，能够准确地提供疼痛的相关信息，一般采用疼痛自我报告的方法进行评估。在此年龄段的儿童常用视觉模拟量表（VAS）、McGill疼痛评估表、疼痛的词语描述法等评估方式。

### （二）面部表情评估

医务人员根据患儿的面部表情，与相关标准的表情图对比后进行疼痛评分。

**1. FACES（Wong-Baker pain rating scale）面谱疼痛评分法** 适用于3～18岁儿童，婴幼儿或交流有困难患儿，分值为0～10，分值越高代表疼痛程度越高（图9-2）。评估时需要排除患儿因为恐惧、饥饿或其他病理生理改变而导致的痛苦表情。

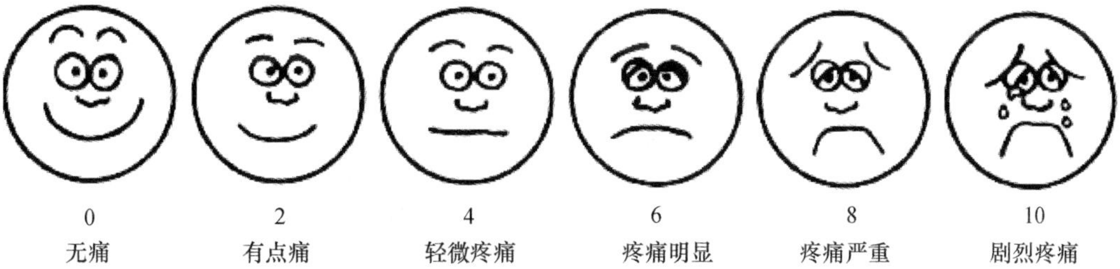


图 9-2 Wong-Baker 面谱疼痛评分

**2. Bieri 改良面部表情评分法** 适用于 4～12 岁患儿，分值为 0～10，分值越高代表疼痛程度越高（图 9-3）。

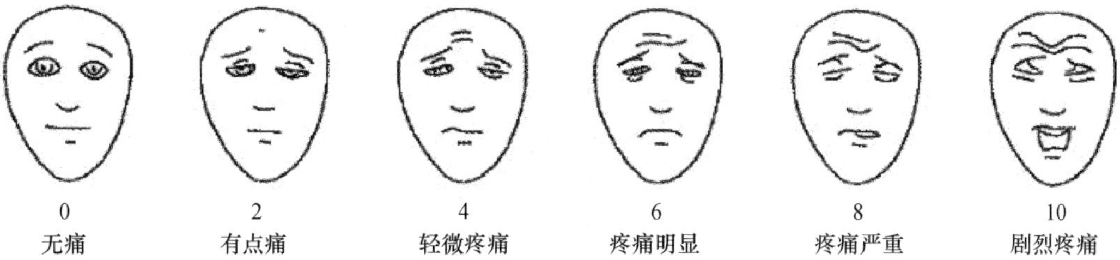


图 9-3 Bieri 改良面部表情评分

**3. Oucher 疼痛评分** 一般仅适用于 6 岁以上儿童（图 9-4）。此方法可较好的评估患儿疼痛程度或疼痛治疗后的效果，与面部表情评分、VAS 评分有良好的相关性，有专门适用于不同亚洲儿童面部表情制作的评分尺。

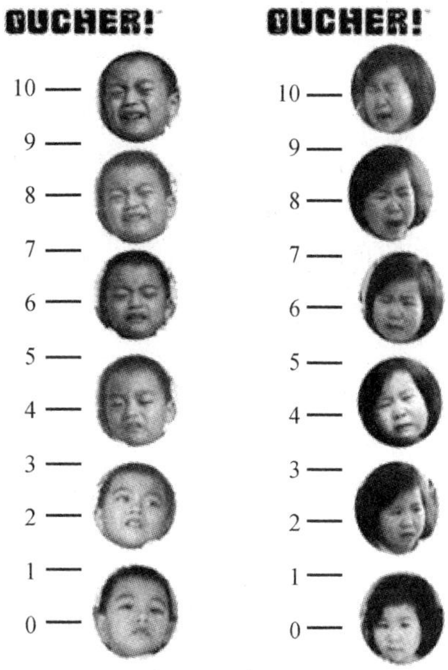


图 9-4 Oucher 疼痛评分

**4. Manchester 疼痛评分** 是在 Oucher 疼痛评分基础上用大熊猫面部表情代替儿童表情，越到梯子上端大熊猫表情越痛苦，同时活动也受到影响，分值 0～10，适用范围同 Oucher 疼痛评分（图 9-5）。

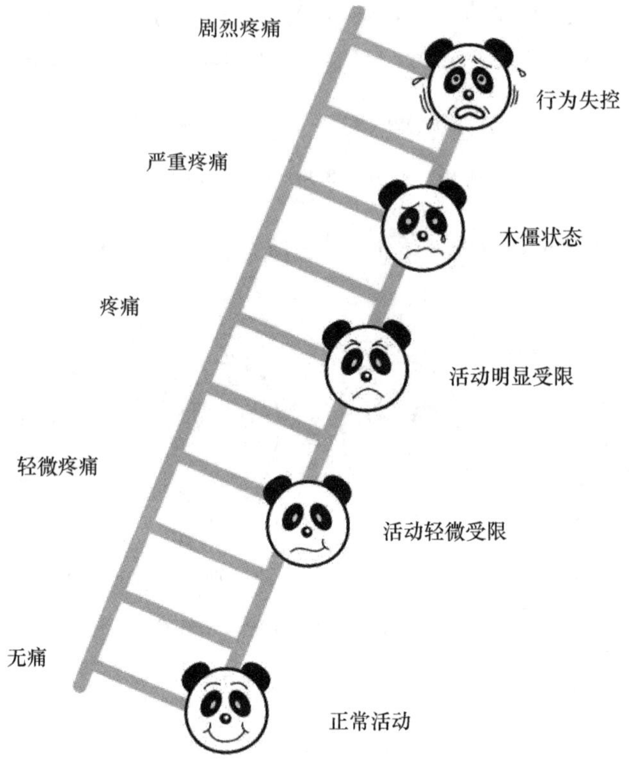


**图 9-5 Manchester 疼痛评分**

（三）生理指标评估

对于短时的锐痛，心率先下降后上升。在呼吸周期内的迷走张力变化和心律变异性也可作为反映疼痛和抑郁的指标。血氧饱和度在疼痛过程中可以下降，但无特异性；另一方面，即使存在长时程剧烈疼痛，儿童仍可以保持正常血氧饱和度。手术或创伤应激可释放激素入血，测定血清中这些激素水平可间接反映疼痛的程度，但这些指标亦无特异性，如在婴儿和儿童疼痛时皮质醇释放增加，但在许多其他不利情形下皮质醇均可增高。

（四）行为学指征及常用儿童评分量表

这是一种结合患儿表情、动作行为等进行的评分的方法，通过小儿的哭、肢体动作和姿势、面部表情等指标可以间接评估疼痛，这些指标对预测患儿是否有镇痛需求时较可靠、特异和敏感。

**1. FLACC（face，legs，activity，crying，consolability）评分** 包括面部表情、肢体动作、行为、哭闹和可安慰性等五个方面。疼痛分数由医护人员根据观察患儿情况与量化表中内容对照而得，每次观察时间为 1～15 min，每项内容按 0～2 分评分，各项内容分数相加为最终评分，总分为 0～10 分，分值越高，代表疼痛程度越严重。该方法常用于 1～18 岁患儿术后疼痛的评估，是住院患儿首推的评估方法（表 9-3）。

表 9-3 儿童 FLACC 疼痛评分（2 个月～7 岁小儿）

| | 分值 | | |
|---|---|---|---|
| | 1 | 2 | 3 |
| 面部表情 | 微笑 | 偶尔皱眉，表情淡漠 | 下巴颤抖，牙关紧闭 |
| 腿 | 放松位 | 不能放松，紧张 | 弯曲，僵硬，或急扭 |
| 活动 | 活动自如或静卧 | 来回动 | 紧张，扭曲 |
| 哭闹 | 无 | 呻吟，啜泣 | 大声哭，不停哭 |
| 可安慰性 | 不用安慰 | 抚摸，拥抱可安慰 | 无法安慰 |

**2. CRIES（crying，requires $O_2$ saturation，increased vital signs，expression，sleeplessness）评分** 由美国 Missouri 大学制定，用于评估 32 孕周以上新生儿的术后疼痛，以哭、需吸氧以使 $SaO_2$ 达 95%以上、生命体征（心率和血压）上升、表情、失眠等进行评估。其中，生命体征在最后测量，以免惊醒患儿；失眠是基于记录 1 h 前的观察结果。分值 0～10，分值越高，代表疼痛程度越严重（表 9-4）。

表 9-4 CRIES 评分法（用于新生儿和婴儿）

| | 0 分 | 1 分 | 2 分 |
|---|---|---|---|
| 啼哭 | 无 | 高声 | 不可安抚 |
| $SpO_2$＞95%时对 $FiO_2$ 的需求 | 无 | ＜30% | ＞30% |
| 生命体征较术前升高（HR、BP） | 无 | 上升＜20% | 上升＞20% |
| 表达 | 无 | 做鬼脸，扭歪 | 咕哝 |
| 不能入睡 | 无 | 间断苏醒 | 频繁苏醒 |

**3. CHEOPS（东安大略儿童医院疼痛评分）标准** 用于评价 1～5 岁患儿术后疼痛，主要指标包括哭闹情况（cry）、面部表情（facial）、疼痛的口头表达（child verbal）、紧张程度（torso）、对于疼痛点的反应（touch）、腿部活动（legs），每个类别的分值为 0～2 分或者 1～3 分，总分值为 4～13 分，总分低于 6 分被认为是没有疼痛（表 9-5）。主要适用于 6 个月以上患儿的术后疼痛评估，该方法内容繁多、临床实用性不高。

**4. 新生儿面部编码系统（NFCS）** 由加拿大 British Columbia 儿童医院制定，用于评估早产儿和新生儿的疼痛，为最可靠有效的新生儿疼痛评估方法。NFCS 有 10 项指标：皱眉、挤眼、鼻唇沟加深、张口、嘴垂直伸展、嘴水平伸展、舌呈杯状、下颌颤动、嘴呈“O”形、伸舌（只用于评估早产儿）。婴儿躯体编码系统（IBCS）通过手、足、上臂、腿、头和躯干的运动评分来评估婴儿粗大运动的活跃性，与 NFCS 联合应用。

**5. Comfort 评分** 主要通过观察患儿警醒程度、平静或激动、呼吸反应、体动、血压、肌肉张力、面部紧张程度等了解患儿镇静舒适程度，常用于辅助各种疼痛评分。

表 9-5　东安大略儿童医院疼痛评分（CHEOPS）（用于1～5岁）

| 项目 | 行为 | 定义 | 评分 |
|---|---|---|---|
| 哭吵 | 不哭 | 不哭 | 1 |
| | 呻吟 | 呻吟或平静无声地哭泣 | 2 |
| | 哭吵 | 哭泣，但哭声较低 | 2 |
| | 尖叫 | 大声哭叫，伴随抱怨或者没有 | 3 |
| 表情 | 复合 | 中性表情 | 1 |
| | 做鬼脸 | 明确的负性表情才能评分 | 2 |
| | 微笑 | 明确的正性表情才能评分 | 0 |
| 语言 | 无 | 不说话 | 1 |
| | 抱怨其他 | 抱怨，但与疼痛无关 | 1 |
| | 抱怨疼痛 | 抱怨疼痛 | 2 |
| | 抱怨两者 | 抱怨疼痛和其他 | 2 |
| | 正性 | 任何积极的表述或者其他，无抱怨 | 0 |
| 躯干 | 中性 | 身体休息，躯干静止 | 1 |
| | 扭动 | 身体摆动或呈蜿蜒状 | 2 |
| | 紧张 | 身体弓形或者僵硬 | 2 |
| | 颤抖 | 身体发抖或者偶尔发抖 | 2 |
| | 直立 | 处于垂直或者直立位 | 2 |
| | 受限 | 身体受限 | 2 |
| 触摸 | 没有 | 没有触摸或者搔抓伤口 | 1 |
| | 伸手 | 想去触摸伤口但是没有碰到 | 2 |
| | 触摸 | 轻柔触摸伤口或伤口周围 | 2 |
| | 搔抓 | 用力搔抓伤口 | 2 |
| | 受限 | 上肢被束缚 | 2 |
| 下肢 | 中性 | 下肢处于任何位置，放松 | 1 |
| | 扭动/踢 | 明显不适，不停动，踢脚 | 2 |
| | 静止/紧张 | 下肢紧张，伸直身体 | 2 |
| | 站立 | 站立，蹲伏，或者下跪 | 2 |
| | 受限 | 下肢被束缚 | 2 |

### （五）患儿疼痛评估注意事项

①不同年龄阶段使用不同的评估方法是保证准确疼痛评估进行的前提。图 9-6 显示了各种疼痛评估方法的建议适用年龄，此外还应考虑患儿认知水平、语言能力、种族/文化背景和疼痛评估方法特性。②多种评估方法联合使用能提高疼痛评估的准确性，但疼痛评

分不能作为给予止痛药物的唯一指导。③有效的疼痛评估，需要患儿、家长或监护人与疼痛管理成员的密切交流，尤其是畏惧医护人员的患儿，面对医护人员时候的面部表情并不能准确反映其疼痛程度。④自我评估应作为首选的疼痛评估方法。3～5 岁患儿由于自我评估的信度和效度不高可结合一种观察性评估方法进行疼痛程度评估；无法交流的患儿应充分考虑一些非客观指标（如动作或表情）、生理参数（如血压、心率等）以及这些指标、参数在镇痛治疗前后的变法和特殊疼痛评估方法（如行为学评分）。⑤规律进行评估和记录才能保证镇痛的有效性和安全性，干预治疗后密切观察其效果及不良反应。⑥重视疼痛评估相关医护人员的培训。

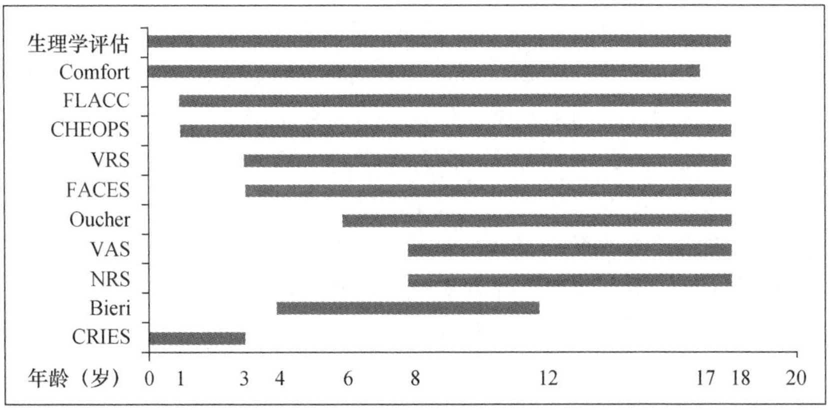


图 9-6　各种疼痛评估方法的建议适用年龄

## 三、术后疼痛治疗效果的评估

科室可组织术后镇痛治疗小组，术后定期评价药物或治疗方法的疗效、不良反应的发生，必要时可给每位患者绘制疼痛缓解曲线更好地记录术后疼痛诊治过程。评估原则包括：①评估静息和运动状态下的疼痛强度；②调整药物剂量或治疗方法时须反复评估每次干预后的效果及不良反应的发生；③记录治疗效果；④对突发剧烈疼痛，尤其是生命体征改变（如低血压、心动过速）应立即评估，并对可能的切口裂开、深静脉血栓和肺栓塞等情况作出及时诊断和治疗；⑤疼痛治疗结束时应由患者对医护人员处理疼痛的满意度及对整体疼痛处理的满意度分别作出评估。

# 第四节　术后疼痛的治疗原则

手术后疼痛治疗应考虑疼痛的部位、程度和病史，因人而异地选择镇痛方案。疼痛治疗时，选用多种药物联合应用、多种给药途径使用、按时用药、个体化用药，可提高镇痛效果。对手术后疼痛治疗应注意以下原则：①对手术后疼痛有充分的认识，避免手术疼痛认识上的误区。及时正确评估疼痛的程度、分析疼痛的原因，满足患者术后疼痛治疗的需求。②根据患者个体差异，制订个性化镇痛方案。定时评估，并及时调整镇痛方案以保证和维持镇痛效果。③根据患者个体差异以及不同药物的疗效及其副作用，选择镇痛效果佳、副作用小的药物或药物组合。④采用不同药物组合或给药途径以及多种镇痛方法联合的多模式镇痛，以达到最佳的疗效和最低不良反应的发生率。

## 一、对术后疼痛治疗的正确认识

传统的观念认为"术后疼痛不可避免""开刀哪有不痛的"，对术后镇痛不够重视。在手术后疼痛治疗过程中，医护人员常在对术后疼痛的认识上存在一些误区：只在疼痛剧烈时才用镇痛药，轻微疼痛则不需要镇痛；镇痛治疗能使疼痛部分缓解即可；非阿片类药物比阿片类药物更安全；用阿片类药出现呕吐、镇静等不良反应，应立即停药；术后镇痛会影响伤口的愈合；术后镇痛可导致认知功能障碍等。这些术后疼痛治疗认识上的误区都严重限制了完善的术后镇痛治疗的实施，剥夺了患者获得满意术后镇痛服务的权利。

此外，传统观点认为长期用阿片类镇痛药不可避免会成瘾。阿片类药物成瘾的发生率与药物剂型、给药途径及给药方式有关。阿片类控释、缓释剂型或透皮给药的方式，可以避免出现过高的峰值血药浓度，从而减少发生成瘾的风险。静脉直接注射使血药浓度突然增高，容易出现欣快感及毒性反应，易导致成瘾。由于术后疼痛是急性的、短期的疼痛，而短期使用阿片类药物并不会导致成瘾，对此应有充分的理解。

对于疼痛患者，及时、按时用镇痛药才更安全有效，镇痛治疗的目的是缓解疼痛、改善功能、提高生活质量。无痛睡眠是镇痛治疗的最低要求，理想的镇痛治疗除达到此目标外，还应争取让患者达到无痛休息和无痛活动的目标，以实现真正意义上提高患者生活质量的目的。

## 二、术后疼痛的药物治疗原则

### （一）合理选择给药途径

世界卫生组织提倡的用药原则：能口服就不注射，能肌内注射就不静脉注射。静脉注射是直接进入血液循环的，对药剂的质量要求更高。而口服药通过肠胃，经过肝的解毒，一般来说比较安全。临床上根据术后疼痛程度、性质和患者自身情况，选择安全有效的给药途径。

### （二）合理选择镇痛药物

根据手术部位、大小以及药物的疗效，选择合适的镇痛药。不同部位的手术及手术方式的差异导致术后疼痛程度存在很大差异。对于门诊短小手术，单独应用非甾体抗炎药即可满足镇痛需求；但对于开腹的大手术，则应使用强阿片类镇痛药，甚至复合多种药物才能达到满意的镇痛效果。同时，对镇痛药物既要看到镇痛疗效的一面，也要注意其不良反应，如过敏反应、成瘾性、头晕、过度镇静、恶心呕吐等。有些药物尽管镇痛效果好，但不良反应多且严重，在选择镇痛药物时就必须权衡利弊，合理取舍。

### （三）坚持个体化给药

根据患者个体差异调整药物剂量。疼痛治疗初期有一个药物剂量调整过程，需根据个体耐受情况不断调整追加药物剂量，增加药物幅度一般为原用剂量的25％～50％，最多不超过 100%，以防各种不良反应，特别是呼吸抑制的发生。老年人血浆中蛋白结合率低，游离型血浆蛋白增高，同等剂量的镇痛药物在老年患者产生明显的镇痛作用，不良反应也相应增加。

### （四）联合用药与辅助治疗

两种或两种以上不同作用机制的药物联合应用可增强镇痛效果，减少各自用量，减少不良反应的发生。如非甾体抗炎药与阿片类药物联合应用，不仅可以增强镇痛效果，还可减少阿片类药的用量，延长镇痛时间。阿片类药物辅助止呕药联合应用，则可以减少阿片类药恶心、呕吐等不良反应的发生。

### （五）按时用药

按时用药是指止痛药物应有规律地按规定时间给予，不是等患者要求时再给予。使用止痛药，必须先测定能控制患者疼痛的剂量，下一次用药应在前一次药效消失前给药。患者出现突发剧痛时，可按需给予止痛药控制。

## 三、多模式镇痛的治疗原则

### （一）多模式镇痛的概念

多模式镇痛（multimodal analgesia），又称平衡镇痛，是指联合应用两种或两种以上的镇痛药物或镇痛方法，作用于疼痛的不同靶位产生镇痛作用，以获得更好的镇痛效果，同时降低不良反应的发生率。最为理想的镇痛方法是不同阶段（术前、术中、术后）、不同靶位（外周水平、脊髓水平、脊髓上水平）、不同药物（阿片类药、非甾体抗炎药、局麻药、NMDA 受体拮抗药、$\alpha_2$ 受体激动剂等）的联合治疗，以满足镇痛的要求，既达到完善的镇痛又最大限度地减少其不良反应。

### （二）多模式镇痛的注意事项

选择多模式镇痛方法时应考虑以下几方面的因素：①年龄，如老年人由于生理改变，胆碱能和多巴胺能系统的神经元和神经递质的合成及其受体数目减少、活性降低，交感反应明显下降。另外，老年人常伴心血管疾病，心血管系统最大的改变是心输出量下降，大约 30 岁后每年下降 1%。液体负荷的耐受力降低，血管内容积或静脉容量的微小变化都会引起心血管功能的不稳定，低血容量或硬膜外镇痛时交感神经反应减弱，都会产生严重的后果。老年人对药物的耐受性和需要量均降低，尤其对中枢性抑制药如全麻药、镇静催眠药及阿片类镇痛药均很敏感。因此，在进行多模式术后镇痛的时候应充分考虑年龄因素，选择最佳组合。②并存疾病，如患者并存心血管疾病、呼吸系统疾病、肝肾疾病等基础病时，选择镇痛药物和方法的时候则应注意这些疾病对用药的影响。③手术部位及创伤大小，如小手术或小切口手术，创伤小，所需的镇痛药物剂量减少，或单纯的一种镇痛方法即可满足镇痛需要，相反，对于创伤大的手术，则需要不同的镇痛药物、镇痛方法联合使用才能达到满意的镇痛效果。④脊柱条件，如有脊柱病变患者，则不适合选择椎管内镇痛。⑤是否不良反应的高发人群。⑥术后是否哺乳，如芬太尼可经母体的乳汁进入新生儿，在使用这些药进行术后镇痛时应注意其对新生儿呼吸的影响。⑦术后是否使用抗凝药物。对已经接受抗凝治疗和将要接受抗凝治疗的患者是否能够或何时能够使用椎管内镇痛是麻醉科医师高度关注的一个问题。对凝血功能异常的患者则不宜椎管内镇痛；接受溶栓治疗的患者10天内不宜进行椎管内镇痛，如果导管已经放置在硬膜外腔进行镇痛，则应选择低浓度的药物镇痛，以便观察双下肢的运动阻滞和感觉功能的变化，有利于对神经功能进行评估，必须待溶栓治疗结束后至少24 h才能拔管。服用抗血小板药物的患者应在停药14天后进行椎管内镇痛。给予预防量低分子肝素后至少12 h再进行椎管内穿刺、硬膜外腔内置管。接受治疗量低分子肝素的患者，至少24 h后判断患者凝血功能正常，才能够进行椎管内穿刺、硬膜外腔内置管。给予低分子肝素至少12 h后再拔除硬膜外腔内导管，拔除硬膜外腔内导管后至少4 h再使用低分子肝素。长期使用华法林的患者术前4～5天应停止服用华法林，并注意监测凝血酶原时间（PT）和国际标准化比值（INR），一般建议停药后INR≤1.4才考虑行椎管内穿刺置管操作。麻醉科医师在为使用抗凝药物的患者进行椎管内镇痛时，应该在手术完成、椎管内阻滞作用消退后，使用低浓度、低剂量局麻药和麻醉性镇痛药行术后镇痛，定期监测患者神经系统的功能。感觉已恢复但运动未恢复，通常是由于椎前动脉痉挛或堵塞的结果；感觉和运动均未能按时恢复，应考虑椎管内血肿形成，必须积极地诊断（经MRI诊断）和及时地处理（12 h内清除血肿），避免导致严重的不良后果。⑧其他，如精神意识、知识水平、交流程度等。有些患者精神失常，或无意识，或知识水平低下无法交流沟通，这些患者则不适合使用患者自控镇痛。

（三）多模式镇痛的方法

多模式镇痛的方法有：①联合应用几种不同的镇痛药，以达到药物之间的互补和协同作用。②选择不同的时间给药，使血药浓度保持在一定水平，如术前、术中和（或）术后间断或连续给药。③联合应用不同的给药途径，如局麻联合硬膜外麻醉，神经阻滞联合全身静脉给药等。④外周与中枢神经系统联合镇痛，通过不同的作用位点阻断疼痛信息的传递。

**1. 不同作用机制药物的联合镇痛** 不同作用机制的药物联合镇痛，不仅可以增强镇痛效果，同时减少各种药物的剂量，降低不良反应的发生率。临床上常将阿片类药物与非阿片类药物联合应用镇痛，如对乙酰氨基酚、NSAID、$\alpha_2$受体激动剂、NMDA受体拮抗剂、局麻药等。非阿片类镇痛药物在多模式镇痛中有重要作用，可以减少阿片类药物不良反应，促进患者的术后恢复。局麻药联合小剂量阿片类药物进行硬膜外镇痛可以产生良好镇痛效果，加速术后胃肠道功能的恢复。

**2. 不同时间点的联合镇痛** 完善的手术后疼痛治疗包括预防性镇痛，术中完善、平稳的麻醉，以及术后及时安全有效的疼痛处理。术前给药镇痛可以阻断外周损伤冲动向中枢的传导，减少有害刺激传入所导致的外周和中枢敏感化，抑制神经可塑性变化，从而达到创伤后镇痛和减少镇痛药用量的目的。术中完善的麻醉也是减少术后疼痛的重要一环。研究表明，术中阻滞不全的患者术后疼痛评分明显高于术中阻滞完善的患者，这除了与伤害刺激有关外，还与患者的恐惧心理有关。因此，手术后疼痛的处理应该是贯穿于整个围术期，根据药物的药理学特点，在不同时间点间断或连续给药，以达到稳定有效的药物浓度。

**3. 不同给药途径的联合镇痛** 不同患者手术后疼痛所需止痛药剂量存在个体差异。

全身给药途径所需剂量较大，个体差异明显，不良反应发生率也高；局部给药途径对全身影响小，不良反应少。临床上常采用全身给药复合局部给药途径联合镇痛，如静脉或肌内注射镇痛镇静药物联合椎管内镇痛，或静脉给药联合神经阻滞镇痛等方法。

**4. 外周与中枢的联合镇痛**　手术后疼痛发生机制包括外周和中枢机制，外周与中枢的联合镇痛则可以从疼痛传导的不同靶位阻断伤害性信息的传导与整合，从而减少或消除手术后疼痛的发生。局部浸润或神经阻滞可阻断外周伤害性刺激向中枢的传递，通过外周途径产生镇痛作用。阿片类药物作用于中枢神经系统的阿片受体而产生强大的镇痛作用。

**5. 重视内脏痛**　内脏痛是一种胸腔或腹腔内脏器官来源的疼痛现象，其具有对机械牵拉、脏器缺血或痉挛、炎症等刺激较为敏感；内脏痛分为伤害感受性疼痛和神经病理性疼痛，前者表现为躯体和内脏结构遭受伤害、激活伤害感受器等；后者表现为外周或中枢神经系统遭受到伤害导致；灼痛、刀割性痛或电击样痛等。

内脏痛的传导需要内脏痛感受器、内脏痛传入纤维、内脏痛中枢的参与，具体结构如下：①内脏痛感受器，分布于内脏器官的被膜、腔壁、组织间及进入内脏器官组织的脉管壁上。②内脏痛传入纤维，主要由C纤维传导，无髓鞘神经纤维，兴奋阈较高，传导速度慢。包括交感神经、副交感神经和内脏感觉神经。③内脏痛中枢，包括皮质下中枢（脊髓、丘脑、下丘脑和脑干网状结构）和高级中枢（第一至第三感觉区和边缘系统）。

术后内脏痛具有以下特点：定义不明确；微创术后易识别；多为轻中度，有时为重度；持续时间较长、与情绪有关；局部阻滞或可缓解，某些药物或可缓解；可能与慢性疼痛有关。因此，内脏痛及时处理是必要的。

术后内脏痛的治疗主要通过镇痛药物，包括阿片类药物、非甾体抗炎药、局麻药物，以及以氯胺酮、普瑞巴林等为代表的其他药物等。其中，有效缓解术后内脏痛的阿片类药物作用机制为：①作用于κ受体的阿片类药物；②作用于μ受体的阿片类药物；③作用于δ受体的阿片类；④作用于σ受体的阿片类药物。

研究表明与内脏痛传入神经有关的主要是κ受体激动剂。κ受体激动剂能抑制内脏痛的肠道传入，κ阿片受体可能是唯一与内脏痛传入有关的受体。但由于阿片受体尚未克隆，因此无法证实。目前，通过一系列研究，临床上更倾向于κ受体激动剂通过外周方式介导内脏痛的理论。有学者指出，κ受体激动剂可在内脏痛方面较吗啡和芬太尼有更显著的镇痛效果。另有研究表明，κ受体激动剂与μ受体激动剂联用可获得更佳的镇痛效果且有效减少副作用。κ受体是控制内脏痛的主要靶点，内脏痛控制应成为涉及内脏手术患者术后镇痛的必要考虑，具有κ受体激动剂作用的镇痛药物应纳入此类手术的多模式镇痛方案；麻醉科医师应重视术后内脏痛及其治疗。

### （四）多模式术后镇痛的阶梯治疗

与WHO推荐的癌性疼痛阶梯治疗相仿，在术后镇痛的多模式对策中也可以实施阶梯治疗。体表外科小手术如活检手术其术后疼痛较轻；而较大的或更广泛的手术如矫形外科手术、上腹部手术或胸腔手术，其术后疼痛则剧烈。与WHO的癌性疼痛阶梯治疗相仿，每一个患者的治疗应从第一步开始，并根据疼痛强度决定是否实施下一步骤的用药或方法。多模式术后镇痛阶梯治疗的第一步包括连续给予一种非阿片类镇痛药（对乙酰氨基酚、NSAID 或 COX-2 选择性抑制剂）和外科小手术后的切口给予局麻药浸润；第二步，对中度术后疼痛的外科手术，按需加入阿片类镇痛药；第三步，对于涉及更广泛的外科手术患者、进行创伤程度大的操作的患者或可能术后需大剂量阿片类药的患者全身性联合应用 NSAID 和阿片类镇痛药，研究证实全身性联合应用阿片类药和 NSAID 于术后镇痛的效应优于单独用药方案。

# 第五节 术后镇痛的常用途径

镇痛药可以通过不同的给药途径达到局部或全身，并产生镇痛效果。临床上通常根据疼痛的部位与性质、疼痛的严重程度、患者的一般情况、镇痛药物本身的药代动力学和药效动力学特点等来决定给药方法和途径。治疗目的为在安全和最低副作用的前提下达到良好的止痛并且患者满意度高。

## 一、全身给药

### （一）全身给药的途径

**1. 口服给药** 口服给药法是临床最常用的一种给药方法，药物经胃肠道黏膜吸收，适用于神志清醒、非胃肠手术和术后胃肠功能良好患者的轻、中度疼痛，可作为多模式镇痛的一部分。口服给药的优点为无创、方便，患者可自行服用，缺点为起效较慢，调整剂量时需要考虑药物的血药浓度达峰时间、血浆蛋白结合率和组织分布容积。

**2. 皮下注射给药** 皮下注射阿片类镇痛药是术后疼痛治疗较常用的一种给药方法。将药物注入皮下结缔组织后，经毛细血管吸收入血液而发挥药物的疗效，亦可通过皮下植入导管持续给药。如循环差时可影响药物吸收入血，降低疗效。

**3. 肌内注射给药** 肌内注射给药是从肌肉层注入药物后慢慢吸收进入血液，血管越丰富的部位药物吸收就越快。可避免口服给药的缺点，药物吸收较好，起效快，易迅速产生峰作用。但肌内注射给药具有注射痛、个体差异性大、单次注射的镇痛盲区及单次用药量大等缺点，近年来并不推荐用于术后镇痛。

**4. 静脉注射给药** 药物不宜口服、皮下或肌内注射，需迅速产生药效时，可采用静脉注射法。单次或间断静脉注射给药适用于门诊手术和短小手术。起效快，血药浓度短期内即可达到峰值。但与肌内注射相比，由于药物在体内快速重新分布，单次注射后作用时间较短，需反复注药，同时不良反应发生的概率也高。临床上静脉注射阿片类药时应密切观察其不良反应，如呼吸抑制，严重时发生低氧血症甚至呼吸停止。持续静脉注射给药是将镇痛药物稀释后一般先给负荷量，再以维持量或者按照药物的药效动力学持续性注射给药。使用阿片类药物时最好以小量、分次给药的方式注射。

**5. 经皮/黏膜给药** 药物由皮肤/黏膜吸收进入全身血液循环并达到有效血药浓度而产生治疗作用，可以避免胃肠道 pH 值、酶、食物及其他药物的相互作用而引起的胃肠道吸收困难；无首过效应，防止消化酶或肝药酶引起的药物活性降低；芬太尼和丁丙诺啡是目前临床上使用的两种经皮给药的镇痛药剂型。经黏膜给药主要方法有：①保留灌肠法；

②直肠点滴法；③栓剂塞入法。直肠给药大大提高了药物的生物利用度。

（二）全身给药的镇痛药物

**1. 阿片类药**　阿片类药物是目前已发现镇痛作用最强的药物，其镇痛作用随剂量的增加而增加。阿片类药物的镇痛机制是多水平的，它可与外周神经、脊髓背角胶质层感觉神经元和大脑及脑干等疼痛中枢的阿片受体结合，在脊髓层面上可以抑制 P 物质的释放，在脊髓上水平则可发挥下行性疼痛抑制作用。阿片类药物可使神经末梢释放的乙酰胆碱、去甲肾上腺素、多巴胺及 P 物质减少，同时可抑制 cAMP，使细胞内 cAMP 浓度下降，从而进一步作用于 G 蛋白。

阿片受体按其激动后产生的效应可分为 3 型，即 μ、κ、δ 受体。μ 受体与镇痛关系最密切，同时也与呼吸抑制、欣快感、成瘾性等副作用相关；κ 受体的止痛和呼吸抑制作用有封顶效应，同时参与神经内分泌和免疫调节；δ 受体参与脊髓上镇痛作用，且与内分泌关系密切。阿片受体激动药主要激动 μ 受体，代表药物为吗啡、舒芬太尼等；阿片受体激动-拮抗药又称部分激动药，主要激动 κ 和 σ 受体，对 μ 受体有不同程度的拮抗作用，代表药物为布托啡诺、地佐辛等；阿片受体拮抗药主要拮抗 μ 受体，对 κ 和 δ 受体也有一定的拮抗作用，代表药物为纳洛酮、纳曲酮等。

全身给药是阿片类药物术后镇痛最常用的给药方法，阿片类药物使用的基本原则是：①准确的疼痛评估；②个体化治疗方案；③按时给药；④尽可能减轻疼痛，镇痛不足时可调整剂量；⑤对于疼痛剧烈的患者合用其他机制的镇痛药，如 NSAID，但不应联合使用作用机制类似的两种药，如阿片类药与阿片类药联合使用；⑥使用辅助药物以减少阿片类药的不良反应，如止呕药等；⑦对治疗效果定期评估，以随时调整止痛药的用量。

**2. 非选择性 NSAID 和选择性 COX-2 抑制剂**　此类药物具有解热镇痛、抗炎、抗风湿、抗血小板聚集作用，主要作用机制是抑制环氧合酶（COX）和前列腺素（PGs）的合成，对炎症引起的轻、中度疼痛有较强的镇痛作用。与阿片类药比较，不产生欣快感和无成瘾性。非选择性 NSAID 和选择性 COX-2 抑制剂是术后多模式镇痛用药的重要组成部分，与阿片类药物合用，不但可以取得良好的镇痛效果，还可减少阿片类药物引起的不良反应。非甾体类药物的用药注意点包括：①剂量个体化。应明确即使按体重给药，仍可因个体差异而使血中药物浓度各不相同。应结合临床对不同患者选择不同剂量。②镇痛作用具有“封顶效应”，但副作用没有，不应超量给药。③应给予负荷剂量后再给维持剂量，以达到有效血药浓度。④通常只选用一种 NSAID，不推荐同时使用两种 NSAID，副作用增加。⑤非选择性 NSAID 的消化道损害发生率高于选择性 COX-2 抑制药。⑥所有非选择性 NSAID 都影响肾功能，尤其是肾损伤患者短时间的用药都可能导致肾衰竭。⑦NSAID 可能通过 COX-2 增加心血管风险，禁用于冠脉旁路移植术后镇痛。⑧用 NSAID 时，注意与其他药物的相互作用。例如，β 受体阻滞剂可降低 NSAID 药效；应用抗凝剂时避免同时服用阿司匹林；与洋地黄合用时应注意防止洋地黄中毒。

NSAID 不良反应除了与药物特性相关外，还与使用剂量、使用时间及有否高危因素有关，高危因素包括：①年龄＞65 岁；②原有易损脏器的基础疾病：上消化道溃疡、出血史；缺血性心脏病或脑血管病史（冠脉旁路移植术围术期禁用，脑卒中或脑缺血发作史慎用）；肾功能障碍；出、凝血机制障碍和使用抗凝药（使用选择性 COX-2 抑制剂不禁忌）；③同时服用皮质激素或血管紧张素转换酶抑制剂及利尿剂；④长时间、大剂量使用；⑤高血压、高糖血症、高脂血症、吸烟、酗酒等。

对乙酰氨基酚是临床常用的NSAID，具有镇痛效应但无抗炎作用，可单独应用于轻、中度术后疼痛。与阿片类药物、曲马多或其他NSAID药物联合应用可发挥镇痛相加或协同效应。研究显示术前或术中使用对乙酰氨基酚产生的镇痛效应比术后使用更理想。指南推荐临床使用剂量为每6 h口服6～10 mg/kg，最大剂量不超过3000 mg/d，联合给药或复方制剂日剂量不超过1500 mg。静脉注射治疗剂量的对乙酰氨基酚不良反应发生率极低，但超过推荐最大剂量可能引起严重肝损伤和急性肾小管坏死。

**3. 曲马多** 曲马多是一种结构与吗啡类似的中枢性镇痛药，含有两种对映异构体，分别通过不同的作用机制发挥镇痛作用，曲马多不仅可与μ受体结合产生镇痛作用，还能抑制神经元对去甲肾上腺素和5-羟色胺的再摄取，减少这些递质对中枢神经系统下行性抑制的影响而产生镇痛效应。曲马多由于具有对呼吸系统影响轻微、不易成瘾、对血流动力学无明显影响等优点而成为术后疼痛治疗中的常用药物。口服曲马多可用于日间手术镇痛，因为它没有呼吸抑制效应，可以离院后使用。此外，曲马多还可以经直肠给药、肌内注射给药以及静脉给药。用于术后镇痛时，曲马多的推荐剂量是手术结束前30 min静脉注射1.5～3 mg/kg，术后患者自控镇痛每24 h剂量300～400 mg，冲击剂量不低于20～30 mg，锁定时间5～6 min。曲马多静脉注射不但能减轻疼痛，还可以预防和治疗围术期寒战反应，静脉注射0.7～2.5 mg/kg曲马多可剂量相关性减轻围术期寒战程度和发生率。

**4. NMDA受体拮抗剂** 神经突触兴奋释放谷氨酸使NMDA受体激活，增强伤害性信息的传导，与急、慢性疼痛有关，脊髓水平NMDA受体的激活可导致痛觉敏感。临床常用的NMDA受体拮抗剂主要有氯胺酮。氯胺酮单用或与其他药合用，能够改善疼痛、触发痛和痛觉敏感，并且减少其他镇痛药的用量。据相关文献报道氯胺酮还有抗抑郁作用。亚麻醉剂量的氯胺酮即具有镇痛作用，单次静脉注射氯胺酮0.15～0.5 mg/kg，继而持续输注3～5 μg/(kg·min)可用做术后镇痛或预防性镇痛。氯胺酮口服生物利用度高，口服给药可以缓解舌咽神经痛或截肢后的残肢痛。

**5. 抗惊厥药** 抗惊厥药以往常作为慢性疼痛治疗的辅助用药，近年来也用于术后镇痛治疗，尤其作用于电压依赖性钙通道的α2δ亚基的抗惊厥药镇痛效果明显。加巴喷丁是广泛用于慢性痛治疗的辅助用药，其作用机制是作用于钙离子通道的α2δ亚基，半衰期5～7 h，麻醉前或手术前给予加巴喷丁可以完善镇痛效果，但对阿片类药的用量无明显影响。其主要不良反应是过度镇静，很少有恶心呕吐等不良反应。研究表明，加巴喷丁可以减少术后急性疼痛向慢性疼痛转变的发生概率。普瑞巴林与加巴喷丁作用相似，但作用更强，小剂量就能达到镇痛效应，且可以改善睡眠，副作用更少。

**6. $\alpha_2$ 肾上腺素受体激动剂** $\alpha_2$ 肾上腺素受体激动剂可产生抗焦虑、镇静、抗交感及镇痛等多种作用，目前在临床上使用的此类药物有右美托咪定。$\alpha_2$ 肾上腺素受体激动剂结合 $\alpha_{2A}$ 受体能产生麻醉、镇痛及抗交感作用（低血压和心动过缓）。在中枢神经系统中 $\alpha_2$ 受体亚型分布不均匀，其中 $\alpha_{2A}$ 受体分布最广。

右美托咪定是新型的 $\alpha_2$ 肾上腺素受体激动剂，具有高选择性和高特异性，其 $\alpha_2/\alpha_1$ 的比值为1620∶1，是可乐定的8倍（$\alpha_2/\alpha_1$＝220∶1），内在活性强于可乐定。右美托咪定具有剂量依赖性的镇静、镇痛、抗焦虑、交感神经抑制等作用，且几无呼吸抑制作用。右美托咪定具有显著的镇痛作用，麻醉诱导前 10 min 右美托咪定 1 μg/kg 静注或 2.5 μg/kg 肌注能减少术后 50%或以上的吗啡用量，它甚至还可作为镇痛药物单独使用［0.7 μg/(kg·h)］。目前尚无右美托咪定用于慢性疼痛的资料。

## 二、局部给药

除全身给药途径外，还可以通过椎管内给药、神经丛阻滞、关节腔内给药以及局部浸润等途径给药。

### （一）局部给药的途径

**1. 椎管内给药途径** 椎管内给药途径镇痛包括硬膜外间隙途径和蛛网膜下腔途径。椎管内镇痛的优点是：镇痛完善，患者可以早期活动，加速关节手术后的恢复，可以早期进行功能锻炼；可以减少阿片类药物的用量；降低术后恶心、呕吐及过度镇静的发生率；可阻滞交感神经，抑制应激反应，迷走神经相对兴奋，胃肠血流增加，促进肠吻合口的愈合，肠蠕动增强，促进肠道排气，缩短住院时间；减少阿片类药物所致的便秘；有利于改善肺功能；有利于下肢血管手术后移植组织的存活；减少心肌缺血的发生。其适应证有：胸腹部手术患者；下肢手术后需要早期肢体活动的患者（包括主动与被动的肢体锻炼）；需要交感神经阻滞的下肢血管手术患者；未接受抗凝治疗且在术后早期也不会接受抗凝治疗的患者；特别适用于心功能或肺功能不良的患者。禁忌证：患者拒绝接受；凝血功能障碍患者；目前正在或准备接受低分子肝素（LMWH）治疗的患者；菌血症患者；硬膜外穿刺部位局部感染的患者；脊柱疾患的患者（相对禁忌证）。

**2. 神经阻滞** 神经阻滞是指在末梢的脑、脊神经（或神经节）、交感神经节等神经内或神经附近注入药物或以物理的方法阻断神经传导功能，如上肢神经丛阻滞、下肢神经阻滞、躯干神经阻滞（腹横肌平面阻滞、竖脊肌平面阻滞、胸壁神经阻滞等）等。神经阻滞镇痛治疗具有许多优点：①阻断感觉神经传导：消除疼痛的恶性循环。②改善局部循环：交感神经阻滞，可使局部血流增加，促使局部组织修复。③抗炎作用：交感神经阻滞有抗炎作用，局部用少量皮质激素，具有抗炎作用。

外周神经连续阻滞可有效地延长麻醉时间，解决了单次局麻药应用后作用维持时间短的问题，降低局麻药毒性的风险；可以提供经硬膜外腔给药途径和经静脉给药途径相似的镇痛效果，安全有效，同时减少阿片类药物的用量及与剂量相关的不良反应，对生理干扰小。

外周神经阻滞的并发症主要是神经损伤和局麻药毒性反应。随着神经刺激器和超声引导下穿刺技术的发展，与传统的异感法相比，神经损伤的发生率显著降低。但如果神经阻滞穿刺部位血运丰富，穿刺时损坏小血管不易发现，尤其是反复穿刺时，大量的局麻药短时间内经损伤的血管吸收入血或误入血管而出现局麻药中毒。

**3. 关节腔内给药** 通过在关节周围和关节腔内注入镇痛药物或激素类药物，减少关节滑膜的炎症和渗出，消除关节肿胀，缓解关节疼痛，达到治疗骨性关节炎、恢复关节功能的目的。对膝关节置换术患者术后关节腔内注射布比卡因及吗啡可以获得良好的镇痛效果。由于关节腔内注射吗啡的剂量很小，相应的血浓度很低，因此呼吸抑制、恶心呕吐、尿潴留、皮肤瘙痒等不良反应少见。

**4. 局部浸润** 局部麻醉药能阻断伤害性感受达到中枢神经系统。外科手术前给予局麻药能减轻手术及术后疼痛强度，缩短疼痛持续时间，减少患者对镇痛药的需要量。采用长效局麻药浸润麻醉，可以作为术后镇痛的一种辅助手段。

（二）局部给药的常用药物

**1. 阿片类药物** 阿片类药物进入脑脊液后可直接作用于脊髓后角胶质中的阿片受体而起到镇痛作用。蛛网膜下腔镇痛所需的剂量非常小，如阿片类药物，蛛网膜下腔所需的镇痛剂量仅为硬膜外间隙给药的十分之一。椎管内阿片类药物的镇痛机制主要为：①外源性阿片类药物透过硬脊膜和蛛网膜进入脑脊液，与脊髓阿片受体结合，使后角神经内 $K^+$ 外流增多，细胞膜处于超极化状态，细胞兴奋性降低而产生抗伤害性刺激作用。②阿片类药物与受体结合后，激发内源性阿片肽释放。其中的β-内啡肽一方面直接作用于阿片受体产生镇痛作用，另一方面通过抑制P物质的释放发挥镇痛作用。③阿片类药物抑制交感神经兴奋引起的去甲肾上腺素释放，血浆中去甲肾上腺素浓度降低，机体痛阈提高。④另外，阿片类药物也可被硬膜外腔的椎内静脉丛吸收从而产生全身作用。

药物的脂溶性是影响药物吸收及其生物利用度的最重要因素之一。在硬膜外腔，脂溶性强的阿片类药物如芬太尼等，能迅速溶解于硬膜外脂肪，很快穿透硬脊膜和蛛网膜到达脑脊液并渗入脊髓与阿片受体结合发挥药效。因此吸收迅速起效时间短（4～5 min），持续时间为2～5 h。而脂溶性低的阿片类药如吗啡等，则不易透过硬脊膜进入脑脊液，一旦进入则易停留在脑脊液中直到有足够的浓度才能渗入脊髓与阿片受体结合发挥药效。因此，硬膜外给予吗啡起效时间长。

硬膜外阿片类药物的作用时间主要决定于脑脊液及脊髓中的药量。吗啡的低脂溶性使其易于聚集在脑脊液中，由此可解释硬膜外注射单次剂量的吗啡能够提供长达24 h的镇痛。而脂溶性强的芬太尼，虽能迅速穿透硬脊膜但会很快被椎内静脉丛吸收或继续被留于硬膜外脂肪中，从而加快了脊髓中药物浓度降低的速度，导致作用时间较短（约2 h）。因此，硬膜外腔给予脂溶性强的阿片类药物时最好是持续输注，以保证维持比较稳定的镇痛水平。

**2. 局部麻醉药** 可选用利多卡因、甲哌卡因、布比卡因、罗哌卡因等。利多卡因为中效酰胺类局部麻醉药，具有起效快、穿透性强、弥散广、无明显血管扩张作用的特点。成人神经阻滞或硬膜外腔给药一次用量为400 mg，浓度为1%～2%，神经阻滞可维持120～240 min，硬膜外腔阻滞也可维持90～120 min。甲哌卡因的麻醉效能和毒性与利多卡因相似，心脏毒性和神经毒性都低于其他常用的酰胺类局麻药，适用于神经阻滞和硬膜外阻滞，神经阻滞常用浓度为1～2%，起效2～5 min，阻滞作用持续时间为3～5 h，硬膜外阻滞成人常用浓度为1～2%，起效3～10 min，作用持续时间为1～1.5 h，硬膜外术后镇痛常用浓度为0.3～0.5%，单次最大剂量建议不超过400 mg，年老体弱者酌情减少剂量。布比卡因是长效酰胺类局部麻醉药，其麻醉作用比利多卡因强3～4倍，起效时间短，约3～5 min，作用时间5～10 h。0.25%～0.5%布比卡因溶液适用于神经阻滞，0.5%等渗溶液可用于硬膜外阻滞，但对腹部手术肌松作用不够满意，起效时间15～20 min，时效可达400 min。术后镇痛常用0.125%的溶液，对运动功能无影响。左布比卡因的中枢神经系统和心血管系统毒性较低，而药代动力学和药效动力学特征与布比卡因相仿，临床安全性明显提高。有学者将其用于胸段持续硬膜外术后镇痛，取得良好效果。罗哌卡因也是长效酰胺类局部麻醉药，它对感觉纤维的阻滞优于运动纤维，其神经系统毒性、心脏毒性均比布比卡因小。罗哌卡因适用于神经阻滞和硬膜外阻滞，常用浓度为 0.5%～1%，0.5%以下溶液可用于产科镇痛或术后镇痛，可避免运动神经阻滞，感觉神经阻滞时间可达 4～6 h。丁卡因是一种长效酯类局部麻醉药，麻醉效能高，时效长，其心脏毒性和神经毒性弱于布比卡因，与利多卡因相似。

**3. $\alpha_2$ 肾上腺素受体激动剂**　脊髓背角存在 $\alpha_{2a}$ 肾上腺素受体亚型，在初级感觉神经元中含有 $\alpha_{2a}$、$\alpha_{2c}$ 亚型。$\alpha_2$ 肾上腺素受体激动剂的镇痛作用是通过突触后抑制产生的。激活 $\alpha_2$ 肾上腺素受体触发背角内的钾离子内流，引起突触后背角神经元超极化，从而降低神经元的兴奋性，产生镇痛作用。

$\alpha_2$ 肾上腺素受体激动剂作用于脊髓、大脑中枢等部位的 $\alpha_2$ 肾上腺素受体，产生镇痛效应，同时也有心血管抑制等不良反应，这就限制 $\alpha_2$ 肾上腺素受体激动剂只能作为术后疼痛治疗的辅助用药。右美托咪定是一种 $\alpha_2$ 肾上腺素受体激动剂，可用于麻醉和疼痛治疗，当其剂量逐渐增加时，镇静作用逐渐增强。在较低浓度时，镇静-镇痛效果出现，而回忆-识别不受影响。这些药物可减少围术期阿片类药物的使用。

**4. 其他药物**　除了上述药物外，临床上也将咪达唑仑或氯胺酮用于硬膜外术后镇痛，产生良好效果。前者使脊髓中苯二氮䓬类受体被阻滞，发挥脊髓水平的镇痛作用。后者阻断脊髓内 NMDA 受体，从而阻滞脊髓至网状结构对痛觉传入的信号及与阿片受体的结合，因而产生镇痛作用。另有研究表明，硬膜外腔注入新斯的明、东莨菪碱、布比卡因混合液，也可产生非剂量依赖性镇痛效应。糖皮质激素仅作为术后急性疼痛治疗的辅助用药，除全身给药途径外，还可以通过硬膜外腔、关节腔内、关节腔周围注射等途径给药。

## 三、其他非药物镇痛途径

### （一）音乐疗法

音乐可以减轻患者术后疼痛，其可能原因是：①音乐的放松作用，音乐能影响大脑神经递质如乙酰胆碱和去甲肾上腺素的释放，应激改善后，人的血压下降，呼吸频率减缓、皮温增高、肌电下降、血容量增加；②音乐刺激听觉中枢，对疼痛有抑制作用，同时音乐可提高垂体脑啡呔的浓度，脑啡呔能抑制疼痛；③音乐具有心理宣泄作用，在治疗忧郁型和狂躁型精神痛患者中，利用音乐以宣泄心理的积郁、愤怒，使心理的不平静得到情感上的宣泄，使原来急躁的心情稳定下来。

### （二）消除焦虑和恐惧反应

患者术前、术后的焦虑和恐惧反应，往往能降低痛及耐痛阈，结果在术中及术后可产生一系列的心理生理反应，如感觉疼痛和痛苦、全身肌肉紧张、对止痛药的依赖以及长期卧床不起等，从而影响预后。健康人在紧张和痛阈之间存在显著正相关，在紧张和内源性疼痛控制系统之间有一个相关联机制。焦虑对手术前后疼痛的影响很大，腹部手术的患者术前焦虑对术后疼痛有着直接和间接的影响。术前焦虑与术后疼痛呈显著正相关，术前焦虑对术后的一系列疼痛反应可能起关键作用。其他如按摩治疗、放松措施也可减轻患者术后紧张的情绪，改善患者的睡眠，解除焦虑，减轻患者术后疼痛。

（三）经皮神经电刺激疗法

经皮神经电刺激疗法（transcutaneous electrical nerve stimulation，TENS），是根据疼痛闸门控制学说于20世纪70年代发展起来，应用电池供电的袖珍仪器以治疗疼痛为主的无损伤性治疗方法。产生镇痛作用的TENS的强度往往只兴奋A类纤维。在肌电图上使外周神经复合动作电位A波产生去同步，对传导伤害性信息的C波没有影响，但明显减弱甚至完全抑制A波和C波传入引起的背角神经元的反应，TENS治疗过程中和治疗后背角神经元的自发性动作电位活动亦明显减少。

TENS用于术后的切口止痛，包括各种胸、腹部手术，关节手术等，效果满意。TENS能减少止痛药物的摄入，使患者能早期活动，减少并发症。TENS禁忌用于：①带有心脏起搏器的患者，特别是按需型起搏器更应注意，因为TENS的电流容易干扰起搏器的步调。②刺激颈动脉窦。③早孕妇女的腰部和下腹部。④局部感觉缺失和对电过敏的患者。

（四）中医治疗

中医治疗历史悠久，临床通过"望闻问切"四诊搜集症状和体征。中药药材资源丰富，辨证论治灵活应用，可内服也可外用。中药采用活血、消肿止痛、清热利湿等中药加减内服，镇痛效果明显。中药外用止痛方式较多，包括栓剂塞肛、膏剂外涂、中药熏洗坐浴等。中医针灸通过"通经络、调气血"发挥独特的镇痛效应，基本无毒副作用，主要包括针刺、穴位注射、穴位埋线、耳穴、电针等方法，必要时以上镇痛方法可以复合应用。

# 第六节 术后镇痛的常用方法

## 一、单次给药镇痛

对于轻中度疼痛或短小手术术后疼痛，可以采用单次给药的方法镇痛。给药途径可以口服、肌内注射、静脉注射、单次外周神经阻滞或椎管内单次给药镇痛。如吗啡硬膜外或蛛网膜下腔单次给药术后镇痛效应可以维持12～24 h。单次给药的缺点是给药剂量常较大，不良反应发生率高，维持时间常不足以满足患者术后镇痛的要求而需重复给药，势必造成血药浓度波动，影响患者对术后镇痛的满意度。

## 二、间断给药镇痛

单次给药后，当血药浓度降到不足产生镇痛效应后则患者开始疼痛，此时常需要反复间断多次给药以达到镇痛效果。虽然间断给药可以产生良好的镇痛效果，但应注意到反复多次的间断给药可能产生一些不良反应，特别是麻醉性镇痛药，连续多次给药后机体易产生成瘾性和耐受性。成瘾性表现为躯体依赖性和精神依赖性，停药后出现戒断症状，甚至意识丧失，患者出现精神障碍，有明显强迫性觅药行为等。耐受性是药物反复使用后，机体对药物反应强度递减，表现为使用剂量逐渐增大和用药间隔时间缩短。可能原因包括：受体下调，受体磷酸化，受体下陷，G蛋白脱偶联，激活腺苷酸环化酶上调，孤啡肽生成增加、对抗阿片类药物作用。

## 三、连续给药镇痛

指使用注液泵持续给药，由医生根据患者一般情况及手术情况合理配制镇痛药物，设定给药速度持续给药，适用于疼痛程度变化不大的患者术后镇痛。其优点是患者不需参与，药物连续输注，血药浓度比较稳定。其缺点是无法根据患者的需要进行调整剂量，往往会导致因镇痛药物剂量不够而产生镇痛不足或因为剂量过大而发生不良反应（如呼吸抑制、循环抑制、过度镇静等）。

## 四、患者自控镇痛（PCA）

### （一）PCA 概述

标准 PCA 是患者感觉疼痛时按压启动键，通过由计算机控制的微量泵向体内注射设定剂量的药物。其特点是在医生设置的范围内，患者自己按需调控注射止痛药的时机和剂量，达到不同患者、不同时刻、不同疼痛强度下的镇痛要求。在遵循“按需止痛”原则的前提下，可有效地减少不同患者个体之间药代动力学和药效动力学的波动，防止药物过量；减少医务人员操作，减轻患者心理负担，在疼痛药理、疼痛心理学方面有一定的优越性。PCA 治疗可维持血药浓度持续接近最低有效镇痛浓度（MEAC），具有稳定的血药浓度，可以以最小剂量的镇痛药达到最大程度的镇痛。在心理学方面，PCA 患者具有“自我控制”的权利具有一定意义。PCA 给患者行为控制能力和决断控制能力，使患者对手术后疼痛的耐受性增加。

### （二）PCA 技术参数

PCA 的技术参数包括负荷剂量（loading dose）、单次给药剂量（bolus）、锁定时间（lockout time）、最大给药剂量（maximal dose）和连续背景输注给药（basal infusion or background infusion）等。

给予负荷剂量旨在迅速达到镇痛所需要的血药浓度，即最低有效镇痛浓度（MEAC），使患者迅速达到无痛状态。手术刚结束麻醉恢复期，由于麻醉药的镇痛作用消退，为快速达到 MEAC，必须给予负荷量才能达到快速镇痛的效果。不同的阿片类药物、不同患者之间以及不同手术的 MEAC 差异很大，应根据上述因素来确定 MEAC。

患者每次按压 PCA 泵所给的单次镇痛药剂量，PCA 采用小剂量多次给药的方法，目的在于维持一定的血药浓度，又不至于产生过度镇静作用。不同患者之间的疼痛耐受程度及对镇痛药的敏感性不一样，单次给药剂量过大或过小均有可能导致并发症或镇痛效果欠佳，小剂量多次给药可以对镇痛药的剂量进行调整，实现个体化给药原则。如果患者在积极按压 PCA 泵给药后仍存在镇痛不完全，则应将剂量增加 25%～50%；相反，如果患者出现过度镇静，则应将剂量减少 25%～50%。

锁定时间是指该时间内 PCA 装置对患者再次给药的指令不作反应。锁定时间可以防止患者在前一次给药完全起效之前再次给药，这是 PCA 安全用药的重要环节，可以减少患者无意中过量给药的潜在危险性。此锁定时间需根据药物的起效速度以及 PCA 给药途径而定。如果药物起效迅速而且从作用部位排出也迅速，则锁定时间短，反之则锁定时间长。锁定时间还与单次给药的剂量有关，单次给药剂量大，锁定时间长。

最大给药剂量或限制量是 PCA 装置在单位时间内给药剂量限定参数，是 PCA 装置的另一保护性措施。其目的在于对超过平均使用量的情况引起注意并加以限制。

连续背景输注给药指 PCA 在持续给药的基础上进行。PCA 泵除了 PCA 镇痛给药功能外，还有其他多种给药方式：单纯 PCA（P 模式），完全由患者自控给药，疼痛时按压 PCA 泵控制键，使一定量镇痛药注入体内；背景剂量＋PCA（CP）模式，PCA 泵自动持续输入一定量的镇痛药以达到基础镇痛，而患者仍感疼痛时通过按压控制键给予 PCA 剂量；负荷量＋背景剂量＋PCA（LCP 模式）。LCP 模式为临床最常用的模式。

注射次数/按压次数指患者已经接受的成功注射镇痛药的次数与患者需求单次注射镇痛总数的比值，它可表示镇痛是否充分，需求次数/给药次数超过 3∶1，提示输注程序设置不当，如锁定间隔时间太长。

### （三）PCA 的给药途径

PCA 的给药途径可以分为经静脉给药途径（PCIA）、经硬膜外腔给药途径（PCEA）、连续外周神经阻滞（PCNA）和经皮给药途径（PCSA）。

**1. 静脉 PCA（PCIA）特点**

①方法简便：镇痛药按设定速率进入体内。

②起效快：2～3 min 即可出现效果。

③适应范围广：适用于全身任何部位的术后镇痛。

④用药量较大：与椎管内给药相比，PCIA 需用较大的药量才能获得满意的止痛效果，并且对运动性疼痛的镇痛效果较差。

⑤对全身影响较大：药物效应为全身性且用药量较大，因此对全身各系统的影响较大，尤其是以单一药物镇痛时更为明显，如大剂量应用阿片类药物，有可能影响胃肠运动功能的恢复。

临床常用药物如下：

①麻醉性镇痛药：阿片类镇痛药如吗啡、舒芬太尼、芬太尼、曲马多、丁丙诺啡等。

②辅助镇痛药：可增强麻醉性镇痛药物的镇痛作用，减少其用量，从而降低并发症和副作用的发生率。常用药物有 NSAID、咪达唑仑、可乐定、氟哌利多（氟哌啶）等。

③预防副作用药物：如抗呕吐药、减少尿潴留药等（表 9-6）。

**表 9-6 成人 PCIA 方案**

| 药物（浓度） | 负荷剂量 | 冲击剂量 | 持续输注 | 锁定时间 |
|---|---|---|---|---|
| 吗啡（1 mg/ml） | 1～4 mg | 1～2 mg | 1～2 mg/h | 5～15 min |
| 芬太尼（10 μg/ml） | 10～30 μg | 20～40 μg | 0～10 μg/h | 5～10 min |
| 舒芬太尼（2 μg/ml） | 1～3 μg | 2～4 μg | 1～2 μg/h | 5～10 min |
| 布托啡诺 | 0.5～1 mg | 0.2～0.5 mg | 0.1～0.2 mg/h | 10～15 min |
| 曲马多 | 50～100 mg | 20～30 mg | 1～15 mg/h | 6～10 min |

**2. 硬膜外 PCA（PCEA）特点**

①用药量小：阿片类药用量小于 PCIA，尤其是低脂溶性的吗啡。

②镇痛效果可靠：阿片类镇痛药与局部麻醉药联合应用，对静息性和运动性疼痛均有满意的镇痛效果。

③作用范围局限：镇痛作用范围与硬膜外阻滞范围密切相关，适用于胸部及以下部位的镇痛。

④交感神经阻滞：应激反应下降，有利于改善心肌血供，促进胃肠功能恢复。

⑤全身影响小：并发症或副作用少。

⑥硬膜外穿刺困难或禁忌的患者不能使用。

临床常用药物如下：

①局部麻醉药：0.1%～0.2%布比卡因、0.1%～0.25%罗哌卡因、0.1%～0.2%左布比卡因。

②阿片类镇痛药：吗啡是硬膜外镇痛最经典的用药，镇痛作用强、持续时间长，不需连续用药。

③预防副作用药物：如将小剂量阿片类药物的拮抗药、新斯的明、抗呕吐药等加入镇痛药液中以减少 PCEA 的副作用（表 9-7）。

**表 9-7　PCEA 常用方案局麻药**

| 局麻药 | 阿片药 | PCEA 方案 |
|---|---|---|
| 罗哌卡因 0.1%～0.2% | 舒芬太尼 0.3～0.6 μg/ml | 首次剂量 6～10 ml |
| 或布比卡因 0.1%～0.125% | 或芬太尼 2～4 μg/ml | 维持剂量 4～6 ml |
| 或左布比卡因 0.1%～0.2% | 或吗啡 20～40 μg/ml | 冲击剂量 6 ml |
| 或氯普鲁卡因 0.8%～0.14% | 或布托啡诺 10～20 μg/ml | 锁定时间 20～30 min<br>最大剂量　12 ml/h |

**3. 连续外周神经阻滞（PCNA）**　连续外周神经阻滞通过在外周神经周围留置导管，连续注入局麻药进行持续的外周神经阻滞，从而达到为手术部位提供长效持久镇痛的目的，作为术后多模式镇痛的重要组成部分。

PCNA 的特点：

①可为术中、术后手术部位提供有效镇痛。

②减少阿片类药物的使用剂量，降低阿片类药物不良反应如术后谵妄、恶心呕吐、头晕等的发生率。

③有利于患者术后早期活动，减少深静脉血栓形成。

④不影响胃肠蠕动，避免尿潴留。

⑤对机体的病理生理影响少。

⑥可适用于日间手术或门诊手术患者。

保证连续外周神经阻滞镇痛效果的关键性因素是能否准确定位穿刺置管。临床常用技术神经刺激仪引导、超声可视化引导或者两者联合引导，极大提高了外周神经阻滞的成功率，有效降低外周神经阻滞的并发症的发生率。连续外周神经阻滞常用药物包括局部麻醉药和辅助用药，局部麻醉药包括罗哌卡因、布比卡因等，其中临床最常用的是罗哌卡因；辅助用药包括右美托咪定、糖皮质激素、肾上腺素等。连续外周神经阻滞技术可应用于上肢如臂丛神经阻滞（肌间沟入路、锁骨上入路、锁骨下入路和经腋窝入路），下肢如股神经阻滞、隐神经阻滞、坐骨神经阻滞等，躯干神经如胸椎旁神经阻滞、竖脊肌神经阻滞、胸壁神经阻滞等。

**4. 经皮给药途径 PCA（PCSA）** PCSA 可通过在皮下留置导管后持续给药，适用于静脉和硬膜外穿刺困难患者，如大面积烧伤后疼痛患者。常用穿刺部位为肱三头肌皮下组织，导管相对方便管理，但缺点是有感染、导管堵塞等可能。PCSA 常用药物包括吗啡、羟考酮、氯胺酮等，有研究表明与 PCIA 比较，PCSA 可产生相同的镇痛效果，但后者起效慢、血药浓度达到最低有效镇痛浓度所需时间较长，需要更高浓度的阿片类药物，并且存在间断疼痛可能。具有组织刺激性的药物不宜应用于 PCSA。

## 五、从超前镇痛到预防性镇痛

超前镇痛是一项在疼痛发生之前进行的操作，目的是减少由手术诱发的伤害感受信号传递引起的生理反应。预防性镇痛广义上包括在围术期的任何时候给予的任何防止疼痛所致敏化的操作。由于超前镇痛所涵盖的时间及方式比较单一，目前，超前镇痛的概念正逐渐被预防性镇痛所取代。

超前镇痛是指在伤害性刺激发生前给予镇痛治疗，防止外周和中枢敏感化发生，从而减轻伤害后疼痛。其方法可以是联合应用不同作用机制的镇痛药物和（或）多种镇痛方式，作用于疼痛病理生理机制的不同时相和不同靶位，减少外周和中枢致敏，以求达到创伤后镇痛和减少镇痛药用量的目的。但手术前实施的镇痛措施，并不能减轻超出镇痛效应时限的痛行为，当对伤害性传入的阻滞消失后，外科损伤将重新使中枢致敏，“超前镇痛”失去临床意义。因此，超前镇痛这一概念逐渐被弃用。

在广义上，预防性镇痛是指在围术期的任何时候给予的任何防止疼痛致敏化的操作，其目的是防止伤害性传入可能引起的中枢敏化，以及痛觉超敏。有研究者认为防止中枢敏化的唯一办法是从切皮到创伤最终完全愈合的整个过程中，完全阻断来自手术创伤的所有疼痛和伤害性信号的传入。此概念看重镇痛措施的实施质量和持续时间，而不限定干预的时机，其干预措施不一定在手术之前实施。引起术后疼痛的因素除了与手术操作本身有关，围术期的各种长期、短期伤害性刺激如肿胀、炎症反应、引流管刺激及功能锻炼引起的机械性变化等因素同样会导致术后疼痛。因此，预防性镇痛在时间上更强调是全程的、足够时间的，它是一种覆盖术前、术中、术后的有效镇痛手段。通过减轻神经系统敏化，预防性镇痛被认为可以减少术后感觉过敏及感觉异常的发病率，还可以减少术后疼痛的严重程度及持续时间。

### （一）局麻药

局麻药用于预防性镇痛的方式包括沿手术切口的浸润麻醉、外周神经阻滞和椎管内麻醉。局麻药能阻断伤害性感受到达中枢神经系统，从而防止中枢致敏化；局麻药还有抗炎作用，能减轻初始阶段致敏，术前给予局麻药能减轻或根除背角神经元过度兴奋，减轻术后疼痛强度，缩短疼痛持续时间并推迟术后疼痛的发作。术前、术后使用局麻药均能降低术后疼痛，且术前使用较术后使用效果更佳，说明神经阻滞开始时间的选择在预防性镇痛中起重要作用。

（二）非甾体抗炎药（NSAID）

非甾体抗炎药（NSAID）通过可逆性降低外周环氧化酶（COX）和前列腺素合成酶活性，使前列腺素的产生减少，从而减少痛觉神经对内源性炎性因子的反应，抑制外周敏感化，达到预防性镇痛目的。NSAID一方面通过降低炎症免疫应答，降低外周敏化；同时它可能通过抑制中枢前列腺素的合成而减弱突触前和突触后神经递质从终级神经末端和脊髓中间神经元的释放。这两种作用的最终结果可能是阻止或极大地减弱脊髓背角神经元的激活状态。NSAID比任何止痛药具有更好的抗痛觉过敏作用，能减弱有害刺激引起的外周和中枢的敏感化，使有害刺激引起的疼痛和炎症反应减轻。

近年研究已经确定了NSAID的围术期镇痛功效和阿片类药物节约效应，但非选择性NSAID对凝血功能及胃肠道的风险相对较高，其在围术期的应用已有被选择性COX-2抑制剂所取代的趋势。外科创伤导致的痛觉过敏可以引起COX-2酶的激活，这将会增加外周伤害感受器的敏感性。传统NSAID同时抑制COX-1和COX-2酶，从而达到缓解疼痛和控制炎症的效果，但这可能带来对血小板正常功能的抑制和胃肠道毒性。从这点来看，选择性COX-2抑制剂对于术后疼痛管理似乎是一个更好的选择。目前常用的选择性COX-2抑制剂包括塞来昔布、依托考昔和帕瑞昔布。研究表明，COX-2抑制剂用作预防性镇痛可以减少术后疼痛和减少阿片类药物的整体使用量。不过，与NSAID相比，COX-2抑制剂的最主要优势体现在它几乎不影响血小板功能和对胃肠道有更多的保护，因此这对围术期用药管理是很有益的。上述研究提示，围术期使用COX-2抑制剂对于手术后疼痛、阿片类药物用量及住院时间的长短都是有积极意义的。

（三）NMDA受体阻滞药

介质性氨基酸和神经肽类介导脊髓背角神经元伤害性感受的传递，介质性氨基酸受NMDA及非NMDA感受器调节，机体细胞长期接受刺激，引起NMDA感受器兴奋并使其兴奋时间延长，这便是NMDA造成术后疼痛并使其延长的原因。手术创伤可激活NMDA受体而导致痛觉敏感性增强及延长术后疼痛，NMDA受体阻滞药可阻止中枢敏化。

氯胺酮是一种非竞争性NMDA受体阻滞药，在对抗手术创伤引起的炎性反应时，静注氯胺酮除具有拮抗NMDA受体作用外，还具有抑制缓激肽等炎性因子释放、抑制炎性反应诱发的单胺类物质合成的作用，同时静脉给予亚麻醉剂量的氯胺酮有一定的镇静作用。与硬膜外给药相比，静注氯胺酮预防性镇痛作用更有效，方法更简单。

（四）阿片类药

外周感觉神经元上也有阿片受体，组织损伤后，神经末梢阿片受体增多，外周给予阿片类药物可阻断痛觉过敏和异常疼痛。应用阿片类药物能在突触前膜阻断从C纤维释放的神经递质，去除脊髓中枢痛觉敏感性的提高。硬膜外腔预先注射芬太尼进行预防性镇痛，其效果要比在伤害性刺激产生之后更有效；静脉应用芬太尼同样有预防性镇痛作用，用芬太尼进行全麻诱导和维持与未用芬太尼全麻比较，首次要求止痛时间前者较后者延迟，对止痛剂需求量小，术后痛阈也较高。吗啡能减少或阻断C纤维向脊髓背角神经元的传递而阻止或延迟疼痛发作，术前给予吗啡可阻止手术过程中的中枢致敏作用，减少术后疼痛程度，减少止痛药需求量及继发的伤口疼痛，静脉或硬膜外给药均能产生明显的预防性镇痛作用。

### （五）$\alpha_2$ 肾上腺素受体激动药

$\alpha_2$ 肾上腺素受体激动药的镇痛作用是通过激活蓝斑核 $\alpha_2$ 受体，抑制去甲肾上腺素的释放，抑制脊髓背角的初级传入神经末梢的突触前与神经递质释放偶联受体，抑制原位 P 物质及其他伤害性肽类物质释放，阻止 C 纤维和 $A_\delta$ 纤维的传导。可乐定在蛛网膜下隙或硬脊膜外隙使用，其镇痛效果与脑脊液内的浓度有关，与血药浓度无关。神经损伤处神经生长因子的摄入可导致外周和中枢的敏感化，可乐定通过影响神经生长因子的产生和中枢摄取，降低外周痛敏状态，从而起到预防性镇痛作用。

### （六）丙泊酚

丙泊酚是临床常用的静脉麻醉药，它单独及复合其他麻醉药均可抑制伤害性刺激引起的运动反应。痛刺激之前或之后给予丙泊酚均可减少 fos 免疫样（FLI）阳性神经元的数量，而丙泊酚本身并不诱导脊髓内神经元的 c-fos 表达，说明丙泊酚可能通过抑制与痛信息的传导和调控有关的脊髓背角 FLI 神经元的活动，阻止痛信息在脊髓内的传导，从而产生抗伤害作用。丙泊酚可减少脊髓背角神经元对伤害性及非伤害性刺激感受野的面积，提示对外周的传入有抑制作用。丙泊酚有可能直接作用于脊髓，或通过对脊髓上中枢的下行调节系统的影响而发挥抗伤害作用。

## 六、靶控镇痛

靶控输注（TCI）技术是在药代动力学与现代计算机技术相结合而形成的一种用药控制技术，广泛应用于围麻醉手术期以进行麻醉、镇痛以及其他各种药物的恒速输注。一般可分为两大类，即开放回路式和闭合回路式。开放回路式 TCI 的输出信号并无反馈效应，仍需要由临床医师根据预定的目的（如疼痛程度等）以及药物的药效学指标，来决定给药剂量和给药方式。闭合回路式 TCI 具有反馈信号控制性能，在开始输注预置量后，反复检测和比较输入参数和计算机输出信号，以随时对用药速度进行调整，经过信息反馈，最后由医师及时进行调控用药。

TCI 用于术后镇痛，可以快速获得镇痛所需的血药浓度，也可以根据患者自身的需要快速调整镇痛所需的血药浓度。靶控静脉输注自控镇痛，适用于各种手术后镇痛。靶控输注阿芬太尼术后镇痛，根据患者需要调节目标浓度，或由患者在疼痛时自行按压按钮，以增加阿芬太尼目标浓度，将脉搏血氧饱和度仪（$SpO_2$）与计算机连接，设定 $SpO_2$ 在安全界限之上。静脉 PCA（PCIA）靶控输注的装置由注药泵、自动控制装置和输注管道三部分组成，由微电脑通过数据输入随时按需修正注速、注药量和锁定时间。可用的药物有阿片类或非阿片类镇痛药、非甾体抗炎药以及具有镇痛作用的麻醉药（如氯胺酮），可以单一用药，也可两种药物联合使用。

# 第七节　各类专科手术术后镇痛的特点

手术后疼痛程度常与手术部位及术式有关，临床上应对不同部位、不同类型手术的术后疼痛进行正确评估，并选择最佳镇痛方案来镇痛。

## 一、眼科手术的术后镇痛

眼科手术后的疼痛程度一般并不剧烈，不需很多的麻醉性镇痛药。内眼手术宜保持眼内压处于正常水平，使眼压增高的因素有麻醉过浅、呛咳、躁动、血压升高、呼吸道不通畅、呼吸阻力增大、动脉血二氧化碳分压升高、头低位以及任何使颅内压增高的因素。

COX-2 抑制剂可作为眼科术后疼痛治疗的首选药。麻醉性镇痛药由于易发生恶心、呕吐，在眼科手术中的应用受到限制。神经安定药和镇静药可降低眼压，眼科术后疼痛采用神经安定药可获得较好的镇痛效果。

## 二、耳鼻喉科手术的术后镇痛

与其他手术相比，耳部手术的术后恶心呕吐（PONV）发生率较高（为 40%～50%），这与手术刺激面部神经的分支耳大支（外耳手术）和迷路通路（中耳手术）有关。耳部手术后以镇静为主，注意对恶心呕吐等不良反应的处理。

口咽手术后应注意维持气道的保护性反射，如咳嗽、吞咽反射，及时清除口咽分泌物，防止误吸。全喉切除、气管造口术患者，常发生气管痉挛或频繁咳嗽，除及时清除分泌物外，可在气管造口处用 2%利多卡因 1～2 ml 作气管内喷雾或者用适量的氨茶碱静脉注射，以预防或缓解气管痉挛，同时使用少量阿托品减少分泌物。

## 三、口腔颌面部手术的术后镇痛

口腔、颌面整形甚至颈部手术，术后出血、分泌物增多、软组织肿胀可引起呼吸道梗阻，影响通气。扁桃体切除术后疼痛主要表现为吞咽痛，手术创伤，局部组织水肿、缺血。腭裂修补术创伤大，术后创面填塞止血，黏膜水肿明显。手术后疼痛治疗首先注意通气问题，再处理疼痛问题，保持自主呼吸与保护性反射功能。如手术部位允许，可采用局部神经阻滞镇痛，如眶上、眶下神经以及三叉神经第 2、3 支阻滞等。轻中度疼痛首选 NSAID 镇痛，中重度疼痛复合阿片类药或糖皮质激素。

## 四、颈部手术的术后镇痛

颈部手术最常见是甲状腺手术，一般术后疼痛不太剧烈，咳嗽、吞咽动作是疼痛的主要因素。颈部淋巴结清扫手术，创面大，术后注意创面渗血引起气管压迫，遇有患者发生呼吸急促、躁动、出冷汗时，要考虑有血肿压迫气管、呼吸道梗阻可能。常用镇痛方法以静脉注射镇痛药物为主，局部神经阻滞如颈浅丛神经阻滞或者单独进行枕小、颈横神经阻滞可预防及减轻术后疼痛。

## 五、神经外科手术的术后镇痛

颅脑手术患者疼痛主要与头皮软组织损伤及颅骨切开有关。良好的术后镇痛，抑制应激反应，有利于维持血流动力学平稳，保持脑血流动力学和颅内压的相对稳定，有利于患者术后恢复。

意识水平和瞳孔变化是神经外科手术术后评估的重要指标，颅脑手术后镇痛用药应注意尽可能使患者保持清醒，至少呼之能醒；不宜应用可能使颅内压增加的药物；所用镇痛药物应避免影响瞳孔和呼吸功能，以免影响病情观察。

芬太尼、舒芬太尼等阿片类麻醉性镇痛药是神经外科手术患者常用的镇痛药，不仅可以降低脑代谢率及脑耗氧量，也不影响脑血流自身调节及脑血流对 $CO_2$ 的反应。应用吗啡时应注意监测呼吸，避免呼吸抑制。氯胺酮增加颅内压、脑血流及脑耗氧量，且对意识的恢复有一定影响，因此不适用于神经外科患者的镇痛。非甾体抗炎镇痛药也常用于神经外科手术患者镇痛，但应注意这类药可能加重颅脑损伤相关性胃肠黏膜的损伤。

## 六、胸部手术的术后镇痛

胸部手术后疼痛一般比较剧烈，主要原因在于：切口周围和胸腔引流管周围的胸壁锐痛；同侧肩部牵涉痛；开胸术后疼痛综合征。目前没有一种镇痛方式能完全阻断以上所有疼痛通路的传入。因此，胸部手术的镇痛模式应该采用多模式镇痛。

### （一）胸科手术

胸科手术患者因疼痛不敢用力呼吸，呼吸顺应性下降，产生限制性通气障碍；不敢咳嗽、排痰，分泌物潴留，引起肺炎、肺不张，导致通气/血流比例失衡和肺内分流增加，产生低氧血症。良好的术后镇痛可抑制应激，促进排痰，减少肺不张及肺部感染等并发症的发生。

**1. 全身镇痛** 临床常用镇痛药物包括阿片类药物、非甾体抗炎药、氯胺酮和右美托咪定等。阿片类药物镇痛效果确切，但若单独使用对静息痛和运动相关急性痛的有效血药浓度相差较大，易出现镇静过度、呼吸遗忘等不良反应。非甾体抗炎药可明显减少阿片类药物的使用剂量，尤其对治疗肩部疼痛效果明确，但需要注意其临床使用禁忌证。右美托咪定可作为胸科术后镇痛的辅助药物，联合使用可减少阿片类药物的使用剂量。临床上常采用联合镇痛，如阿片类药与NSAID类药联合应用，不仅增强镇痛效果，还可以减少阿片类药物的用量，减少不良反应的发生。

**2. 硬膜外阻滞** 硬膜外镇痛能有效减少呼吸系统并发症，研究显示胸段硬膜外镇痛可增加患者的功能残气量，但潮气量没有下降。硬膜外镇痛时联合使用局部麻醉药和阿片类药物的镇痛效果比单独使用局部麻醉药或者阿片类药物更好，且使用剂量更少，这一结果与局部麻醉药和阿片类药物之间的协同作用相关。在硬膜外镇痛中，高脂溶性阿片类药物如芬太尼、舒芬太尼，硬膜外用药起效快，扩散皮区窄，并因吸收明显表现出全身作用，但瘙痒、恶心等不良反应发生率低；水溶性阿片类药物如吗啡，渗入脑脊液后作用于脊髓并产生长时间的镇痛效应，该镇痛效应与穿刺点相关性不大，因此亲水性阿片类药物更适用于手术切口涉及多个皮节或胸腹联合切口时的硬膜外术后镇痛。

**3. 神经阻滞** 随着超声引导下神经阻滞技术的临床广泛发展和应用，越来越多的神经阻滞技术被应用于胸科手术的术后镇痛治疗中，尤其是在胸腔镜手术后镇痛治疗中，大有取代硬膜外镇痛的趋势。

（1）肋间神经阻滞：适用于全身情况差、胸椎穿刺禁忌患者，可作为全身静脉镇痛的辅助方式，常用局麻药为 0.25%～0.5%罗哌卡因，穿刺点应选择靠近腋后线，可提高肋间神经外侧皮支被阻滞的成功率。优点是操作简单有效，安全性高，不需要特殊设备和技术。缺点是多节段肋间神经阻滞需较大剂量局麻药，易发生局麻药中毒，镇痛持续时间受局麻药特性限制，易发生镇痛不全，常需辅助阿片类药或 NSAID 类药镇痛。

（2）胸段椎旁神经阻滞：胸椎旁神经阻滞可阻滞一侧胸部的感觉、运动、交感神经，可用于开胸或胸腔镜手术后镇痛。研究发现，胸科手术采用胸椎旁神经阻滞的镇痛效果与硬膜外镇痛具有可比性，但椎管内血肿、低血压、尿潴留的发生率更低。胸椎旁神经阻滞并发症包括气胸、血气胸、硬膜外阻滞、全脊麻、局麻药中毒等。胸椎旁神经阻滞作为深部神经阻滞，若患者凝血功能异常不建议应用。局麻药常用罗哌卡因或者布比卡因，常用浓度为 0.125%～0.5%，在不超过推荐极量前提下根据患者和手术情况给予 15～25 ml 或者 0.3～0.6 ml/kg，必要时可复合使用地塞米松或者右美托咪定等佐剂，增强镇痛效果和延长镇痛时效。

（3）竖脊肌平面神经阻滞：与硬膜外阻滞或者胸椎旁神经阻滞相比，竖脊肌平面神经阻滞操作简单、容易掌握，严重并发症少，对患者凝血功能要求低。但部分临床研究结果对该技术的镇痛效果提出质疑。

（4）伤口局部浸润：关胸前在切口深部放置多孔渗透导管，应用一次性局麻镇痛装置持续注入局麻药，副作用少、安全性高。有研究发现这一镇痛模式可起到良好的镇痛效果，未发现切口感染、过度镇静、恶心呕吐等并发症。局麻药伤口局部浸润对躯干痛有效，但对内脏痛无效。

（5）胸膜腔内镇痛：胸膜腔内镇痛是指将局麻药注入胸膜腔产生区域镇痛的方法。其机制是局麻药在胸膜腔内扩散，从而阻断多节段的肋间神经。胸膜腔内镇痛方法简单，对血流动力学影响轻，但镇痛效果不确切，存在局麻药中毒、胸交感神经阻滞、星状神经节阻滞等副作用，并不推荐在临床中常规使用于术后镇痛。

### （二）心血管手术

心血管手术通常需要劈开胸骨，血管插管部位和腿部的切口等，创伤大，术后疼痛剧烈，特别是咳嗽和运动时更明显。术后疼痛对心血管患者康复极为不利，剧烈疼痛导致术后心率增快，心肌收缩力增强，心脏做功增加；疼痛应激使机体处于高凝状态；疼痛可导致膈肌功能障碍相关的呼吸系统并发症；疼痛还可诱发焦虑、抑郁甚至谵妄等心理问题。快通道麻醉已成为心脏麻醉的标准治疗，有效的疼痛治疗能加快患者的术后康复，缩短 ICU 停留时间，提高患者舒适满意度。

阿片类药物是心血管术后疼痛治疗金标准，但单用阿片类药物所需剂量大，不良反应如呼吸抑制、胃肠蠕动减弱等发生率增加。多模式镇痛可减少阿片类药物使用剂量，包括复合其他静脉镇痛药物或者联合使用其他镇痛技术。非甾体类抗炎止痛药是临床常用的多模式镇痛药物组成，但考虑其潜在的血栓栓塞和肾损伤等副作用，在心血管手术中须严格掌握其适应证和禁忌证。

硬膜外镇痛在心脏手术后疼痛治疗中尚缺乏足够的临床证据证实其对患者的预后有改善作用，但研究已证实胸段硬膜外镇痛能降低术后疼痛评分以及心律失常和肺部并发症发生率，缩短拔管时间。围术期须重点关注抗凝治疗，可能会发生硬膜外血肿。

神经阻滞已成为心血管手术围术期多模式镇痛中的重要组成部分，可明显减少全身静脉镇痛药物的需求及不良反应的发生。胸椎旁神经阻滞、竖脊肌平面阻滞可提供良好的躯干痛和内脏痛的镇痛效应，但围术期进行抗凝治疗，不建议胸椎旁神经阻滞。肋间神经阻滞可为前胸壁提供躯干镇痛效果，但在心血管手术中需阻断的节段较多，所用局麻药量较大，存在局麻药中毒、多次穿刺易致气胸等风险。胸横肌平面阻滞和胸大肌下间隙阻滞对胸骨劈开手术创口的镇痛效果明确。

## 七、腹部手术后镇痛

腹部手术后疼痛主要来自于手术切口疼痛及内脏器官引起的内脏痛，切口大小直接影响术后疼痛程度。根据手术方式，腹部手术可以分为开腹手术和腹腔镜手术，两者的创伤范围、术后疼痛原因并不完全一致。

### （一）开腹手术

开腹手术腹壁切口大，是术后疼痛主要原因。内脏器官神经主要由迷走神经和内脏神经丛所支配，个别器官的某些部位还可影响到膈神经，疼痛时可放射到肩部，疼痛部位不确定，常为钝痛。

开腹手术后疼痛治疗通常采用静脉给药镇痛、硬膜外给药镇痛和外周神经阻滞镇痛。静脉注射给药方式包括间歇给药、持续给药、患者自控静脉镇痛（PCIA）等。间歇给药的药物为阿片类药和 NSAID，阿片类药物静脉给药较肌内注射血药浓度峰值高，半衰期短。持续给药的药物以阿片类药物最常用，优点是患者疼痛可得到良好控制，缺点是镇痛药剂量不能随患者疼痛程度变化而变化。患者自控静脉镇痛（PCIA）设置背景输注，按需给药，很少发生因过量给药而致呼吸抑制，过度镇静。硬膜外镇痛是腹部手术后镇痛方法中最基本、最适宜的方法，镇痛效果确切，能较快恢复消化功能，呼吸系统并发症发生率低，能缩短住院时间和 ICU 停留时间。PCEA 镇痛常联合应用局麻药和阿片类药物，既可以避免单纯用局麻药或阿片类药所致的镇痛不足，又可以减少不良反应的发生率。外周神经阻滞是腹部手术围术期多模式镇痛的组成，可根据腹部手术部位的范围选择不同的外周神经阻滞方式。椎旁神经阻滞和竖脊肌平面神经阻滞的镇痛范围能覆盖整个腹部，适用于腹部伤口范围大、涉及上下腹部的手术后镇痛，对内脏痛和躯干痛都有镇痛效应。腹横肌平面阻滞操作简单，并发症少，效果确切，可根据伤口部位选择不同入路，只对躯干痛有镇痛效应，对内脏痛无效。

### （二）腹腔镜手术

与开腹手术比较，腹腔镜手术有切口小、损伤小、术后疼痛轻、恢复快等优点。除伤口疼痛外，许多患者自述膈下及肩部疼痛，这一类型疼痛与气腹有关。气腹对膈肌的牵拉及由此产生膈神经损伤，腹腔镜手术后颈 4 神经支配的皮区疼痛与膈神经损伤导致的牵涉痛有关。气腹常用二氧化碳（$CO_2$）气体经腹膜吸收后在局部组织造成酸性环境可对膈神经产生损伤；腹腔镜术后 $CO_2$ 排出不全，刺激腹膜，腹膜张力下降，导致腹膜对腹腔内脏器的支持力下降引起术后疼痛。此外，腹腔镜手术后疼痛还与充气速度、气腹持续时间等有关。切口疼痛、引流管刺激等也是腹腔镜手术后疼痛的常见原因。

腹腔镜术后疼痛原因是多方面的，单独处理其中一个原因不可能得到满意的术后镇痛效果。手术医生应术前向患者解释手术操作及术后可能产生疼痛的原因；控制气腹压力在 14 mmHg 以下及充气速度；术后应在直视下尽量吸尽腹腔内残留的气体；伤口引流应个体化，尽量不放引流管。手术时尽可能用较小的腹壁切口，若腹壁切口较小可采用局部浸润局麻药。当手术创伤较大或合并腹壁较大切口时，椎管内镇痛可提供良好的内脏和躯干神经镇痛效应，对患者的呼吸功能和消化功能的术后恢复有优势，但有发生尿潴留、皮肤瘙痒、低血压等不良反应；也可考虑静脉镇痛复合神经阻滞，既保证镇痛效果也可减少静脉镇痛药物的用量和不良反应发生率，外周神经阻滞方式则根据手术创伤范围、部位和患者情况选择合适的方式。

## 八、剖宫产患者手术后镇痛

剖宫产术后疼痛包括腹部切口躯体痛和子宫收缩痛，理想的剖宫产术后疼痛治疗除了为产妇提供安全有效的术后镇痛及减少不良反应外，还要保证尽可能少的镇痛药物通过母乳被新生儿吸收，减少对新生儿的不良影响。完善的术后镇痛对促进患者术后早期下床活动、尽早母乳喂养、增进母婴关系以及防止术后不良事件如肺炎、下肢血栓等发生具有重要意义。

### （一）椎管内镇痛

椎管内阿片类药物镇痛的优点在于其镇痛强度大于胃肠外同等剂量的药物，特别是水溶性药物如吗啡更加明显，允许应用极小剂量，提供满意术后镇痛效果的同时可以减少阿片类药物的母乳蓄积等不利于新生儿哺乳的事件发生。与局麻药相比，阿片类药物产生镇痛效应的同时不阻滞运动及交感神经，促进患者术后活动，并降低术后低血压风险。阿片类药物在椎管内镇痛途径包括鞘内应用和硬膜外应用。鞘内注射亲水性阿片类药物吗啡的术后镇痛效果确切，但理想的剖宫产术后镇痛剂量存在争议，有研究显示鞘内注射吗啡的剂量与镇痛效果并不直接相关，但瘙痒的发生率呈剂量相关性。硬膜外单次注射吗啡的临床常用剂量为 2～3 mg，但有研究显示硬膜外注射吗啡 1.5 mg 与 3 mg 的镇痛效果相同，但瘙痒、恶心的不良反应发生率更低；另有研究发现连续硬膜外注射吗啡的镇痛效果并不比单次注射吗啡的镇痛效果好，但不良反应发生率却升高。鞘内注射亲脂性阿片类药物如舒芬太尼、芬太尼等，镇痛时效较短，一般不建议单独应用。椎管内应用阿片类药物镇痛患者瘙痒、恶心、呕吐发生率增加，特别是瘙痒在产科患者中比其他患者更为常见；呼吸抑制是椎管内阿片类药物应用时最应顾虑的并发症，特别是延迟性呼吸抑制，可能与亲水性的吗啡通过脑脊液头侧扩散到脑干所致，发生在鞘内给药后 6～10 h；早发性呼吸抑制则常发生在给药后 30 min，是由于血管吸收脂溶性阿片类药物所引起的。

局部麻醉药在剖宫产术后椎管内镇痛中应用广泛，建议使用低浓度局麻药，降低运动神经被阻滞的可能。低浓度局部麻醉药联合使用阿片类药物用于患者自控硬膜外镇痛，对缓解剖宫产术后疼痛效果确切，并可减少两者的临床使用剂量，降低不良反应的发生率。

### （二）全身用药

患者自控静脉镇痛（PCIA）适用于存在椎管内阻滞禁忌证、全麻下进行剖宫产术的患者，可选用阿片类药物和非甾体抗炎药等药物。阿片类药物是剖宫产术后PCIA重要组成，其中舒芬太尼镇痛效果强且呼吸抑制发生率较低。除了静脉用药，口服阿片类药物也逐渐成为剖宫产术后镇痛的给药方案，患者接受度高并能避免部分静脉或椎管内应用阿片类药物的不良反应。应用阿片类药物的主要顾虑是药物经乳汁进入婴儿体内而发生呼吸抑制。

应用NSAID和对乙酰氨基酚是产科患者术后镇痛的有效方法，这类药物在切口部位有抗炎作用，抑制子宫收缩，减轻子宫痉挛性疼痛，但同时应注意抑制宫缩可能导致宫缩乏力和出血。NSAID和对乙酰氨基酚作为多模式镇痛的重要部分，与阿片类药物合用可提高镇痛效果，减少阿片类药物剂量和不良反应。有研究显示，正在哺乳的产妇使用对乙酰氨基酚、双氯芬酸钠、布洛芬、吲哚美辛、萘普生和氟比洛芬酯，对新生儿是安全的；另有研究也认为塞来昔布、帕瑞昔布钠可安全用于剖宫产术后镇痛中。

### （三）神经阻滞

神经阻滞作为剖宫产术后多模式镇痛治疗的重要组成，尤其是全麻剖宫产术后镇痛中，与全身系统用药联合应用，可明显提高术后镇痛效果，减少全身用药剂量。临床研究显示腹横肌平面阻滞可明显减少剖宫产术后对吗啡的静脉镇痛需求量。另有研究发现，术毕后行双侧后入路腰方肌阻滞也可减少剖宫产术后吗啡的镇痛用药量，瘙痒、恶心呕吐等不良反应发生率下降。

### （四）局部伤口浸润

局麻药伤口浸润通过埋在伤口内的导管连续性输注局部麻醉药，这一方法的确切镇痛效果存在争议，局麻药的浓度、剂量、输注速度及模式、导管位置等，均可影响这一方法的镇痛效果。

## 九、矫形外科手术后镇痛

充分的手术后疼痛治疗是矫形外科手术成功与否的重要影响因素。矫形外科手术后患者常需要制动，长时间的被动体位使患者极度不适；手术后疼痛使患者不敢进行有效的功能锻炼；对于一些血管重建的手术如断指（肢）再植术、皮瓣转移术等手术，即使术中血管再通良好，但由于手术创伤及应激反应，易导致血栓形成而致手术失败。这类手术后镇痛要求：患者安静，避免躁动；局部血运良好，防止血管栓塞；避免因疼痛而引起血管痉挛；鼓励早期功能锻炼；患者休息睡眠良好，促进术后康复。

对于四肢矫形手术后疼痛治疗，神经阻滞是最理想的镇痛方法，上肢手术可用臂丛神经阻滞镇痛，持续时间长，效果确切，且可以扩张血管，对断指再植手术患者残指的存活非常有利。下肢手术后疼痛治疗也可以选用下肢神经阻滞法，根据手术部位支配的神经不同而选择不同的神经阻滞方式以及入路。上下肢神经阻滞镇痛可行单次或留置导管作持续性神经阻滞镇痛，一般用低浓度布比卡因或罗哌卡因等长效局麻药，以不影响肢体的运动功能。下肢手术后镇痛治疗还可以选择硬膜外镇痛，镇痛效果确切，但需考虑围术期抗凝治疗可能导致硬膜外血肿可能。四肢矫形手术后疼痛治疗也可全身应用麻醉性镇痛药，以阿片类药物为主，复合使用其他镇痛机制的镇痛药物，增强镇痛效果，减少各类镇痛药物的不良反应。遇有术后剧烈疼痛，上述镇痛处理效果欠佳时要考虑肢体缺血可能，切忌盲目追加麻醉性镇痛药，以免误诊、漏诊，造成不良后果。

## 十、大关节置换手术

近年来大关节置换手术的加速康复外科（ERAS）理念越来越受重视，其中一个关键点为完善的围术期镇痛。关节置换手术围术期疼痛原因包括原发性关节疾病和手术创伤引起的疼痛，关节置换术围术期疼痛治疗原则：①术前健康宣教；②选择合理的疼痛评估方法；③预防性镇痛；④多模式镇痛，一般包括药物口服或注射＋神经阻滞＋关节切口周围注射，必要时联合椎管内麻醉和患者自控镇痛；⑤个体化镇痛。

大关节置换术围术期疼痛治疗的常用方法：①全身药物治疗。常用药物包括阿片类药物、非甾体类止痛药、抗焦虑药物等，可选择单次给药或持续给药，除了静脉用药外还可以选择局部作用的贴剂。患者自控静脉镇痛（PCIA）是临床常用全身镇痛方式，既可维持镇痛药物的有效镇痛血药浓度，也可由患者根据情况追加药物；复合使用不同镇痛机制的药物，可增强术后镇痛效果，减少使用剂量，降低不良反应的发生。②椎管内镇痛。可单次或留置导管后持续给予阿片类药物或（和）局麻药，局麻药建议使用低浓度以不影响患者的术后关节功能锻炼。椎管内镇痛可有效缓解术后镇痛，但不良反应较多，如皮肤瘙痒、尿潴留、低血压和影响下肢肌力等。此外，使用椎管内镇痛时需要充分考虑围术期抗凝治疗可能，避免发生硬膜外血肿。③外周神经阻滞。神经阻滞用于关节置换术围术期镇痛效果良好，对生命体征影响少，不良反应发生率低，患者术后镇痛满意度高，而且位置表浅的神经阻滞不受围术期抗凝治疗影响。髋关节置换术可选择腰丛神经阻滞、腰方肌阻滞；膝关节置换术可选择股神经阻滞、隐神经阻滞或坐骨神经阻滞，现推荐收肌管阻滞或者 IPACK 阻滞，前者主要阻滞隐神经，后者主要阻滞膝关节后方腓总神经、胫神经和闭孔神经关节支，优点是不影响肢体肌力，有利于患者术后功能锻炼。外周神经阻滞用于关节置换术后镇痛，可选择单次神经阻滞，建议复合镇痛辅助药物以延长镇痛时效，但更推荐置管后持续性神经阻滞镇痛，保证患者术后行关节功能锻炼期间的镇痛效果，加速患者的术后康复。④“鸡尾酒”疗法。“鸡尾酒”主要以罗哌卡因为主，联合肾上腺素、糖皮质激素和吗啡，可在假体植入前后在切口周围注射。⑤非药物治疗。健康教育，物理治疗（冷敷、热敷、针灸），音乐疗法等。以上各种镇痛方式，可根据患者情况、手术部位、术后镇痛要求等因素进行选择组合，充分发挥多模式镇痛的优点。

关节置换术围术期镇痛流程包括：①术前疼痛评估；②根据患者术前疼痛评估结果、手术创伤程度和患者情况等综合考虑，制订适合患者的个体化镇痛方案；③术前疼痛管理。主要是处理原发性疾病引起的疼痛和对术中、术后疼痛的预防性处理，以及对患者和家属的健康宣教；④术中疼痛管理。根据手术方式和患者情况选择合适的麻醉方式，完善的术中镇痛可有效预防术后疼痛；⑤术后疼痛管理。包括术后预防性镇痛和术后疼痛治疗；⑥出院后疼痛管理。出院后继续镇痛治疗至功能康复良好，避免出现慢性疼痛，镇痛主要以口服药物为主。

### 十一、烧伤患者的疼痛治疗

烧伤患者疼痛主要分为操作痛和背景痛。操作痛表现为急性、短暂、强度大，常在治疗操作中出现，例如创面处理、清创术、关节功能锻炼等。背景痛表现为持续、迟钝、强度相对较弱，一般在安静休息时出现。严重的背景痛可影响睡眠，甚至引发抑郁症和焦虑症。

阿片类镇痛药是烧伤镇痛时使用最普遍的药物，给药途径可口服、肌内注射、静脉注射等。长效阿片类镇痛药常用于治疗背景痛，例如口服吗啡控释片镇痛效果良好；静脉自控输注吗啡镇痛已应用于烧伤术后痛及背景痛的治疗。短效阿片类镇痛药常用于治疗操作痛，如烧伤创面换药前患者常需要短期的深度镇痛，宜使用起效较快的阿片类药物。严重烧伤疼痛患者应用阿片类药物联合抗焦虑药物，可减少对阿片类药物的需求并产生更强的抗焦虑效应。

### 十二、肛肠手术后镇痛治疗

肛周皮肤神经末梢丰富，肛肠术后伤口疼痛是常见并发症之一，甚至可表现为中、重度疼痛，引起尿潴留、伤口愈合不良、精神焦虑、术后休息不佳影响康复等问题。肛肠手术后镇痛方式多样，西医和中医止痛效果都明显，但每种镇痛方法各有其不良并发症，麻醉科医师应综合考虑患者和手术情况制订个体化镇痛方案。

西医对肛肠手术后镇痛治疗方法主要包括局部应用止痛药、全身用药镇痛、椎管内镇痛、外周神经阻滞等。①肛塞用药主要通过直肠黏膜吸收，减少药物对胃部刺激，直接进入血液循环，常用药物为对乙酰氨基酚、双氯芬酸钠等 NSAID 栓剂。②全身用药主要使用 NSAID 和阿片类止痛药，根据疼痛程度可选择口服或静脉用药、单次或持续静脉镇痛。使用 NSAID 注意其肾损害、消化道损伤等副作用，阿片类药物主要不良反应为呼吸抑制、恶心呕吐、头晕等。③椎管内阻滞镇痛效果确切可靠，可单次或置管后持续给药，常用低浓度局麻药（如 0.1％～0.2％罗哌卡因）或同时复合阿片类药物，但不良反应发生率高，如尿潴留、皮肤瘙痒等。④双侧阴部神经阻滞是新兴的肛肠手术围术期镇痛方式，常用药物为 0.2％～0.5％罗哌卡因，可考虑复合右旋美托咪定、地塞米松等延长阻滞时间，并发症包括阻滞不全/失败、感染、血管神经损伤、坐骨神经阻滞等，但与其他镇痛方式相比，对患者循环、呼吸影响小，尿潴留发生率低，无恶心呕吐、皮肤瘙痒等副作用。

中医治疗在肛肠手术后镇痛的应用也得到广泛认同，包括中药内服、中药外用、针灸、全息穴位刺激、皮内针等。中药外用操作简单，如栓剂塞肛、膏剂外涂、中药熏洗坐浴等。针灸疗法通过“通经络、调气血”达到“通则不痛”的止痛效应，无毒副作用。

## 第八节 特殊患者术后镇痛

临床上有些特殊病例的患者经历手术后疼痛，常常需要安全有效的镇痛治疗。老年患者常伴有一些基础疾病，手术后疼痛常可带来一些严重的并发症，如心血管的不良事件等；小儿的术后疼痛如不处理将对儿童的生长发育产生不利影响，甚至在儿童心理上形成阴影；精神障碍患者、药物依赖性患者术后均应采用安全有效的镇痛方案镇痛，减少不良反应的发生。

## 一、老年患者手术后镇痛

老年外科患者常并存各种疾病，如高血压、冠心病、慢性呼吸系统疾病、慢性肾病、慢性肝病、代谢性疾病等。老年人对药物的耐受性降低，尤其对中枢性抑制药如全麻药、镇静催眠药及阿片类镇痛药均很敏感。在治疗老年患者手术后疼痛时，应当注意老年患者的病理生理变化及药代动力学的改变。

### （一）老年患者生理特点

**1. 外周和中枢神经系统**　老年人交感反应下降；所有视、听、触、嗅和本体等感觉功能减退，认知功能损害；外周神经纤维萎缩和退损，伤害性刺激传导能力和速度下降。交感神经抑制通路的神经元退化，但血浆儿茶酚胺水平升高，两者抵消后机体没有明显的临床表现。

**2. 心血管系统**　50%～65%的老年人有心血管疾病，心输出量下降，液体负荷耐受力降低，血管内容积或静脉容量小的变化都会引起心血管功能的不稳定，低血容量或硬膜外镇痛时交感神经反应减弱。心输出量是一个重要的药代动力学参数，静注一个剂量镇痛药（如吗啡）后，因心输出量的稀释和肺的首过消除，在最初几分钟动脉血药浓度升高，心输出量下降10%～20%将导致动脉血药浓度出现较高的峰值。

**3. 呼吸功能**　老年人呼吸中枢对缺氧和二氧化碳蓄积的敏感性降低，睡眠时周期性呼吸或呼吸暂停发生率增加，术后易出现窒息和气道梗阻。胸部或上腹部手术后疼痛是呼吸功能减退的最主要因素，将导致咳嗽反射和深呼吸能力减弱、肺不张、低氧血症、感染和呼吸衰竭。

**4. 肝肾功能**　老年人心输出量下降引起肝血流量下降，肝清除率下降，经肝代谢的药物清除减慢，阿片类、巴比妥类、苯二氮䓬类、丙泊酚、依托咪酯、大多数非去极化肌松药以及其他一些经肝进行生物转化的药物，其血浆清除率降低；随年龄增加肾功能减弱，经肾清除的麻醉药及其代谢产物的消除半衰期延长。

### （二）常用镇痛途径和方法

老年患者术后镇痛方式包括全身系统用药镇痛和局部用药镇痛，具体方式的选择需根据老年患者个体情况、意愿以及手术范围进行综合考量和个体化设计。

**1. 全身系统镇痛**　老年患者选择全身镇痛用药时需考虑机体整体状态、各器官功能、老年性并发症疾病、平素服用药物的相互作用等多个因素。对于短小手术或门诊手术后轻度术后疼痛的老年患者，可采用口服镇痛药、皮肤贴剂、肛塞等方法止痛。肌内或静脉注射给药也是传统的术后镇痛方法，但应注意用药的剂量以及不同药物可能带来的不良反应。

**2. 椎管内注射**　阿片类药物通过蛛网膜下腔或硬膜外腔途径，直接作用于脊髓和神经根，镇痛效果好且持续时间长，所需临床剂量比静脉用药少，可减少阿片类药物副作用的发生。硬膜外用药可联合应用局部麻醉药和阿片类药物，二者具有协同作用，联合用药可减少两者的用量，减轻老年患者肝肾功能负荷。硬膜外镇痛的优点是镇痛效果好，有利于肺功能恢复，改善冠脉供血，减少心肌缺血发生，促进肠道排气，缩短住院时间，特别适用于心功能或肺功能不良的老年患者。吗啡常用于老年患者硬膜外镇痛，但老年患者个体差异明显，需注意呼吸抑制发生的风险。老年患者对局麻药敏感性增加，药物代谢减慢，局麻药剂量应适当减量。老年患者多合并有心血管系统疾病，血管粥样硬化和抗凝治疗增加了椎管内血肿发生的风险。

**3. 外周神经阻滞** 神经阻滞对机体内环境、循环呼吸功能影响小，无需特殊监测，适用于老年患者的术后疼痛治疗，尤其适用于合并重要器官疾病、一般情况差的老年患者围术期镇痛，但老年患者对局麻药敏感性增加，药物代谢减慢，局麻药剂量应适当减量。外周神经阻滞镇痛效果确切，与椎管内镇痛比较能避免尿潴留、椎管内血肿和低血压等不良反应。外周神经阻滞作为多模式镇痛的重要组成，可大大减少围术期老年患者对静脉镇痛药物如阿片类药物、非甾体抗炎药等的需求，减少临床使用剂量及其相关不良作用，降低药物代谢对肝肾功能的负荷。

**4. 预防性镇痛** 临床应用的预防性镇痛药物有阿片类药、局麻药、NSAID等，预防性镇痛给药途径包括口服、静脉、局部阻滞或椎管内给药。对虚弱的老年人，特别是对阿片类药物副作用敏感的患者，预先使用镇痛药物不仅可减轻疼痛，且能延长术后第1次需要止痛的时间。术前或术中行神经阻滞或椎管内阻滞，可明显减少老年患者手术后对静脉镇痛药的需求量，减少不良反应，加快麻醉后复苏。

**5. 多模式（multimodal）镇痛** 联合应用作用机制不同的镇痛药物或镇痛方法，使镇痛效应相加或协同，每种药物剂量减少，尤其适合于老年患者术后镇痛治疗，可减少对老年患者术后循环呼吸功能的不良影响，减轻肝肾器官药物代谢负荷，降低术后认知功能障碍的发生。多模式镇痛可以是不同作用机制镇痛药物的联合应用，也可以是不同镇痛方法的联合应用。不同镇痛药物的联合应用，主要是阿片类药物、NSAID、对乙酰氨基酚、右美托咪定等药物的不同组合的全身联合应用，或者是阿片类药物、局麻药、右美托咪定等不同组合在外周神经阻滞、椎管内阻滞和局部切口浸润中的联合应用。

### （三）常用镇痛药物

**1. 阿片类药物** 老年人吗啡平均消除半衰期明显长于年轻人，清除率下降，蛋白结合率降低。吗啡主要代谢产物是吗啡-6-葡萄糖苷酸，镇痛和镇静作用较吗啡强，当肾功能损害时，吗啡和吗啡-6-葡萄糖苷酸蓄积，不良反应增加，应监测镇静程度，防止呼吸抑制发生。芬太尼的作用强度是吗啡的50～100倍，聚集在骨骼肌和脂肪，缓慢释放入血，老年人清除减慢。与年轻患者相比，达到相同镇痛效果，老年患者对阿片类镇痛药的剂量减少，但存在很大的个体差异性。呼吸抑制是阿片类药物在老年患者镇痛时最严重的不良反应，尤其要注意延迟性呼吸抑制的发生。

**2. 曲马多** 通过结合 $\mu$ 阿片受体和抑制去甲肾上腺素、5-羟色胺的再摄取发挥作用。与阿片类药相比，其呼吸抑制发生率低。老年患者曲马多的半衰期较年轻人长，随年龄增长生物利用度增加，故应减少给药剂量和延长给药间隔。

**3. 环氧合酶抑制药和对乙酰氨基酚** 环氧合酶抑制药是老年患者术后多模式镇痛的基础用药，需关注其消化道、心脑血管、肾等部位产生的不良反应。老年患者使用环氧合酶抑制药和对乙酰氨基酚应尽可能小剂量短期使用，若合并心肌严重缺血或心肌梗死、肾功能不全，应慎重或禁忌使用。

**4. 局部麻醉药**　年龄对硬膜外麻醉后血浆局麻药浓度的影响一直存在争议。有研究表明，利多卡因和布比卡因血浆浓度峰值、感觉阻滞的范围及血浆浓度-时间曲线下的面积与年龄无关。另有研究报道，随着年龄增加，硬膜外麻醉后布比卡因的清除明显下降，消除半衰期中度延长，表明持续硬膜外输注可引起老年人药物蓄积。老年人硬膜外腔解剖改变，椎间孔闭锁，局麻药在硬膜外腔的纵向扩散广，吸收表面积增大。老年人神经丛阻滞后，感觉和运动阻滞的持续时间延长，阻滞时间与年龄明显相关。

### （四）老年患者手术后疼痛治疗的注意事项

**1. 充分的镇痛前准备**　老年患者常有营养不良、贫血、高血压、呼吸道阻塞性疾病、糖尿病等疾病，术前应积极纠正；对手术后疼痛程度进行评估，判断手术后患者可能出现的不良事件，做好预防措施。

**2. 椎管内镇痛**　应在充分扩容的基础上进行，降低局麻药浓度，采用 PCA 或多模式镇痛，避免呼吸抑制或者低血压的发生。

**3. 老年患者对药物耐受性较差**　心血管系统功能减退，术后疼痛治疗不足可使高血压患者血压骤然升高而发生脑血管意外，镇痛不当又可使血压急剧下降诱发脑血栓发生，术后镇痛治疗中应加强对老年患者的监测和疼痛评估，采用多模式镇痛，追加镇痛治疗时采用滴定法，避免并发症发生。

**4. 老年人中枢神经系统有不同程度退行性改变**　甚至存在认知功能障碍，在使用 PCA 镇痛时应防止因患者理解力不够而导致药物过量或镇痛不足的发生。

**5. 老年患者镇痛治疗期间应严密监测**　严密监测呼吸频率、节律、呼吸幅度、脉搏血氧饱和度，注意患者意识、瞳孔，及时发现并处理相关不良并发症。

## 二、小儿手术后镇痛

### （一）小儿生理学特点

胎儿早期即形成外周感受器，14 周时即通过传播通路与脊髓后角相接，20 周时与丘脑相接。新生儿已有传导痛觉的神经末梢，外周神经与脊髓背角有交通支，中枢神经系统髓鞘已发育完全。与成人一样，新生儿由无髓鞘的 C 纤维传导外周痛觉信息。新生儿对疼痛性刺激有生理及生化反应。

新生儿肝功能发育未全，与药物代谢有关的酶系统虽已存在，但药物的酶诱导作用不足。新生儿体内对药物结合能力差，降解反应减少，药物清除半衰期延长。早产儿肝糖原储备少，处理大量蛋白负荷能力差，故早产儿有低血糖和酸中毒倾向。新生儿比婴儿血浆中清蛋白和其他与药物结合的蛋白含量低，血浆中游离药物浓度高。

新生儿肾灌注压低且肾小球和肾小管功能发育不全，出生 20 周时，肾小球滤过率和肾小管功能发育完全，至 2 岁肾功能达成人水平。

小儿细胞外液在体重中所占比例较成人大，小儿占 30%，新生儿占 35%～40%。水转换率比成人大，婴儿转换率达 100 ml/(kg・d)，故婴儿容易脱水。小儿新陈代谢率高，氧耗量高，机体糖及脂肪储备少，较长时间禁食易引起低血糖及代谢性酸中毒，故婴儿手术前禁食时间应适当缩短，术中适当输注葡萄糖。小儿基础代谢率高，细胞外液比例大，效应器官的反应迟钝，常需应用较大剂量的药物，易于出现用药过量及毒性反应。

### （二）小儿药理学特点

小儿尤其是新生儿对药物的反应与身体组成（脂肪、肌肉、水含量）、蛋白结合率、体温、心输出量的分布、血-脑脊液屏障、肝肾功能等有关。新生儿体液总量、细胞外液量和血容量与体重之比大于成人，分布容积较大，故新生儿按体重给药需较大剂量以达到需要的血液药物浓度。新生儿出生时血-脑脊液屏障未发育完全，故许多药物在脑内的浓度比成人高。新生儿体内与药物代谢有关的酶系统发育不全，氧化药物能力最差，而水解药物的能力与成人相仿。新生儿肝酶系统未发育，故药物血浆半衰期较长，至婴儿及儿童，酶系统已成熟，药物血浆半衰期缩短。新生儿肾小球滤过率低，影响药物的排泄。随着年龄增长，肾小球滤过率增高。

### （三）小儿术后镇痛流程

**1. 术前宣教** 宣教对象为患儿、父母或者监护人，宣教内容包括：①详细解说手术创伤必然伴有疼痛，但手术过程中由于麻醉因素患儿不会感到疼痛；②术后疼痛需要恰当处理，否则影响患儿术后康复；③考虑安全因素，患儿术后镇痛常常只能使用镇痛效能较弱或小剂量的麻醉性镇痛药物；④向患儿、父母或监护人详细解说患儿拟采用的镇痛方法、不良反应及注意事项；⑤向患儿介绍疼痛评估方法，并鼓励家长采用非药物疗法等手段减轻患儿疼痛。

**2. 制订围术期镇痛管理计划** ①由麻醉科医师、主管医师、恢复室护士和病房护士组成镇痛小组，加强合作和反馈；②重视对患儿和家属的疼痛宣教，共同制订术后镇痛方案；③根据手术部位、范围、患儿整体情况进行评估；④疼痛治疗过程应定期进行疼痛评估（小儿疼痛评估具体方法可参考本章第三节相关内容），观察治疗药物的副作用，及时调整镇痛方案，强调个体化治疗；⑤采用多模式镇痛方案，减少并发症或副作用的发生；⑥尽早进行术后镇痛，防止外周和中枢敏化，减轻术后疼痛和减少止痛药物的需求量；⑦做好术后镇痛记录及随访。

### （四）多模式镇痛

小儿多模式镇痛常用药物包括对乙酰氨基酚、NSAID、阿片类药物、曲马多、右美托咪定等，常用途径为口服或静脉注射。小儿多模式镇痛常用方法包括静脉镇痛、椎管内阻滞、外周神经阻滞、局部浸润阻滞以及其他非药物疗法等。美国疼痛协会推荐：只要没有禁忌证，对乙酰氨基酚和（或）NSAID应作为小儿术后多模式镇痛的常规用药；根据患儿手术部位范围和术后疼痛时间，考虑进行单次或置管持续行区域神经阻滞，如躯干神经阻滞适用于胸、腹部手术后镇痛，骶管或硬膜外阻滞可适用于下肢、会阴部或下腹部手术后镇痛，腰丛神经阻滞可适用与髋关节、膝关节手术后镇痛，坐骨神经阻滞适用于小腿手术后镇痛等。

### （五）患者自控镇痛（PCA）和护士控制镇痛（NCA）

患者自控镇痛是根据患儿和手术情况预设镇痛泵的各项参数，在安全有效前提下由患儿或者家属自控给药，以最小剂量达到满意的镇痛效果，模式包括硬膜外PCA（PCEA）、静脉 PCA（PCIA）、皮下 PCA（PCSA）、区域组织 PCA（PCRA）。PCA 适合 5 岁以上患儿，镇痛效果优于单次肌内注射或单纯持续静脉输注。

护士控制镇痛是由护理人员根据患者疼痛性质和疼痛评估结果决定是否追加镇痛药物的一种镇痛方法，其中准确的疼痛评估是有效镇痛的关键，相关护理人员需要熟悉小儿疼痛评估技能，了解镇痛泵的使用方法，熟悉镇痛治疗相关并发症的发生及处理。

（六）小儿术后镇痛常用药物

**1. 局麻药** 可应用于椎管内阻滞、外周神经阻滞、切口局部浸润等术后镇痛方式中。常用酰胺类局麻药有布比卡因、左布比卡因和罗哌卡因，起效慢，作用时间较长，对新生儿和婴幼儿具有潜在的心脏毒性。左布比卡因的毒副作用比布比卡因小，罗哌卡因具有运动感觉分离效应（表 9-8、表 9-9）。

**表 9-8 小儿常用局麻药推荐使用量**

| | 单次注射最大剂量 | 常用浓度 | 持续输注最大剂量 |
|---|---|---|---|
| 婴儿 | 2 mg/kg | 0.0625%～0.15% | 0.2 mg/(kg·h) |
| 儿童 | 2 mg/kg | 0.15%～0.25% | 0.4 mg/(kg·h) |

**表 9-9 PCEA 镇痛方案中局麻药和阿片类药物配方**

| | | | | |
|---|---|---|---|---|
| 局麻药/阿片类药物 | | | | |
| | 罗哌卡因 | 0.1%～0.2% | 舒芬太尼 | 0.5 μg/ml |
| | 布比卡因 | 0.1%～0.125% | 芬太尼 | 2 μg/ml |
| | 左布比卡因 | 0.1%～0.2% | 吗啡 | 10 μg/ml |
| | 氯普鲁卡因 | 0.8%～1.4% | | |
| PCEA 方案 | | | | |
| | 首次剂量 | 0.1～0.3 ml/kg | | |
| | 维持剂量 | 0.1～0.3 ml/(kg·h) | | |
| | 冲击剂量 | 0.1～0.3 ml/kg | | |
| | 锁定时间 | 20～30 min | | |

**2. 阿片类药物** 临床应用最广泛的镇痛药物，给药途径多样，包括口服、肌内、静脉、皮下注射、椎管内给药等，常用药物有吗啡、芬太尼、舒芬太尼、曲马多等。患儿全身使用阿片类镇痛药物的不良反应包括恶心呕吐、瘙痒、尿潴留、呼吸抑制等，尤其在新生儿及婴幼儿，药物作用增强，易发生呼吸抑制，应予以呼吸循环监护。研究发现神经发育不良患儿对阿片类镇痛药引起的呼吸抑制更加敏感，临床应用阿片类药物时需严密监测并做好紧急处理的准备。

吗啡可通过口服、肌内、静脉、皮下注射、椎管内给药等途径给药，正确的用药范围内对所有年龄的儿童均安全有效，儿童的药代动力学与成人相似，但 2 岁以下的婴儿和新生儿吗啡的代谢半衰期延长。研究发现，早产儿使用吗啡可导致新生儿期大脑发育损害以及幼儿期神经发育落后。芬太尼起效较快，作用时间较短，持续输注芬太尼半衰期相应延长，可经皮肤和经黏膜给药，新生儿应用半衰期延长。舒芬太尼易通过血脑屏障，起效迅速，代谢产物具有镇痛效应，镇痛时效更长。曲马多可应用于轻、中度疼痛的镇痛治疗，可经口服、静脉或直肠给药，使用过量可能出现癫痫样抽搐。氢吗啡酮为强效阿片类镇痛药物，可皮下注射，常用于中重度疼痛治疗，目前在国外被广泛应用于小儿的术后镇痛。可待因和二氢可待因两者在体内通过转化为吗啡发挥镇痛效应，主要用于轻、中度疼痛治疗，可口服、肌内注射或直肠给药，但不能静脉用药，否则会引起低血压。

**表 9-10 常用阿片类镇痛药物的小儿临床使用推荐剂量**

| | | 吗啡 | 芬太尼 | 舒芬太尼 | 曲马多 |
|---|---|---|---|---|---|
| 口服 | 新生儿 | 80 μg/kg<br>q（4～6）h | | | |
| | 儿童 | 200～500 μg/kg<br>q（4～6）h | | | 1～2 mg/kg<br>q（4～6）h |
| 经皮给药 | | | 12.5～100 μg/h | | |
| 静脉/皮下注射 | 新生儿<br>（按效果滴定） | 25 μg/kg<br>开始 | 0.25～0.5 μg/kg<br>开始 | | |
| | 儿童<br>（按效果滴定） | 50 μg/kg<br>开始 | 0.5～1 μg/kg<br>开始 | 0.05～0.1 μg/kg<br>开始 | 1～2 mg/kg |
| | 持续静脉输注 | 10～40 μg/(kg·h) | 0.5～<br>2.5 μg/(kg·h) | 0.02～<br>0.05 μg/(kg·h) | |
| PCA | 负荷剂量 | 50 μg/kg | 0.5 μg/kg | 0.05 μg/kg | 0.5 μg/kg |
| | 冲击剂量 | 10～20 μg/kg | 0.1～0.2 μg/kg | 0.01～0.02 μg/kg | 100～200 μg/kg |
| | 锁定时间 | 5～10 min | 5～10 min | 5～10 min | 5～10 min |
| | 背景剂量 | 0～4 μg/(kg·h) | 0.3～<br>0.8 μg/(kg·h) | 0.02～<br>0.05 μg/(kg·h) | 100～<br>400 μg/(kg·h) |
| NCA | 冲击剂量 | 10～20 μg/kg | | | |
| | 锁定时间 | 10～30 min | | | |
| | 背景剂量 | 0～4 μg/(kg·h)<br><5 kg 不适用 | | | |

**3. NSAID 类药物** 主要用于轻、中度疼痛的镇痛治疗。由于 NSAID 在儿童的临床应用中缺乏系统验证，说明书中并不建议应用，但国内外都有大量 NSAID 类药物应用于儿童镇痛的研究和报道，但一般不推荐作为镇痛药物用于 3 个月以下婴儿。临床应用 NSAID 类药物需要注意其不良反应，包括肾损害、加重哮喘、影响儿童骨发育、影响新生儿脑和肺血流调节等。

**4. 对乙酰氨基酚** 毒副作用小，可定时规律用药，可用于各类手术后镇痛的基础用药，但其镇痛作用有“封顶效应”。对乙酰氨基酚经肝代谢，新生儿肝未发育成熟而致其清除率低，但 2～6 岁儿童肝相对比重大而致其代谢快。临床应用超过最大日用剂量可致肝毒性。

**5. 右美托咪定** 具有剂量依赖性的镇静、镇痛、抗焦虑、交感神经抑制等作用，儿无呼吸抑制作用，现已广泛应用于小儿围术期镇静、镇痛中。右美托咪定与阿片类药物或局麻药联合应用，可增强镇痛效应，延长镇痛时效，减少苏醒期躁动，降低不良反应发生率。临床应用途径包括静脉、椎管内、外周神经阻滞或局部切口浸润，一般小儿手术PCA中右美托咪定持续输注0.04 μg/(kg·h)，椎管内阻滞复合剂量为1～2 μg/kg，局部切口浸润剂量为0.25 μg/kg。

（七）小儿手术后镇痛的注意事项

**1. 尽量选择患儿容易接受的给药方法**　如能经口服或直肠给药，则尽量不肌内注射，不增加患儿痛苦。

**2. 个体化给药**　剂量由小到大，定时限量给药，定期、反复评估疼痛程度，及时调整给药剂量，新生儿药物治疗范围比较狭窄，给药后需要严密监测。

**3. 多模式镇痛**　复合不同机制的镇痛药物及镇痛方法。

**4. 给药剂量**　一般患儿按照千克体重给药，肥胖患儿按照理想体重给药。

**5. 预防性镇痛**　预防性给予止痛药，可在术后疼痛发生之前降低中枢伤害感受神经元的敏感性，消除或减轻急性疼痛及术后的异常感受性及其所引起的行为改变，加强术后镇痛效果。

**6. 用药监测**　临床应用阿片类药物镇痛治疗，存在呼吸抑制的风险，必须加强监测，处理包括停药、纳洛酮拮抗、吸氧，必要时呼吸支持。

## 三、日间手术患者术后镇痛

日间手术患者术后镇痛的原则是在确保安全的前提下达到有效镇痛，无不良反应或不良反应发生率低且轻微，患者能耐受，镇痛不妨碍患者的日常生活或功能锻炼，镇痛方法简单实用。

患者教育在日间手术镇痛中起关键作用，跟患者详细介绍术后镇痛的方法及注意事项，可减轻患者焦虑，减轻术后疼痛的程度，使术后疼痛得到安全有效的治疗。

根据手术类型及疼痛程度选用合适的镇痛药物及镇痛方法，采用多模式镇痛及预防性镇痛原则，最大程度减轻患者疼痛。超声引导下外周神经阻滞或伤口局麻药浸润和（或）口服对乙酰氨基酚和（或）NSAID镇痛是日间手术的基础镇痛方法。居家患者不宜采用静脉镇痛；离院前仍有中度以上疼痛患者可给予口服或单次静注时效较长的NSAID或选择性COX-2抑制剂，也可以采用小剂量阿片类药物与NSAID合用的多模式镇痛方法，需严密监测治疗效果和不良反应，必须达到日间手术的出院标准方可离院。

局部麻醉技术在日间手术后疼痛治疗中有重要地位。局部麻醉技术包括伤口局麻药浸润、腔内或关节内滴注、区域阻滞、周围神经阻滞、神经丛或轴索阻滞等麻醉技术。区域阻滞可避免全麻或减少全麻药量，减轻疼痛，缩短痊愈时间，减少术后恶心呕吐的发生。区域阻滞可使外科医生尽早进行快速的术后评估，加速患者术后恢复和早期出院，减少术后护理工作量，提高医院的工作效率，降低医疗成本。

外周神经阻滞、按需补充对乙酰氨基酚或NSAID药物为主的方法已成为日间手术后主要镇痛方法。上肢术后可采用颈椎横突旁（$C_4$～$C_7$）或臂丛神经阻滞可达到良好的术后镇痛效果。下肢手术可根据手术范围单独或联合选择股神经阻滞、坐骨神经阻滞、隐神经阻滞、腰丛神经阻滞、收肌管阻滞等，部分神经含运动神经，应控制局麻药浓度以防止肌力下降后的意外跌倒或影响术后肢体功能锻炼。躯体神经阻滞主要用于胸、腹、背部手术后镇痛。腹横肌平面（TAP）阻滞广泛应用于开腹或腹腔镜手术围术期镇痛，常需低浓度、高容量局麻药保证阻滞平面。胸椎旁神经阻滞主要用于乳腺、胸科、腹部手术，可单次注药或置管后持续给药，可阻滞胸腹壁前侧、外侧和后侧的躯体神经和交感神经。胸壁神经阻滞包括 PECSⅠ、PECSⅡ和前锯肌平面阻滞，主要用于乳腺、胸壁手术、肋骨骨折镇痛等。

椎管内镇痛在日间手术后镇痛具有局限性，仅限于院内时间使用，主要是采用低浓度局麻药和高脂溶性阿片类药物，其优点是镇痛效果好，起效快，术后应激反应轻，降低阿片类药物全身用药时的恶心呕吐等不良反应发生率。但硬膜外镇痛单次给药不足以维持足够的镇痛时间。

全身镇痛药物是日间手术后镇痛的重要组成部分，主要使用对乙酰氨基酚、非选择性 NSAID 或选择性 COX-2 抑制剂。口服为主，原则上居家患者不采用静脉给药，不得不使用时需要在离院前有足够观察时间，无明显副作用，满足出院标准方可离院。

## 四、精神障碍患者的手术后镇痛

精神障碍患者往往不合作，不同程度地缺乏自制力。手术后疼痛诱导的交感神经活动亢进可引起胃肠道功能反射性抑制，导致肠麻痹，引发恶心、呕吐，可加重或诱发精神障碍患者的精神症状。精神病治疗药物主要是抗精神病药、抗抑郁药和抗躁狂药等，长期使用可对肝损害；一些药物长期服用可导致药物耐受，药效降低；不同药物之间的相互作用可引发毒性反应，如单胺氧化酶抑制剂与三环类抗抑郁药或选择性 5-羟色胺再摄取抑制剂合用，可促发 5-羟色胺综合征。

精神障碍患者由于不能配合，手术后疼痛程度评估比较困难，除了根据手术部位、手术方式、切口大小等因素外，还需结合一些客观指标来判断，如面部表情、行为表现、机械刺激或其他电刺激后反应来评估。对术后疼痛程度的正确评估是这类患者术后镇痛治疗的关键。

选择止痛药物时，应充分了解患者术前治疗用药，尤其是精神方面用药，明确其用量、用药时间以及这些药物与止痛药之间的相互作用，评估心、肺、肝、肾功能，酌情调节给药剂量。局麻药、阿片类药、NSAID 都可以作为精神障碍患者镇痛用药，但氯胺酮由于具有精神障碍的不良反应，可能加重精神症状，不宜用于此类患者术后镇痛。

对于精神障碍患者，麻醉科医师应加强术后监测及随访，了解镇痛效果以及不良反应等；出现并发症时应鉴别是抗精神病药的不良反应还是镇痛药的副作用并及时处理，必要时可请精神科医生协助诊疗。

## 五、药物依赖患者的手术后镇痛

长期应用阿片类药物或苯二氮䓬类药物患者可能发生药物依赖或成瘾。药物依赖患者应区分是生理性（躯体）依赖还是药物成瘾。躯体依赖性是一种神经生理适应，突然停药后可产生戒断综合征。药物成瘾则是指间断或持续应用药物以获得快感或满足感，其显著标志是其强迫性使用合法或非法的药物。耐受是指患者需要不断增大药物用量来达到同样药理学效应的一种现象。一般来说，药物依赖患者术后疼痛处理不当主要有以下两种情况：使用过量的镇痛药物进行过度的治疗；治疗不足，疼痛缓解不全，患者感觉疼痛。

（一）术前阶段

术前了解患者是否服用酒精类制品、烟草制品、阿片类或苯二氮䓬类等易成瘾药物，了解其剂量、服用时间、途径等；是否有手术麻醉史，其疼痛控制方法及效果；术前是否存在慢性疼痛；与患者共同讨论术后疼痛处理方案，了解患者对疼痛控制的预期效果，手术当日患者照常服用阿片类药的维持剂量。

（二）术中处理

阿片类药物依赖或成瘾的患者术中需要更大剂量的麻醉性镇痛药，可通过观察患者心血管反应来评估麻醉性镇痛药的用量。椎管内麻醉或区域神经阻滞可以减少手术部位伤害性疼痛的传入冲动，对术中及术后疼痛控制有利。

（三）术后处理

药物依赖或成瘾患者在手术后疼痛可能更加剧烈，所需镇痛药物更多，是术后疼痛治疗的难点。长期使用阿片类药物治疗的患者术后镇痛不足的一个原因是患者术前没有服用通常的基础维持量，另一原因是患者对阿片类药物的耐受，因此除了基础维持量外，往往还需要术中及术后给予更大剂量的镇痛药。

椎管内镇痛或区域神经阻滞可以明显减少药物依赖患者对阿片类药物的需求，但仍然需要一个基础维持量，以免诱发戒断综合征。此外，其他一些辅助镇痛药如 NSAID 等也能减少阿片类药的用量。术后一旦患者胃肠功能恢复，建议给药途径改为口服。

## 六、慢性阻塞性肺疾病（COPD）患者的术后镇痛治疗

COPD 是常见呼吸系统疾病，其病理生理改变包括气道和肺实质慢性炎症所致黏液分泌增多、气流受限和过度充气、气体交换异常、肺动脉高压和肺心病以及全身不良反应。手术患者合并 COPD 使术后肺部并发症风险提高，心脏、肾等肺外器官并发症风险增加，围术期死亡率增加。完善的术后镇痛可促进患者术后有效咳嗽排痰和早期活动，极大减少 COPD 患者术后并发症的发生。

（一）区域阻滞

包括外周神经阻滞、椎管内阻滞、局部切口浸润等方式。区域阻滞镇痛效果确切，对患者呼吸功能影响小，是 COPD 患者术后镇痛的最佳选择。①硬膜外阻滞：适用于胸、腹部和下肢手术的术后镇痛。与全身静脉用药相比，硬膜外镇痛效果确切，有利于改善肺功能和冠脉供血，减少术后并发症发生。常用药物为低浓度局麻药联合阿片类药物，既能提供良好镇痛又不会影响术后运动功能。②外周神经阻滞：常用于四肢、胸腹部手术后镇痛，根据手术范围和患者情况可选择单次神经阻滞或留置导管后持续神经阻滞镇痛。外周神经阻滞可作为多模式镇痛的组成部分与全身静脉用药联合，减少静脉用药剂量和不良反

应。颈丛和肌间沟神经阻滞有阻滞膈神经风险，影响COPD患者呼吸功能，应慎用或禁用。③局部切口浸润：适用于四肢和腹部手术，可行单次给药或留置导管后持续注药，不影响呼吸功能，可作为区域阻滞的有效替代方法，但操作需要外科医师配合，可能会引起伤口感染、愈合不良等。

（二）静脉镇痛

全身静脉用药作为多模式镇痛的重要组成部分，可以作为主要镇痛方法复合区域阻滞，或者作为区域阻滞镇痛的辅助。①阿片类药物：COPD患者尤其是老年患者使用阿片类药物时容易引起呼吸抑制，需根据患者情况和手术伤口小剂量、分次给药，使用后需严密监测并延长监测时间。②NSAID类药物：主要用于轻、中度术后疼痛治疗，或与阿片类药物联合使用以减少阿片类药物剂量及不良反应。NSAID类药物的镇痛效应具有“封顶效应”。临床应用注意对消化道出血、心血管、哮喘发作、肝肾功能的影响。

### 七、手术后慢性疼痛患者的治疗

任何手术术后都有可能形成慢性疼痛，特别是截肢手术、乳房手术、胸科手术等发生慢性疼痛的概率更高。术前疼痛、神经损伤或神经功能紊乱是手术后慢性疼痛发生的重要因素。术前疼痛持续时间超过1个月或更长时间，则手术后易发生幻肢痛、乳腺术后幻乳痛等慢性痛。慢性疼痛与手术方式有关，乳腺手术后，肋间神经疼痛程度与神经损伤有关，保留神经可减少慢性疼痛的发生率。值得注意的是，神经损伤并不一定引起疼痛。手术后慢性疼痛除上述因素外，还与社会心理因素、遗传因素等有关。

手术后慢性痛的处理包括术前及术后的疼痛处理，研究发现，对于手术后慢性痛的高危患者，术前预先给药止痛可以减少神经功能改变形成的慢性疼痛。

## 第九节　术后镇痛的不良反应及防治

术后疼痛治疗的目的是最大程度上减轻或消除患者的疼痛，促进患者康复。但由于不同患者对术后镇痛治疗的需求存在个体差异，术后镇痛治疗存在一些并发症，正确认识不良反应是保证术后疼痛治疗安全的前提。

### 一、镇痛不全

引起镇痛不全的原因主要有：①对手术类型及方式估计不够，对术后疼痛程度估计不足。②未能对患者进行个体化镇痛治疗。③对镇痛治疗的误解。许多医务人员担心镇痛药剂量过大引起呼吸抑制等严重不良反应，认为疼痛总比呼吸抑制安全。④镇痛装置故障，如硬膜外镇痛时导管脱落、折叠、扭曲或堵塞，PCA泵故障等。

对于镇痛不全患者，应仔细分析原因，及时发现和排除镇痛装置的故障，对术后疼痛进行动态评估，坚持个体化镇痛的治疗原则，及时调整镇痛配方，最大程度地减轻或消除患者手术后疼痛。

## 二、恶心呕吐

术后恶心呕吐（PONV）在手术患者中发生概率为20%～37%，主要发生在术后24～48 h内，少数患者可能持续到术后一周内。引起术后恶心呕吐的因素包括患者因素、手术因素、麻醉因素等，尤其是麻醉药物及麻醉方式的选择，是术后恶心、呕吐的重要原因。

### （一）影响术后恶心呕吐的因素

PONV的发生与患者年龄、性别有关。研究表明，小儿PONV的发生率高于成人，女性明显高于男性。PONV还与患者术前焦虑、术前禁食等有关。

某些部位的手术PONV发生率明显增高，如腹部手术时肠管、肠系膜、盆腔脏器受牵拉时能兴奋迷走神经和内脏传入神经，并传导至中枢神经系统，从而诱发PONV。妇科手术患者可能由于体内激素水平变化，改变脑干及后区对催吐刺激的敏感性；耳部手术可能与刺激面部神经的分支耳大支（外耳手术）和迷路通路（中耳手术）有关；儿童斜视矫正术可能与牵拉眼内肌引起眼心反射和视觉变形有关；此外，头颈部手术、骨科手术后PONV的发生率也较高。

除非存在患者和手术因素，一般来讲局部麻醉或神经阻滞后PONV发生率低。椎管内麻醉如阻滞平面广，出现血压低，则易发生PONV，这与低血压引起呕吐中枢缺氧有关。全身麻醉中，与PONV相关的重要因素是药物。引起PONV最主要药物是阿片类药物，其主要原因是：阿片类药减慢胃排空，增加胃窦及十二指肠紧张度，使机械感受器的传入冲动增加，刺激呕吐中枢引起呕吐；阿片类药物能增加迷路张力诱发呕吐反射的敏感性，使患者恶心呕吐的发生率增加。不同静脉诱导药物，PONV的发生率不同。依托咪酯比硫喷妥钠容易引起PONV，氯胺酮也被认为可引起PONV，而丙泊酚能降低PONV的发生率。吸入麻醉药如乙醚和环丙烷可能因血中儿茶酚胺高而易致PONV，但异氟烷、安氟烷、氟烷、地氟烷和七氟烷麻醉后PONV的发生率较低。氧化亚氮可能引起PONV。

### （二）术后恶心呕吐的发生机制

恶心是一种可以引起呕吐冲动的胃内不适感，呕吐则是通过胃的强力收缩迫使胃内容物经口排出的病理生理反射。两者可相互伴随，也可单独存在。呕吐反射通路包括三部分：①传入部分。信息经自主神经传入。②反射中枢。延髓呕吐中枢和化学感受器触发区（chemical trigger zone，CTZ）为反射中枢。③传出神经。包括迷走神经、交感神经、脑神经。通常把内脏神经末梢传来的冲动引起的呕吐称为反射性呕吐，把化学感受器触发区（CTZ）受刺激后引起的呕吐称为中枢性呕吐。延髓呕吐中枢主要接受来自消化道和内脏神经、大脑皮质、前庭器官视神经、痛觉感受器和CTZ的传入冲动。CTZ主要接受来自血液循环中的化学、药物等方面的呕吐刺激信号，并发出引起呕吐反应的神经冲动。传出神经将呕吐信号传至各效应器官，引起恶心呕吐过程。

### （三）术后恶心呕吐的防治

联合应用作用于不同受体位点的抗呕吐药物较单一药物能更有效地防治PONV，不仅可减少每种药物剂量及不良反应，且可增强疗效。

临床上常用于PONV治疗的药物包括：①5-$HT_3$受体拮抗剂。临床上常用药有昂丹司琼、格拉司琼、托烷司琼、阿扎司琼等，这些药物可降低术后恶心、呕吐的发生率，但并不能完全阻断恶心、呕吐的发生，不良反应很少，偶可见头晕、头痛、腹泻、面部潮红、过敏等。②丁酰苯类。常用药物有氟哌利多和氟哌啶醇。氟哌利多可引起QT间期延长、尖端扭转型室速等严重心律失常和锥体外系症状等不良反应。③吩噻嗪类。如氯丙嗪、异丙嗪等，不良反应较大，如镇静过度、低血压、锥体外系反应等，目前临床已较少用。④抗组胺药。苯海拉明、羟嗪等抗组胺药可用于防治运动性眩晕和控制中耳手术后的呕吐。⑤苯甲酰胺类。甲氧氯普胺能促进胃和小肠运动，加速胃排空。常规剂量的甲氧氯普胺对PONV并无预防作用，很少用于PONV的防治。⑥抗胆碱药。这类药主要用于治疗晕动病、眩晕、病毒性内耳炎、梅尼埃病和肿瘤所致的恶心呕吐，东莨菪碱贴剂则用于防治PONV。这类药物可产生口干、谵妄、瞳孔扩大等不良反应。⑦糖皮质激素。地塞米松可通过抑制前列腺素的合成，起到抗吐作用；地塞米松与其他抗吐药复合应用比单纯用抗吐药的抗吐作用更强。

除药物治疗外，术后常规吸氧也可减少PONV的发生率。其机制可能是充分供氧减少区域性肠缺血，从而减少恶心、呕吐的发生。

## 三、呼吸抑制

呼吸抑制是术后镇痛用药的主要顾虑，指患者通气不足，二氧化碳蓄积，吸氧条件下，患者可不伴有缺氧。临床表现为皮肤潮红、心率快、血压高、呼吸浅或慢。

（一）病因

**1. 麻醉相关因素**

（1）麻醉药残留，如吸入麻醉药、肌松药、镇静药、麻醉性镇痛药等的残留均可导致术后过度镇静、嗜睡、舌后坠、呼吸抑制等的发生，应根据患者本身情况及药物代谢情况确定呼吸抑制是否与麻醉药残留有关并及时对症处理。

（2）术中过度通气，导致低$CO_2$血症，术后发生过度通气综合征，易致呼吸暂停。当患者存在呼吸性碱中毒时，可使中枢神经系统的阿片类药物浓度升高而发生呼吸抑制；急性呼吸性酸中毒可使患者体内游离芬太尼增加，增加呼吸抑制风险。

（3）椎管内镇痛，阻滞平面广泛或呼吸肌运动功能减弱，可致呼吸抑制的发生，尤其是老年患者常见。

**2. 术后镇痛药物所致的呼吸抑制** 呼吸抑制是阿片类药物最常见也是最严重的不良反应，无论是椎管内或静脉给药都可发生，分为早发性（首次给药后2 h内发生）和迟发性（给药后4～24 h内发生）。吗啡有显著的呼吸抑制作用，表现为呼吸频率减慢。潮气量变化则依给药途径而异：静脉注射后一般都减少；其他途径给药时先增加后减少。呼吸抑制程度与剂量相关，大剂量可导致呼吸停止，这是吗啡急性中毒的主要致死原因。

**3. 手术类型** 胸部和上腹部手术可影响呼吸功能，术后易发生呼吸抑制，主要表现为浅表呼吸，$PaO_2$和$SaO_2$降低，呈限制性通气功能障碍。术后功能残气量减少，肺泡通气不足、咳嗽乏力、肺内分泌物潴留，可引起肺炎和肺不张等并发症，导致肺内通气/血流比例失调、低氧血症。

### （二）呼吸抑制的监测

呼吸抑制通常表现为呼吸频率减慢及潮气量减少。临床上可通过观察呼吸运动监测是否发生呼吸抑制。呼吸抑制表现为：①急性上呼吸道梗阻：舌后坠，呕吐物、分泌物增多，凝血块阻塞，喉痉挛，“鼾鸣”等。②呼吸停止：肌松药残余、心搏骤停、麻醉药未完全代谢。③通气不足和气体交换障碍引起的缺氧及二氧化碳蓄积。

常用呼吸功能检测有：①动脉血氧分压（$PaO_2$）测定，反映动脉血的氧合状态：正常值80～110 mmHg（10.6～14.7 kPa），当<80 mmHg（10.6 kPa）为轻度缺氧，<60 mmHg（8 kPa）为中度缺氧，<50 mmHg（6.6 kPa）可诊断为呼吸衰竭。②动脉血氧饱和度（$SaO_2$）测定，反映氧合状态，正常值96%～98%，低于正常值为缺氧，低于70%即出现发绀。③潮气量（VT）检测：为静息时一次吸入或呼出的气量，其正常值为7～8 ml/kg，<5 ml/kg为呼吸机支持疗法的指标之一，实质性病变、阻塞性病变及呼吸抑制可使VT减低。④动脉血二氧化碳分压（$PaCO_2$）测定，正常值为35～40 mmHg（4.7～6.0 kPa），当>40 mmHg（6.0 kPa），说明通气不足，当>50 mmHg（6.6 kPa）即可诊断为呼吸衰竭。⑤肺活量（VC）的测定，正常值为65～75 ml/kg，它反映了肺的储备能力和患者自主通气能力，对患者预后的估测有意义。⑥肺胸顺应性的测定：包括肺胸综合弹性静态顺应性与综合弹性及气道阻力二者的动态顺应性，反映了呼吸气管的弹性和气道阻力，凡是限制性肺疾病、肺水肿、肺炎及小气道病变等，均可使顺应性下降，它的动态变化可提高治疗效果与预后。⑦其他：如胸片、血液学、血液生化、细菌学及心血管功能检测等。

### （三）呼吸抑制的防治

呼吸抑制应以预防为主，坚持个体化用药原则，避免阿片类药物过量。加强监测，及时发现并正确分析原因；保持呼吸道通畅，清理口腔分泌物；常规吸氧，避免术后潜在的缺氧发生。阿片类药物过量或残余导致的呼吸抑制，可以使用拮抗剂如纳洛酮。应用纳洛酮拮抗大剂量麻醉镇痛药后，由于痛觉恢复，可产生高度兴奋，表现为血压升高，心率增快，心律失常，甚至肺水肿和心室颤动，心功能不全和高血压患者慎用；纳洛酮作用持续时间短，一旦其作用消失，可使患者再度陷入昏睡和呼吸抑制，用药需注意维持药效。

## 四、椎管内镇痛相关神经功能障碍

### （一）药物毒性相关并发症

**1. 马尾综合征**　以脊髓圆锥水平以下神经根受损为特征的临床综合征，表现为：不同程度的大便失禁及尿道括约肌麻痹、会阴部感觉缺失和下肢运动功能减弱。可能原因有：①局麻药鞘内应用时的直接神经毒性；②压迫性损伤：如硬膜外腔血肿或脓肿；③操作时损伤。

马尾综合征应以预防为主，一旦发生目前尚无有效的治疗方法，可用以下措施辅助治疗：①早期采用大剂量激素、脱水、利尿、营养神经等药物；②后期高压氧治疗、理疗、针灸、功能锻炼等；③肠道尤其是膀胱功能失常较为明显，需要支持疗法以避免继发感染等其他并发症。

**2. 短暂神经症（TNS）**　症状常发生于脊麻作用消失后24 h内；主要表现为单侧或双

侧臀部疼痛，50%～100%的患者并存背痛，少部分患者表现为放射至大腿前部或后部的感觉迟钝。疼痛性质为锐痛或刺痛、钝痛、痉挛性痛或烧灼痛。通常活动能改善，夜间疼痛加重，给予非甾体抗炎药有效。至少70%的患者的疼痛程度为中度至重度，症状在6小时到4天消除，约90%可以在1周内自行缓解，疼痛超过2周者少见。体格检查和影像学检查无神经学阳性改变。

治疗：①椎管内阻滞后出现背痛和腰腿痛时，应首先排除椎管内血肿或脓肿、马尾综合征等，再开始TNS的治疗；②最有效的治疗药物为非甾体抗炎药；③对症治疗，包括热敷、下肢抬高等；④如伴随肌肉痉挛可使用环苯扎林；⑤非甾体抗炎药治疗无效可加用阿片类药物。

（二）椎管内血肿

椎管内血肿是一种罕见但后果严重的并发症。临床表现为在12 h内出现严重背痛，短时间后出现肌无力及括约肌功能障碍，最后发展到完全性截瘫。其诊断主要依靠临床症状、体征及影像学检查。

血肿形成的因素：①穿刺针或导管对血管的损伤；②椎管内肿瘤或血管畸形、椎管内“自发性”出血。大多数“自发性”出血发生于抗凝或溶栓治疗之后。

对于新发生的或持续进展的背痛、感觉或运动缺失、大小便失禁，尽可能快速地进行影像学检查，最好为磁共振成像（MRI）。椎管内血肿治疗的关键在于及时发现和迅速果断处理，避免发生脊髓不可逆性损害，脊髓压迫超过8 h则预后不佳。

（三）感染

椎管内阻滞的感染并发症包括穿刺部位的浅表感染和深部组织的严重感染。前者表现为局部组织红肿或脓肿，常伴有全身发热。后者包括蛛网膜炎、脑膜炎和硬膜外脓肿。

（四）神经机械性损伤

对于椎管内阻滞后发生的神经损伤，迅速诊断和治疗至关重要。①穿刺时的感觉异常和注射局麻药时出现疼痛提示神经损伤可能；②临床上出现超出预期时间和范围的运动、感觉阻滞的再现，应立即怀疑是否有神经损伤的发生；③进展性神经症状，如伴有背痛或发热，则高度可疑硬膜外腔血肿或脓肿，应尽快行影像学检查以明确诊断；④值得注意的是产科患者椎管内阻滞后神经损伤的病因比较复杂，并不是所有发生于椎管内阻滞后的神经并发症都与椎管内阻滞有关，还可能由妊娠和分娩所引起，应加以鉴别诊断；⑤影像学检查有利于判定神经损伤发生的位置，肌电图检查有利于神经损伤定位。由于去神经电位出现于神经损伤后两周，如果在麻醉后不久便检出该电位则说明麻醉前就并存神经损伤。

出现神经机械性损伤后应立即静脉给予大剂量类固醇激素（氢化可的松300 mg/d，连续3天），严重损伤者可立即静脉给予甲泼尼龙30 mg/kg，45 min后静注甲泼尼龙5.4 mg/(kg·h)至24 h，同时给予神经营养药物。有神经占位性损伤时应立即请神经外科会诊。

（五）脊髓缺血性损伤

产生脊髓缺血性损伤原因：①直接损伤血管或误注药物阻塞血管；②患者原有疾病，如脊髓动静脉畸形、椎管内占位性病变压迫或糖尿病；③外科手术时钳夹或牵拉胸、腹主动脉致脊髓无灌注或血供不足；④椎管内血肿或脓肿压迫；⑤局麻药内加入强效缩血管药致动脉长时间显著收缩。

重视预防，椎管内阻滞时应注意：①测试穿刺针或导管是否在硬膜外腔时建议使用生理盐水；②椎管内避免使用缩血管药；③控制局麻药容量，避免一次注入过大容量；④术中尽可能维护血流动力学稳定，避免长时间低血压；⑤对发生椎管内血肿和脓肿病例应尽早进行减压术。

## 五、外周神经阻滞相关并发症

### （一）局部麻醉药全身毒性

局麻药全身毒性一般表现为中枢神经系统毒性和心血管系统毒性反应，可以发生在局麻药过量、血管内注射或者快速吸收等情况下。由于中枢神经系统比心血管系统对局麻药的毒性反应更敏感，绝大部分患者首先表现为中枢神经系统毒性反应，但使用布比卡因的患者可能心脏毒性反应出现更早。中枢神经系统毒性反应首先表现为兴奋性神经元脱抑制，临床症状表现为兴奋、谵妄、眩晕、复视、耳鸣、肌阵挛等，随后中枢神经系统抑制性症状发生，甚至出现呼吸暂停。局麻药注射速度与中枢神经系统毒性反应呈反比，即注药速度越快，引起中枢神经系统毒性反应的血药浓度阈值越低。心血管系统毒性反应开始表现为轻度的兴奋状态，如血压升高，心率加快，随着局麻药血药浓度升高，则开始表现为严重低血压、心肌抑制、心律失常，甚至心搏骤停。

严格按照流程规范操作是预防局部麻醉药全身毒性反应的关键。操作前对患者进行常规监测，吸氧，备好抢救设备和药物；操作前可考虑应用苯二氮䓬类药物进行轻度镇静，当前观点认为可预防轻度中枢神经系统毒性反应，但也有部分学者认为可能会掩盖中毒的前驱症状；根据患者和手术情况严格选择局麻药的种类、浓度和总剂量，选择满足手术要求的最低有效剂量和浓度；局麻药注射过程中反复回抽（建议每 5 ml 回抽 1 次），注药速度缓慢，注药过程中密切观察患者反应；操作完毕后仍需要密切观察患者。

一旦发生局麻药中毒反应，应马上停止使用局麻药；保持患者呼吸道通畅和保证氧供，避免缺氧、高碳酸血症和酸中毒而导致局麻药中毒症状加重；尽早静脉使用脂肪乳，可有效预防和减轻局麻药心脏毒性反应，20%脂肪乳 1.5 ml/kg 去脂体重，给药 1 min 后以 0.25 ml/(kg·min) 输注，30 min 最大累积剂量为 10 ml/kg；苯二氮䓬类药物处理中枢神经系统毒性反应，预防和控制惊厥的发作，以防惊厥导致代谢性酸中毒而加重毒性症状；一旦发生恶性心律失常和心搏骤停，应采用标准心肺复苏进行抢救，抢救不理想可考虑行体外循环，保持循环至局麻药血药浓度低于心血管毒性水平。

### （二）神经损伤

神经损伤是外周神经阻滞导致的一种严重而罕见的并发症，绝大部分外周神经阻滞后的神经损伤为暂时性，有研究显示外周神经阻滞神经相关并发症的发生率低于椎管内阻滞。外周神经阻滞相关神经损伤的确切病因大部分病例是尚不明确的，目前提出的病因包括操作引起的机械性损伤、注射液（包括局麻药和辅助药）的神经毒性引起的化学性神经损伤、血肿压迫或高压力注射药液引起的神经缺血坏死等，但需要排除患者术前已存在的神经病变、外科因素相关性损伤（如手术操作、止血带压迫、石膏压力过高等）。神经损伤症状可表现为感觉异常（疼痛、麻木或痛觉过敏等）和（或）运动功能障碍，根据受损神经范围和损伤程度决定。

超声引导、神经刺激仪引导或两者复合引导下进行外周神经阻滞，被认为是降低神经内注射发生率的有效手段，但目前仍然缺乏临床数据支持。监测注射压力，使用锥形穿刺针被认为可减少神经损伤发生率。患者本身已存在神经病变下接受外周神经阻滞，则神经损伤发生率增高。此外，局麻药的潜在神经毒性，以及局麻药和辅助药（如肾上腺素）对神经血流量的减少，也是我们需要关注考虑的因素。

（三）出血和血肿

常见于周围神经阻滞过程中，从局部瘀斑至血肿形成、压迫周围组织均可发生，尤其是接受了抗凝治疗的患者更容易发生。对于有凝血功能异常的患者，在进行深部结构神经阻滞（如椎旁神经阻滞、腰丛神经阻滞等）时，即便是在超声引导下进行，可能也会出现出血、血肿压迫周围神经至缺血等风险，一般该类患者不建议行深部结构的外周神经阻滞。

## 六、其他并发症

尿潴留、皮肤瘙痒、术后低血压等也是术后镇痛常见不良反应。

手术后 8 h 内患者不能自行排尿或膀胱尿量＞600 ml 称为术后尿潴留。术后尿潴留主要由全身及椎管麻醉后排尿反射受到抑制，手术损伤神经，切口疼痛引起膀胱括约肌反射性痉挛，机械性梗阻以及患者不习惯床上排尿等原因引起。术后尿潴留的发生随年龄、手术、麻醉、液体输入量、药物、有无尿道功能障碍史等情况而不同。对于尿潴留患者，可以通过物理疗法、中医治疗或药物治疗等处理来促进排尿。对于上述方法仍不能促进排尿时，可在严格无菌的条件下进行导尿术。

椎管内阿片类药物镇痛治疗常有皮肤瘙痒等不良反应发生。对于瘙痒的发生机制目前还不十分明确，可能与神经末梢异常敏感有关；阿片类药物引起的瘙痒还与受体亲和力有关，$\mu$ 受体激动剂（吗啡、芬太尼）发生率高，$\kappa$ 受体激动剂的发生率则低。轻度瘙痒无需特殊处理，重度者可用苯海拉明或异丙嗪。

局麻药椎管内镇痛，如患者血容量不足或者改变体位时常可诱发低血压。手术中彻底的止血及补充血容量是纠正低血压的有效措施，必要时可以使用血管活性药物如麻黄碱等升高血压，维持重要脏器的血流灌注。

# 第十节　术后镇痛管理新模式

我国《普通外科围术期疼痛处理专家共识（2015 年版）》中围术期疼痛处理原则包括规范镇痛管理、重视健康宣教、选择合理评估、预防性定时及多模式镇痛和个体化镇痛 5 个方面。建议通过多学科团队协作，重视对医护人员进行规范镇痛培训，建立一个相对固定的术后疼痛处理流程。近年来，随着镇痛理念的更新及人工信息智能化的推行，国内外逐渐建立并完善以急性疼痛服务模式（APS）为主导的信息化、智能化疼痛管理新模式。

## 一、急性疼痛服务模式（APS）

APS 即 Acute Pain Service，APS 的构成随着医院不同而有所差异，多数是由麻醉科医师及麻醉护士构成，有些由临床医生病房护士以及经验丰富的药剂师参与。该团队主要负责全院的急慢性镇痛服务，降低不良事件的发生率。APS 的主要内容应包括：①指定人员 24 h 负责 APS；②规范患者静息和活动状态下的疼痛评估；③主动与外科医师及护士合作，制订治疗方案和危机处理预案；④加强对护士镇痛技术的培训；⑤向患者宣教疼痛监测和处理方法、目的、优点及不良反应；⑥定期审核和持续质量改进。随着多学科协作的深入，疼痛专科护士、药剂师、心理学家和理疗师亦成为 APS 的重要部分。较为成熟的 APS 模式主要包括以麻醉科医师为主导的模式和以疼痛专科护士为主导的两种工作模式。但目前不同医院对于 APS 的人员配备、设备配备和组织模式等标准尚无统一意见，加之参与疼痛管理的护士缺乏疼痛评估和镇痛路径等相关知识，整体而言远远无法满足患者的术后镇痛管理。

## 二、术后镇痛管理的信息化和智能化

随着信息化技术的快速发展，利用信息化技术改进医疗质量的应用越来越多。信息化和智能化可以应用于术后镇痛的管理，如无线镇痛泵的使用，有利于减轻医务人员工作量，收集积累形成术后镇痛大数据，促进镇痛管理规范化，这也符合大数据时代信息化建设和物联网发展规划的要求。PCA 的智能化管理系统可实现对镇痛相关数据进行自动采集，重现 PCA 过程，分析镇痛效果。广泛应用的智能化管理系统形成庞大的数据库信息，可为制订术后镇痛药物配方和参数设定提供更好的研究平台，也为镇痛的质量控制提供更真实可靠的数据，不断促进术后镇痛的规范化管理。无线镇痛系统属于临床新型的镇痛方式，包括无线镇痛泵及无线镇痛管理系统。镇痛泵由电子输注驱动装置和一次性专用药盒组成，无线镇痛管理系统由基站及中央监测工作站组成。无线镇痛泵发射无线信号给无线镇痛管理系统的基站，通过中央监测工作站显示无线镇痛泵的运行、患者自控、报警信息及评价信息。中央监测工作站有麻醉科医师值守，如有出现报警信息，缩短响应时间，提高事件发现、处理效率，容易赢得患者的信任和理解。相比传统的 PCA 镇痛泵，术后镇痛智能化管理系统可实现院内镇痛泵信息化管理，并使用移动终端进行监控、查房、随访评价和记录等，大大节省人力，又快捷高效。

随着医学模式的转变以及整体护理观念的深入，对患者提供全方位的、整体的、人文的、个性的疼痛管理显得尤为重要。国外学者认为，建立一种有效的疼痛管理模式是疼痛管理的关键。由于各方面因素的制约以及文化的差异，国外成功的管理模式并不完全适合我国。因此，医护人员应准确把握疼痛管理的基本原则，严格遵循疼痛管理的相关标准，围绕疼痛管理协作化、疼痛培训常态化、疼痛评估规范化、疼痛处理流程化、疼痛管理多模式化和个性化、疼痛教育内容路径化、疼痛教育手段信息化、疼痛沟通模式标准化、疼痛记录标准化等方面进行集束化管理，从而研制符合我国国情的疼痛管理模式，深化疼痛管理的内涵，促进疼痛质量的持续改进。

## 三、经验分享

佛山市第一人民医院麻醉科近年来为患者实施数万例术后镇痛治疗，极大地减轻了绝大部分患者的术后疼痛，促进患者术后康复，减少术后因疼痛而诱发的围术期并发症，提高了患者和术者的满意度。目前麻醉科未发生过一例术后镇痛治疗相关的严重不良反应，这与麻醉科对术后镇痛治疗的严格管理及科学流程是分不开的。现简单介绍佛山市第一人民医院麻醉科开展术后镇痛治疗的经验：①规范科室用药，制定麻醉科用药指导规定，避免麻醉药的胡乱配伍、特殊患者的随意用药或者椎管内途径擅自用药；②与术后疼痛治疗需重点关注的科室（如肝外科、胸外科等）加强沟通，建立无痛病房，加强对病房医生和护士镇痛技术的培训；③加强科室全体麻醉科医师区域阻滞操作技能的培训，增强预防性镇痛、多模式镇痛、围术期镇痛的临床管理意识；④术前与患者充分沟通，对患者及家属进行术后疼痛治疗的宣教工作，消除患者恐惧心理，向患者介绍术后镇痛知识；⑤科室根据各种手术的特点制订相关手术的术后镇痛临床路径，要求全科室人员严格执行：如开胸手术、胸腹联合手术、开腹手术，无禁忌证必须统一采用硬膜外镇痛；如胸腔镜手术或腹腔镜胃肠手术，采用预防性镇痛＋神经阻滞＋PCIA，如膝关节置换手术后采用持续性股神经/隐神经阻滞镇痛，等等；⑥科室成立镇痛管理小组，每天专人进行术后镇痛随访工作，定期总结、分析，管理小组根据随访结果和分析原因对科室的术后镇痛方案进行持续性改进。

## 四、总结

手术后疼痛给患者带来巨大痛苦，消除疼痛是患者的基本权利。在临床工作中，既要消除或尽可能减轻患者手术后疼痛，又要保证患者的生命安全，加强术后镇痛的管理，防治并发症的发生。麻醉科医师熟悉各类镇痛药和局部麻醉药的药理学和药效学，掌握各项区域阻滞操作技术，了解疼痛相关的神经生物学知识，无可争议地成为医院中术后镇痛和急性疼痛服务的领导者。麻醉科医师应该在医院各层面建立并普及急性术后疼痛服务的新概念，革新急性疼痛管理的方法和流程，除了术后患者外，还可为院前患者和其他内外科患者提供有效安全的疼痛治疗服务，这些都是麻醉科医师作为一名“围术期医师”工作的一部分。

### 参考文献

[1] Shorten. Carr，Harmon. Browne. 术后疼痛管理——循证实践指导. 邓小明，熊源长，译. 北京：北京大学医学出版社，2009.
[2] 王春晓. 现代术后镇痛学. 广州：广东科技出版社，2008.
[3] 肖晓山，徐世元. 无痛舒适医疗. 郑州：郑州大学出版社，2009：103-160.
[4] 邓小明，姚尚龙，于布为. 现代麻醉学. 4 版. 北京：人民卫生出版社，2014.
[5] 中华医学会麻醉学分会. 椎管内阻滞并发症防治专家共识（2008）. 中华麻醉在线.
[6] 中华医学会麻醉学分会，中国麻醉学指南与专家共识（2017 版）. 北京：人民卫生出版社，2017.
[7] 徐建国. 手术后恶心呕吐的防治. 临床麻醉学杂志，2006，22（7）：556-558.
[8] 徐建国. 规范化手术后疼痛治疗. 临床麻醉学杂志，2008，16（7）：444-445.

[9] 龚健，陈仲清．靶控输注在镇静镇痛方面的研究与应用．实用医学杂志，2007，23（1）：9-11.
[10] 中华医学会麻醉学分会．小儿术后镇痛专家共识（2009）．中华麻醉在线.
[11] 中华医学会麻醉学分会．成人术后疼痛处理专家共识．临床麻醉学杂志，2010，26（3）：190-196.
[12] 伍辉萍，欧伟明，等．超声引导腹横肌平面阻滞对全麻下原位肝移植术患者术后镇痛效果的影响．中华麻醉学杂志，2018，38（12）：1464-1466.
[13] 周桥灵，刘洪珍，等．超声引导下单次竖脊肌平面阻滞用于老年患者术后镇痛的效果．临床麻醉学杂志，2018，34（11）：1080-1083.
[14] 贺俭，郑雪琴，等．超声引导下经腰方肌阻滞用于髋关节置换术后的效果评价．中华医学杂志，2017，98（8）：565-569.
[15] 周桥灵，刘洪珍，等．超声引导下竖脊肌平面阻滞联合静脉镇痛用于肝叶切除术患者的效果．临床麻醉学杂志，2019，35（7）：635-639.
[16] 周桥灵，贺俭，等．腹腔镜直肠癌手术麻醉的改良策略：超声引导腰方肌前路阻滞联合全麻．中华麻醉学杂志，2019，39（4）：447-450.
[17] Fong HK，Sands LP，Leung JM，et al. The role of postoperative analgesia in delirium and cognitive decline in elderly patients：a systematic review. Anesth Analg，2006，102：1255-1266.
[18] Liu SS，Wu CL. Effect of postoperative analgesia on major postoperative complications：a systematic update of the evidence. Anesth Analg，2007，104：689-702.
[19] Hayashida M，Maruyama K. How can we cope with wide individual variations in pain intensity and opioid requirements after surgery? Masui，2009，58（9）：1086-1092.
[20] Berti M，Baciarello M，Troglio R，et al. Clinical uses of low-dose ketamine in patients undergoing surgery. Curr Drug Targets，2009，10（8）：707-715.
[21] Baldini G，Carli F. Anesthetic and adjunctive drugs for fast-track surgery. Curr Drug Targets，2009，10（8）：667-686.
[22] Akkaya T，Ozkan D. Chronic post-surgical pain. Agri，2009，21（1）：1-9.
[23] Szedlák B，Mitre C. Preemptive and preventive analgesia- an important element in perioperative pain management. Orv Hetil，2018，159（17）：655-660.
[24] De Cosmo G，Aceto P，Gualtieri E，et al. Analgesia in thoracic surgery. Minerva Anestesiol，2009，75（6）：393-400.
[25] 中华医学会胸心血管外科学分会胸腔镜外科学组．中国胸外科围手术期疼痛管理专家共识（2018版）．中国胸心血管外科临床杂志，2018，25（11），921-928.
[26] Hesham Elsharkawy，et al. Injectate spread following anterior sub-costal and posterior approaches to the quadratus lumborum block，A comparative cadaveric study. Eur J Anaesthesiol，2017，34：587-595.
[27] Rafael Blanco，et al. Quadratus lumborum block for postoperative pain after caesarean section，A randomised controlled trial. Eur J Anaesthesiol，2015，32：812-818.
[28] 中华医学会骨科学分会关节外科学组，中国髋、膝关节置换术加速康复——围术期疼痛与睡眠管理专家共识．中华骨与关节外科杂志，2016，9（2）：91-97.
[29] Snidvongs S，Nagaratnam M，Stephens R. Assessment and treatment of pain in children. Br J Hosp Med（Lond），2008，69（4）：211-213.
[30] White PF. Multimodal analgesia：its role in preventing postoperative pain. Curr Opin Investing Drugs，2008，9（1）：76-82.
[31] Aubrun F，Marmion F. The edlderly patient and postoperative pain treatment. Best Pract Res Clin Anaesthesiol，2007，21（1）：109-127.

[32] Duellman TJ，Gaffigan C，Milbrandt JC，et al. Multi-modal，Pre-emptive Analgesia Decreases the Length of Hospital Stay Following Total Joint Arthroplasty. Orthopedics，2009，32：167.

[33] 徐建国. 疼痛药物治疗学. 北京：人民卫生出版社，2007.

[34] Tawfic QA，Faris AS. Acute pain service：past，present and future. Pain Manag，2015，5（1）：47-58.

[35] 林蓉，徐振东，刘志强，剖宫产术后镇痛的研究进展，国际麻醉学与复苏杂志，2018，39（11）：1091-1096.

# 第十章　分娩镇痛

（郑雪琴　陈　佳）

## 第一节　分娩镇痛的历史和现状

分娩疼痛是女性分娩时经历的剧烈疼痛，大多数妇女一生中都可能经历，其疼痛程度远高于牙痛、背痛以及撕裂伤所导致的疼痛。分娩镇痛通常是指利用某种方法将分娩时的疼痛减轻到最低程度而不影响产妇的自然分娩。如何采用科学的方法使产妇能清醒而无痛苦地分娩，人们进行了一个多世纪的探索和研究。随着分娩镇痛技术不断发展和完善，分娩镇痛的理念也被越来越多的人所接受。

### 一、分娩镇痛的历史

在远古时代，人们为了减轻分娩时的疼痛，采取念咒挂符等方法。1660 年，Wecker 首次在分娩期间使用酒精以减轻分娩疼痛。1846 年，Morton 最先在麻省总医院演示了乙醚麻醉。而美国波士顿的牙科医师 Nathan polley Keep 是第一位将乙醚用于自然分娩镇痛的医师，1847 年他在产妇的分娩过程中给予乙醚，产妇的意识没有消失，且分娩过程没有停滞。

1848 年，美国纽约的 Gardner 在产科应用氯仿。随着 Charming 的《A treatise on Etherization in Childbirth)》出版，美国的分娩镇痛逐渐普及。但是在那几年的时间里，关于到底有没有必要使用分娩镇痛，医学界发生着激烈的争吵。《Lancet》杂志的主编 Wakley 认为，正常分娩时没有必要应用氯仿。很多产科学家认为，产妇对分娩时疼痛的反应是有益的指标，而消除它很危险。还有人认为分娩时疼痛是微小而短暂，无需镇痛。直到 1857 年产科医师 Sir James Clark 把氯仿介绍给待产的 38 岁的英国 Victoria 女王，女王在 John Snow 医师指导下安全无痛苦地生下了王子 Beatrice。从此，在英国越来越多的人承认并接受了氯仿分娩镇痛。

1860 年，德国的 Kormann 提出皮下注射吗啡来控制分娩疼痛，但吗啡用于分娩镇痛的最大缺点是婴儿的呼吸抑制，因此吗啡单独用于分娩镇痛并不多，通常要同其他麻醉药联合使用。

1868年，Evans在英国国家医院证实了氧化亚氮的麻醉效能，自此氧化亚氮在英国得以普及。1880年，Stanislav Kilkovich第一次应用80%氧化亚氮和20%氧气的混合物提供分娩镇痛。但装置很昂贵，也很难运输。1911年，A E Guedel设计了第一个产科应用自控氧化亚氮和空气的装置，并将这种装置用于分娩镇痛。然而这种装置因易导致产妇缺氧，胎儿也可能受到低氧血症的影响而被废弃。1961年，Tunstall应用的一种储气筒中有50%氧化亚氮和50%氧气的混合气体，此储气筒的优点是在安全的氧浓度中为产妇释放氧化亚氮。这种装置叫做Entonox（安桃乐）。Entonox的问世极大地降低了产妇和胎儿缺氧的概率。

1900年，Oscar Kreis在瑞士首先应用腰麻行阴道分娩镇痛。他把可卡因注入几位产妇的蛛网膜下腔，结果能减轻分娩时的疼痛，而对宫缩的肌力无影响。1902年，美国的Marx用腰麻来缓解产妇经阴道分娩时的痛苦。1903年Fourneau发明的斯妥伐因（stovaine）及1904年Einhorn发明的普鲁卡因使腰麻在分娩镇痛领域再获发展。Parmley和Adriani于1946年将重比重的布比卡因鞍麻用于分娩镇痛。

1901年产科学家Stoeckel将普鲁卡因注入骶部硬膜外隙用于分娩镇痛。他认为如果产痛主要源自子宫，那么此项技术应该可以缓解分娩痛。他将这种方法命名为“骶麻”并发现应用普鲁卡因能获得1～1.5 h的分娩疼痛缓解。1909年，骶麻在德国被批准用于分娩镇痛。

1938年，Graffagnino和Seyler在美国开始应用硬膜外阻滞实施分娩镇痛，当时采用单次硬膜外注药。由于阻滞时间太短不能满足产妇分娩的需要，人们开始尝试硬膜外置管进行连续镇痛。1942年，Hingson和Edwards发明了能半弯曲的金属钢针，使用这种穿刺针，在硬膜外腔置入Lemmon导管，完成了连续硬膜外分娩镇痛。1944年，Hingson和Southworth发表关于腰部硬膜外阻滞用于产科镇痛的第一篇文章，使用的是Baker腰麻针和类似于1931年Aburel用的尿管。1949年，Torsten Gordh引入利多卡因，推动了硬膜外阻滞分娩镇痛的广泛应用。1963年，Widman将布比卡因引入产科镇痛。布比卡因可重复注射，引起麻药蓄积的危险更小，作用时间更长，这促进了硬膜外阻滞技术在分娩镇痛中的应用。1961年，Bromage证明了分娩时疼痛的脊髓传入通路，这推动了腰部硬膜外阻滞分娩镇痛的发展。他写道：“分娩过程中腰部硬膜外阻滞给分娩镇痛带来革命性变化，不再需要中枢抑制性镇痛药。分娩可以从开始到结束都是无痛的，也没有药物对胎儿的呼吸抑制。谨慎地硬膜外隙给药，‘无痛产科’变得可能。”1979年欧洲Revil提出硬膜外麻醉是分娩镇痛的最有效的方法。1988年，首次报道将硬膜外患者自控镇痛技术用于分娩镇痛。

1939年，德国的Schaumann和Eisleb在寻找具有阿托品特性的解痉性镇痛药时合成了哌替啶。哌替啶结合了镇痛、解痉和镇静作用，提示它可能作为产科镇痛的有用药物。1940年，Benthin在德国首次将哌替啶用于分娩镇痛；随后，Gilbert和Dixon于1943年在美国应用；次年，Spitzer在西班牙应用于分娩镇痛。1970年，Scott应用一种分娩中静脉自控哌替啶的技术，如果产妇在药物的影响下睡着了，钳子会自动夹住。此方法避免了肌内注射时药物作用的峰浓度，使得分娩镇痛变得更加安全平稳。

1992年，美国妇产学院（ACOG）分娩镇痛委员会提出：“分娩导致许多妇女剧烈疼痛，而这种痛楚往往被人们视为‘正常的过程’而被忽略，产妇剧烈的痛苦理应引起人们对分娩镇痛的重视。分娩镇痛方法的选择，应尽可能避免对胎儿的影响并且不影响产程。”理想的分娩镇痛必须具备下列特征：对母婴影响小；易于给药，起效快，作用可靠，满足整个产程镇痛的需求；避免运动阻滞，不影响宫缩和产妇活动；不延长产程和导致产后出血；产妇清醒，可主动参与分娩过程；必要时可满足手术的需要。

## 二、分娩镇痛的现状

自 1847 年产科教授 James Yong Simpson 将乙醚用于分娩镇痛以来，分娩镇痛技术一直都在争论与分歧中缓慢发展与完善，分娩镇痛也逐渐被医务人员和产妇所接受。但由于地域、文化和经济发展的不同，至今世界各国和地区分娩镇痛的实施存在较大差异。

### （一）发达国家的分娩镇痛现状

分娩镇痛的实施情况通常以分娩镇痛率来衡量。分娩镇痛率指无痛分娩的人数占经阴道分娩人数的百分率。英国的分娩镇痛率高达 90％以上；美国为 85％以上；加拿大约 81％；在法国，据凡尔纳大学妇产医院统计，该院分娩镇痛率为 96％左右；澳大利亚 Flinders 医学中心的分娩镇痛率达 80％，硬膜外分娩镇痛率为 52％；西班牙的分娩镇痛率为 80％～82.1％；在智利圣地亚哥的一家公立医院，分娩镇痛率为 88.03％，其中硬膜外和腰麻占 48.05％，阴部神经阻滞占 39.25％；在日本无痛分娩仅为 54.8％，其原因之一是日本 81％的产妇由产科医师在分娩时给予麻醉，麻醉科医师给予的仅占 5.7％。

### （二）我国分娩镇痛的现状

2017 年 8 月，陕西榆林一名产妇因疼痛难忍，导致情绪失控跳楼自杀一事引发社会广泛关注。国家卫生健康委员会于 11 月 20 日发文，提出 2018 至 2020 年在全国开展分娩镇痛试点，并逐步在全国全面推广分娩镇痛的实施。2018 年 3 月 20 日，国家卫生健康委办公厅印发《第一批国家分娩镇痛试点医院名单》，经省级卫生健康行政部门遴选认定，确定了 913 家医院作为第一批国家分娩镇痛试点医院。

既往传统落后的思想观念给人们套上了难以解开的枷锁，阻碍了分娩镇痛在产科的运用。近年来，随着分娩镇痛观念的普及与推广，越来越多产科医生和产妇开始选择无痛分娩并获益，但仍与发达国家存在差距。2018 年数据显示我国分娩镇痛率仍不足 10％。我国各地分娩镇痛率存在着明显的不均衡，在经济落后地区较低，经济发达地区则较高。例如，2017 年上海共调查 58 家医院，总体分娩镇痛率为 37.22％。一些医院分娩镇痛的开展受到科室间工作不协调、利益分配不均、麻醉科人员配备不足等问题的严重阻碍。北京大学第一医院麻醉科就“开展分娩镇痛的最大障碍”进行全国性问卷调查，结果显示：认为缺少足够的麻醉科医师的占 55.3％；产科大夫不支持的占 30.2％；医院领导不支持的占 11.8％；没有分娩镇痛技术的收费标准或收费不合理占 21.1％；麻醉科与产科利益分配关系不协调的占 18.4％；担心麻醉意外的占 10.5％；麻醉科不支持的占 3.9％。由此可见，麻醉科医师不足仍是推广分娩镇痛最大的障碍。根据 2017 中国卫生统计年鉴，2016 年中国约有 7.66 万麻醉执业（助理）医师，每万人拥有的麻醉科医师仅为 0.5 人，而美国和英国则分别是 2.5 人和 2.8 人。换句话说，如果按英美标准计算，中国麻醉科医师的缺口为 30 万人左右。国家卫生健康委员会等 7 部门 2018 年联合印发《关于加强和完善麻醉医疗服务的意见》并提出，我国力争到 2020 年，麻醉科医师增加到 9 万人；到 2035 年，麻醉科医师增加到 16 万人。那么，可以期待，随着麻醉科医师缺口的填补，我国分娩镇痛的开展也必将更加普及。

# 第二节 分娩疼痛的机制及其不良影响

## 一、分娩疼痛的机制

子宫的感觉和运动受自主神经支配。来自脊髓 $T_5$ 至 $T_{10}$ 节段的交感神经节前纤维，在交感神经节内交换神经元后，其节后纤维支配子宫体运动；子宫体的感觉由交感神经纤维传入胸段和腰段的交感干，经 $T_{11}$ 至 $L_1$ 神经传至脊髓。子宫颈的运动和感觉主要由 $S_2$ 至 $S_4$ 的副交感神经传导。

阴道的感觉由副交感神经和阴部神经支配。阴道上部的感觉神经纤维经骨盆神经丛及骨盆神经通过 $S_2$ 至 $S_4$ 发出的副交感神经传导到脊髓；阴道下部的感觉神经纤维则由阴部神经支配，阴部神经由 $S_2$ 至 $S_4$ 的前支组成，与股后皮神经的会阴支共同支配会阴和阴唇等部位。

### （一）分娩疼痛产生的生理机制

虽然分娩是一个连续的过程，但传统上将其分为三个阶段（图 10-1）：第一产程指从规律宫缩到宫口开全，由潜伏期和活跃期两个时相组成，初产妇需要 11～12 h，经产妇需要 6～8 h；第二产程是从宫口开全到胎儿娩出，初产妇需要 1～2 h，经产妇需时较短；第三产程为胎盘娩出期，一般在 30 min 以内。分娩不同时期所涉及的解剖位置不同，因此不同产程阶段疼痛产生的机制不同。

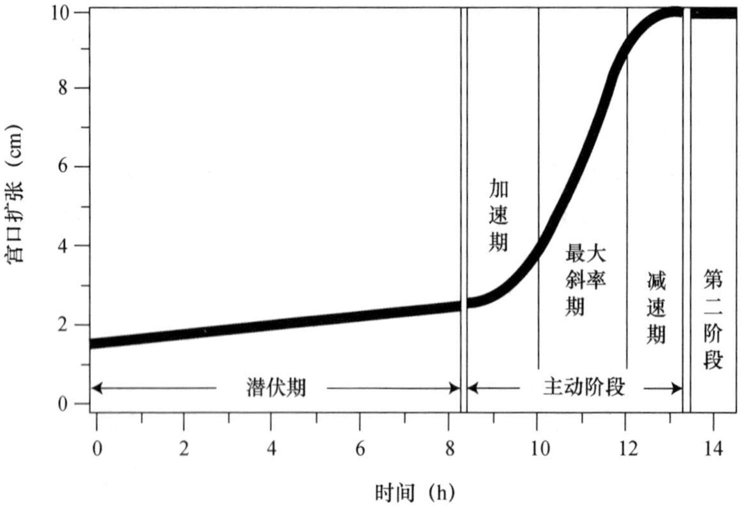


图 10-1 初产妇平均宫口扩张曲线合成图

在分娩的第一产程，疼痛部位在腰、背、大腿和小腿等处。疼痛起始于子宫及其附件的收缩，疼痛刺激被感受器接受后，经过子宫的神经纤维传入至 $T_{10}$ 至 $L_1$ 脊髓背角，继而上传至中央后回。在此期间，子宫收缩与宫颈扩张使“应激-内分泌-免疫”平衡发生明显改变，钾离子、缓激肽、组胺和 5-羟色胺、P 物质和前列腺素等致痛物质释放。这些物质刺激子宫体和基底部肌肉纤维中的神经末梢，激发传入冲动，引起疼痛感受。子宫肌肉收缩缺血和交感神经张力亢进可导致血管痉挛，子宫肌肉可发生炎性改变，这些因素使产妇疼痛加剧。第一产程疼痛的强度与宫内压力和子宫收缩的力度有关。潜伏期子宫收缩较弱，可持续 70 s，宫内压力达到 40 mmHg（5.33 kPa），子宫收缩 20 s 后疼痛出现，疼痛可持续 30 s。在活跃期，子宫收缩较强，可持续 75 s，宫内压力达到 50 mmHg（6.67 kPa），在子宫收缩后 10 s 疼痛出现，可持续 40 s。当宫口扩张至 7～8 cm 时疼痛最为剧烈。

在分娩的第二产程，子宫颈扩张完全，来自子宫颈的伤害性刺激减少。这一阶段的疼痛主要来自于子宫体及其下段的收缩和阴道、外阴、会阴的膨胀牵拉甚至撕裂，疼痛刺激传至 $S_2$ 至 $S_4$ 脊髓背角（图 10-2）。随着产程的推进，盆腔和会阴部所受到的压力进行性增加，疼痛加剧。在第二产程，子宫收缩可持续 80 s，宫内压力达到 50～60 mmHg（5.67～8.0 kPa），疼痛在子宫收缩后 5 s 左右出现，可持续 50 s。

第三产程的疼痛是由于胎盘娩出时宫颈扩张和子宫收缩所致。

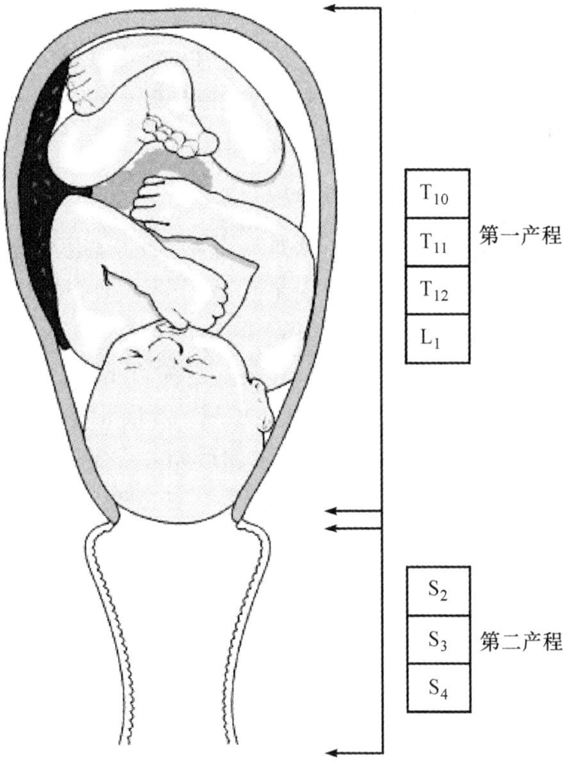


**图 10-2 不同产程分娩疼痛的神经传导**

### （二）分娩疼痛产生的心理机制

产妇分娩时的态度、情绪、情感等可经常影响产痛的程度。对分娩的无知或错误的理解、对死亡的恐惧、对胎儿的过分担心等可导致产妇精神紧张、焦虑、恐惧甚至绝望，使疼痛阈值明显降低，神经介质分泌增加，疼痛加剧。如果在产前对产妇进行正确的分娩教育，使产妇树立对分娩的信心，则有助于减轻分娩时的疼痛。另外，分娩时产妇的丈夫或父母是否陪伴，对产痛也有明显影响。目前许多医院设置了容许家属陪伴分娩的“温馨产房”，就是为了从心理上减轻产妇对分娩疼痛的感受。

## 二、分娩疼痛对产妇的影响

### （一）分娩疼痛对产妇内环境的影响

分娩疼痛可导致产妇过度换气。子宫收缩是引起产妇过度换气最强烈的刺激。Cole 和 Nainby Luxinoore 报道，分娩时剧烈的疼痛可使产妇呼吸频率高达 60～70 次/分，潮气量高达 2250 ml，吸气流速的最大峰值达 340 ml/min。过度换气使血液中 $PaCO_2$ 从正常妊娠水平即 32 mmHg（4.25 kPa）降至 16～20 mmHg（2.13～2.67 kPa），某些产妇甚至降至 10～15 mmHg（1.33～2 kPa），pH 值增至 7.55～7.60，低碳酸血症引起短暂的慢换气，从而使产妇 $PaO_2$ 降低。

分娩疼痛诱发的交感神经兴奋和焦虑使产妇代谢和氧耗量增加，同时又降低胃肠和膀胱动力。胃肠道及膀胱动力下降使胃排空延迟并导致产妇恶心、呕吐，严重时可导致代谢性碱中毒和低钾血症。分娩过程中氧耗增加及疼痛引起呼吸性碱中毒，导致肾代偿性碳酸氢盐丢失和碳水化合物摄入减少，产生渐进性的代谢性酸中毒，而酸性物质可通过胎盘转移使胎儿发生酸中毒。

### （二）分娩疼痛对产妇心血管系统的影响

产妇的心输出量随产程的进展而不断增加，其增加的程度与分娩疼痛的程度密切相关。没有实施分娩镇痛的产妇，在第一产程早期宫缩间歇期心输出量比分娩发动前增加 15%～20%，而第一产程末增加 35%～40%，第二产程增加 45%～50%。每一次子宫收缩时心输出量比子宫收缩间歇期增加 20%～30%，宫缩可引起收缩压增高 20～30 mmHg（2.66～4.0 kPa），舒张压升高 15～20 mmHg（2～2.66 kPa）。心输出量的增加和收缩压的升高使左心室负荷显著增加，只有心功能正常的产妇才可耐受，而患有心脏病或妊娠高血压综合征（妊高征）、原发性高血压、肺动脉高压或重度贫血的产妇则可能导致病情恶化。

### （三）分娩疼痛对产妇激素水平的影响

分娩疼痛可使血中肾上腺素浓度升高 3～6 倍，去甲肾上腺素的浓度升高 2～4 倍，皮质醇的浓度升高 2～3 倍，多巴胺的浓度升高 2 倍，皮质激素和促肾上腺皮质激素（ACTH）的水平也明显升高。有研究表明不仅疼痛引起了交感-肾上腺系统兴奋，而且分娩本身消耗体能也可导致这些激素升高。

### （四）分娩疼痛对产妇消化系统的影响

分娩疼痛影响胃肠功能，明显抑制胃肠蠕动，抑制胃肠排空，胃内容物可滞留在胃中达 36 h，导致胃酸分泌增加，胃液的 pH 值迅速减低至 2.5 以下，一旦发生误吸则后果严重。

（五）分娩疼痛对产妇宫缩和产程的影响

分娩疼痛使儿茶酚胺升高，影响子宫的收缩。去甲肾上腺素升高会加强子宫收缩，而肾上腺素和皮质醇升高会抑制子宫收缩。分娩疼痛还可导致产妇子宫收缩不协调，收缩强度不足，收缩频率增加或呈痉挛性收缩，使产程延长。

（六）分娩疼痛对产妇心理的影响

剧烈的分娩疼痛可导致产妇严重的情绪障碍，这将影响产妇的心理及精神健康；而在产后最初几天里，也影响产妇与新生儿之间的交流；由于惧怕再次妊娠而影响夫妻生活。Kartchner 报道，经过自然分娩的产妇，由于分娩疼痛，在产褥期可能出现异常的精神反应。剧烈的分娩疼痛以及产程过长甚至会引起产后抑郁，严重影响产妇的生活质量。同时，产妇分娩时的态度、情绪、情感等又可反过来影响产痛的程度。对分娩的无知或错误的理解、对死亡的恐惧、对胎儿的过分担心等可导致产妇精神紧张、焦虑、恐惧甚至绝望，使疼痛阈值明显降低，神经介质分泌增加，进一步导致疼痛加剧。如果在产前对产妇进行正确的分娩教育，使产妇对分娩树立信心，则有助于减轻分娩时的疼痛。

### 三、分娩疼痛对胎儿的影响

在分娩过程中，周期性子宫收缩达高峰时引起间歇性绒毛间隙血流量减少，从而使胎盘气体交换量下降；疼痛引起的过度换气导致产妇低碳酸血症，继而引起短暂的慢换气，使产妇 $PaO_2$ 降低，当母血 $PaO_2 < 70$ mmHg（9.33 kPa）时，胎儿可发生宫内窘迫。严重的低氧血症将使胎盘气体交换进一步减少。分娩疼痛使产妇血液中去甲肾上腺素等缩血管物质释放增加，引起子宫血流量下降，进一步影响胎盘气体交换。在正常分娩时，这种间断、短暂的气体交换下降，正常胎儿是可以耐受的。如果上述各种因素再合并子宫收缩过强，将会引起胎儿缺氧。产妇合并有妊高征、心脏病、糖尿病等疾病，已经使胎儿处于高危状态，胎盘气体交换量减少将会增加围产儿的发病率和死亡率。

## 第三节 分娩镇痛的影响和意义

### 一、分娩镇痛对产妇生理及心理的影响

分娩镇痛可以在很大程度上减轻产妇因产痛引起的过度通气，维持正常的血氧分压，避免了一过性低氧血症的发生；可以有效地减少分娩时交感-肾上腺系统兴奋引起的肾上腺素、去甲肾上腺素、皮质醇、多巴胺等激素水平的升高；可以使产妇的血压和心输出量增加幅度减小，可有效减轻产妇心脏的负担，尤其有利于患有心脏病、妊娠子痫和肺动脉高压的产妇；还可以降低产妇血中的游离脂肪酸和乳酸水平，减少机体的耗氧量，减轻代谢性酸中毒；可解除分娩疼痛引起的胃肠蠕动和胃排空抑制，防止出现反流误吸；可保护产妇的心理健康，防止产妇产生剧烈的情绪反应和不良记忆，可减少产后抑郁的发生。

## 二、分娩镇痛对产程的影响

对于分娩镇痛，国外早年文献报道认为：分娩期应用麻醉性镇痛药、全身麻醉药或区域阻滞麻醉都会延长产程。近些年，关于分娩镇痛对产程的影响存在不同的观察结果和意见。一些人认为椎管内阻滞后子宫收缩力减弱，第一、第二产程均延长，催产素的使用率和手术助产率增加；而另一些研究结果则认为，椎管内阻滞对子宫收缩基本无影响，也不影响第一、第二产程，甚至可缩短第一产程活跃期及第二产程。对于这一问题，人们一直在进行进一步的研究，目前已经取得比较一致的认识：因分娩疼痛可促使机体释放大量儿茶酚胺，抑制子宫的有效节律性、对称性和极性宫缩。因此，对分娩不采取任何镇痛措施，同样会使产程延长。如果在分娩早期采取镇痛措施，可收到如下预期效果：采用椎管内阻滞行分娩镇痛时，第一产程中，如果麻醉阻滞平面控制不超过 $T_{10}$，维持有效的血液循环，不存在胎位、胎先露异常因素，活跃期子宫收缩和产程就不受明显的影响。第二产程中，椎管内阻滞时采用高浓度局麻药可明显延长产程，若使用较低浓度的局麻药，可保留腹壁、盆底肌肉张力及其收缩力；或停用 15～30 min，就可防止麻醉引起的第二产程延长，同时减少了产钳的使用。

分娩时影响子宫收缩和产程进展与多种因素有关，如胎位不正、精神紧张、体力不足、氧耗增加等。因此，遇到宫缩乏力和滞产时不能仅仅考虑分娩镇痛的影响，应全面分析，正确处理。目前的观点认为：在第一产程结束时及时停止给予镇痛药十分必要，可避免镇痛药物对腹肌、肛提肌等的抑制，有助于产妇正确用力，从而不致延长第二产程和增加阴道助产分娩概率。同时，在较长的第一产程中，宫缩是由内分泌系统（胎盘、垂体等）引发的，产妇不需要主动用力，但产妇常常因为抵挡疼痛而疲惫不堪；而到了第二产程，需要产妇向下主动用力时，体力又成了问题。所以良好的镇痛使产妇在第一产程得到较好的休息对成功分娩是很有益处。

由于用药种类、药物浓度以及用药时间的不同，分娩镇痛对宫缩的影响各不相同。行椎管内阻滞时一般采用较低浓度局麻药，以减少运动阻滞；另外，选择合适的用药时机，及时的停药也可以尽量避免宫缩抑制作用。

## 三、分娩镇痛对胎儿及新生儿的影响

### （一）分娩镇痛对胎儿的影响

硬膜外阻滞分娩镇痛时如果选择适宜浓度的局麻药（如 0.125％～0.25％布比卡因、0.75％～1％利多卡因、0.1％～0.2％罗哌卡因等）并且维持麻醉平稳，一般对胎心率无明显影响，而硬膜外阻滞中使用的辅助药物可能影响胎心率。麻黄碱常用于治疗硬膜外麻醉期间发生的产妇低血压，这是一种脂溶性药物，可通过胎盘并导致胎儿心率增快。局麻药中加入肾上腺素可改善硬膜外阻滞的效果，减少局麻药的吸收，肾上腺素理论上可能减少子宫血流，引起胎心率加快，但临床研究显示在硬膜外局麻药中加入肾上腺素对胎儿心率并无明显影响。

蛛网膜下腔阻滞所使用的局麻药剂量很小，加之脑脊液循环的速度较慢，单纯蛛网膜下腔阻滞后产妇的血浆药物浓度很低，经胎盘转运至胎儿的局麻药量很少，药物对胎心率的影响可以忽略。

蛛网膜下腔芬太尼镇痛可能导致胎儿心动过缓的发生。Friedlander 等的观察显示鞘内注射芬太尼后子宫张力升高、收缩增强，认为胎儿心动过缓与子宫收缩增强导致子宫、胎盘血流减少有关。蛛网膜下腔给予芬太尼后子宫收缩增强的机制尚不清楚，可能也与产妇疼痛减轻、体内儿茶酚胺水平降低有关，因为静脉给予特布他林（terbutaline，β肾上腺素受体激动剂）可短暂缓解子宫收缩。蛛网膜下腔舒芬太尼镇痛可导致胎心异常，表现为反复发作的迟发性胎心变慢和（或）胎儿心动过缓，发生率为 15%～21.5%。胎心异常的发生机制还不清楚，可能也与镇痛后子宫兴奋性增高有关，也可能与产妇低血压有关。因此蛛网膜下腔给予阿片类镇痛药后应密切监护产妇血压、子宫收缩和胎心心率变化。

宫颈旁阻滞导致胎心率缓慢的发生率较高（可达 8%～39%），一般发生在阻滞后 2～10 min，持续 3～30 min。胎心缓慢的发生常伴随胎儿酸中毒、氧供减少，程度与心动过缓的严重性和持续时间相关，偶有宫旁阻滞导致新生儿死亡的报道。宫颈旁阻滞导致胎心缓慢的发生机制可能与局麻药引起子宫动脉收缩，继而导致子宫血流量减少有关，也可能与局麻药吸收后胎儿循环中药物浓度过高有关，或者是两者综合作用所致。宫颈旁阻滞时注药部位距子宫动静脉很近。研究发现高浓度局麻药对子宫动脉直接作用的结果是导致血管收缩，胎儿心电图监护的结果也提示胎心缓慢与缺氧有关。局麻药也可能直接透过子宫动脉壁到达胎儿体内，有研究显示发生心动过缓的胎儿其血浆局麻药浓度高于产妇。

### （二）分娩镇痛对新生儿的影响

对分娩镇痛方式和药物的评价，应以新生儿的良好结局为主要标准。分娩镇痛所使用的镇痛药与麻醉药都具有中枢抑制作用，而且均能迅速通过胎盘屏障进入胎儿的血液循环和组织中，对胎儿的呼吸、神经功能和肌肉张力产生不同程度的抑制作用。镇痛药和麻醉药一般通过两种方式对胎儿产生不良的影响：一是通过血液循环直接抑制胎儿的呼吸中枢和心血管中枢；另一种是抑制产妇的呼吸和循环，使产妇发生缺氧、低血压或高碳酸血症，继而影响胎儿。因此，要想达到既能减轻分娩疼痛又能保证产妇及胎儿的安全，用药过程中的监测方法、镇痛药物和方法的选择显得特别重要。

新生儿 Apgar 评分和脐带血血气测定仅能粗略反映分娩镇痛药物或方法对新生儿的影响，至于分娩镇痛对新生儿远期行为是否有影响，尚需进一步观察。新生儿 Apgar 评分和血气分析都在正常范围内并不表示神经行为正常，许多 Apgar 评分正常的新生儿可出现神经行为方面的异常。

早期曾有人报道利多卡因用于产妇硬膜外阻滞可导致新生儿神经行为功能抑制，但随后的研究并未证实这种副作用。局麻药罗哌卡因与产妇血浆血蛋白结合力高，在新生儿体内平均半衰期短，是较为安全的局部麻醉药。目前认为如果分娩镇痛过程维持平稳，局麻药硬膜外阻滞对新生儿神经行为功能无明显影响。另有人报道采用小剂量的局麻药进行低平面硬膜外阻滞可改善阴道分娩后新生儿的神经行为功能，认为这可能与硬膜外镇痛减轻了应激反应有关。于硬膜外腔使用吗啡、哌替啶可迅速吸收入血，很容易通过胎盘进入胎儿体内。研究发现在常用剂量范围内，这两种药对新生儿呼吸、神经行为均无明显影响，当药物剂量大、从注药到胎儿娩出的时间很短时有可能造成新生儿抑制。芬太尼、舒芬太尼硬膜外给药经胎盘转运至胎儿的概率较低，在常用剂量范围内对新生儿无明显抑制，是相对较为安全的阿片类镇痛药，但反复或持续给药可导致产妇药物蓄积，大剂量可能导致新生儿抑制。目前的研究均表明，低浓度芬太尼等阿片类镇痛药对新生儿是安全的，但随着剂量的增加，潜在的危险性会增加。

硬膜外阻滞和蛛网膜下腔阻滞均可能导致产妇发生低血压，当产妇存在脱水或在平卧位注药时更容易发生低血压。产妇轻度低血压（平均动脉压低于 70 mmHg 持续 2～5 min）虽然对新生儿 Apgar 评分和酸碱平衡无影响，却可明显抑制新生儿吸吮反射和寻找反射，影响新生儿哺乳。阴部神经阻滞时局麻药注射后可很快吸收并转运至胎儿血液循环，早期的研究认为阴部神经阻滞对新生儿神经行为功能没有影响，但最近 Ransjo-Arvidson 的研究显示这种镇痛方法可干扰新生儿出生后早期的某些行为（如寻找乳头的能力、哭泣反应等）。

## 第四节 椎管内阻滞分娩镇痛

分娩镇痛的方法很多，包括椎管内阻滞、吸入麻醉分娩镇痛、静脉麻醉分娩镇痛、阴部神经阻滞、宫颈旁阻滞、水中分娩、导乐陪伴分娩、镇痛仪等。其中椎管内阻滞的效果最切实可靠，能提供最佳镇痛效果，是目前循证依据提示最安全、效果最确切的分娩镇痛方法。

传统观念认为椎管内阻滞分娩镇痛应待产妇进入活跃期（宫口开 3 cm）后开始，过早实施镇痛可能会影响宫缩，延长潜伏期，增加剖宫产率等。但潜伏期（规律宫缩开始至宫口开大 3 cm）可长达 8 h，且许多产妇的疼痛已经很明显，尤其初产妇。近年来国内外诸多研究为潜伏期分娩镇痛的应用提供了充分的依据，大量临床研究及 meta 分析表明潜伏期（宫口扩张到 1～3 cm）开始实施椎管内镇痛并不延长产程，也不增加剖宫产率。此外，目前将第二产程延长的概念从第二产程超过 2 h 更新为 3 h；最新的美国产科麻醉指南提出只要规律宫缩开始并且产妇要求镇痛的前提下即可给予分娩镇痛。所以不再以产妇宫口大小作为分娩镇痛开始的时机，产妇进入产房后只要有镇痛需求即可实施。

椎管内阻滞具有临床镇痛效果确切、便于调控、对母婴影响小、产妇清醒能主动配合、满意度高等优点，是目前最有效、应用最为广泛的分娩镇痛方法之一。由于良好的镇痛和产妇交感神经活动被阻断，子宫灌注良好，胎盘的物质交换得以较好地维持，胎儿及新生儿的酸碱平衡状态也得到改善，产妇的满意度高，因此是最值得推荐的一种镇痛方式。即使是高危妊娠的产妇，椎管内阻滞依然能为其自然分娩提供安全、有效的镇痛。并且当分娩过程中发生异常情况需实施紧急剖宫产时，可直接用于剖宫产麻醉，因此是分娩镇痛的首选方法。

### 一、椎管内阻滞分娩镇痛常用药物

#### （一）局麻药

**1. 罗哌卡因** 罗哌卡因是一种新型长效的酰胺类局部麻醉药，是哌啶甲苯胺盐酸盐水化物的单一“左”对映体，也是第一个人工合成的纯单一“左”对映体局部麻醉药。罗哌卡因蛋白结合率较低，并且还具有一定的内在缩血管活性，对子宫胎盘血流无影响。罗哌卡因的心血管毒性明显低于布比卡因。Feldman 等发现，在犬齿动物模型，静脉内注射罗哌卡因的致死量比布比卡因大。在人类虽然没有罗哌卡因的心脏毒性研究，但是Scott等发现人类志愿者在静脉内注射罗哌卡因产生神经症状的用量比布比卡因要大。在临床分娩镇痛使用的剂量和浓度下，两者都不具有心脏毒性，对母婴是安全的。罗哌卡因硬膜外腔注射起效比布比卡因快，但效能明显低于布比卡因，两者镇痛强度之比约为5∶8。0.2%～0.25%罗哌卡因镇痛效果确切，但有明显运动神经阻滞，浓度在0.125%以下时罗哌卡因仍有良好的镇痛作用，且产生感觉和运动分离的效果。硬膜外小剂量阿片类药（芬太尼或舒芬太尼）可提高罗哌卡因的镇痛效果，并减少局麻药的用量和不良反应，对运动神经影响轻微。硬膜外0.1%罗哌卡因加1～2 μg/ml芬太尼或0.4～0.6 μg/ml舒芬太尼是“可行走”分娩镇痛较为理想的用药方案。

**2. 布比卡因** 布比卡因具有高蛋白结合率的特点，在所有局部麻醉药中，其运输到胎盘及胎儿的量最小，且长时间的镇痛效应可为产妇提供足够的感觉神经阻滞。但布比卡因具有显著的心脏毒性和中枢神经系统毒性，心脏毒性的主要表现为室性心律失常和负性肌力作用等，中枢神经系统的毒性表现为呼吸抑制和惊厥。因此，布比卡因并非理想的椎管内阻滞分娩镇痛用药。

**3. 左布比卡因** 左布比卡因是布比卡因的一种异构体，是从消旋布比卡因中单独提取而制成的新型局麻药。经试验研究及临床观察显示其药代及药效动力学与消旋布比卡因相仿，但毒性相对较小，可替代布比卡因用于产科分娩镇痛。左布比卡因可用于腰硬联合阻滞，腰麻镇痛持续时间与同等剂量的布比卡因相同，硬膜外首次相同负荷量的镇痛持续时间也相似，但左布比卡因运动阻滞的发生率明显低于布比卡因。蛛网膜下腔先注入左布比卡因2.5 mg及芬太尼20 μg，然后以12 ml/h的速度向硬膜外腔注入0.1%左布比卡因加1 μg/ml芬太尼，能够达到“可行走式”分娩镇痛的效果。

**4. 利多卡因** 利多卡因为酰胺类中效局麻药，具有起效快，弥散广，穿透性强，无明显扩张血管的特点，其毒性随药物浓度而增加。由于利多卡因时效短，无感觉运动差异性阻滞，且目前有罗哌卡因等更适合用于分娩镇痛的药物，现已很少单独使用利多卡因行分娩镇痛。仅在行硬膜外镇痛时用1.5%利多卡因3 ml作为试验剂量，以排除导管置入血管或蛛网膜下隙的可能。

《中国产科麻醉专家共识（2017）》中明确指出，布比卡因、利多卡因和罗哌卡因都可以安全用于产科麻醉，布比卡因的心脏毒性大于利多卡因，且布比卡因引起的心搏骤停很难复苏，产科麻醉时禁用0.75%浓度的布比卡因原液。这与美国2017年产科麻醉指南（以下简称“美国指南”）的推荐意见一致，但是美国指南未对布比卡因的使用浓度作出明确规定。同时，专家共识也指出，氯普鲁卡因起效快，适用于紧急剖宫产，但不建议氯普鲁卡因用于蛛网膜下腔麻醉。

### （二）阿片类药

椎管内阻滞分娩镇痛如果只使用局麻药，则运动神经阻滞的程度与局麻药的总剂量相关。如果合并使用小剂量阿片类药物，局麻药在亚治疗剂量范围内可产生足够的镇痛效应，同时减少了所用局麻药剂量，也可减轻对运动神经的阻滞。两种药物合用的效果并非是简单的相加，而是协同作用。分娩痛经子宫纤维传至脊髓背角，该处阿片受体丰富，经硬膜外间隙注入麻醉性镇痛药，直接与背角阿片受体结合，由此产生镇痛作用，同时无任何感觉和运动阻滞，也无低血压、嗜睡、新生儿抑制等。

临床上对硬膜外分娩镇痛时局麻药与阿片类药物的配伍进行了大量的研究，这其中使用最多的是布比卡因和舒芬太尼/芬太尼以及罗哌卡因和舒芬太尼/芬太尼。其他阿片类药物如吗啡、哌替啶或二氢吗啡也具有对局麻药的减少剂量效应，但由于副作用等原因目前很少使用。舒芬太尼是芬太尼的衍生物，因脂溶性高，与芬太尼比较具有镇痛性能强、作用时间长的特点，具有良好的硬膜外镇痛效果，用于椎管内分娩镇痛有其独特的优越性。舒芬太尼静脉用药时效价是芬太尼的10倍，当硬膜外腔用药时，舒芬太尼因脂溶性强（辛醇/水分配系数1778，芬太尼813），容易被硬膜外腔脂肪组织摄取，使之效价降低。有文献报道当复合0.125%布比卡因硬膜外分娩镇痛时，舒芬太尼的$ED_{50}$为8 μg，而芬太尼的$ED_{50}$为50 μg，就是说二者的效价比为6.25∶1。Rolfseng等报道等效剂量的舒芬太尼和芬太尼硬膜外分娩起效时间、镇痛效果和患者满意度均无差异，而芬太尼的恶心、呕吐发生率要略低一些。Le Guen比较了0.25 μg/ml舒芬太尼和2 μg/ml芬太尼复合0.125%布比卡因硬膜外患者自控分娩镇痛的效果，尽管舒芬太尼的剂量是芬太尼的1/8，但结果是两组的镇痛效果和分娩方式无差异，舒芬太尼组运动阻滞和皮肤痛痒发生率较低，因此作者认为舒芬太尼较芬太尼更适宜用于硬膜外镇痛。舒芬太尼在硬膜外镇痛时具有封顶效应，随着舒芬太尼剂量的增加，镇痛效应并不再增加，但皮肤瘙痒等副作用的发生率却随之增加，因此应合理控制舒芬太尼硬膜外镇痛的剂量。在硬膜外分娩镇痛时加入适量吗啡，可以在不增加不良反应的情况下延长药物作用时间。而有研究认为哌替啶用于硬膜外复合镇痛，其恶心、呕吐等不良反应较吗啡少。

通过硬膜外或鞘内单独使用阿片类药物行分娩镇痛亦有效，因无运动神经阻滞，对产程不会有明显影响。但鞘内注射阿片类药物对在第二产程的挤压感所产生的不适无作用，也不能减轻与会阴扩张有关的疼痛。分娩镇痛时鞘内阿片类药物的使用可能使第二产程延长，增加催产素的用量。尤其值得注意的是，硬膜外或鞘内使用阿片类药物可能引起胎儿心率的变化，与硬膜外小剂量应用相比，鞘内单独使用阿片类药物可能导致胎儿娩出时所需复苏时间的比例增高。且随着阿片类药物剂量的增加，其不良反应如恶心呕吐、皮肤瘙痒等发生率亦随之增高。

## 二、椎管内阻滞分娩镇痛的实施方式

椎管内阻滞分娩镇痛的实施有多种方法，包括连续硬膜外输注镇痛、产妇自控硬膜外镇痛、连续蛛网膜下腔阻滞、腰硬联合麻醉等。硬膜外分娩镇痛通过硬膜外导管给药，药物起效较慢，其优点是在镇痛过程中可以通过硬膜外导管按需给药，从而调节麻醉平面和延长镇痛时间。与此相反，腰麻起效快，但再次给药或者持续给药却十分不便。腰-硬联合阻滞的方法是在腰麻迅速起效后，通过硬膜外腔置入的导管进行硬膜外分娩镇痛。临床研究表明，尽管腰-硬联合阻滞的起效时间明显缩短，单侧阻滞的发生率有所下降，但鞘内注射阿片类药物导致瘙痒的发生率明显增高，与腰麻相关的术后头痛和脑脊膜炎亦有发生。因此，腰-硬联合阻滞与硬膜外阻滞相比并无明显的优势。硬膜外阻滞仍是目前临床上应用最广泛、技术最成熟的分娩镇痛方法。

### （一）连续硬膜外输注镇痛

连续硬膜外输注镇痛（continuous infusion epidural analgesia，CIEA）指经硬膜外腔

连续输注低浓度的局麻药和脂溶性阿片类药物。这种镇痛方式的优点：①镇痛效果稳定、持续；②所需局麻药浓度相对较低；③运动阻滞明显减轻；④能使血药浓度保持在最低有效镇痛浓度，停止注药后可较快恢复，降低低血压的发生率；⑤母婴耐受良好。通常采用的局麻药为0.125%布比卡因或罗哌卡因加芬太尼1～2 μg/ml或舒芬太尼0.25～0.5 μg/ml。具体操作方法：在宫口开至2～3 cm时，选取$L_{2\sim3}$间隙行硬膜外穿刺。成功后经硬膜外导管单次给予上述混合液5～10 ml，麻醉平面控制在$T_{10}$以下。将硬膜外导管接至微泵以8～12 ml/h的速度持续输注上述混合药液，至宫口开全时停药。连续输注给药也存在一些缺点：产程中镇痛需求发生变化时，难以及时调整给药量，导致连续给药量超过实际需要。因此，副作用发生率甚至高于按需给药法。

（二）产妇自控硬膜外镇痛

传统的硬膜外分娩镇痛主要采用相对高浓度的镇痛药单次注射，往往产生较深的运动神经阻滞。通常在前次给药的药物效应逐渐消退、患者感到疼痛时，才追加镇痛药。由于药物起效需要一段时间，因此这段时间内产妇存在明显的"临界点疼痛"出现。随着输入技术的发展，现在的硬膜外分娩镇痛常结合产妇自控镇痛技术。硬膜外输注泵可给予低浓度的局麻药复合小剂量阿片类药物，通过设置负荷量、背景输注量、单次PCA量来控制给药的剂量和时机，从而有效地减少"临界点疼痛"的出现。因此便于用药个体化，并可通过时间锁定和时间限量来确保患者用药安全。通过该项技术，产妇可自主给药，用药趋于个体化、合理化，可用最少的药物产生最佳的镇痛效果，且副作用最少。由于这种小剂量、低浓度的给药方法对运动神经阻滞轻微，被称为"可行走的"硬膜外阻滞。PCA技术明显提高了正常分娩的概率，减少了器械助产率，是目前比较常用的分娩镇痛方法。

佛山市第一人民医院采用PCEA行硬膜外分娩镇痛已有20年之久，其具体步骤如下：

①硬膜外操作前准备：检查耗材、急救器械和药品；手背静脉穿刺留置套管针，予林格液500 ml静脉滴注；做好胎心监护和孕妇心率、血压、脉搏血氧饱和度监测；

②选择$L_{1\sim2}$或$L_{2\sim3}$棘突间隙严格按照硬膜外穿刺操作规范行硬膜外穿刺，向头端置入硬膜外导管；

③硬膜外腔给予局麻药试验量：在宫缩间歇期注入1%或1.5%利多卡因3 ml，观察3～5 min，看产妇生命体征，判断有无局麻药中毒或全脊麻，确定硬膜外麻醉是否有效；

④硬膜外给予局麻药负荷量：硬膜外给予局麻药负荷量，配方为1%罗哌卡因1 ml＋舒芬太尼5 μg＋生理盐水混合液共10 ml或1%罗哌卡因1 ml＋芬太尼10 μg＋生理盐水混合液共10 ml；

⑤测试感觉阻滞平面（维持到$T_{10}$水平），监测产妇和胎儿生命体征30 min，如发生低血压，可加快输液速度，或给予血管活性药物予以纠正；

⑥PCEA：将硬膜外管接至PCA泵。PCEA镇痛药物的配法为1%罗哌卡因7 ml＋舒芬太尼45 μg＋生理盐水至110 ml或1%罗哌卡因9 ml＋芬太尼90 μg＋生理盐水至110 ml。PCA泵参数设置：PCA单次加药6 ml，锁定时间间隔15 min；背景输注量6 ml/h；

⑦向产妇介绍PCEA的使用方法及注意事项，第二天由麻醉科医师拔除硬膜外导管。

关于行分娩镇痛后由谁对产妇生命体征进行全程监护的命题，至今仍有争议。根据我国目前麻醉科医师的现状，分娩镇痛数量少的医院，尤其是非专科医院，全程完全由麻醉科医师进行监护似乎不太现实。《中国产科麻醉专家共识（2017）》中指出，分娩镇痛是需有麻醉科医师、产科医师、助产师协作共同完成的工作，缺一不可的医疗服务项目，特别是助产师和麻醉科医师的配合尤为重要，是一个紧密合作的团队，但又必须是分工明确责任到人有各自的工作范畴和职责。并认为麻醉护士和助产士可以在分娩期间产妇的生命体征监测和镇痛情况观察上起重要作用。

常规PCA泵不能控制的疼痛（breakthrough pain）的处理：正常PCA泵不能控制的疼痛可经硬膜外导管推注0.1%～0.125%罗哌卡因5～10 ml缓解，注意麻醉平面不要超过$T_{10}$；使用产钳或会阴侧切修补时，可提前5 min经硬膜外推注1%利多卡因5 ml。

但是在PCEA的给药模式中，是否应联合持续背景输注存在一定的争议。有人认为联合背景持续输注的PCEA相对无背景输注的PCEA来说麻醉药的消耗量明显增加，但却没有进一步改善镇痛效果和产妇的满意度，反而可能延长产程。更多的研究认为联合背景输注的PCEA没有明显增加麻醉药用量，镇痛效果却更令人满意，因而这可能是目前应用最多的一种方式。造成研究结果不一致的原因，可能与研究方法的不同、使用的药物、剂量等存在差别有关。部分学者认为硬膜外镇痛的持续时间具有一定的昼夜节律，相同剂量的药物在白天产生的镇痛时间长于夜间。因此，提示我们在研究不同方法、不同药物的镇痛效果时要考虑到这种昼夜节律特点，使研究的各组在这一方面具有可比性。

有学者对背景输注方式提出了改进。Lim等采用了计算机整合PCEA（CI-PCEA，computer integrated patient-controlled epidural analgesia）的技术，背景输注速率根据产妇的个体需求自动调整。当产妇在前1 h有过一次PCEA按压，则背景输注速率由0变成5 ml/h；有过2次或3次按压，则相应的背景输注速率变成10 ml/h或15 ml/h；如果前1 h没有按压，则背景输注速率减去5 ml/h。作者认为CI-PCEA相对无背景输注的患者自控镇痛（PCA）没有增加麻醉药用量，但却提高了产妇的满意度。在一项随机研究中，同CIEA比较，CI-PCEA在不增加局麻药用量及毒副作用的情况下产妇爆发性疼痛的发生率显著减少。在另一项随机研究中，同样给予背景输注量比较CI-PCEA与PCEA，结果显示产妇对CI-PCEA的满意度更高，局麻药用量没有差异。Wong等认为与硬膜外持续输注相比，单次注射相同的剂量可使麻醉药在硬膜外腔更好地扩散分布，因此他们把背景持续输注的剂量12 ml/h（0.0625%布比卡因＋2 μg/ml芬太尼）改为每30 min单次注射6 ml，称为程序化的间断硬膜外给药。在此背景输注基础上出现镇痛不足时产妇自行按压，如仍有镇痛不足则由麻醉科医师单次注入0.125%布比卡因进行解救（rescue bolus）。研究表明这种镇痛模式与持续背景输注的PCEA相比镇痛效果相当，但所需的解救次数更少，总的药物消耗量更小，产妇满意度更高。

联合持续背景输注的分娩镇痛PCEA常用药物配方见表10-1。

**表10-1 分娩镇痛PCEA常用药物配方**

| 药物 | 首剂量（ml/次） | 维持量（ml/h） | 自控量（ml/次） |
|---|---|---|---|
| 罗哌卡因0.0625%～0.15%＋芬太尼1～2 μg/ml或舒芬太尼0.4～0.6 ug/ml | 6～15 | 6～15 | 8～10 |
| 布比卡因0.04%～0.125%＋芬太尼1～2 μg/ml或舒芬太尼0.4～0.6 μg/ml | 6～15 | 6～15 | 8～10 |

### （三）骶管阻滞

骶管阻滞是硬膜外阻滞的一种方法，但在产科镇痛中并不常用。骶管阻滞分娩镇痛同样常采用注射布比卡因或罗哌卡因镇痛，0.25％布比卡因 20 ml 可以使骶神经阻滞达 1～2 h，可满足第一产程末和第二产程的镇痛需要。因此，骶管阻滞分娩镇痛的优点为较长的骶神经阻滞时间和易使宫口松弛。在产妇合并特殊疾病，如脊柱手术后硬膜外间隙穿刺失败时，是一个不错的选择。其缺点是单次注射镇痛作用时间有限，满足第一产程的镇痛需要更大的局麻药量。

### （四）连续蛛网膜下腔阻滞

近年来许多学者在分娩镇痛中采用 28 G 微导管进行连续蛛网膜下腔镇痛，并获得满意的分娩镇痛。该技术是在蛛网膜下腔放置微导管，间断或持续注入局麻药或镇痛药的麻醉与镇痛方法，具有起效快、效果确切等优点，但由于对连续蛛网膜下腔阻滞神经系统并发症（如马尾综合征）的顾虑，此法未得到普及。与硬膜外腔镇痛比较，除瘙痒发生率较高外，其他如婴儿 Apgar 评分、助产率、腰椎穿刺后疼痛等均无明显差异。此法对技术要求较高，需要专业医务人员陪同并及时处理，而且产妇往往不能下地活动，影响了此法的临床应用。持续性腰麻镇痛，可以减少用药量，增强镇痛效果，但由于神经毒性可能会增加，因而曾经被美国食品与药品监督管理局（FDA）禁止采用，后经 FDA 反复论证，最终证明该方法是有效和安全的。

### （五）腰硬联合阻滞

1979 年，Curelaru 首次提出腰麻-硬膜外联合麻醉（combined spinal-epidural anesthesia，CSEA）。他分别在不同的腰椎间隙进行硬膜外和蛛网膜下腔穿刺。1982 年，Coates 在整形外科手术时首次使用硬膜外针内套有腰麻针的技术，这是真正的 CSEA。1984 年 Carrie 和 sullivan 将之用于产科麻醉。蛛网膜下腔阿片类药和局麻药作用时间有限，而硬膜外镇痛效果满意，但起效慢，并可有运动神经阻滞，为使蛛网膜下腔和硬膜外镇痛互补，两者结合实施，即为 CSEA。CSEA 的优点是起效快，阻滞效果好，镇痛作用完善。局麻药量比单纯腰麻时少，低血压的发生率低，降低了对心血管及神经系统毒性的潜在危险。有良好的可控性，并可以在腰麻效果不完善时通过留置的硬膜外导管给药予以补充，或腰麻后于硬膜外持续给药。蛛网膜下腔穿刺针的针尖形状呈笔尖式，开有侧孔，对组织损伤小，硬脊膜创面易于愈合，脑脊液外漏少，减少甚至避免了腰麻后头痛，用于分娩镇痛时产妇（包括早产或过期产）的满意度更高。腰麻-硬膜外联合镇痛通常在第一产程时经蛛网膜下腔注入阿片类药物或加入局麻药，阿片类药物常用芬太尼 10～25 μg 或舒芬太尼 2.5～7 μg；局麻药用布比卡因 2～2.5 mg 或罗哌卡因 2.5～3 mg（表 10-2）。镇痛作用消失后可采用自控硬膜外镇痛直到第二产程。有报道，对比腰-硬联合镇痛与“可行走的硬膜外镇痛”对产妇分娩镇痛的效果，发现腰-硬联合镇痛能在入盆后的第一产程阶段产生更好的止痛效果。舒芬太尼 2.5～5 μg 和布比卡因 2.5 mg 复合用药能迅速产生镇痛作用且无运动阻滞，镇痛作用明显，时效比单独使用舒芬太尼要长。与单纯硬膜外镇痛相比，CSEA 镇痛起效更快，而维持镇痛的药物用量大大减少，但是瘙痒的发生率可能较高。至于产妇的运动能力、器械产及剖宫产率、硬脊膜穿破后头痛（PDPH）发生率以及对新生儿的影响，两者均没有明显差异。

表 10-2 分娩镇痛蛛网膜下腔常用药物及其剂量

| 单次注阿片类药 | 单次注局部麻醉类药 | 联合用药 |
|---|---|---|
| 舒芬太尼 2.5～7 μg | 罗哌卡因 2.5～3.0 mg | 罗哌卡因 2.5 mg＋舒芬太尼 2.5 μg（或芬太尼 12.5 μg） |
| 芬太尼 15～25 μg | 布比卡因 2.0～2.5 mg | 布比卡因 2.0 mg＋舒芬太尼 2.5 μg（或芬太尼 12.5 μg） |

# 第五节 吸入麻醉分娩镇痛

## 一、氧化亚氮（$N_2O$）吸入分娩镇痛

氧化亚氮是全身麻醉中经常使用到的吸入麻醉药，多年来也用于分娩镇痛及产后裂伤修复时的止痛。产妇使用橡胶咬嘴或面罩进行自我管理。氧化亚氮镇痛效果与硬膜外镇痛相比较差，但是不影响产妇运动，可以自控，不需特殊监护，但可引起恶心、呕吐、头晕、嗜睡的不良反应。

### （一）氧化亚氮的理化特性和药理作用

氧化亚氮（$N_2O$）为一种有轻微甜味、性能稳定的气体，其分子量44，血/气分配系数为0.47，脑/气分配系数为1.06。在体内稳定，不被分解，几乎全部经肺呼出。氧化亚氮麻醉的有效浓度为诱导期70%，维持期60%，但必须与30%～40% $O_2$ 同时使用。其MAC值（最低肺泡有效浓度）为105%，动脉有效血药浓度为40～60 mg/dl。

氧化亚氮麻醉诱导迅速平稳，患者有愉快感，无兴奋期；苏醒也快而平顺，即使长时间吸入，一旦停药也能在1～4 min完全清醒。对呼吸道无刺激性，不增加分泌物，不抑制纤毛活动，对机体通气量无明显影响。氧化亚氮与其他全麻药或麻醉性镇痛药复合则可增强呼吸抑制作用。镇痛效能强大，20%的氧化亚氮镇痛作用与15 mg吗啡相当。

### （二）氧化亚氮用于分娩镇痛的优缺点

氧化亚氮用于分娩镇痛的优点如下：①使用方便，不需特殊设备，镇痛效果明显，无呼吸道刺激性，产妇易于接受，且不影响分娩方式，不增加产后出血量，产妇始终保持清醒，能主动配合完成分娩；②起效迅速、排出快。由于氧化亚氮在血液中的溶解度、血气分配系数均低，氧化亚氮浓度在血液与脑组织之间很快达到平衡。实际上只用10次呼吸或大约45 s的时间，吸入的氧化亚氮就可以达到最大作用。停止给药后，在两次宫缩之间肺就可以快速排出体内的氧化亚氮，在下一次宫缩开始时只有微小的氧化亚氮残留；③氧化亚氮的安全范围广。如果以氧化亚氮/空气的方式吸入，容易因为吸入氧浓度低而导致低氧血症。但改为氧化亚氮/氧气混合的方式吸入镇痛，可减少低氧血症的发生，并且这种情况下允许吸入较高浓度的氧化亚氮。通常50%氧化亚氮可使70%的产妇获得满意的分娩镇痛效果，使用70%氧化亚氮可以使更多的产妇满意。Jones发现74%氧化亚氮是最理想的镇痛浓度，但是应注意可引起嗜睡与合作能力减退；④对新生儿无不良影响。氧化亚氮为脂溶性气体，分子量低，故容易通过胎盘屏障到达胎儿循环系统和神经系统。但氧化亚氮在体内蓄积少，可以快速被新生儿排出，故并不显示出会引起新生儿抑制的不良后

果，通常在胎儿出生后 24 h 也没有见到任何的抑制作用。一般使用 50%氧化亚氮/氧混合气体吸入镇痛是安全可靠的。

氧化亚氮用于分娩镇痛的缺点包括：①对于分娩前并未禁食的产妇有误吸的危险，其发生与镇静程度有关。通常吸入 50%的氧化亚氮并不影响会厌的关闭反射，但在吸入时间较长的情况下可能产生影响。有一项临床研究观察到吸入高浓度氧化亚氮超过 30 min 时，10 位志愿者中有 2 位的气管内发现放射性不透光染料，即出现了反流和误吸；②使用高浓度氧化亚氮有发生产妇缺氧的危险。所以，氧化亚氮必须与氧按规定的比例同时使用，氧化亚氮浓度最好不要超过 70%，以 60% $N_2O$ 与 40%$O_2$ 合用为宜；③分娩镇痛中也可能发生弥散性缺氧。常发生于停吸氧化亚氮后的最初几分钟，组织内的大量氧化亚氮排入血液，进入肺泡后使肺泡内的氧浓度被大量稀释，导致氧分压急剧下降，此即为“弥散性缺氧”。因此，应在停吸氧化亚氮后继续吸入纯氧 5～10 min，可预防此类并发症；④可能发生骨髓抑制。动物实验表明吸入 50%氧化亚氮 24 h 后，氧化亚氮可与维生素 $B_{12}$ 发生竞争，从而干扰某些依赖维生素 $B_{12}$ 的酶活性，并抑制骨髓功能，从而引起贫血、白细胞和血小板减少。但临床应用氧化亚氮镇痛一般仅几小时，不至于出现骨髓抑制；⑤镇痛不足。$N_2O$ 主要用于分娩第一产程，由于 $N_2O$ 镇痛有 30～45 s 的潜伏期，在第二产程因频繁宫缩不能达到满意镇痛且存在吸入过量的危险。

总之，氧化亚氮虽然不是最佳的分娩镇痛方法，但母儿安全，可使大多数产妇实现分娩镇痛。

### （三）氧化亚氮用于分娩镇痛的实施

目前，国内外氧化亚氮吸入分娩镇痛常采用两种方法实施，即产妇自助式和麻醉科医师控制式。

**1. 产妇自助式** 采用 50% $N_2O$ 和 50%氧气（$O_2$）混合气体（Entonox，安桃乐）吸入，预先混合储存于加压钢瓶中，借助专用气体呼吸设备，由产妇手拿面罩主动呼吸安桃乐，吸入时间和频率由产妇自己掌握，一旦产妇出现嗜睡，面罩就会掉下来，离开产妇面部。这样，由于不能继续吸入药物，镇痛及镇静随即减浅，产妇意识逐渐恢复清醒。大多数情况下，产妇会自己调节位置，将面罩比较好地固定在面部，避免空气进入而稀释药物浓度，有助于保证持续性镇痛。这种方法较安全，镇痛有效率达 50%或以上。镇痛成功依赖于对产妇在分娩前进行合适的指导以及麻醉科医师和助产士对这项技术的熟练程度。胎儿娩出之前，产妇应熟悉吸入性镇痛的设备以及紧密固定面罩的方法，避免有空气进入吸入系统而稀释了所吸入的麻醉药物浓度，导致镇痛作用不足。通常在第一产程期间，每次宫缩时吸 30 s 就可以出现镇痛作用；当产妇自己有子宫张力性紧张的感觉时鼓励产妇深快呼吸，以使在疼痛开始之前中枢神经系统的吸入性麻醉药浓度达到一定水平，然后保持深慢呼吸直到宫缩结束，以维持镇痛水平。第二产程期间，由于产道呈现部分膨胀性压力的作用，在宫缩开始时就会觉得疼痛；而此时宫缩仍是有规律间隔的，一般间隔 3～5 min 一次；这样产妇和助产士就可以预知下一次宫缩可能开始的时间，从而在每次宫缩开始前 30～60 s 就开始吸入麻醉药；产妇为胎儿娩出而作屏气努力，每次约 10 s，两次屏气努力之间应当鼓励产妇行深快呼吸，以保证有效的镇痛作用。

**2. 麻醉科医师控制式** 需要麻醉科医师使用麻醉机来给予氧化亚氮/氧气混合气体，

产妇处于被动状态。通常由麻醉科医师事先调节好所需要的气体流量、准确的氧化亚氮用药浓度，对产妇和助产士要进行短暂的讲解和训练，设备和场所相对产妇自助式（安桃乐）而言要求更高，一般的医疗中心难以实施。

### 二、异氟烷吸入分娩镇痛

其他吸入麻醉药也曾被尝试用于分娩镇痛，如三氯乙仿、甲氧氟烷、氟烷、安氟烷、异氟烷、七氟烷、地氟烷等，绝大多数因为对产妇和胎儿的器官毒性、过度镇静、降低子宫张力、气味不易为产妇接受等原因很少在分娩镇痛中使用。到目前为止，除氧化亚氮外，异氟烷在分娩镇痛中的应用是最有希望的，一种名为 Isonox 的气体呼吸设备可提供50％氧化亚氮＋50％氧气＋0.2％异氟烷，目前已被开发使用。

异氟烷为无色透明液体，有挥发性，对呼吸道无刺激，化学性质极其稳定。其血气分配系数为 1.4，进入血液后迅速通过血-脑屏障，麻醉诱导、清醒均较快，麻醉效能极强。药物排泄比氧化亚氮慢，作用时间相对延长，不同于氧化亚氮吸入时每次宫缩均需重新诱导，异氟烷是在前次镇痛作用的基础上进行诱导，因而镇痛的起效加快，镇痛效果增强。

异氟烷吸入分娩镇痛对母亲、胎儿及新生儿有一定影响。①异氟烷对宫缩的影响：有研究显示氟类吸入剂有松弛子宫平滑肌的作用。因此，产科一般不用此类药物。但人类子宫平滑肌的离体实验表明，低浓度（0.5 MAC）的异氟烷对子宫平滑肌抑制作用轻微。另外，在低浓度麻醉剂的作用下，子宫对催产素的反应良好。临床常用剂量下产妇的各产程时间、分娩方式及产后出血量均不受影响；②异氟烷对胎儿的影响：异氟烷为液态可溶的非离子剂，分子量低，容易透过胎盘。但吸入异氟烷并不干扰胎儿正常的中枢神经系统调节功能及生理代谢，对子宫胎盘血流也无明显影响。只要子宫、胎盘及脐带的血流良好，氧合作用正常，健康胎儿能够耐受较大剂量的异氟烷，但如有胎儿窘迫则药物的转运会变慢，可导致异氟烷相对过量而产生不良后果，故在分娩镇痛实施前需排除胎儿窘迫；③异氟烷对新生儿神经行为的影响：由于孕妇异氟烷的最低肺泡有效浓度（MAC）是 0.8％，而新生儿约为 1.6％，临床低浓度异氟烷未达到新生儿的 MAC 水平，故不会产生新生儿抑制。新生儿 Apgar 评分和脐血血气测定可粗略反映异氟烷对新生儿的影响，但对轻微和延迟出现的抑制不敏感，故常采用新生儿神经适应能力评分（NACS）来评价新生儿神经行为方面的异常。Klaus 发现异氟烷吸入镇痛下出生 2～4 h 的新生儿 NACS 评分有所下降，但其下降程度与氧化亚氮吸入镇痛时相同。

## 第六节　其他分娩镇痛方法

### 一、静脉麻醉分娩镇痛

在一些不适合（凝血功能障碍等）或拒绝使用椎管内阻滞镇痛的产妇，可使用静脉自控镇痛（PCIA）的方法达到缓解和消除疼痛的目的。PCIA 操作简单，起效快，效果可靠，但其用药针对性差，且对母婴有一定影响，应注意加强产妇生命体征的监测和胎心监测。《中国产科麻醉专家共识（2017）》提到，“不推荐常规实施静脉分娩镇痛，当产妇椎管内分娩镇痛方式存在禁忌时，根据医院条件可选择静脉分娩镇痛方法，但必须在麻醉科医师严密监控管理下方可实施，以防危险情况发生”。

临床上曾将吗啡、哌替啶、喷他佐辛、曲马多、二氢埃托啡等用于静脉分娩镇痛，但因镇痛效能差、呼吸抑制或胃肠道反应等副作用，近年来已很少使用。目前应用较多的是芬太尼、纳布啡、甲氧氯普胺和瑞芬太尼。阿片类药物用于分娩镇痛效果差异不大，值得注意的是该类药物能通过胎盘影响胎儿或新生儿。其可能影响有胎心基线变异消失，基线降低，新生儿呼吸抑制或者神经行为改变。新生儿清除药物较成人慢，因此药物副反应持续时间更长。分娩镇痛中常用的阿片类药物见表 10-3。

**表 10-3 分娩镇痛中常用的阿片类镇痛药**

| 药物 | 剂量及用药方式 | 起效时间 | 持续时间 | 半衰期（母体） |
|---|---|---|---|---|
| 芬太尼 | 50～100 μg/h；或选择 PCA，负荷剂量 50 μg，每隔 10～12 min 给药，每次给予 10～25 μg | 2～4 min iv | 30～60 min | 3 h |
| 吗啡 | 2～5 mg iv；5～10 mg im | 10 分钟 iv；30 分钟 im | 1～3 h | 2 h |
| 纳布啡 | 10～20 mg iv 或 SQ 或 im | 2～3 min iv；15 min SQ 或 im | 2～4 h | 2～5 h |
| 布托啡诺 | 1～2 mg iv 或 im | 5～10 min iv；30～60 min im | 4～6 h | 2～5 h |
| 瑞芬太尼 | 0.15～0.5 μg/kg 间隔 2 分钟 PCA | 20～90 s | 3～4 min | 9～10 min |

im，肌内注射；iv，静脉注射；PCA，患者自控镇痛；SQ，皮下

（一）芬太尼

芬太尼是分娩镇痛时公认常用的阿片类药物，芬太尼在镇痛的同时，不抑制感觉、运动和交感神经，可为第一产程提供充分的镇痛。芬太尼的镇痛效能是吗啡的 100 多倍，是哌替啶的 550～1000 倍，静注后可迅速产生镇痛作用，具有作用快、维持时间短的特点。国外使用芬太尼行分娩镇痛并表明其效果确切，但其脂溶性强，易通过胎盘屏障，对胎儿可能产生呼吸抑制，故使用时应严密监测母婴的生命体征。采用 PCIA 静脉注射芬太尼的推荐方法为：负荷剂量为 50～100 μg，单次给药剂量为 10～25 μg，锁定时间为 6～10 min。另外也有报道将芬太尼鼻内给药用于分娩镇痛。

（二）舒芬太尼

舒芬太尼是在芬太尼基础上衍生而来，但其亲脂性显著高于芬太尼，更易通过血脑屏障，能有效与血浆蛋白结合。与芬太尼相比，舒芬太尼与阿片受体的亲和力更强，因此镇痛强度更大，作用持续时间更长。

（三）纳布啡

纳布啡是一种 κ 受体激动剂，同时拮抗 μ 受体。纳布啡可产生与哌替啶相近的镇痛作用，而恶心呕吐发生率低，但经常导致产妇昏睡。研究证明纳布啡比哌替啶更易通过胎盘，并导致更大程度的早期新生儿神经行为改变。以 PCA 方式给予时，纳布啡的镇痛评

分好于哌替啶。建议采用PCA静脉注射纳布啡，负荷剂量为5～10 mg，单次给药剂量为10～25 μg，锁定时间为6～10 min，4 h限制量为20 mg。

（四）瑞芬太尼

瑞芬太尼是一种新型人工合成的阿片类药物，药效强，起效迅速，药物持续输注后半衰期（context-sensitive half time）为3～5 min。因此，瑞芬太尼作用消失快，无蓄积作用，静脉输注易控制，对肝肾功能影响小。瑞芬太尼与其他阿片类药物一样，易通过胎盘，其药物代谢在新生儿脐动脉/脐静脉的比率为30%，在产妇中的血浆清除率为93 ml/(kg·min)，是非产妇的2倍。由于其药代动力学在产科的特殊性，决定了瑞芬太尼在产妇和胎儿体内代谢迅速，无其他阿片类药物的长时间呼吸抑制和镇静作用。对产妇持续静脉泵注瑞芬太尼0.1 μg/(kg·min)与硬膜外腔使用芬太尼100 μg相比，新生儿的Apgar评分没有差别。与其他强效阿片类药物相比，对新生儿的影响较小，因此适用于PCA。瑞芬太尼静脉自控分娩镇痛的效果优于氧化亚氮吸入镇痛和哌替啶静脉镇痛，但显著低于硬膜外镇痛。但在临床应用中，瑞芬太尼分娩镇痛对母婴的安全性有待进一步证实。瑞芬太尼被归为C类药物，仅用于椎管内镇痛禁忌或被患者拒绝时。镇痛过程中应连续监护产妇呼吸指标（呼吸频率、$S_PO_2$）、镇静程度及胎心等指标，并在胎儿娩出前15 min停用瑞芬太尼。

## 二、局部阻滞分娩镇痛

（一）宫颈旁神经阻滞

1926年德国Gelled首先描述了宫颈阻滞，之后在斯堪的纳维亚、欧洲其他国家、美国等地逐步应用。早期多由产科医师进行，后来逐渐由助产士实施。宫颈周围阻滞在第一产程是一种有效的麻醉镇痛方法，但阻滞持续时间较短，效果差异较大。1%利多卡因20 ml镇痛时间为60～120 min；0.1%～0.15%盐酸丁卡因20 ml，阻滞时间可达2～3 h。鉴于布比卡因毒性较大，一般不用。

适应证：会阴切开；阴道手术助产；胎头异常需经阴道胎头旋转及软产道裂伤的产后检查等；胎头已降至会阴时进行自然分娩又需助产者。主要适用于第一产程。

禁忌证：早产、胎盘前置、胎盘早剥、子宫胎盘功能不全及胎儿窘迫等；胎儿宫内窒息；妊娠高血压综合征、糖尿病以及过期妊娠等。因为宫颈阻滞可使胎儿心率明显减慢，多数学者认为在产科实践中，其应用范围应从严掌握，除非有广泛的脊柱异常或不宜进行椎管内阻滞时才可应用，而且需持续监测胎儿的心率变化。

实施方法：在两侧阔韧带的基部有来自子宫神经丛和骨盆神经丛的丰富神经分布，经子宫两侧的阴道穹窿注射局麻药可阻滞子宫下段和阴道上段的神经，从而消除宫颈扩张时的疼痛。在分娩进入活跃期、宫颈口开大3～4 cm时，产妇取膀胱截石位，术者以右手食、中指作引导，将7号长针刺入宫颈3、4点之间和8、9点之间，深度0.5 cm左右，每点注射1%利多卡因（或2%的氯普鲁卡因）10 ml。注意针不要过分压迫阴道壁。另一种阻滞方法是选择一个有导针的外斜面针，外斜250°角注药。如产程过长需重复给药，可行局部置管，但由于保持导管尖端的正确位置困难，所以持续宫颈周围阻滞未被广泛应用。

宫颈旁神经阻滞的并发症主要为宫颈周围血肿、局部神经受压或损伤等。另外，宫颈周围阻滞后胎儿心律失常的发病率较高，尤其是窦性心动过缓。有50%～70%的患者发生于注药后10 min内，甚至可伴有胎儿酸中毒和新生儿呼吸抑制，胎儿心电图检查也可发现QT间期、PR间期延长。宫颈旁神经阻滞导致胎儿心律失常的机制尚不十分清楚，可能机制为：①宫颈周围药物吸收快，局麻药透过子宫动脉吸收进入胎盘，发生局麻药中毒，对胎儿有直接抑制作用；②宫颈阻滞引起子宫动脉血管收缩，继而导致胎盘灌注减少、胎儿缺氧和窦性心动过缓；③较高浓度的局麻药在宫颈周围阻滞后引起局部组织张力增高，致胎儿缺氧，也可能与子宫张力增高、局部供血减少有关；④子宫血管机械性扭曲、腹主动脉受压等。不管宫颈阻滞后胎儿窦性心动过缓发生机制如何，临床上观察发现单独应用氯普鲁卡因的发生率少于布比卡因等酰胺类局麻药物，这可能与氯普鲁卡因被血浆中胆碱酯酶快速水解有关。在宫颈阻滞后娩出的新生儿仅能测得微量氯普鲁卡因的主要代谢产物（2-氯胺苯酸）。但是氯普鲁卡因作用时间短，分娩中常需数次给药，因此并未推广使用，而1%利多卡因则被多数产科及麻醉科医师应用。

### （二）阴部神经阻滞

阴部神经阻滞是阴道下部及会阴部位麻醉，是经阴道分娩常用的镇痛与麻醉方法。

适应证：会阴切开，阴道手术助产，胎头部异常需经阴道胎头旋转及软产道裂伤的产后检查等，胎头已降至会阴时进行自然分娩又需助产者。适用于第二产程。

禁忌证：患者需要倒转胎儿或产钳助产效果不佳者。

实施方法：通过局麻药阻滞阴部神经，减轻分娩过程中由于产道和盆底扩张所致的疼痛，并使阴道、会阴松弛，从而缩短第二产程。阴部神经阻滞可经阴道或会阴途径实施。经阴道途径阻滞时患者取截石位，经阴道触及坐骨棘。取12～14 cm长20号法氏针头连接20 ml Luer-lok三圈注射器。阻滞左侧时，由左手示指、中指引导经阴道导入注射针头至坐骨棘区域，注入局麻药，最好由针头导针引导，以防止穿刺中损伤胎儿及产妇血管。当针头刺至骶棘韧带后约1.5 cm可遇到阻力，针头穿过骶棘韧带有落空感后回抽无血时，再注入2%利多卡因10 ml。以同样方法再阻滞对侧。方法为取截石位，从后正中至坐骨结节处进针，注入局麻药2～3 ml形成皮丘，由示指置入阴道引导，若胎头已完全降至会阴时则经肛门处触摸坐骨棘引导注药。常用1%的利多卡因或甲哌卡因25 ml，即可产生理想的阻滞效果，可持续90～120 min。也可应用1.5%～2%氯普鲁卡因，但麻醉持续时间仅60～90 min。会阴阻滞的范围仅限于阴唇后2/3和部分臀部，若需阻滞阴唇前1/3则应加局部浸润麻醉。所有阴部阻滞方法注药速度一定要缓慢，反复回抽并保持和患者语言交流，确认无进入血管之误。满意的阴部神经阻滞后，阴道、阴唇、会阴、肛门区域可达到良好的无痛与肌肉松弛。会阴阻滞的成功率与麻醉科医师的经验有关，据报道成功率为85%，若助产士或实习医师操作，则经阴道双侧阻滞的成功率仅为50%，经会阴的成功率仅为25%。

并发症及其处理：阴部神经阻滞时可发生局麻药中毒，故每次注药之前须反复回抽无血方可注药，以免发生局麻药中毒反应。一旦发现局麻药中毒早期症状如头晕、耳鸣等时应立即停止给药，发生惊厥时应注意保护产妇，防止意外损伤，同时吸氧及进行辅助呼吸，静脉注射地西泮5～10 mg，维持血流动力学稳定。穿刺定位不准，反复穿刺可引起血肿、感染等。

（三）其他局部阻滞方法

其他局部阻滞方法还有椎旁阻滞、腰交感阻滞、骶神经根阻滞等，但这些方法操作复杂，危险性高，故不推荐用于分娩镇痛（图 10-3）。

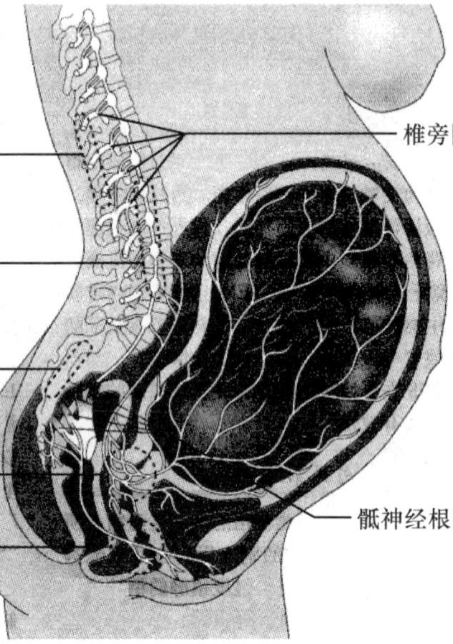


图 10-3　分娩镇痛中使用的各种神经阻滞示意图

## 三、非药物性分娩镇痛

（一）Lamaze 精神预防法

分娩是一个自然的生理过程，能否顺利分娩取决于产力、产道、胎儿三个因素之间的互相协调。产力主要受孕妇精神因素与体力的影响，对正常顺产有重要意义。初产妇初次体验分娩，对她们来说分娩确实是一种持久而强烈的刺激。对分娩过程、胎儿情况的担忧常使产妇产生焦虑、恐惧等不良情绪反应，这种不良情绪作为应激源导致机体产生一系列的应激反应，可使产妇对疼痛的敏感性增加，使产程延长造成难产、产后出血及胎儿窘迫。因此，消除产妇对分娩的紧张焦虑情绪，将有利于产妇和胎儿的安全，有利于分娩的顺利进行。

Lamaze 精神预防性镇痛是通过消除产妇对分娩过程的恐惧和焦虑而减轻分娩疼痛的一种方法。在 20 世纪中叶由英国学者 Read 提出，20 世纪 50 年代初应用广泛，20 世纪 70 年代英国 M. Klaus 医生倡导 Doula（导乐）陪伴分娩。目前，国际上导乐陪伴分娩在产科又再次被倡导应用。

导乐陪伴分娩强调人性化服务，由一位有责任心且具有专业知识的助产士通过语言交流了解产妇的心理状态，针对不同的情况给予适时恰当的心理护理及健康教育。分娩过程中通过交谈、心理暗示、产时按摩让产妇了解分娩的进展情况，及时发现问题并予以纠正，解除产妇的焦虑恐惧，给产妇以持续科学的生理和心理上的支持，使产妇的心理状态相对稳定，能积极配合。产后及时进行健康指导，确保母婴安全，使产妇身心健康直至顺利出院。导乐陪伴分娩能够有效降低产妇分娩时的焦虑恐惧，稳定产妇心理状态，缓解产时疼痛从而改善不良精神因素对产妇分娩过程的影响，缩短产程，促进顺利分娩，有效降低剖宫产率、减少围产期母婴并发症，从而保证母婴安全。在产科领域推行导乐陪伴分娩是适应医学模式转变的要求，对提高产科围产期质量具有很重要的临床意义。

（二）针刺镇痛

研究认为针刺镇痛与激活内源性镇痛系统有关。针刺促进阿片肽的释放，其中β-内啡肽和脑啡肽在脑内具有很强的镇痛效应，激活下丘脑、垂体活动，可引起广泛的镇痛及其他生理效应。通过针刺还可以使脑内具有镇痛作用的递质如乙酰胆碱（Ach）、5-羟色胺（5-HT）数量增加或作用加强，而使拮抗镇痛作用的递质如去甲肾上腺素、多巴胺（DA）减少，从而获得镇痛效应。实施针刺的条件必须是产妇相信针刺作用，产科和麻醉科医生对此项技术熟悉，有针刺哲学观的心理学和暗示作用的精神支持。常用方法：①体针：常选用的穴位有足三里、三阴交、合谷、内关、太冲穴等；②耳针：常选取子宫、神门、内分泌、交感穴，针刺以调气血，安神定志，从而达到无痛分娩的目的，有文献报道取上述耳穴进行针刺镇痛有效率达80%，明显减少产后出血量；③头针：头针是在头部特定穴位（大脑皮层功能在头皮上的相应投射区）进行针刺治疗的一种方法，针刺头部的有关刺激点，通过经络的传导，可以调整脏腑、躯干和四肢的功能，在宫口开大3 cm时对孕妇头部生殖区进行针刺镇痛，镇痛效果较好。

（三）神经电刺激镇痛

神经电刺激分娩镇痛（transcutaneous electrical nerve stimulator，TENS）是一种通过电刺激外周神经并施加心理学影响，而提高疼痛阈值，提供某种程度躯体镇痛作用来减轻分娩痛的方法。最早用于分娩镇痛是在瑞典，并引发了人们对它的进一步研究。TENS源于1965年Melzack提出的闸门控制的理论（gate control theory），他认为脊髓背索具有闸门样作用机制，刺激Aδ和C纤维可“开放”闸门，使冲动经突触向中枢传递增加；而刺激粗Aδ纤维可“关闭”闸门，抑制突触传递。因此，外周神经的刺激作用可激活粗神经纤维，抑制疼痛的上行性传递。20世纪70年代早期，经皮神经电刺激仪在许多疼痛诊所成为止痛的标准方法（图10-4）。TENS的实施方法为：分娩镇痛时电极被置于背部痛觉传入神经相应皮区，即脊髓背索的入路。第一产程时置一对电极于背部$T_{12}$～$L_1$节段脊柱两侧，第二产程时另一对电极置于$S_2$～$S_4$节段脊柱两侧。根据需要调节电刺激器释放4～150 Hz双极双相方波脉冲，刺激强度在0～55 mA。分娩镇痛时，推荐频率为40～80 Hz，而刺激强度依患者自身宫缩情况来调节，通常宫缩时此强度应在25～40 mA；宫缩间隔时应在5～10 mA。TENS单独用于分娩镇痛的有效率为40%左右，常需加用镇痛剂或局部阻滞以增强镇痛效果，同时还需要有强烈的暗示作用。TENS在分娩的第一产程较第二产程更有效（第二产程通常需要阴部神经阻滞）。TENS对宫缩时背痛的止痛效果最佳，而耻骨上和会阴部的止痛效果最差。分娩时TENS镇痛作用的量化似乎很困难，但能够减少产程中全身用药的需要量。TENS没有副作用，唯一的缺点是干扰胎儿心率的监测和禁用于植入起搏器的产妇。

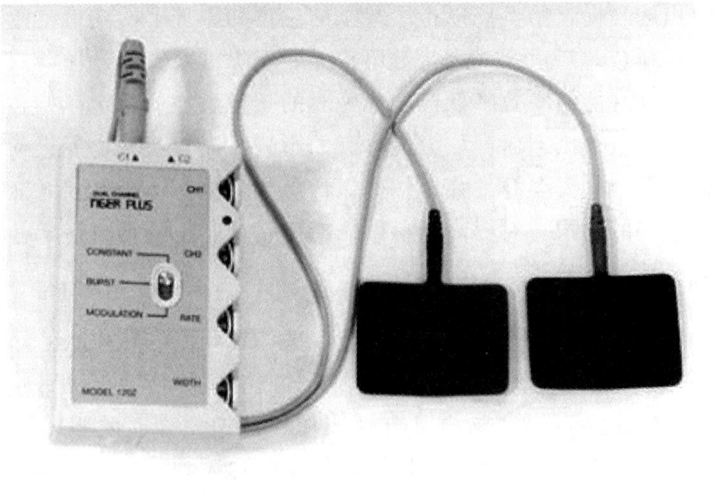

图 10-4　经皮神经电刺激仪

### （四）外周穴位按摩

按摩外周穴位可以调养气血，使血随气行，气顺血和，气血运行通畅，在产妇分娩时进行正确的穴位按摩可使产妇宫缩痛明显减轻。通常从第一产程有规律宫缩起使用，直到第二产程结束。可取三阴交、血海两穴位各按摩 1～3 min。产妇感疼痛时即开始按摩，疼痛缓解时可停止，随着宫缩可反复按摩至胎儿娩出，可取得一定的镇痛效果。

### （五）水针分娩镇痛

水针分娩镇痛是基于分娩疼痛的神经传导机制，在疼痛传导涉及的区域行皮内推注注射用水以减轻分娩疼痛的一种方法。研究表明，第一产程时阻断脐部到腹股沟及股上部区域的神经传导（$T_{10}$～$L_1$ 脊段的神经支配区），能使产妇的疼痛感得到缓解。Lamaze 腹部分娩减痛法就是选择双侧髂前上棘及耻骨联合上缘作为腹部减痛区域。$T_{10}$～$L_1$ 下行背侧支和外侧支可向腰段躯体、体表分布，子宫颈扩张所产生的内脏痛亦可在腰部皮肤区反映出来，所以阻滞腰部的相应神经，可有效地缓解产妇分娩时难以忍受的腰痛。水针注射点的选择及注射方法：在腰部取第 5 腰椎棘突划一纵行中线，左右旁开 2 cm，由此向下 2 cm，共 4 个注射点，在注射点处局部皮内注射 0.5 ml 无菌注射用水，形成直径 0.5 cm 的 4 个皮丘；在腹部取耻骨联合上缘 2 cm，两侧髂前上棘内侧 2 cm 为注射点，在注射点处皮内注入 0.5 ml 注射用水，皮下注入 1 ml 注射用水，形成 0.5 cm 皮丘（因腹部皮下组织松软，故除皮内注射外，还可皮下注射）。水针分娩镇痛通常选用无菌注射用水，注射用水并非药物，其渗透性小，弥散慢。也可选用利多卡因、曲马多等局麻药与镇痛药。其镇痛机制可能是注射液在局部起到机械性强刺激及压迫作用，阻断部分神经传导，同时还可能与激活内源性镇痛系统有关，可通过促进体内 β-内肽的升高，提高产妇对疼痛的耐受力而达到镇痛目的。

### （六）其他非药物分娩镇痛

另外尚有催眠术、水疗法、瑜伽及分娩球等非药物分娩镇痛方法。最近一项系统评价显示：催眠可减少硬膜外镇痛之外其他镇痛的使用，但仍需高质量研究评估催眠对分娩镇痛的价值。一项包含 11 项随机对照试验（RCT）的系统评价对水中分娩和传统分娩进行比较，4 项 RCT 显示 2 组疼痛评分差异无统计学意义，6 项 RCT 显示水中分娩组硬膜外、腰麻的使用率明显减少，7 项 RCT 显示水中分娩缩短第一产程。目前，有关水中分娩的数据有限，需进一步研究评估感染及新生儿安全性等关键问题。瑜伽对分娩镇痛效果缺乏高质量的研究，可能与孕期瑜伽实践较少有关。Jiang 等研究表明与对照组比较，瑜伽组的疼痛水平较低。另一项 meta 分析显示分娩球锻炼可降低疼痛评分，其可能机制是门控理论。

非药物分娩镇痛，其优点是无明显不良反应，安全性好，但其镇痛效果不确切，尚待进一步研究。

## 第七节 特殊患者的分娩镇痛

### 一、妊娠期高血压疾病患者的分娩镇痛

妊娠期高血压疾病（hypertension disorders of pregnancy）是产科特有疾病之一，发病率约为 10%。据世界卫生组织（World Health Organization，WHO）统计，全球范围内每年约有 5 万～6 万例患者死于子痫前期，是导致孕产妇与围产儿高死亡率的主要原因之一。伴有妊娠期高血压疾病的产妇常有多系统器官受累，包括心血管、血液、内分泌和代谢、呼吸系统、肝肾、神经系统、子宫胎盘血流的变化，这些变化直接影响了分娩镇痛的选择和实施。

#### （一）妊娠期高血压疾病的分类

妊娠期高血压疾病主要分为四大类：妊娠期高血压，子痫前期-子痫，妊娠合并慢性高血压和慢性高血压并发子痫前期。

妊娠期高血压、妊娠合并慢性高血压以及子痫前期通常不影响分娩镇痛方式的选择，但如孕妇发生重度子痫前期，则实施分娩镇痛时应格外慎重。如孕妇发生子痫、HELLP 综合征，在治疗的同时产科大多选择行剖宫产终止妊娠，不建议为该类患者行分娩镇痛。

#### （二）妊娠期高血压疾病病理生理改变

基本病理改变为全身小动脉（特别是直径小于 200 μm 的动脉）痉挛。由于血管痉挛，血管腔狭窄，血液充盈量减少，周围阻力增加，血管壁受损，通透性增加，液体和蛋白质渗出，临床可表现为高血压、蛋白尿。子痫前期的产妇血管活性明显增强，对血管紧张素Ⅱ和去甲肾上腺素等血管收缩药敏感性增强。由于血管通透性增加，全身小血管收缩，子痫前期的产妇往往存在血容量不足。常合并凝血功能改变、血小板减少或血小板计数正常但血小板功能缺陷等血液系统问题。病理性组织水肿是子痫前期的产妇常有的表现，常累及四肢、颈部甚至咽喉部。肺水肿是较严重的并发症，这类产妇虽然多数心功能正常，但白蛋白丢失及外源性液体输入和体内液体转移，导致胶体渗透压降低，肺动脉压升高，胶体渗透压与肺动脉楔压差减少，使液体更易渗透到肺间质中，产生肺水肿。

### （三）分娩镇痛管理

子痫前期产妇的分娩镇痛方式可有多种选择：①硬膜外阻滞是最常用的分娩镇痛方式。低浓度局麻药硬膜外阻滞可避免广泛的交感神经阻滞，硬膜外给予阿片类药可增强局麻药的镇痛作用，而不会增加交感和运动神经阻滞。对合并妊娠期高血压疾病的产妇，在局麻药中加入肾上腺素应慎重。正常产妇对内源性和外源性儿茶酚胺的反应逐渐减弱，而先兆子痫的产妇不会产生这种适应性的反应，含肾上腺素的局麻药一旦误入血液，将导致灾难性的后果。硬膜外肾上腺素也可减少子宫胎盘血流，但就其减少程度说法不一。所以如果要在局麻药中加入肾上腺素，应使用小剂量、低浓度的溶液，尽量避免血管内注射；②其他分娩镇痛方式。采取鞘内单次注射或连续注射阿片类镇痛药，或选择阴部神经阻滞或者骶麻，可完全避免交感抑制。对妊娠期高血压疾病的产妇不宜使用局麻药行蛛网膜下腔阻滞，这种方式可能会引起广泛交感神经阻滞。但如果采用持续输注技术，或者有些产妇虽符合妊娠期高血压疾病诊断标准但并无明显容量不足，也可考虑选择这种镇痛方式。

一项普查结果表明，对于合并妊娠期高血压疾病的产妇，大多数麻醉科医师在进行分娩镇痛管理时很容易陷入误区，常常仅仅考虑孕妇单方面的病理生理变化而忽略了其他因素。因此正确、周密的分娩镇痛管理对产妇的安全、无痛分娩显得格外重要。

**1. 正确处理血容量不足** 在实施硬膜外阻滞时，由于交感神经阻滞，可引起血压显著下降，严重影响重要器官和胎盘的血流。通常分娩镇痛前采用扩容措施来加以预防，通过中心静脉压或肺动脉压的监测可准确了解产妇的血容量。许多子痫前期的产妇中心静脉压偏低，所以常需要输注大量液体加以提升，然而这又增加了产后肺水肿的发生率（大量输液使胶体渗透压显著降低）。随着硬膜外阻滞方法的改进，更精确的补液方法不仅能降低液体超负荷的风险，而且能稳定产妇的血压。如何选择输液种类、是晶体液好还是胶体液好，目前学术界仍存在争议。许多研究认为白蛋白对容量不足的妊娠期高血压疾病产妇是有利的。子痫前期的产妇往往经肾丢失大量的白蛋白，因而血浆蛋白和胶体渗透压降低。也有学者反对常规使用白蛋白，他们认为，血管内膜通透性的改变必然使白蛋白也能渗透到组织间隙，这将使组织间的水肿液更难消除。不过，在以下情况的处理方面学术界取得了一致的认识：如果产妇存在明显水肿，或胶体渗透压过低，或输注晶体液效果不佳，则可输注25%无盐白蛋白。输注的目的在于纠正容量不足，以提高产妇耐受麻醉的能力。输注白蛋白时必须注意椎管内神经阻滞对血容量的影响。

**2. 合理纠正低血压** 子痫前期的产妇大血管阻力增加可导致子宫胎盘血流量减少，椎管内阻滞常常使产妇血压下降甚至产生低血压，但只要产妇血压在可承受范围内（收缩压降低不超过25%），椎管内阻滞不会减少子宫胎盘血流量，甚至可以增加子宫胎盘的血流量。由于产妇对血管收缩药更敏感，麻醉科医师在纠正产妇低血压时应使用低剂量的血管收缩药。

**3. 正确对待凝血功能异常** 重度子痫前期、HELLP综合征的产妇常发生凝血功能改变，常有血小板减少，实施硬膜外分娩镇痛过程中，发生硬膜外血肿的风险增加，麻醉科医师一般不愿为这类产妇实施硬膜外分娩镇痛。有些产妇血小板计数正常，但血小板功能缺陷，也可使出血时间延长。出血时间延长时一般不宜进行椎管内阻滞，但也并非绝对禁忌，并没有文献证实硬膜外血肿的发生与血小板减少或出血时间延长存在正相关，有学者甚至质疑出血时间的诊断和预见价值。但无论如何对重度子痫前期、HELLP 综合征的产妇行硬膜外阻滞时必须谨慎。合乎以下条件者可考虑进行硬膜外分娩镇痛：出血时间（BT）短于 12 min；血小板计数短于 $100\times10^9$/L（100 000/$mm^3$），但多项检查显示血小板功能正常；血栓弹力图正常。虽然血栓弹力图对硬膜外出血的预见作用不确定，但对子痫前期及正常妊娠妇女凝血功能的评估仍有一定指导意义。

## 二、伴有心脏病产妇的分娩镇痛

伴有心脏病的产妇实施分娩镇痛对于麻醉科医师是一个挑战，产妇的病理生理改变极易导致这类产妇左心衰竭，分娩镇痛管理不当也可造成产妇左心衰竭。这就要求麻醉科医师综合掌握产妇的病理生理变化，在此基础上进行分娩镇痛风险评估，选择合适的镇痛药物和镇痛方式，合理进行分娩镇痛管理，以确保分娩安全。

### （一）产妇合并的心脏病类型

**1. 先天性心脏病** 在妊娠合并心脏病的患者中，先天性心脏病（先心病）占 35%～50%，位居第一。这类心脏病包括左向右分流（室间隔缺损、房间隔缺损、动脉导管未闭）、右向左分流（法洛四联症）及先天性瓣膜病、血管损害（主动脉缩窄、主动脉瓣狭窄、肺动脉瓣狭窄）。先心病对孕产妇的影响主要取决于肺动脉压力，对育龄女性，原发性肺动脉高压是妊娠的禁忌，这类患者的死亡率位居先心病的首位，达到 30%～50%。妊娠合并心脏病其次为主动脉瓣膜病变，主要由于心内膜炎（平均每 8000 例中会出现 1 例）或主动脉解剖异常引起，如马方综合征。第三位则是先天性冠脉解剖异常引起的心肌梗死，在妊娠合并心肌梗死中占 30%。缺血性心脏病较少，平均每 10 000 例中大约会出现 1 例。

**2. 获得性心脏病** 包括风湿性心脏病（风心病）、心肌炎、心肌病、妊高征性心脏病和红斑狼疮的心脏病变等。其中，风心病的发病率在发展中国家仍然居高不下，常见单纯二尖瓣狭窄，死亡率为 5%，病变严重伴有肺动脉高压者是妊娠的高危人群。在系统性红斑狼疮患者中，瓣膜增厚、瓣膜赘生物形成等较常见，据报道有 10%的患者可发展为严重瓣膜疾病，出现左心衰竭症状。尽管妊娠合并继发性肺动脉高压的孕产妇死亡率高达 32%，获得性心脏病对孕产妇的影响却不仅仅局限于肺动脉压力的增高，冠脉挛缩、心肌扩张受限等都会引起血流动力学的异常改变，使妊娠和分娩镇痛的风险增加。

### （二）伴有心脏病产妇的病理生理改变

伴有心脏病的产妇妊娠期间会出现血容量增加、心率加快、心输出量增加和外周血管顺应性降低。因胎儿代谢的需求，妊娠时孕妇的血容量可以增加 30%～50%，从孕 6 周时开始，孕 20～24 周时达高峰，直至妊娠结束。随着血容量的增加，心输出量也相应增加了 30%～50%，同时，通过瓣膜时的血液流速也加快，出现轻度的二尖瓣和三尖瓣反流。妊娠时外周血管顺应性的降低幅度在 30%左右，而肺血管顺应性的降低，在一定程度上弥补了血流的增加。分娩时，疼痛、焦虑、子宫收缩等同样对血流动力学产生影响。如宫缩使心率和血压瞬间增加 50%以上，大约 300～400 ml 的血液从子宫进入循环，心输出量相应增加 50%。产后由于下腔静脉的突然减压，回心血量增多，心输出量增加 60%～80%。因而产后的风险仍然存在，也是各种并发症的高发期。对于合并有心血管疾病的产妇，妊娠时这些生理变化则会导致机体的失代偿甚至产妇和胎儿的死亡。

肺动脉高压引起右心后负荷增加，从而使心室壁张力、心肌耗氧量以及冠状动脉阻力增加，冠脉血流减少；右心室在慢性压力负荷过重的情况下室壁肥厚，以克服增加的后负荷，从而维持正常的泵功能。当呼吸道感染、缺氧加重等原因使肺动脉压进一步增高，超过右心室的负担时，右心排血不完全，收缩末期存留的残余血液过多，使右心室舒张末期压增高，右心室扩张加重，最后导致右心衰竭。孕妇通常无法耐受肺动脉高压引起的血流动力学变化，因而合并原发性肺动脉高压者被列为高危妊娠。

二尖瓣狭窄时，左心室流入道阻力增高，左心房发生代偿性扩张及肥厚，以增强心肌收缩。随着瓣口面积的减少，左心房压力逐渐增高，肺静脉和肺毛细血管压力相继增高，导致肺顺应性降低，血浆可渗出到毛细血管外；若压力上升过高过快，血浆及血细胞进入肺泡，临床上会发生急性肺水肿，出现急性左心衰竭。慢性二尖瓣狭窄可导致左心房扩大，引起心房颤动，而心率增快使舒张期心室充盈时间减少，对肺循环的影响进一步加重。

先天性心脏病、风湿性心脏病、妊高征性心脏病、围生期心肌病、心肌炎、产后过多过快输液（尤其是产后大出血时），均可导致心力衰竭，其中尤以风湿性心脏病二尖瓣狭窄为常见，先天性心脏病次之，其他如妊高征等使心室压力负荷过重亦能引发心力衰竭。二尖瓣狭窄使血液从左心房流至左心室受阻，妊娠后由于血容量增加、宫缩时回心血量骤增、胎儿娩出后大量血液（约 500 ml）涌向心脏等因素，引起肺循环血量突然增多，左心输出量低于右心导致左心房压力骤增，从而使静脉及肺部毛细血管压力增高。因此，有器质性心脏病的产妇在分娩期及产褥期最初 3 天内极易发生心力衰竭，当左心房压力超过血浆渗透压时大量血清渗出至肺泡及间质内，易造成急性肺水肿。

### （三）伴有心脏病产妇的分娩镇痛

产妇的心功能状态与病死率有直接关系，因此，实施分娩镇痛前，应明确产妇在静息状态及活动时的心功能状态。大部分无症状、心脏功能正常的产妇麻醉及镇痛的风险并不增加，但应尽量选用对循环系统影响较小的镇痛方法及镇痛药物，避免剧烈的循环变化。但无症状的肺动脉高压、右向左分流、主动脉瘤、主动脉瓣狭窄产妇及有明显症状、心功能不全的产妇，分娩镇痛时的危险性明显增加，必须给予足够的重视，实施分娩镇痛需要权衡各种镇痛方式的利弊，考虑其可能对产妇及胎儿产生的影响，这部分产妇分娩镇痛过程中应避免增加肺血管阻力，维持右心室前负荷、左心室后负荷和右心室的收缩力；避免低体温、酸中毒、低氧血症、高压通气以及交感兴奋药物如肾上腺素和去甲肾上腺素的使用；可行有创性循环监测如心输出量、血管阻力、中心静脉压（CVP）、肺毛细血管楔压（PCWP）等。

伴有心脏病的产妇可选择硬膜外阻滞分娩镇痛，但硬膜外阻滞可抑制交感神经系统，使小动脉和静脉扩张，显著降低前后负荷，减慢心率。其中，后负荷的急剧降低会发生血压下降和心肌缺血，对伴有严重主动脉瓣关闭不全的患者影响更重；心室充盈量降低、迷走神经兴奋、反射性心动过缓使心脏收缩力减弱，冠脉灌注量减少，均会导致急性心力衰竭甚至心脏停搏。另外，硬膜外阻滞分娩镇痛时，应注意随着阻滞平面的升高，尤其当平面升高至 $T_6$ 以上时，会出现明显的呼吸抑制，应严格控制阻滞平面。实施硬膜外分娩镇痛时，应采用左倾体位、适量输液（避免输液过快）、控制阻滞范围、应用麻黄碱等综合措施预防低血压。

蛛网膜下腔阻滞出现低血压甚至昏厥、心脏停搏的发生率比硬膜外阻滞时要高得多，不仅威胁到产妇的安危，还会导致胎儿的酸血症，目前的相关研究均认为降低药物剂量不能稳定血流动力学，并不能减少发生上述并发症的风险，因此不推荐伴有心脏病产妇行蛛网膜下腔阻滞分娩镇痛。

## 三、伴有呼吸系统疾病产妇的分娩镇痛

妊娠本身可引起产妇呼吸系统显著的生理变化，容易引发病理改变，如果产妇伴有严重呼吸系统疾病，增加了其实施分娩镇痛的风险。常见呼吸系统疾病包括支气管哮喘、肺囊性纤维化和吸烟引起的气道功能障碍。硬膜外或腰硬联合阻滞的方法对产妇和胎儿影响较小，尤其不影响产妇的呼吸功能，故通常推荐使用这两种方式行分娩镇痛。

### （一）支气管哮喘

支气管哮喘是妊娠期间最为常见的呼吸系统伴发疾病，约 4%的产妇有支气管哮喘，其症状通常在围产期加重。最近 25 年来，产妇支气管哮喘的患病率和致死率均有显著增高，围产期支气管哮喘严重危害产妇和胎儿的生命，因此必须有效治疗产妇支气管哮喘。同时，针对产妇支气管哮喘的各种治疗措施应避免影响产妇和胎儿。

产妇支气管哮喘的治疗目的应该是预防急性支气管哮喘发作，避免支气管哮喘持续状态，通常的治疗用药包括氨茶碱、吸入性 β 受体激动剂、抗胆碱药、皮质激素和色甘酸钠。硫酸镁也可缓解急性症状。分娩过程对产妇支气管哮喘有无影响尚无定论，但只要给予正确的药物处理，在哮喘急性发作时使之及时缓解，绝大多数产妇都能顺利分娩。

几方面产科处理应引起特别注意，包括：①产程的启动（应避免使用或慎用前列腺素）；②高血压的治疗（β 肾上腺素受体阻滞剂可诱发支气管痉挛，故应避免使用）；③产后出血的管理（麦角生物碱类可引起支气管痉挛，应避免使用）。

分娩镇痛前应评估支气管哮喘的严重程度、持续时间和药物治疗的程度，胸片检查有助于诊断有无上呼吸道感染或肺炎，动脉血气分析有利于了解有无低氧血症和呼吸性碱中毒（急性支气管哮喘发作时过度通气），严重的患者还可采用肺量计检测评估气道梗阻程度。

患有支气管哮喘的产妇进行分娩镇痛的目的包括：①减轻分娩疼痛；②消除焦虑，防止过度通气；③减少产妇应激性过度通气可防止急性支气管哮喘发作，减少体液丢失，预防脱水。

分娩镇痛方式：①阿片类镇痛药静脉分娩镇痛时应慎用。阿片类药有支气管收缩作用，如果产妇有明显咳嗽或气道刺激症状，则应避免使用这种分娩镇痛方法；②局部麻醉药和阿片类药硬膜外阻滞分娩镇痛较为合适，不仅能显著减轻疼痛，而且对呼吸道无不良刺激。如果产妇有严重支气管哮喘，则应控制好阻滞平面，过高的阻滞平面将会影响产妇的呼吸肌肌力，一旦胸段脊神经被阻滞，将阻断交感神经通路，导致副交感神经张力相对过高，易引起支气管痉挛；③低位腰麻（或腰硬联合）或阴部神经阻滞法。

### （二）肺囊性纤维化

肺囊性纤维化（CF）是一种致命的遗传性疾病，具有常染色体隐性遗传特性。有一项高加索地区的调查表明该地区 1/2500 产妇患有这种疾病。肺内有针对性的冲洗和积极抗菌治疗可以使许多患 CF 的产妇度过分娩期，诊治伴发肺囊性纤维化的产妇，对产科医生以及麻醉科医师来说都是一种挑战。

患 CF 产妇的临床症状是由呼吸道上皮组织病变引起的。浓稠的黏液分泌过多引起中小气道阻塞，继发支气管炎和支气管扩张，通气/血流比例失衡使产妇动脉血氧输送减少，CF 产妇常继发气胸、肺不张、渐进性低氧血症、肺源性心脏病等，慢性气道阻塞和黏液清除功能受损增加了肺部感染概率。大多数产妇易感染假单胞菌属细菌。

患有 CF 的产妇首要的是对症处理，包括每日体位排痰、胸背叩击、抗生素治疗、支气管扩张剂、间断的化痰治疗、维生素、胰酶替代品、持续氧疗有利于肺源性心脏病和低氧血症的改善。

分娩镇痛前评估包括肺功能和心功能评估、动脉血气分析。第一产程分娩镇痛可采用连续腰段硬膜外阻滞。蛛网膜下腔阿片药镇痛有引起严重呼吸抑制的可能，因此应慎用。由于这类产妇通常经汗液丢失大量体液，应注意液体补充。一些镇静药的使用应酌情减量，以避免抑制呼吸和咳嗽反射。氧化亚氮吸入麻醉也不宜采用，其操作可能引起肺大泡破裂，导致气胸。合并囊性纤维化的产妇适宜选择的分娩镇痛方式主要是低位腰麻、硬膜外阻滞或阴部神经阻滞。麻醉管理要点与患严重支气管哮喘产妇类似。

### （三）吸烟引起的呼吸系统病变

当今世界妇女吸烟也并不少见，甚至有些产妇也吸烟。一些发达国家妇女吸烟已达到高峰，开始有下降趋势，而发展中国家还有更多的年轻妇女加入吸烟者的队伍中。吸烟妇女中约有 80%怀孕后仍无法戒掉，在挪威的一项全民调查中，约 21%产妇甚至在怀孕 4～6 个月时还无法自制，在美国，约 3%育龄妇女有吸烟史。

吸烟首先会影响肺功能，烟草反复刺激会抑制纤毛运动，增加痰液分泌，干扰气体交换。烟草中有 1000 种成分之多，其中尼古丁、一氧化碳和氰化氢最为有害。尼古丁的血管收缩作用可使胎盘血流减少，加重胎儿低氧血症，血红蛋白对一氧化碳的亲和力是氧的 200 倍，这可降低产妇和胎儿组织氧供。通常不吸烟的妇女血液碳氧血红蛋白浓度不足 1%，而吸烟妇女该物质可高达 7%～10%，吸烟增加了动脉粥样硬化、外周血管病变、冠心病、急性心肌梗死的发病率。

美国妇产学院高度重视产妇戒烟的问题。他们积极宣传教育，并且推荐使用尼古丁替代品疗法。一种尼古丁皮肤贴片可使产妇仅少量吸收尼古丁，而没有香烟中的其他化学物质。有些产妇还可以接受安非他酮（又称安非他酮，一种抗抑郁药）缓释片治疗，该药是美国市场上用于戒烟的第一种非尼古丁处方药，其用于戒烟的作用机制尚不完全清楚，有人认为与非竞争性地阻断尼古丁受体有关，也有人推测是通过抑制神经元对去甲肾上腺素（NE）、5-HT 及多巴胺（DA）的重吸收而发挥戒烟作用。安非他酮通过增加蓝斑等部位的神经突触间隙 NE、5-HT 及 DA 的浓度，降低了吸烟者对尼古丁的渴求，同时不引起戒断症状；通过增加中枢 NE、5-HT 及 DA 含量，减少了与烟草戒断综合征相关的一些症状的发生。

吸烟过多影响呼吸系统功能，烟草使气道分泌物增多，抑制纤毛运动，小气道功能受损，气体交换功能受损。烟草可影响肝酶活性，改变麻醉药物的代谢。吸烟的产妇通常要求实施分娩镇痛前 4～6 周戒烟。有调查表明停止吸烟 48 h 后血液碳氧血红蛋白浓度即可恢复至正常水平，即便是戒烟几天时间也可显著改善纤毛运动。椎管内阻滞行分娩镇痛最适合于吸烟的产妇，这种镇痛方式可避免发生支气管痉挛、分娩后呼吸功能异常。

## 四、伴有神经系统疾病产妇的分娩镇痛

部分产妇可能伴有神经系统疾病，如多发性硬化症、重症肌无力、癫痫、脊髓损伤和蛛网膜下腔出血等。伴有神经系统疾病的产妇如何进行分娩镇痛目前还没有统一的指南，是否可采用局部阻滞的镇痛方式要根据具体病情而定。这些产妇能否顺利无痛分娩，取决于产科医生、神经科医生和麻醉科医生的共同努力与合作，有赖于他们对产妇病理生理改变和神经系统疾病的理解和正确处理。

### （一）多发性硬化症

多发性硬化症好发于年轻人，表现为中枢神经系统慢性炎症、神经脱髓鞘和神经胶质增生，其发病原因尚不清楚，目前尚无有效的治疗手段。这些病变反复不定，时而恶化，时而改善，但对生育能力、流产概率、孕期和产程并无不良影响，怀孕也不影响多发性硬化症的进程。但有文献报道怀孕期间多发性硬化症的再发率有所下降，而产后恶化的概率增加。

局麻药对多发性硬化症累及的神经组织有较强的毒性作用，但临床应用剂量远远低于引起神经毒性作用的剂量，所以低浓度局麻药可安全用于多发性硬化症的产妇；硬膜外或鞘内给予阿片类镇痛药对于合并多发性硬化症的产妇也是安全、有效的。多项研究表明，分娩镇痛的实施和产科处理一般不会引起多发性硬化症的恶化，但是合并多发性硬化症的产妇应慎用抗胆碱药，这些药物可加重多发性硬化症。另外，虽然多发性硬化症并不是使用局麻药阻滞行分娩镇痛的禁忌证，但应告知患者有增加产后多发性硬化症再发的可能。

### （二）重症肌无力

重症肌无力是一种自身免疫性疾病，发病率为 1∶20 000，好发于 20～30 岁的年轻妇女。重症肌无力通常最先表现为眼部或咽喉部肌肉无力，其他肌肉组织相继受累。其中 10％～20％重症肌无力患者因胸腺瘤引起，胸腺增生比较常见，多发性肌炎和类风湿关节炎也可引起重症肌无力。

依据其严重程度可分为眼肌无力、轻度全身肌无力、中度全身肌无力、急性进展性肌无力和晚期重症肌无力，其治疗包括：①溴吡斯的明等胆碱酯酶抑制剂，或环磷酰胺、硫唑嘌呤等免疫抑制剂，或皮质激素；②血浆置换；③胸腺瘤切除手术，术后症状明显减轻。

孕期重症肌无力的改变因人而异，约 1/3 产妇有所改善，1/3 显著恶化，1/3 产妇临床表现无变化。分娩前后都应给予胆碱酯酶抑制剂治疗，产妇血液中抗乙酰胆碱受体抗体极易通过胎盘，约有 15％重症肌无力产妇娩出的胎儿患有新生儿重症肌无力症。

重症肌无力产妇可进行椎管内阻滞分娩镇痛。麻醉科医师对重症肌无力产妇的延髓和呼吸肌受累程度应了解清楚，必要时应行肺功能测定。为避免运动神经阻滞，应选用较低

浓度的局麻药。应注意控制阻滞平面，平面过高将会影响呼吸功能。

### （三）癫痫

孕期癫痫发作的产妇通常孕前存在癫痫病史。癫痫患者影像学检查一般并没有脑实质病变和（或）代谢异常，但癫痫发作时容易引起产妇和胎儿严重的并发症，约有 1/3 患癫痫的产妇孕期发作频率增高。故应进行良好的孕前计划、健全的产科保健和产后随访以降低这些风险。

多种抗癫痫药可控制癫痫发作，但最好采用单种药物来治疗，而且尽可能选择最低有效剂量。最近的多项研究表明抗癫痫药丙戊酸钠比乙胺嗪更易致胎儿畸形，两药联合使用则更具致畸作用。

如果产妇分娩时癫痫发作，则应立即采取措施保护气道，维护正常通气。静注少量苯二氮䓬类或巴比妥类药即能终止癫痫发作，但癫痫发作往往引发胎儿心动过缓，严重时必须紧急行剖宫产手术。

对患有癫痫病的产妇行分娩镇痛可选择椎管内阻滞方式（包括硬膜外、腰麻或腰-硬联合阻滞）或阴部神经阻滞等。哌替啶和氯胺酮这两种药物可降低癫痫发作阈值，故应慎用。七氟烷吸入也可引起癫痫发作，不宜用于癫痫病产妇的分娩镇痛。

### （四）脊髓损伤和截瘫

随着产科学的发展，截瘫的妇女孕产成功率大大提高。脊髓损伤的节段和程度决定了产妇的分娩反应，若脊髓损伤在 $T_{10}$ 平面以下，则产妇能感受到分娩痛，若超过 $T_{10}$ 平面，则产妇仅仅感受到子宫收缩。截瘫产妇产程一般正常，但因腹肌无力，第二产程阶段有效产力受损，故增加了产钳使用率。

截瘫还可引起产妇自主反射亢进。自主反射亢进现象常存在于那些脊髓受损平面在 $T_7$ 及以上的产妇。表现为严重高血压、心动过缓、头痛、心室期前收缩、出汗和毛发竖立。严重高血压如果控制不佳，易导致中枢神经系统出血、心功能不全甚至死亡。这通常由脊髓损伤平面以下的刺激引发，如膀胱或直肠扩张、皮肤摩擦、生殖器的刺激、包括子宫在内的各种空腔脏器的收缩等。刺激产生的冲动传导到脊髓，由于缺乏高级中枢的调制，该处脊髓反射亢进，导致外周交感神经末梢释放大量去甲肾上腺素，引起一种失控的肾上腺素能放电活动。

脊髓损伤的产妇是否还有必要进行分娩镇痛呢？答案是肯定的，即使产妇没有感受到分娩疼痛，适当阻滞传入神经冲动将有利于产妇安全分娩。使用局麻药和阿片药行连续硬膜外阻滞可有效抑制分娩期自主反射亢进。无论单次给药还是连续输注给药，蛛网膜下腔阻滞均可有效降低血压。实施椎管内阻滞时确定阻滞平面比较困难，因为截瘫的产妇受损平面以下是无痛觉的，所用局麻药阻滞平面必须正好达到能感知疼痛的节段以上。麻醉中也可采用多种抗高血压药来抑制自主反射亢进，如酚妥拉明和硝普钠。另外，截瘫平面在上胸段的产妇其胸腹部肌肉均较瘦弱，这些产妇更适宜使用硬膜外阻滞分娩镇痛，而不宜选择蛛网膜下腔阻滞。这是因为前者运动神经阻滞程度轻，而且是逐渐起效，而后者往往迅速起效，并易广泛抑制交感神经，致血压突然下降。

当然，对脊髓损伤产妇分娩前进行详细的评估也是相当重要的。美国加利福尼亚大学圣地亚哥分校就建立了一所高危产科镇痛门诊，在预产期前几周对高危产妇（包括脊髓损伤的产妇）进行产前评估，由各科医学专家组成评估小组，包括产科医生、产科麻醉科医师、神经科医生、泌尿科医生、理疗师和高级护理人员，为分娩镇痛和分娩时自主反射亢进的预防做好准备。

（五）蛛网膜下腔出血

产妇蛛网膜下腔出血并不多见，一旦发生可严重威胁产妇和胎儿生命安全。产妇的生理改变可增加颅内出血的风险，如心输出量增多、血容量增加、体内激素水平变化引起血管间结缔组织软化等。

蛛网膜下腔出血通常需要外科手术治疗，手术可显著提高产妇的存活率。对那些暂不需要行神经外科手术治疗的产妇是可以行分娩镇痛的，但应注重以下几点：①分娩镇痛期间可采用控制性降压减少产妇颅内出血，使用低温技术降低脑代谢，必要时可进行利尿脱水；②这类产妇不宜进行 Valsalva 动作操作，因为该操作可引起压力突然变化，有可能致使颅内病变血管破裂；③硬膜外阻滞分娩镇痛可有效预防颅内压升高，但对于颅内高压的产妇硬膜外穿刺应相当谨慎，一旦穿破硬脊膜将引起小脑疝；④硬膜外腔注射的液体理论上也存在使颅内压升高的危险，但这种压力升高是很微小、短暂的，只要缓慢推注，减小用量，一般不会使颅内压升高；⑤蛛网膜下腔阻滞适用于颅内压正常的产妇，但应注意用量和推注速度，避免阻滞平面过高影响血流动力学。

## 五、脊柱手术后产妇的分娩镇痛

曾行脊柱手术的产妇实施分娩镇痛比较棘手，这类产妇可能仍存在脊柱后侧凸畸形。行分娩镇痛时可能遇到很多问题，如棘突间隙摸不清、硬膜外置管困难、硬膜外血管损伤、局麻药误入硬膜下间隙、意外穿破硬脊膜等。对麻醉科医师来说这无疑是一种挑战。不仅因为手术后增加了硬膜外阻滞的难度，而且这方面的文献报道也很少。

Calleja 报道一例脊柱手术后初产妇硬膜外穿刺给予局麻药后迅速起效，感觉阻滞平面广泛，即刻行硬膜外造影，证实了硬膜外解剖结构的改变导致局麻药起效迅速并且扩散广泛。

Lee 等报道了一例曾行哈氏棒置入手术的产妇，在行硬膜外分娩镇痛时发生广泛的硬膜下阻滞。取 $L_3$～$L_4$ 间隙两次穿刺失败后改选 $L_5$～$S_1$ 间隙，穿刺中有阻力消失感，置管成功后给予 0.25%布比卡因 9 ml（合 1/20 万肾上腺素），20 min 后产妇感到吞咽和呼吸困难，随后出现低血压，感觉阻滞平面过高，操作者迅速诊断为广泛硬膜下阻滞。经过及时处理，随着阻滞平面逐渐下移，产妇吞咽和呼吸恢复正常，未行紧急气管内插管，操作者没有拔除硬膜下导管，而是等待产妇感觉阻滞消失后给予 0.25%布比卡因 2 ml，结果阻滞平面控制良好，产妇顺利分娩。所以曾行脊柱手术的产妇分娩镇痛时行硬膜外阻滞应格外小心，以免引起严重并发症。

Crosby 和 Halpern 总结了他们 5 年来为哈氏棒置入术后产妇行硬膜外分娩镇痛的经验。16 例哈氏棒置入术后产妇有 9 例硬膜外置管成功，其中 5 例顺利，4 例间隙摸不清、导管置入血管内或意外穿破硬脊膜，经多次穿刺操作，最后成功置入硬膜外导管，硬膜外阻滞期间无不良并发症，因而作者认为脊柱矫形术后的产妇分娩镇痛可以选择硬膜外阻滞，但应注意其并发症的发生概率也增高。

Moeller-Bertrama 等报道一例脊柱矫形术后的产妇采用单次骶麻行分娩镇痛。这名产妇曾因 $L_3$ 椎体压缩性骨折而行哈氏棒置入内固定术，X 线检查显示哈氏棒从 $L_1$ 椎体到骶骨。产妇宫颈口开至 6～7 cm 时开始行硬膜外穿刺，先后取 $L_5$～$S_1$ 和 $L_4$～$L_5$ 间隙穿刺都失败，麻醉科医师遂决定改用骶管阻滞，结果一次穿刺成功，骶管给药为 0.25%布比卡因 8 ml 和芬太尼 100 μg，阻滞效果良好，新生儿 Apgar 评分为 9 分（娩出时、娩出后 1 min、娩出后 5 min）。作者认为脊柱内固定术后的产妇由于解剖结构的改变，不利于腰段硬膜外阻滞，而骶麻不失为一种更好的选择。

Villevieille 等对他所在产科医院 6 年间 31 例脊柱手术后的产妇作了一项回顾性的分析。其中 20 例产妇经历 22 次硬膜外穿刺；有 2 例（10%）穿刺置管失败，另 2 例（10%）镇痛效果很差。作者认为这类产妇硬膜外分娩镇痛总失败率为 20%。

Wyatt 和 Brighouse 报道一名曾患 Friedrieich 共济失调和肥厚型心肌病的产妇，哈氏棒胸椎融合术后，在腰硬联合阻滞下顺利无痛分娩。

总之，对脊柱矫形术后的产妇实施分娩镇痛其难度和风险均大大增加，不仅操作应格外谨慎，而且要警惕发生各种危害产妇和胎儿安全的并发症。

### 六、抗凝治疗产妇的分娩镇痛

若患者使用肝素或低分子肝素抗凝则在运用区域阻滞镇痛及麻醉前应该进行药物逆转或等待足够时间。美国麻醉科医师学会指南认为每日两次，每次 5000 U 的普通肝素的使用不是腰麻的禁忌，但是若每日总剂量超过 10 000 U 或者每日超过两次用药则应该谨慎选择麻醉方式，因此对这类患者应该进行个性化的风险/收益评估。如果患者使用肝素超过 4 天，应评估血小板计数后才能实施椎管内置管。另外该指南建议接受低分子肝素预防性剂量的患者在最后 1 次给药后至少 10～12 h 才进行腰麻导管放置或去除；接受低分子肝素治疗性剂量（如依诺肝素每 12 h 1 mg/kg）的患者应该延迟到 24 h；普通肝素预防或治疗剂量停药时间均为 4 h（要求 APTT 正常）。如果在术前 2 h 内使用了低分子肝素，不应使用腰麻。建议在低分子肝素的最后一次预防剂量 10～12 h 后或最后一次治疗剂量 24 h 后再使用腰麻，阻滞后或拔除硬膜外导管 4 h 后恢复使用肝素。

## 第八节 分娩镇痛中可能出现的并发症及其防治

### 一、低血压

低血压一般定义为血压下降超过患者基础血压 20%，或收缩压低于 100 mmHg。低血压是产妇行区域神经阻滞麻醉后的常见副作用，其原因主要包括两方面：一是仰卧位低血压综合征，二是交感神经张力下降。产妇的低血压需积极处理，行分娩镇痛的产妇发生低血压，首先应考虑出现仰卧位低血压综合征，调整产妇体位为侧卧，根据产妇的心率选择升压药物，如低血压同时心率缓慢应选择静脉注射麻黄碱 5～15 mg；如果产妇低血压同时心率增快可选择静注去氧肾上腺素 25～50 μg（合并妊娠高血压者应慎用），同时吸氧、加速补液等。如为麻醉平面过高引起的低血压，除上述处理外，麻醉科医师尚需观察患者的呼吸等情况，待患者麻醉平面下降至 $T_{10}$ 左右，生命体征稳定后方可离开。是否应取头低脚高位存在一定的争议，因为该体位可能对肺部气体交换产生不良影响。

## 二、局麻药中毒

试验剂量的使用，分次少量注入局麻药的方式进行椎管内阻滞行分娩镇痛，可及时发现血管内注药，从而预防抽搐或循环系统衰竭等严重局麻药中毒的事件发生。如果试验剂量的局麻药误注入血管内，将会出现感觉异常，最常见的有眩晕、耳鸣和口唇麻木，但不至于造成损害。目前分娩镇痛一般使用小剂量的局麻药，心脏毒性并不常见。如产妇出现局麻药中毒症状，首先应停止用药，保持患者呼吸道通畅，面罩吸氧。轻度毒性反应多为一过性，吸氧观察即可，一般无需特殊处理即能很快恢复。如产妇出现烦躁、肌肉抽搐等，可静脉注射硫喷妥钠、地西泮、咪达唑仑、丙泊酚等，同时面罩加压给氧辅助呼吸。如惊厥严重并仍未得到控制者，可辅用短效肌肉松弛药，并行气管插管，建立人工通气。如发现血压有下降趋势，应立即静脉注射升压药物，维持循环稳定。胺碘酮是治疗局麻药引起的室性心律失常的首选药物。情况危重时应及时启动“即刻剖宫产”流程。

## 三、硬脊膜意外穿破

分娩镇痛患者行硬膜外穿刺时如意外穿破硬脊膜，按蛛网膜下腔注药方案注入麻醉药进行镇痛或重新选择上一间隙穿刺行硬膜外镇痛，首次剂量分次注药，严密观察生命体征变化，备好急救物品、药品，加强镇痛期间管理。特别在产妇改剖宫产情况下，做好交接班，最好有明显的标记，以免注入高浓度剂量局麻药时，发生全脊麻危险！产妇是发生硬脊膜穿破后头痛的高危人群，为防止出现硬脊膜穿破后头痛（PDPH），当出现硬脊膜意外穿破后，可于硬膜外腔以 1 ml/3 s 的速度缓慢注入万汶（羟乙基淀粉 130/0.4 氯化钠注射液）15～20 ml，严格卧床 2～3 天，每日输液 2500～3000 ml 连续 3 天，同时静注或口服非甾体类镇痛药预防头痛的发生。如产妇头痛严重，可给予咖啡因 250 mg 静脉注射或 300 mg 口服，需反复用药。颅内硬膜下血肿虽为产科患者的罕见并发症，但也曾有报道，该并发症常出现于意外穿破硬膜后的 1～6 周。其机制主要为硬膜意外穿破后脑脊液漏，造成低颅压性头痛，桥静脉受牵拉，当突然坐起或站立时，或产程屏气突然用力时，桥静脉受到牵拉的拉力突然加大，就可能发生桥静脉断裂并造成颅内硬膜下血肿形成。因此出现硬脊膜意外穿破后应积极预防 PDPH，充分镇痛，严格卧床。当硬脊膜意外穿破后出现延长和严重的 PDPH，均应及时排除颅内硬膜下血肿的发生。

## 四、意外鞘内给药

如产妇发生意外鞘内给药，应立即取平卧左倾位，防止抬高头部，因可能加重低血压导致的脑部副作用，同时应用去氧肾上腺素等血管活性药和静脉输液纠正低血压。如产妇出现全脊麻，膈肌麻痹，除注意纠正循环问题外，必要时需行气管内插管辅助通气，保证氧供。延期出现的极高位不对称阻滞或单侧阻滞可能是由未发现的硬膜下注药引起，其处理原则与蛛网膜下腔意外注药相同。情况危重时应及时启动“即刻剖宫产”流程。

## 五、宫缩乏力和胎儿心率减慢

产程进展有复杂性和多变性，胎儿心率减速及宫缩乏力有多种原因导致，也可能与椎管内应用阿片类镇痛药及产妇个体耐受差异有关。如发生应按产科常规处理。可立即吸氧，调整产妇体位，排除镇痛平面过高、全脊麻等引起的低血压，加快静脉输液，暂停催产素，并密切监测胎儿心音，必要时紧急行剖宫产及时娩出胎儿。

分娩镇痛过程中尚可能出现镇痛不全、产妇发热、尿潴留等情况，需麻醉科医师、产科医师、助产士三方配合，解决分娩过程中出现的各种问题，帮助产妇安全顺利娩出胎儿。

## 参考文献

[1] 沈晓凤，姚尚龙. 分娩镇痛专家共识. 临床麻醉学杂志，2016，32 (08)：816-818.

[2] 罗威，于布为. 上海市分娩镇痛的现状调查. 临床麻醉学杂志，2019，35 (01)：52-56.

[3] American Society of Anesthesiologists Task Force on Obstetric Anesthesia. Practice guidelines for obstetric anesthesia：an updated report by the American Society of Anesthesiologists Task Force on Obstetric Anesthesia. Anesthesiology，2007，106 (4)：843-863.

[4] Orbach-Zinger S，Landau R，et al. The Effect of Labor Epidural Analgesia on Breastfeeding Outcomes：A Prospective Observational Cohort Study in a Mixed-Parity Cohort. Anesth Analg，2018，5：25.

[5] Wang TT，Sun S，Huang SQ. Effects of Epidural Labor Analgesia With Low Concentrations of Local Anesthetics on Obstetric Outcomes：A Systematic Review and Meta-analysis of Randomized Controlled Trials. Anesth Analg，2017，124 (5)：1571-1580.

[6] Wong CA. Neuraxial Labor Analgesia：Does It Influence the Outcomes of Labor? Anesth Analg，2017，124 (5)：1389-1391.

[7] Bremerich DH，Waibel HJ，Mierdl S，et al. Comparison of continuous background infusion plus demand dose and demand-only parturient-controlled epidural analgesia (PCEA) using ropivacaine combined with sufentanil for labor and delivery. Int J Obstet Anesth，2005，14：114-120.

[8] 贾真，苏中宏，马欣，等. 罗比卡因复合舒芬太尼行硬膜外分娩镇痛的最低有效浓度探讨. 临床麻醉学杂志，2006，22 (3)：183-185.

[9] 冯丹，姚尚龙，张小铭. 不同浓度的罗比卡因用于可行走式分娩镇痛. 临床麻醉学杂志，2003，19 (8)：496-472.

[10] Carvalho B，Cohen SE，Giarrusso K，et al. "Ultra-light" patient-controlled epidural analgesia during labor：effects of varying regimens on analgesia and physician workload. Int J Obstet Anesth，2005，14 (3)：223-229.

[11] Carvalho B，Wang P，Cohen SE. A survey of labor patient-controlled epidural anesthesia practice in California hospitals. Int J Obstet Anesth，2006，15 (3)：217-222.

[12] 徐建国. 疼痛药物治疗学. 北京：人民卫生出版社，2007：326-332.

[13] 孙莹杰，张铁铮，宋丹丹，等. 三种复合镇痛药物用于术后硬膜外自控镇痛效果的比较. 医学研究生学报，2005，18 (3)：224-225.

[14] 孟冬祥，尹常宝，陈雪花，等. 不同人群对无痛分娩的认知及其临床应用影响因素的调查. 中国疼痛医学杂志，2005，11 (3)：150.

[15] Boselli E，Debon R，Duflo F，et al. Ropivacaine 0.15% plus sufentanil 0.5 mg/ml and ropivacaine 0.10% plus sufentanil 0.5 mg/ml are equivalent for patient-controlled epidural analgesia during labor. Anesth Analg，2003，96 (4)：1173-1177.

[16] Fischer C，Blanie P，Jaouen E，et al. Ropivacaine，0.1%，plus sufentanil，0.5 mg/ml，versus bupivacaine，0.1%，plus sufentanil，0.5 mg/ml，using patient-controlled epidural analgesia for labor：a double-blind comparison. Anesthesiology，2000，92 (6)：1588-1593.

[17] 赵普文，施永平，余大松. 1500 例镇痛分娩的临床分析. 临床麻醉学杂志，2005，1 (1)：38.

[18] 曲元，吴新民，赵国强，等. 规模化分娩镇痛的可行性. 中华麻醉学杂志，2003，4 (23)：268.

[19] 陈治军，田玉科，张咸伟，等. 罗哌卡因复合芬太尼用于可行走硬膜外分娩镇痛的可行性. 中华麻醉学杂志，2001，12 (21)：727.

[20] Nikkola E，Laara A，Hinkka S，et al. Patient-controlled epidural analgesia in labor does not always improve maternal satisfaction. Acta Obstet Gynecol Scand，2006，85 (2)：188-194.

[21] Owen MD，Thomas JA，Smith T，et al. Ropivacaine 0.075% and bupivacaine 0.075% with fentanyl 2 mg/ml are equivalent for labor epidural analgesia. Anesth Analg，2002，94 (1)：179-183.

[22] 吴贵龙，朋元超，蒋克泉，等. 硬膜外分娩镇痛对产妇血清泌乳素和新生儿神经行为的影响. 临床麻醉学杂志，2005，3 (21)：162.

[23] 张战红. 两种椎管内阻滞方法用于分娩镇痛的临床比较. 中华妇产科杂志，1998，33 (7)：400.

[24] 曲元，吴新民，王薇. 腰麻-硬膜外联合麻醉和患者自控镇痛用于分娩镇痛的可行性. 中华麻醉学杂志，2000，20 (4)：216-219.

[25] Lyons GR，Kocarev MG，Wilson RC，et al. A comparison of minimum local anesthetic volumes and doses of epidural bupivacaine (0.125% w/v and 0.25% w/v) for analgesia in labor. Anesth Analg，2007，104 (2)：412-415.

[26] 蒋洲海，蔡嘉慧，苗得璎，等. 氧化亚氮吸入镇痛分娩 200 例分析. 中华妇产科杂志，2000，35 (6)：362-363.

[27] 鲍瑞军. 椎管内分娩镇痛的临床进展. 医学综述，2008，14 (12)：1902-1903.

[28] Sia AT，Lim Y，Ocampo C. A comparison of a basal infusion with automated mandatory boluses in parturient-controlled epidural analgesia during labor. Anesth Analg，2007，104 (3)：673-678.

[29] 杨芳，黄东林. 分娩镇痛相关问题研究. 医学综述，2007，13 (11)：840-842.

[30] 刘兴会. 吴连方. 分娩镇痛的临床应用与管理. 中华妇产科杂志，2005，40 (6)：362-364.

[31] Stratmann G，Gambling DR，Moeller-Bertram T，et al. A randomized comparison of a five-minute versus fifteen-minute lockout interval for PCEA during labor. Int J Obstet Anesth，2005，14 (3)：200-207.

[32] 李华凤，刘兴会，杨沛. 孕妇对分娩方式和分娩镇痛认知情况的调查. 中华妇产科杂志，2005，40 (6)：421-423.

[33] Van der Vyver M，Halpern S，Joseph G. Patient-controlled epidural analgesia versus continuous infusion for labour analgesia：a meta-analysis. Br J Anaesth，2002，89 (3)：459-465.

[34] Sia AT，Lim Y，Ocampo CE. Computer-integrated patient-controlled epidural analgesia：a preliminary study on a novel approach of providing pain relief in labour . Singapore Med J，2006，47 (11)：951-956.

[35] Sng BL，Sia AT，Lim Y，et al. Comparison of computer -integratedpatient -controlled epidural analgesia and patient -controlled epidural analgesia with a basal infusion for labour and delivery. Anaesth Intensive Care，2009，37 (1)：46-53.

[36] Shalom G，Shoham-Vardi I，Sergienko R，et al. Is preeclampsia a significant risk factor for long-

term hospitalizations and morbidity. J Matern Fetal Neonatal Med，2013，26（1）：13-15.

[37] Telang MA，Bhutkar SP，Hirwani RR. Analysis of patents on preeclampsia detection and diagnosis：A perspective. Placenta，2013，34（1）：2-8.

[38] COUCH JR. Spontaneous intracranial hypotension：the syndrome and its comphcations. Curt Treat Options Neurol，2008，10（1）：3.

[39] 中华医学会妇产科学分会妊娠期高血压疾病学组. 妊娠期高血压疾病诊治指南（2015). 中华围产医学杂志，2016，19（3）：161-168.

[40] Madden K，Middleton P，Cyna AM，et al. Hypnosis for pain management during labour and childbirth. Cochrane Database Syst Rev，2016，(5)：CD009356.

[41] Cluett ER，Burns E. Immersion in water in labour and birth. Cochrane Database Syst Rev，2009，(2)：CD000111.

[42] Jiang Q，Wu Z，Zhou L，et al. Effects of yoga intervention during pregnancy：a review for current status. Am J Perinatol，2015，32（6)：503-514.

[43] Makvandi S，Latifnejad Roudsari R，Sadeghi R，et al. Effect of birth ball on labor pain relief：A systematic review and meta-analysis. J Obstet Gynaecol Res，2015，41（11)：1679-1686.

[44] Van de Velde M，Carvalho B. Remifentanil for labor analgesia：an evidence-based narrative review. Int J Obstet Anesth，2016，25：66-74.

[45] Plante L，Gaiser R. Practice bulletin No. 177：Obstetric analgesia and anesthesia. Obstet Gynecol，2017，129（4)：73-89.

# 第十一章　舒适医疗在其他临床诊疗中的应用

（周　俊　冯嘉愉　何鑫敏）

随着生活水平的提高与社会经济的发展，人们不仅开始关注医院的整体医疗水平，而且对于医院所提供的服务品质要求也越来越高，舒适化服务的理念逐步深入人心。无痛牙科、无痛换药、无痛取卵、无痛介入检查和手术等多种无痛技术在各级医院如同雨后春笋生机盎然，遍布大多数临床科室，这就是“舒适医疗”的其他组成部分。

舒适医疗的核心是“无痛技术”，无痛服务和麻醉科医师的工作息息相关。随着麻醉学的不断发展，麻醉科医生正在通过掌握各种疼痛管理技术努力使患者舒适、完全无痛地度过整个医疗过程。通过进一步推广“舒适医疗”，在减轻患者就诊和治疗痛苦、提高患者满意度的同时也可进一步扩充麻醉科医师的工作范围，使麻醉科医师的价值更加重要，提高麻醉科医师的工作地位，同时也有利于医院技术水平的提高。

## 第一节　口腔科舒适医疗

口腔科治疗时实施的局部麻醉或清醒镇静，不能完全消除或有效缓解患者在治疗过程中的疼痛及恐惧。随着社会进步和生活水平的提高，人们在越来越关注口腔卫生与保健的同时，对口腔科治疗时的舒适度也提出了更高的要求。舒适、无痛将成为每个患者接受口腔科治疗的基本要求。麻醉学理论基础知识和麻醉技术的进步，已使口腔科舒适化诊疗成为可能。

### 一、牙齿结构及其神经分布

牙齿纵剖面观察，可看到有三层硬组织和一层软组织，即牙釉质、牙本质、牙骨质和牙髓。在牙体的中部，有一个与牙体外形相似但又显著缩小的空腔，即髓腔。髓腔在牙根部显著缩窄成管状，称为根管。髓腔里面充满了牙髓，即“牙神经”。牙髓的基本构成有神经、细胞、血管和淋巴管等，主要通过狭窄的根尖孔与牙周组织相联系。牙本质小管内有神经纤维，对外界机械、温度和化学刺激有明显的反应。

牙髓腔内的神经很丰富，来自牙槽神经的分支伴随血管自根尖孔进入牙髓，然后分为很多细的和更细的分支。牙髓内感觉神经纤维包括 Aδ 纤维和 C 纤维，Aδ 纤维为有髓神经纤维，其末梢主要分布在牙髓牙本质交界区，刺激阈值较低，疼痛症状为尖锐刺痛。C 纤维为无髓鞘神经纤维，末梢遍布整个牙髓，刺激阈值较高，疼痛特征为烧灼样剧痛。

## 二、口腔科诊疗操作致痛原因

目前，口腔科诊疗操作引起疼痛的原因主要是外界操作直接刺激牙本质的神经末梢，后者传递至中枢引起的疼痛。另外，临床上口腔科诊疗操作中拔牙操作引起的疼痛感最为剧烈，牙的钻磨填充、根管治疗术和注射术都会引起不同程度的疼痛。即使进行了局部麻醉，也可导致患者的恐惧、紧张等不适。有些医务人员操作粗暴、态度恶劣都会进一步加重患者的疼痛和不适感。

## 三、口腔科诊疗的舒适医疗技术

理想的口腔科诊疗的舒适医疗技术应满以下要求：检查过程中患者呼吸道通畅，无呼吸抑制、缺氧；循环稳定，无心血管意外发生；患者舒适不感觉疼痛，治疗结束后无不良回忆；患者达到适当的麻醉深度，无体动、安静可配合，肌肉松弛、不影响操作；麻醉深度可控性强，苏醒迅速；无痛技术对实施场所、麻醉相关设施要求不高。下面分别介绍几种目前主要的口腔科诊疗的舒适医疗技术。

### （一）无痛拔牙仪

2007 年，美国 Milestone Seientific 公司推出了单齿麻醉系统（STA，Single Tooth Anesthesia system），医务工作者进行注射时可感应针头处的压力，有助于更加准确地确定针头插入的位点，提高麻醉的精确性和效果。STA 不仅给医务工作者带来了方便，更降低了患者的术后疼痛感，改善了患者术后的生活质量。STA 系统包括微处理器调控的驱动装置、一次性注射器手柄和带有通气软管的脚踏控制器。它除了应用传统的注射方式如局部浸润麻醉、神经传导阻滞麻醉外，还可以进行牙周韧带（PDL）麻醉。碧兰麻（4%盐酸阿替卡因和 1/100 000 肾上腺素），具有组织渗透性强、毒性低、起效时间短、效力高、术后可迅速恢复局部感觉等特点，现已逐步成为口腔临床工作中的主要局部麻醉剂，也是 STA 系统配用的主要局麻药物。

### （二）肠道/口服途径给药的“清醒镇静”

通过口服或其他肠道途径给予镇静药物后，亦可进行口腔科治疗。此种方式不需要特殊麻醉仪器或设备，给药方式简单，容易被患者接受，特别在小儿的口腔科治疗应用较多。常用药物有三唑仑、咪达唑仑、阿普唑仑、唑吡坦、地西泮等。但此法存在诸多缺点：给药剂量个体差异大；麻醉深度难以掌控，镇静过度有呼吸抑制危险，镇静深度不够难以完成治疗；药物起效时间长，耽误治疗时间；难以根据治疗进度或疼痛刺激程度调整药物剂量；治疗结束后需继续观察的时间长等。目前，虽然国内此方法应用较多，但此技术并不是理想的无痛技术，随着近年来新型麻醉药物和麻醉技术的发展，以及医务人员对“无痛医疗”理念的认可，此方法必将被更先进的无痛技术替代。

### （三）局部浸润麻醉

局部浸润麻醉时，腭部注射痛通常较明显，主要是因为腭部黏膜有丰富的神经纤维分布，且腭部黏膜与其下的骨膜结合紧密，腭部注射时黏膜与骨膜分离导致疼痛明显。与其他局部麻醉药物相比，阿替卡因在软硬组织中具有更好的扩散性，上颌颊侧注射阿替卡因时可扩散入腭侧组织，为腭侧组织提供麻醉，从而可避免腭侧注射的疼痛与创伤。上颌骨颊侧骨质疏松多孔的解剖学特征也为麻醉药物的充分扩散提供了有利条件。阿替卡因是目前口腔科较为理想的局麻药，在国内口腔医院和综合医院口腔科得到广泛推广。

阿替卡因使用注意事项：①对利多卡因无过敏史的患者对阿替卡因一般也不过敏，常规应用无需进行皮试；②碧兰麻含肾上腺素，故对高血压患者和老年人应慎用，虽然实际注射到体内的肾上腺素量甚微，但也应缓慢注射。③使用碧兰麻通常只采用黏膜局部浸润注射方法，在对多个牙齿治疗时采用一针传导阻滞麻醉方法更简单，但此时应注意回抽看是否有血，避免局麻药中毒；④临床上有个别患者拔牙后，由于肾上腺素的作用可能出现拔牙槽充血不全，为避免干槽症，拔牙后应搔刮拔牙创面，使拔牙槽充血完全，再压迫止血。需要指出的是单独的局部浸润麻醉并不能达到牙科治疗的完全无痛，亦不能减少牙科恐惧症的发生。

### （四）静脉无痛技术

丙泊酚是一种具有良好药代动力学参数的全身静脉麻醉药，主要优点是起效快、苏醒迅速。丙泊酚麻醉能使下颌松弛，吞咽反射减轻，术后呕吐发生少。Monk 等认为丙泊酚给药速度在 2 mg/(kg·h) 以上可以消除记忆，在术中有强烈的不良刺激时，加快给药速度能使患者对操作过程中的不愉快无记忆。拔牙等牙科治疗过程中，要求患者对医生的指令保持良好的依从性，以使患者可配合医生完成医疗行为。适量丙泊酚可使患者的意识处于清醒、睡眠的“平衡状态”，能够听从医生的指令，因此，丙泊酚尤其适合用于口腔科治疗。丙泊酚虽然镇痛作用弱，但复合完善的局部浸润麻醉，可使患者在牙科诊疗操作过程中无痛、舒适，治疗结束后也无任何不愉快的记忆。应用靶控输注丙泊酚的静脉无痛技术对口腔科治疗患者的循环、呼吸影响小，可控性更好，更加安全。

使用丙泊酚实施静脉无痛技术需注意以下几点：①给予丙泊酚后患者处于睡眠状态，对外力的抵抗小，拔牙时用力不宜过猛，防止下颌骨骨折；②麻醉过深会抑制吞咽和咳嗽等咽喉反射，这在口腔科治疗过程中尤为危险；③丙泊酚的剂量过大、推注速度过快时可发生呼吸、循环抑制，多为一过性，应密切监测、及时处理，对于老年患者或本身有循环基础疾病的患者可能会发生严重心血管反应，需慎用；④应配备简易呼吸机及给氧设备，静脉注射丙泊酚引起呼吸抑制时，行手控辅助呼吸。

我院的口腔诊疗舒适化技术即采用此方法，现以拔牙术为例作简单介绍。在实施拔牙术前，单次静脉给予丙泊酚 1～2 mg/kg，约 20～60 s 后患者下颌松弛、意识消失、对注射局麻药物的疼痛刺激不敏感、无体动，此时可在患者的腭部注射阿替卡因。拔牙操作开始后，给予丙泊酚 0.03～0.05 mg/(kg·min) 维持麻醉，根据医生的要求和患者的反应调整丙泊酚输注速度。拔牙操作过程中，患者放松、舒适、无紧张焦虑感，能听从指令，可配合治疗。该无痛技术的实施过程中，应注意丙泊酚使用剂量及给药速度，以使患者的意识处于清醒、睡眠的“平衡状态”，可听从操作者的指令，配合治疗。在实施疼痛刺激较强烈的操作时，应适当增加给药剂量、加快给药速度，以加深麻醉深度，以达到完善的镇静、遗忘作用；而在疼痛刺激较轻时应减少丙泊酚用量、减慢给药速度，减浅麻醉深度，以使患者可听从操作者的指令配合治疗。静脉注射丙泊酚的无痛口腔科技术亦可采用靶控输注的形式。一般成人患者丙泊酚的血药浓度维持在 1.5～4 μg/ml 即可达到满意的牙科治疗镇静深度，治疗过程中可根据刺激程度随时调整靶控浓度。此方法安全、舒适、无痛，是较理想的牙科治疗无痛技术。

在我院应用的口腔诊疗舒适化技术中，另外一种是采用右美托咪定和瑞芬太尼联合麻醉的方法，下面简单介绍一下麻醉实施步骤：在实施拔牙术前，进行常规的心电、血压及脉搏氧饱和度监护。单次静脉给予帕瑞昔布钠 40 mg，昂丹司琼 4 mg，给予患者鼻导管中流量吸氧，手术开始前 20 min 微泵持续泵注右美托咪定［0.5～1 μg/(kg・min)］和小剂量瑞芬太尼，当麻醉达到一定深度之后，可以开始手术。手术过程中根据刺激的大小注意调整右美托咪定和瑞芬太尼的入速，避免呼吸抑制。整个手术过程保持患者中度镇静，随时可以唤醒的状态。

### （五）口腔科治疗后患者自控镇痛技术

超过 40％的患者在接受口腔科治疗后会出现治疗后疼痛，其处理也不容忽视。口腔科医生对患者治疗后疼痛的处理仅仅是提供缓解疼痛的药物，很少重视镇痛效果。尤其是对小儿患者，许多口腔科医生通常考虑到医疗安全问题，会放弃对治疗后疼痛的处理。随着麻醉科医师不断地参与到口腔科诊疗的过程中，术后自控镇痛（PCA）的概念被引入口腔科诊疗领域中。传统的单次或间断给药方法镇痛不灵活、镇痛不及时、血药浓度波动大，即使连续给药也不能达到按需镇痛的要求，PCA 则可以克服上述缺点。患者使用 PCA，除有适当背景剂量的持续输注外，当患者自觉疼痛时，可按压启动键，通过计算机控制的微量泵向体内注射一定剂量的药物，从而达到缓解甚至消除疼痛的目的。PCA 的特点是：在医生设置的剂量范围内，患者可根据不同的疼痛刺激强度，按需调控注射止痛药的时机和剂量，可达到安全、有效、按需给药及给药个体化的效果。但是这类患者一般都是在门诊接受治疗，对于 PCA 的管理带来了困难。因此我们必须做到以下几点：①合理地运用术后疼痛评估工具：客观评价疼痛程度和 PCA 镇痛的效果是术后疼痛护理的重要内容。常用的术后疼痛评估工具有数字测量评分法（NRS）、视觉模拟评分法（VAS）、口述描绘评分法（VDS）、面部表情测量评分（FRS）和布氏舒适评分(BCS)。医务人员应该对接受 PCA 治疗的患者进行培训，正确合理地运用这些疼痛评估的工具，才能合理的使用 PCA。②满足患者对 PCA 的宣教需求：健康宣教的内容、时间、地点、方式应考虑患者的意愿和需求，提高宣教效果，消除患者使用 PCA 的顾虑。③麻醉科医师可以通过信息化管理完善 PCA 的随访工作，实现远程监控管理。口腔科治疗后疼痛的 PCA 一般通过静脉给药，常用的药物包括非甾体抗炎药、阿片类镇痛药以及抗呕吐药物等。

## 四、牙科诊疗无痛技术的实施要点

### （一）评估

麻醉科医师必须对患者进行认真的麻醉前评估。口腔科治疗的患者大部分是门诊患者，相关辅助检查项目少，麻醉科医师应尽可能详细地询问病史，全面评估患者对麻醉、口腔科治疗的耐受情况。评估的内容包括患者的年龄、既往史、心肺功能、药物过敏史等一般情况及患者的情绪和精神状况等。由于口腔科治疗在口内操作，给麻醉科医师的气道管理带来一定的困难，因此在无痛技术实施前应对患者呼吸道进行全面、仔细的评估，特别要重视肥胖、张口度小或患有睡眠呼吸暂停综合征等特殊患者，作好相应的准备措施，即便发生呼吸抑制、上呼吸道梗阻时也可及时有效地控制气道，避免患者长时间缺氧。对于有高血压、冠心病等心血管病史的患者，建议口腔科治疗前行心电图、超声心动图等必要的辅助检查。

### （二）麻醉前准备

口腔科诊疗的无痛技术实施前，应向患者详细讲解治疗和麻醉可能出现的并发症及意外情况，征得患者和（或）患者家属的同意，并且签署知情同意书。同时，应耐心解答患者的疑问，解除其思想顾虑，消除恐惧心理，使患者能够主动配合并接受无痛技术的实施。

实施无痛技术前还应测量体重及身高，指导麻醉科医师计算用药剂量、给药速度，或设置 TCI 靶控输注的相关参数。配备负压吸引装置，以便及时吸引口腔中的血液、分泌物等，减少其对咽喉部的刺激，防止喉痉挛等并发症的发生。常规经鼻导管吸氧，开放静脉通道。

### （三）并发症防治

**1. 过敏反应及过敏性休克**

多为局麻药等药物的过敏反应。应在治疗前详细询问患者的过敏史，出现过敏反应时按照过敏反应的处理方法及时处理。患者一旦发生药物过敏性休克，立即停药，并按以下方法进行抢救：皮下或静脉注射肾上腺素，小儿酌减；及早使用抗过敏药物，如地塞米松、琥珀酸氢化可的松等；平卧、吸氧，保持呼吸道畅通，呼吸抑制时应辅以人工呼吸，必要时行气管插管机械通气；补充血容量，使用血管活性药物；发生心脏骤停时，立即进行心肺复苏。抢救期间密切观察患者意识、生命体征、尿量及其他临床症状变化。多数患者的过敏性休克在及时处理后可逐渐改善。

**2. 局麻药中毒**

口腔、牙龈血运丰富，因此在诊疗过程中可能发生局麻药中毒，应对症处理。局麻药使用时避免单次用药过量，给药时应反复回吸，以防止局麻药误入血管，也可加入适量血管收缩剂以减慢局麻药吸收速度，防止发生局麻药中毒。当出现头晕、耳鸣等局麻药中毒症状时，可给予镇静药物，如咪达唑仑；维持血流动力学的稳定；充分供氧，局麻药中毒反应严重影响呼吸时应行辅助通气，必要时行气管插管控制呼吸。

**3. 喉痉挛**

多在使用吸入麻醉药物或全身麻醉药物情况下发生，局部浸润麻醉时较少发生。如不及时处理可危及患者生命。麻醉过浅时，患者喉头应激性增高，口腔科治疗时口内的分泌物、血液、冲洗液可直接刺激咽喉部，诱发喉部肌群反射性收缩，发生喉痉挛。因此，口腔科治疗时必须保证适当的麻醉深度，麻醉科医师应与口腔科医生密切配合，严密观察患者的生命体征，发现问题及时处理，以免造成严重后果。对于喉痉挛的处理，一般情况下面罩加压给氧即可缓解，如果患者临床症状不能缓解，血氧饱和度持续下降，可以给予肌松药进行气管插管机械通气，维持患者生命体征平稳。

**4. 呛咳和躁动**

患者术中出现呛咳和躁动，一般都是由麻醉过浅造成的。呛咳和躁动不仅影响手术医生的操作，还可能引起相关的并发症如喉痉挛、出血等，应该及时处理。一般加深麻醉即可缓解，但是要注意加深麻醉时是否有呼吸抑制。为了避免呛咳和躁动的发生，麻醉科医师应该时刻关注手术的进展，在手术刺激增强时提前加深麻醉，避免滞后处理。

**5. 缺氧**

多在使用吸入或静脉全身麻醉药物时出现。当血氧饱和度降到 90%以下，应及时停止操作，减浅麻醉深度，必要时可进行面罩辅助通气。口腔科诊疗无痛技术中使用的全麻药物一般对呼吸抑制较小、代谢快，此类药物导致的舌后坠、呼吸抑制等在停药后多可很快改善。

**6. 心律失常**

麻醉不完善或药物影响等因素均可诱发心律失常，一般较常见的心律失常有心动过缓、心动过速、房性或室性期前收缩（早搏）等，在既往有心脏病的老年患者中更为常见。口腔科治疗期间，麻醉科医师需密切观察患者心电图改变，出现心律失常后对症处理。如出现窦性心动过缓时可以单次静脉给予阿托品 0.25～0.5 mg 进行处理。出现窦性心动过速时，在血压稳定的基础下，可以单次给予艾司洛尔 10～20 mg 进行处理。当出现室早时，如果室早是偶发的且未影响血流动力学，可以不予处理，观察即可。如果是频发室早，必须立即处理，可以静脉给予利多卡因 50～100 mg。频发室早影响到患者的血压时，需要给予升压药维持，此时应该暂停手术。

**7. 血压过低或过高**

口腔科诊疗无痛技术使用的麻醉药物中，部分药物可对心血管系统有一定的抑制作用，在老年人可能会导致一过性低血压的发生。必要的时候需要单次给予麻黄碱等升压药物。另外，麻醉过浅也会引起患者心率增快、血压升高，应及时加深麻醉，以免诱发严重的心脑血管意外。需要注意的是加深麻醉期间要注意患者的呼吸情况，避免麻醉过深引起的呼吸抑制。

**8. 反流误吸**

一般发生在使用丙泊酚或其他全麻药物时。当麻醉过深时，患者的咽喉反射被抑制，口腔科治疗时患者口腔创面的渗血、口腔分泌物较多，有可能被吸入气管；胃贲门括约肌松弛，胃液或胃内容物也有可能反流到呼吸道，造成气管、支气管痉挛。误吸酸性胃液会引起严重的吸入性肺炎，而且反流误吸可引起严重缺氧，如果不能及时缓解，可危及生命。因此，实施口腔科诊疗舒适化技术前，必须严格禁食禁饮，防止麻醉期间发生反流误吸。

(四)心理干预

心理干预在口腔科诊疗期间的合理应用,不仅可以减少麻醉意外和牙科恐惧症的发生,而且可以使患者有信心完成拟实施的治疗,还可避免医患关系的紧张和医疗纠纷的发生。口腔科舒适化医疗的心理干预主要有以下几点:

为患者提供一个舒适温馨的就诊环境。整洁清新的环境和轻松的音乐可以使患者放松,减轻患者在待诊和就诊时的焦虑不安。近年来,一项病例对照研究中发现,橙子味道的香薰精油可以减轻女性患者的焦虑程度,使患者心情变得愉快、平静。对于小儿患者,在室内布置一些玩具等可分散注意力的物件,能够减轻患儿的恐惧感。

进行定期的口腔健康教育和定期的口腔检查,以增强患者对口腔知识的了解。有研究指出儿童从小就定期进行口腔检查对预防牙科焦虑症有一定作用。由于口腔保健程度的差异,非西方国家儿童的牙科焦虑症发病率明显高于西方国家的儿童。口腔认知行为治疗(CBT)对焦虑症患者的预防和治疗有一定作用。对患有多种焦虑症的青少年口腔认知重建中,运用DCQ(dental cognition questionnaire)可成功降低患者的牙科焦虑程度。在口腔科治疗中,医生要加强与患者的沟通,告诉患者一些放松的小技巧,减少患者内心的恐惧。同时告知患者,如果出现心慌、呼吸不畅等不舒服情况时,可以举手告知医生。

运用心理学分级暴露法。由于患者的紧张是治疗操作引起的,口腔科医师在进行治疗前,应告诉患者治疗的程序并让患者闭上眼睛假想治疗的过程,使患者有心理准备。多项研究证实分级暴露治疗法对儿童、青少年和成人的牙科焦虑症是一种有效的治疗方法。在口腔治疗的同时,与心理医师配合进行全面的心理治疗可以取得较为满意的结果,特别是对于内源型焦虑症患者,调节情绪和心理状态是一个切实可行的措施。医生在治疗过程中的态度直接影响患者的情绪。口腔科医师在进行口腔科治疗时动作轻柔、态度和蔼、耐心解释,从而获得患者的信任,使患者在治疗过程中心情放松。尤其是儿童患者,医师要有更多的爱心和耐心才能取得他们的信任。

无痛治疗的理念正日益深入人心,随着医学模式由传统的生物医学模式向社会-心理-生物医学模式的转变,人在整个医学模式中的地位越来越重要。随着各种无痛技术在医学各个专业的成功开展,毫无疑问今后的口腔医疗服务也一定向舒适化的方向发展,而无痛治疗仅仅是其初级阶段,治疗过程中对患者人格的尊重、隐私的保护和人性化的关怀等理念将贯穿始终。所以,口腔专业的无痛治疗是向新的医学模式转变的有益探索,现代麻醉学理论与药物的发展为包括口腔门诊无痛治疗在内的日间手术麻醉提供了有力的保证,微创外科技术及先进监测手段也为口腔手术的微创化提供了技术支撑,口腔医学各个专业新技术、新设备日新月异的发展均体现了该理念。

## 第二节 烧伤科舒适医疗

烧伤疼痛是指因烧伤造成皮肤、黏膜甚至深部组织结构破坏与完整性受损,导致皮肤神经末梢受损、暴露或受刺激等,以及在烧伤病程中多种诊疗操作给患者带来的各种不愉快感觉与体验。疼痛不仅给患者带来痛苦，影响患者的情绪与睡眠，带来一系列心理及社会问题，同时，疼痛还可直接影响创面的愈合速度与质量，影响患者的预后与转归。随着“无痛医院”理念的普及，在烧伤患者长时期治疗过程中，医务工作者逐渐认识到了疼痛治疗的必要性和重要性。近年来对烧伤疼痛治疗的观念和方法已有明显改善。本节主要介绍烧伤患者的舒适医疗技术。

## 一、烧伤患者的疼痛分类

由热力所引起的组织损伤统称为烧伤，如火焰、热液、热蒸气、热金属等等。疼痛是烧伤患者最常见的症状之一，它是一种特殊类型的疼痛，其强度在所有类型中被认为是最剧烈的。按烧伤患者疼痛发生的原因、时间及强度的不同，可将其分为烧伤急性疼痛（acute pain after burn）、烧伤背景性疼痛（background pain in burns，又称静息痛）、烧伤操作性疼痛（operation pain in burns）、烧伤术后疼痛（postoperation pain in burns）、烧伤爆发性疼痛（breakthrough pain in burns）及其他共 6 类。

烧伤急性疼痛是指自烧伤即刻至伤后 2～3 天内出现的急性剧烈疼痛。它是一种特殊类型的疼痛，其强度被认为在所有疼痛中最为剧烈。因此良好的镇痛对促进患者早日康复、减少并发症至关重要。

烧伤背景性疼痛是指在烧伤创面的愈合过程中或在创面愈合后瘢痕增生、挛缩过程中，烧伤患者在静息状态下出现的不愉快感觉或主观感受。这种疼痛往往在休息及夜间时表现得更为突出，从而更易影响患者的情绪与睡眠。

烧伤操作性疼痛是指在烧伤病程中的各种诊疗操作如换药、功能锻炼等所引发的不愉快感觉或主观感受。最多见的烧伤操作性疼痛是换药痛，这种疼痛是指医护人员在对患者进行创面换药操作中引起的疼痛。这类疼痛往往极为剧烈，其强度与患者的耐受情况、创面情况、操作方式、医护人员的熟练程度等有关。

烧伤术后疼痛包括手术区及供皮区较大范围的疼痛。疼痛强度与持续时间和患者情况、手术情况、术后管理等密切相关。烧伤术后疼痛强度一般为中重度，与其他学科术后疼痛有相似之处，但有烧伤专科的特殊性，如疼痛涉及部位多、面积广，供皮区疼痛较明显，持续时间较长等，供皮区的疼痛程度和持续时间与包扎的敷料种类、包扎技巧、有无淤血等相关。

烧伤爆发性疼痛是指各种烧伤疼痛管理与治疗过程中出现的疼痛性状突发性改变、疼痛强度突发性加重等。另外，在其他学科的疼痛分类中常将瘙痒、抑郁、焦虑等不愉快感觉或主观感受归入疼痛范畴，而大多数的烧伤患者伴有不同程度的上述不适。

## 二、烧伤患者的无痛实施与管理

在烧伤创面疼痛引起全身各个系统发生改变的同时，这些受影响的系统或脏器又会对烧伤创面造成不利影响，如疼痛引起的交感神经兴奋和儿茶酚胺分泌增加可导致创面血管痉挛，加重创面组织缺血、缺氧。此种恶性循环不仅加重了疼痛症状，而且还会使创面愈合不良。因此，烧伤创面的疼痛治疗对烧伤创面的专科治疗也有一定辅助作用。多年以来，烧伤科医护人员对烧伤患者的疼痛重视不够。烧伤病房中镇痛药物的使用有限，烧伤科医生对麻醉专业知识掌握不足，故烧伤患者在长期诊疗期间多需忍受巨大痛苦，特别是烧伤患者诊疗中需反复敷药、换药，烧伤创面的大量渗液造成换药期间产生强烈的创面撕裂感疼痛，给患者带来极大痛苦。随着无痛技术的广泛运用，临床医务工作者对烧伤患者的疼痛治疗日益重视。目前国内已有不少大中型医院能够进行无痛烧伤换药，取得了良好的临床疗效。

### （一）常用的无痛技术

大多数烧伤患者的疼痛评分都在 3 分以上，均应积极实施有效的疼痛控制方案，以减轻、控制患者的疼痛。在管理过程中应监测疼痛控制效果，必要时增加用药剂量或联合用药，或改用、联合其他疼痛控制措施，以达到最佳的疼痛控制效果。与其他专科疼痛治疗相似，烧伤疼痛同样包括非药物治疗与药物治疗。

**1. 非药物性治疗**

主要包括冷疗、换药技术、现代敷料、音乐治疗、按摩及其他治疗、疼痛知识的宣讲及心理治疗等 6 个方面。

（1）冷疗：冷疗是烧伤后立即用冷水对创面进行冷敷、淋洗和浸泡。冷疗是烧伤后早期非常有效而简易的措施之一，它对于烧伤患者的急性疼痛具有极好的镇痛效果。其效果如下：降低创面及皮下温度，阻止热力对组织的继续损害；降低耗氧量及新陈代谢率，减少组织内乳酸的产生而有效缓解疼痛；改善毛细血管通透性，减少组胺产生，减少渗出，减轻水肿；由于机械冲刷作用，使创面干净，对化学烧伤可以减少毒素吸收。冷疗的最佳时间一般在伤后 6 h 内进行，时间越早越好。研究表明，烧伤后 20 min 以内进行冷疗，持续时间大于 30 min 有较大的意义。因此，烧伤后早期的正确自救方法应为：伤后即刻以大量清洁水长时间冲洗、浸泡或湿敷；适宜水温炎热季节为 5～10℃，寒冷季节为 15～20℃，持续冷疗时间 0.5～1 h 以上，甚至数小时，以患者耐受为宜；四肢采用冲淋，头面、躯干、会阴采用局部交替冷敷，浸浴、浸泡容易引起交叉感染，使用时宜注意清洁；冷疗后，使用清洁衣物保护创面，尽量保持皮肤的完整性，就近去正规医院求医。需要指出的是，冷疗仅仅适用于成人的小面积烧伤（面积不超过 20%），且无严重休克和合并伤者。冷疗时要严密观察病情变化，及时对症处理，及时终止冷疗。对于烧伤患儿则应慎用，须警惕低体温诱发或加重休克的可能。对于化学物质烧伤则要按其理化特性分别处理。

（2）换药技术：换药技术可减少由于更换敷料等原因引发的疼痛。在常规换药操作方法中，我们通常直接用手取下外层敷料，再用镊子取下内层敷料进行换药操作。对待烧伤科患者换药，在去除敷料过程中应尽量将全层敷料浸湿，尤其有必要将与创面直接接触的内层敷料完全浸湿。换药过程中注意操作轻柔，平行揭除内层敷料。

（3）现代敷料：现代敷料包括不粘敷料、湿性敷料、水胶体敷料、抗感染敷料等的应用；与传统敷料相比，它可减轻烧伤创面背景性疼痛或换药痛等。烧伤患者需采用敷料来覆盖和保护创面并提供有利于愈合的环境。传统敷料纱布具有保护创面、吸收渗液、制作简单的特点，但该类敷料覆盖创面时，创面渗出物易与干燥真皮组织一起形成痂皮，上皮细胞被迫在痂下移行，妨碍上皮化；同时，这种痂皮形成的创面和干燥的表面与敷料粘连，肉芽组织易长入纤维网眼中，换药揭起时引起疼痛，并形成新的创伤。新型的现代敷料既能克服上述缺点达到高效保护创面、又具有促进组织修复加速创面愈合的功能。

（4）音乐疗法：音乐疗法是一门新兴的集音乐、医学和心理学于一体的边缘交叉学科，是音乐在传统艺术欣赏和审美领域之外的应用和发展。作为非药物性疼痛干预措施，其减轻疼痛的原理与效果已得到现代科学的验证。音乐听觉镇痛就是通过音乐特质对人的影响，使患者在烧伤清创换药过程中减轻疼痛感。在有音乐参与的换药过程中，患者将注意力集中于所熟悉的歌曲或所喜爱的音乐中，使疼痛的刺激分散，达到主观减轻了痛感，由此可见，音乐疗法有明显缓解烧伤换药患者疼痛的作用。音乐疗法可以减轻外科手术或各种检查所引起的疼痛，减少控制疼痛所需的镇痛药用量。烧伤患者所面临的一个突出的问题就是慢性而剧烈的疼痛，这种疼痛常导致患者依从性降低；另外，长期过量服用镇痛药、镇静药会导致工作与生活能力下降，而音乐疗法却能在无不良反应的前提下发挥作用，降低疼痛。活跃、欢快、雄壮、激情的音乐对疼痛具有良好的抑制作用，并能提高麻醉效果。这是由于恐惧、焦虑等情绪会使痛阈降低，愉快、兴奋的情绪可使痛阈升高的缘故。

（5）手法按摩治疗：手法按摩治疗是指以不同程度的手部压力作用于皮肤及皮下组织来放松皮肤、改善循环、减轻疼痛，可以软化烧伤后形成的增生性瘢痕。这种按摩方法可以减轻烧伤患者的瘙痒程度，更重要的是还可以缓解增生性瘢痕瘙痒及使患者释放沮丧情绪，它的作用机制可能与闸门控制理论或迷走神经活动的增加抑制机体应激反应相关。一般来说，烧伤患者创面愈合后易形成增生性瘢痕，不仅会引起患者功能障碍及容貌改变，而且会导致患者产生疼痛及瘙痒症状。有研究显示 94％的烧伤患者对瘙痒的描述为“难以忍受”，可见瘙痒严重影响烧伤患者的生活质量。因此按摩治疗在烧伤患者的康复治疗过程中起着重要的作用。

（6）心理治疗：心理治疗在各种疼痛管理中越来越受到重视，在烧伤治疗中尤为重要。对患者及患者家属进行烧伤及疼痛知识的宣讲，有利于舒缓患者的焦虑及疼痛。

**2. 神经阻滞技术**

上、下肢和会阴部烧伤可采用神经阻滞方法进行镇痛处理，尤其是因烧伤肿胀需行切开减压术或削痂植皮手术的患者。上肢烧伤患者可行臂丛神经阻滞，视具体烧伤部位（上臂、肘部、前臂、手、内侧、外侧）不同，可选择不同的入路（肌间沟、锁骨上、腋路等）进行阻滞。下肢、会阴部烧伤患者，背部条件允许的话可行硬膜外阻滞，可使用硬膜外导管与镇痛泵连接行持续给药，达到长期镇痛的目的。下肢烧伤的患者，对于背部有烧伤或者感染的患者，可以采用神经阻滞技术进行镇痛。一般包括股神经阻滞、坐骨神经阻滞、髂腹下神经阻滞、髂腹股沟神经阻滞等。具体实施方法可见第七章相关内容。

**3. 吸入无痛技术**

吸入无痛技术多应用于烧伤患者的治疗性操作，常用的吸入气体为氧化亚氮。氧化亚氮是无色、有甜味、不燃烧、无刺激性的气体，患者容易接受。虽然氧化亚氮麻醉效能低（最低肺泡有效浓度 MAC 为 105％），但吸入 35％～50％的氧化亚氮可产生较为确切的镇痛作用，不影响意识，对呼吸、循环系统生理功能影响小，临床使用较为安全。通常将氧化亚氮和氧气以 1∶1 比例混合配制，储存于瓶内。通过一套专用设备，将氧化亚氮吸入装置连接于面罩。使用时，患者手持面罩，扣住口、鼻或使用咬口塞，根据疼痛程度自己调整吸入时间，一般持续吸入 10～20 s 即可发挥止痛作用。此方法用于烧伤患者早期的镇痛、伤口清创、换药、敷药以及物理疗法时，可在一定程度上减轻患者的疼痛。氧化亚氮的镇痛效能低，可作为烧伤患者疼痛治疗的一种选择，但并不是非常理想的无痛技术。近年来，有学者将七氟烷面罩吸入应用在小儿烧伤换药手术中，取得了不错的效果，很好地解决了小儿在换药过程中哭闹的难题。七氟烷是一种新型吸入麻醉剂，气味呈芳香，对呼吸道无刺激性，吸入感觉舒适，小儿易于接受。其血气分配系数为 0.63，脑/血分配系数为 1.7，因此诱导起效及苏醒迅速。小儿在换药前经面罩吸入 5%的七氟烷，对患儿的呼吸循环影响小，可以很好地完成换药的工作。

**4. 药物治疗**

**(1) 非静脉无痛技术**

对于轻、中度烧伤并且可以口服药物的患者，可以根据疼痛程度口服非甾体抗炎药或阿片类镇痛药物。

烧伤创面局部镇痛：①利多卡因、普鲁卡因喷洒浸润镇痛：将 0.25%～0.5%利多卡因或 0.5%普鲁卡因按每 1%体表面积 3～5 ml 的剂量均匀喷洒在烧伤创面上，或者用利多卡因或普鲁卡因药液浸润无菌纱布，外敷在创面 5～20 min，对于浅Ⅱ度烧伤患者的创面痛有一定的镇痛效果。此种方法亦可用于浅Ⅱ度烧伤患者的清创、换药。利多卡因具有较强的浸润麻醉作用，喷洒、浸润创面后，可直接作用于创面的神经末梢，提高神经纤维的兴奋阈，阻断痛觉神经纤维的神经冲动传入，从而产生镇痛效果。普鲁卡因虽然对黏膜的穿透力弱，但烧伤创面神经末梢失去“屏障”作用，所以仍可起到较好的镇痛效果，但在临床使用中需注意普鲁卡因的过敏反应。使用此种方法治疗烧伤患者的疼痛应注意预防局麻药中毒反应，而大量使用利多卡因或普鲁卡因也可产生快速耐药性。因此，尽管此方法操作简单、不受医疗条件限制、较安全，临床使用仍受到限制。②湿润烧伤膏：烧伤疼痛源于局部创面，有专家遵照中医学活血化瘀镇痛理论，总结了烧伤创面湿润暴露疗法，研制了“湿润烧伤膏”。尽管学术界对其治疗烧伤的作用存在争议，但对于烧伤患者，使用湿润烧伤膏可明显减轻烧伤创面以及敷药、换药时疼痛，在临床中对于烧伤疼痛轻微及非急性疼痛的患者有一定应用价值。

**(2) 静脉无痛技术**

冬眠合剂可阻断烧伤疼痛及恐惧对中枢神经系统的刺激，防止烧伤患者疼痛性休克的发生，使中枢神经系统的反应保持在正常生理范围之内；冬眠合剂具有镇静、镇痛、安眠、降低基础代谢和降温作用，能使患者体内能量消耗减少，并使机体组织对氧的需要量相对减少，从而使中枢神经系统受到保护；冬眠合剂具有神经节阻滞作用，能抑制交感神经过度兴奋，使烧伤患者的痛阈降低，有效防止疼痛恐惧性休克的发生，从而防止心血管功能紊乱等其他并发症发生。

目前冬眠合剂的药物主要成分是吩噻嗪类衍生物，如异丙嗪、氯丙嗪和乙酰丙嗪等，此类药物的药理作用主要是中枢性镇静、镇痛、降温、抗肾上腺素、抗乙酰胆碱及抗组胺中的一种或几种作用。此外，冬眠合剂常复合哌替啶等强效阿片类镇痛药物，既达到满意的镇静作用，又达到良好的镇痛作用。

下面介绍临床中成年人（表 11-1）和小儿（表 11-2）常用的冬眠合剂配方和用法。

表 11-1 成年人常用的冬眠合剂配方和用法

| 冬眠合剂 | 主要成分 | 用法 | 适应证 |
| --- | --- | --- | --- |
| 冬眠合剂Ⅰ | 哌替啶 100 mg、氯丙嗪 50 mg 和异丙嗪 50 mg | 加入5%葡萄糖液 500 ml 中静脉滴注 | 适用所有烧伤患者 |
| 冬眠合剂Ⅱ | 哌替啶 100 mg、四氢麦角碱 0.3～0.9 mg 和异丙嗪 50 mg | 加入5%葡萄糖液 500 ml 中静脉滴注 | 适用于烧伤后心率过快的患者 |
| 冬眠合剂Ⅲ | 司巴丁 0.2～0.3 g、普鲁卡因 3～5 g 和硫酸镁 5～6 g | 加入生理盐水 1500 ml 内静脉滴注 | 适用于脱水伴疼痛性休克的患者，本合剂既可镇痛，又可补充电解质和水 |
| 冬眠合剂Ⅳ | 哌替啶 100 mg、乙酰丙嗪 20 mg 和异丙嗪 50 mg | 加入5%葡萄糖液 500 ml 中静脉滴注 | 适用于因烧伤而发生严重恐惧的患者，具有镇痛和深睡眠作用，但应防止发生血压骤降而导致的一系列问题 |
| 冬眠合剂Ⅴ | 乙酰丙嗪 20 mg 和利多卡因 0.8 g | 加入 25%葡萄糖 250～500 ml 内静脉滴注 | 适用于有全身水肿、肺水肿、室性心律失常、心力衰竭患者的镇痛处理 |
| 冬眠合剂Ⅵ | 司巴丁 50 mg、异丙嗪 50 mg、哌替啶 100 mg、普鲁卡因 300 mg 和地哌可 300 mg | 加入 200 ml 生理盐水内静脉滴注 | 适用于水/电解质失衡、心律失常及心力衰竭患者的镇痛处理 |
| 新冬眠Ⅲ合剂 | 异丙嗪 50 mg 和哌替啶 100 mg | 加入5%葡萄糖液 500 ml 内静脉滴注 | 是目前临床中烧伤患者疼痛治疗时应用最多的合剂 |

表 11-2 小儿常用的冬眠合剂配方和用法

| 冬眠合剂 | 主要成分 | 用法 | 适应证 |
| --- | --- | --- | --- |
| 冬眠Ⅰ号合剂 | 哌替啶 50 mg、氯丙嗪 50 mg 和异丙嗪 50 mg | 加入5%葡萄糖液 500 ml 中静脉滴注 | 适用于 3 岁以上的小儿 |
| 冬眠Ⅱ号合剂 | 哌替啶 50 mg、四氢麦角碱 0.3 mg 和异丙嗪 50 mg | 加入5%葡萄糖液 500 ml 中静脉滴注 | 适用于 3 岁以上的小儿 |
| 冬眠Ⅳ号合剂 | 哌替啶 50 mg、乙酰丙嗪 20 mg 和异丙嗪 50 mg | 加入5%葡萄糖液 500 ml 中静脉滴注 | 适用于 3 岁以上的小儿 |
| 亚冬眠Ⅰ号合剂 | 氯丙嗪 50 mg 和异丙嗪 50 mg | 加入5%葡萄糖液 500 ml 中静脉滴注 | 适用于 3 岁以下的婴幼儿 |
| 亚冬眠Ⅱ号合剂 | 四氢麦角碱 0.3 mg 和异丙嗪 25 mg | 加入5%葡萄糖液 500 ml 中静脉滴注 | 适用于 3 岁以下的婴幼儿 |
| 亚冬眠Ⅳ号合剂 | 乙酰丙嗪 10 mg 和异丙嗪 25 mg | 加入5%葡萄糖液 500 ml 中静脉滴注 | 适用于 3 岁以下的婴幼儿 |
| 新亚冬眠Ⅲ号合剂 | 异丙嗪 50 mg 和哌替啶 50 mg | 加入5%葡萄糖液 500 ml 内静脉滴注 | 适用于 3 岁以上的小儿 |

全凭静脉麻醉是目前较为理想的烧伤患者治疗时的无痛技术，不仅可以彻底解除烧伤患者治疗期间的身体痛苦，而且对患者的心理康复也有较好的辅助作用。临床常使用的药物为氯胺酮、丙泊酚、依托咪酯、右美托咪定、瑞芬太尼等。

氯胺酮虽然对体表疼痛有较好的镇痛效果，适合烧伤患者的疼痛治疗，但由于氯胺酮有一定的精神副作用，特别是成人患者容易产生精神症状，而且氯胺酮增加呼吸道分泌物，给危重烧伤患者的呼吸道管理带来一定的不便。丙泊酚具有良好的镇静效果，起效、苏醒迅速，麻醉苏醒后也很少留下不良记忆。丙泊酚对呼吸影响轻微，呼吸抑制亦为一过性，故尤其适用于病房的无痛治疗。虽然丙泊酚对心血管系统有抑制作用，但用于烧伤患者非休克期一般是安全的。依托咪酯对循环系统影响小，对于心功能差、严重血容量不足的患者，可使用依托咪酯实施无痛换药等操作。右美托咪定是一种新型的 $\alpha_2$ 肾上腺素受体激动剂，其镇静效果与生理性睡眠相似，治疗剂量范围内对呼吸无抑制作用。瑞芬太尼是一种超短效的阿片类受体激动药，其持续输注半衰期在 3～5 min，镇痛效果强，在烧伤患者的换药操作中联合右美托咪定使用，一定程度减轻了患者的痛苦，达到了舒适医疗的目的。

烧伤换药等疼痛刺激本身并不剧烈，单纯使用丙泊酚或依托咪酯使患者意识消失后一般即可达到理想的无痛效果。我院近年来采用静脉无痛换药技术，取得良好的效果，现介绍如下：

①丙泊酚静脉无痛技术：患者禁食 8 h、禁饮 2 h 以上，换药前开放静脉通路，鼻导管吸氧 3 L/min，常规监测无创血压、心电图、脉搏血氧饱和度。静脉诱导给予丙泊酚 1.5～2.5 mg/kg，待患者睫毛反射消失后开始换药。治疗过程中静脉泵注丙泊酚 0.1～0.15 mg/(kg・min) 维持，根据操作刺激强度调节麻醉深度。也可以靶控输注模式输注丙泊酚。靶控输注时，丙泊酚的血浆靶浓度一般维持在 2～4 μg/ml，可随时进行调整以加深或减浅麻醉，换药结束时停药。丙泊酚麻醉时，可发生舌后坠或一过性呼吸抑制，此时可托下颌、加大氧流量，如持续呼吸抑制或脉搏氧饱和度低于 90%，应予面罩吸氧，必要时调整体位，面罩手控辅助呼吸。丙泊酚麻醉时，如收缩压低于 80 mmHg 或下降大于基础值的 30%者，予麻黄碱 5～15 mg 静脉注射；如心率低于 55 次/min 则予阿托品 0.25～0.5 mg 静脉注射。

②依托咪酯静脉无痛技术：同前常规禁食禁饮、开放静脉、吸氧、常规监护，静脉缓慢注射依托咪酯 0.1～0.3 mg/kg，待患者入睡、睫毛反射消失后开始换药，治疗过程中持续静脉泵注依托咪酯 0.2～0.4 mg/(kg・h) 维持，必要时间断静脉推注依托咪酯 5～8 mg（每次），治疗结束后停止用药。需要指出的是，如果患者存在肾上腺皮质功能障碍，应该避免使用该无痛技术。

③联合用药的静脉无痛技术：有些单独使用丙泊酚或依托咪酯镇痛效果不佳的患者可联合使用氯胺酮或阿片类镇痛药物，既可达到满意的镇痛效果，也可减少成人患者的精神症状。可将丙泊酚与氯胺酮采用 2∶1 的剂量配伍混合后静脉泵注，根据患者疼痛程度调整配伍剂量和输注速度。下面介绍两种目前我院联合用药的静脉无痛技术：

④丙泊酚联合舒芬太尼无痛技术：同前常规禁食禁饮、开放静脉、吸氧、常规监护，静脉推注舒芬太尼 5～10 μg，采用静脉靶控输注技术，丙泊酚靶浓度 2.5～3 μg/ml，当患者睡着后，可以开始进行换药操作，根据刺激程度调整丙泊酚靶浓度为 2～4 μg/ml，换药结束后，停止输注，患者一般 10 min 内可以苏醒。

⑤右美托咪定联合瑞芬太尼无痛技术：同前常规禁食禁饮、开放静脉、吸氧、常规监护，换药开始前 15 min 微泵持续泵注右美托咪定［0.5～1 μg/(kg・min)］和小剂量瑞芬太尼，当麻醉达到一定深度之后，可以开始换药操作。换药期间注意调整右美托咪定和瑞

芬太尼的剂量，随时观察有无呼吸抑制，根据患者情况作出及时处理。

**(3) PCA 技术**

因烧伤科患者的特殊性，对镇痛要求较高，尤其在烧伤后期整形阶段，患者对疼痛较敏感，而良好的术后镇痛可改善患者的预后和转归。临床中可使用经静脉 PCA（PCIA）或经硬膜外 PCA（PCEA）来缓解烧伤患者的术后疼痛。患者或家属可通过 PCA 按钮追加药物，增强镇痛药物效果来解决不同患者疼痛的个体差异问题，与单次给药相比，具有更好的镇痛效果，通过锁定剂量又可防止药物过量，临床使用较安全，但 PCA 仍需注意患者个体差异带来的麻醉风险。使用 PCIA 镇痛既要保持镇痛强度，又不能影响患者的呼吸和血流动力学稳定，目前常用的配方是强阿片类药物（舒芬太尼）联合非甾体抗炎药（氟比洛芬酯）进行镇痛，具体配方可以根据患者的病情来进行配伍。

### （二）无痛技术应用要点

**1. 无痛技术的实施条件**

通常麻醉科医师是在烧伤科病房为烧伤患者实施无痛技术的。由于病房内配备的医疗设备相对简单，麻醉科医师必须熟悉烧伤病房的监护和抢救设备，同时应自备必要的麻醉设备和药物等。烧伤病房应提供进行疼痛治疗的基本设备及抢救时使用的医疗设备，如心电监护仪、负压吸引装置、呼吸机、氧气源、除颤仪等。

**2. 评估**

实施无痛技术前，应对患者进行 ASA 评估，了解患者的一般情况、既往史、特殊疾病史，了解及评估烧伤患者的专科情况，尤其对中重度烧伤患者的休克程度、头面部烧伤患者的气道情况等进行详尽的了解。治疗前与患者充分沟通，减少患者的焦虑和精神紧张，还应与病房治疗医生充分沟通患者的治疗程序、方案，根据情况制订个体化的无痛治疗方案，并对可能出现的并发症作出相应预防和应对措施。

**3. 疼痛治疗前准备**

拟使用静脉麻醉药的患者，疼痛治疗前应常规禁食、禁饮，给予抗胆碱药物减少呼吸道分泌物；给予镇静药物减少患者治疗前的紧张、焦虑；常规吸氧以避免围治疗期发生低氧血症；疼痛治疗前应纠正患者因大面积烧伤造成的休克状态，同时纠正酸碱平衡紊乱和电解质紊乱，以减少麻醉意外和并发症的发生。烧伤患者的无痛治疗应常规监测心电图、无创或有创血压、脉搏血氧饱和度、体温，有条件的医疗单位尽可能在麻醉期间行呼气末二氧化碳监测，以及时发现麻醉药物对患者的呼吸抑制。应准备呼吸机，并保持与相关科室的通讯联系。所有无痛治疗应由麻醉专科医生完成。

**4. 并发症**

（1）镇静过度：多为忽视了患者的个体差异而使用过多镇静、镇痛药物引起。需密切观察患者生命体征，必要时给予呼吸、循环支持，可给予相应的拮抗药物。

（2）局麻药中毒：多在实施神经阻滞时局麻药物误入血管时发生，应注意规范神经阻滞操作，发生时对症处理即可。

（3）喉痉挛：一些麻醉药物会使分泌物增加，诱发喉痉挛，多发生在小儿烧伤患者。治疗前应给予抗胆碱药物，备用吸引装置清理呼吸道，保持上呼吸道通畅的前提下充分供氧，严重、持续不能缓解的喉痉挛应紧急给予肌肉松弛药物后行气管插管。

(4) 上呼吸道梗阻：多在使用冬眠合剂或其他全身麻醉时出现，患者肥胖或头面部烧伤后水肿而镇静过深时尤易出现，需紧密观察患者生命体征并及时处理。

(5) 心血管意外：麻醉不完善或药物影响等因素均可诱发心律失常、心肌梗死、心搏骤停等心血管意外，麻醉过深亦会引起血压下降、心率减慢，而烧伤患者对麻醉或其他药物耐受力差，更容易发生。因此，烧伤患者疼痛治疗期间需密切观察、个体化用药、对症处理。

随着社会的进步和人类需求的提高，人们对于烧伤患者的治疗也提出了更高的要求，无痛化诊疗势在必行。由于其病种的特殊性，麻醉科医师在进行镇静镇痛期间需注意：在烧伤休克期，由于镇痛镇静药物在体内分布和消除较慢，会导致患者镇静时间过长过深。用药时应根据其病理生理和药代动力学特点，降低用药剂量和注药速度、延长间隔时间，最好能做到个体化用药，以达到合适的血药浓度，避免造成不可逆的呼吸、循环抑制和肝肾功能损害，提高围术期的安全。在镇静过程中可以应用 BIS 监测来加以评估，加强镇静过程的安全性，并准备好气管插管、呼吸机等急救设备及药品。

## 第三节 影像介入科舒适医疗

介入放射学（interventional radiology）是一门影像诊断与微创治疗为一体的新型学科，它具有微创、高效、安全、并发症少、恢复期短、可重复性强以及不破坏原解剖结构等优点，具有广阔的发展前景。现代介入放射学经过近 50 年的发展，已初步形成完整的介入放射学诊疗体系。目前介入诊疗技术主要分为血管性介入技术和非血管介入技术两大类。血管性介入技术包括造影（选择性或药物性）、插管（选择性或超选择性）、灌注、栓塞、成形（血管或瓣膜）、支架、分流术（经颈静脉肝内门腔分流术）、植入术（导管药盒或起搏器）、消融术等；非血管介入技术包括活检、引流、造瘘、成形、支架、神经阻滞术等。以上各种技术在介入放射学中大多单独或联合应用。

介入放射学这种检查或者治疗时间一般都较长，患者很难长时间配合检查或者手术治疗，特别是儿童患者。如果不进行适当的镇静，就无法完成。因此，适当的麻醉处理是非常有必要的。本节主要介绍影像介入科的舒适医疗技术。

### 一、肿瘤射频消融术的舒适医疗

#### （一）肿瘤消融治疗方法

临床上目前应用最广的是射频热消融术，是一种微创性肿瘤原位治疗技术，即借助超声或 CT 等影像技术引导，将电极针直接插入肿瘤内，通过射频能量使病灶局部组织产生高温、干燥，最终凝固和灭活软组织及肿瘤。

#### （二）适应证和禁忌证

肿瘤消融治疗主要应用于各种实体肿瘤，包括对早期肿瘤的根治性治疗和对晚期肿瘤的姑息性治疗。还可用于以下情况：失去手术时机的晚期癌症；高龄、器官功能差、全身状态差难以耐受手术的癌症患者；多中心发生、难以完全切除的肿瘤；放化疗效果欠佳的中晚期肿瘤；手术、放疗、化疗等治疗后复发的肿瘤；负荷大、累及大血管或重要器官的肿瘤；有较重局部症状的中晚期肿瘤。

肿瘤消融治疗的禁忌证：弥漫性癌肿；全身广泛转移伴大量胸腔积液及腹水患者；全身情况差、明显恶病质患者；凝血功能异常者。

### （三）舒适医疗技术

肿瘤消融治疗导致的疼痛不仅仅是由于体表皮肤损伤所产生的疼痛，还包括内脏痛、牵涉痛，单独实施局部浸润无法有效缓解，因此，在实施肿瘤消融治疗时，无论是射频热消融还是氩氦刀的冷消融，均可采用静脉全身麻醉复合局部浸润麻醉的无痛技术。我院近年来在肿瘤消融治疗时，采取此种无痛技术，取得了良好的效果。两种麻醉具体做法如下：患者治疗前禁食8 h、禁饮2 h以上。患者入治疗室后，开放静脉通路，鼻导管中流量吸氧，监测患者的血压、血氧饱和度及心电图。

**1. 方法一** 单次给予丙泊酚1.5～2.5 mg/kg诱导，同时给予阿片类药物如芬太尼（0.05～0.1 mg）或舒芬太尼（5～10 μg），以减轻伤害性刺激引起的内脏痛，术中持续静脉泵注丙泊酚0.1～0.15 mg/(kg·min) 维持。待患者镇静后操作者在穿刺部位皮下注射局麻药，行局部浸润。消融过程中，根据患者的反应，调整丙泊酚输注速度。采用此方法可明显减少治疗期间的丙泊酚用量，但两类药物合用对患者呼吸影响明显大于单一用药，应密切观察患者的呼吸，必要时加大吸入氧流量或面罩辅助通气。治疗前可给予抗胆碱药物，预防治疗时刺激腹膜、内脏引起的迷走神经反射。

局部浸润复合靶控输注丙泊酚，是更理想的无痛技术。靶控输注丙泊酚通过患者的身高、体重、年龄来设置血浆和效应室浓度，可以更准确地得知患者的睡眠浓度，而局部浸润减少了丙泊酚的用量。但是该无痛技术需要更精确的输液泵来支持，对于基层医院来说无法达到此要求。如果采取该无痛技术，成人血浆靶控浓度一般为2～4 μg/ml，可根据治疗刺激强度调整。治疗期间患者的呼吸、循环更平稳，因此我们建议有条件的医疗单位采用此种方法。

**2. 方法二** 单次给予氟比洛芬酯50 mg或者布托啡诺0.5 mg，手术开始前15 min微泵持续泵注右美托咪定［0.5～1 μg/(kg·min)］和小剂量瑞芬太尼，待患者入睡后，操作者在穿刺部位皮下注射局麻药，行局部浸润。消融过程中，根据患者的反应，调整右美托咪定和瑞芬太尼的输注速度。采用此方法，主要的优势就是患者术中可唤醒，配合医生进行操作。右美托咪定可以抑制交感神经的反应，联合瑞芬太尼可以降低患者术中的疼痛，术前使用非甾体抗炎药可以起到超前镇痛的效果，降低炎症介质的释放。但是右美托咪定合用瑞芬太尼对患者呼吸也有较大的影响，术中应该尽量保持患者可唤醒，严密观察患者的呼吸，必要时给予辅助呼吸。

### （四）并发症及其处理

肿瘤射频消融术围术期及实施舒适化医疗时的主要并发症及处理如下：

**1. 发热** 发热多为冷消融治疗时冷冻范围较大，大块组织细胞坏死、周边组织水肿渗出，刺激机体产生发热。一般不严重者无需特殊处理。

**2. 冻伤** 氩氦刀冷消融治疗产生的超低温可使穿刺部位处于－140℃，如不对穿刺部位皮肤进行保温措施，极易造成皮肤冻伤。主要表现为局部水泡，在治疗时多需在穿刺针的皮肤周围使用热水加温。

**3. 寒战** 冷冻范围相对过大或冷冻时间过长时患者会出现寒战，一般体温下降不明显，多可维持在正常范围内，但仍需注意给患者保暖。寒战在手术结束后一般可自行停止，无需其他特殊处理，严重寒战影响消融治疗时可静脉给予曲马多50～100 mg。

**4. 心律失常** 对于靠近大血管以及消融范围较大的肿瘤易发生，内脏刺激产生的神经反射亦可引起。心律失常多在治疗结束后自行消失，严重者应即刻停止治疗刺激并对症处理。

**5. 出血** 多为肿瘤消融时穿刺针误穿血管造成，此时应根据具体情况进行对症处理，如静脉给予止血药物，必要时暂停手术。

**6. 呼吸抑制** 多为应用丙泊酚、阿片类药物导致的一过性呼吸抑制，可置入口咽通或鼻咽通避免舌根后坠，给予适当呼吸支持一般即可缓解。

**7. 过敏反应** 发生在酒精化学消融治疗时。治疗前应详细询问患者有无过敏史，出现过敏反应时即刻给予激素等抗过敏药物，严重过敏性休克可给予肾上腺素并积极抢救。

**8. 心血管抑制** 对于老年患者、恶病质或本身有心血管基础病变的患者，丙泊酚会对循环有一定抑制作用，需减少用药量，必要时给予心血管活性药物。

## 二、神经介入放射操作的舒适化医疗

神经介入放射技术在国外开展已有30多年，我国也有近20年的历史，是微创神经外科的重要组成部分，与传统手术治疗相比具有安全、疗效确切、创伤小等优点，主要应用于脑血管疾病的诊疗，如颅内动脉瘤、颅内血栓等。神经介入操作期间需要患者长时间的制动以使操作更精细，但是多数颅内病变患者病情突发、进展快，多伴躁动、谵妄，无法配合手术，因此多采用全身麻醉。若患者已处于浅昏迷状态，亦可在清醒镇静复合局部浸润麻醉下行手术治疗。

### （一）神经介入内科的舒适化医疗技术

**1. 术前评估** 参照ASA分级评估麻醉风险，结合神经专科麻醉及介入治疗的特点，了解麻醉、手术、过敏史及高血压、心脏病等其他病史，评估患者气道以便治疗中保证患者的呼吸道安全，与术者沟通，根据患者个体情况决定麻醉方式。

**2. 麻醉实施与管理** 我院在神经介入治疗手术中一般采取全身麻醉，可以避免患者体动，并且可以进行控制性降压、避免高碳酸血症、大脑缺血等。考虑到术中铺巾多覆盖头面部，我院多采取气管插管全身麻醉，但是喉罩全身麻醉在部分医院中也有广泛应用。患者入室后，面罩中流量吸氧，监测患者的血氧饱和度、血压、心率，采取丙泊酚（3～4 μg/ml）TCI靶控输注，舒芬太尼0.2～0.4 μg/kg，顺阿曲库铵0.2 mg/kg进行诱导，待患者意识消失后，面罩辅助呼吸，5 min后进行气管插管。麻醉机机械控制通气，整个手术期间维持一定的麻醉深度，保持生命体征平稳，若操作需要可适度进行控制性降压，保证手术顺利进行。术后复苏尽量在患者吞咽反射恢复，自主呼吸恢复的深麻醉状态下拔管，避免血压剧烈波动再次诱发脑出血。

（二）不良反应和并发症防治

除全身麻醉相关常见并发症外，神经介入操作中不良反应多与造影剂的使用有关：①高张性造影剂影响血管内容量和渗透压，引起渗透性利尿和血流动力学变化。低血容量和氮质血症的患者应适当补液，肾功能障碍患者应注意补液量及速度。②造影剂的非血容量原因也会影响心血管系统，包括健康患者的心律失常和心肌缺血，钙离子浓度降低产生负性肌力作用，影响心脏传导功能。③造影剂的毒性反应，包括低血压、心动过速或心律不齐。④过敏性休克和呼吸道水肿是严重的特异性反应表现，可迅速发展为气道梗阻和支气管痉挛，影响氧合和通气，严重者会导致死亡，应配备良好的急救和复苏设备。⑤有造影剂过敏病史的患者再次使用相同的造影剂发生严重反应的可能性更高，在手术前夜和术日清晨分别应用泼尼龙 40 mg，术前静脉注射苯海拉明 50 mg，可减少过敏反应发生率和减轻其严重程度。⑥肾衰竭是使用造影剂的并发症之一，尤其是术前患有肾病的患者或有糖尿病、黄疸以及伴有肾血流减少的心血管疾病和多发性骨髓瘤患者，应避免使用造影剂。

此外，神经放射介入治疗有引起心血管意外的风险。行颈动脉血管成形和支架置入手术时，球囊充气会引起严重缓慢型心律失常，应在术前安置经静脉起搏导线或可连接起搏导线的肺动脉导管。

## 三、血管介入科的舒适医疗

外周血管疾病（peripheral vascular disease，PVD）是一组慢性、进行性外周循环功能障碍综合征。临床上广义的 PVD 指除心脑血管以外的血管疾病的总称，包括动脉、静脉及淋巴三个系统的疾病。狭义的 PVD 主要指下肢动脉粥样硬化性狭窄或闭塞病变，使下肢出现慢性或急性缺血症状的疾病，包括无症状性下肢动脉硬化性疾病、间歇性跛行、严重肢体缺血和急性肢体缺血。外周静脉疾病多发生在下肢，按血流动力学分为血液倒流性与血液回流障碍性两大类，前者主要包括单纯性下肢浅静脉曲张、原发性下肢深静脉瓣膜功能不全，后者主要指下肢 DVT 形成。

患有 PVD 的患者一般与多种慢性疾病相关联，包括糖尿病、冠心病、心房颤动、慢性心力衰竭、阻塞性睡眠呼吸暂停综合征、慢性肾病等。PVD 治疗的目的在于控制全身性的心血管危险因素，改善肢体功能状态和提高生活质量，降低血管事件发病率和死亡率。要想达到上述目的，必须通过多层面的综合干预治疗，以及辅助合理的生活方式。主要的治疗措施包括强化危险因素控制、改善局部缺血、抗血小板及血管内介入或外科的再血管化治疗。

（一）外周血管疾病诊疗的舒适技术

**1. 监护麻醉（monitored anesthesia care，MAC）**

美国麻醉科医师协会（ASA）指出，MAC 是指在某些情况下，麻醉科医师应对局部麻醉或无任何麻醉而进行计划性操作的特殊患者进行处理。在这种场合，麻醉科医师利用麻醉药物或其他适当医疗手段，调控患者的生命体征，特别强调应与全麻一样管理，为患者在舒适和安全之间提供一个最佳的平衡。外周血管疾病介入诊疗时的伤害性刺激并不严重，如果患者一般情况良好，生命体征平稳，清醒配合，大多患者可使用 MAC 顺利完成诊疗过程。

**2. 静脉无痛技术**

介入放射学诊疗患者多合并有心、脑血管基础疾病，而患者进入介入治疗室后紧张、焦虑可导致交感神经兴奋出现血压升高、心率增快，易诱发心、脑血管意外。介入放射学诊疗时，实施全身麻醉可减少心、脑血管意外发生的概率。早期常采用经气管插管机械控制通气的麻醉方法，可控制呼吸，治疗期间血流动力学较平稳，但缺点是气管插管及拔管时的刺激对循环系统影响明显，术后苏醒较慢，术后不良反应及并发症较多。介入放射学诊疗中，放置微细导管及钢丝时疼痛刺激并不强烈，全凭静脉麻醉在保留自主呼吸的同时，可达到镇痛、镇静的目的，使患者安静、无体动，为操作者提供良好的治疗条件，同时也降低了全麻诱导、苏醒期血流动力学的剧烈波动，减少心、脑血管意外的发生，避免了使用长效全麻药、肌松药，有利于患者快速苏醒。因保留自主呼吸，不用行气管内插管，降低了术后咽喉痛、出血等不良反应的发生率。

丙泊酚具有起效快、作用时间短以及恢复快的特点，虽然存在镇痛作用弱、大剂量快速推注时对呼吸、循环功能抑制较大的缺点，但只要熟悉其药效动力学和药代动力学特点，仍可安全用于介入放射学诊疗的无痛技术中，并为首选用药。早期采用人工控制输注（manually controlled infusion，MCI）的方法持续静脉注射，手术前单次静脉注射丙泊酚2～2.5 mg/kg，待患者入睡后静脉持续输注丙泊酚 2～10 mg/(kg·h)，手术结束前停药。近年来随着靶控输注（target controlled infusion，TCI）的广泛应用，此方法已成为目前最理想的介入放射学诊疗的无痛技术。我院近年在介入放射学诊疗中使用 TCI 静脉无痛技术，取得了良好的临床效果，现介绍如下：手术前将患者年龄、身高、体重输入 TCI 系统，设定丙泊酚血浆靶浓度为 2～4 μg/ml，手术结束前 1～2 min 停药。如手术过程中患者有体动，可提高靶浓度至 4～6 μg/ml 或者静脉单次追加 0.5 mg/kg，但须注意有出现呼吸抑制的风险，应严密监护。

除了丙泊酚 TCI 静脉无痛技术，还可以应用右美托咪定和瑞芬太尼联合麻醉的方法进行手术治疗，该方法的主要优点是术中可唤醒患者。单次给予氟比洛芬酯 50 mg 或者布托啡诺 0.5 mg，手术开始前 15 min 微泵持续泵注右美托咪定［0.5～1 μg/(kg·min)］和小剂量瑞芬太尼，当麻醉达到一定深度之后，即可开始进行手术，整个手术过程注意患者是否有呼吸抑制，根据手术进度适当调整麻醉深度。

**3. 神经阻滞技术**

下肢血管疾病的患者，年纪一般较大，合并疾病较多，超声引导下神经阻滞技术是一种比较好的麻醉方式，该技术不仅对患者全身情况影响较小，又能满足手术医生的需求。我院近年在下肢动脉血管闭塞症的介入诊疗中使用超声引导下坐骨神经联合股神经阻滞的麻醉方式，取得了良好的临床效果，具体操作方法详见第七章相关内容。术中可以根据患者的情况泵注少量的右美托咪定和瑞芬太尼辅助镇静、镇痛，但一定要注意患者的呼吸，避免出现呼吸抑制。

介入放射医学以微创治疗为特点，顺应了现代医学发展的潮流，具有广阔的前景。但是该学科的发展必将从微创治疗向舒适治疗的转变，舒适医疗的核心是“无痛技术”，无痛化服务和麻醉科医师的工作息息相关。随着麻醉学的不断发展，麻醉科医生正在通过掌握各种疼痛管理技术使患者舒适、完全无痛地度过整个医疗过程。

# 第四节 皮肤科舒适医疗

皮肤病是发生在皮肤和皮肤附属器官疾病的总称，常常伴有瘙痒、疼痛等症状。不仅影响患者的身体健康，而且容易引起恐慌和社会歧视。一些皮肤病（如疱疹神经痛）使患者长期遭受疼痛的折磨，不仅情绪低落、生活质量低下，而且工作和社交能力降低甚至丧失。另外，一些皮肤病的顽固性瘙痒反复发作，影响患者的心理健康，造成失眠、焦虑或抑郁，降低了患者的生活质量。随着生活水平和患者对医疗质量要求的提高，针对皮肤科治疗中瘙痒、疼痛的舒适诊疗技术显得越发重要。

## 一、引起不适的常见皮肤疾病

### （一）带状疱疹

临床治愈后疼痛持续超过 1 个月定义为带状疱疹神经痛，6 个月以上者定义为带状疱疹后神经痛（postherpetic neuralgia，PHN）。带状疱疹后神经痛是困扰中、老年人群的顽固性疼痛之一，其持续时间短则 1～2 年，长者甚至超过 10 年，如无有效的控制疼痛的方法，这种患者疼痛持续时间可达 3～5 年。

### （二）瘙痒性皮肤病

**1. 神经性皮炎** 又称为慢性单纯性苔藓，因反复发作、久治不愈，故又称为顽癣，是一种较为常见的、反复发作的、以皮肤苔藓样变及剧烈瘙痒为特征的慢性炎症性皮肤病。本病多见于青少年，夏季加重、冬季减轻，其主要临床特征为剧烈瘙痒，局部皮肤肥厚、皮沟加深而形成苔藓样病变。因刺激造成的局部过敏瘙痒而反复搔抓也是促使本病发生的因素，形成愈抓愈痒、愈痒愈抓、愈抓愈厚的恶性循环。

**2. 瘙痒症** 瘙痒症是一种仅有皮肤瘙痒而无原发性皮肤损害的皮肤病。瘙痒是皮肤感觉功能异常的表现，可引起搔抓皮肤的欲望，严重的瘙痒是一种非常不愉快的感觉，明显干扰了人们的正常生活。临床上可分为全身性皮肤瘙痒症和局限性皮肤瘙痒症，后者多局限在肛门和外阴部。妊娠性瘙痒症是一种发生于妊娠妇女的仅有皮肤瘙痒而无原发性皮损的皮肤病，常发生于妊娠晚期，为弥漫性瘙痒，部分患者伴有黄疸，多数患者分娩后瘙痒和黄疸可自行缓解或痊愈。

**3. 痒疹** 痒疹是一组以风团样丘疹、结节、奇痒为特征的瘙痒性炎症性皮肤病，病因不明，多认为与超敏反应有关，可表现为急性、慢性和症状性痒疹。

### （三）局部病变治疗痛

尖锐湿疣、生殖器疱疹等的治疗方法很多，以往最常用的主要有激光、微波、电灼三种。由于尿道口生理结构的特殊性，感觉敏感，若使用传统的局部浸润麻醉，其注射部位常疼痛剧烈、易出血、吸收激光，而局部过度水肿也会明显影响手术操作和治疗效果。采用光动力疗法（photodynamic chemistry therapy，PDCT）治疗尖锐湿疣、痤疮、鲜红斑痣等皮肤性病科疾病以及恶性肿瘤是近 20 年来兴起并不断发展的一项治疗新技术。其原理是用特定波长对局部进行照射，使选择性聚集在病变附近的光敏药物活化，引发光化学反应杀伤病变细胞。其副作用极少，但治疗过程中产生的疼痛限制了其应用。

（四）皮肤瘢痕痛

皮肤瘢痕痛是原发于皮肤创面愈合后瘢痕的各种性质的疼痛，虽然发病率尚无明确报道，但在疼痛门诊中仍是一个不可忽视的病症。

## 二、皮肤瘙痒的发生机制

人体皮肤表层分布着特异性的感受器和传入神经纤维。人体皮肤表面的交感神经在受到刺激兴奋后释放出的乙酰胆碱和去甲肾上腺素与它们的特异性受体结合，进而激活靶细胞，产生生理反应。虽然局部麻醉或者切断神经可以同时消除疼痛和瘙痒，但疼痛和瘙痒是独立的两种感觉形式。

痒觉感受器存在于人体的真皮与表皮之间的感觉神经末梢，并且能够与一些瘙痒的传导介质（如组胺、5-羟色胺、内皮素、蛋白酶、多肽类等）特异性结合在一起，作用于人体不同的皮肤细胞中，从而传递冲动导致瘙痒。疼痛的阈下刺激可产生瘙痒，搔抓又可致疼痛，亦可减轻或抑制瘙痒，但又促进释放更多的组胺，加重痒感，形成痒-抓的恶性循环，导致更为严重的皮肤损伤和炎症。

## 三、皮肤科诊疗中常用的无痛技术

（一）表面麻醉

恩纳乳膏是一种油/水乳化胶，为利多卡因和丙胺卡因以 1∶1 互混于油相里，对于激惹触痛型后遗神经痛能取得一定的治疗效果。另外，生殖器黏膜病变（如尖锐湿疣和生殖器疱疹）的物理治疗也可用恩纳乳膏等局麻药物实施表面麻醉。由于此类药物对黏膜的渗透性远强于皮肤，因此用于此类患者的治疗可取得较理想的镇痛效果。一般用法如下：在皮肤患处表面涂上一层乳膏，可再盖一层密封敷膜。成人与一岁以上的儿童大约 1.5 $g/cm^2$，涂药时间至少 1 h，最长 5 h。在生殖器黏膜涂恩纳乳膏约 5～10 min 后可接受生殖器黏膜的物理治疗。

（二）口服药物

对于症状较轻的皮肤瘙痒或疼痛患者，可选用镇静药或解热镇痛类药，如地西泮、吲哚美辛、阿司匹林、布洛芬等。皮肤瘢痕痛等疼痛症状较重者，必要时可用阿片类药物如吗啡和哌替啶等，需要注意阿片类药物呼吸抑制的副作用，以及吗啡本身又会引起皮肤瘙痒这一症状。曲尼司特具有止痒和镇痛作用，长期服用还可使皮肤瘢痕变薄，口服每次 200 mg，3 次/天。还可口服 $H_1$ 或 $H_2$ 受体拮抗剂，如氯苯那敏、西咪替丁等。弱阿片类药物可以用于疱疹后神经痛患者的治疗，如曲马多 0.05～0.2 g 每次，2 次/天口服，临床上对部分患者有效。

（三）神经阻滞

区域阻滞是目前治疗皮肤病中瘙痒和疼痛的主要手段，包括局部注药、神经干阻滞、椎旁神经根及颈、胸、腰交感神经节阻滞等。联合使用镇痛、抗抑郁等药物是缓解神经痛比较有效的方法，尤其对于病程小于6个月的患者效果比较理想。一项接受抗病毒治疗的带状疱疹患者的随机对照试验显示，类固醇和局部麻醉药单次硬膜外注射可以缓解急性疼痛，在疱疹出现的1个月内的疗效明显好于常规的治疗，但是不能减少发生PHN的风险。随机对照研究显示，多次硬膜外注射、持续硬膜外输注、反复椎旁注射局部麻醉药和类固醇可以减少PHN的发生或缩短疼痛完全缓解的时间。

对于头面部的治疗性疼痛，神经阻滞亦有明显的效果。三叉神经携带来自面部和额部头皮的感觉输入，可以根据病变部位的不同精确选择分支进行阻滞。研究表明，与其他疼痛管理方法如冷空气和口服镇痛相比，神经阻滞明显更有效，可大大降低疼痛评分。但神经阻滞也有其局限性，如肿胀、瘀伤、血肿、感觉异常和麻痹等副作用，可影响美容和功能效果，从而降低患者的治疗满意度。因此，神经阻滞只能由具有足够培训和经验的医生进行。

对顽固性瘙痒患者，神经阻滞虽然只有短暂的止痒效果，但其能阻断瘙痒的恶性循环，可促进和加强其他治疗的效果。对有严重瘙痒症状的皮炎，可用0.25%的普鲁卡因或利多卡因进行局部皮下浸润。对顽固性肛门周围瘙痒可行连续骶管阻滞或在肛门周围先注射局麻药后，再注射40%乙醇溶液。如仍无效可考虑将7%酚甘油低位注入蛛网膜下腔，以达到选择性阻滞 $S_5$ 神经的目的。采用连续硬膜外或骶管阻滞往往可以切断瘙痒的恶性循环，促进患者的康复。

神经性皮炎如仅限于颈部可行患侧颈浅丛神经注射。可沿胸锁乳突肌中点外缘上下浅筋膜处注射0.5%利多卡因4 ml＋地塞米松1～2 mg或甲泼尼龙0.25～12.5 mg的混合液，也可选用罗哌卡因等长效局麻药物。病变位于躯干可行肋间神经阻滞，骶尾部病变可行骶管阻滞。

皮肤瘢痕痛亦可应用此类方法治疗，对于顽固性瘢痕疼痛具有较好疗效。

### （四）吸入无痛技术

研究表明，氧化亚氮吸入可作为辅助镇痛措施应用于皮肤病治疗中，较为安全且不良反应轻微。在儿童患者、美容激光治疗患者和接受莫式显微手术的患者中，局部麻醉配合氧化亚氮吸入是一种较为推荐的可以提供满意的镇静和镇痛效果的麻醉方式。但是考虑到氧化亚氮吸入需要的监护、恢复、管理成本等问题，其进一步推广仍有待更多的临床研究。

### （五）静脉无痛技术

对于需要切除较大的病变和进行美容修复的儿童患者，表面麻醉或神经阻滞仅可用于减轻疼痛，但并不能使患儿处于安静、配合的状态，此时为避免患儿焦虑和体动引起的意外伤害，全身麻醉就显得非常必要。但是部分家属考虑到全身麻醉的风险，可能会拒绝，因此需要医师在满足手术需要和风险较小化中作出平衡。在美国皮肤病学会关于皮肤科手术麻醉的指南中，Kouba等指出："推荐使用外用药物作为一线麻醉方法，用于修复儿童皮肤撕裂伤和其他轻微的皮肤病手术。对于皮肤活检、病变切除或其他局部麻醉不能满足的情况，应考虑辅助使用静脉麻醉药以减轻不适。"

（六）其他舒适化技术

后遗神经痛患者均伴有不同程度的心理障碍，如焦虑、紧张、抑郁、异常人格特性甚至自杀倾向，只有辅以有效的心理治疗才能达到临床治疗效果。广义的心理治疗包括患者所处的环境和生活条件的改善、周围人的语言作用、特殊布置和专业的心理治疗技术等。狭义的心理治疗则指专科医师对患者所实施的心理治疗技术和措施。主要有心理暗示疗法（包括支持性暗示治疗和解释性暗示治疗）、行为疗法和生物反馈疗法。行为疗法又称为矫正疗法，是临床医师专门设计特殊的治疗程序来消除或纠正患者的异常行为或生理功能，常用的方法有系统脱敏、厌恶疗法、行为塑性法及自我调整法等。生物反馈指借助于仪器使患者知道自己身体内部正在发生的功能变化并进行调控的方法，以达到改善机体内器官、系统的功能状态，矫正应激时的不良反应，维持身心健康的目的。

冷空气镇痛也常用于皮肤病治疗中，大多数研究表明其可作为 PDCT 的有效镇痛措施。其可能作用机制包括引起血管收缩、减少组织代谢和减少伤害性神经元的感知。

皮肤科疾病种类繁多，疾病不同阶段引起疼痛的原因亦各不相同，麻醉科医师需要根据实际情况，选择合适、安全的舒适化医疗手段，帮助患者早日康复。

## 第五节 生殖医学的舒适医疗

据统计，全球约 8%至 12%的育龄人口面临不孕不育的问题。在我国，随着生育年龄推后、环境、经济压力等因素的影响，不孕不育患者数量已超 4000 万，占育龄人口的 15%，即每 8 对夫妇中就有一对不孕不育患者，生育现状不容乐观。幸运的是，40 年前，世界首例试管婴儿在英国诞生；30 年前，我国第一例试管婴儿诞生，开启了中国辅助生殖技术发展的序幕，目前我国辅助生殖技术的应用范围和水平已经比肩世界领先水平。需要注意的是，辅助生殖技术的实施过程中也会有疼痛的存在，随着生活水平的提高，患者对生殖医学诊疗中舒适化需要也日益上涨。

### 一、辅助生殖技术的现状及发展

人类辅助生殖技术（assisted reproductive technology，ART）是采用医疗辅助手段使不育夫妇妊娠的技术，主要包括人工授精（artificial insemination）和体外受精-胚胎移植（in vitro fertilization and embryo transfer）及其衍生技术两大类。自 1978 年 7 月 25 日世界上首例试管婴儿诞生以来，人类辅助生殖技术已经走过近 40 年历史。随着相关技术的不断进步，人类辅助生殖技术已经成为不孕不育症治疗的重要手段，造福了无数的不孕家庭，对于人类的繁衍有着十分重要的作用。

人工授精技术指将精子通过非性交方式放入女性生殖道内使其受孕的一种技术，较常用的方法为宫腔内人工授精。

体外受精-胚胎移植技术指从妇女卵巢内取出卵子，在体外与精子受精并培养一段时间，再将发育到一定时期的胚胎移植到宫腔内，使其着床发育成胎儿的全过程，通常被称为“试管婴儿”。

单精子卵母细胞质内显微受精技术是指将精子直接注射到卵细胞胞质内，获得正常卵子受精和卵裂过程，主要适用于治疗重度少、弱、畸形精子症的男性不育患者。

植入前遗传学诊断是指从体外受精第 3 日的胚胎或第 5 日的囊胚取 1～2 个卵裂球或部分细胞进行细胞和分子遗传学检测，检出带致病基因和异常核型胚胎，将正常基因和核型胚胎移植，主要解决有严重遗传性疾病风险和染色体异常夫妇的生育问题。

冷冻保存技术在人类辅助生殖技术中起着关键性作用，使囊胚冷冻、胚胎冷冻、成熟卵母细胞冷冻、卵巢组织冷冻、精子冷冻成为可能。

卵母细胞体外成熟技术是指将卵巢小卵泡中的未成熟卵子取出，放在模拟体内卵泡微环境的培养液中体外培养到成熟阶段，排出第一极体，再进行体外授精技术帮助受精。

线粒体置换技术的目的在于防止母亲将存在缺陷的线粒体所引发的代谢疾病遗传给后代，基本原理是用一位健康女性的卵子线粒体替换存在缺陷的母亲卵子线粒体，也可用于解决高龄女性的卵子质量问题，但是第三方供者的线粒体基因是否会使遗传信息发生不可逆的改变仍未知。我国目前禁止使用该项技术。

早在 20 世纪 70 至 80 年代，我国不孕症的患病率仅见于零星的调查，90 年代以后直至进入 21 世纪关于不孕症患病率的报道逐渐增多。近年来由于社会竞争、就业压力及环境的恶化，不孕症的患者激增。但是由于各地使用的诊断标准不同，所得出的患病率也不尽相同。根据早些年的统计数据，以 1 年为诊断标准，我国不同地区不孕症的患病率在 0.84％～14.7％，以 2 年为诊断标准，患病率在 0.96％～10.08％，我国民众对辅助生殖技术的需求日益上涨。

## 二、取卵、取精技术简介

从上述介绍不难看出，取卵、取精在辅助生殖技术中是承前启后的重要一环，其成功与否决定了辅助生殖技术的成败。

### （一）取卵技术

在试管婴儿发展的早期，主要通过行腹腔镜手术结扎输卵管来取卵，多采用针吸法或切开卵泡获取卵细胞，其风险包括出血、感染、疼痛、对周围脏器的损伤等，且恢复时间较长，目前临床上已较少使用。

腹部超声引导下经膀胱穿刺取卵较腹腔镜手术创伤更小，不需要插管全麻及呼吸支持，但因穿过膀胱而存在出血、感染等风险。随着超声技术的发展，经阴道超声引导下穿刺取卵术（transvaginal ultrasound guided oocyte retrieval，TVOR）成为了可能，其精确、微创、有效性使其在临床上大量开展，被作为取卵的首选方法。TVOR 操作时，穿刺针必须经过阴道壁及卵巢才能进入卵泡，机械刺激会引发不同程度的疼痛感。

### （二）取精技术

对于梗阻性无精子症、先天性无输精管和射精困难等患者，需要进行穿刺取精，常用方法如下：①经皮附睾穿刺取精：使用细针穿刺取精，损伤小，取出的精子质量相对于睾丸精子更成熟；②经皮睾丸穿刺取精：临床上多采用 7 号细针穿刺，相比粗针穿刺并发症较少；③睾丸开放活检：相比于睾丸穿刺，获得的组织量更多，但损伤相对较大；④显微外科下附睾穿刺取精：手术损伤相对较大，费用较高。

## 三、生殖医学中麻醉方式的选择

适用于生殖医学中的麻醉方式包括全身麻醉、清醒镇静、椎管内麻醉、宫颈旁阻滞、精索阻滞和局部麻醉等，应根据取卵、取精方法的不同，生殖医学科医生操作的熟练程度以及监护等设备的齐全程度进行选择，以达到患者安全舒适、满足外科操作、对生殖细胞无有害影响、术后恢复快等目的。

一般而言，腹腔镜手术取卵需要行全身麻醉，通过气管导管或喉罩行机械通气。若行超声引导下穿刺取卵，椎管内麻醉可提供充分的镇痛，减少循环内麻醉药的量以期对卵细胞产生最小的影响，并发症包括腰背痛、头痛、尿潴留、低血压、硬膜外血肿等。局部麻醉和宫颈旁阻滞亦可减轻穿刺过程中的疼痛，但临床上很多患者反映这种方式阻滞效果并不佳，常因疼痛剧烈而要求辅助其他麻醉方式。清醒镇静因其能提供完善的镇痛，对卵细胞和胚胎基本无影响，安全舒适且术后恢复快，是目前临床上最常用的经阴道超声引导下穿刺取卵的麻醉方式。

无论采用何种有创取精技术，一般情况下局部麻醉或精索阻滞即可提供完善的镇痛效果。若患者高度紧张无法配合手术操作，亦可采用清醒镇静以减少体动，保证安全。如患者有少精症等情况，术前即可预见手术时间较长，亦可实施气管插管或喉罩下全身麻醉，提供完善的手术条件，提升患者满意度。

## 四、无痛取卵技术的实施

一项 meta 分析的结果显示，对于实施经阴道穿刺取卵术的患者，清醒镇静与全身麻醉、椎管内麻醉相比，其术中镇痛效果无显著差异，术后短期镇痛效果甚至较全身麻醉更佳，而清醒镇静复合宫颈旁阻滞或针灸等可提供更为完善的镇痛效果。联合使用不同药物（咪达唑仑、丙泊酚、芬太尼、哌替啶等）并不会产生明显差异的镇痛镇静效果，亦不会对患者后续的生育产生影响。因此，在临床工作中，麻醉科医师可根据自己对各种药物的熟悉程度和生殖医学科医生的操作习惯来选择合适的药物实施清醒镇静。

下面简单介绍我院无痛取卵的清醒镇静方案。因为穿刺针须经过阴道壁、卵巢，其疼痛刺激也是间断性的，表现为穿过阴道壁时疼痛最为剧烈，其次为穿破卵巢时，吸取卵泡液时疼痛较轻微，因此我们选用起效快、可调节程度高的瑞芬太尼作为镇痛药物。此外，穿刺路径附近有膀胱、子宫以及血管等组织，操作中患者体动可造成安全隐患，因此我们选用右美托咪定作为镇静药物，术中可取得患者的配合。具体实施方案为：连接好心电监护，吸氧，备好呼吸球囊、床旁吸引装置，麻醉机处于备用状态。手术操作前 15 min 静脉泵注 0.5～1 μg/kg 的右美托咪定作为负荷量，随后可小剂量维持。手术操作前 5 min 开始持续泵注瑞芬太尼负荷剂量 0.8～1 μg/kg，维持剂量为 0.05～0.2 μg/(kg・min)，根据患者情况调整药物用量。因为取卵术后疼痛亦较明显，可予非甾体类镇痛药单次注射作为术后镇痛。年轻女性为术后恶心呕吐高发人群，可术前予 5-羟色胺受体拮抗剂预防。术中、术后均要留意患者的生命体征，尤其注意是否存在呼吸抑制，及时予以处理。

取卵、取精的患者一般较为焦虑，舒适化医疗手段能帮助他们安全、愉悦地渡过这一重要阶段，更好地迎接新生命的到来。

## 第六节 电休克治疗的舒适技术

据世界卫生组织统计，全世界有超过 3.2 亿人患有抑郁症，而其中只有一半的患者接受了有效的治疗，每年约有 79 万人因抑郁症自杀。电休克治疗（electroconvulsive therapy，ECT）作为抑郁症一种有效治疗措施，可用于急性抑郁发作、有自杀倾向的抑郁症患者的一线治疗，亦可用于难治性抑郁症的二线治疗。在过去 ECT 除用于抑郁症以外，也用来控制躁狂症状，尤其是对药物治疗无效的患者。临床经验提示 ECT 还可以加快改善紧张性精神分裂症的症状和分裂情感性精神病的抑郁状态。其他类型的精神分裂症不属于 ECT 的治疗指征。

### 一、电休克治疗

电休克治疗是直接施加一定量的电流于头皮，引起意识丧失和癫痫大发作，从而达到治疗目的的一种方法。曾经认为癫痫发作时间越长代表治疗越有效，然而现有研究表明只要癫痫持续时间超过 15 s 即可。癫痫后脑电图抑制信号的出现亦可作为抑郁症治疗有效的预测因子。ECT 治疗的确切机制目前仍未阐明，但在接受 ECT 治疗后的患者血液中可检测到 γ-氨基丁酸和 5-羟色胺、神经营养因子含量的增加以及大脑功能激活程度的改变。ECT 可引起严重的副作用，如头痛、肌肉酸痛、恶心、疲惫和持续数周的逆行性遗忘等。

因患者会对癫痫发作和强直-痉挛发作产生顺行性遗忘，所以全身麻醉对于接受 ECT 的患者来说并非必要。但广泛的强直-痉挛发作可能导致舌咬伤、骨折等危害，可使用肌肉松弛剂来进行预防，进而需要应用全麻药避免患者有因肌松药引起的濒死感，即为无抽搐电休克，又称为改良电休克（modified electroconvulsive therapy，MECT）。MECT 适应证广泛，但并发症较多，可以引起患者认知功能障碍、一过性血压升高及心律失常、骨折，以及治疗后恶心呕吐、头晕等并发症。为了尽可能地减少并发症发生和优化治疗效果，提高患者及家属对治疗的满意度，麻醉药物应用的不断改进成为迫切要求。

### 二、改良电休克治疗的舒适技术

#### （一）改良电休克治疗中的麻醉药物选择

**1. 静脉麻醉药**

电休克治疗前使用静脉麻醉药的目的是减轻患者焦虑情绪，使患者入睡，抑制电刺激引起的不良应激反应等。MECT 常用静脉麻醉药主要包括丙泊酚、依托咪酯等。研究表明，给予高刺激电量的情况下，丙泊酚麻醉后的癫痫发作持续时间明显短于依托咪酯，导致发作不充分。此外，依托咪酯麻醉后患者血流动力学更加平稳，注射痛发生率低，但丙泊酚治疗后的不良反应（如急性谵妄、头痛、低热等）发生率明显低于依托咪酯组。因此，对于需要较高刺激电量的患者可以考虑用依托咪酯，但对于既往治疗后不良反应较严重的患者，丙泊酚是较好的选择。

**2. 肌肉松弛剂**

研究表明琥珀胆碱能有效抑制电刺激引起的肌肉抽搐，从而避免电休克治疗中因肌肉强直收缩而引起的并发症。此外，琥珀胆碱起效快、代谢迅速，十分适用于 MECT。但琥珀胆碱可引起血钾升高、肌束颤动和眼压增高等不良反应，限制了其应用范围。罗库溴铵是短效的非去极化肌肉松弛药，与拮抗剂舒更葡糖或新斯的明复合使用，可获得充分的肌肉松弛效果，且不会引起呼吸恢复时间的延长，较单独应用琥珀胆碱更具有优势，但价格昂贵是其缺点。

**3. 镇痛药**

电休克治疗会引起短暂的交感神经兴奋，刺激后血压较刺激前会升高 30%～40%，刺激后心率升高 20%。这种短暂的循环系统的变化尤其是收缩压的升高会增加动脉瘤破裂的危险。MECT 中应用瑞芬太尼可使血流动力学更平稳，但对于治疗质量影响不大。联合应用丙泊酚和瑞芬太尼可在较小的刺激电量下获得同等的痉挛发作程度，这可作为未来研究的方向。

部分研究表明电刺激前给予 0.2 μg/kg 的舒芬太尼联合丙泊酚和琥珀胆碱诱导可以达到较好的发作效果和镇痛效果，并且可以降低治疗后恶心呕吐、头痛和肌痛的发生率，提高患者对治疗的依从性。

关于氯胺酮在抑郁症患者中应用的研究出现了较大的争议，缺点体现在其心血管不良反应、较低的癫痫发作阈值和不良精神反应中，优点则是联合应用氯胺酮可获得更高质量的痉挛发作，且其具有快速抗抑郁作用。综上考虑，氯胺酮能否作为增强长期抗抑郁效果的手段仍有待进一步的研究。

**4. 其他用药**

右美托咪定预处理可以减轻丙泊酚注射痛，减轻 MECT 中心血管不良反应，且不会对电刺激程度和癫痫发作持续时间产生影响，亦不会导致恢复时间的延长，还可减轻 MECT 术后头痛和谵妄等不良反应的发生率。此外，β 受体阻滞剂如艾司洛尔等亦可用于 ECT 中维持血流动力学的平稳。

### （二）抗精神病药物与麻醉药物的相互作用

单胺氧化酶抑制剂、三环类抗抑郁药或碳酸锂、苯二氮䓬类等是许多精神疾病患者常服用的药物，这些药物与许多麻醉性镇静、镇痛药物存在相互作用，一起使用可增加药物的不良反应，甚至危及生命。

1. 单胺氧化酶抑制剂可抑制单胺氧化酶的作用，阻断去甲肾上腺素、5-羟色胺和多巴胺的代谢，导致神经递质在神经末梢蓄积；其间接的拟交感作用能导致严重的高血压危象。单胺氧化酶抑制药与巴比妥类有协同作用，应减少诱导剂量。单胺氧化酶抑制剂抑制肝微粒体酶的活性，能与阿片类药物发生相互作用产生过度的抑制。单胺氧化酶抑制剂与哌替啶配伍时可能会导致严重的兴奋现象，所以麻醉时禁用哌替啶。

2. 三环类抗抑郁药在神经末梢突触前阻断儿茶酚胺的吸收，导致体内儿茶酚胺升高，若同时应用拟交感神经药如麻黄碱可致患者血压急剧升高。另外，三环类药物有抗组胺、抗胆碱能和镇静作用，能使心脏的传导减慢，若与中枢性抗胆碱能药物阿托品等合用，会增加术后谵妄的发生率。

3. 锂剂多用于治疗躁狂型抑郁症及抑郁症复发患者，其作用是阻断细胞膜 $Na^+$-$K^+$ 泵，破坏神经膜电位，干扰 cAMP 的产生，因此可使心电图发生改变，肌松药作用时间延长，当锂浓度超过治疗浓度时，会延长苯二氮䓬类和巴比妥类药物的时效。

### （三）改良电休克治疗技术实施要点

ECT 的禁忌证为近期心肌梗死（3 个月内）、近期脑卒中（1 个月内）、颅内占位或任何原因导致的颅内压增高；相对禁忌证包括心绞痛、控制不佳的心力衰竭、严重的肺部疾病、骨折、严重的骨质疏松、妊娠、青光眼和视网膜脱落。

MECT 实施过程中需要与其他全麻手术一样完善监测项目，抽搐活动一般通过脑电图进行监测。抽搐起初是副交感神经冲动释放，随后是更持久的交感神经冲动释放，最初的阶段表现为心动过缓和分泌物增加。术前给予阿托品可以预防抽搐引起的分泌物增多，同时降低心动过缓的程度。由于大部分诱导药物（巴比妥类药物、依托咪酯、苯二氮䓬类药物和丙泊酚）有抗惊厥作用，会提高抽搐的阈值并缩短抽搐时间，用量必须要小。常用的方法为适当的预充氧后给予丙泊酚 1.5～2 mg/kg，亦可辅助应用小剂量短效阿片类药物。神经肌肉阻滞需要从电刺激开始持续至抽搐结束。通常选用短效药物如琥珀胆碱（0.25～0.5 mg/kg）。在自主呼吸恢复以前通常需要面罩辅助通气。

### （四）MECT 相关的并发症及其处理

对于术前即合并其他疾病者，需注意以下问题：①有胃食管反流者，应预防误吸并行快诱导气管插管。②有严重心功能障碍者，需行有创监测。③有颅内占位病变者，须有创监测以严格调控血流动力学。诱导抽搐前过度通气，可减轻颅内压升高反应。④妊娠患者需行气管内插管，监测胎儿状态并将子宫推向左侧。

MECT 过程中偶尔会出现严重的心动过缓（小于 30 次/min）甚至短时间的心脏停搏（最长至 6 s），随后出现的高血压和心动过速会持续几分钟，根据情况可予 β 受体阻滞剂对症处理。暂时的自主神经不平衡可能导致心律不齐和心电图 T 波异常，脑血流和颅内压、胃内压以及眼内压均会增高，硝酸甘油、硝苯地平、α和 β 肾上腺素受体阻滞剂可以控制交感症状。但有报道大剂量 β 肾上腺素受体阻滞剂（艾司洛尔 200 mg）会缩短抽搐时间。呼吸系统并发症包括呼吸抑制、低氧血症、吸入性肺炎等。因此，MECT 过程中麻醉科医师的监护和呼吸支持尤为重要。

精神病患者往往需要接受多疗程的电休克治疗，舒适化医疗能让他们更安全、舒适地度过电疗过程，有利于提高疗效和依从性。

## 第七节 儿科的舒适医疗技术

由于小儿不能理解医疗行为，使其在接受临床诊疗过程中会产生恐惧。即使是一些无疼痛刺激的诊疗行为也会使小儿产生恐惧心理、无法配合诊疗；而一些有疼痛刺激的诊疗手段更会引起患儿的极度恐惧和痛苦。医务人员应充分意识到，诊疗行为带给患儿的恐惧和疼痛不仅仅会影响到患儿的身体健康，还可能潜在地影响患儿的心理健康。在过去的二十多年来，越来越多的小儿临床诊疗过程需要麻醉科医师的参与，在国内大多数三甲医院，小儿舒适化诊疗技术逐渐得到普及。

## 一、疼痛感受器的发育及形成

以前的观念认为婴幼儿疼痛感觉尚未完全建立，特别是新生儿，对伤害险刺激感受不到疼痛。但研究表明，疼痛是小儿均具备的一种主观感受。孕 7 周时胎儿开始出现皮肤感觉，孕 8 周时胎儿大脑皮质开始发育，孕 10 周时胎儿神经组织中出现 P 物质，20 周后所有皮肤及黏膜都有感觉，到 22 周可检测到内源性阿片类物质，同时在外周感觉神经和脊髓后角细胞内形成突触，孕 22 周时脊髓和脑干神经组织髓鞘形成，到 28 周后逐渐完善，30 周后能测到诱发电位。综上所述，人体对伤害性刺激的感受系统并不是出生后才建立，而是在出生前的 6 个月内就逐步形成，只是它处于一种抑制状态，新生儿一出生就能感知伤害性刺激的信号。

新生儿脊髓后角细胞的兴奋阈值比年长儿低，因此，对同一个伤害性刺激，新生儿感觉到的疼痛可能比儿童或成人更剧烈。以往的错误观点认为新生儿不能记忆疼痛的过程，因而没有不良后果。但有研究表明，与麻醉下包皮环切的新生儿相比，在出生时接受无麻醉的包皮环切的婴儿对疼痛刺激会出现“夸大”的反应。因此，新生儿可能不会理解或记忆疼痛，但即使是早产儿，都有能力感觉伤害性刺激，从而引发许多生理学和行为学的反应，并可转化为对以后的疼痛表现出短期或长期的行为异常，而使用镇痛药可降低疼痛引起的应激反应和不良后果。

不同年龄阶段的小儿对疼痛的心理反应不同：1 岁以内，尤其是 6 个月以内的小儿，由于智力、思维、自我保护意识刚刚开始发育，除机体的本能反应外基本无心理因素的影响。3 岁的小儿开始出现心理因素的干扰，主要表现为恐惧心理。学龄儿童大部分能如实但不一定能够准确地述说疼痛特点，虚假性、欺骗性随年龄的增长逐渐减少，但心理因素的影响仍很重要。当儿童正在经历一种疼痛时，他们可能否认疼痛的存在或只表述为各种类型的其他不适，因为他们认为疼痛是对自己过错的一种惩罚，而一旦说出疼痛，就会有另一个更痛的干预出现，或导致自身与父母分离。有些儿童对陌生的医护人员不信任也会使他们认为不需要告诉医生和护士自己的疼痛。在临床上，由于小儿性格和心理上存在差异，医护人员需要注意去伪存真，准确判断疼痛的性质和程度，如性格坚强的小儿恐惧心理轻、耐受性大，对刺激表现为感受疼痛较轻；娇气的小儿恐惧心理重、敏感、耐受性小，同等刺激表现出疼痛感较重。

## 二、小儿诊疗中的舒适医疗

### （一）无创无痛性检查中的镇静

MRI、PET-CT 和心脏彩超等辅助检查过程本身并无疼痛刺激，但小儿患者由于不理解以及对陌生环境、机器的恐惧而不配合、不接受检查，或在长时间的检查中无法保持不动影响成像质量，使得在检查过程中对小儿实施镇静尤为重要。这些检查本身对患儿的生命体征没有干扰，没有疼痛刺激，但可能存在听觉、触觉和视觉的刺激，因此这类检查仅需要达到中度至深度镇静的程度，即可满足检查的需要。通常选用的镇静方式为口服水合氯醛。当单纯使用水合氯醛镇静失败时可以采用咪达唑仑 0.05～0.1 mg/kg 静脉注射或右美托咪定鼻内给药 0.5～1 μg/kg 进行补救。也有儿童医院首选右美托咪定联合氯胺酮鼻内给药的方式予以镇静，若镇静失败给予 2%～3%七氟烷吸入补救。当使用补救方式后患儿仍不能达到理想的镇静状态而无法完成检查时，则需要在做好禁食准备以后采用丙泊酚静脉全身麻醉/镇静的方法。具体操作为：缓慢静脉注射丙泊酚初始负荷剂量 1～1.5 mg/kg（5%葡萄糖液稀释丙泊酚为 0.33%），待患儿睫毛反射消失、全身肌肉松弛、吸空气情况下 $SpO_2$＞95%即达到镇静要求。如果检查时间过长，可间断静脉追加丙泊酚 1 mg/kg。给药和检查期间必须持续监测患儿的生命体征，备好吸氧装置。

MRI 的患者监测：由于磁场作用，普通的监护仪均不能使用，需采用特殊的与磁场兼容的监测仪。如果没有此类监测仪，可以在不影响检查图像效果的情况下使用便携式无线经皮 $SpO_2$ 监测仪同时监测患者的心率及 $SpO_2$，由护士或患者家属观察数据，或通过摄像监控系统同步传输到 MRI 室外监测屏上，便于麻醉科医师监控。另一种监测的方法是进行 $PETCO_2$ 监测，采用延长的旁流式采样管行 $PETCO_2$ 监测是判断通气是否恰当的有效方法，但是取样管过长使信号的传导有时间延误，禁用主流式传感器。亦可采用束在患儿腹部的呼吸传感器监测呼吸运动和节律。同时需注意所有接触患儿的监护设备没有磨损所致金属线的外露，否则会导致患儿灼伤。有条件者需监测患儿咽温或肛温，以免检查过程中中心体温升高过多。

### （二）轻度疼痛刺激操作中的镇静、镇痛

穿刺性检查（如蛛网膜下腔穿刺、骨髓穿刺）、口腔科检查和门诊异物取出等，需要患儿在深度镇静或在全身麻醉下完成。可采用丙泊酚静脉全身麻醉、局部麻醉复合静脉全身麻醉、七氟烷/氧化亚氮吸入麻醉、小剂量氯胺酮麻醉/镇静等方法。麻醉/镇静过程中持续监测患儿心律、脉搏血氧饱和度、血压，全身麻醉的患儿应持续监测心电图，有条件的情况下还应持续监测呼气末二氧化碳。

咪达唑仑是最常用的麻醉镇静药物，常采用静脉注射和鼻腔给药两种方式。静脉给药剂量为 0.05～0.1 mg/kg，起效时间为 2～3 min，维持时间为 45～60 min。鼻腔给药剂量为 0.5 mg/kg，起效时间为 5 min，但有一定的黏膜刺激性。静脉注射咪达唑仑具有“顺行性遗忘”的优点，但与其他麻醉镇静类药物合用时可能出现苏醒时间过长、呼吸抑制等药物不良反应。

丙泊酚是最常用的静脉麻醉药之一，具有起效快、作用时间短、苏醒快、术后烦躁发生率低等特点，非常适用于小儿全身麻醉。小儿中深度镇静的使用剂量为 1 mg/kg，追加剂量 0.5 mg/kg。静脉麻醉剂量 2～3 mg/kg，维持剂量为 2～3 mg/(kg·h)。

氯胺酮具有很强的镇痛和镇静作用，小剂量静脉注射（0.5～1 mg/kg）即可达到较好的镇静效果。1～2 mg/kg 静脉注射可以达到全身麻醉的效果，没有明显的呼吸抑制作用。静脉注射后起效时间为 1 min，完全苏醒时间为 50～110 min。其主要不良反应为气道分泌物增多，通常需要与阿托品、长托宁等抗胆碱类药物合用。

芬太尼、舒芬太尼是长效阿片类镇痛药，作用持续时间为 30～60 min。瑞芬太尼是超短效的阿片类镇痛药，起效快，清除半衰期为 5 min，停药后能迅速苏醒，可用于短小门诊手术的麻醉。阿片类药物在使用剂量较大、推注速度过快时可能出现呼吸抑制和胸壁僵硬等并发症。

七氟烷是小儿吸入麻醉的首选药物。其血/气分配系数低，无刺激性，故利于麻醉诱导，麻醉深度更易于调控，肝肾副作用小，血流动力学稳定，镇痛效果好，具有一定的肌松作用，可单独用于有疼痛刺激操作的镇静，但容易出现术后躁动。

氧化亚氮常用于口腔科门诊治疗的镇静。其麻醉诱导与苏醒迅速，麻醉作用较弱，镇痛作用较强，对循环功能影响小。吸入浓度30%以上可达到满意的镇静效果。在使用过程中需注意出现弥散性缺氧的风险，有肠梗阻或阻塞性肺疾病的患儿禁用。

### （三）小儿手术室外舒适化诊疗常见问题及处理

小儿手术室外麻醉/镇静并发症的发生率为4.8%～5.9%，且年龄越小的患儿（<1岁）以及ASA分级为Ⅲ级及Ⅲ级以上的患儿发生并发症尤其是严重并发症的概率越高。

呼吸道并发症是小儿手术室外麻醉最常见的并发症，约占所有并发症的50%左右，绝大多数可通过吸氧或面罩加压给氧得到缓解。其中呼吸抑制和呼吸道梗阻（舌后坠和气道痉挛）最为常见，需要麻醉科医师及时开放气道、给予呼吸支持。

循环系统常见并发症包括心律失常和低血压，需要麻醉科医师关注手术进程，及时查找原因，予以对症治疗。

复苏期常见并发症包括苏醒期躁动和恶心呕吐，前者发生率约为8.6%，尤其常见于单纯吸入麻醉的患儿。建议术中适当使用右美托咪定，以降低术后躁动的发生率。术后躁动一旦出现，不管有无疼痛，低剂量的芬太尼（2 μg/kg鼻内给药或1～2.5 μg/kg静脉注射）都可减轻躁动的程度和持续时间。术后复苏观察期间可使用约束带，避免患儿因躁动出现坠床的风险。疼痛是小儿手术室外麻醉的常见问题之一，也是术后躁动的原因之一，建议采用联合局麻药、NSAID及阿片类镇痛药的多模式镇痛来管理术后疼痛。此外，建议术中常规预防性使用止呕药物，推荐药物为格拉司琼20 μg/kg静脉推注，如术后出现恶心呕吐应继续留院观察，直到症状缓解为止。

### （四）小儿麻醉诱导舒适化

在手术室门口常可见到小儿由于恐惧无法进入手术室里，术前适当的镇静和心理辅导对于此类小儿尤为重要。随着社会的进步，小儿麻醉已经从过去的让患儿“无身体疼痛”转变为让患儿“无心理创伤”，因此，小儿麻醉诱导的人性化和舒适化显得尤为重要。

**1. 个体化禁食禁饮**

麻醉相关反流误吸的发生率依次为新生儿>儿童>成人，因此接受择期手术治疗或检查的小儿麻醉前禁食问题应当引起麻醉科医师的高度重视。然而，禁食是患儿等待择期手术麻醉时最痛苦的事情，口渴比饥饿影响更大。麻醉科医师和护理人员发现过度禁食的孩子更易烦躁。禁食时间过长也会导致麻醉诱导时出现低血压，并增加分解代谢。长期禁食与术后恶心和呕吐的发生率增加有关。因此，小儿个体化禁食禁饮显得尤为重要。

目前较为公认的指南建议术前禁饮禁食时间如表11-3，其中“清饮”包括清水、无渣果汁、已稀释好的饮料、无气运动饮料和非浓缩饮料，推荐饮用的最大容量为3 ml/kg。需要注意的是，有研究表明无论是术前2 h、1 h还是没有限制禁饮时间，误吸的发生率大约是3/10 000。此外，误吸清饮对儿童的影响并不严重。因此，大不列颠爱尔兰儿科麻醉科医师协会欧洲儿童麻醉科医师协会和法国儿童麻醉科医师学会发表了联合声明，认可并且鼓励在择期全麻前1 h饮用清饮。术前1 h口服清饮的相对禁忌证包括胃食管反流（既往治疗或正在治疗）、肾衰竭、某些肠道疾病、食管狭窄、贲门失弛缓症、糖尿病合并胃轻瘫和（或）手术禁忌证。与所有其他临床决策一样，我们要基于个体具体情况来权衡风险与受益。

**表 11-3　清饮料及不同食物建议禁食时间**

| | |
|---|---|
| 清饮料 | ≥2 h |
| 母乳 | 新生儿和婴幼儿≥4 h |
| 配方奶或牛奶 | ≥6 h |
| 淀粉类固体食物 | ≥6 h |
| 脂肪及肉类固体食物 | ≥8 h |

**2. 术前访视及沟通**

小儿麻醉科医师应懂得小儿心理学，了解不同年龄段小儿的心理和行为特点。术前一定和患儿及家长见面和交谈，让他们了解大致麻醉过程，并产生信任感。始终把多数注意力放在患儿身上，而不是只和家长交谈而忽略了患儿本身。必要时和患儿玩耍，用浅而易懂的语言和儿童交谈，鼓励患儿提出问题，耐心解答。对于懂事的大小孩要真实详细地讲解将要进行的麻醉过程。对于怕打针的孩子，可保证只要他们合作，一定不会打针。消除他们关于手术过程中疼痛和不安全的顾虑，强调他们不会在手术中苏醒而只在手术结束后才醒过来，这点非常重要。小儿麻醉科医师要成为患儿的朋友，这样可以避免不必要的、可能引起恐慌的事件发生。对于 1～3 岁的幼儿，要抱抱他们、逗逗他们，要尽可能被他们所接受，到进手术室时就可能顺利抱入。

如有条件，让家长和孩子观看一些麻醉过程的录像，做一些科普知识的宣教，尽可能多地了解一些麻醉的情况，并告诉患儿和家长需要做一些什么配合和注意事项。重要的是在每个步骤发生之前告诉孩子，并且在自己、家长或玩具动物上示范，这样麻醉时患儿会更加顺从、配合。

**3. 人性化进入手术室**

一个合作听话的孩子，应让其自己走进手术室，麻醉科医师可以牵着患儿的手，这要比抱入或者用推车推入的好，因为后者会让患儿觉得孤立无助、任人摆布的状态，让患儿自己走更主动些，而且应该让孩子穿自己的鞋，允许患儿带着自己喜欢的玩具等进手术室。研究表明，运用玩具车对术前患儿进行转运亦可有效缓解学龄前患儿的焦虑，营造良好的氛围。

患儿进到手术间后，如患儿不愿意躺到手术台上，就不必强制要孩子躺下，如患儿不愿意脱去衣裤，也不必强制地脱去，如强制去做，可能让患儿感到惧怕或激起患儿的反感。尽可能缩短患儿躺在手术床上的清醒时间，衣、被覆盖身体，避免脱光衣服感觉不适。患儿进到手术间时，麻醉科医师和护士应把注意力集中到孩子身上，应保持手术室环境安静，避免不良声音（如手术器械的撞击声）、光线（如手术无影灯）、动作（如注射器抽药）的刺激。总之，要一切以孩子为中心，循序渐进，直到患儿诱导入睡。

国外临床回顾性研究表明：诱导时父母陪同，能消除与父母分离引起的焦虑紧张，能够降低术前用药的需求，避免了用药引起的潜在不良反应，患儿家人更喜欢这种方法，它能提高患儿家属的满意度从而改善医患关系。然而，父母陪同会给手术室的日常运作带来一定负担和麻烦，造成手术室拥挤，给麻醉科医师带来一定压力，亲身经历麻醉手术过程可能对患儿父母心理带来影响。而且，诱导时家长的行为如批评、命令等过激的语言，或过分的保证、道歉、交涉等不必要的语言会增加患儿焦虑，家长采取分散注意力（开玩笑、玩玩具）并积极疏导患儿心理的办法，患儿术前焦虑会降低。在没有充分准备情况下让家长进入手术室其作用可能适得其反，因此各医院应按照实际情况采取相应的措施。

大多患儿从麻醉中清醒过来时，第一眼就希望见到家人，因此，在 PACU 中让家长进来陪伴患儿有更多的好处。可充分发挥父母的作用，他们对分散转移患儿注意力更有技巧，从而减轻患儿术后的痛苦。然而由于 PACU 的空间和人员配置有限，让全部患儿父母进去陪伴复苏实非易事。有研究表明，在患儿复苏过程中，播放其母亲的录音片段，亦可减少全麻患儿复苏期躁动的发生。

**4. 麻醉诱导个体化**

从刚出生的新生儿到十多岁的大孩子均属于小儿的范畴，而不同年龄段小儿的心理、行为、生理等差别很大，诱导的方法也各有不同，因此，应选择个体化的诱导方式。

对于术前恐惧心理严重的患儿，可予右美托咪定镇静，其优点是不会引起呼吸抑制。用于儿童中深度镇静最常用的方式是鼻内给药。单纯鼻内给予原液 0.01%右美托咪定 1.5～3.0 μg/kg 能达到 85%以上的镇静成功率。患儿鼻腔内给予右美托咪定 1 μg/kg 后起效时间为 25 min，镇静持续时间为 85 min。

新生儿和婴儿常可直接抱入手术室，因此常常采用吸入麻醉的方法。合作的幼儿和合作的大小儿也常常采用此方法，但如不合作、哭闹的小儿不宜强制进行吸入诱导。不愿意静脉穿刺的小儿可使用吸入麻醉诱导，有时让孩子在面罩和静脉穿刺之间选择一种方法，大多患儿还是选择面罩。七氟烷诱导和苏醒过程更舒适和快速，其无难闻的气味，无气道刺激性，更易精确控制，术中生命体征更稳定，合并用药安全范围更广。七氟烷的吸入常采用高浓度（5%～8%）、高流量（>5 L/min）的方法。在诱导前，预先在麻醉机的呼吸环路中预充高浓度的麻醉药，一般 30 s 内患儿即可入睡。当然，相对合作的大孩子，也可采用麻醉药浓度逐步递增的方法，这样患儿感觉比较舒适，呼吸、循环更加稳定，但费时一些。

对于可以合作开放静脉或已开放静脉的小儿可以使用静脉麻醉诱导。常选用丙泊酚，起效和作用消失均快，清醒彻底，认知恢复良好，恶心呕吐少。氯胺酮也不失为安全的静脉麻醉药。实施外周静脉穿刺前亦可局部涂抹利多卡因乳膏和使用宽的止血带以减轻穿刺的疼痛不适。

对于非常不合作的小儿，肌内注射诱导是上述方法皆无法实施的最后选择，常常是作为补救措施。常用的药物为氯胺酮，或者氯胺酮＋咪达唑仑＋阿托品的混合液。但应注意氯胺酮的剂量，一般短小手术患儿给予 1～2 mg/kg 即可，这个剂量患儿可能需要 5～10 min 入睡，且睡得不深，但这已足够，只要患儿能比较安静地进到手术室即可，不必用到 4～6 mg/kg，不然患儿术后苏醒慢，而小儿常常以短小手术居多，术后清醒不彻底、不完全常常是术后出现呼吸抑制、缺氧甚至生命危险的始作俑者。

在日常诊疗的过程中，不能把小儿当成单纯的缩小的成人个体，要更多地考虑其心理及生理特殊性，选择合适的舒适化医疗手段，尽量减少医院内的哭声。

# 第八节 舒适医疗的延伸

舒适医疗是一种先进的医疗理念和医疗发展模式，是通过追求医疗的舒适化、人性化，使患者在整个就医过程中达到心理和生理上愉悦、无痛苦和无恐惧。心理上的愉悦和无痛苦、无恐惧源于良好的医护人员态度和就医环境，而生理上的愉悦和无痛苦、无恐惧则完全依赖于麻醉专业所提供的无痛化服务。舒适医疗除了可以应用于各种手术外，还应包括各种疼痛治疗、静脉输液、肌内注射、门诊侵入性检测、慢性失眠治疗等。本节主要介绍舒适医疗在医院其他方面的应用。

## 一、换药与清创缝合

伤口相关性疼痛被定义为一种与皮肤的开放性损伤直接相关的有害的症状或不愉快的体验。首先是伤口本身的慢性疼痛，其次反复处理伤口的疼痛可以使患者变得越来越敏感，以至于再轻柔的换药动作都可能引起患者极为强烈的疼痛感。在手术利器清创中，各种无菌器械：如镊子、刮匙、无菌针头、手术剪等可用于伤口进行异物及坏死组织的机械性清除，而这些剔、刮、剪等机械性外力作用于擦伤伤口，也会产生强烈的疼痛刺激。医护人员应重视患者的疼痛感受，及时评估疼痛强度，采取有效的措施减轻患者的疼痛感受，以提高清创过程患者的舒适感。随着社会的进步和人类就医水平的提高，舒适医疗操作是一种趋势，已经涉及医疗的每一个领域，对于门诊的换药与清创缝合也是如此。

无痛换药与清创缝合的实施主要包括局部麻醉、口服镇痛药、非插管静脉全麻、非药物疗法等方法。下面简单介绍其在临床上的应用。

（一）局部麻醉

1. 2%利多卡因是常用的表面麻醉剂，具有起效快、弥散广、穿透性强、无明显扩张血管、毒副作用小等特点。皮肤擦伤患者在清创前，采用注射器吸取 2%利多卡因溶液对伤口进行局部滴药，用药量为 1 ml/25 $cm^2$，10 min 之后可进行换药或清创缝合术。2%利多卡因湿敷创面，可以通过创面上的毛细血管和组织细胞直接吸收，在短时间内阻滞伤口周围的神经末梢而减轻疼痛，对伤口也不会造成出血多和其他不利影响，为患者提供了一种近似无痛、无损伤性局部镇痛的方法。不仅显著地减轻了清创或换药疼痛，也降低患者的心理压力。

2. 盐酸丁卡因为长效酯类局部麻醉药，可改变外周神经细胞膜对钠离子的通透性，导致神经兴奋与传导功能丧失，无法传递信息。其脂溶性高，渗透力强，与神经组织结合快而牢固，表面麻醉时 1～3 min 起效，持续 60～90 min。换药前给予 1%盐酸丁卡因 1～2 ml 湿敷伤口，3 min 之后可进行换药操作。

3. 褥疮患者的创面换药：换药前局部有坏死、结痂组织和腐肉的患者，修剪或去除创面坏死组织，采用 0.9%氯化钠溶液冲、擦创面，面积尽量大于敷料面积，再用 0.5%碘伏消毒，以抑制厌氧菌。然后采用拜尔坦银离子藻酸盐抗菌敷料包扎，将银离子藻酸盐抗菌敷料裁剪至适合伤口大小，紧贴伤口松散覆盖，伤口渗出明显时更换敷料，过程中注意无菌操作。银离子藻酸盐抗菌敷料是一种具有高吸收性新型湿性敷料，是治疗慢性伤口的重要方法，具有独特的抗菌作用及加速创面愈合的作用。其治疗机制一方面与银离子（高吸收性、持续稳定发挥抗菌作用）能结合到细菌薄膜，干扰细菌的DNA增殖有关，另一方面银离子能对伤口局部细胞产生细胞毒性，抑制细菌炎性因子的产生。

### （二）口服镇痛药

对于烧伤患者的换药，在换药前可以口服氨酚羟考酮片（每片含盐酸羟考酮5 mg、对乙酰氨基酚325 mg）。非烧伤患者的换药可以口服曲马多缓释片达到止痛效果，一次剂量为50～100 mg。

### （三）非插管静脉全身麻醉

如果患者已经禁食8 h，禁饮4 h，无严重的心肺疾病，可以采用非插管静脉全身麻醉进行换药或清创缝合。具体做法为，给予患者鼻导管低流量吸氧，常规监护。给予舒芬太尼（0.1 μg/kg），丙泊酚效应室靶控输注（2.5～4.0 μg/ml），整个过程中注意监测患者的呼吸情况，注意呼吸抑制，必要时面罩辅助通气。

### （四）非药物疗法

患者换药前根据自己的喜好选择音乐。同时在换药前清除室内的干扰因素如说话声、亮光等，保持室内安静。患者戴上耳机，放松下来，闭上眼睛听音乐，播放的音乐从轻度音乐开始，逐渐过渡到中度兴奋的音乐。播放音量也要逐渐增大，让患者逐渐适应，指导患者在听音乐的过程要集中注意力。音乐与情感情绪保持同步一致的原则，引导患者在音乐背景下刺激发挥自己的想象，从而在这种背景下对患者进行换药。

## 二、慢性失眠症的治疗

流行病学研究表明，有10%～13%的成年人忍受着慢性失眠带来的痛苦。对于失眠的治疗目前临床上多采用药物治疗为主，辅以认知行为等心理治疗。但对于慢性失眠症患者，尤其是药物治疗疗效不佳者，目前还未见有较为理想的治疗方法。丙泊酚为广泛应用于麻醉的静脉用药，除具有全麻作用外，还有镇痛、镇吐、抗惊厥、脑保护及保护中枢神经系统等作用。丙泊酚通过模拟某些引发和维持睡眠的重要脑区的活动，激活内源性促睡眠通路，最终会恢复睡眠平衡，逆转失眠患者的睡眠债务的目的。麻醉诱导睡眠平衡恢复方法，就是运用麻醉性药物丙泊酚诱导睡眠平衡恢复，消减脑功能兴奋活跃状态，从而达到促使睡眠的目的。

### （一）慢性失眠症的诊断标准

1. 以睡眠障碍为几乎唯一的症状。
2. 睡眠障碍每周至少发生3次，并持续6个月以上。
3. 失眠引起显著的苦恼，或精神活动效率下降，或妨碍社会功能。
4. 无躯体疾病或精神障碍。

### （二）丙泊酚治疗慢性失眠症的机制

1. 丙泊酚的全麻作用与中枢神经系统（CNS）的GABA所介导的抑制性突触后电位

有关，增强 GABA 与 GABA 受体的结合，从而增强 GABA 的效应。

2. 丙泊酚还可以减轻谷氨酸等兴奋性氨基酸的堆积，降低兴奋性神经通路的活性，从而发挥中枢抑制作用。

3. 丙泊酚可能通过降低大脑内的代谢、抑制兴奋性神经递质的活动，同时增强抑制性神经递质的活动来恢复大脑神经系统兴奋与抑制的平衡而调节睡眠。

（三）治疗方法

慢性失眠症的治疗和药物选择必须基于患者失眠症状的持续性评估，治疗中首先需要判断患者的症状学特点，如失眠包括有入睡困难（早段失眠：指睡眠潜伏期超过 30 min）、睡眠维持困难（睡眠起始后主观觉醒时间超过 20～30 min，或醒后再睡间隔超过 30 min）或早醒（指早上醒来时间较预定时间提前半小时以上，且不能再次入睡，整晚睡眠不足 6.5 h）等不同表现；还需要关注睡眠障碍的病史、既往和目前躯体疾病、精神障碍病史、药物和成瘾性物质使用史，以及患者的自我选择和药物的方便可获取。本节主要介绍一下丙泊酚和右美托咪定在治疗慢性失眠患者上面的临床应用。

**1. 适应证** ①符合慢性失眠症诊断标准；②失眠引起显著的苦恼、精神活动效率下降或妨碍社会功能；③无躯体疾病或精神障碍；④患者自愿采用麻醉诱导睡眠平衡术治疗，并征得其书面知情同意。

**2. 禁忌证** ①有其他各系统严重疾病者；②多导睡眠监视仪检测发现有睡眠呼吸暂停者；③既往对麻醉药物过敏者；④已知的酗酒或药物依赖者；⑤妊娠、哺乳期或拟妊娠者。

**3. 丙泊酚** 患者入院后经常规检查排除各系统严重疾病，治疗前禁食禁饮 8 h，开放外周静脉，监测心电、呼吸、脉搏氧饱和度、血压等，丙泊酚采用效应室靶控输注，预设效应室浓度为 3.0 μg/ml，治疗从晚间 22:00 开始，静注 2 mg 咪达唑仑后开始麻醉诱导，血压维持在术前值±20%，丙泊酚共输注 2 h，停药后等待患者苏醒，然后撤去生命体征监测，患者进食，口服佐匹克隆 7.5 mg 继续睡眠，连续 3 天，诱导后患者每晚继续口服佐匹克隆 7.5 mg，持续 1 个月后评估治疗效果。

**4. 右美托咪定** 患者治疗前禁食禁饮 8 h，开放外周静脉，监测心电、呼吸、脉搏氧饱和度、血压等。给予右美托咪定诱导睡眠平衡术进行治疗，治疗从当晚 22:00 准时展开治疗，初始剂量取 1.0 μg/(kg·min) 右美托咪定对患者以微量泵泵注形式持续输注 10 min，后以 0.2～0.7 μg/(kg·min) 药物剂量注射速度持续注射 8 h。并在注射期间严密监测患者体征变化情况，持续治疗 1 周后评估治疗效果。

众所周知，慢性失眠症影响广泛，严重危害患者身心健康。目前慢性失眠症的主要治疗手段包括药物治疗与心理治疗，中国成年慢性失眠症患病率高，治疗需求大，专业睡眠医生数量少，且缺乏相关从业人员。我们可以相信，在慢性失眠症的治疗上，麻醉科医师将更多地参与进来，睡眠病房、睡眠中心将成为检测-评估-诊断-药物治疗-心理治疗-网络支持为一体的失眠症整体治疗机构。

随着现代医学的发展，麻醉学由早期的手术镇痛、关注患者的安全，发展到关注患者的舒适和快速康复，麻醉科已成为舒适医疗的主导学科。舒适医疗不仅仅包括无痛胃肠镜、无痛分娩、无痛人流，慢性疼痛治疗，更应该涉及医院的各个科室无痛诊疗项目的开展。麻醉科应逐渐转变服务理念，适应医疗服务的需求，在提高麻醉诊疗技术的同时，加强与其他科室的协作，共同促进医院诊疗技术的发展。

## 参考文献

[1] Clark TM，Yagiela JA. Advanced techniques and armamentarium for dental local anesthesia. Dent Clin North Am，2010，54 (4)：757-776.

[2] Ogle OE，Mahjoubi G. Advances in local anesthesia in dentistry. Dent Clin North Am，2011，55 (3)：481-499.

[3] Meechan JG. Infiltration anesthesia in the mandible. Dent Clin North Am，2010，54 (4)：621-629.

[4] 岳保利，杨蕊，阿替卡因在牙髓病治疗中的应用. 牙体牙髓牙周病学杂志，2001，11 (5)：334-335.

[5] 边可胤. 无痛口腔推麻仪在儿童牙病治疗中的应用. 天津医科大学学报，2009，15 (3)：527-528.

[6] 陈静涛，周志斐，邬礼政等. 178 名儿童口腔医生对氧化亚氮镇静及全麻的认知调查. 牙体牙髓牙周病学杂志，2013，23 (2)：125-128.

[7] GaryGG，FrancisJG，BrianKN，et al. Comparison of a controlled injection pressure system with a conventional technique. Oral Surg Oral Pathol Oral Radiol Endod，2000，90 (1)：88-94.

[8] JohnsonQ，Borsheski RR，Reeves-VietsJL. Pain management Mini-series. Part I. A review of management of acute pain. Mo Med. 2013，110 (1)：74-79.

[9] Summer GJ，Puntillo KA，Miaskowski C，et al Burn injury pain：the continuing challenge. J Pain，2007，8 (7)：533-548.

[10] Shin TM，Bordeaux JS. The role of massage in scar management：A literature review. Dermatol Surg，2012，38 (3)：414-423.

[11] Faucher L，Furukawa K. Practice guide lines for the management of pain. J Burn Care Res，2006，27 (5)：659-668.

[12] Taira BR，Singer AJ，Cassara G，et al. Rates of compliance with First aid recommendations in burn patients J Burn Care Res，2010，31 (1)：121-124.

[13] Nadler SF. W eingand K. Kruse RJ. The physiologic basis and Clinical applications of cryotherapy and thermotherapy for the pain practitioner. Pain Physician，2004，7 (3)：395-399.

[14] Casey G Modern advances in wound care. Nurs N Z，2012，18 (5)：20-24.

[15] Sarabahi S. Recent advances in topical wound care. Indian J Plast Surg，2012，45 (2)：379-387.

[16] Allorto NL，ClarkeD L，Thomson SR. A cost model case comparison of current versus modern management of burns at a regional Hospital in South Africa. Burns，2011，37 (6)：1033-1037.

[17] ColeL C，Lobiondo-Wood G. Music as an adjuvant therapy in Control of pain and symptoms in hospitalized adults：a systematic review. Pain Manag Nurs，2012 (12)：00140-00144.

[18] 冯义柏，周敬君，心脏疾病介入治疗现状. 实用医学进修杂志，2000，28 (3)：130-132.

[19] 唐田，古善智，李国文等. CT 引导下微波消融治疗肝癌术后复发的疗效分析. 中国介入影像与治疗学，2015，12 (11)：657-660.

[20] 马艳秀. 七氟醚吸入麻醉和氯胺酮静脉麻醉用于小儿小手术麻醉效果的比较. 中国继续医学教育，2015，7 (22)：41-42.

[21] 陈利红，叶瑾 . 丙泊酚复合芬太尼用于心脏术后机械通气时患儿镇静效果. 心脑血管病防治，2016，16 (3)：239-240.

[22] 金征宇，潘杰. 消化道肿瘤的介入治疗. 中华胃肠外科杂志，2001，4 (4)：210-211.

[23] The use of droperidol decreases postoperative nausea and vomiting after gynecological laparoscopy. J

Anesth，2007，21（4）：507-9.
［24］Stoot JH，van der Linden E，Terpstra OT，et al. Life-saving therapy for haemorrhaging liver adenomas using selective arterial embolization. Br J Surg，2007，94（10）：1249-1253.
［25］van Vledder MG，van Aalten SM，Terkivatan T，et al. Safey and efficacy of radiofrequency ablation for hepatocellular adenoma. J Vasc Interv Radiol，2011，22（6）787-793.
［26］K Durongpisitkulk，et al. Comparison of Artrial septal defect closure using amplatzer septal ocududer with surgery. Peadiatr Cardiol，2002，23（1）：36-40.
［27］Jing Song et al. Pruritus：progress toward pathogenesis and treatment. Biomed research international，2018，925-936.
［28］陈路遥等. 瘙痒的研究进展. 比较化学，2018，2：100-108.
［29］B. Wang et al. Gain with no pain? Pain management in dermatological photodynamic therapy. Br J Dermatol. 2017，177：656-665.
［30］Brotzman EA et al. Use of Nitrous Oxide in Dermatology：A Systematic Review. Dermatol Surg，2018，44：661-669.
［31］孙方臻等. 中国优生及辅助生殖的挑战与出路. 第二军医大学学报，2017（38）：832-835.
［32］王树玉. 人类辅助生殖技术的研究进展. 北京医学，2017（39）：1085-1087.
［33］孟超等. 不孕症的现状及影响因素研究. 中国妇幼健康研究，2014（25）：709-711.
［34］Mae Wu Healy，et al. Optimal Oocyte Retrieval and Embryo Transfer Techniques：Where We Are and How We Got Here. Semin Reprod Med，2015，33：83-91.
［35］Kiranpreet K，Khurana et al. Office-Based Sperm Retrieval for Treatment of Infertility. Urol Clin North Am，2013，40：569-579.
［36］Hammarberg K，et al. Patients' experience of transvaginal follicle aspiration under local anesthesia. Ann N Y Acad Sci，1988，541：134-137.
［37］Kwan I，et al. Pain relief for women undergoing oocyte retrieval for assisted reproduction. Cochrane Database Syst Rev，2018.
［38］Martin Soehle，et al. Anesthesia for electroconvulsive therapy. Curr Opin Anesthesiol，2018，31：501-505.
［39］贾哲瑾，等. 无抽搐电休克治疗中麻醉药物应用的研究进展. 医学综述，2018，24：2246-2250.
［40］Laszlo Vutskits. General Anesthetics to Treat Major Depressive Disorder：Clinical Relevance and Underlying Mechanisms. Anesth Analg，2018，126：208-216.
［41］王天龙，等. 摩根临床麻醉学. 5 版. 北京大学医学出版社，2015：449-460.
［42］左云霞，等. 小儿术后镇痛专家共识. 中华医学会-麻醉学分会，2017.
［43］上官王宁，等. 小儿手术室外麻醉/镇静专家共识. 中华医学会-麻醉学分会，2017.
［44］American Academy of Pediatric Dentistry. Monitoring and management of pediatric patients before，during，and after sedation for diagnostic and therapeutic procedures：update 2016. Pediatr Dent，2017，39（6）：278-307.
［45］连庆泉. 应重视小儿麻醉诱导的人性化和舒适化. 中华医学杂志，2012（92）：865-867.
［46］左云霞，等. 成人与小儿手术麻醉前禁食和减少肺误吸风险药物应用指导. 中华医学会-麻醉学分会，2017.
［47］Fawcett WJ，et al. Pre-operative fasting in adults and children：clinical practice and guidelines. Anaesthesia，2019，74（1）：83-88.
［48］P. P. Liu. The effectiveness of transport in a toy car for reducing preoperative anxiety in preschool children：a randomised controlled prospective trial. British Journal of Anaesthesia，2018，121：

438-444.

[49] S. Byun. Mother's recorded voice on emergence can decrease postoperative emergence delirium from general anaesthesia in paediatric patients：a prospective randomised controlled trial. British Journal of Anaesthesia，2018，121：483-489.

[50] 靳辞辞，王惠琴. 伤口换药中疼痛管理的研究进展. 中国实用护理杂志，2015，4 (10)：775-778.

[51] 周会兰. 视觉分散和视听联合分散对结肠镜检查患者疼痛的影响. 中华护理杂志，2007，1 (2)：6-9.

[52] 戴亚芬，韩云芳，农鲁明等. 银离子敷料在慢性伤口疗效及炎性因子变化的观察. 中华实验外科杂志，2015，32 (3)：599-600.

[53] 李素英. 中药足浴加五音疗法干预下肢骨折疼70例疗效观察. 河北中医，2015 (4)：523-524.

[54] 蒋晓江. 慢性失眠的治疗进展. 重庆医学，2009，5 (10)：1145-1147.

[55] Sateia MJ，Buysse DJ，Krystal AD，et al. Clinical practice Guide line for thepharmacologic treatment of chronic insomnia In adults：an American academy of sleep medicine clinical Practice guideline. J Clin Sleep Med，2017，13 (2)：307-349.

[56] Wakade C，King M D，Laird M D，et al. Attenuates Vascular Inflammation and Cerebral Vasospasm After Subarachnoid Hemorrhage in Mice. Antioxidants & Redox Signaling，2009，12 (1)：35-46.

[57] Kim H，Sun O S，Jung G，et al. A lateral paracarotid approach for ultrasound-guided stellate ganglion block with a linear probe. Journal of Anesthesia，2017，31 (3)：458-462.